中西医结合执业医师资格考试实践技能指导用书

国家中医药管理局中医师资格认证中心
中医类别医师资格考试专家委员会 编写

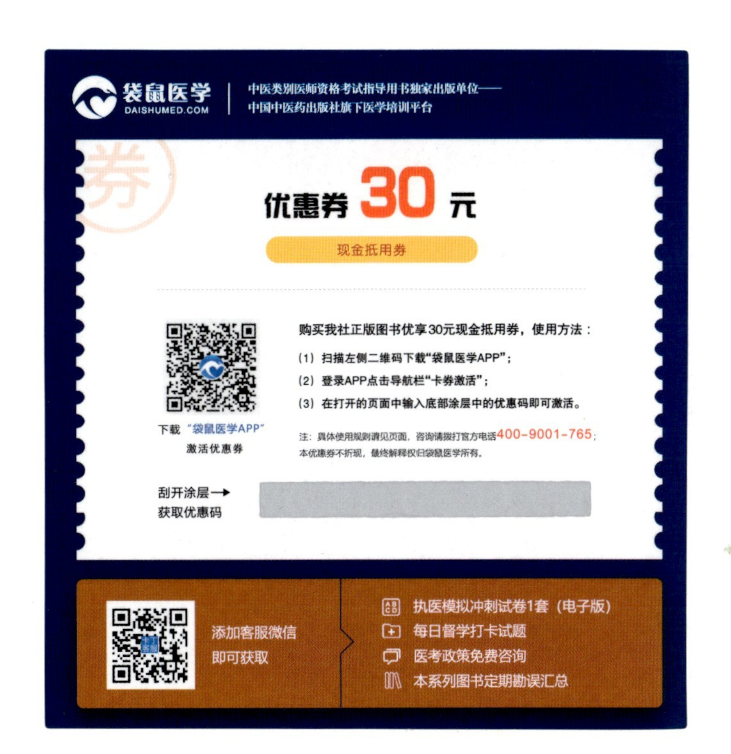

中国中医药出版社
·北 京·

图书在版编目（CIP）数据

中西医结合执业医师资格考试实践技能指导用书/国家中医药管理局中医师资格认证中心中医类别医师资格考试专家委员会编写.—北京：中国中医药出版社，2021.12（2022.3 重印）

ISBN 978-7-5132-7221-6

Ⅰ.①中… Ⅱ.①国… Ⅲ.①中西医结合-资格考试-自学参考资料 Ⅳ.①R2-031

中国版本图书馆 CIP 数据核字（2021）第 204035 号

中国中医药出版社出版

北京经济技术开发区科创十三街 31 号院二区 8 号楼

邮政编码 100176

传真 010-64405721

河北纪元数字印刷有限公司印刷

各地新华书店经销

开本 889×1194 1/16 印张 32.75 字数 832 千字

2021 年 12 月第 1 版 2022 年 3 月第 3 次印刷

书号 ISBN 978-7-5132-7221-6

定价 170.00 元

网址 www.cptcm.com

服务热线 010-64405510

购书热线 010-89535836

维权打假 010-64405753

微信服务号 zgzyycbs

微商城网址 https://kdt.im/LIdUGr

官方微博 http://e.weibo.com/cptcm

天猫旗舰店网址 https://zgzyycbs.tmall.com

如有印装质量问题请与本社出版部联系（010-64405510）

中西医结合执业医师资格考试
实践技能指导用书

编 委 会

（以姓氏笔画为序）

主 审

石 岩　李灿东　余曙光　谷晓红　张伯礼
金阿宁　蒋梅先

主 编

丁建中　刘明军　杜惠兰　李 雁　吴力群
陆小左　周桂桐　赵吉平　高兆旺　蒋 茹
曾 亮　潘 涛

编 委

王 玫　王凤珍　王文瓌　王雪峰　孔德智
卢依平　田 菲　任传云　刘 彤　刘 盼
刘丽杰　刘丽娜　闫东宁　许庆友　孙伯驹
苏 健　李 静　李桂伟　李新民　肖新春
邹小娟　沈建江　张 丽　张 泉　张凤华
陈 晟　陈家旭　邵素菊　苗华为　林 谦
林雪娟　金 涛　周艳艳　袁永丰　贾 玫
倪 伟　隋博文　谭 程　薛晓鸥　霍婧伟

出版说明

医师资格考试是行业准入考试，是评价申请医师资格者是否具备从事医师工作所必须的专业知识与技能的考试。为帮助考生熟悉、了解、掌握执业所必须具备的基础理论、基本知识与基本技能，提高综合应用能力，从而安全有效从事医疗、预防和保健工作，根据《医师资格考试大纲（中医、中西医结合）2020 年版》相关规定，国家中医药管理局中医师资格认证中心（以下简称“认证中心”）组织专家全面修订了相关医师资格考试系列指导用书。

一、2022 年中医、中西医结合医师资格考试指导用书修改重点

在总结医师资格考试工作改革取得的成果和经验基础上，认证中心坚持以习近平新时代中国特色社会主义思想为遵循，紧密结合《中华人民共和国中医药法》和中共中央印发的《关于促进中医药传承创新发展的意见》的具体要求，对 2022 年医师资格考试指导用书进行了修订：一是继续以中医思维为导向，突出中医药特色；二是结合中医师岗位胜任力，逐步淡化科目概念，体现知识整合；三是以解决临床实际问题为原则，根据医学发展及中医临床需求等方面的需要，对相关理论与技能考核内容进行适当的增补、修订和规范；四是体现医师职业素养，强调“大医精诚”，注重医患沟通、人文关怀；五是依据最新修订的法律法规和部门规章，增加和修订相关章节内容。

二、2022 年中医、中西医结合医师资格考试指导用书特点

本系列指导用书具有三个鲜明的特点。一是权威性。以医师资格准入基本要求为依据，紧扣《医师资格考试大纲（中医、中西医结合）2020 年版》，由认证中心组织相关科目权威专家编写。二是全面性。该书为《医师资格考试大纲（中医、中西医结合）2020 年版》的细化、扩展，覆盖全部考点。三是实用性。充分体现国家中医药法律法规及相关政策，适应当前疾病谱变化及中医、西医临床诊疗技术发展，以及人民群众对中医药服务需求的变化，并结合中医药教育特点和新版国家规划教材编写原则，方便考生全面复习，提升专业能力与素质。

三、2022 年中医、中西医结合医师资格考试指导用书种类

本系列指导用书包括中医执业医师（具有规定学历、师承或确有专长）和执业助理医师（具有规定学历、师承或确有专长）实践技能指导用书、医学综合指导用书以及中西医结合执业医师和执业助理医师实践技能指导用书、医学综合指导用书，共 8 种。

四、2022 年中医、中西医结合医师资格考试指导用书购买途径

2022 年版医师资格考试系列指导用书受国家中医药管理局中医师资格认证中心授权，由中国中医药出版社独家出版。考生可直接到中国中医药出版社天猫旗舰店（https：//zgzyycbs. tmall. com）购买正版图书。

五、2022年中医、中西医结合医师资格考试指导用书使用建议

考生购得考试指导用书后，可采取以下备考措施：一是认真分析考试大纲，明确考试内容与范围；二是仔细研读考试方案，熟悉考试项目与流程；三是结合自身实际情况，按照轻重缓急制订阶段性复习计划；四是突出重点，系统学习考试指导用书；五是科学复习，逐步消化吸收知识要点，不放过难点和自身的弱项，适当拓展复习范围；六是重视医师职业素质，不可忽视人文关怀；七是对于实践技能考试，要突出实际动手能力，按照指导用书提前进行实际操作演练；八是对于医学综合考试，应按照指导用书内容，突出理解和应用，不应以简单记忆为主；九是通过练习做题检验复习效果，找到薄弱环节，循序渐进提高能力。

本系列指导用书的编审得到了北京中医药大学、天津中医药大学、上海中医药大学、南京中医药大学、山东中医药大学、河南中医药大学、陕西中医药大学、江西中医药大学、长春中医药大学、辽宁中医药大学、黑龙江中医药大学、河北中医学院、暨南大学等院校的大力支持，在此谨示感谢！

由于时间仓促，书中难免有不足和错漏之处，希望各位考生及其他读者在使用中对本指导用书提出宝贵意见。

国家中医药管理局中医师资格认证中心

2021年11月

实践技能考试须知

实践技能考试是国家医师资格考试的重要组成部分。只有通过实践技能考试者才有资格参加医学综合考试。实践技能重点考查应试者综合运用所学知识、所掌握技术去分析问题、解决临床问题的能力。考查内容包括病案（例）分析、中医基本操作、体格检查、西医基本操作、病史采集、临床问题答辩、辅助检查结果判读分析、医学人文素养等。为了更好地帮助考生有效掌握所必须具备的基础理论、基本知识和基本技能，提高综合应用能力，进而能够安全有效地从事医疗、预防和保健工作，并顺利通过实践技能考试，现将医师资格考试实践技能考试情况介绍如下。

一、为什么要通过医师资格考试？

《中华人民共和国执业医师法》第八条明确规定：国家实行医师资格考试制度。《医师资格考试暂行办法》第二条规定：医师资格考试是评价申请医师资格者是否具备执业所必须的专业知识与技能的考试；第三条规定：考试方式分为实践技能考试和医学综合笔试；第二十五条规定：实践技能考试合格者方可参加医学综合笔试；参加过医学综合笔试，按照《医师资格考试暂行办法》第三十三条规定：考试成绩合格的，授予执业医师资格或执业助理医师资格，由省级卫生行政部门颁发卫生部统一印制的《医师资格证书》。《医师资格证书》是执业医师或执业助理医师资格的证明文件。按照执业医师法规定，取得医师资格的，可以申请注册，医师经注册后，可以在医疗、预防、保健机构中按照注册的执业地点、执业类别、执业范围执业。

二、参加医师资格考试应具备的条件是什么？

《中华人民共和国执业医师法》第九条规定：具有下列条件之一的，可以参加执业医师资格考试：（一）具有高等学校医学专业本科以上学历，在执业医师指导下，在医疗、预防、保健机构中试用期满一年的；（二）取得执业助理医师执业证书后，具有高等学校医学专科学历，在医疗、预防、保健机构中工作满二年的；具有中等专业学校医学专业学历，在医疗、预防、保健机构中工作满五年。第十条规定：具有高等学校医学专科学历或者中等专业学校医学专业学历，在执业医师指导下，在医疗、预防、保健机构中试用期满一年的，可以参加执业助理医师资格考试。第十一条规定：以师承方式学习传统医学满三年或者经多年实践医术确有专长的，经县级以上人民政府卫生行政部门确定的传统医学专业组织或者医疗、预防、保健机构考核合格并推荐，可以参加执业医师资格或者执业助理医师资格考试。

三、实践技能考试包括哪些内容？

实践技能考试包括病案（例）分析、中医基本操作、体格检查、西医基本操作、病史采集、临床问题答辩、辅助检查结果判读分析、医学人文素养等内容，主要考查考生对所学知识和所掌握技术的综合理解、运用和实际操作能力，同时考察其心理素质及应变能力，强调中医思维的贯穿体现、医疗安全意识、职业素质以及具体操作流程的完整性、动作的规范性、过程的熟练性。

具体考试内容详见大纲及其实践技能考试指导用书。考生复习时一定要认真、细致，并加强临床工作实践，才能全面掌握执业所必须的专业知识和技能。

四、实践技能考试各站考什么？

实践技能考试目前主要采用纸笔作答、动手操作、口述答辩的综合方式进行考核。

第一考站为病案（例）分析，主要考查考生运用中医思维进行中医诊断及辨证论治的能力。要求考生依据提供的病案（例）资料，运用中医思维进行病因、病机辨析，辨病辨证分析，并给出治法、方药治疗。

第二考站为中医临证，主要考查考生中医四诊信息采集能力、中医临床实际操作能力及中医临床思辨能力，包括中医操作、中医答辩。中医操作在被操作者或医用模具上进行，考查考生对中医望诊、切诊、闻诊，腧穴定位，针刺、艾灸、推拿、拔罐等中医技术的掌握情况，考生须根据要求动手操作，并回答考官提问。中医答辩是通过对考生临床接诊后围绕病情的问诊及特定临床问题辨析回答，分析其中医基础知识的扎实度、逻辑的严密性、语言的流畅度、反应的灵敏度等，判断其中医思辨能力水平。总体要求，本站是综合模拟中医临床全过程，考查考生的综合运用及思考能力。

第三考站为西医临床，包括体格检查和西医操作、西医答辩。主要考查考生进行体格检查、西医操作的能力以及针对西医临床问题的思辨能力、对辅助检查结果的判断分析能力等。体格检查要求考生直接在被检者身上或模具上进行查体操作，并根据提问回答相应问题。西医操作在医用模拟人或医用模具上进行。西医答辩是根据要求回答问题或针对辅助检查结果进行判读分析。总体要求，本站是考查考生的综合运用及思考能力。

上述三站，中医思维、医学人文贯穿整个考试的始终。在临床实践中，一名合格的中医师需要具有“医乃仁术”“大医精诚”的医德，需要具有良好的医患关系（沟通能力与人文关怀）；需要具有护患护己的安全防护意识，这是其必备的基本职业素质。

五、每年什么时间举行考试？

每年年初，由国家卫生健康委医师资格考试委员会发布公告，公布考试具体时间等相关信息。

最后，希望各位考生认真复习，努力实践，诚信参试，并取得好成绩。

国家中医药管理局中医师资格认证中心

目　录

第一章　医师职业素养

医师职业素养是由观念、能力、知识、情感、意志、气质等多种因素综合而成的从医者的内在品质，是医师在执业过程中所应具备的职业操守。医师职业素养可以外显为正确的价值观念、科学的思维方式、爱岗敬业的工作态度、严谨求实的工作作风以及良好的行为习惯等。良好的职业素养对于规范医师医疗实践活动、提高执业能力与水平具有重要作用。

中医学历来重视医师的职业素养问题。《素问·著至教论》曰："子知医之道乎？……上知天文，下知地理，中知人事，可以长久"，从天、地、人三个维度提出了医者应该具备的素质结构。晋代杨泉《物理论·论医》"夫医者，非仁爱之士，不可托也；非聪明理达，不可任也；非廉洁淳良，不可信也"，宋代《小儿卫生总微方论·医工论》"凡为医者，性存温雅，志必谦恭，动须礼节，举止和柔，无自妄尊，不可矫饰"，以及清代张璐提出的"薰莸时习戒""持才妄作戒""任性偏执戒""同流合污戒""因名误实戒""师事异端戒""贫富易心戒""贵贱混治戒""乘危苟取戒""诋毁同道戒"医门十诫论述，即是中国古代对医师职业素养的基本要求。

一、医德医风

医德医风是指医师在从事医疗实践活动中应遵循的道德规范和应具备的人格风尚。

中医学对医德医风的论述由来已久。自《黄帝内经》开始至清代以及近现代，一直将良好的医德医风作为医师从事医疗实践活动的基础。历代医书中多有关于医德医风的记载，其中唐代孙思邈《备急千金要方·大医精诚》，被认为是对医德医风最为系统的论述，至今仍然具有重要的现实意义。

（一）以德为先，德医并重

《灵枢·师传》中"上以治民，下以治身，使百姓无病，上下和亲，德泽下流，子孙无忧，传于后世，无有终时"的论述，可以理解为是对医生提出的道德责任要求。《备急千金要方·大医精诚》之精是指医术的精湛，而诚则是要求医生要有高尚的品德修养。宋代林逋《省心录》"无恒德者，不可以作医"，提出了社会大众对医生道德的期待。

清代名医吴鞠通在《医医病书》中说："天下万事，莫不成于才，莫不统于德。无才固不足以成德，无德以统才，则才为跋扈之才，实足以败，断无可成。有德者，必有不忍人之心。不忍人之心油然而出，必力学诚求其所谓才者。医也，儒也，德为尚矣。"说明了以德为先，德与才的辩证关系。

近代名医冉雪峰言："士先曰识而后文章，医先品德而后学问。"作为当代中医师，必须不忘初心，牢记使命，时刻以医德约束言行，不仅仅重视"术"的学习，更应重视"德"的修行，以德为先，德术双馨。

（二）规矩准绳，法铸方圆

中医师必须依法行医，遵守国家有关法律法规。中医师必须首先遵守《中华人民共和国中医药法》，履行法定职责，以继承和弘扬中医药、保护人民健康为己任。中医师还必须遵守《中华人民共和国执业医师法》，如第二十二条规定，执业医师必须“遵守法律、法规，遵守技术操作规范；树立敬业精神，遵守职业道德，履行医师职责，尽职尽责为患者服务；关心、爱护、尊重患者，保护患者的隐私；努力钻研业务，更新知识，提高专业技术水平；宣传卫生保健知识，对患者进行健康教育”。另外，第二十四、二十六、二十七、二十八、二十九等条款还规定：医生不得拒绝急救处置；对患者交代病情时避免引起对患者造成精神压力、产生不利的后果；不得利用职务之便获取不当利益；遇有灾情疫情等威胁人民生命健康的紧急情况时，应服从卫生行政部门的调遣和及时向有关部门上报。

近年来，国家卫生健康委员会和国家中医药管理局颁布了很多有关医师道德规范的规定。中医师必须以国家相关法律法规为准绳，在法律法规允许的范围内履行职责与义务。

（三）普同一等，皆如至亲

对待患者一视同仁，是对医生道德的基本要求。医生对于患者，不论男女老幼、地位高低、权力大小、美丑智愚、亲疏贵贱，都应平等地给予尊重，不能厚此薄彼，亲疏有别，媚权重利，轻民薄义。

《备急千金要方·大医精诚》中说：“若有疾厄来求救者，不得问其贵贱贫富，长幼妍媸，怨亲善友，华夷愚智，普同一等，皆如至亲之想。亦不得瞻前顾后，自虑吉凶，护惜身命，见彼苦恼，若己有之。”就是要求医生把患者当作自己的至亲好友来对待，同情共情，尊重平等，一视同仁。

（四）至意深心，智圆行方

《素问·征四失论》中说：“循经受业，皆言十全……所以不十全者，精神不专，志意不理，外内相失，故时疑殆”，要求医生在诊疗时必须如《素问·宝命全形论》中所言“如临深渊，手如握虎，神无营于众物”。

《备急千金要方·大医精诚》中说：“凡大医治病，必当安神定志，无欲无求……省病诊疾，至意深心，详察形候，纤毫勿失，处判针药，无得参差。虽曰病宜速救，要须临事不惑，唯当审谛覃思，不得于性命之上，率尔自逞俊快，邀射名誉，甚不仁矣。”即是要求医生在诊察疾病、遣方用药时必须具有严肃认真的工作态度、专心致志的敬业精神。

清代程文囿在《医述·医则》中记载：“孙思邈之祝医者曰：行欲方而智欲圆，心欲小而胆欲大”，就是要求医生临症时既要大胆自信，当机立断，又要心思缜密，用药精当，安全有效；既要圆机活法，随机应变，又要方正有序，中规中矩，纤毫勿失。

（五）易地以观，自澹利心

明代王绍隆传、清代潘楫增注的《医灯续焰·医范》中规定了医之守，即“医虽为养家，尤须以不贪为本”。清代医家费伯雄在其所著《医方论》中说：“我若有疾，望医之救我者何如？我之父母妻子有疾，望医之相救者何如？易地以观，则利心自澹矣”，即是要求医生必须以患者为中心并懂得换位思考，在应用各种可能的技术去追求准确的诊断或改变疾病的进程时，充分考虑患者及家属的经济状况与承受能力，尽可能选择简便、经济的诊疗手段解决临床问题。切忌出现张仲景在《伤寒论》序中所批评的“但竞逐荣势，企踵权豪，孜孜汲汲，惟名利是务”。一切以治愈疾病、维护健康为首要。《备急千金要方·大医精诚》中言，“所以医人不得恃己所长，专心经略财物”，应“一心赴救，无作功夫形迹之心”。

医生与医生、医生与护士、医生与技术人员之间还要注重团队合作，方能使病人更多获益。医生不能为了自己名利而抬高自己、贬低他人。诚如《医灯续焰·医范》所说，“不可夸己之长，不可谈人之短，不可浮诞而骇惑病人，不可轻躁而诋诽同类”。

（六）大医之体，不皎不昧

端庄的仪态、整洁的衣着、得体的言行是对医生行为习惯的要求。对中医医师来讲，过去还有医生必须要“四季衣裳”以及让患者“望而生威”的说法。任何一种要求，都是社会与患者对医生这一特殊职业仪态仪表与言行的约束与期待。因此，医生在接诊时必须举止得体，言行得当，不卑不亢。

《备急千金要方·大医精诚》曰：“夫大医之体，欲得澄神内视，望之俨然，宽裕汪汪，不皎不昧……又到病家，纵绮罗满目，勿左右顾盼，丝竹凑耳，无得似有所娱，珍羞迭荐，食如无味，醽醁兼陈，看有若无”，“夫为医之法，不得多语调笑，谈谑喧哗，道说是非，议论人物，炫耀声名，訾毁诸医，自矜己德。偶然治瘥一病，则昂头戴面，而有自许之貌，谓天下无双，此医人之膏肓也”，较为系统地对医生言行举止进行了规定。

（七）考镜源流，精勤不倦

中医学理论博大精深，历代医书“汗牛充栋”，明代医家张景岳在《类经图翼》说：“《内经》者，三坟之一。盖自轩辕帝同岐伯、鬼臾区等六臣，互相讨论，发明至理，以遗教后世，其文义高古渊微，上极天文，下穷地纪，中悉人事。”因此，从医者必须认真学习、用心体悟才能领会其真谛。

随着社会发展与时代进步，医学知识不断丰富与发展，治疗手段不断更新与进步，病谱病机也在不断增多与复杂，更是需要医生不断学习。因此，自主学习、终身学习能力也是执业医师的基本素养。

孙思邈在《备急千金要方·大医精诚》曰：“世有愚者，读方三年，便谓天下无病可治；及治病三年，乃知天下无方可用。故学者必须博极医源，精勤不倦，不得道听途说，而言医道已了，深自误哉”，说明古代医家已经充分认识到了医生不断学习以及终身学习的重要性与必要性。

（八）博学能文，医文并茂

中医学根植于中国文化，中国文化为中医学认知生命提供了认识论与方法论基础。建立在中国文化基础上的中医学对于人体生理、病理与疾病防治的认识在思维方式上与西医学不尽相同，因此，中医师必须具有中国文化底蕴。《针灸甲乙经·林序》中言：“臣闻通天地人曰儒，通天地不通人曰技，斯医者虽曰方技，其实儒者之事乎”，说明了儒与医的关系。元代朱震亨在《格致余论》中言：“《素问》，载道之书也。词简而义深，去古渐远，衍文错简，仍或有之，故非吾儒不能读。”清代罗美《内经博议》曰：“夫岐黄之业，谈何容易。不知阴阳消长之理者，不可与言医；不知死生变化之故者，不可与言医；不知草木虫鱼邱陵牝牡之性情者，不可与言医；不知古今异宜刚柔互用应变合于秒忽者，不可与言医。若是则五经四子之书，医之宗旨也。”

历代中医师多有工于书法、绘画、篆刻之人，也多有文辞古雅而出口成章，韵律修辞以文采飞扬，临证处方堪称书法大作之士。民间也有中医师应该有“一笔好字，两口二黄”的要求，都说明中医师必须具有良好的中国文化素养，能文多艺，医文并茂。

（九）传承为本，守正创新

中医师必须以传承中医学术为自己的初心与使命，以敬畏之心学习中医理论，掌握中医思维，传承中医学术，尊重中医学独特的生命与疾病认知方式。必须在习近平总书记2019年10月25日对中医药做出的“要遵循中医药发展规律，传承精华，守正创新”重要指示精神指导下，正本清源而传承中医精华，在守住正道的前提下，善于借鉴、利用现代科学技术不断创新，促进中医学在新时代不断进步与发展。

二、沟通能力

沟通能力是医生职业素养的组成部分。医患有效沟通对于赢得患者信任、全面准确了解病情、合理遣方用药施术、体现人文关怀、提高临床疗效、减少医患纠纷具有重要的作用。

（一）询问病情，全面详细

医生需要全面详细询问了解患者基本情况，

除姓名、性别、年龄之外，还需要询问患者从事职业、居处环境、文化背景、婚姻状况、心理状况、人际关系、生育情况以及经济承受能力等。育龄期妇女还必须询问末次月经与备孕情况。

在询问病情时，可以通过开放式、闭合式、聚焦式询问等沟通技巧了解患者主诉、现病史、既往史、个人史、过敏史等。牢记《景岳全书·传忠录·十问篇》的“十问歌”，是全面详细询问病情，防止病情漏项缺项，提高沟通能力的有效措施之一。

（二）倾听所苦，专心专注

心无旁骛、用心倾听患者所苦，是全面、详细了解患者病情的基础，也是赢得患者信任的前提。合理运用催促、重复、沉默、归纳与确认、同感与认同、严肃与争论以及肢体语言等倾听技能，可以有效提高沟通效率。对于部分情绪暴躁、不善表达、喋喋不休、肢体残障等患者，更需专心专注，使用特殊沟通技能进行沟通，不得出现轻视讽刺、干扰转移、道德评判等问题，也不得与患者沟通时间过短就急于得出结论。

清代喻昌《医门法律·问病论》中说：“医，仁术也，仁人君子，必笃于情。笃于情，则视人犹己，问其所苦，自无不到之处。古人闭户塞牖，系之病者，数问其情，以从其意，诚以得其欢心。则问者不觉烦，病者不觉厌，庶可详求本末，而治无误也。”说明同情患者、用心倾听对于全面、详细了解病情具有重要的作用。

（三）四诊合参，详察形候

望、闻、问、切四诊融合了医生与患者语言沟通和非语言沟通的多种方式，是中医师了解疾病情况的主要手段。在询问与倾听的基础上，望患者神、色、形、态、五官、舌象，闻语音、语调、气味，切脉之浮沉迟数、肢体胸腹之寒热温凉，望闻问切，四诊合参，详察形候，可以有效了解患者的阴阳表里、寒热虚实、脏腑失衡情况，为辨证施治奠定基础。

（四）病历书写，规范准确

古代中医将病历称为“诊籍”，始于汉初医家淳于意，后世多称“医案”。

病历亦称病史、病案，是医务人员在医疗活动过程中记录疾病诊疗过程的文件，记载了患者疾病发生、发展、转归及住院期间整个医疗活动的全部过程，形成了文字、符号、图表、影像、各种报告单等资料。规范准确书写病历既是医生水平的体现，又是医患沟通的平台以及医患双方合法权益的保障依据。医生必须熟练掌握病历书写的基本要求，严格按照规范书写病历，做到及时记录、立论有据、重点突出、注重细节、涂改留痕、医师签字等。不得出现记录不及时、不完整、不真实、不准确、不签名、代签名以及修改不规范等问题。对临床疗效不佳、有医患纠纷苗头及高危患者的病历更应特别注意，必要时及时请上级医师审阅。

（五）病情晓告，用语得当

医生对患者进行诊疗时需要对诊疗的方式、可能出现的风险、治疗效果、治疗费用、需要配合的事项以及疾病预后转归等告知患者或患者家属，使之知晓、知情、同意并配合医生诊疗。

告知患者病情时需要注意语言表达技巧，关注患者感受，言语简洁明了，通俗易懂，尽量不使用患者不易懂的专业术语。

告知还需要根据患者情况合理运用沟通技巧。《灵枢·师传》中“人之情，莫不恶死而乐生，告之以其败，语之以其善，导之以其所便，开之以其所苦，虽有无道之人，恶有不听者乎”，以及《医灯续焰·医范》中“病情之来历，用药之权衡，皆当据实晓告，使之安心调理。不可诬轻为重，不可诳重为轻。即有不讳，亦须委曲明谕。病未剧，则宽以慰之，使安心调理；病既剧，则示以全归之道，使心意泰然”等，都是中医对于医患告知技能的专门论述。

（六）标本相得，互信互动

医生赢得患者信任，患者积极配合检查与治疗，医患互信互动是获得良好疗效的前提和关键。《素问·五脏别论》中“拘于鬼神者，不可与言至德。恶于针石者，不可与言至巧。病不许治者，病必不治，治之无功矣”的描述，就是患者不信任医生而导致的“不治”与“无功”，说明了医生赢得患者信任的重要性。

《素问·汤液醪醴论》指出：“病为本，工为标，标本不得，邪气不服”，从医患关系、医患沟通的角度，可以将“病为本”理解为病人为本，“工为标”理解为医生为标。“病为本”一方面体现了以患者为中心，另一方面强调了患者配合医生的重要性。只有标本相得，互信互动，才能使邪气得服，疾病得愈。

（七）三因制宜，关注个性

“因时、因地、因人制宜”是中医学重要而具有特色的诊疗原则，医患沟通同样也应在这一原则指导下，关注不同患者患病时间、居处环境，以及病情、性格、地位、经历、文化、经济状况、健康观念上的差异，实施个性沟通。

明末医家李中梓在《医宗必读·不失人情论》中言：“所谓病人之情，五脏各有所偏，七情各有所胜……性好吉者危言见非，意多忧者慰安云伪，未信者忠告难行，善疑者深言则忌，此好恶之不同也。富者多任性而禁戒勿遵，贵者多自尊而骄恣悖理，此交际之不同也。贫者衣食不周，况乎药饵？贱者焦劳不适，怀抱可知，此调治之不同也……此皆病人之情，不可不察者也。”

三、人文关怀

《孟子·梁惠王上》中认为“医者，是乃仁术也”。医生具有慈爱之心、关怀之情，对患者予以人文关怀是医生的职责。

（一）仁心仁术，关爱关怀

《素问·宝命全形论》曰：“天覆地载，万物悉备，莫贵于人”，说明了人的重要价值与生命的珍贵性。

《类经图翼》中“垂不朽之仁慈，开生民之寿域”以及《温病条辨》中“医，仁道也，而必智以先之，勇以副之，仁以成之”等论述，都是医乃仁术思想的具体体现。

中医师面对的是人的生命，必须以仁心仁术关爱体贴患者。2016 年 8 月，习近平总书记在全国卫生与健康大会上，对医生提出了“敬佑生命、救死扶伤、甘于奉献、大爱无疆”的指示。习总书记上述对医生的十六字要求，是对医务工作者基于仁心仁术职业素养的高度凝练，是每一位医生都必须履行的职责与使命。

（二）民族国别，尊重差异

《灵枢·师传》有云：“入国问俗，入家问讳，上堂问礼，临病人问所便”，说明自古以来中医学就非常重视患者在习俗等方面的差异问题。

中国有 56 个民族，世界上一百多个国家有中医师在为当地人民健康服务，而各个民族有自己的生活习惯，不同国别有不同的文化背景，中医师需要尊重不同民族与不同国别的患者在个人信仰、人文背景与价值观念等方面的差异，在诊察过程中注意了解患者民族所属、生活习惯、文化信仰、教育背景等，实施个性化服务。

（三）保护隐私，维护尊严

医生必须具有隐私意识，不得随意泄露患者的隐私。《日内瓦宣言》规定“我将尊重患者所交给我的秘密”。就是要求医生对于某些不宜公开的患者诊疗信息、生理缺陷、家庭生活史、某些情志疾病、既往病史等予以保密。

保守患者的隐私包括 5 个方面：①患者不愿向外透漏的诊疗信息，如一些特殊疾病（性功能疾病、妇科病、精神病等）；②患者不愿向外透漏的生理缺陷；③患者不愿外人观察的行为，如私生活及医学生理状态；④患者不愿外人知道的决定，如人工流产等；⑤患者不愿外人干扰的生活习惯等。

保守秘密可以使患者敢于说出与疾病有关的信息，从而得到及时的医疗，保守秘密也体现了对患者权利、人格的尊重和维护。

保密不仅指医务人员应当保守患者的隐私秘密，还包括在一些特定情况下不向患者泄露真实病情，即向患者本人保密。

对于一般性疾病，医生应尊重患者的知情权，如慢性疾病、神经症、癌症早期等，告诉患者的目的是为了在诊疗时取得患者的配合。但对于一些重症疾病的诊断结果及不良预后等医疗信息，可以先告知家属，以免对患者造成急性、恶性刺激，使其丧失治疗信心或导致病情加重等。

第二章　中医四诊

第一节　望　诊

望诊，是医生运用视觉对人体外部情况进行有目的的观察，以了解健康状况、测知病情的方法。望诊的基本内容包括全身、局部、排出物、小儿食指络脉和舌等。

望诊要求，在诊察时，首先对病人的整体状况（神气、面部色泽、形体及动态等）进行观察；在对整体状况进行望诊的基础上，根据诊断和病情的需要，对病人的某些局部（如头面、颈项、躯体、四肢、二阴、皮肤等）的情况及某些排出物（如痰、涎、涕、呕吐物、大小便等）的形、色、质、量进行观察；常规情况下，对每个病人的舌象都要重点观察。如果病人为3岁以下的婴幼儿，还应注意观察患儿食指络脉的情况。

一、全身望诊

（一）方法与要求

1. 方法

（1）病人面向自然光线，坐位或仰卧位。

（2）病人体态自然，充分暴露受检部位。

（3）遇到一些望诊内容在就诊刻下无法获取的，可通过询问病人、家属获取，或事后有条件时再观望获取。

2. 操作

（1）望神　望神时医者首先应观察眼睛的明亮度，即目光是明亮有泽还是晦暗无光；其次，应观察眼球的运动度，即眼球运动灵活还是运动不灵。具体操作时医者可将食指竖立在患者眼前，并嘱患者眼睛随医者的食指做上下左右移动。若患者眼球移动灵活是有神的表现，反之，若移动迟钝或不能移动均为失神的表现。然后，观察患者思维意识是否正常，有无神志不清或模糊、昏迷或昏厥等。精神状态是否正常，有无精神不振、萎靡、烦躁、错乱等；应观察患者面部表情是丰富自然还是淡漠无情，有无痛苦、呆钝等表现。最后得出病人得神、少神、失神或假神等结论。

（2）望色　望色，是指观察人体皮肤色泽变化以诊察病情的方法，又称“色诊”。色是颜色，即色调变化；泽是光泽，即明亮度。除了皮肤色泽之外，望色还包括对体表黏膜、排出物等颜色的观察，但在临证过程中望色的重点是面部皮肤的色泽。

（3）望形体　观察患者体型、体质、营养、发育状况。有无体胖、体瘦、虚弱等。重点观察体型、头型、颈项、肩部、胸廓。

（4）望姿态　观察患者行走坐卧姿势有无异常改变。体位、步态、运动是否自如，有无蜷卧、躁动不安、强迫体征等。坐形要观察是坐而仰首还是坐而俯首，是端坐还是屈曲抱腹或抱头。卧式要观察卧时面部朝里还是朝外，仰卧还是俯卧，平卧、斜卧还是侧卧等。立姿要观察端正直立还是弯腰屈背，有无站立不稳或不耐久站或扶物支撑的情况。行态要观察行走时是否以手护腰，行走之际有无突然停步以手护心或行走时身体震动不定的情况。异常动作要注意有无睑、唇、面、指（趾）的颤动，有无颈项强直、四肢抽搐、角弓反张的情况，有无猝然昏倒、不省人事、口眼㖞斜、半身不遂的情况，有无恶寒战栗、肢体软弱的情况，有无关节拘挛、屈伸不利。儿童还应注意有无挤眉眨眼，努嘴伸舌的情况。

（二）望诊注意事项

1. 充分暴露，细致观察

诊察时要充分暴露受检部位，以便完整、细致地进行观察。

2. 静心凝神，排除杂念

望诊时医生应集中注意力，排除杂念，这样才能发现异常体征，捕捉到疾病的相关信息。如望神的方法是“以神会神”，即是以医生之神去观察、体会患者之神。

3. 辨别真假，排除假象

望诊时医者应注意辨识假象。如假神与疾病好转的区别在于二者虽然都是以病情危重为前提，但假神出现多为久病、重病治疗无效的前提下，突然出现个别现象的一时性好转，且与整体病情危重情况不相一致。

在对患者的面色、唇色进行望诊时一定要注意是患者本来的颜色还是化妆使然。故对女患者进行面部和口唇的望诊时，一定要嘱其在卸妆的情况下进行。观察头发，应注意是真发还是假发，头发颜色是本色还是染色，观察头发色泽时还应注意是否刚上了发蜡、发油等。

4. 注意非疾病因素影响

望诊时应注意排除各种体内外因素所致色泽的生理性改变（如饮酒、气温、情绪激动等）及人为因素所致改变（如染发、化妆等）。要注意将病人色泽的变化与正常的色泽进行比较。

（三）望神的内容与临床意义

1. 得神

得神即有神，是精充气足神旺的表现。

（1）临床表现　神志清楚，语言清晰，目光明亮，精彩内含；面色荣润含蓄，表情丰富自然，反应灵敏，动作灵活，体态自如；呼吸平稳，肌肉不削。

（2）临床意义　提示精气充盛，体健神旺，为健康的表现，或虽病而精气未衰，病轻易治，预后良好。

2. 少神

少神又称为神气不足，是指精气不足、神气不旺的表现。介于得神与失神之间。

（1）临床表现　精神不振，两目乏神，面色少华，肌肉松软，倦怠乏力，少气懒言，动作迟缓等。

（2）临床意义　提示正气不足，精气轻度损伤，脏腑功能减弱。常见于虚证患者，或病后恢复期的人。

3. 失神

失神即无神，是精亏神衰或邪盛神乱的表现。

（1）精亏神衰

1）临床表现：精神萎靡，意识模糊，反应迟钝，面色无华，晦暗暴露，目无光彩，眼球呆滞，呼吸微弱，或喘促无力，肉消著骨，动作艰难等。

2）临床意义：提示脏腑精气亏虚已极，正气大伤，功能活动衰竭。多见于慢性久病重病之人，预后不良。

（2）邪盛神乱

1）临床表现：神昏谵语，躁扰不宁，循衣摸床，撮空理线；或猝然昏倒，双手握固，牙关紧闭等。

2）临床意义：提示邪气亢盛，热扰神明，邪陷心包；或肝风夹痰，蒙蔽清窍，阻闭经络。

4. 假神

假神是指久病、重病患者，精气本已极度衰竭，而突然一时间出现某些神气暂时“好转”的虚假表现，是脏腑精气极度衰竭的表现。

（1）临床表现　如久病、重病患者，本已神昏或精神极度萎靡，突然神识清楚，想见亲人，言语不休，但精神烦躁不安；或原本目无光彩，突然目光转亮，但却浮光外露，目睛直视；或久病面色晦暗无华，突然两颧泛红如妆等；或原本身体沉重难移，忽思起床活动，但并不能自己转动；或久病脾胃功能衰竭，本无食欲，而突然欲进饮食等。

（2）临床意义　提示脏腑精气耗竭殆尽，正气将绝，阴不敛阳，虚阳外越，阴阳即将离决，属病危。常见于临终之前，为死亡的预兆。故古人比喻为回光返照、残灯复明。

5. 神乱

神乱是指神志错乱失常。临床常表现为焦虑恐惧、狂躁不安、淡漠痴呆和猝然昏倒等，多见于癫、狂、痴、痫、脏躁等病人。

（1）焦虑恐惧　焦虑恐惧是指病人时时恐惧，焦虑不安，心悸气促，不敢独处的症状。多由心胆气虚、心神失养所致，常见于脏躁等病人。

（2）狂躁不安　狂躁不安是指病人毫无理智，狂躁不安，胡言乱语，少寐多梦，甚者打人毁物，不避亲疏的症状。多由痰火扰乱心神所致，常见于狂病等。

（3）淡漠痴呆　淡漠痴呆是指病人表情淡漠，神识痴呆，喃喃自语，哭笑无常，悲观失望的症状。多由痰浊蒙蔽心神，或先天禀赋不足所致，常见于癫病、痴呆等。

（4）猝然昏倒　猝然昏倒是指病人突然昏倒，口吐白沫，目睛上视，四肢抽搐，移时苏醒，醒后如常的症状。多由于脏气失调，肝风夹痰上逆，蒙蔽清窍所致，属痫病。

（四）望色的内容与临床意义

望色要重点观察患者面部肌肤所属色调（青、赤、黄、白、黑）及光泽（荣润含蓄或晦暗枯槁）的情况，以区分常色与病色。必要时结合其他内容进一步区分常色中的主色与客色及病色中的善色与恶色等。

在观望整体面色的基础上，可根据具体情况对病人面部不同部位（如额部、鼻部、左右颊部、左右颧部、下颌部等）的色泽进行重点观望，为判断疾病的部位提供依据。

1. 面部分区

中医认为，面部不同区域，分候不同脏腑，通过观察面部不同部位的色泽变化，可以诊察相应脏腑的病变。具体分法有两种：

（1）《灵枢·五色》分候法　即将面部不同部位，分别命名，鼻称明堂，眉间叫阙，额称庭或颜，颊侧称藩，耳门为蔽。然后再将上述不同部位分候五脏，即庭候首面，阙上候咽喉，阙中（印堂）候肺，阙下（下极、山根）候心，下极之下（年寿）候肝，肝部左右候胆，肝下（准头）候脾，方上（脾两旁）候胃，中央（颧下）候大肠，夹大肠候肾，明堂（鼻端）以上候小肠，明堂以下候膀胱、子处。（图2-1）

（2）《素问·刺热》分候法　左颊—肝，右颊—肺，额—心，颏—肾，鼻—脾。

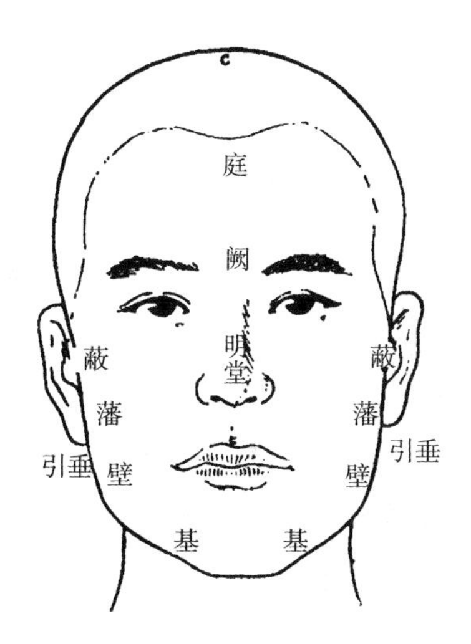

明堂藩蔽图

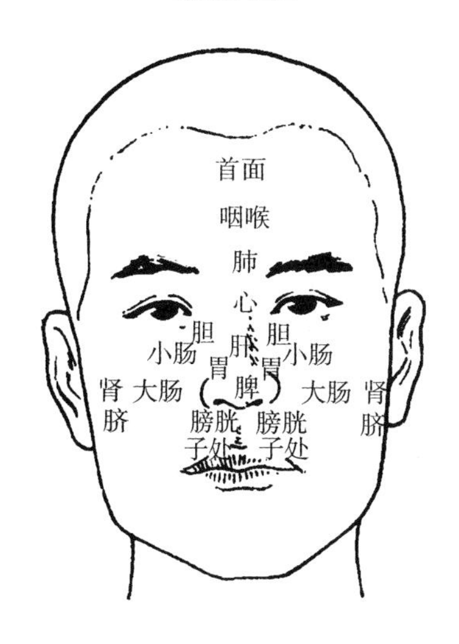

面部脏腑分属部位

图2-1　《灵枢·五色》面部分候脏腑示意图

2. 五色主病的临床表现及其意义

病色大致可分为赤、白、黄、青、黑五种，分别见于不同脏腑和不同性质的疾病。

（1）赤色　赤色主热证，亦可见于戴阳证。满面通红者，多属外感发热，或脏腑火热炽盛的实热证；两颧潮红者，多属阴虚阳亢的虚热证；久病重病面色苍白，却颧颊部嫩红如妆，游移不定者，属戴阳证。是脏腑精气衰竭殆尽，阴阳虚极，阴不敛阳，虚阳浮越所致，属病重。

（2）白色　白色主虚证（包括血虚、气虚、阳虚）、寒证、失血证。面色淡白无华，舌、唇色淡者，多属血虚证或失血证；面色㿠白者，多属阳虚证；面色㿠白而虚浮者，多属阳虚水泛；面色苍白（白中透青）者，多属阳气暴脱之亡阳证；或阴寒凝滞，血行不畅之实寒证；或大失血之人。

（3）黄色　黄色主虚证、湿证。面色淡黄，枯槁无华，称为萎黄，常见于脾胃气虚、气血不足者；面黄虚浮，称为黄胖，多是脾气虚衰、湿邪内阻所致；若面目一身俱黄，称为黄疸，黄而鲜明如橘子色者，属阳黄，为湿热熏蒸之故，黄而晦暗如烟熏者，属阴黄，为寒湿郁阻之故。

（4）青色　青色主寒证、气滞、血瘀、疼痛和惊风。面色淡青或青黑者，属寒盛、痛剧；突然面色青灰，口唇青紫，肢凉脉微，多为心阳暴脱、心血瘀阻之象；久病面色与口唇青紫，多属心气、心阳虚衰，血行瘀阻，或肺气闭塞，呼吸不利；面色青黄（苍黄），多见于肝郁脾虚；小儿眉间、鼻柱、唇周色青者，多属惊风或惊风先兆。

（5）黑色　黑色主肾虚、寒证、水饮、瘀血、疼痛。面黑暗淡者，多属肾阳虚；面黑干焦者，多属肾阴虚；眼眶周围色黑者，多属肾虚水饮或寒湿带下；面色黧黑、肌肤甲错者，多由瘀血日久所致。

（五）望形体

望形体包括形体的强弱、胖瘦和体质类型三个部分。

1. 形体强弱的判断要点

皮肤是润泽还是枯槁，肌肉是结实还是瘦削，骨骼是粗大还是细小，胸廓是宽厚还是狭窄。

2. 形体胖瘦的判断标准

男子 BMI>25 为肥胖，BMI<20 为消瘦。女子 BMI>24 为肥胖，BMI<19 为消瘦。

注：BMI（国际通用身体质量指数）= 体重（kg）/身高（m）的平方

（1）体胖　是指身体质量指数超过正常者。体胖能食，为形气有余；体胖食少，为形盛气虚，是阳气不足、痰湿内盛的表现。

（2）消瘦　是指身体质量指数小于正常者。体瘦食多，属中焦有火；体瘦食少，属中气虚弱；体瘦颧红，皮肤干枯，多属阴血不足，内有虚火；久病重病卧床不起，骨瘦如柴者，为脏腑精气衰竭，气液干枯，属病危。

3. 体质形态的观察要点

体型：矮胖、瘦长还是适中。

头型：偏圆、偏长还是居中。

颈项：粗短、细长还是适中。

肩部：宽大、窄小还是居中。

胸廓：宽厚、薄平还是适中。

姿势：后仰、前屈还是挺直。

通过对上述部位的观察，再结合询问患者平素的寒热喜恶、大便溏结情况，就可对患者的体质形态进行判断。

（六）望姿态

望姿态以动静、强弱、仰俯、伸屈为要点，观察患者自然状态下的动静姿态。

观察患者患病后被迫出现的一些特殊姿态，注意姿态变化与病情变化间的关系。观察患者患病后出现的一些异常动作（如半身不遂、四肢抽搐、肌肉软弱、行走困难等）。

1. 坐形

坐而喜仰，但坐不得卧，卧则气逆，多为咳喘肺胀，或水饮停于胸腹等所致肺实气逆；坐而喜俯，少气懒言，多属体弱气虚；但卧不得坐，坐则神疲或昏眩，多为气血俱虚，或夺气脱血，或肝阳化风；坐时常以手抱头，头倾不能昂，凝神熟视，为精神衰败。

2. 卧式

卧时常向外，躁动不安，身轻能自转侧，多为阳证、热证、实证；卧时喜向里，喜静懒动，身重不能转侧，多为阴证、寒证、虚证；蜷卧缩足，喜加衣被者，多为虚寒证；仰卧伸足，掀去衣被，多属实热证；咳逆倚息不得卧，卧则气逆，多为肺气壅滞，或心阳不足，水气凌心，或肺有伏饮。

3. 立姿

站立不稳，伴见眩晕者，多属肝风内动，或脑有病变；不耐久站，站立时常欲倚靠他物支撑，多属气虚血衰；若以两手护腹，俯身前倾者，多为腹痛之征。

4. 行态

以手护腰，弯腰曲背，行动艰难，多为腰腿疼；行走之际，突然止步不前，以手护心，多为脘腹痛或心痛；行走时身体震动不定，为肝风内动。

5. 异常动作

病人睑、面、唇、指（趾）不时颤动者，在外感热病中，多是动风预兆；在内伤杂病中，多是气血不足，筋脉失养，虚风内动。四肢抽搐或拘挛，项背强直，角弓反张，常见于小儿惊风、痫病、破伤风、子痫、马钱子中毒等。猝然昏倒，不省人事，口眼㖞斜，半身不遂者，属中风病。猝倒神昏，口吐涎沫，四肢抽搐，醒后如常者，属痫病。恶寒战栗（寒战），见于疟疾发作，或伤寒、温病邪正剧争欲作战汗之时。肢体软弱无力，行动不灵而无痛，是痿病。关节拘挛，屈伸不利，多属痹病。儿童手足伸屈扭转，挤眉眨眼，努嘴伸舌，状似舞蹈，不能自制，多由气血不足，风湿内侵所致。

二、局部望诊

（一）望头面

望头面包括望头颅、囟门、头发和面部。要观望头颅的大小及形状，以辨别是否存在头颅过大、过小及方颅等。观望小儿囟门的形状，以判断是否存在囟陷、囟填及囟门迟闭等。观望头发的色泽、形质、多少等情况，以判断是否出现发白、发黄、发稀疏及脱发等。观察面部及五官是否对称，表情是否自然，以及有无肿胀等，以判断是否存在口眼㖞斜、肌肉抽动、腮部肿大、颜面水肿以及惊恐貌、苦笑貌等特殊面部表情。观察头部的动态是否自然，以判断有无头摇、头颤等。

1. 头颅

重点了解其大小和形状。其大小是以头部通过眉间和枕骨粗隆的横向周长来衡量的。一般新生儿为 34cm，半岁为 42cm，1 岁为 45cm，2 岁为 47cm，3 岁为 48.5cm。明显超过这个范围为头颅过大，反之为头颅过小。

2. 囟门

重在观察前囟有无突起（小儿哭泣时除外）、凹陷或迟闭的情况。前囟位于头顶前部中央呈菱形，在出生后 12～18 个月闭合。

3. 头发

主要观察头发颜色、疏密、光泽以及有无脱落等情况，其中光泽是头发望诊的重点。

4. 面部

有无面肿、腮肿、面削颧耸或口眼㖞斜，有无特殊面容，如惊怖貌、苦笑貌等。

（二）望五官

包括目、耳、鼻、口、唇、牙齿、牙龈和咽喉。

1. 望目

（1）目色　观察目眶周围的肤色有无发黑、发青等，白睛的颜色有无变红、黄染、蓝斑、出血等，目内外眦脉络的颜色有无变浅及变红等，眼睑结膜颜色是否变浅或变红。

（2）目形　观察眼睑是否浮肿、下垂，有无针眼、眼丹；眼窝有无凹陷，眼球有无突出等。

（3）目态　观察其眼睑的闭合、睁开是否自如、到位，有无眼睑的拘挛，有无不能闭合或昏睡露睛等；眼球是否可灵活转动，有无瞪目直视、戴眼、横目斜视等；两眼的瞳孔是否等大等圆，对光反射是否存在，以及有无瞳孔缩小、瞳孔散大等。

2. 耳

（1）*耳郭*　观望耳郭的色泽、大小、厚薄等，以辨别是否出现耳轮淡白、青黑及红肿、干枯焦黑、甲错等；对于发热小儿，观察其耳背有无红络出现，以辨别是否麻疹将出。

（2）*耳道*　观望耳道内有无分泌物、耳痔、耳疖及异物等。

3. 鼻

观察鼻部的色泽、形状及动态等，以辨别是否出现鼻部红肿或生疮、酒渣鼻、鼻部色青及鼻翼扇动等。观察鼻道内有无分泌物及其质地、颜色等。

4. 口与唇

（1）*口唇*　观察口唇的颜色、形状、润燥及动态的情况，以辨别口唇的色泽是否有淡白、深红、青紫等改变，口唇是否出现肿胀、干裂、渗血、脱皮、水疱、糜烂、结痂等，口角有无流涎，口开合是否自如及有无口噤、口撮、口僻、口振、口动、口张等。

（2）*口腔*　观察口腔内有无破溃、出血及黄白腐点等，以辨别有无口疮、鹅口疮及糜烂等。

5. 齿与龈

（1）*牙齿*　观察牙齿的形质、润燥及动态，以辨别是否存在牙齿干燥、牙齿稀疏松动、齿根外露及牙关紧闭等。

（2）*牙龈*　观察牙龈的色泽、形质等，以辨别是否存在牙龈色淡、红肿、溢脓、出血及黑线、萎缩等。

6. 咽喉

观察咽喉部的色泽、外形等，以辨别咽喉部色泽有无加深变红、出现伪膜，喉核有无肥大、红肿、溃烂及脓液。如有伪膜应观察其颜色、形状、分布范围及擦除的难易程度。

（三）望躯体

包括颈项、胸胁、腹部、腰背。

1. 颈项

观察颈项部是否对称，活动是否自如，生理前曲是否正常，有无平直或局限性后凸、侧弯、扭转等畸形，局部肌肉有无痉挛或短缩，有无项强及项软等。观察颈项部有否包块，并结合按诊辨别是否存在瘿瘤、瘰疬、外伤以及颈脉搏动、颈脉怒张等。

2. 胸胁

（1）*胸廓形态*　观察胸廓形态是否正常、对称，注意有无桶状胸、扁平胸、鸡胸、漏斗胸、肋如串珠等。

（2）*呼吸*　观察胸式呼吸是否均匀，节律是否规整，胸廓起伏是否左右对称、均匀协调，吸气时肋间隙及锁骨上窝有无凹陷等。

（3）*乳房*　观察两侧乳房、乳头的大小、形状、位置、对称性、皮肤及乳晕颜色、有无凹陷、有无异常泌乳及分泌物。男性有无乳房增生等。

3. 腹部

观察腹部是否平坦，注意有无胀大、凹陷及局部膨隆。观察腹式呼吸是否存在或有无异常。观察腹壁有无青筋暴露、怒张及突起等。

4. 腰背部

观测腰背部两侧是否对称，脊柱是否居中，注意颈、胸、腰、骶段之生理弯曲是否正常，注意有无脊柱侧弯、龟背或驼背、背屈肩堕及脊疳等。观察腰部活动是否自如，有无局部的拘挛、活动受限等。

（四）望四肢

1. 手足

注意观察肢体有无萎缩、肿胀的情况，四肢各个关节有无肿大、变形，小腿有无青筋暴露，下肢有无畸形，观察患者肢体有无运动不灵，手足有无颤动、蠕动、拘急及抽搐的情况，高热神昏的患者还应观察其有无扬手踯足的情况。对于病重神昏的患者，还应注意观察有无循衣摸床或撮空理线等异常动作。

2. 手掌

注意观察手掌的厚薄、润燥以及有无脱屑、

水疱、皲裂的情况。

3. 鱼际

观察患者鱼际（大指本节后丰满处）是丰满还是瘦削，颜色有无发青、红赤等情况。

4. 指趾

观察手指有无挛急、变形，脚趾皮肤有无变黑、溃烂，趾节有无脱落。注意爪甲颜色是粉红（正常）还是淡白、鲜红、深红、青紫或紫黑，另外，为了观察气血运行是否流畅，医者可用拇指、食指按压患者手指爪甲，并随即放手，观察其甲色变化情况及速度。若按之色白，放手即红，说明气血流畅，其病较轻；反之，按之色白，放之不即红者为气血不畅之象，病情较重。

（五）二阴

1. 前阴

观察男性的阴茎、阴囊和睾丸有无肿胀、内缩及其他异常的形色改变。观察女性的外阴部有无肿胀、溃疡、肿瘤、畸形及分泌物等。

2. 后阴

观察肛门及其周围有无肿物、脱出物以及红肿、分泌物等，注意有无肛痈、肛裂、痔瘘、脱肛等。

（六）皮肤

观察皮肤的色泽、润燥、形质等，注意有无肌肤颜色的异常，是否出现肌肤干燥、甲错，以及有无斑、疹、水疱、疮疡等。

（七）排出物

观察病人的痰、涎、涕、唾、月经、带下、大便、小便、呕吐物等分泌物、排泄物、病理产物的形、色、质、量等。望排出物总的规律是色白质稀者属虚寒，色黄质稠者属实热。

三、望小儿食指络脉

望小儿食指络脉的对象为3岁以内小儿。部位在食指掌侧前缘部的浅表络脉。

（一）操作方法

让家长抱小儿于光线明亮处，医生用左手拇指和食指握住小儿食指末端，以右手拇指在小儿食指掌侧前缘从指尖向指根部推擦数次，即从命关向气关、风关直推，络脉愈推愈明显，直至医者可以看清络脉为止，注意用力要适中，以络脉可以显见为宜。病重患儿，络脉十分显著，不推即可观察。

（二）观察内容

观察络脉显现部位的浅深（浮沉）及所在食指的位置，络脉的形状（络脉支数的多少、络脉的粗细等）、色泽（红、紫、青、黑）及淡滞（浅淡、浓滞）。

风关（又名寅关）即食指的第三指节（近端指节，即掌指横纹至第二节横纹之间），气关（又名卯关）即食指的第二指节（中间指节，即第二节横纹至第三节横纹之间），命关（又名辰关）即食指的第一指节（远端指节，即第三节横纹至指端）。（图2-2）

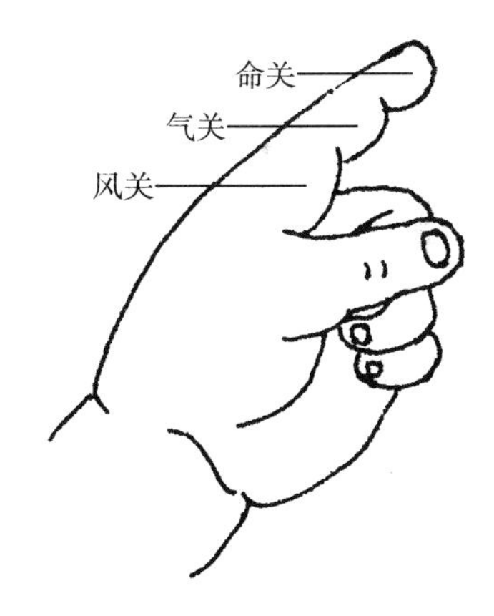

图2-2　小儿食指络脉三关示意图

（三）注意事项

1. 注意小儿卧位时，如果侧卧则下面手臂受压，或上臂扭转，或手臂过高或过低，与心脏不在一个水平面时，都可以影响气血运行，使食指络脉色泽形态失真。

2. 医生诊察所用手指或小儿食指络脉局部有皮肤病变时，则不宜用该侧进行望小儿食指络脉操作。

3. 医生应严格按照望小儿食指络脉的方法进行操作。推指时切不可从风关推向命关，用力不可过大或过轻。

4. 重视个体差异，体质有强弱胖瘦之别，反映在食指络脉上也各有不同，应综合考虑。

5. 诊病时可因小儿哭闹而使食指络脉失真，应注意使小儿保持安静。

6. 结合四时分析。四时对人体的生理病理活动有重要影响，望小儿食指络脉也不例外，要排除情志干扰。

7. 注重食指络脉与证合参，注意食指络脉色泽形态变化与病儿临床表现之间的内在联系。

8. 医生在望小儿食指络脉时面部表情宜和蔼可亲，或使用玩具，以免由于小儿对医生有恐惧感及陌生感而产生的紧张或哭闹现象对食指络脉产生影响。

（四）正常食指络脉

正常小儿食指络脉的表现是：浅红微黄，隐现于风关之内，既不明显浮露，也不超出风关。其形态多为斜行，单支，粗细适中。食指络脉的长短与年龄有关，1 岁以内的最长，随年龄增长而缩短。

（五）异常食指络脉与意义

对小儿异常食指络脉的观察，应注意其沉浮、颜色、长短、形状四个方面的变化。

1. 常见食指络脉特征及临床意义

表 2-1　常见食指络脉特征及临床意义

食指络脉	特征	临床意义
浮沉	浮显	病在表，多见于外感表证
	沉隐	主病在里，多见于脏腑病变
颜色	鲜红	属外感表证
	紫红	为里热证
	青色	主惊、主风、主痛
	紫黑	为血络瘀闭，病情危重
	淡白	为虚证
长短	显于风关	表明邪气初起，邪浅病轻，可见于外感初起
	达于气关	其色较深，为邪气渐深，病情渐重
	达于命关	其色更深，为邪入脏腑，病情严重
	透关射甲	其色紫黑，多病情凶险，预后不良
形状	食指络脉增粗	其分支显见，多属实证、热证
	食指络脉变细	其分支不显，多属虚证、寒证

2. 复合食指络脉特征及其临床意义

表 2-2　复合食指络脉特征及其临床意义

食指络脉特征	临床意义
浮显，色鲜红，显于风关，食指络脉增粗	主外感表证；属实证；为病初起，邪浅病轻
沉隐，色紫红，达于气关，食指络脉增粗	主里热证；属实证；为邪气渐深，病情渐重
沉隐，色青，达于气关，食指络脉变细	主里寒证、主惊风；病情较重
沉隐，色紫黑，达于命关，食指络脉变细，分支不显	主血瘀，病情严重；若透关射甲，为血络瘀闭，多病情凶险，预后不良
沉隐，淡白，达于命关，食指络脉变细，分支不显	主虚证、寒证；病在里；病情较重

3. 三关的意义

根据食指络脉显现的部位判别疾病的轻重。达于风关属病轻，达于气关属病重，达于命关属病危。若达于指端，叫“透关射甲”，属病凶险，预后不佳。

第二节 舌 诊

舌诊是观察病人舌质和舌苔的变化以诊察疾病的方法，是望诊的重要内容，是中医诊法的特色之一。

一、准备

1. 检查诊室光线是否充足，以柔和充足的自然光线为最佳，若在夜间或诊室光线较暗时可借助日光灯，要尽量避开其他有色光源。

2. 检查是否准备好望舌所需器具（械），已消毒的压舌板、消毒纱布条、清洁水等。

3. 检查病人的体位是否符合舌诊要求（轻病患者可采用正坐位；重病患者不能坐位者，可采取仰卧位），对不符合要求者，可以指导病人调整体位，以符合要求为度。

4. 望舌前，医生应指导病人按照正确的伸舌姿势伸舌：即精神放松，头略上扬，尽量张口，舌体尽量自然伸出，舌尖向下，舌面展平充分暴露舌面，以保证望舌的顺利进行。

二、操作方法

1. 望舌时，医生的姿势可略高于病人，保证视野平面略高于病人的舌面，以便俯视舌面。

2. 望舌时注意光线必须直接照射于舌面，使舌面明亮，以便于正确进行观察。

3. 望舌一般应当按照基本顺序进行：先察舌质，再察舌苔。察舌质时先察舌色，再察舌形，次察舌态。察舌苔时先察苔色，再察苔质，次察舌苔分布。对舌分部观察时先看舌尖，再看舌中舌边，最后观察舌根部。

4. 望舌时做到迅速敏捷，全面准确，时间不可太长，一般不宜超过 30 秒。若一次望舌判断不准确，可让病人休息 3~5 分钟后重新望舌。

5. 对病人伸舌时的不符合要求的姿势，医生应予以纠正。如伸舌时过分用力；病人伸舌时，用牙齿刮舌面；伸舌时，口未充分张开，只露出舌尖；舌体伸出时舌边、尖上卷，或舌肌紧缩，或舌体上翘，或左右歪斜等影响舌面充分暴露等情况。

6. 若舌苔过厚，或者出现与病情不相符合的苔质、苔色，为了确定其有根、无根，或是否染苔等，可结合揩舌或刮舌方法，也可直接询问病人在望舌前的饮食、服用药物等情况，以便正确判断。

（1）*揩舌*　医生用消毒纱布缠绕于右手食指两圈，蘸少许清洁水，力量适中，从舌根向舌尖揩抹 3~5 次。

（2）*刮舌*　医生用消毒的压舌板边缘，以适中的力量，在舌面上从舌根向舌尖刮 3~5 次。

7. 望舌过程中还可穿插对舌部味觉、感觉等情况的询问，以便全面掌握舌诊资料。

8. 观察舌下络脉时，应按照下述方法进行：

（1）嘱病人尽量张口，舌尖向上腭方向翘起并轻轻抵于上腭，舌体自然放松，勿用力太过，使舌下络脉充分暴露，便于观察。

（2）首先观察舌系带两侧大络脉的颜色、长短、粗细，有无怒张、弯曲等异常改变，然后观察周围细小络脉的颜色和形态有无异常。

三、注意事项

（一）注意舌象的生理差异

1. 年龄因素

儿童阴阳稚嫩，脾胃尚弱，生长发育很快，往往处于代谢旺盛而营养相对不足的状态，舌质纹理多细腻而淡嫩，舌苔偏少易剥落；老年人精气渐衰，脏腑功能渐弱，气血运行迟缓，舌色较暗红。

2. 个体因素

由于体质禀赋的差异，舌象可有不同。例如，先天性裂纹舌、齿痕舌、地图舌等；肥胖之人舌多偏胖，形体偏瘦者舌多略瘦等。这些情况舌象虽见异常，但一般无临床意义。

3. 性别因素

性别不同一般舌象无明显差异。但是，女性经前期可以出现蕈状乳头充血而舌质偏红，或舌尖部的点刺增大，月经过后可恢复正常，属生理现象。

（二）注意饮食或药物等因素影响

如进食后舌苔可由厚变薄，饮水可使舌苔由燥变润，饮酒或食入辛热之品可使舌色变红或绛，食绿色蔬菜可染绿苔等。应用肾上腺皮质激素、甲状腺激素，可使舌质较红；黄连、核黄素可使舌苔染黄；服用大量镇静剂后舌苔可厚腻；长期服用抗生素，舌苔可见黑腻或霉腐等。

（三）注意季节因素影响

夏季暑湿盛而苔易厚，易淡黄；秋季燥胜，舌苔多略干燥；冬季严寒，舌常湿润。

此外，牙齿残缺、镶牙、睡觉时张口呼吸、长期吸烟等因素也可致舌象异常，应当注意结合问诊或刮舌、揩舌方法予以鉴别。

四、望舌内容

望舌的基本内容包括望舌质和望舌苔两大部分，其中望舌质分望舌神、望舌色、望舌形、望舌态四方面；望舌苔分望苔色与望苔质两方面。

（一）正常舌象与意义

正常舌象的特征：舌质淡红、鲜明、润泽；舌体大小适中，柔软而运动灵活；舌苔均匀、薄白而干湿适中。简称为“淡红舌，薄白苔”。

意义：心气旺盛，胃气充足，气血运行正常，为气血调和的征象。

（二）异常舌象与意义

1. 望舌神

舌神的基本特征主要表现在舌体的色泽和舌体运动两方面。其中尤以舌色是否“红活润泽”作为辨别要点。舌之颜色反映气血的盛衰，舌体润泽与否可反映津液的盈亏，而舌体运动可反映脏腑的虚实。

（1）*荣舌的特征*　舌色红活明润，舌体活动自如者，为有神之舌。

（2）*枯舌的特征*　舌色晦暗枯涩，活动不灵者，为无神之舌。

（3）*临床意义*　有神之舌，说明阴阳气血精神皆足，生机乃旺，虽病也是善候，预后较好；无神之舌，说明阴阳气血精神皆衰，生机已微，预后较差。

2. 望舌色

舌色是指舌质的颜色。

（1）*淡白舌*　淡白舌指舌色较正常人的淡红色浅淡，白色偏多，红色偏少，甚至全无血色者（枯白舌）的表现。淡白舌主气血两虚，阳虚。枯白舌主脱血夺气。气血两亏，血不荣舌，或阳气不足，推动血液运行无力，致使血液不能充分营运于舌质中，故舌色浅淡。脱血夺气，病情危重，舌无血气充养，则显枯白无华。①淡白湿润，舌体胖嫩：多为阳虚水湿内停。②淡白光莹，舌体瘦薄：属气血两亏。

（2）*淡红舌*　淡红舌指舌体颜色淡红润泽、白中透红的表现。淡红舌为气血调和的征象，多见于正常人，或病之轻者。淡红舌为心血充足，胃气旺盛的生理状态。若外感病初起，病情轻浅，尚未伤及气血及内脏，舌色仍可保持正常。

（3）*红舌*　舌色较淡红色为深，甚至呈鲜红色的表现。红舌可见于整个舌体，亦可只见于舌尖。红舌主实热，阴虚。血得热则行，热盛则气血沸涌，舌体脉络充盈；或阴液亏虚，虚火上炎，故舌色鲜红。①舌色稍红，或舌边尖略红：多属外感风热表证初期。②舌色鲜红，舌体不小，或兼黄苔：多属实热证。③舌尖红：多为心火上炎。④舌两边红：多为肝经有热。⑤舌体小，舌鲜红而少苔，或有裂纹，或光红无苔：属虚热证。

（4）*绛舌*　绛舌指舌色较红色更深，或略带暗红色的表现。绛舌主里热亢盛，阴虚火旺。绛舌多由红舌进一步发展而来。其形成是因热入营血，耗伤营阴，血液浓缩而瘀滞，或虚火上炎，舌体脉络充盈。①舌绛有苔，或伴有红点、芒刺：多属温病热入营血，或脏腑内热炽盛。②舌绛少苔或无苔，或有裂纹：多属久病阴虚火旺，或热病后期阴液耗损。

（5）*青紫舌*　全舌呈现青紫色，或局部出现青紫斑点的表现。舌淡而泛现青紫者，为淡紫舌；舌红而泛现紫色者，为紫红舌；舌绛而泛现紫色者，为绛紫舌；舌体局部出现青紫色斑点者，为斑点舌。紫舌主血行不畅。①全舌青紫：多是全身性血行瘀滞。②舌有紫色斑点：多属瘀血阻滞于某局部。③舌色淡红中泛现青紫：多因肺气壅滞，或肝郁血瘀，亦可见于先天性心脏病，或某些药物、食物中毒。④舌淡紫而湿润：阴寒内盛，或阳气虚衰所致寒凝血瘀。⑤舌紫红或绛紫而干枯少津：为热盛伤津，气血壅滞。

3. 望舌形

舌形是指舌体的形状。

（1）*老舌*　舌质纹理粗糙或皱缩，坚敛而不柔软，舌色较暗者，为苍老舌。老舌多见于实证。实邪亢盛，充斥体内，而正气未衰，邪正交争，邪气壅滞于上，故舌质苍老。

（2）*嫩舌*　舌质纹理细腻，浮胖娇嫩，舌色浅淡者，为娇嫩舌。多见于虚证。气血不足，舌体脉络不充，或阳气亏虚，运血无力，寒湿内生，故舌嫩色淡白。

（3）*胖舌（胖大舌）*　舌体较正常舌大而厚，伸舌满口者，称为胖大舌；舌体肿大，盈口满嘴，甚者不能闭口，不能缩回者，称为肿胀舌。胖大舌多主水湿内停，痰湿热毒上泛。①舌淡胖大：多为脾肾阳虚，水湿内停。②舌红胖大：多属脾胃湿热或痰热内蕴。③肿胀舌：舌红绛肿胀者，多见于心脾热盛，热毒上壅。④先天性舌血管瘤患者，可呈现青紫肿胀。

（4）*瘦舌（瘦薄舌）*　舌体比正常舌瘦小而薄者，称为瘦薄舌。多主气血阴液不足。①舌体瘦薄而色淡：多是气血两虚。②舌体瘦薄而色红绛干燥：多见于阴虚火旺，津液耗伤。

（5）*点、刺舌*　点是指鼓起于舌面的红色或紫红色星点。大者为星，称红星舌；小者为点，称红点舌。刺是指舌乳头突起如刺，摸之棘手的红色或黄黑色点刺，称为芒刺舌。点、刺相似，多见于舌的边尖部分。点、刺舌提示脏腑热极，或血分热盛。点、刺是由蕈状乳头增生，数目增多，充血肿大而形成。一般点、刺越多，邪热越盛。①舌红而起芒刺：多为气分热盛。②舌红而点刺色鲜红：多为血热内盛，或阴虚火旺。③舌红而点刺色绛紫：多为热入营血而气血壅滞。

根据点刺出现的部位，可区分热在何脏：①舌尖生点刺：多为心火亢盛。②舌边有点刺：多属肝胆火盛。③舌中生点刺：多为胃肠热盛。

（6）*裂纹舌*　是指舌面出现各种多少不等、深浅不一、形态各异的裂沟，有深如刀割剪碎的，有横直皱纹而短小的，有纵形、横形、井字形、爻字形，以及辐射状、脑回状、鹅卵石状等。裂纹舌多为阴血亏损，不能荣润舌面所致。①舌红绛而有裂纹：多是热盛伤津，或阴液虚损。②舌淡白而有裂纹：多为血虚不润。③舌淡白胖嫩，边有齿痕而又有裂纹：属脾虚湿浸。④健康人舌面上出现裂纹、裂沟，裂纹中一般有舌苔覆盖，且无不适感觉者，为先天性舌裂，应与病理性裂纹舌做鉴别。

（7）*齿痕舌*　齿痕舌指舌体边缘见牙齿压迫的痕迹。齿痕舌多主脾虚、水湿内停证。齿痕舌多因舌体胖大而受齿缘压迫所致，故常与胖大舌同见。①舌淡胖大润而有齿痕：多属寒湿壅盛，或阳虚水湿内停。②舌淡红而有齿痕：多是脾虚或气虚。③舌红肿胀而有齿痕：为内有湿热痰浊壅滞。④舌淡红而嫩，舌体不大而边有轻微齿痕：可为先天性齿痕；如病中见之提示病情较轻，多见于小儿或气血不足者。

4. 望舌态

舌态是指舌体的动态。

（1）*强硬舌* 强硬舌指舌体板硬强直，运动不灵活的表现。强硬舌多见于热入心包，或高热伤津，或风痰阻络。外感热病，热入心包，扰乱心神，使舌无主宰；高热伤津，筋脉失养，使舌体失其灵活与柔和；肝风挟痰，阻于廉泉络道，以致舌体强硬失和。①舌红绛少津而强硬：多因邪热炽盛。②舌胖大兼厚腻苔而强硬：多见于风痰阻络。③舌强语言謇涩，伴肢体麻木、眩晕：多为中风先兆。

（2）*痿软舌* 痿软舌指舌体软弱，无力屈伸，痿废不灵的表现。痿软舌多见于伤阴，或气血俱虚。痿软舌多因气血亏虚，阴液亏损，舌肌筋脉失养而废弛，致使舌体痿软。①舌淡白而痿软：多是气血俱虚。②新病舌干红而痿软：多是热灼津伤。③久病舌绛少苔或无苔而痿软：多见于外感病后期，热极伤阴，或内伤杂病，阴虚火旺。

（3）*颤动舌* 颤动舌指舌体震颤抖动，不能自主的表现。轻者仅伸舌时颤动，重者不伸舌时亦抖颤难宁。颤动舌为肝风内动的表现，可因热盛、阳亢、阴亏、血虚等所致。①久病舌淡白而颤动：多属血虚动风。②新病舌绛而颤动：多属热极生风。③舌红少津而颤动：多属阴虚动风。④酒毒内蕴，亦可见舌体颤动。

（4）*歪斜舌* 歪斜舌指伸舌时舌体偏向一侧，或左或右。歪斜舌多见于中风，喑痱，或中风先兆。多因肝风内动，夹痰或夹瘀，痰瘀阻滞一侧经络，受阻侧舌肌弛缓，收缩无力，而健侧舌肌如常所致。

（5）*吐弄舌* 舌伸于口外，不即回缩者，为“吐舌”；舌微露出口，立即收回，或舐口唇上下左右，摇动不停者，叫作“弄舌”。吐弄舌两者皆因心、脾二经有热所致。①吐舌：可见于疫毒攻心或正气已绝。②弄舌：多见于热甚动风先兆。③吐弄舌：可见于小儿智能发育不全。

（6）*短缩舌* 指舌体卷短、紧缩，不能伸长的表现。短缩舌多属危重证候的表现。①舌短缩，色淡白或青紫而湿润：多属寒凝筋脉。②舌短缩，色淡白而胖嫩：多属气血俱虚。③舌短缩，体胖而苔滑腻：多属痰浊内蕴。④舌短缩，色红绛而干：多属热盛伤津。

5. 望舌下络脉

舌下络脉是指位于舌下舌系带两侧的大络脉。正常的舌下络脉，是由细到粗，颜色呈淡紫色，少有迂曲。舌下络脉的变化可反映气血的运行情况。

望舌下络脉，主要观察其长度、形态、色泽、粗细、舌下小血络等情况。

（1）舌下络脉粗胀，或呈青紫、绛、绛紫、紫黑色，或舌下细小络脉呈暗红色或紫色网络，或舌下络脉曲张如紫色珠子、大小不等的结节改变，均为血瘀的征象。可因气滞、寒凝、热郁、痰湿、气虚、阳虚等所致，需结合其他症状进行分析。

（2）舌下络脉短而细，周围小络脉不明显，舌色偏淡者，多属气血不足。

6. 望苔质

苔质，是指舌苔的质地、形态。主要观察舌苔的厚薄、润燥、腐腻、剥落、真假等方面的改变。

（1）*厚、薄苔*

苔质的薄厚以“见底”和“不见底”为标准，即透过舌苔能隐隐见到舌体的为“薄苔”，不能见到舌体则为“厚苔”。苔的厚薄主要反映邪正的盛衰和邪气之深浅。①薄苔：本是胃气所生，属正常舌苔；若有病见之，亦属疾病轻浅，正气未伤，邪气不盛。故薄苔主外感表证，或内伤轻病。②厚苔：是胃气夹湿浊邪气熏蒸所致，故厚苔主邪盛入里，或内有痰湿、食积等。

舌苔厚薄变化的临床意义：①舌苔由薄转厚：提示邪气渐盛，或表邪入里，为病进。②舌苔由厚转薄：提示正气胜邪，内邪消散外达，为病退的征象。舌苔的厚薄变化，一般是渐变的过程，如果薄苔突然增厚，提示邪气极盛，迅速入里；舌苔骤然消退，舌上无新生舌苔，为正不胜邪，或胃气暴绝。

（2）润、燥苔

①润苔：舌苔干湿适中，不滑不燥。②滑苔：舌面水分过多，伸舌欲滴，扪之湿而滑。③燥苔：舌苔干燥，扪之无津，甚则舌苔干裂。④糙苔：苔质粗糙如砂石，扪之糙手，津液全无。

舌苔的润燥主要反映体内津液的盈亏和输布情况。①润苔：是正常的舌苔表现。疾病过程中见润苔，提示体内津液未伤，多见于风寒表证，湿证初起，食滞，瘀血等。②滑苔：多因水湿之邪内聚，主寒证，湿证，痰饮。外感寒邪、湿邪，或脾阳不振，寒湿、痰饮内生，均可出现滑苔。③燥苔：提示体内津液已伤。如高热、大汗、吐泻、久不饮水或过服温燥药物等，导致津液不足，舌苔失于濡润而干燥。亦有因痰饮、瘀血内阻，阳气被遏，不能上蒸津液濡润舌苔而见燥苔者，属津液输布障碍。④糙苔：糙苔可由燥苔进一步发展而成。多见于热盛伤津之重症。若苔质粗糙而不干者，多为秽浊之邪盘踞中焦。

舌苔润燥变化的临床意义：①舌苔由润变燥：表示热重津伤，或津失输布。②舌苔由燥变润：主热退津复，或饮邪始化。但在特殊情况下也有湿邪苔反燥而热邪苔反润者，如湿邪传入气分，气不化津，则舌苔反燥；热邪传入血分，阳邪入阴，蒸动阴气，则舌苔反润，均宜四诊合参。

（3）腻苔　指苔质颗粒细腻致密，揩之不去，刮之不脱，如涂有油腻之状，中间厚边周薄者。腻苔多由湿浊内蕴，阳气被遏，湿浊痰饮停聚于舌面所致。①舌苔薄腻，或腻而不板滞：多为食积，或脾虚湿困。②舌苔白腻而滑：为痰浊、寒湿内阻。③舌苔黏腻而厚，口中发甜：为脾胃湿热。④舌苔黄腻而厚：为痰热、湿热、暑湿等邪内蕴。

（4）腐苔　指苔质颗粒疏松，粗大而厚，形如豆腐渣堆积舌面，揩之可去者。若舌上黏厚一层，有如疮脓，则称“脓腐苔”。腐苔，主痰浊，食积；脓腐苔，主内痈。腐苔的形成，多因阳热有余，蒸腾胃中腐浊邪气上泛，聚集于舌面而成。①腐苔：多见于食积胃肠，或痰浊内蕴。②脓腐苔：多见于内痈，或邪毒内结，是邪盛病重的表现。③病中腐苔渐退，续生薄白新苔：为正气胜邪之象，是病邪消散。④病中腐苔脱落，不能续生新苔：为病久胃气衰败，属于无根苔。

（5）剥落苔

剥落苔指舌面本有苔，疾病过程中舌苔全部或部分脱落，脱落处光滑无苔。根据舌苔剥脱的部位和范围大小，可分为以下几种：①光剥苔：舌苔全部退去，以致舌面光洁如镜（又称为光滑舌或镜面舌）。②花剥苔：舌苔剥落不全，剥脱处光滑无苔，余处斑斑驳驳地残存舌苔，界限明显。③地图舌：舌苔不规则地大片脱落，边缘凸起，界限清楚，形似地图。④类剥舌：剥脱处并不光滑，似有新生颗粒。⑤前剥苔：舌前半部分苔剥脱。⑥中剥苔：舌中部分苔剥脱。⑦根剥苔：舌根部分苔剥脱。⑧鸡心苔：舌苔周围剥脱，仅留中心一小块。

观苔之剥落，可了解胃气胃阴之存亡及气血的盛衰，从而判断疾病预后。①舌红苔剥：多为阴虚。②舌淡苔剥或类剥：多为血虚或气血两虚。③镜面舌而舌色红绛：胃阴枯竭，胃乏生气。④舌色㿠白如镜，甚至毫无血色：主营血大虚，阳气虚衰。⑤舌苔部分脱落，未剥处仍有腻苔者：为正气亏虚，痰浊未化。动态观察舌苔之剥脱：舌苔从全到剥，是胃的气阴不足，正气衰败的表现；舌苔剥脱后，复生薄白之苔，为邪去正胜，胃气渐复之佳兆。

（6）真、假苔

判断舌苔之真假，以有根无根作为标准。①真苔：指舌苔紧贴舌面，似从舌里生出，乃胃气所生，又称为有根苔。②假苔：指舌苔浮涂舌上，不像从舌上长出来者，又称为无根苔。

舌苔之真假，对于辨别疾病的轻重与预后有重要意义。①真苔：真苔是脾胃生气熏蒸食浊等邪气上聚于舌面而成。病之初期、中期，舌见真苔且厚，为胃气壅实，病邪深重；久病见真苔，说明胃气尚存。②假苔：假苔乃胃气告匮，不能接生新苔，而旧苔仅浮于舌面，并逐渐脱离舌体。新病出现假苔，乃邪浊渐聚，病情较轻；久病出现假苔，是胃气匮乏，不能上潮，病情危重。

7. 望苔色

苔色，指舌苔的颜色。主要有白、黄、灰黑苔。

（1）白苔　舌面上所附着的苔垢呈现白色。白苔有厚薄之分，苔白而薄，透过舌苔可看到舌体者，是薄白苔；苔白而厚，不能透过舌苔见到舌体者，是厚白苔。白苔一般常见于表证、寒证、湿证。但在特殊情况下，白苔也主热证。①薄白苔：正常舌象，或见于表证初期，或是里证病轻，或是阳虚内寒。②苔薄白而滑：多为外感寒湿，或脾肾阳虚，水湿内停。③苔薄白而干：多见于外感风热。④苔白厚腻：多为湿浊内停，或为痰饮、食积。⑤苔白厚而干：主痰浊湿热内蕴。⑥苔白如积粉，扪之不燥（称“积粉苔”）：常见于瘟疫或内痈等病，系秽浊时邪与热毒相结而成。⑦苔白燥裂如砂石，扪之粗糙（称“糙裂苔”）：提示内热暴起，津液暴伤。

（2）黄苔　舌苔呈现黄色。根据苔黄的程度，有淡黄、深黄和焦黄之分。淡黄苔又称微黄苔，苔呈浅黄色，多由薄白苔转化而来；深黄苔又称正黄苔，苔色黄而深厚；焦黄苔又称老黄苔，是正黄色中夹有灰黑色苔。黄苔一般主里证、热证。由于热邪熏灼，所以苔现黄色。淡黄热轻，深黄热重，焦黄为热结。外感病苔由白转黄，或黄白相兼，为外感表证处于入里化热的阶段。①薄黄苔：提示热势轻浅，多见于外感风热表证或风寒化热。②苔淡黄而滑润多津（黄滑苔）：多是阳虚寒湿之体，痰饮聚久化热，或为气血亏虚，复感湿热之邪。③苔黄而干燥，甚至干裂：多见于邪热伤津，燥结腑实之证。④苔黄而腻：主湿热或痰热内蕴，或食积化腐。

（3）灰黑苔　苔色浅黑，为灰苔；苔色深黑，为黑苔。灰苔与黑苔只是颜色深浅之别，故常并称为灰黑苔。灰黑苔主阴寒内盛，或里热炽盛。①苔灰黑而湿润：主阳虚寒湿内盛，或痰饮内停。②苔灰黑而干燥：主热极津伤。③苔黄黑（霉酱苔）：多见于胃肠素有湿浊宿食，积久化热，或湿热夹痰。

第三节　闻　诊

闻诊的基本内容包括听声音和嗅气味。听声音包括听病人的语声、语言、呼吸、咳嗽、呕吐、呃逆、嗳气、太息、喷嚏、肠鸣等各种声响；嗅气味包括嗅病人身体及其分泌物、排泄物散发的弥漫至病室的各种气味。

医师与患者进行语言交流或进行体格检查时，对患者的声音和气味等进行自然地听、嗅。如遇病人曾有异常声音或气味但刻下无表现时，可通过询问病人及陪诊者而获取相关内容。

听声音的诊察对病人的体位姿态没有特殊要求，但最好能与病人保持合适的距离，以便于对病人声音的高低、强弱、清浊、缓急等变化进行诊察。嗅气味包括嗅病人身体的气味以及其所住病房的气味，对病人身体某些隐蔽部位散发的异常气味进行诊察时，可要求病人给予适当配合，以免出现误诊、漏诊。

一、听声音

1. 语声

在与患者的交流对话中，应注意听患者发声的有无，声音的高低、强弱及清浊等，以判断患者有无喑哑、失音、语声重浊等。

表 2-3　语声的特征及临床意义

病变语声	语声特征	临床意义
声重	语音沉闷而不清晰	外感风寒或痰湿阻滞
喑哑和失音	喑哑：发声嘶哑； 失音：欲语无声	新病：外感风寒或风热，或痰浊壅滞，肺失宣降——金实不鸣； 久病：肺肾阴虚，虚火灼肺，津枯肺损——金破不鸣； 暴怒叫喊或持续宣讲——气阴耗伤，喉咙失润
	子喑：妊娠喑哑和失音	妊娠后期：胞胎阻碍脉气，肾精不能上荣（多为生理现象）
呻吟	病痛难忍发出哼哼声	身有痛楚或胀满，注意结合“护处必痛”的姿态判断病痛部位
惊呼	突然发出的惊叫声	剧痛或惊恐

2. 语言

对于神志不清的患者，要注意听患者有无说话、说话的多少及其声音的高低等，以判断属于谵语或郑声。

对于神志清楚的患者，在与其进行语言交流中，要注意听辨患者的言辞表达与应答能力有无异常，吐词是否清晰流利，说话的多少，说话声音的高低等，以鉴别患者是否存在独语、错语、狂言、言謇及是否喜欢讲话等。

表 2-4　语言的特征及临床意义

病变语言	语言特征	临床意义
谵语	神识不清，语无伦次，声高有力	热扰心神之实证
郑声	神识不清，语言重复，时断时续，语声低弱	心气大伤，精神散乱之虚证
独语	自言自语，喃喃不休，见人语止，首尾不续	心气不足失养；或气郁痰结，蒙蔽心窍
错语	语言错乱，语后自知，不能自主	心脾两虚失养；或痰瘀气滞，阻遏心神
狂言	狂躁妄言，语无伦次，精神错乱	情志不遂，气郁化火，痰火扰心
言謇	神志清楚，语不流利，吐词不清	风痰阻络

3. 呼吸、咳嗽

在与病人进行语言交流或行体格检查时，听辨患者气息出入的快慢、深浅、强弱、粗细及其他声音等，以鉴别患者是否存在喘、哮、短气、少气等异常表现。

对于有咳嗽的患者，要注意听辨其咳声的大小，是否具有重浊、沉闷、不扬、清脆等特征，是否属于阵发性痉挛性咳嗽及犬吠样咳嗽，有无痰声等。

表 2-5　呼吸异常及临床意义

呼吸异常	表现特征	临床意义
喘	呼吸困难，短促急迫，张口抬肩，鼻翼扇动，不能平卧	肺气上逆
	实喘：发作急骤，气粗声高息涌，以呼出为快，仰首目突，形体壮实，脉实有力	外邪袭肺，实热壅肺，痰饮阻肺，肺失宣降，气逆于上
	虚喘：发作徐缓，气怯声低息微，以长吸为快，动则喘甚，形体虚弱，脉虚无力	肺肾亏虚，摄纳无权，气浮于上
哮	呼吸喘促，喉间哮鸣，常反复发作，缠绵难愈	宿痰内伏，外邪引动，或感受外邪，肺气逆滞所致
气短	呼吸短促，息促而不能接续，气急而不伴痰鸣	气虚或邪阻

续表

呼吸异常	表现特征	临床意义
气短	虚证：气短息微，兼体瘦神疲，头晕乏力	肺气不足或元气大虚
	实证：气短息粗，兼胸部窒闷，胸腹胀满	痰饮、气滞、瘀阻
少气	呼吸微弱而声低，气少不足以息	诸虚劳损，体质虚弱

表 2-6　咳嗽的特点及临床意义

咳嗽特点	临床意义	总病机
咳声重浊，痰白清稀	外感风寒（寒咳）	肺失肃降，肺气上逆
咳声沉闷，痰多易咳	痰湿聚肺（痰咳）	
咳声不扬，痰稠色黄难咳	热邪犯肺（热咳）	
干咳无痰或少痰	燥邪犯肺或阴虚肺燥（燥咳）	
咳声低微	肺气不足（虚咳）	
咳声短促，连续不断，咳后有鸡鸣样回声（顿咳）	风邪与痰热搏结（百日咳）	
咳声如犬吠，伴语声嘶哑，吸气困难	肺肾阴虚，火毒攻喉（白喉）	

4. 呕吐、呃逆、嗳气、太息

有呕吐、呃逆、嗳气、太息等异常声响症状时，要注意听辨其声音的大小、出现的频率等。

5. 肠鸣

在进行体格检查时，应听辨肠鸣音的多少、强弱等，必要时可借助听诊器听取腹部，以辨别有无肠鸣音异常。

二、嗅气味

嗅气味是指嗅辨病人身体与病室气味以诊察疾病的方法。

表 2-7　异常气味与临床意义

异常气味		临床意义
口气	口臭	口腔不洁、龋齿或消化不良
	口气臭秽	胃热
	口气酸臭	食滞胃肠
	口气腐臭	内有疮疡溃脓或牙疳病
汗气	汗气腥膻	风湿热邪久蕴皮肤
	汗气臭秽	瘟疫病热毒内盛
	腋下汗气膻臊	湿热郁蒸（狐臭）
呕吐物	呕吐物清稀无气味	胃寒
	呕吐物酸臭而秽浊	胃热
	呕吐脓血气味腥臭	肠痈
大便	臭秽难闻	肠有郁热
	溏泻而腥	脾胃虚寒
	臭如败卵，矢气酸臭	食积大肠
小便	臊臭，黄赤混浊	膀胱湿热
	散发烂苹果样气味	消渴病

续表

异常气味		临床意义
月经	经血臭秽	热证
	经血气腥	寒证
带下	臭秽黄稠	湿热
	腥臭清稀	寒湿
	奇臭而色杂	多为癌病
病室气味	臭气触人	瘟疫病
	病室尸臭气	脏腑衰败
	病室血腥气	失血证或术后
	病室腐臭气	溃腐疮疡
	病室尿臊气	水肿病晚期
	病室有烂苹果气味	消渴病晚期

三、闻诊注意事项

1. 注意正常声音的生理差异

（1）性别因素　男女性别不同，一般男性多声低而浊，女性多声高而清，此属生理现象。

（2）年龄因素　儿童阴阳稚嫩，声尖清脆；老年人精气渐衰，脏腑功能渐弱，发声浑厚而低沉；青壮年气血充盛，脏腑功能较强，发声则洪亮清晰。

（3）情志因素　语声与情感变化密切相关，如喜时发声欢悦而和畅，怒时发声忿厉而急疾，悲哀时发声悲惨而断续，敬则发声正直而严肃，爱则发声温柔而和悦。

（4）禀赋因素　由于先天禀赋体质的差异，语声可有较大差别，如先天性声音嘶哑、男声似女声的表现等。这些声音情况虽见异常，但一般无临床意义。

2. 注意饮食环境对气味的影响

（1）饮食因素　正常人身体一般无异常气味，但若进食大蒜、韭菜、榴梿等有特殊气味的食物，或吸烟、饮酒后，口中可散发相应的气味，不属病态。

（2）气候因素　夏季气候炎热，出汗过多，未及时淋浴时身体所散发的汗味，亦应与病理之汗味相鉴别。

（3）环境因素　有的人居住地卫生环境较差，或在室内存放有汽油、油漆等化学物品，接触其人或走入其室内可闻到相应气味，亦应注意鉴别。

第四节　问　诊

问诊的过程，是医生辨证思维的过程。在问诊过程中，医生应重视对患者的主要症状进行思考与分析，根据中医辨证理论，结合其他三诊的信息，不断追踪新的线索，以利于疾病的正确诊断。

正确的问诊往往能把医生的思维判断引入正确轨道，有利于对疾病做出迅速准确的诊断。对复杂的疾病，也可通过问诊为下一步继续诊察提供线索。

一、问诊方法

（一）一般病人的问诊方法

1. 一般情况

询问患者的姓名、性别、年龄、民族、职业、婚否、籍贯、现单位、现住址、邮编、电话号码（包括固定电话和移动电话号码）、电子邮箱等信息。

2. 主诉

询问促使病人就诊的最感痛苦的症状或体征及其持续或反复发作与加重的时间。

3. 现病史

围绕患者的主诉，询问从其本次起病到此次就诊时，疾病的发生、发展、变化和诊治的经过。具体询问以下内容：

（1）*发病情况*　询问患者发病的具体时间，起病的方式，有无诱发因素（如饮食、劳逸、情志、气候变化等），最初的症状及其特点，发病当时曾做过何种处理（包括自行处理及服药等）。

（2）*病程经过*　询问患者从起病到就诊时的病情发展变化情况，以了解患者疾病的演变及发展趋势。一般按照发病时间的先后顺序进行询问。包括在发病前的先兆症状，发病后某一阶段出现哪些症状，症状的性质、程度变化，何时加重或减轻，何时出现新的症状，病情变化有无规律（如昼夜变化，午后症状加重，进食油腻饮食或生冷饮食后症状变化等），病情缓解的方式（如服药、休息后多长时间可以缓解），伴随的症状等。

（3）*诊治经过*　询问患者患病后至此次就诊前所接受过的诊断与治疗情况，按时间顺序进行询问。如曾做过哪些检查，结果如何；做过何种诊断，依据是什么；经过哪些治疗，治疗效果及反应如何等。

（4）*现在症状*　询问患者就诊时感到的所有痛苦和不适的症状表现。

4. 既往史

询问病人平素的身体健康状况和过去患病（包括传染病）、手术、外伤、过敏、预防注射情况。

5. 个人生活史

询问病人的个人生活经历、精神情志、饮食习惯、烟酒或其他嗜好以及生活起居、婚姻生育等情况。

（1）*生活经历*　询问病人的出生地点，主要和曾经生活的地方等。

（2）*精神情志*　询问病人平时的精神、心理、情志状态，如开朗、抑郁、焦虑、急躁、多恐善惊等。

（3）*饮食嗜好*　询问病人平时的饮食喜爱和嗜好，如喜爱酸、甜、辛辣饮食等。

（4）*生活起居*　询问病人平时的生活起居习惯等。

（5）*婚姻状况*　询问病人是否结婚或同居。询问后者宜慎重，并注意保护患者隐私。

（6）*月经、生育状况*　询问病人是否生育、怀孕等。妇女尤应询问月经初潮年龄或绝经年龄，月经周期、行经天数，带下的量、色、质等情况。已婚妇女应询问妊娠次数、生产胎数，以及有无流产、早产、难产史等。

6. 家族史

询问病人父母、兄弟姐妹、子女，以及其他与病人生活关系密切者，如配偶、同居伴侣等的健康和患病状况，包括询问直系亲属的死亡原因。

7. 过敏史

询问病人是否有过敏现象及曾经过敏的药物、食物等，过敏的具体情况包括过敏的症状及其持续时间、加重或缓解因素等。

在接诊病人时，对病人一般情况登记完成后，首先应当从主诉开始进行询问，围绕主诉对病人展开有目的、有步骤地询问。因为主诉是病人就诊时所陈述的最感痛苦的症状、体征及其持续时间。它通常反映了疾病的主要矛盾，所以，抓主诉就等于抓疾病的主要矛盾。确切的主诉常可作为某系统疾病诊断的向导，是进一步调查、认识、分析、处理疾病的重要线索和依据。通过主诉常可确定询问或检查的主次和顺序，初步估计病情的轻重缓急及其救治原则。

为了系统有效地获得准确的资料，询问者应遵循从一般到特殊的提问进程，如先问“你哪里不舒服?”“你这症状有多长时间（有多久)?”应该问“请你告诉我，什么事使你忧虑?”而不问“是你的工作使你焦虑不安吗?”通过问诊可以直接了解患者的发病原因、情绪状况、生活习惯、工作压力等影响因素。问诊兼有心理治疗作用，可及时给予患者具有针对性的心理疏导和健康教育，有利于疾病的早日康复。

（二）危重病人的问诊方法

对于急性或危重疾病患者，应抓住主症扼要询问，重点检查，以便争取时机，迅速治疗、抢救。待病情缓解后，再进行详细询问，切不可机械地苛求完整记录而延误治疗、抢救时机。

（三）对复诊、转诊病人的询问方法

对复诊病人，应重点询问用药后的病情变化。有些病人，尤其是患病较久者，在就诊前已经在其他医院进行过诊断和治疗，所以对转诊者，有必要询问曾做过哪些检查，结果怎样，有过何种诊断，诊断的依据是什么，经过哪些治疗，治疗的效果及反应如何等。了解既往诊断和治疗的情况，可作为当前诊断与治疗的参考。

（四）对特殊病人的问诊方法

当患者有如下特殊情况时，如缄默与忧伤、焦虑与抑郁、多话与唠叨、愤怒与敌意、多种症状并存、文化程度低下或语言障碍，或为重危或晚期患者、残疾患者、老年人、儿童、精神病患者，在询问病史时应根据病人的具体情况给予适当安抚、鼓励、启发、引导。必要时请陪同人员协助提供病史。

问诊时应及时核定患者陈述中的不确切或有疑问的情况，如病情与时间，某些症状与检查结果等，以提高病史的真实性。

二、注意事项

1. 环境适宜

医患交流必须有一个安静适宜的诊室环境，既有利于医生诊疗，也有利于患者敞开心境，充分叙述病情，对于某些病情不便当众表述者尤为重要。《素问・移精变气论》云：“闭户塞牖，系之病者，数问其情，以从其意。”如此，可及时、准确、全面地获取真实的病情资料。

2. 态度和蔼

医生应通过沟通在最短时间内赢得病人认可，做到态度和蔼而严肃认真。特别要微笑着注视着对方的眼睛说话，适当的时候应微笑或赞许地点头示意。与病人之间不要设置任何障碍，交谈时应采取前倾姿势注意倾听。不要轻易打断病人讲话，让患者有足够的时间回答问题。成功的倾听不仅应该是形式上的礼貌待患，而且是内容上的服从医疗；不仅是现象上的尊重患者，而且是本质上的关爱患者。这样就会成为医患沟通的“高手”。

3. 用语通俗

问诊时医生语言要通俗易懂，避免使用特定意义的医学术语，如隐血、心绞痛、里急后重、尿频尿急等。在询问过程中，对于患者的病情，切忌有惊讶的语言和表情反应，以免给病人带来不良刺激，增加思想负担而使病情加重。

4. 避免暗示

问诊时遇到病人叙述病情不够清楚全面时，医生可以适当给予启发式引导；但不能凭自己的主观意愿去暗示或诱导病人叙述病情，暗示性提问是一种能为患者提供带倾向性的特定答案的提问方式，很易使患者为满足医生而随声附和，如“你的左胸痛放射至左手指尖，对吗?”恰当的提问应是“你除胸痛外还有什么地方痛吗?”不提复杂或诱导性问题，如“当你头痛时伴有呕吐吗？下午你发热对吗?”如果问“你头痛时还有其他不舒服吗?”患者会按照自身症状，说出其他感受，如此可获得真实资料。

三、问诊的内容

问诊的内容主要包括问一般情况、主诉、现病史、既往史、个人生活史、家族史等。临床应根据初诊或复诊、门诊或住院等不同的病历书写

要求，进行有目的的系统而有重点的询问。

问刻下症所涉及的范围较为广泛，内容较多，初学者可参考“十问歌”进行问诊，即“一问寒热二问汗，三问头身四问便，五问饮食六胸腹，七聋八渴俱当辨，九问旧病十问因，再兼服药参机变，妇女尤必问经期，迟速闭崩皆可见，再添片语告儿科，天花麻疹全占验”。

（一）问寒热

1. 询问要点

问寒热应询问病人有无怕冷或发热的症状、出现的时间、类型、特征及其兼症。

2. 一般规律

恶寒发热，为表证。恶寒重发热轻为表寒证，发热重恶寒轻为表热证，发热轻而恶风为伤风表证。但寒不热为里寒证。新病恶寒为里实寒证，久病畏寒为里虚寒证。但热不寒为里热证。其中，壮热为里实热证；潮热者，日晡潮热为阳明腑实证，午后潮热兼身热不扬为湿温病，夜间潮热为阴虚证；微热见于气虚发热、阴虚发热、气郁发热及小儿疰夏等。寒热往来，为半表半里证。寒热往来，发无定时见于少阳证；寒热往来，发有定时则为疟疾。

3. 常见类型

表 2-8　寒热常见类型及临床意义

常见类型	症状特点	临床意义
恶寒发热	恶寒与发热同时出现	表证
但寒不热	只感寒冷而不发热	里寒证
但热不寒	只发热而无怕冷	里热证
寒热往来	恶寒与发热交替发作	半表半里证、疟疾

（二）问汗

1. 询问要点

询问病人有无当汗出而无汗，不当汗出而出汗或汗出较多的现象。患者无汗时询问患者是全身无汗还是某一局部无汗，如是局部无汗出，详细询问其具体部位（如左半身、右半身、上半身、下半身等）。询问患者汗出的时间（如醒时、睡觉时、寒战后等）、部位（全身或某一局部）、量的多少、质地的稀或黏、颜色的有无及伴随的症状等，以区分自汗、盗汗、战汗、大汗、绝汗、黄汗、局部汗出（如头汗、心胸汗、手足心汗、阴汗）等。

2. 一般规律

（1）有汗无汗　表证有汗，多为外感风热或中风表虚证；表证无汗，多为外感风寒表证。里证有汗，多为里热；里证无汗，多为气血亏耗或阳气不足。

（2）汗出特点　自汗多为阳气虚；盗汗多为阴虚；绝汗多为亡阴亡阳；战汗则为伤寒邪正斗争之转折点。

（3）汗出部位　头汗多为上焦邪热、中焦湿热或虚阳外越；半身汗多见于中风、痿证、截瘫患者，患侧无汗；心胸汗出可见于心脾两虚或心肾不交；下半身汗出，或为肾阴虚，或为肝胆湿热下注；手足心汗出过多，多与脾胃有关，或为阴经郁热，或为阳明热盛，或为中焦湿热郁蒸。

3. 常见类型

表 2-9　特殊汗出症常见类型及临床意义

常见类型	临床特点	临床意义
自汗	醒时经常汗出，活动尤甚	气虚证或阳虚证
盗汗	睡时汗出，醒则汗止	阴虚证
绝汗	病情危重的情况下，出现大汗不止	亡阴或亡阳
战汗	病人先恶寒战栗而后汗出	温病或伤寒邪正交争剧烈

（三）问疼痛

1. 询问要点

询问病人有无疼痛的现象，疼痛的部位（如头、面、五官、颈、胸、胁、胃脘、腹、腰、背、四肢、周身等），性质（如胀痛、刺痛、窜痛、固定痛、冷痛、灼痛、酸痛、重痛、闷痛、绞痛、掣痛、隐痛、空痛），发作时程度的轻重、持续时间的长短、喜恶（如喜按或拒按、喜温或喜凉等）、缓解方式及发作的诱因与伴随症状等。

2. 一般规律

实性疼痛多因感受外邪、气滞血瘀、痰浊凝滞，或食积、虫积、结石等阻滞脏腑经脉，气血运行不畅所致，即所谓“不通则痛”。虚性疼痛多因阳气亏虚，精血不足，脏腑经脉失养所致，即所谓“不荣则痛”。

3. 常见类型

表 2-10 常见疼痛部位

部位	病变所属脏腑经络
头痛	太阳经病：头项强痛，头痛连及项背，颈项不利
	阳明经病：前额头痛，常连及眉棱骨
	少阳经病：太阳穴周围疼痛或偏头痛
	厥阴肝经病：颠顶痛
胸胁痛	心的病变：心阳不振，心血瘀阻；痰湿阻滞，闭阻胸阳；气阴两虚，心脉失养
	肺的病变：肺阴虚、肺热、肺痈、风热犯肺等
	肝胆经病变：肝气郁结、肝胆湿热、肝郁化火、气滞血瘀、饮停胁下等
脘痛	胃的病变：胃瘀血、胃热、胃寒、食滞胃脘、肝气犯胃等
腹痛	大腹痛：脾胃病变
	小腹痛：大肠、膀胱、胞宫等病变，如湿热下注、瘀血阻滞等
	少腹痛：多指小腹两侧之疼痛，多属肝经病变，如寒滞肝脉
腰痛	肾的病变：如肾阴虚，肾阳虚；或肾虚，复受风、寒、湿热之邪；以及挫闪瘀血等

表 2-11 常见疼痛性质及临床意义

性质	特点	临床意义
胀痛	痛而且胀	气滞，但头部胀痛或目胀而痛为肝阳上亢或肝火上炎
刺痛	痛如针刺	瘀血
窜痛	疼痛部位游走不定	气滞、风证
冷痛	痛有冷感而喜暖	阳气不足或寒邪阻络
灼痛	痛有灼热感而喜凉	火邪窜络，或阴虚阳亢
绞痛	痛势剧烈如刀绞	有形实邪阻闭气机
隐痛	痛不剧烈，绵绵不休	虚证
重痛	痛有沉重感	湿证，但头部重痛为肝阳上亢
酸痛	痛而有酸软感觉	湿证，唯腰膝酸痛，多属肾虚
掣痛	抽掣牵扯而痛	筋脉失养或阻滞不通所致
空痛	痛有空虚感	虚证

（四）问头身胸腹不适

1. 询问要点

询问患者是否存在疼痛以外的其他头、身、胸、腹部的不适（如头晕、目眩、目昏、耳鸣、耳聋、胸闷、心悸、心烦、健忘、胁胀、脘痞、恶心、腹胀、身重、麻木、疲劳等），以及这些不适程度的轻重、持续时间的长短、发作时的喜恶（如喜按或拒按、喜温或喜凉、喜动或喜静等）、缓解方式及发作的诱因与伴随症状等。

2. 常见类型

表 2-12 头身胸腹不适类型及临床意义

类型	症状表现	临床意义
头晕	指病人自觉头脑旋晕，轻者闭目自止，重者感觉自身或眼前景物旋转，不能站立的症状	肝阳上亢、痰湿内阻、气血亏虚、肾精亏虚、瘀血内阻
耳鸣	指病人自觉耳内鸣响的症状，但周围环境无相应的声源	暴鸣多实证，渐鸣多虚证
耳聋	指听力减退，甚至听觉完全丧失	暴聋多实证，渐聋多虚证
目眩	亦称眼花。指病人自觉视物旋转动荡，如坐舟车，或眼前如有蚊蝇飞动	肝阳上亢、痰湿内阻、气血亏虚、肾精亏虚
胸闷	指病人自觉胸部痞塞满闷（憋气）	气虚、气滞致心肺疾患
心悸	指病人自觉心跳不安的症状。心悸包括怔忡与惊悸	心或心神病变
脘痞	指病人自觉胃脘痞塞不舒	脾胃气虚，湿邪困脾
腹胀	指病人自觉腹部胀满，痞塞不适，甚则如物支撑	喜按属脾胃虚弱，拒按属胃肠积滞
身重	指病人自觉身体沉重	气虚不运，水湿泛滥
麻木	指病人肌肤感觉减退，甚至消失	气血不畅，肌肤失养

（五）问饮食口味

1. 询问要点

询问患者有无口渴、饮水的多少、喜冷喜热等，以区分其属于口不渴或口渴，口渴多饮或渴不多饮，渴喜冷饮或渴喜热饮等。询问患者有无食欲的改变、食量的多少、对食物的喜恶等，以分辨是否存在食欲减退、厌食、消谷善饥、饥不欲食、偏嗜食物等。如有偏嗜食物，应具体询问是偏酸、偏苦、偏甜、偏辛、偏咸、偏肥甘、偏生冷等，或偏食何种异物（如生米、泥土、纸张等）。询问患者口中有无异常味觉（或感觉），如有具体是口淡、口苦、口甜、口酸、口咸、口涩、口黏腻等。

2. 一般规律

口渴者多为燥证、热证；不渴者多为寒证、湿证。大渴饮冷者多为里热炽盛；口微干者多为外感温热病初起；口渴多饮，多尿多食者多为消渴；渴不多饮者，或为痰饮内停，或为阳气虚弱，或为湿热内阻，或为热入营分，或为瘀血内阻。

食欲减退：不欲食、纳少、纳呆、厌食等，新病者，乃正气抗邪之反映，久病者或为脾胃虚弱，或为湿盛困脾，或为饮食停滞，亦见于妊娠恶阻。食欲逐渐减退是脾胃功能衰弱之象。

食欲增加：消谷善饥多见于胃火炽盛；本不能食而突然暴食者称“除中”，为脾胃之气将绝之象；食欲逐渐增加者为胃气渐复之征。

特殊变化：饥不欲食多胃阴不足；偏嗜异物者常见于小儿，多为虫积；五味偏嗜太过者，则易伤相应的脏腑。

3. 常见类型

表 2-13　口渴与饮水的类型及临床意义

类型	症状表现	临床意义
口不渴	口不渴	津液未伤，见于寒证、无明显热邪
口渴多饮	大渴喜冷饮，兼见面赤壮热，烦躁多汗，脉洪大	实热证
	大渴引饮，小便量多，兼见能食消瘦	消渴病
	大汗后，或剧烈吐下后，或大量利尿后，出现口渴多饮	吐、下、利后耗伤津液
渴不多饮	口干，但不欲饮，兼见潮热、盗汗、颧红等症	阴虚证
	口渴，饮水不多，兼见头身困重，身热不扬，脘闷苔腻	湿热证
	渴喜热饮，但饮量不多，或水入即吐，兼见头晕目眩，胃肠有振水音	痰饮内停
	口干，但欲漱水而不欲咽，兼见舌质隐青或有青紫色瘀斑，脉涩	内有瘀血

表 2-14　食欲异常的类型及临床意义

类型	症状表现	临床意义
食欲减退	进食欲望减退，甚至不想进食	脾胃功能减退
厌食	脘腹胀痛，嗳腐食臭，舌苔厚腻	食滞胃脘
	厌食油腻，脘闷呕恶，便溏不爽，肢体困重	湿热蕴脾
	厌食油腻，胁肋灼热胀痛，口苦泛恶	肝胆湿热
消谷善饥	进食虽多，食后不久即感饥饿，多饮多尿，形体消瘦	消渴病
	大便溏泻	胃强脾弱
饥不欲食	虽有饥饿感，但不想进食，兼脘痞，干呕呃逆	胃阴虚

（六）问睡眠

1. 询问要点

问失眠表现特点（不易入睡、睡后易醒、时时惊醒、彻夜不眠），问嗜睡表现特点（睡意浓、困倦昏沉、食后嗜睡、神疲嗜睡等），注意兼症，以资鉴别。

2. 一般规律

失眠有营血不足而心神失养者；有阴虚火旺而内扰心神者；有痰热内扰而心神不安者；有食滞胃脘而夜卧不安者。

嗜睡有痰湿困脾、中气不足、大病之后、心肾阳虚、热病昏迷、中风昏迷，兼症各有不同。

3. 常见类型

表 2-15　失眠、嗜睡的常见类型及临床意义

类型	症状表现	临床意义
失眠	病人经常不易入睡，或睡而易醒，难以复睡，或时时惊醒，睡不安宁，甚至彻夜不眠	心肾不交：心烦不寐
		心脾两虚：心悸难寐
		胆郁痰扰：惊悸易醒
		食滞胃脘：腹胀不寐
嗜睡	病人精神疲倦，睡意很浓，经常不自主地入睡	痰湿困脾：困倦嗜睡，肢体困重
		脾气亏虚：饭后嗜睡，神疲食少
		阳气亏虚：疲惫嗜睡，畏寒肢冷

（七）问二便

1. 询问要点

健康人大便一般每日或隔日一次，质软成形，干湿适中，排便通畅，内无脓血、黏液及未消化的食物。大便改变包括便次、色、质以及感觉方面的变化。便次异常，询问患者每日大便的次数或排便的间隔时间、每次排便时间的长短、每次排便时是否存在困难等，以区分是否存在便次的异常以及属于便秘或泄泻等。便质异常，询问患者大便是否成形、软硬情况，以及是否含有较多未消化的食物，是否夹有脓、血等，以区分大便质地正常与否，以及是否存在大便干结、大便溏软、时干时稀、初硬后溏、完谷不化、黏液便、脓血便、便血等。排便感异常，询问患者每次排便时是否存在异常的感觉以及具体情况，以判断是否存在肛门灼热、肛门下坠或脱肛、排便不畅、大便失禁及里急后重等感觉。

健康成人在一般情况下，白天小便3~5次，夜间0~1次，一天的尿量为1000~1800mL。尿次和尿量受饮水、温度、汗出、年龄等因素影响。小便的改变包括尿量、尿次、色质及排尿感异常等几方面。尿量异常者询问患者每天的尿次、尿量是否存在明显的超过正常或少于正常，以判断是否存在尿量增多或尿量减少。尿次异常者询问患者每天小便的次数及每次小便的量、颜色与感觉等，以判断是否存在小便频数而短黄急迫、小便频数而量多色清、夜尿增多、小便癃或闭等。排尿感异常者询问患者排尿时及排尿前后的感觉，以判断是否存在排尿不畅或困难、尿道灼热疼痛、尿后余沥不尽、尿失禁及遗尿等。尿质异常者询问患者小便中是否排出砂石、夹有血丝血块及脂膏样物质、小便混浊不清及颜色变红等，以判断是否存在尿有砂石、尿血、尿浊等。

2. 一般规律

询问大、小便的情况，可以直接了解消化功能和水液的盈亏与代谢情况，判断疾病的寒热虚实。诚如《景岳全书》所说："二便为一身之门户，无论内伤外感，皆当察此，以辨其寒热虚实。"

3. 常见类型

表2-16　大便异常类型及临床意义

类型	症状表现		临床意义
便次异常	便秘	大便燥结，排便时间延长，便次减少，或时间虽不延长但排便困难	实证：胃肠积热或腹内结块阻结等
便次异常	便秘	大便燥结，排便时间延长，便次减少，或时间虽不延长但排便困难	虚证：气血阴津亏损或阳虚寒凝等
便次异常	泄泻	大便次数增多，粪质稀薄不成形，甚至呈水样	实证：外感风寒湿热疫毒之邪，或饮食所伤，食物中毒，痨虫或寄生虫积于肠道，或情志失调，肝气郁滞
便次异常	泄泻	大便次数增多，粪质稀薄不成形，甚至呈水样	虚证：久病脾肾阳气亏虚
便质异常	完谷不化	大便中含有较多未消化食物	实证：新起者多为食滞胃肠
便质异常	完谷不化	大便中含有较多未消化食物	虚证：病久体弱者见之，多属脾虚肾虚
便质异常	溏结不调	大便时干时稀	肝郁脾虚，肝脾不调
便质异常	脓血便	大便中含有脓血黏液	痢疾、肠癌
便质异常	便血	血自肛门排出，包括血随便出，或便黑如柏油状，或单纯下血	实证：胃肠积热，湿热蕴结，气血瘀滞等
便质异常	便血	血自肛门排出，包括血随便出，或便黑如柏油状，或单纯下血	虚证：多因脾胃虚弱，气不统血
排便感异常	肛门灼热	排便时自觉肛门灼热	大肠湿热，或热结旁流，热迫直肠
排便感异常	里急后重	便前腹痛，急迫欲便，便时窘迫不畅，肛门重坠，便意频数	多见于痢疾，湿热内阻，肠道气滞

续表

类型	症状表现		临床意义
尿次异常	频数	排尿次数增多，时欲小便	实证：湿热蕴结膀胱，热迫气滞
			虚证：肾阳虚或肾气不固
	癃闭	小便不畅，点滴而出为癃，小便不通，点滴不出为闭，合称癃闭	实证：瘀血、结石或湿热阻滞
			虚证：久病或年老气虚、阳虚
尿量异常	尿量增多	尿次、尿量皆明显超过正常量次	虚证：阳虚不能蒸化水液
			虚实夹杂：燥热阴虚，肾阳偏亢
	尿量减少	尿次、尿量皆明显少于正常量次	实证：尿路损伤、阻塞
			虚证：小便化源不足（热盛伤津、腹泻伤津）或水液内停（心阳衰竭及脾、肺、肾功能失常）
排尿感异常	尿道涩痛	排尿时自觉尿道灼热疼痛，小便涩滞不畅	实证：湿热内蕴、结石或瘀血阻塞、肝郁气滞
			虚证：阴虚火旺，中气下陷
	余溺不尽	小便之后仍有余溺，点滴不净	实证：湿热阻滞
			虚证：病久体弱，肾阳亏虚，肾气不固
	小便失禁	小便不能随意控制而自行溢出	实证：湿热瘀血阻滞
			虚证：肾气亏虚，脾虚气陷，膀胱虚寒，不能约摄尿液
	遗尿	指成人或3岁以上小儿于睡眠中经常不自主地排尿	实证：肝经湿热，下迫膀胱
			虚证：禀赋不足，肾气亏虚，或脾虚气陷，膀胱虚寒

（八）情绪相关症状

1. 询问要点

询问患者有关情绪方面的一些主观体验，结合观察病人的面部表情、姿态、动作及讲话的语气、声音等，判断病人是否存在抑郁、情绪高涨、焦虑、恐惧、急躁易怒、烦躁等情绪的异常变化，以及占主导的情绪状态。

2. 常见类型

（1）抑郁　通过询问患者，判断其是否有持续的情绪低落，寡言少语，善悲易哭，兴趣减退或缺乏，意志消沉，悲观绝望，自罪自责，自杀倾向或行为等。

（2）情绪高涨　通过询问患者，判断其是否有兴奋多语，精神亢奋，与环境不相符的过分愉快、欢乐，对一切都感到非常乐观，对任何事物都感到有兴趣等。

（3）焦虑　通过询问患者，判断其是否经常担心可能发生和难以预料的某种危险或不幸事件而感到忧虑不安、紧张恐惧、顾虑重重等，或出现过突发的极端焦虑状态、强烈的恐惧感，同时感到心悸、胸闷等。

（4）恐惧　询问患者是否遇到事情时有不能摆脱的紧张、害怕、提心吊胆，并伴随心悸、气促、汗出、身体颤抖、面色改变等。

（5）急躁易怒　询问患者是否脾气急躁，容易被激怒，即使是很小的事情也感到很气愤。

（6）烦躁　询问患者是否存在心中烦热不安、手足燥热不宁等。

（九）问妇女

询问妇女患者的月经、带下、妊娠、产后等方面的情况。处于非妊娠期、产后期的妇女，一般重点询问月经、带下，而妊娠、产育的情况只作为个人生活史的内容询问。

（1）月经　经期异常者询问月经周期是否提前或延后7天以上，或提前、延后无规律，以及是否连续发生于2个以上月经周期，以判断属于月经先期、月经后期还是月经先后不定期。行经期延长者询问行经时间是否超过7天，而月经周期不变。经量异常者询问月经量是否较常量明显增多或明显减少，而月经周期、经期基本正常，以判断是否属于月经过多或月经过少。询问是否存在非行经期间，阴道内忽然大量出血，或持续出血而淋漓不止的现象，以判断有无崩中、漏下。经色、经质异常者询问月经颜色是正红、淡红还是紫暗，质地是适中还是偏稀、偏稠，有无血块等，以判断月经的颜色、质地是否异常。闭经者询问是否年逾16周岁尚未有月经来潮，或不足绝经年龄的妇女是否有月经中断3个月以上而不是因为妊娠与哺乳等原因。经间期出血者询问两次月经之间是否出现少量的出血，并有周期性规律。痛经者询问是否有经期或行经前后的周期性小腹疼痛，或痛引腰骶等。有经行前后症状者询问经前1周左右，是否出现一些症状（如疲劳乏力、急躁、抑郁、焦虑、失眠、忧伤、过度敏感、猜疑、情绪不稳、乳房胀痛、四肢肿胀、腹胀不适、头痛等）；询问前述症状是否逐渐加重，至月经前2~3天最为严重，经后消失；询问前述症状是否出现了3个月经周期或以上。有绝经前后症状者，询问是否处于绝经年龄，是否有月经周期、行经期及月经量的变化，是否存在烘热汗出、心悸、眩晕、焦虑、抑郁、喜怒无常、记忆力下降、注意力不集中、失眠多梦等症状。

（2）带下　带下者询问带下量的多少及颜色、质地和气味的变化，以判断是否存在白带、黄带、赤白带及五色带等异常变化。

（3）妊娠　妊娠者询问妊娠期间的饮食、营养情况，肢体是否肿胀、胎动是否正常，以判断有无妊娠恶阻、胎动不安、子肿等异常表现。

（4）产后　产后要询问产后恶露、乳汁等情况，以判断有无产后恶露不绝、缺乳等异常表现。

表2-17　常见月经异常类型及临床意义

类型	表现	临床意义
月经过多	行经期间月经血量较常量明显增多	血热内扰，迫血妄行
		气虚不固，冲任失约
		瘀血阻滞，血不归经
崩漏	非正常行经期间阴道出血，势猛量多谓崩，势缓量少，淋漓不断谓漏	热伤冲任，迫血妄行
		瘀血阻滞，血不循经
		脾气亏虚，血失统摄
		肾阳虚衰，冲任不固
		肾阴不足，虚火迫血妄行
月经过少	行经期间月经血量较常量明显减少	肾气亏虚，精血不足
		寒凝、血瘀、痰湿阻滞
闭经	女子年逾16周岁，月经尚未来潮；已行经，未受孕、不在哺乳期，停经达3个月以上	肝肾不足，气血亏虚
		阴虚血燥，血海空虚

（十）问男子

男子在阴茎勃起、排泄精液等方面的异常不仅是男科的常见疾病，也是全身性病理变化的反映，因此，应加以询问，作为诊断男科或其他疾病的依据。询问男子有无阴茎勃起、排泄精液等方面的异常改变及其具体特征，以判断是否存在阳痿、阳强、遗精（梦遗或滑精）及早泄等。

1. 阳痿

指病人阴茎不能勃起，或勃起不坚，或坚而不能持久，不能进行性交的症状。阳痿不是病人的不适感觉，而是性功能低下的表现。

2. 遗精

指病人不性交而精液遗泄的症状。其中，清醒时精液流出者，谓之“滑精”；梦中性交而遗精者，谓之“梦遗”。

（十一）问小儿

对于小儿应常规询问家长小儿出生前后情况（如妊娠期及产育期的营养健康状况，是否患病，是否服用药物，生产的方式，分娩时是否难产、早产等，喂养小儿的方法，小儿的营养状况，小儿的发育情况等），预防接种史，传染病史，传染病接触史，发病原因（如受凉、衣着过厚、伤食、受惊等），以及家庭遗传病史等。

对不同年龄段的孩子，应重点询问不同的内容。如新生儿应询问是否有不肯吃奶、哭声轻弱或不哭、哭闹不停、睡眠少、体温异常、肤色发黄或口唇紫暗，大小便次数减少或增多、大便颜色发灰发绿、呼吸异常等，婴幼儿应询问是否有生长发育过慢或过快、厌食等，其余症状问诊可参见常规问诊。

第五节 脉 诊

一、操作方法

1. 患者体位

诊脉时患者应取正坐位或仰卧位，前臂自然向前平展，与心脏置于同一水平，手腕伸直，手掌向上，手指微微弯曲，在腕关节下面垫一松软的脉枕，使寸口部位充分伸展，局部气血畅通，便于诊察脉象。

2. 医生指法

诊脉指法主要包括选指、布指、运指三部分。

（1）选指 医生用左手或右手的食指、中指和无名指三个手指指目诊察，指目是指尖和指腹交界棱起之处，是手指触觉较灵敏的部位。诊脉者的手指指端要平齐，即三指平齐，手指略呈弓形，与受诊者体表约呈45°为宜，这样的角度可以使指目紧贴于脉搏搏动处。

（2）布指 中指定关，医生先以中指按在掌后高骨内侧动脉处，然后食指按在关前（腕侧）定寸，无名指按在关后（肘侧）定尺。布指的疏密要与患者手臂长短与医生手指粗细相适应，如病人的手臂长或医者手指较细，布指宜疏，反之宜密。定寸时可选取太渊穴所在位置（腕横纹上），定尺时可考虑按寸到关的距离确定关到尺的长度以明确尺的位置。寸关尺不是一个点，而是一段脉管的诊察范围。

（3）运指 医生运用指力的轻重、挪移及布指变化以体察脉象。常用的指法有举、按、寻、循、总按和单诊等，注意诊察患者的脉位（浮沉、长短）、脉次（至数与均匀度）、脉形（大小、软硬、紧张度等）、脉势（强弱与流利度等）及左右手寸关尺各部表现。

常用具体指法：

举法：是指医生用较轻的指力，按在寸口脉搏跳动部位，以体察脉搏部位的方法。亦称“轻取”或“浮取”。

按法：是指医生用较重的指力，甚至按到筋骨，体察脉象的方法。此法又称“重取”或“沉取”。医生手指用力适中，按至肌肉以体察脉象的方法称为“中取”。

寻法：是指切脉时指力从轻到重，或从重到轻，左右推寻，调节最适当指力的方法。在寸口三部细细寻找脉动最明显的部位，统称寻法，以捕获最丰富的脉象信息。

循法：是指切脉时三指沿寸口脉长轴循行，诊察脉之长短，比较寸关尺三部脉象的特点。

总按：即三指同时用力诊脉的方法。从总体上辨别寸关尺三部和左右两手脉象的形态、脉位的浮沉等。总按时一般指力均匀，但亦有三指用力不一致的情况。

单诊：用一个手指诊察一部脉象的方法。主要用于分别了解寸、关、尺各部脉象的形态特征。

首先应先用总按的方法，从总体上辨别脉象的形态、脉位的浮沉，然后再使用循法和单诊手法等辨别左右手寸、关、尺各部脉象的形态特征。

3. 平息

医生在诊脉时注意调匀呼吸，即所谓“平息”。一方面医生保持呼吸调匀，清心宁神，可以自己的呼吸计算病人的脉搏至数，另一方面，平息有利于医生思想集中，可以仔细地辨别脉象。

4. 切脉时间

一般每次诊脉每手应不少于 1 分钟，两手以 3 分钟左右为宜。

诊脉时应注意每次诊脉的时间至少应在五十动，一则有利于仔细辨别脉象变化，再则切脉时初按和久按的指感有可能不同，对临床辨证有一定意义，所以切脉的时间要适当长些。

5. 小儿脉诊法

小儿寸口部位甚短，一般用“一指（拇指或食指）定关法”，不必细分寸、关、尺三部。

具体操作方法是，用左手握住小儿的手，对 3 岁以下的小儿，可用右手大拇指按于小儿掌后高骨部脉上，不分三部，以定至数为主。对 3~5 岁的小儿，则以高骨中线为关，以一指向两侧转动以寻察三部。6~8 岁小儿，则可挪动拇指诊三部。9~10 岁，可以次第下指，依寸、关、尺三部诊脉。10 岁以上，可按成人三部脉法进行辨析。

二、注意事项

1. 注意患者卧位时，如果侧卧则下面手臂受压，或上臂扭转，或手臂过于高或过于低，与心脏不在一个水平面时，都可以影响气血的运行，使脉象失真。

2. 医生诊脉所用三指或患者脉诊局部有皮肤等病变时，则不宜用该侧进行诊脉操作。

3. 诊脉过程中如察其脉律不匀、有间歇的现象时，应适当延长诊脉时间，应注意间歇出现是否有规律。

4. 重视生理异常脉位，常见有反关脉与斜飞脉。

5. 重视个体差异，患者有男女老幼的不同，有强弱胖瘦之别，反映在脉象上也各有不同，应综合考虑。

6. 排除情志干扰，情志变化可使脉搏跳动发生相应改变，应注意排除。

7. 结合四时分析，四时对人体的生理病理活动有重要影响，诊脉也不例外。中医素有春弦、夏洪、秋浮（毛）、冬沉（石）之说，应引起我们注意。

8. 注重脉症合参，注意脉象与患者临床表现之间的内在联系。

9. 诊室应保持安静，尽量减少各种因素的干扰，在诊脉前必须要让患者稍作休息。

三、操作技巧

1. 八要素分析法

中医脉象的辨识主要依靠手指的感觉，体会脉搏的部位、至数、力度和形态等方面。将复杂的脉象表现按八要素分析辨别是一种执简驭繁的重要方法。

脉象的各种因素，大致归纳为脉象的部位、至数、长度、宽度、力度、流利度、紧张度和均匀度八个方面。每种脉象可用不同的脉象要素来描述与区分。

在二十八脉中，有些脉象仅主要表现为某一个脉象要素方面的改变。如：浮脉、沉脉主要表现在脉位上的异常，浮脉主要就是脉位浮，沉脉主要就是脉位沉。迟脉、数脉、疾脉主要表现为至数方面的改变，迟脉至数慢，一息三至；数脉至数快，一息六至；疾脉更快，一息七至以上。滑脉、涩脉主要在于流利度的改变，滑脉往来流利，涩脉往来艰涩。弦脉主要表现为紧张度的增高，如按琴弦。细脉主要表现在脉宽的细小。长脉、短脉主要是脉长度方面的异常，前者脉长，后者脉短。虚脉、实脉的特点主要在于脉力的异常，虚脉无力，实脉过分有力。这些脉象在其他七个脉象要素方面则一般没有明显的变化。若有变化，则属于相兼脉，如浮数脉、沉细脉、弦滑脉、沉涩脉等。有些脉象本身就表现为两个或两个以上脉象要素的变化。如：促脉、结脉表现为至数与均匀度的改变，促脉数而脉律不齐，结脉缓而脉律不齐。洪脉、弱脉表现为脉位、脉力、脉宽上的改变，洪脉浮大而有力，弱脉沉细而无力。濡脉表现为脉位、脉宽、紧张度、脉力的变化，即浮细软而无力。

因此，按此八脉象要素可以将二十八脉归类与分解，在脉诊训练中应将脉象按八要素要求逐一列表登记，然后找出与正常有别之处，根据其特异性再确定具体的脉象名称，进而推导其病理意义。

2. 正常脉象的八要素特征

任何一种脉象都具有“位、数、形、势”四种属性，即具有部位、至数、节律、粗细、长短、强弱、硬度和流利度八个方面的特征，正常脉象的八要素特征如下：

（1）脉位　脉位居中，不浮不沉。

（2）脉率　脉一息四至或五至，相当于每分钟 72~80 次。

（3）脉律　节律均匀整齐。

（4）脉宽　脉大小适中。

（5）脉长　脉长短适中，不越本位。

（6）脉势　脉搏有力，寸关尺三部均可触及，沉取不绝。

（7）紧张度　脉应指有力而不失柔和。

（8）流利度　脉势和缓，从容流利。

3. 脉位变异

（1）斜飞脉　寸口不见脉搏，而由尺部斜向手背，称为斜飞脉。

（2）反关脉　脉象出现于寸口的背侧，称为反关脉。

斜飞脉与反关脉属桡动脉解剖位置的变异，不属于病脉。其脉象多浮，临床诊此脉时以察其至数及强弱为主。

4. 脉象与主病

表 2-18　脉象与主病

脉纲	共同特点	相类脉		
		脉名	脉象	主病
浮脉类	轻取即得	浮	举之有余，按之不足	表证，亦见于虚阳浮越证
		洪	脉体宽大，充实有力，来盛去衰	热盛
		濡	浮细无力而软	虚证，湿困
		散	浮取散漫而无根，伴至数或脉力不匀	元气离散，脏气将绝
		芤	浮大中空，如按葱管	失血，伤阴
		革	浮而搏指，中空边坚	亡血、失精、半产、崩漏
沉脉类	重按始得	沉	轻取不应，重按始得	里证
		伏	重按推至筋骨始得	邪闭、厥病、痛极
		弱	沉细无力而软	阳气虚衰、气血俱虚
		牢	沉按实大弦长	阴寒内积、疝气、癥积
迟脉类	一息不足四至	迟	一息不足四至	寒证，亦见于邪热结聚
		缓	一息四至，脉来怠缓	湿病，脾胃虚弱，亦见于平人
		涩	往来艰涩，迟滞不畅	精伤、血少，气滞、血瘀，痰食内停
		结	迟而时一止，止无定数	阴盛气结，寒痰瘀血，气血虚衰

续表

脉纲	共同特点	相类脉		
		脉名	脉象	主病
数脉类	一息五至以上	数	一息五至以上，不足七至	热证；亦主里虚证
		疾	脉来急疾，一息七八至	阳极阴竭，元气欲脱
		促	数而时一止，止无定数	阳热亢盛，瘀滞、痰食停积，脏气衰败
		动	脉短如豆，滑数有力	疼痛，惊恐
虚脉类	应指无力	虚	举按无力，应指松软	气血两虚
		细	脉细如线，应指明显	气血俱虚，湿证
		微	极细极软，似有似无	气血大虚，阳气暴脱
		代	迟而中止，止有定数	脏气衰微，疼痛、惊恐、跌仆损伤
		短	首尾俱短，不及本部	有力主气郁，无力主气损
实脉类	应指有力	实	举按充实而有力	实证，平人
		滑	往来流利，应指圆滑	痰湿、食积、实热，青壮年，孕妇
		弦	端直以长，如按琴弦	肝胆病、疼痛、痰饮等，老年健康者
		紧	绷急弹指，状如转索	实寒证、疼痛、宿食
		长	首尾端直，超过本位	阳气有余，阳证、热证、实证，平人
		大	脉体宽大，无汹涌之势	健康人，或病进

第六节　按　诊

一、按诊操作方法

1. 病人准备

根据病人的具体情况及按诊的需要，指导病人取下列体位之一或多种体位配合运用，从而配合医生按诊。

（1）坐位　一般用于皮肤、手足、腧穴的按诊。

（2）卧位　主要用于胸腹、腰部或下肢的诊察。

1）仰卧位：主要用于胸腹部的诊察。诊时让患者仰卧，全身放松，两手臂自然平放于身旁。诊察胸部时，让患者双腿自然伸直。诊察腹部时，让患者双腿屈膝，使腹肌松弛，并依照医生的提示做腹式深呼吸。

2）侧卧位：常与仰卧位配合运用，主要用于仰卧位诊察判断不明，或对腹腔内包块、水液移动性的判断。诊察时让患者侧卧，位于下部的下肢伸直，而在上部的下肢呈屈髋屈膝状。

3）俯卧位：主要用于腰背部的诊察。

2. 医生操作

（1）体位　根据不同病人按诊的需要，医生可采取坐位或站位。

1）对于皮肤、手足、腧穴的按诊，医生多以坐或站立的形式，面对患者被诊部位，用左手稍扶病体，右手进行触摸按压诊察部位。

2）对于胸腹、腰部或下肢的诊察，医生多以站位站立于患者的右侧或左侧进行操作。

（2）手法　根据病人按诊部位和内容的需要，医生可选择一种或多种手法进行按诊。

1）触法：用手指或手掌轻触患者局部皮肤（如额部、四肢部、胸腹部等），以检查肌肤的凉热、润燥。

2）摸法：用手指或手掌稍用力寻抚局部

（如胸腹、腧穴、肿胀的部位等），以检查局部的感觉、有无压痛及肿物的形态与大小等。

3）按法：用手指或手掌重力按压或推寻局部（如胸部、腹部、脊柱、肿胀部位、肌肉丰厚处等），以检查深部有无疼痛、肿块，以及肿块的活动程度、肿胀的程度及范围大小等。

4）叩法：用手叩击身体某部（如腹部、腰背部等），使之震动，然后感受叩击产生的叩击音、波动感、震动感及患者的反应。

①直接叩击法：用手直接叩击或拍打病人体表部位，根据叩击音及手指下的感觉来判断检查部位的情况。

②间接叩击法

掌拳叩击法：医生用左手掌平贴在患者的被诊部位，右手握空拳叩击左手背，同时询问患者的感觉，注意观察患者的反应。主要用于检查腰背部等肌肉较为丰厚的部位。

指指叩击法：医生用左手中指的第二指节紧贴在患者需检查部位的体表，其余手指略微抬起，右手指自然弯曲，中指弯曲约90°，垂直叩在左手第二指节前端。叩击时应借用手腕活动的力量，灵活、短促，每叩一下，右手迅速抬起，以连续叩击两三下，而后略微停顿的节奏进行。每叩击数次，左手即向前或向后移动，右手也随之移动，根据不同部位的声音变化进行诊察。主要用于胸、胁、脘、腹及背部的检查。

二、全身各部位按诊方法及技巧

1. 头颈部

头颈部的按诊主要用于检查局部的温热寒凉、润燥及压痛、肿块的情况。根据具体情况可将触、摸、按诸法参用。检查病人时，医生用手背（手心）触及患者额部，探测患者有无发热、低热还是高热。同时以病人的手心作对照，若病人手心热甚于额部，是虚热；若额部热于手心，是外感表热证。这种方法多用于小儿。囟门触诊时，小儿取坐位或立位。检查者双手掌各置于小儿左、右颞部，拇指按在额部，以中指、食指检查囟门，注意其大小，闭合与否，充实度，有无隆起和凹陷，有无搏动等。测量时应以囟门的对边中点连线为准。

2. 胸胁部

胸胁部分为前胸与胁肋。前胸指锁骨上窝至横膈以上的部位，而胁肋指侧胸部，包括腋下至12肋骨的区域。

胸胁部的按诊主要用于检查乳房、心、肺及肝、胆的病变，根据具体情况可将触、摸、按、叩诸法参用。

表2-19　按胸胁的基本内容及临床意义

按诊部位	表现特点	临床意义
胸部	前胸高突，叩之膨膨然而音清	肺胀；气胸
	按之胸痛，叩之音浊或呈实音	饮停胸膈，痰热壅肺；肺痨、肺癌
	胸部压痛，有局限性青紫肿胀	外伤
虚里	搏动迟弱，或久病体虚而动数	心阳不足
	按之其动微弱	宗气内虚
	动而应衣	宗气外泄
	虚里搏动数急而时有一止	宗气不守
	按之弹手，洪大而搏，或绝而不应	心气衰绝
	胸高而喘，虚里搏动散漫而数	心肺气绝
	虚里动高，聚而不散	热甚（外感热邪、小儿食滞或痘疹将发）

续表

按诊部位	表现特点	临床意义
乳房	有形如鸡卵的硬结肿块，边界清楚，表面光滑，推之活动而不痛	乳核
	有结节如梅李，边缘不清，皮肉相连，病变发展缓慢，日久破溃，流稀脓夹有豆渣样物	乳痨
	块肿质硬，形状不规则，高低不平，边界不清，腋窝多可扪及肿块	乳癌
胁部	胁痛喜按，胁下按之空虚无力	肝虚
	右胁下肿块，摸之有热感，疼痛拒按	肝痈
	胁下肿块，刺痛拒按	气滞血瘀
	右胁下肿块，质硬，表面平或呈小结节状，边缘锐利，压痛不明显	肝积
	右胁下肿块，质地坚硬，按之表面凹凸不平，边缘不规则，常有压痛	肝癌疑征
	右侧腹直肌外缘与肋缘交界处附近触到梨形囊状物，并有压痛	胆石、胆胀
	疟疾后左胁下可触及痞块，按之硬者	疟母

3. 脘腹部

腹部泛指心下（剑突）至毛际（耻骨联合）的体表部位。上腹部称胃脘部，脐上称大腹，脐周称脐腹部，脐下至耻骨上缘称小腹，小腹的两侧称少腹。

脘腹部的按诊主要用于检查肝、胆、脾、胃、大小肠、膀胱、胞宫等腹腔脏器的病变，根据具体情况可将触、摸、按、叩诸法参用。

表 2-20　按脘腹的基本内容及临床意义

按诊部位	病变部位	表现特点		临床意义
胃脘部	胃	痞满	按之柔软，无压痛	虚证
			按之较硬，有抵抗感和压痛	实证
腹部	肝、胆、脾、胃、肾、小肠、大肠、膀胱、胞宫	冷热	按之肌肤凉而喜热	寒证
			按之肌肤热而喜凉	热证
		疼痛	腹痛喜按	虚证
			腹痛拒按	实证
		腹满	脘腹部按之手下饱满充实而有弹性、有压痛	实满
			若脘腹部虽然膨满，但按之手下虚软而缺乏弹性，无压痛	虚满
		腹部胀大	一手轻拍腹壁，另一手则有波动感，按之如囊裹水，以手叩之呈移动性浊音	水鼓
			一手轻轻叩拍腹壁，另一手无波动感，以手叩之呈鼓音	气鼓
		肿块	肿块推之不移，痛有定处	癥积，病属血分
			肿块推之可移，或痛无定处，聚散不定	瘕聚，病属气分
			腹中结块，按之起伏聚散，往来不定，或按之形如条索状，久按转移不定，或按之手下如蚯蚓蠕动	虫积
			左少腹作痛，按之累累有硬块	肠中有宿粪
			右少腹作痛而拒按，或出现反跳痛，或按之有包块应手	肠痈

4. 腰背部

腰背部泛指第七颈椎至尾骶部的体表部位。

腰背部的按诊主要用于检查肺、肾、脊柱等的病变情况，根据具体情况可将摸、按、叩诸法参用。

5. 四肢

四肢的按诊主要检查肌肉、关节、筋脉的病变。根据具体情况可将触、摸、按诸法参用。

6. 肌肤

肌肤的按诊可感知局部肌肤的寒热、温凉、肿胀、润燥、滑涩、软硬及疼痛的情况，根据具体情况可将触、摸、按诸法参用。

表 2-21　按肌肤寒热的基本内容及临床意义

表现特点	临床意义
肌肤寒冷，体温偏低	阳气衰少
肌肤冷而大汗淋漓，脉微欲绝	亡阳
肌肤灼热，体温升高	实热证
汗出如油，四肢肌肤尚温，而脉躁疾无力	亡阴
身灼热而肢厥	真热假寒证
外感病汗出热退身凉	表邪已解
皮肤无汗而灼热	热甚
身热初按热甚，久按热反转轻	热在表
久按其热反甚	热在里
肌肤初扪之不觉很热，但扪之稍久即感灼手	湿热内蕴

表 2-22　按肌肤润燥滑涩的基本内容及临床意义

观察内容	表现特点	临床意义
皮肤润燥	皮肤干燥	尚未出汗
	皮肤湿润	身已出汗
	干瘪	津液不足
皮肤滑涩	肌肤滑润	气血充盛
	肌肤枯涩	气血不足
	肌肤甲错	血虚失荣或瘀血

表 2-23　按肌肤疼痛的基本内容及临床意义

表现特点	临床意义
肌肤濡软，按之痛减	虚证
硬痛拒按	实证
轻按即痛	病在表浅
重按方痛	病在深部

表 2-24　肌肤水肿和气肿的鉴别

表现特点	临床意义
按之凹陷，不能即起	水肿
按之凹陷，举手即起	气肿

7. 腧穴

对某些特定的腧穴按诊，主要是了解局部有无压痛及其他敏感反应，根据具体情况可将触、摸、按诸法参用。

（1）检查体位　穴位检查可据按诊需要，取坐位或卧（仰卧、俯卧、侧卧）位。患者一般先取仰卧位，医生站在患者右侧，适用于头部前面、胸部、腹部、上肢和下肢的穴位检查。患者可取骑椅坐位或面向里坐在床上，医生站在患者背后，适用于头顶部、项部、背部的穴位检查。患者取俯卧位，医生站在患者右侧，适用于臀部和下肢后侧的穴位检查。

（2）检查步骤

1）医生在检查前要剪短指甲，冬天检查时手要温暖，防止手凉引起患者肌肉紧张，妨碍检查。

2）患者姿势要正，肌肉放松。

3）请患者宽衣露胸，医生用右手食指的指腹在膻中穴进行试压，再用同样指力在膻中穴的上下左右进行试压，比较穴位与非穴位的指力强度，用相同的指力能区分穴位与非穴位有无反应，此力量就是该患者在检查中的指力强度标准。

4）在取穴时，要充分利用体表标志。一般在胸部先定膻中穴，上腹部先定中脘穴，下腹部先定关元穴，在背部先定与肩峰平行的大椎穴、与两肩胛下角平行的至阳穴、与髂骨平行的阳关穴，后取其他穴位。

（3）检查方法 医生用拇指或食指对患者经络循行线和穴位进行触按，以寻找阳性反应物及反应点。常用的诊察方法有以下几种：

1）滑动法：用指腹沿经络循行线轻轻边旋转边移动，用力较轻，常用于发现穴位中表浅部位的阳性反应物。

2）按揉法：与滑动法相似，但指力较前者为重，以便发现深层阳性反应物。

3）移动法：用拇指尖端用力向下按，并左右滑动按摩皮肤，以便发现穴位中最深层的条索状阳性反应物。

4）推动法：用拇指指腹沿经络循行线推动，用力要适中，适于在腰背部寻找阳性反应物。

（4）阳性反应 触按穴位时的异常反应称阳性反应。阳性反应包括阳性反应物、穴位形态变化、穴位敏感度变化。

1）阳性反应物：阳性反应物是指依靠指腹触觉，可以在穴位处摸到实质性物质，又称“无菌炎性球”，它的形态、大小、硬度不同，可以有以下几种：

圆形结节：形态如圆珠，大如蚕豆，小如黄豆，硬度不一，移动性不大。

扁平结节：表面光滑，形如圆饼，质软而不移动，位于皮内表浅部，多见于慢性病。

梭形结节：两头尖中间大，表面光滑，质稍硬，在皮下可触及，多见于急性炎症。

卵圆形结节：形如卵状，表面光滑，软硬不一，可在皮下移动。

条索样结节：粗如筷子，细可如线，长达数厘米，质较硬，可移动，富有弹性，位于皮下，多见于关节、韧带、肌肉病变。

泡样结节：按之松软，有气泡样感觉，癌症患者有时可触及此种结节。

2）穴位形态变化：一般有肌肤隆起、凹陷，触之穴位部位有肌肤紧张或柔软等异常现象。

3）穴位敏感度：指医生按压经络穴位时，患者感觉疼痛的程度。医生用手指在经络穴位上进行按诊，有轻、中、重压三种手法。

正常腧穴按压时有酸胀感，无压痛、结节或条索状物，无异常感觉和反应。按压身体上某些特定穴位，应注意发现这些穴位所出现的明显压痛、结节、条索状物以及其他敏感反应等，进而可推断出内脏的某些疾病。如肺俞穴摸到结节，或按中府穴有明显压痛者，为肺病的反应；在胃俞或足三里有压痛者，提示胃病；按上巨虚穴下1~2寸处有显著压痛者，为肠痈的表现；在肝俞或期门穴有压痛者，提示肝病。临床观察发现，背部腧穴亦同样具有重要的诊断价值。临床上诊断脏腑病变的常用腧穴有很多，如肺病为中府、肺俞、太渊；心病为巨阙、膻中、大陵；脾病为章门、太白、脾俞；肝病为期门、肝俞、太冲；肾病为气海、太溪；大肠病为天枢、大肠俞；小肠病为关元；胆病为日月、胆俞；胃病为胃俞、足三里；膀胱病为中极。

此外，临床上还可以通过指压腧穴做试验性治疗从而协助鉴别诊断。如上腹部绞痛，按压双侧胆俞穴则疼痛缓解者，可以诊断病位在胆，如胆道蛔虫症腹痛，而其他原因腹痛则无效。又如慢性脘腹疼痛患者常发生脾俞、胃俞附近疼痛，按压该穴可以使疼痛缓解，提示病变部位在胃与十二指肠部。因此，临床上用指压穴位做诊断性治疗，观察这些腧穴的变化反应，可以推断内在脏腑的疾病。

三、特色按诊法

（一）虚里按诊法

虚里即心尖搏动处，位于左乳下第四、五肋间，乳头下稍内侧，为诸脉之所宗。按虚里可了解宗气之强弱，疾病之虚实，预后之吉凶。

虚里按诊时，一般病人采取坐位和仰卧位，医生位于病人右侧，用右手全掌或指腹平抚左乳下第四、五肋间，乳头下稍内侧的心尖搏动处，并调节压力，注意诊察其动气之强弱、至数和聚散等。

按诊内容包括有无搏动、搏动部位及范围、搏动强度和节律、频率、聚散等。

正常表现：虚里为诸脉之所宗。虚里按之应手，动而不紧，缓而不怠，动气聚而不散，节律清晰一致，一息四五至，是心气充盛，宗气积于胸中的正常征象。因惊恐、大怒或剧烈运动后，虚里动高，片刻之后即能平复如常，不属病态；肥胖之人因胸壁较厚，虚里搏动不明显，亦属生理现象。

虚里搏动迟弱，或久病体虚而动数，为心阳不足；按之其动微弱，为宗气内虚；动而应衣，为宗气外泄；虚里搏动数急而时有一止，为宗气不守；按之弹手，洪大而搏，或绝而不应，为心气衰绝；胸高而喘，虚里搏动散漫而数，为心肺气绝；虚里动高，聚而不散，为热甚（外感热邪、小儿食滞或痘疹将发）。

（二）结节与疮疡按诊

按肌肤时，受检者可根据病变部位不同，选择适宜体位，以充分暴露被检查部位为原则，医生位于病人右侧，右手手指自然并拢，掌面平贴肌肤之上轻轻滑动，以诊肌肤的寒热、润燥、滑涩，有无皮疹、结节、肿胀、疼痛等。

若发现有结节时，应对结节进一步按诊，可用右手拇指与食指寻其结节边缘及根部，以确定结节的大小、形态、软硬程度、活动情况等。若诊察有肿胀时，医生应用右手拇指或食指在肿胀部位进行按压，以掌握肿胀的范围、性质等。

疮疡按诊，医生可将两手拇指和食指自然伸出，其余三指自然屈曲，用两食指寻按疮疡根底及周围肿胀状况，未破溃的疮疡，可用两手食指对应夹按，或用一食指轻按疮疡顶部，另一食指置于疮疡旁侧，诊其软硬，有无波动感，以了解成脓的程度。

肿硬不热，为寒证；肿处灼手而有压痛，为热证；根盘平塌漫肿，为虚证；根盘收束而隆起，为实证；患处坚硬，多无脓；边硬顶软，已成脓。

（三）尺肤诊

按尺肤时受检者可采取坐位或仰卧位。诊左尺肤时，医生用右手握住病人上臂近肘处，左手握住病人手掌，同时向桡侧转前臂，使前臂内侧面向上平放，尺肤部充分暴露，医生用指腹或手掌平贴尺肤处并上下滑动来感觉尺肤的寒热、滑涩、缓急（紧张度）。诊右尺肤时，医生操作手法同上，左、右手置换位置，方向相反。

尺肤部热甚，为热证；尺肤部凉，为泄泻、少气；按尺肤窅而不起，为风水；尺肤粗糙如枯鱼之鳞，为精血不足，或有瘀血内停。

四、按诊注意事项

1. 根据疾病的部位和性质不同，选择相应的体位和方法。

2. 操作手法要轻巧柔和、规范，避免突然暴力或冷手按诊。

3. 按诊操作必须细致、精确、规范、全面而有重点。

4. 检查时依次暴露各被检部位，力求系统、全面，但要避免反复翻动病人。

5. 按诊综合检查的顺序一般是先触摸，后按压，由轻而重，由浅入深，从健康部位开始，逐渐移向病变区域，先远后近，先上后下，先左后右地进行。

6. 诊尺肤应注意左、右尺肤的对比。

7. 按手足应注意左右比较，或手足心与手足背相比较。

8. 注意争取病人的主动配合，使病人能准确地反映病位的感觉。

9. 要边检查边注意观察病人的反应及表情变化，以了解病痛所在的准确部位及程度。

10. 对精神紧张或有痛苦者要给予安慰和解释，亦可边按诊检查边与患者交谈，转移其注意力而减少腹肌紧张，以便顺利完成检查。

第三章 针灸常用腧穴

1. **孔最** 郄穴

【定位】在前臂前区，腕掌侧远端横纹上7寸，尺泽与太渊连线上。

【主治】①咳嗽、气喘、咯血、鼻衄、咽喉肿痛等肺系病证；②肘臂挛痛；③痔疮出血。

【操作】直刺0.5~1.0寸。

2. **列缺** 络穴；八脉交会穴，通任脉

【定位】在前臂，腕掌侧远端横纹上1.5寸，拇短伸肌腱与拇长展肌腱之间，拇长展肌腱沟的凹陷中。简便取穴法：两手虎口自然平直交叉，一手食指按在另一手桡骨茎突上，指尖下凹陷中是穴。

【主治】①咳嗽、气喘、咽喉肿痛等肺系病证；②外感头痛、项强、齿痛、口㖞等头面五官疾患；③手腕痛。

【操作】向肘部斜刺0.5~0.8寸。

3. **少商** 井穴

【定位】在手指，拇指末节桡侧，指甲根角侧上方0.1寸。

【主治】①咳嗽、气喘、咽喉肿痛、鼻衄等肺系实热病证；②中暑，发热；③昏迷，癫狂；④指肿、麻木。

【操作】浅刺0.1寸，或点刺出血。

4. **合谷** 原穴

【定位】在手背，第2掌骨桡侧的中点处。

【主治】①头痛、齿痛、目赤肿痛、咽喉肿痛、牙关紧闭、口㖞、鼻衄、耳聋、痄腮等头面五官病证；②发热恶寒等外感病；③热病；④无汗或多汗；⑤经闭、滞产、月经不调、痛经、胎衣不下、恶露不止、乳少等妇科病证；⑥上肢疼痛、不遂；⑦皮肤瘙痒、荨麻疹等皮肤科病证；⑧小儿惊风、痉证；⑨腹痛、痢疾、便秘等肠腑病证；⑩牙拔出术、甲状腺手术等面口五官及颈部手术针麻的常用穴。

【操作】直刺0.5~1.0寸。孕妇不宜针灸。

5. **曲池** 合穴

【定位】在肘区，尺泽与肱骨外上髁连线的中点处。

【主治】①目赤肿痛、齿痛、咽喉肿痛等五官热性病证；②热病；③手臂肿痛、上肢不遂等上肢病证；④风疹、瘾疹、湿疹等皮肤科病证；⑤腹痛、吐泻、痢疾等肠腑病证；⑥头痛，眩晕；⑦癫狂等神志病证。

【操作】直刺1.0~1.5寸。

6. **肩髃** 手阳明经与阳跷脉的交会穴

【定位】在三角肌区，肩峰外侧缘前端与肱骨大结节两骨间凹陷中。

【主治】①肩痛不举，上肢不遂；②瘰疬；③瘾疹。

【操作】直刺或向下斜刺0.8~1.5寸。

7. **迎香**

【定位】在面部，鼻翼外缘中点旁，鼻唇沟中。

【主治】①鼻塞、鼻衄、鼻渊等鼻病；②口㖞、面痒、面肿等面口部病证；③胆道蛔虫病。

【操作】略向内上方斜刺或平刺0.3~0.5寸。

8. **地仓** 手足阳明经与任脉的交会穴

【定位】在面部，口角旁开0.4寸（指寸）。

【主治】口㖞、眼睑瞤动、流涎、齿痛、颊

肿等头面五官病证。

【操作】斜刺或平刺 0.3~0.8 寸，可向颊车穴透刺。

9. 下关

【定位】在面部，颧弓下缘中央与下颌切迹之间凹陷中。

【主治】①牙关不利、面痛、齿痛、口㖞等面口病证；②耳鸣、耳聋、聤耳等耳部病证。

【操作】直刺 0.5~1 寸。

10. 天枢　大肠募穴

【定位】在腹部，横平脐中，前正中线旁开 2 寸。

【主治】①绕脐腹痛、腹胀、便秘、泄泻、痢疾等脾胃肠病证；②癥瘕、月经不调、痛经等妇科病证。

【操作】直刺 1~1.5 寸。

11. 犊鼻

【定位】在膝前区，髌韧带外侧凹陷中。

【主治】膝肿疼痛、屈伸不利、下肢痿痹等下肢病证。

【操作】向后内斜刺 0.5~1 寸。

12. 足三里　合穴；胃下合穴

【定位】在小腿外侧，犊鼻下 3 寸，犊鼻与解溪连线上。

【主治】①胃痛、呕吐、腹胀、泄泻、痢疾、便秘、肠痈等脾胃肠病证；②膝痛、下肢痿痹、中风瘫痪等下肢病证；③癫狂、不寐等神志病证；④气喘，痰多；⑤乳痈；⑥虚劳诸证，为强壮保健要穴。

【操作】直刺 1~2 寸。

13. 条口

【定位】在小腿外侧，犊鼻下 8 寸，犊鼻与解溪连线上。

【主治】①下肢痿痹、跗肿、转筋等下肢病证；②肩臂痛；③脘腹疼痛。

【操作】直刺 1~1.5 寸。

14. 丰隆　络穴

【定位】在小腿外侧，外踝尖上 8 寸，胫骨前肌的外缘。

【主治】①头痛、眩晕等头部病证；②癫狂；③咳嗽、哮喘、痰多等肺系病证；④下肢痿痹。

【操作】直刺 1~1.5 寸。

15. 公孙　络穴；八脉交会穴，通冲脉

【定位】在跖区，第 1 跖骨底的前下缘赤白肉际处。

【主治】①胃痛、呕吐、肠鸣、腹胀、腹痛、痢疾等脾胃病证；②心烦不寐、狂证等神志病证；③逆气里急、气上冲心（奔豚气）等冲脉病证。

【操作】直刺 0.6~1.2 寸。

16. 三阴交　交会穴

【定位】在小腿内侧，内踝尖上 3 寸，胫骨内侧缘后际。

【主治】①肠鸣、腹胀、泄泻、便秘等脾胃肠病证；②月经不调、经闭、痛经、带下、阴挺、不孕、滞产等妇产科病证；③心悸、不寐、癫狂等神志病证；④小便不利、遗尿、遗精、阳痿等生殖泌尿系统病证；⑤下肢痿痹；⑥湿疹、荨麻疹等皮肤病证；⑦阴虚诸证。

【操作】直刺 1~1.5 寸。孕妇禁针。

17. 地机　郄穴

【定位】在小腿内侧，阴陵泉下 3 寸，胫骨内侧缘后际。

【主治】①痛经、崩漏、月经不调、癥瘕等妇科病证；②腹胀、腹痛、泄泻等脾胃肠病证；③小便不利，水肿，遗精；④下肢痿痹。

【操作】直刺 1~2 寸。

18. 阴陵泉　合穴

【定位】在小腿内侧，胫骨内侧髁下缘与胫骨内侧缘之间的凹陷中。

【主治】①腹痛、泄泻、水肿、黄疸等脾湿病证；②小便不利、遗尿、癃闭等泌尿系统病证；③遗精、阴茎痛等男科病证；④带下、妇人阴痛等妇科病证；⑤膝痛，下肢痿痹。

【操作】直刺 1~2 寸。

19. 血海

【定位】在股前区，髌底内侧端上 2 寸，股

内侧肌隆起处。简便取穴法：患者屈膝，医者以左手掌心按于患者右膝髌骨上缘（或者右手掌心按于患者左膝髌骨上缘），第2~5指向上伸直，拇指约成45°斜置，拇指尖下是穴。

【主治】①月经不调、痛经、经闭、崩漏等妇科病证；②湿疹、瘾疹、丹毒、皮肤瘙痒等皮外科病证；③膝股内侧痛。

【操作】直刺1~1.5寸。

20. 通里　络穴

【定位】在前臂前区，腕掌侧远端横纹上1寸，尺侧腕屈肌腱的桡侧缘。

【主治】①心悸、怔忡等心疾；②暴喑、舌强不语等舌窍病证；③肘臂挛痛、麻木、手颤等上肢病证。

【操作】直刺0.5~1寸。

21. 神门　输穴；原穴

【定位】在腕前区，腕掌侧远端横纹尺侧端，尺侧腕屈肌腱的桡侧缘。

【主治】①心痛、心烦、惊悸、怔忡等心疾；②不寐、健忘、痴呆、癫狂痫等神志病证；③胸胁痛。

【操作】直刺0.3~0.5寸。

22. 后溪　输穴；八脉交会穴，通督脉

【定位】在手内侧，第5掌指关节尺侧近端赤白肉际凹陷中。

【主治】①头项强痛、腰背痛、手指及肘臂挛痛等；②耳聋、目赤、咽喉肿痛等五官病证；③ 癫狂痫等神志病证；④疟疾。

【操作】直刺0.5~1寸。治手指挛痛可透刺合谷穴。

23. 听宫

【定位】在面部，耳屏正中与下颌骨髁状突之间的凹陷中。

【主治】①耳鸣、耳聋、聤耳等耳部病证；②面痛、齿痛等面口病证；③癫狂痫等神志病。

【操作】张口，直刺1~1.5寸。

24. 天柱

【定位】在颈后区，横平第2颈椎棘突上际，斜方肌外缘凹陷中。

【主治】①后头痛，项强，肩背痛；②眩晕、咽喉肿痛、鼻塞、目赤肿痛、近视等头面五官病证；③热病；④癫狂痫。

【操作】直刺或斜刺0.5~0.8寸，不可向内上方深刺，以免伤及延髓。

25. 肺俞　肺之背俞穴

【定位】在脊柱区，第3胸椎棘突下，后正中线旁开1.5寸。

【主治】①鼻塞、咳嗽、气喘、咯血等肺系病证；②骨蒸潮热、盗汗等阴虚病证；③背痛；④皮肤瘙痒，瘾疹。

【操作】斜刺0.5~0.8寸。热证宜点刺放血。

26. 膈俞　八会穴之血会

【定位】在脊柱区，第7胸椎棘突下，后正中线旁开1.5寸。

【主治】①胃痛；②呕吐、呃逆、咳嗽、气喘等气逆之证；③贫血、吐血、便血等血证；④瘾疹、皮肤瘙痒等皮肤病证；⑤潮热、盗汗等阴虚证。

【操作】斜刺0.5~0.8寸。

27. 胃俞　胃之背俞穴

【定位】在脊柱区，第12胸椎棘突下，后正中线旁开1.5寸。

【主治】胃痛、呕吐、腹胀、肠鸣、多食善饥、身体消瘦等脾胃病证。

【操作】斜刺0.5~0.8寸。

28. 肾俞　肾之背俞穴

【定位】在脊柱区，第2腰椎棘突下，后正中线旁开1.5寸。

【主治】①头晕、耳鸣、耳聋、慢性腹泻、气喘、腰酸痛、遗精、阳痿、不育等肾虚病证；②遗尿、癃闭等前阴病证；③月经不调、带下、不孕等妇科病证；④消渴。

【操作】直刺0.5~1寸。

29. 大肠俞　大肠之背俞穴

【定位】在脊柱区，第4腰椎棘突下，后正

中线旁开1.5寸。

【主治】①腰痛；②腹胀、泄泻、便秘等肠腑病证。

【操作】直刺0.8~1.2寸。

30. 委中　合穴；膀胱下合穴

【定位】在膝后区，腘横纹中点。

【主治】①腰背痛、下肢痿痹等病证；②急性腹痛、急性吐泻等病证；③癃闭、遗尿等泌尿系病证；④丹毒、瘾疹、皮肤瘙痒、疔疮等血热病证。

【操作】直刺1~1.5寸，或用三棱针点刺腘静脉出血。针刺不宜过快、过强、过深，以免损伤血管和神经。

31. 承山

【定位】在小腿后区，腓肠肌两肌腹与肌腱交角处。

【主治】①腰腿拘急，疼痛；②痔疾，便秘；③腹痛，疝气。

【操作】直刺1~2寸。不宜过强刺激，以免引起腓肠肌痉挛。

32. 昆仑　经穴

【定位】在踝区，外踝尖与跟腱之间的凹陷中。

【主治】①后头痛、目眩、项强等头项病证；②腰骶疼痛，足踝肿痛；③癫痫；④滞产。

【操作】直刺0.5~0.8寸。孕妇禁用，经期慎用。

33. 至阴　井穴

【定位】在足趾，小趾末节外侧，趾甲根角侧后方0.1寸（指寸）。

【主治】①胎位不正、滞产、胞衣不下等胎产病证；②头痛、目痛、鼻塞、鼻衄等头面五官病证。

【操作】浅刺0.1寸。胎位不正用灸法。

34. 太溪　输穴；原穴

【定位】在踝区，内踝尖与跟腱之间的凹陷中。

【主治】①头晕目眩、不寐、健忘、遗精、阳痿、月经不调等肾虚证；②咽喉肿痛、齿痛、耳聋、耳鸣等阴虚性五官病证；③咳喘、胸痛、咯血等肺系病证；④消渴，小便频数，便秘；⑤腰脊痛，足跟痛，下肢厥冷。

【操作】直刺0.5~0.8寸。

35. 照海　八脉交会穴，通阴跷脉

【定位】在踝区，内踝尖下1寸，内踝下缘边际凹陷中。

【主治】①月经不调、痛经、阴痒、赤白带下等妇科病证；②癫痫、不寐、嗜卧、癔症等神志病证；③咽喉干痛，目赤肿痛；④小便频数，癃闭；⑤便秘。

【操作】直刺0.5~0.8寸。

36. 内关　络穴；八脉交会穴，通阴维脉

【定位】在前臂前区，腕掌侧远端横纹上2寸，掌长肌腱与桡侧腕屈肌腱之间。

【主治】①心痛、心悸、胸闷等心胸病证；②胃痛、呕吐、呃逆等胃腑病证；③不寐、郁病、癫狂痫等神志病证；④中风，眩晕，偏头痛；⑤胁痛，胁下痞块，肘臂挛痛。

【操作】直刺0.5~1寸。注意穴位深层有正中神经。

37. 大陵　输穴；原穴

【定位】在腕前区，腕掌侧远端横纹中，掌长肌腱与桡侧腕屈肌腱之间。

【主治】①心痛、心悸、胸胁胀痛等心胸病证；②胃痛、呕吐、口臭等胃腑病证；③喜笑悲恐、癫狂痫等神志病证；④手、臂挛痛。

【操作】直刺0.3~0.5寸。

38. 外关　络穴；八脉交会穴，通阳维脉

【定位】在前臂后区，腕背侧远端横纹上2寸，尺骨与桡骨间隙中点。

【主治】①耳鸣、耳聋、聤耳、耳痛、目赤肿痛、目生翳膜、目眩、咽喉肿痛、口噤、口㖞、齿痛、面痛等头面五官病证；②头痛，颈项及肩部疼痛，胁痛，上肢痹痛；③热病，疟疾，伤风感冒；④瘰疬。

【操作】直刺0.5~1.0寸。

39. 支沟　经穴

【定位】在前臂后区，腕背侧远端横纹上 3 寸，尺骨与桡骨间隙中点。

【主治】①便秘；②热病；③耳鸣、耳聋、咽喉肿痛、暴喑、头痛等头面五官病证；④肘臂痛，胁肋痛，落枕；⑤瘰疬。

【操作】直刺 0.8～1.2 寸。

40. 风池　足少阳经与阳维脉的交会穴

【定位】在颈后区，枕骨之下，胸锁乳突肌上端与斜方肌上端之间的凹陷中。

【主治】①中风、头痛、眩晕、不寐、癫痫等内风所致病证；②恶寒发热、口眼㖞斜等外风所致病证；③目赤肿痛、视物不明、鼻塞、鼻衄、鼻渊、耳鸣、咽喉肿痛等五官病证；④颈项强痛。

【操作】向鼻尖方向斜刺 0.8～1.2 寸。

41. 肩井　手足少阳经与阳维脉的交会穴

【定位】在肩胛区，第 7 颈椎棘突与肩峰最外侧点连线的中点。

【主治】①头痛、眩晕、颈项强痛等头项部病证；②肩背疼痛，上肢不遂；③瘰疬；④乳痈、乳少、难产、胞衣不下等妇科病证。

【操作】直刺 0.3～0.5 寸，切忌深刺、捣刺。孕妇禁用。

42. 环跳　足少阳经与足太阴经的交会穴

【定位】在臀区，股骨大转子最凸点与骶管裂孔连线的外 1/3 与内 2/3 交点处。

【主治】①下肢痿痹，半身不遂，腰腿痛；②风疹。

【操作】直刺 2～3 寸。

43. 阳陵泉　合穴；胆下合穴；八会穴之筋会

【定位】在小腿外侧，腓骨头前下方凹陷中。

【主治】①黄疸、口苦、呕吐、胁痛等胆腑病证；②下肢痿痹、膝髌肿痛、肩痛等筋病；③小儿惊风。

【操作】直刺 1～1.5 寸。

44. 悬钟　八会穴之髓会

【定位】在小腿外侧，外踝尖上 3 寸，腓骨前缘。

【主治】①中风、颈椎病、腰椎病等骨、髓病证；②颈项强痛，偏头痛，咽喉肿痛；③胸胁胀痛；④下肢痿痹，脚气。

【操作】直刺 0.5～0.8 寸。

45. 太冲　输穴；原穴

【定位】在足背，第 1、2 跖骨间，跖骨底结合部前方凹陷中，或触及动脉搏动。

【主治】①中风、癫狂痫、头痛、眩晕、口眼㖞斜、小儿惊风等内风所致病证；②目赤肿痛、口㖞、青盲、咽喉干痛、耳鸣、耳聋等头面五官热性病证；③月经不调、崩漏、痛经、难产等妇科病证；④黄疸、胁痛、腹胀、呕逆等肝胃病证；⑤下肢痿痹，足跗肿痛。

【操作】直刺 0.5～1 寸。

46. 期门　肝募穴；足厥阴经与足太阴经的交会穴

【定位】在胸部，第 6 肋间隙，前正中线旁开 4 寸。

【主治】①胸胁胀痛；②腹胀、呃逆、吐酸等肝胃病证；③郁病，奔豚气；④乳痈。

【操作】斜刺 0.5～0.8 寸。

47. 命门

【定位】在脊柱区，第 2 腰椎棘突下凹陷中，后正中线上。

【主治】①月经不调、痛经、经闭、带下、不孕等妇科病证；②遗精、阳痿、不育等男科病证；③五更泄泻、小便频数、癃闭等肾虚病证；④腰脊强痛，下肢痿痹。

【操作】向上斜刺 0.5～1 寸。

48. 大椎　督脉与足三阳经的交会穴

【定位】在脊柱区，第 7 颈椎棘突下凹陷中，后正中线上。

【主治】①恶寒发热、疟疾等外感病证；②热病，骨蒸潮热；③咳嗽、气喘等肺气失于宣降证；④癫狂痫、小儿惊风等神志病证；⑤风疹、痤疮等皮肤疾病；⑥项强、脊痛等脊柱病证。

【操作】直刺 0.5～1 寸。

49. 百会　督脉与足太阳经的交会穴

【定位】在头部，前发际正中直上5寸。

【主治】①晕厥、中风、失语、痴呆、癫狂、不寐、健忘等神志病证；②头风、颠顶痛、眩晕耳鸣等头面病证；③脱肛、阴挺、胃下垂等气虚下陷证。

【操作】平刺0.5～0.8寸，升阳固脱多用灸法。

50. 水沟　督脉与手足阳明经的交会穴

【定位】在面部，人中沟的上1/3与中1/3交点处。

【主治】①昏迷、晕厥、中风、中暑、脱证等急症，为急救要穴之一；②癫狂痫、癔症、急慢惊风等神志病证；③闪挫腰痛，脊背强痛；④口㖞、面肿、鼻塞、牙关紧闭等头面五官病证。

【操作】向上斜刺0.3～0.5寸，强刺激；或指甲按掐。

51. 印堂

【定位】在头部，两眉毛内侧端中间的凹陷中。

【主治】①不寐、健忘、痴呆、痫病、小儿惊风等神志病证；②头痛、眩晕、鼻渊、鼻鼽、鼻衄等头面五官病证；③小儿惊风，产后血晕，子痫。

【操作】平刺0.3～0.5寸，或三棱针点刺出血。

52. 中极　膀胱之募穴；任脉与足三阴经的交会穴

【定位】在下腹部，脐中下4寸，前正中线上。

【主治】①遗尿、癃闭、尿频、尿急等泌尿系病证；②遗精、阳痿、不育等男科病证；③崩漏、月经不调、痛经、经闭、不孕、带下病等妇科病证。

【操作】直刺1～1.5寸，应在排尿后针刺，以免伤及深部膀胱。孕妇慎用。

53. 关元　小肠之募穴；任脉与足三阴经的交会穴

【定位】在下腹部，脐中下3寸，前正中线上。

【主治】①中风脱证、虚劳羸瘦、脱肛、阴挺等元气虚损所致病证；②遗精、阳痿、早泄、不育等男科病证；③崩漏、月经不调、痛经、闭经、不孕、带下病等妇科病证；④遗尿、癃闭、尿频、尿急等泌尿系病证；⑤腹痛、泄泻、脱肛、便血等肠腑病证；⑥保健要穴。

【操作】直刺1～1.5寸，应在排尿后针刺，以免伤及深部膀胱。孕妇慎用。

54. 气海

【定位】在下腹部，脐中下1.5寸，前正中线上。

【主治】①中风脱证、虚劳羸瘦、脱肛、阴挺等气虚证；②遗精、阳痿、疝气、不育等男科病证；③崩漏、月经不调、痛经、经闭、不孕、带下等妇科病证；④遗尿、癃闭等泌尿系病证；④水谷不化、绕脐疼痛、便秘、泄泻等肠腑病证。⑤保健要穴。

【操作】直刺1～1.5寸。孕妇慎用。

55. 中脘　胃之募穴；八会穴之腑会；任脉与手少阳经、手太阳经、足阳明经的交会穴

【定位】在上腹部，脐中上4寸，前正中线上。

【主治】①胃痛、呕吐、完谷不化、食欲不振、腹胀、泄泻、小儿疳积等脾胃病证；②癫痫、不寐等神志病证；③黄疸。

【操作】直刺1～1.5寸。

56. 膻中　心包之募穴；八会穴之气会

【定位】在胸部，横平第4肋间隙，前正中线上。

【主治】①咳嗽、气喘、胸闷等胸中气机不畅病证；②心痛、心悸等心疾；③产后乳少、乳痈、乳癖等乳病；④呕吐、呃逆等胃气上逆证。

【操作】直刺0.3～0.5寸，或平刺。

57. 四神聪

【定位】在头部，百会前后左右各旁开1寸，共4穴。

【主治】①头痛、眩晕、健忘等头脑病证；②不寐、癫痫等神志病证。

【操作】平刺 0.5~0.8 寸。

58. 夹脊

【定位】在脊柱区，第 1 胸椎至第 5 腰椎棘突下两侧，后正中线旁开 0.5 寸，一侧 17 穴。

【主治】上背部的夹脊穴治疗心肺及上肢病证，下背部的夹脊穴治疗胃肠病证，腰部的夹脊穴治疗腰腹及下肢病证。

【操作】直刺 0.5~1 寸，或梅花针叩刺。

59. 腰痛点

【定位】在手背，第 2、3 掌骨间及第 4、5 掌骨间，腕背侧远端横纹与掌指关节的中点处，一手 2 穴。

【主治】急性腰扭伤。

【操作】直刺 0.3~0.5 寸。

60. 十宣

【定位】在手指，十指尖端，距指甲游离缘 0.1 寸（指寸），左右共 10 穴。

【主治】①中风、昏迷、晕厥等神志病；②中暑、高热等急症；③咽喉肿痛；④手指麻木。

【操作】直刺 0.1~0.2 寸，或点刺出血。

第四章　针灸技术

第一节　毫针法

一、进针法

进针方法包括单手进针法、双手进针法等方法。

1. 单手进针法

操作要点：①消毒：腧穴皮肤、医生双手常规消毒。②持针：用拇、食指持针，中指指腹抵住针身下段，使中指指端比针尖略长出或齐平。③指抵皮肤：对准穴位，中指指端紧抵腧穴皮肤。④刺入：拇、食指向下用力按压刺入，中指随之屈曲，快速将针刺入。刺入时应保持针身直而不弯。

2. 双手进针法

（1）指切进针法　又称爪切进针法。操作要点：①消毒：腧穴皮肤、医生双手常规消毒。②押手固定穴区皮肤：押手拇指或食指指甲切掐固定腧穴处皮肤。③持针：刺手拇、食、中指三指指腹持针。④刺入：将针身紧贴押手指甲缘快速刺入。本法适宜于短针的进针。

（2）夹持进针法　又称骈指进针法。操作要点：①消毒：腧穴皮肤、医生双手常规消毒。②持针：押手拇、食指持消毒干棉球裹住针身下段，以针尖端露出 0.3～0.5cm 为宜；刺手拇、食、中三指指腹夹持针柄，使针身垂直。③刺入：将针尖固定在腧穴皮肤表面，刺手捻转针柄，押手下压，双手配合，同时用力，迅速将针刺入腧穴皮下。本法适用于长针的进针。

（3）提捏进针法　操作要点：①消毒：腧穴皮肤、医生双手常规消毒。②押手提捏穴旁皮肉：押手拇、食指轻轻提捏腧穴近旁的皮肉，提捏的力度大小要适当。③持针：刺手拇、食、中指三指指腹持针。④刺入：刺手持针快速刺入腧穴。刺入时常与平刺结合。本法适用于皮肉浅薄部位腧穴的进针。

（4）舒张进针法　操作要点：①消毒：腧穴皮肤、医生双手常规消毒。②绷紧皮肤：以押手拇、食指或食、中指将腧穴处皮肤向两侧轻轻撑开，使之绷紧，两指间的距离要适当。③持针：刺手拇、食、中指三指指腹持针。④刺入：刺手持针，于押手两指间的腧穴处迅速刺入。本法适用于皮肤松弛部位腧穴的进针。

二、针刺的角度、深度

1. 针刺的角度

针刺的角度是指进针时针身与皮肤表面所形成的夹角。一般分直刺、斜刺、平刺 3 种。

（1）直刺　直刺是指进针时针身与皮肤表面呈 90°垂直刺入。此法适用于大部分的腧穴。

（2）斜刺　斜刺是指进针时针身与皮肤表面呈 45°左右倾斜刺入。此法适用于肌肉浅薄处或内有重要脏器，或不宜直刺、深刺的腧穴。

（3）平刺　平刺又称横刺、沿皮刺，是指进针时针身与皮肤表面呈 15°左右沿皮刺入。此法适用于皮薄肉少部位的腧穴。

2. 针刺的深度

针刺的深度是指针身刺入腧穴的深浅度。决定针刺深度的基本原则是安全且取得针感。每一腧穴的针刺深度必须与病情、病位、腧穴所在部位、经络阴阳属性、体质、年龄、时令、得气与补泻的要求等相结合而灵活应用。对于眼部、颈项部、胸背部等重要脏器部位的腧穴，一定要准确掌握针刺的角度、方向与深度。

（1）*年龄* 年老体弱，气血衰退，小儿娇嫩，稚阴稚阳，均不宜深刺。中青年身强体壮者，可适当深刺。

（2）*体质* 对形瘦体弱者，宜相应浅刺；形盛体强者，宜深刺。

（3）*病情* 阳证、新病、热证、虚证宜浅刺；阴证、久病、寒证、实证宜深刺。

（4）*病位* 在表、在肌肤宜浅刺；在里、在筋骨、在脏腑宜深刺。

（5）*腧穴所在部位* 头面、胸腹及皮薄肉少处的腧穴宜浅刺。四肢、臀、腹及肌肉丰满处的腧穴可深刺。

（6）*季节* 一般原则是春夏宜浅刺，秋冬宜深刺。

针刺的角度和深度相互关联，一般来说，深刺多用直刺，浅刺多用斜刺、平刺。

三、行针手法

1. 基本手法

行针的基本手法主要有提插法、捻转法两种，两种手法既可单独应用，又可配合应用。

（1）*提插法* 提插法是将毫针刺入腧穴的一定深度后，施以上提下插动作的操作方法，是毫针行针的基本手法。操作要点：①消毒：腧穴皮肤、医生双手常规消毒。②刺入毫针：将毫针刺入腧穴的一定深度。③实施提插操作：插是将针由浅层向下刺入深层的操作，提是从深层向上引退至浅层的操作。如此反复地上提下插。

（2）*捻转法* 捻转法是指将针刺入腧穴一定深度后，施以向前向后的捻转动作，使针在腧穴内反复前后来回旋转的行针手法，是毫针行针的基本手法。操作要点：①消毒：腧穴皮肤、医生双手常规消毒。②刺入毫针：将毫针刺入腧穴的一定深度。③实施捻转操作：针身向前向后持续均匀来回捻转。

2. 辅助手法

临床常用的行针辅助手法有以下 6 种。

（1）*循法* 循法是指在针刺前或针刺后留针过程中，医者用手指顺着经脉的循行径路，在腧穴的上下部轻柔循按的方法。操作要点：①确定腧穴所在的经脉及其循行路线。②循按或拍叩，用拇指指腹，或第二、三、四指并拢后用三指的指腹，沿腧穴所属经脉的循行路线或穴位的上下左右进行循按或拍叩。③反复操作数次，以穴周肌肉得以放松或出现针感或循经感传为度。

（2）*弹法* 弹法是指在留针过程中，医者用手指轻弹针尾或针柄，使针体微微振动的方法。操作要点：①进针后刺入一定深度。②以拇指与食指相交呈环状，食指指甲缘轻抵拇指指腹。③弹叩针柄：将食指指甲面对准针柄或针尾，轻轻弹叩，使针体微微震颤。也可以拇指与其他手指配合进行操作。④弹叩数次。

（3）*刮法* 刮法是指毫针刺入一定深度后，以拇指或食指的指腹抵住针尾，用拇指或食指或中指指甲，由下而上或由上而下频频刮动针柄的方法。操作要点：①进针后刺入一定深度。②用拇指指腹或食指指腹轻轻抵住针尾。③用食指指甲或拇指指甲或中指指甲频频刮动针柄。可由针根部自下而上刮，也可由针尾部自上而下刮，使针身产生轻度震颤。④反复刮动数次。

（4）*摇法* 摇法是指毫针刺入一定深度后，手持针柄，将针轻轻摇动的方法。摇法分为两种，一是直立针身而摇，二是卧倒针身而摇。

1）直立针身而摇：操作要点：①采用直刺进针。②刺入一定深度。③手持针柄，如摇辘轳状呈划圈样摇动，或如摇橹状进行前后或左右的摇动。④反复摇动数次。

2）卧倒针身而摇：操作要点：①采用斜刺或平刺进针。②刺入一定深度。③手持针柄，如摇橹状进行左右摇动。④反复摇动数次。

（5）*飞法*　飞法是指针刺后不得气者，用刺手拇、食指夹持针柄，轻微捻搓数次，然后张开两指，一搓一放，反复数次，状如飞鸟展翅，故称飞法。操作要点：①刺入一定深度。②轻微捻搓针柄数次，然后快速张开两指，一捻一放，如飞鸟展翅之状。③反复操作数次。

（6）*震颤法*　震颤法是指针刺入一定深度后，刺手持针柄，用小幅度、快频率的提插、捻转手法，使针身轻微震颤的方法。操作要点：①进针后刺入一定深度。②刺手拇、食二指或拇、食、中指夹持针柄。③实施提插捻转：小幅度、快频率的提插、捻转，如手颤之状，使针身微微颤动。

四、得气

得气指毫针刺入腧穴一定深度后，施以提插或捻转等行针手法，使针刺部位获得的经气感应。

1. 得气的表现

《标幽赋》曰：“轻滑慢而未来，沉涩紧而已至……气之至也，如鱼吞钩饵之浮沉；气未至也，如闲处幽堂之深邃。”这是对得气所做的最形象的描述。

当出现经气感应时，医患双方会同时有不同的感觉。医者：针下有徐和或沉紧感。患者：①针刺处出现相应的酸、麻、胀、重感，这是最常见的感觉。②向着一定的方向和部位传导和扩散的感觉。③出现循经性肌肤震颤、不自主地肢体活动。④出现循经性皮疹带或红、白线等现象。⑤出现热感、凉感、痒感、触电感、气流感、水波感、跳跃感、蚁行感、抽搐及痛感。若无经气感应而不得气时，医者则感到针下空虚无物，患者亦无酸、麻、胀、重等感觉。

2. 得气的临床意义

得气与否以及气至的迟速，关系到针刺的治疗效果。《灵枢·九针十二原》曰：“为刺之要，气至而有效。效之信，若风之吹云，明乎若见苍天。”得气与否还与疾病的预后有一定关系，如《金针赋》曰：“气速效速，气迟效迟。”说明针刺后得气与否，是获得疗效的关键。具体表现在：①一般得气迅速，则疗效较好。②得气较慢则疗效较差。③若不得气者，难以取效。④若经反复施用各种候气、催气手法后，经气仍不至者，多属正气衰竭，预后极差。⑤若初诊不得气或得气缓慢，经使用正确的针刺方法治疗之后，开始得气或得气较快，表示病人正气恢复，预后良好。

五、针刺补泻

针刺补泻是针对病证虚实而实施的针刺手法，是决定针刺疗效的重要因素。目前临床常用的单式补泻手法包括：

1. 捻转补泻

根据捻转力度的强弱、角度的大小、频率的快慢、操作时间的长短，并结合捻转用力的方向，区分捻转补泻手法。

（1）*补法*　操作要点：①进针，行针得气。②捻转角度小，频率慢，用力轻。结合拇指向前、食指向后（左转）用力为主。③反复捻转。④操作时间短。

（2）*泻法*　操作要点：①进针，行针得气。②捻转角度大，频率快，用力重。结合拇指向后、食指向前（右转）用力为主。③反复捻转。④操作时间长。

2. 提插补泻

根据提插力度的强弱、幅度的大小、频率的快慢、操作时间的长短，区分提插补泻手法。

（1）*补法*　操作要点：①进针，行针得气。②先浅后深，重插轻提，提插幅度小，频率慢。③反复提插。④操作时间短。

（2）*泻法*　操作要点：①进针，行针得气。

②先深后浅，轻插重提。提插幅度大，频率快。③反复操作。④操作时间长。

3. 疾徐补泻

根据进针、出针、行针的快慢区分补泻的针刺手法。

（1）补法　操作要点：①进针时徐徐刺入。②留针期间少捻转。③疾速出针。

（2）泻法　操作要点：①进针时疾速刺入。②留针期间多捻转。③徐徐出针。

4. 迎随补泻

迎随补泻是根据针刺方向与经脉循行方向是否一致区分补泻的手法。

（1）补法　操作要点：进针时针尖随着经脉循行去的方向刺入。

（2）泻法　操作要点：进针时针尖迎着经脉循行来的方向刺入。

5. 呼吸补泻

呼吸补泻是将针刺手法与患者呼吸相结合区分补泻的手法。

（1）补法　操作要点：病人呼气时进针，吸气时出针。

（2）泻法　操作要点：病人吸气时进针，呼气时出针。

6. 开阖补泻

开阖补泻指以出针时是否按压针孔以区分补泻的手法。

（1）补法　操作要点：出针后迅速按闭针孔。

（2）泻法　操作要点：出针时摇大针孔不加按闭。

7. 平补平泻

平补平泻是指进针得气后施以均匀的提插、捻转的手法。

操作要点：①进针，行针得气。②施予均匀的提插、捻转手法，即每次提插的幅度、捻转的角度要基本一致，频率适中，节律和缓，针感强弱适当。

第二节　艾灸法

一、常用灸法的操作要点

1. 艾炷灸

（1）直接灸

1）瘢痕灸：又名化脓灸。

操作要点：①选择体位，定取腧穴：以仰卧位或俯卧位为宜，体位要舒适，充分暴露待灸部位。②穴区皮肤消毒、涂擦黏附剂：对腧穴皮肤进行常规消毒，再将所灸穴位处涂以少量的大蒜汁或医用凡士林或少量清水。③点燃艾炷，每炷要燃尽：将艾炷平稳放置于腧穴上，用线香点燃艾炷顶部，待其自燃。要求每个艾炷都要燃尽，除灰，更换新艾炷继续施灸，灸满规定壮数为止。④轻轻拍打穴旁，减轻施灸疼痛：施灸中，当艾炷燃至底部，患者感觉局部灼痛难忍时，术者可用双手拇指在腧穴两旁用力按压，或在腧穴附近轻轻拍打，以减轻疼痛。⑤灸后预防感染：灸毕要在施灸处贴敷消炎药膏，用无菌纱布覆盖局部，用胶布固定，以防感染。⑥形成灸疮，待其自愈：灸后局部皮肤黑硬，周边红晕，继而起水疱。一般在7日左右局部出现无菌性炎症，其脓汁清稀色白，形成灸疮。灸疮5～6周自行愈合，留有瘢痕。

2）无瘢痕灸：又名非化脓灸。

操作要点：①选择体位，定取腧穴：宜采取仰卧位或俯卧位，充分暴露待灸部位。②涂擦黏附剂：用棉签蘸少许大蒜汁或医用凡士林或涂清水于穴区皮肤，用以黏附艾炷。③点燃艾炷，每炷不可燃尽：将艾炷平置于腧穴上，用线香点燃艾炷顶部，待其自燃。要求每个艾炷不可燃尽，当艾炷燃剩 1/3，患者感觉局部有灼痛时，即可易炷再灸。④把握灸量：灸满规定壮数为止。一般应灸至腧穴局部皮肤呈现红晕而不起疱为度。

（2）间接灸

1）隔姜灸

操作要点：①制备姜片：切取生姜片，每片直径 2~3cm，厚 0.2~0.3cm，中间以针刺数孔。②选取适宜体位，充分暴露待灸腧穴。③放置姜片和艾炷，点燃艾炷：将姜片置于穴上，把艾炷置于姜片中心，点燃艾炷尖端，任其自燃。④调适温度：如患者感觉局部灼痛不可耐受，术者可用镊子将姜片一侧夹住端起，稍待片刻，重新放下再灸。⑤更换艾炷和姜片：艾炷燃尽，除去艾灰，更换艾炷依前法再灸。施灸数壮后，姜片焦干萎缩时，应置换新的姜片。⑥把握灸量：一般每穴灸6~9 壮，至局部皮肤潮红而不起疱为度。灸毕去除姜片及艾灰。

2）隔蒜灸

操作要点：①制备蒜片：选用鲜大蒜头，切成厚 0.2~0.3cm 的薄片，中间以针刺数孔（捣蒜如泥亦可）。②选取适宜体位，充分暴露待灸腧穴。③放置蒜片和艾炷，点燃艾炷：将蒜片置于穴上，把艾炷置于蒜片中心，点燃艾炷尖端，任其自燃。④调适温度：如患者感觉局部灼痛不可耐受，术者可用镊子将蒜片一侧夹住端起，稍待片刻，重新放下再灸。⑤更换艾炷和蒜片：艾炷燃尽，除去艾灰，更换艾炷依前法再灸。施灸数壮后，蒜片焦干萎缩时，应置换新的蒜片。⑥把握灸量：一般每穴灸 5~7 壮，至局部皮肤潮红而不起疱为度。灸毕去除蒜片及艾灰。

3）隔盐灸

操作要点：①选择体位，定取腧穴：宜取仰卧位，身体放松。②食盐填脐：取纯净干燥的食盐适量，将脐窝填平，也可于盐上再放置一姜片。③放置艾炷：将艾炷置于盐上（或姜片上），点燃艾炷尖端，任其自燃。④调适温度，更换艾炷：若患者感觉施灸局部灼热不可耐受，术者用镊子夹去残炷，换炷再灸。⑤把握灸量：如上反复施灸，灸满规定壮数，一般灸 5~9 壮。⑥灸毕，除去艾灰、食盐。

4）隔附子饼灸

操作要点：①制备附子饼：将附子研成细末用黄酒适量调成泥状，做成直径约 3cm、厚约 0.8cm 的圆饼，中间用针穿刺数孔备用。②选取适宜体位，充分暴露待灸腧穴。③放置附子饼及艾炷：先将附子饼置于穴上，再将中号或大号艾炷置于附子饼上，点燃艾炷尖端，任其自燃。④更换艾炷：艾炷燃尽，去艾灰，更换艾炷，依前法再灸。施灸中，若感觉施灸局部灼痛不可耐受，术者用镊子将附子饼一端夹住端起，稍待片刻，重新放下再灸。⑤把握灸量：灸完规定壮数为止，一般每穴灸 3~9 壮。⑥灸毕去除附子片及艾灰。

2. 艾条灸

（1）温和灸

操作要点：①选取适宜体位，充分暴露待灸腧穴。②点燃艾卷：选用纯艾卷，将其一端点燃。③燃艾施灸：术者手持艾卷的中上部，将艾卷燃烧端对准腧穴，距腧穴皮肤2~3cm 进行熏烤，艾卷与施灸处皮肤的距离应保持相对固定。注意：若患者感到局部温热舒适可固定不动；若感觉太烫可加大与皮肤的距离；若遇到小儿或局部知觉减退者，医者可将食、中两指，置于施灸部位两侧，通过医者的手指来测知患者局部受热程度，以便随时调节施灸时间和距离，防止烫伤。④把握灸量：灸至局部皮肤出现红晕，有温热感而无灼痛为度，一般每穴灸 10~15 分钟。⑤灸毕熄灭艾火。

（2）雀啄灸

操作要点：①选取适宜体位，充分暴露待灸腧穴。②点燃艾卷：选用纯艾卷，将其一端点燃。③术者手持艾卷的中上部，将艾卷燃烧端对准腧穴，像麻雀啄米样一上一下移动，使艾卷燃烧端与皮肤的距离远近不一。动作要匀速，起落幅度应大小一致。④燃艾施灸，如此反复操作，给予施灸局部以变量刺激。若遇到小儿或局部知觉减退者，术者应以食指和中指，置于施灸部位两侧，通过医者的手指来测知患者局部受热程度，以便随时调节施灸时间和距离，防止烫伤。⑤把握灸量：灸至皮肤出现红晕，有温热感而无灼痛为度，一般灸 10～15 分钟。⑥灸毕熄灭艾火。

（3）回旋灸

操作要点：①选取适宜体位，充分暴露待灸腧穴。②点燃艾卷：选用纯艾卷，将其一端点燃。③燃艾施灸：术者手持艾卷的中上部，将艾卷燃烧端对准腧穴，与施灸部位的皮肤保持相对固定的距离（一般在 3cm 左右），左右平行移动或反复旋转施灸。动作要匀速。若遇到小儿或局部知觉减退者，尤其是糖尿病患者，术者应以食指和中指，置于施灸部位两侧，通过医者的手指来测知患者局部受热程度，以便随时调节施灸时间和距离，防止烫伤。④把握灸量：灸至皮肤出现红晕，有温热感而无灼痛为度，一般灸 5～10 分钟。⑤灸毕熄灭艾火。

3. 温针灸

操作要点：①准备艾卷或艾绒。截取 2cm 艾卷一段，将一端中心扎一小孔，深 1～1.5cm。也可选用艾绒，艾绒要柔软，易搓捏。②选取适宜体位，充分暴露待灸腧穴。③针刺得气留针：腧穴常规消毒，直刺进针，行针得气，将针留在适当的深度。④插套艾卷或搓捏艾绒，点燃：将艾卷有孔的一端经针尾插套在针柄上，插牢，不可偏歪。或将少许艾绒搓捏在针尾上，要捏紧，不可松散，以免滑落，点燃施灸。⑤艾卷燃尽去灰，重新置艾：待艾卷或艾绒完全燃尽成灰时，将针稍倾斜，把艾灰掸落在容器中，每穴每次可施灸 1～3 壮。⑥待针柄冷却后出针。

二、灸法的注意事项

1. 施灸的先后顺序

临床上一般是先灸上部，后灸下部；先灸阳经，后灸阴经；壮数是先少而后多；艾炷是先小而后大。但在特殊情况下，则可酌情施灸。如脱肛时，即可先灸长强以收肛，后灸百会以举陷。

2. 施灸的禁忌

（1）禁灸部位　如皮薄肉少部位、筋肉结聚之处、大血管处、心前区、妊娠期妇女的腰骶部和下腹部、乳头部和阴部及睾丸等不可施灸。

（2）慎灸情况　极度疲劳、过饥或过饱、酒醉、大汗淋漓、情绪不稳者，对灸法恐惧者，经期妇女，某些传染病、高热、昏迷、抽搐、身体极度消瘦衰竭、精神病患者等，暂时不适合灸治，应待异常情况解除后方可施灸。

（3）各种灸法有不同的禁忌　如颜面、关节部位不适宜用直接灸，以免形成瘢痕。

（4）不宜施灸的病证　对实热证、阴虚发热者，一般不适宜灸疗。

3. 灸后处理

（1）灸后注意观察施灸局部皮肤情况，施灸后，局部皮肤出现微红灼热，属于正常现象，无须处理。若出水疱应采用相应的处理措施。化脓灸者，要认真护理灸疮。

（2）处理好艾灰、废用灸材、污物，保证环境卫生安全。

（3）灸后，尤其是给予较大灸量后，患者常有口干舌燥，可予温开水缓缓饮下。

第三节　拔罐技术

一、常用拔罐法的操作要点

1. 闪罐法

操作要点：①选取适宜体位，充分暴露待拔腧穴。②选用大小适宜的罐具。③用镊子夹紧95%的酒精棉球一个，点燃，使棉球在罐内壁中段绕1~3圈或短暂停留后迅速退出，迅速将罐扣在应拔的部位，再立即将罐起下。④如此反复多次地拔住起下、起下拔住。⑤拔至施术部位皮肤潮红、充血或瘀血为度。

2. 留罐法（坐罐法）

操作要点：①选取适宜体位，充分暴露待拔腧穴。②根据需要选用大小适宜的罐具。③用止血钳或镊子夹住95%的酒精棉球，点燃，使棉球在罐内壁中段绕1~3圈或短暂停留后迅速退出，迅速将罐扣在应拔的部位，即可吸住。④留罐时间，以局部皮肤红润、充血或瘀血为度，一般为5~15分钟。⑤起罐时，一手握罐，另一手用拇指或食指按压罐口周围的皮肤，使之凹陷，空气进入罐内，罐体自然脱下。

3. 走罐法（推罐法、拉罐法）

操作要点：①选取适宜体位，充分暴露待拔腧穴。②选择大小适宜的玻璃罐。③在施术部位涂抹适量的润滑剂，如凡士林、水，也可选择红花油等润滑剂。④先用闪火法将罐吸拔在施术部位上，然后用单手或双手握住罐体，在施术部位上下、左右往返推移。走罐时，可将罐口的前进侧的边缘稍抬起，另一侧边缘稍着力，以利于罐子的推拉。⑤反复操作，至施术部位红润、充血甚至瘀血为度。⑥起罐时，一手握罐，另一手用拇指或食指按压罐口周围的皮肤，使之凹陷，空气进入罐内，罐体自然脱下。

4. 刺血拔罐法（刺络拔罐法）

操作要点：①选取适宜体位，充分暴露待拔腧穴。②选择大小适宜的玻璃罐备用。③消毒施术部位，刺络出血：医者戴消毒手套，用碘伏消毒施术部位，持三棱针（或一次性注射针头）点刺局部使之出血，或用皮肤针叩刺出血。④用闪火法留罐，留置5~15分钟后起罐。⑤起罐时不能迅猛，避免罐内污血喷射而污染周围环境。用消毒棉签清理皮肤上残存血液，清洗火罐后进行消毒处理。

5. 留针拔罐法（针罐法）

操作要点：①选取适宜体位，充分暴露待拔腧穴。②选择大小适宜的玻璃罐备用。③毫针直刺到一定深度，行针、得气、留针。④用闪火法以针刺点为中心留罐，一般留罐10~15分钟，以局部皮肤潮红、充血或瘀血为度。⑤起罐后出针。

二、拔罐法的注意事项

1. 拔罐前的注意事项

（1）患者应着宽松衣裤，便于充分暴露施术部位，并尽量使施术部位肌肉放松，保持平坦。拔罐过程中不能随意改变体位。

（2）一般应选择在肌肉丰满部位进行。骨骼凸凹不平，毛发较多的部位，火罐容易脱落，不适宜用拔罐法。

（3）根据病情、体质和拔罐部位选择体位，尽量选择卧位，避免选择坐位时出现“晕罐”或因火罐吸附力不足而造成火罐脱落等。

（4）拔罐前做好解释工作，并将拔罐后可能出现的情况详述清楚，征得病人同意后方可实施操作。

（5）详细了解既往史、现病史及就诊时的身体状况，掌握适应证及禁忌证。皮肤过敏、溃疡、水肿及心脏大血管分布部位，不宜拔罐；孕妇的腹部、腰骶部位，不宜拔罐；有自发性出血倾向、高热、抽搐等患者禁止拔罐。

2. 操作注意事项

（1）选择大小适当的罐具，既方便操作又能取得最佳治疗效果。老人、小儿、体质虚弱及初次接受拔罐者应选择较小罐具。皮肉浅薄部（如脸部）或胸背上部宜选用较小罐具，腰骶部宜选用较大罐具。一般选用透明罐具，常用玻璃罐，便于对罐内皮肤、血液等的变化进行观察。

（2）闪火法拔罐时，应注意棉球蘸取酒精不宜过多，以免操作过程中酒精下滴烧伤皮肤，甚至导致火灾。要注意火头不能在罐口燃烧，不宜在罐内停留时间过长以免烫伤皮肤。

（3）吸附力应适中，以病人自觉舒适或微有痛感能耐受为度。

（4）要求医者动作熟练，手法轻柔，切忌用力过猛，擦伤皮肤。

（5）火罐操作后应注意对火源的管理，以防造成火灾。

3. 治疗后的注意事项

（1）留罐或走罐治疗后身体常留有罐印，属正常现象，会慢慢消退。

（2）拔罐后，若施术部位瘙痒，宜轻轻拍打，避免用力挠抓，以免破皮后引起感染。

（3）治疗后因操作不当或体质、病情等因素造成皮肤起水疱，应视情况进行不同的处理。

（4）治疗后若感疲乏可多饮温水，适当休息，大多可自行缓解。

（5）火罐使用后罐具应集中消毒处理，防止污染。

第四节　其他疗法

一、三棱针法

三棱针的操作方法一般分为点刺法、散刺法、刺络法、挑刺法四种。

1. 点刺法

操作要点：①选取适宜体位，充分暴露待针腧穴。②医者戴消毒手套。③使施术部位充血。可先在针刺部位及其周围，轻轻地推、揉、挤、捋，使局部充血。④穴区皮肤常规消毒。⑤医者用一手固定点刺部位，另一手持针，露出针尖3~5mm，对准点刺部位快速刺入，迅速出针。一般刺入2~3mm。⑥轻轻挤压针孔周围，使之适量出血或出黏液。⑦用消毒干棉球按压针孔。可在点刺部位贴敷创可贴。

2. 散刺法（豹纹刺）

操作要点：①选取适宜体位，充分暴露待针腧穴。②医者戴消毒手套。③穴区皮肤常规消毒。④根据病变部位大小，由病变外缘呈环形向中心部位进行点刺。一般点刺10~20针。⑤点刺后，可见点状出血，若出血不明显，可加用留罐法以增加出血量，放出适量血液（或黏液）。⑥用消毒干棉球按压针孔。施术部位面积较大时，可以敷无菌敷料。

3. 刺络法

操作要点：①选择适宜的体位，确定血络。②医者戴消毒手套。③使血络充盈：肘、膝部静脉处放血时，一般要捆扎橡皮管。将橡皮管结扎在针刺部位的上端（近心端），以使血络怒张显现。其他部位则不方便结扎，为使血络充盈，也可轻轻拍打血络处。④将血络处皮肤严格消毒。⑤一手拇指按压在被刺部位的下端，使血络位置相对固定，一手持针，对准针刺部位，顺血络走向，斜向上与之呈45°左右刺入，以刺穿血络前壁为度，一般刺入2~3mm，然后迅速出针。⑥根据病情需要，使其流出一定量的血液。也可轻轻按压静脉上端，以助瘀血外出。⑦松开橡皮管，待出血自然停止。⑧以消毒干棉球按压针孔，并以75%酒精棉球清除针处及其周围的血液。

4. 挑刺法

操作要点：①选取适宜体位，充分暴露待针腧穴。②医者戴消毒手套。③局部皮肤严格消毒。④挑破表皮，挑断皮下纤维组织：医者一手按压进针部位两侧或捏起皮肤使之紧绷固定，另一手持针迅速刺入皮肤1~2mm，随即倾斜针身挑破表皮，使之出少量血液或黏液。也可再刺入2~5mm，倾斜针身使针尖轻轻挑起，挑断皮下纤维组织。⑤出针，用无菌敷料覆盖创口。

二、皮肤针法

操作要点：①选取适宜体位，充分暴露待针腧穴。②穴区皮肤常规消毒。③软柄、硬柄皮肤针持针姿势不同。硬柄皮肤针持针式：用拇指和中指夹持针柄两侧，食指置于针柄中段上面，无名指和小指将针柄末端固定于大小鱼际之间。软柄皮肤针持针式：将针柄末端置于掌心，拇指居上，食指在下，中指、无名指、小指呈握拳状固定针柄末端。④叩刺：叩刺时，主要运用腕力，要求针尖垂直叩击皮肤，并立即弹起，如此反复操作。⑤用无菌干棉球或棉签擦拭。

皮肤针法有三种刺激强度，各有不同的适应证：①弱刺激：用较轻的腕力进行叩刺，针尖垂直叩打皮肤后立即弹起，针尖接触皮肤时间短。以局部皮肤略见潮红为度。②中等刺激：用中等的腕力进行叩刺，使针尖垂直叩打在皮肤上，针尖接触皮肤时间略长，立即弹起。以局部皮肤明显潮红，微有渗血为度。③强刺激：用中重腕力进行叩刺，使针尖垂直叩打在皮肤上，针尖接触皮肤时间长，再弹起。以局部皮肤明显潮红、出血为度。

三、耳穴压丸法

耳穴压丸法是指使用一定丸状物贴压耳穴以防治疾病的一种方法。

在进行耳穴压丸治疗之前，要做必要的器材准备：①压丸材料：凡是表面光滑，质硬，无副作用，适合贴压穴位面积大小的小丸粒均可选用，一般选用清洁后的王不留行籽，或用莱菔子、白芥子等代替。用75%的酒精浸泡2分钟，或用沸水烫后晾干，置于瓶中备用。也可选用磁珠等。②其他：医用胶布、止血钳、弯盘、消毒棉签、75%酒精、消毒干棉球等。

操作要点：①选穴：根据耳穴的选穴原则，选择耳穴确定处方。②选择体位：一般以坐位或卧位为宜。③准备丸粒：将小丸粒贴于0.5cm×0.5cm的小方块医用胶布中央，备用。或选用成品耳穴贴。④耳穴皮肤消毒：用75%酒精棉球擦拭消毒，去除污垢和油脂。⑤贴压：一手托住耳郭，另一手持镊子将贴丸胶布对准耳穴进行敷贴，并给予适当按压，使耳郭有发热、胀痛感。压穴时，托指不动压指动，只压不揉，以免胶布移动；用力不能过猛过重。

第五节　针灸异常情况处理

一、晕针

晕针是在针刺治疗中病人发生的晕厥现象。

处理要点：可分五个步骤进行救治。

第一步：立即停针、起针。立即停止针刺，并将已刺之针迅速全部起出。

第二步：平卧、宽衣、保暖。将患者扶至空气流通之处，让患者头低脚高位平卧，松开衣带，且要注意保暖。

第三步：症状轻者静卧休息，给予温开水或

糖水，即可恢复。

第四步：在上述处理的基础上，可针刺人中、素髎、内关、涌泉、足三里等穴，或温灸百会、气海、关元等。尤其是艾灸百会，对晕针有较好的疗效，可用艾条于百会穴上悬灸，至知觉恢复，症状消退。

第五步：经以上处理，仍不省人事，呼吸细微，脉细弱者，要及时配合现代急救处理措施，如人工呼吸等。

轻者，经前三个步骤处理即可渐渐恢复；重者，应及时进行后两个步骤。

二、滞针

滞针是指在行针时或留针期间出现医者感觉针下涩滞，捻转、提插、出针均感困难，而病人则感觉痛剧的现象。

处理要点：

1. 因病人精神紧张，局部肌肉过度收缩所致者，应采用：①适当延长留针时间。②在滞针穴位附近，运用循按或弹柄法。③在附近再刺一针。

2. 因行针手法不当，单向捻转太过所致者，应采用：①向相反的方向将针捻回。②配合弹柄法、刮柄法或循按法，促使肌纤维放松。

三、弯针

弯针是指针柄改变了进针时或刺入腧穴时的方向和角度，提插、捻转以及出针时均感到十分困难，患者感到疼痛。

处理要点：

1. 出现弯针后，不得再行提插、捻转等手法。

2. 根据弯针的程度、原因采取不同的处理方法：①若针柄轻微弯曲者，应慢慢将针起出。②若弯曲角度过大，应轻微摇动针体，并顺着针柄倾斜的方向将针退出。③若针体发生多个弯曲，应根据针柄的倾斜方向分段慢慢向外退出，切勿猛力外拔，以防造成断针。④若因患者体位改变所致者，应嘱患者慢慢恢复到原来体位，局部肌肉放松后再将针缓慢起出。

四、断针

断针是指行针或出针时发现针身断裂，断端部分露于皮肤之上，或断端全部没入皮肤之下。

处理要点：

1. 嘱患者不要惊慌乱动，令其保持原有体位，以免针体向肌肉深层陷入。

2. 根据针体残端的位置采用不同的方法将针取出：①若针体残端尚有部分露在体外，可用手或镊子取出。②若残端与皮肤面相平或稍低，尚可见到残端时，可用手向下挤压针孔两旁皮肤，使残端露出体外，再用镊子取出。③若断针残端全部没入皮内，但离皮下不远，而且断针下还有硬组织（如骨骼）时，可由针旁外面向下轻压皮肤，利用该组织将针顶出。④若断针下面为软组织，可将该部肌肉捏住，将断针残端向上托出。⑤断针完全陷没在皮肤之下，无法取出者，应在X线下定位，手术取出。⑥如果断针在重要脏器附近，或患者有不适感觉及功能障碍时，应立即采取外科手术方法处理。

五、血肿

血肿是指出针后针刺部位肿胀疼痛，继则皮肤呈现青紫色。

处理要点：①微量的皮下出血，局部小块青紫时，一般不必处理，可待其自行消退。②局部肿胀疼痛较剧，青紫面积大而且影响到功能活动时，可先做冷敷止血，再做热敷或在局部轻轻揉按，以促使瘀血消散吸收。

六、皮肤灼伤及起疱

皮肤灼伤及起疱是指在施灸或拔罐过程中，因操作不当或有意为之导致皮肤被灼伤起疱的现象。

处理要点：①局部出现小水疱，只要注意不擦破，可任其自然吸收。②如水疱较大，对局部皮肤严格消毒后，可用消毒的三棱针或粗毫针刺破水疱，放出水液，或用无菌的一次性注射器针抽出水液，再涂以烫伤油等，并以纱布包敷，每日更换药膏1次，直至结痂。注意不要擦破疱皮。③如用化脓灸者，在灸疮化脓期间，要注意适当休息，加强营养，保持局部清洁，并可用敷料保护灸疮，以防污染，待其自然愈合。④如处理不当，灸疮脓液呈黄绿色或有渗血现象，可用消炎药膏或玉红膏涂敷。

七、刺伤内脏

（一）创伤性气胸

气胸是指毫针刺伤肺组织，使空气进入胸腔，引起肺萎陷。轻者出现胸痛、胸闷、心慌、呼吸不畅；重者出现呼吸困难、唇甲发绀、血压下降等症状。

处理要点：

1. 立即出针，并让患者采取半卧位休息，切勿翻转体位。

2. 安慰患者以消除其紧张恐惧心理。

3. 必要时请相关科室会诊。

4. 根据不同的病情程度采用不同的处理方法：①漏气量少者，可自行吸收。要密切观察病情，随时对症处理，酌情给予吸氧、镇咳、抗感染等治疗。②病情严重者，应及时组织抢救，可采用胸腔闭式引流排气等救治。

（二）刺伤其他内脏

除肺脏外，针刺的角度和深度不当还会造成其他内脏的损伤，主要症状是疼痛和出血。刺伤肝、脾，可引起内出血，肝区或脾区疼痛，有的可向背部放射；若出血量过大，会出现腹痛、腹肌紧张，并有压痛及反跳痛等急腹症症状。刺伤心脏时，轻者可出现强烈刺痛，重者有剧烈撕裂痛，引起心外射血，导致休克等危重情况。刺伤肾脏，可出现腰痛、血尿，严重时血压下降、休克。刺伤胆囊、膀胱、胃、肠等空腔脏器时，可引起疼痛，甚至急腹症等症状。

处理要点：

1. 发现内脏损伤后，要立即出针。

2. 安慰患者以消除其紧张恐惧心理。

3. 必要时请相关科室会诊。

4. 根据病情程度不同采用不同的处理方法：①若损伤轻者，应卧床休息，一段时间后一般即可自愈。②若损伤较重，或有持续出血倾向者，应用止血药等对症处理，并密切观察病情及血压变化。③若损伤严重，出血较多，出现失血性休克时，则必须迅速进行输血等急救或外科手术治疗。

八、刺伤脑脊髓

刺伤脑脊髓是指由于针刺过深造成脑及脊髓的损伤。刺伤延髓时，可出现头痛、恶心、呕吐、呼吸困难、休克和神志昏迷等。刺伤脊髓，可出现触电样感觉向肢端放射，甚至引起暂时性肢体瘫痪，有时可危及生命。

处理要点：

1. 发现有脑脊髓损伤时，应立即出针。

2. 安慰患者以消除其紧张恐惧心理。

3. 根据症状轻重不同采用不同的处理方法：①轻者，需安静休息，经过一段时间后，可自行恢复。②重者，请相关科室会诊及时救治。

九、外周神经损伤

刺伤神经干是指针刺操作不当造成相应的神经干的损伤。当神经受损后，多出现麻木、灼痛等症状，甚至出现神经分布区域及所支配脏器的功能障碍或末梢神经炎等症状。

处理要点：

1. 立刻停止针刺，勿继续提插捻转，应缓慢轻柔出针。

2. 损伤严重者，可在相应经络腧穴上进行B族维生素类药物穴位注射；根据病情需要或可应用激素冲击疗法以对症治疗。

3. 可进行理疗、局部热敷或中药治疗等。

第六节　常见急性病症的针灸治疗

本节所述内容是以各病急性发作时的病情为重点进行辨证论治。

一、偏头痛

（一）辨证要点

主症：头痛多为一侧，常局限于额部、颞部和枕部，疼痛开始时为剧烈的搏动性疼痛，后转为持续性钝痛。任何时间皆可发作，但以早晨起床时多发，症状可持续数小时到数天。典型的偏头痛有先兆症状，如眼前闪烁暗点、视野缺损、单盲或同侧偏盲。发作时头痛部位可由头的一个部位转移到另一个部位，可同时放射至颈、肩部。

兼头胀痛，眩晕，胸胁胀痛，舌红少苔，脉弦或细数者，为肝阳上亢；兼头痛昏沉，胸脘痞闷，苔白腻，脉滑者，为痰湿偏盛；头痛日久，痛有定处，其痛如刺，舌紫暗或有瘀斑，苔薄，脉细涩者，为瘀血阻络。

（二）治疗

治法：疏泄肝胆，通经止痛。取手足少阳、足厥阴经穴以及局部穴为主。

主穴：率谷、阿是穴、风池、外关、足临泣、太冲。

配穴：肝阳上亢配百会、行间；痰湿偏盛配中脘、丰隆；瘀血阻络配血海、膈俞。

操作：毫针刺，泻法。当偏头痛发作时一般以远端穴为主，用较强刺激。

二、眩晕

（一）辨证要点

眩晕急性发作常与忧郁恼怒、恣食厚味、跌仆损伤等因素有关。病位在脑，与肝、脾相关。情志不舒，气郁化火，风阳升动，清窍被扰；或脾失健运，痰湿中阻，浊阴上蒙清窍，均可导致眩晕，基本病机是风、火、痰扰乱清窍。

主症：头晕目眩，视物旋转。重者两眼昏花缭乱，视物不明，旋摇不止，难以站立，昏昏欲倒，甚则跌仆。

兼面红目赤，目胀耳鸣，烦躁易怒，舌红，苔黄，脉弦数者，为肝阳上亢；兼头重如裹，胸脘痞闷，舌淡，苔白腻，脉弦滑者，为痰湿中阻。

（二）治疗

1. 基本治疗

治法：平肝潜阳，化痰定眩。取足少阳、足厥阴经穴及督脉穴为主。

主穴：百会、风池、太冲、内关。

配穴：肝阳上亢配行间、侠溪、太溪；痰湿中阻配头维、中脘、丰隆。高血压配曲池、足三里；颈性眩晕配风府、天柱、颈夹脊。

操作：毫针泻法。针刺风池穴应正确把握针刺的方向、角度和深度，刺激量不宜强。高血压者，太冲朝涌泉方向透刺。

2. 其他治疗

（1）头针法　取顶中线、枕下旁线，毫针沿头皮刺入，快速捻转，留针30分钟。

（2）耳针法　取肾上腺、皮质下、枕、神门、额、内耳，每次取3~5穴，毫针刺或用压丸法。血压过高者可在降压沟和耳尖点刺出血。

（3）三棱针法　取耳尖、印堂、太阳、头维、百会等穴，用三棱针点刺出血3~5滴。适用于眩晕实证者。

三、落枕

（一）辨证要点

主症：项背部强痛，低头加重，项背部压痛明显者，病在督脉与太阳经；颈肩部疼痛，头部歪向患侧，颈肩部压痛明显者，病在少阳经。

有明显的感受风寒史，颈项疼痛重着，或伴恶寒发热、头痛者为风寒袭络；颈项部刺痛，固定不移，且有明显的夜卧姿势不当或颈项外伤史者为气滞血瘀。

（二）治疗

1. 基本治疗

治法：疏经活络，调和气血。取局部阿是穴和手太阳、足少阳经穴为主。

主穴：外劳宫、天柱、阿是穴。

配穴：病在督脉、太阳经配后溪、昆仑；病在少阳经配外关、肩井；风寒袭络配风池、合谷；气滞血瘀配内关、合谷；肩痛配肩髃；背痛配天宗。

操作：毫针刺，泻法。先刺远端外劳宫，持续捻转，嘱患者慢慢活动颈部，一般颈项疼痛立即缓解，再针刺局部腧穴。风寒袭络者可局部配合艾灸，气滞血瘀者可局部配合三棱针点刺放血。

2. 其他治疗

（1）拔罐法　取局部压痛点，先施闪罐法，再施留罐法，也可以配合刺络拔罐法。

（2）耳针法　取颈、颈椎、肩、枕、神门。毫针中等刺激，持续运针，同时令患者慢慢活动颈项部。

四、中风

（一）辨证要点

1. 中经络

主症：意识清楚，半身不遂，口眼㖞斜，语言不利。

兼见面红目赤，眩晕头痛，口苦，舌红或绛，苔黄，脉弦有力者，为肝阳暴亢；兼肢体麻木或手足拘急，头晕目眩，苔腻，脉弦滑者，为风痰阻络；兼口黏痰多，腹胀便秘，舌红，苔黄腻或灰黑，脉弦滑大者，为痰热腑实；兼肢体软弱，偏身麻木，面色淡白，气短乏力，舌暗，苔白腻，脉细涩者，为气虚血瘀；兼肢体麻木，手足拘挛，眩晕耳鸣，舌红，苔少，脉细数者，为阴虚风动。

2. 中脏腑

主症：突然昏仆，不省人事，或神志恍惚、嗜睡，兼见半身不遂，口眼㖞斜。

若见神昏，牙关紧闭，口噤不开，两手握固，肢体强痉，大小便闭者，为闭证；昏愦无知，目合口开，四肢瘫软，手撒肢冷，汗多，二便自遗，脉微细欲绝者，为脱证。

（二）治疗

1. 基本治疗

（1）中经络

治法：疏通经络，醒脑调神。取督脉、手厥阴及足太阴经穴为主。

主穴：水沟、内关、三阴交、极泉、尺泽、委中。

配穴：肝阳暴亢配太冲、太溪；风痰阻络配丰隆、风池；痰热腑实配曲池、内庭、丰隆；气虚血瘀配气海、血海、曲池、足三里；阴虚风动配太溪、风池。上肢不遂配肩髃、曲池、手三里、合谷；下肢不遂配环跳、风市、阳陵泉、足三里、悬钟、太冲。口角㖞斜配地仓、颊车、合谷、太冲；语言謇涩配廉泉、通里、哑门；吞咽困难配廉泉、金津、玉液；复视配风池、睛明；便秘配天枢、丰隆；尿失禁、尿潴留配中极、关元。

操作：水沟向上方斜刺，用雀啄法，以眼球湿润为度；内关用泻法；三阴交用补法；刺极泉时，在标准定位下1寸心经上取穴，避开动脉，直刺进针，用提插泻法，以患者上肢有麻胀感和抽动感为度；尺泽、委中直刺，用提插泻法使肢体有抽动感。

（2）中脏腑

治法：闭证，平肝息风，醒脑开窍，取督脉、手厥阴经穴和十二井穴为主。脱证，回阳固脱，以任脉经穴为主。

主穴：水沟、百会、内关。

配穴：闭证，十二井穴、太冲、合谷。脱证，关元、神阙、气海。

操作：十二井穴用三棱针点刺出血；太冲、合谷用泻法；神阙用隔盐灸，关元用大艾炷灸，至四肢转温为止。

2. 其他治疗

（1）头针法　取顶颞前斜线、顶颞后斜线、顶旁1线及顶旁2线。快速捻转2~3分钟，每次留针30分钟，留针期间反复捻转2~3次，行针时嘱患者活动患侧肢体。此法适用于半身不遂早期。

（2）电针法　在患侧上、下肢各选一组穴位，采用断续波或疏密波，以肌肉微颤为度，每次通电20~30分钟。此法适用于半身不遂患者。

五、心悸

（一）辨证要点

心悸急性发作多与体虚劳倦、七情所伤、感受外邪、药食不当等因素有关。本病的病位在心，与肝、脾、肺、肾功能失调密切相关。基本病机是气血阴阳亏虚，心失濡养，或邪扰心神，心神不宁。初期以虚证多见，久则呈现虚实夹杂之证。

主症：自觉心跳异常，心慌不安，甚至不能自主。

兼少寐多梦，五心烦热，舌红少苔，脉细数者，为阴虚火旺；胸闷烦躁，口苦咽干，大便秘结，小便短赤，舌红苔黄腻，脉弦滑者，为痰火扰心；胸闷气短，咳吐痰涎，面浮足肿，舌淡，苔白滑，脉沉细而滑者，为水气凌心；心痛阵发，唇甲青紫，舌质紫暗或有瘀斑，脉细涩或结代者，为心脉瘀阻。

（二）治疗

1. 基本治疗

治法：宁心安神，定悸止惊。取手少阴、手厥阴经穴及相应脏腑俞募穴为主。

主穴：内关、神门、郄门、心俞、巨阙。

配穴：阴虚火旺配太溪、肾俞；痰火扰心配尺泽、丰隆；水气凌心配气海、阴陵泉；心脉瘀阻配膻中、膈俞。易惊配大陵；浮肿配水分。

操作：毫针平补平泻。水气凌心者心俞可加灸法，心脉瘀阻者膈俞可用刺络拔罐法。

2. 其他治疗

耳针法：取心、交感、神门、皮质下。毫针刺或用埋针法、压丸法。

六、哮喘

（一）辨证要点

1. 实证

主症：哮喘声高气粗，呼吸深长有余，呼出为快，体质较强，脉象有力。

若喉中哮鸣如水鸡声，痰多，色白，稀薄或多泡沫，伴风寒表证，苔薄白，脉浮紧者，为风寒外袭；喉中痰鸣如吼，声高气粗，痰色黄或白，黏着稠厚，伴口渴，便秘，舌红，苔黄腻，脉滑数者，为痰热阻肺。

2. 虚证

主症：哮喘声低气怯，气息短促，深吸为快，体质虚弱，脉弱无力。

若喘促气短，动则加剧，喉中痰鸣，痰稀，神疲，汗出，舌淡，苔白，脉细弱者，为肺气虚；气息短促，呼多吸少，动则喘甚，耳鸣，腰膝酸软，舌淡，苔薄白，脉沉细者，为肾气虚。

（二）治疗

1. 基本治疗

（1）实证

治法：祛邪肃肺，化痰平喘，取手太阴经穴及相应背俞穴为主。

主穴：列缺、尺泽、肺俞、中府、定喘。

配穴：风寒外袭配风门、合谷；痰热阻肺配丰隆、曲池；喘甚者配天突。

操作：毫针刺，泻法。风寒者可酌加艾灸。

（2）虚证

治法：补益肺肾，止哮平喘，取相应背俞穴及手太阴、足少阴经穴为主。

主穴：肺俞、膏肓、肾俞、太渊、太溪、足三里、定喘。

配穴：肺气虚配气海；肾气虚配关元。

操作：毫针刺，补法。可酌加艾灸或拔罐。

2. 其他治疗

（1）皮肤针法　取鱼际至尺泽穴手太阴肺经循行部、第1胸椎至第2腰椎旁开1.5寸足太阳膀胱经循行部。循经叩刺，以皮肤潮红或微渗血为度。

（2）耳针法　取对屏尖、肾上腺、气管、肺、皮质下、交感。每次选用3～5穴，毫针刺法。发作期每日1～2次。

七、呕吐

（一）辨证要点

主症：一般发病急，呕吐量多，吐出物多酸臭味。

若呕吐清水或稀涎，食久乃吐，舌淡，苔薄白，脉迟者，为寒邪客胃；呕吐酸苦热臭，食入即吐，舌红，苔薄黄，脉数者，为热邪内蕴；因暴饮暴食而呕吐酸腐，脘腹胀满，嗳气厌食，苔厚腻，脉滑实者，为饮食停滞；呕吐多因情志不畅而发作，嗳气吞酸，胸胁胀满，脉弦者，为肝气犯胃。

（二）治疗

1. 基本治疗

治法：和胃理气，降逆止呕。取胃的募穴及足阳明、手厥阴经穴为主。

主穴：中脘、胃俞、足三里、内关。

配穴：寒邪客胃配上脘、公孙；热邪内蕴配商阳、内庭、金津、玉液；饮食停滞配梁门、天枢；肝气犯胃配肝俞、太冲。

操作：毫针刺，平补平泻法。寒邪客胃者宜配合灸法，热邪内蕴者金津、玉液点刺出血。

2. 其他治疗

耳针法：选胃、贲门、食道、口、神门、交感、皮质下。每次3～4穴，毫针刺，或用压丸法。

八、胃痛

（一）辨证要点

胃痛急性发作常与寒邪客胃、饮食伤胃、情志不畅等因素有关。病位在胃，与肝、脾有关。基本病机是胃气失和，胃络不通。

主症：上腹胃脘部疼痛。胃痛急性发作时，常痛势较剧，痛处拒按，食后痛甚。

若胃痛暴作，恶寒喜暖，苔薄白，脉弦紧者，为寒邪客胃；胀满而痛，兼嗳腐吞酸，苔厚腻，脉滑者，为饮食停滞；胃脘胀痛，兼攻痛连胁，苔薄白，脉弦者，为肝气犯胃。

（二）治疗

1. 基本治疗

治法：和胃止痛。取足阳明经穴及胃的募穴为主。

主穴：中脘、足三里、内关。

配穴：寒邪客胃配胃俞、神阙；饮食停滞配天枢、梁门；肝气犯胃配太冲、阳陵泉。急性胃炎配梁丘；消化性溃疡配公孙。

操作：主穴毫针刺行平补平泻法。疼痛发作时，足三里持续行针1～2分钟，一般疼痛可逐渐缓解。寒气客胃者宜加用灸法。

2. 其他治疗

耳针法：取胃、交感、神门，毫针刺或用埋针法、压丸法。

九、腹痛

（一）辨证要点

腹痛急性发作常与感受外邪、饮食不节、情志不畅等因素有关。病位在腹，与肝、胆、脾、肾、膀胱、大小肠有关。基本病机是感受外邪或脏腑内伤，腹部脏腑经脉气机不利而腹痛急性发作。

主症：胃脘以下、耻骨毛际以上部位疼痛。腹痛突然发作时，常痛势剧烈，痛时拒按。

若腹痛拘急、暴作，得温痛减，舌淡，苔薄白，脉沉紧者，为寒邪内积；腹痛灼热，得凉痛减，舌红，苔黄腻，脉滑数者，为湿热壅滞；腹部胀满疼痛，痛而欲泻，泻后痛减，舌苔厚腻，脉滑者，为饮食停滞；暴怒后出现腹部胀痛，攻窜两胁，痛引少腹，舌淡红，苔薄白，脉弦者，为气滞血瘀。

（二）治疗

1. 基本治疗

治法：和胃调肠，缓急止痛。取足阳明、足太阴经穴及相应脏腑募穴为主。

主穴：中脘、天枢、足三里、三阴交。

配穴：寒邪内积配神阙、关元；湿热壅滞配阴陵泉、内庭；饮食停滞配下脘、梁门；气滞血瘀配太冲、血海。

操作：疼痛发作时，足三里持续行针 1~2 分钟，一般疼痛可逐渐缓解。寒邪内积可配用灸法。

2. 其他治疗

耳针法：取大肠、小肠、腹、肝、脾、交感、神门。毫针刺或用埋针法、压丸法。

十、泄泻

（一）辨证要点

主症：发病势急，病程短，泄泻次数多，多属实证。

若大便清稀或如水样，腹痛肠鸣，身寒喜温，苔白滑，脉濡缓者，为寒湿内盛；泻下急迫，或泻而不爽，黄褐臭秽，肛门灼热，舌红，苔黄腻，脉濡数者，为肠腑湿热；泻下恶臭，腹痛肠鸣，泻后痛减，嗳腐吞酸，脘腹胀满，不思饮食，舌苔垢浊或厚腻，脉滑者，为食滞肠胃。

（二）治疗

1. 基本治疗

治法：除湿导滞，通调腑气。取足阳明、足太阴经穴为主。

主穴：天枢、上巨虚、阴陵泉、水分。

配穴：寒湿内盛配神阙；肠腑湿热配内庭、曲池；食滞肠胃配中脘；泻下脓血配曲池、三阴交、内庭。

操作：神阙穴用隔盐灸或隔姜灸，其他腧穴常规针刺，寒湿内盛针灸并用。

2. 其他治疗

耳针法：取大肠、脾、交感。毫针刺或用埋针法、压丸法。

十一、癃闭

（一）辨证要点

癃闭是以小便量少，排尿困难，甚则小便闭塞不通为主症的一种病证。“癃”指小便不利，点滴而下，病势较缓；“闭”指小便闭塞，点滴不通，病势较急。本病常与外邪侵袭、饮食不节、情志内伤、瘀浊内停等因素有关。病位在膀胱与肾，与三焦、肺、脾、肝等关系密切。基本病机是湿热、气滞、瘀血、结石致使膀胱气化不利。

主症：排尿困难。表现为发病急，病程短，小便闭塞不通，赤热或短而不利，努责无效，小腹胀急而痛。

若尿量极少而短赤灼热，兼口渴不欲饮，舌质红，苔黄腻，脉滑数者，为膀胱湿热；兼咽干烦渴，或有咳嗽，舌红，苔薄黄，脉数者，为肺热壅盛；若情志抑郁，胁腹胀满，舌红，苔薄黄，脉弦者，为肝郁气滞；若尿细如线或点滴不通，兼小腹胀满疼痛，舌紫暗，或有瘀点，脉涩者，为浊瘀阻塞。

（二）治疗

1. 基本治疗

治法：清热利湿，行气活血。以足太阳、足太阴经穴及相应俞募穴为主。

主穴：中极、膀胱俞、秩边、阴陵泉、三阴交。

配穴：膀胱湿热配委阳；肺热壅盛配尺泽；肝郁气滞配太冲、大敦；浊瘀阻塞配次髎、膈俞。

操作：毫针泻法。秩边穴深刺 2.5~3 寸，以针感向会阴部放射为度。针刺中极前，应首先检查膀胱的膨胀程度，以决定针刺的方向、角度和深度，膀胱充盈者不能直刺，应向下斜刺、浅刺，使针感到达会阴并引起小腹收缩、抽动为佳。

2. 其他治疗

（1）耳针法　取肾、膀胱、肺、肝、脾、三焦、交感、神门、皮质下、腰骶椎，每次选 3~5 穴，毫针中强度刺激，或用埋针法、压丸法。

（2）穴位敷贴法　取神阙穴。用葱白、冰片、田螺或鲜青蒿、甘草、甘遂各适量，混合捣烂后敷于脐部，外用纱布固定，加热敷。

十二、痛经

（一）辨证要点

主症：疼痛发于经前或经行之初，以绞痛、灼痛、刺痛为主，疼痛拒按，月经量少，质稠，行而不畅，血色紫暗有块，块下痛缓者。

经前或经期小腹胀痛拒按，经血量少，行而不畅，血色紫暗有块，块下痛缓，伴有乳房胀痛，舌质紫暗或有瘀点，脉弦者，为气滞血瘀；小腹冷痛拒按，得热痛减，量少色暗，面色青白，肢冷畏寒，舌暗苔白，脉沉紧者，为寒凝血瘀。

（二）治疗

1. 基本治疗

治法：行气活血，调经止痛。取任脉、足太阴经穴为主。

主穴：中极、次髎、地机、三阴交、十七椎。

配穴：气滞血瘀配太冲、血海；寒凝血瘀配关元、归来。

操作：毫针泻法，寒凝者加艾灸。

2. 其他治疗

（1）耳针法　取内分泌、内生殖器、交感、神门、皮质下、肾。每次选 2~4 穴，毫针刺或用埋针法、压丸法。

（2）艾灸法　取关元、气海穴，隔附子饼灸 3~5 壮，隔日 1 次。适用于虚证和寒凝血瘀证。

十三、扭伤

（一）辨证要点

新伤疼痛肿胀，活动不利，为气滞血瘀。

（二）治疗

1. 基本治疗

治法：祛瘀消肿，舒筋通络。取扭伤局部腧穴为主。

主穴：阿是穴、局部腧穴。腰部取阿是穴、大肠俞、腰痛点、委中；项部取阿是穴、风池、绝骨、后溪；肩部取阿是穴、肩髃、肩髎、肩贞；肘部取阿是穴、曲池、小海、天井；腕部取阿是穴、阳溪、阳池、阳谷；髋部取阿是穴、环跳、秩边、居髎；膝部取阿是穴、膝眼、膝阳关、梁丘；踝部取阿是穴、申脉、解溪、丘墟。

配穴：①根据病位配合循经远端取穴。急性腰扭伤，督脉病证配水沟或后溪，足太阳经筋病证配昆仑或后溪，手阳明经筋病证配手三里或三间。②根据病位在其上下循经邻近取穴，如膝内侧扭伤，病在足太阴脾经，可在扭伤部位其上取血海，其下取阴陵泉。③根据手足同名经配穴法进行配穴。方法：踝关节与腕关节对应、膝关节与肘关节对应、髋关节与肩关节对应。例如，踝关节外侧昆仑穴、申脉穴处扭伤，病在足太阳经，可在对侧腕关节手太阳经养老穴、阳谷穴处寻找最明显的压痛点针刺；再如，膝关节内上方扭伤，病在足太阴经，可在对侧手太阴经尺泽穴处寻找最明显的压痛点针刺；以此类推。

操作：毫针泻法。常先针刺远端穴位，并令患者同时活动患部，常有针入痛止之效。

2. 其他治疗

（1）耳针法　取对应扭伤部位、神门。中强度刺激，或用埋针法，或用压丸法。

（2）刺络拔罐法　取阿是穴。以皮肤针叩刺疼痛肿胀局部，微出血后，加拔火罐，适用于新伤局部血肿明显者。

十四、牙痛

（一）辨证要点

主症：牙齿疼痛。

若起病急，牙痛甚而龈肿，伴形寒身热，脉浮数者，为风火牙痛；牙痛剧烈，齿龈红肿或出脓血，口臭，口渴，便秘，舌红，苔黄燥，脉洪数者，为胃火牙痛。

（二）治疗

1. 基本治疗

治法：驱风泻火，通络止痛。取手、足阳明经穴为主。

主穴：合谷、颊车、下关。

配穴：风火牙痛配外关、风池；胃火牙痛配内庭、二间。

操作：毫针泻法，或平补平泻。循经远取可左右交叉刺，合谷持续行针1~2分钟。

2. 其他治疗

（1）耳针法　取口、颌、牙、神门、胃、肾。每次选用3~5穴，毫针中等强度刺激，或用压丸法。

（2）穴位敷贴法　将大蒜捣烂，于睡前贴敷双侧阳溪穴，至发疱后取下，用于龋齿疼痛。

十五、晕厥

（一）辨证要点

主症：突然昏仆，兼面色苍白，四肢厥冷，舌淡，苔薄白，脉细缓无力者，为虚证；素体健壮，偶因外伤、恼怒等致突然昏仆，兼呼吸急促，牙关紧闭，舌淡，苔薄白，脉沉弦者，为实证。

（二）治疗

1. 基本治疗

治法：苏厥醒神。以督脉穴为主。

主穴：水沟、百会、内关、涌泉。

配穴：虚证配气海、关元；实证配合谷、太冲。

操作：毫针虚补实泻法。

2. 其他治疗

（1）耳针法　取心、脑干、神门、皮质下、肾上腺。选2~4穴，毫针刺，实证用较强刺激，间歇行针，虚证用弱刺激。

（2）三棱针法　取太阳、十二井穴或十宣。用三棱针点刺出血数滴。适用于实证。

（3）指针法　取水沟、内关、太冲。用拇指重力掐按，以患者出现疼痛反应并苏醒为度。

十六、高热

（一）辨证要点

主症：体温升高，超过39℃。

高热恶寒，兼咽干，舌红，苔黄，脉浮数者，为风热表证；兼咳嗽，痰黄而稠，咽干口渴，脉数者，为肺热证；高热汗出，兼烦渴引饮，舌红，脉洪数者，为气分热盛；高热夜甚，兼斑疹隐隐，衄血、吐血、便血，舌绛，甚则出现神昏谵语、抽搐者，为热入营血。

（二）治疗

1. 基本治疗

治法：清泻热邪。以督脉和手阳明经穴、井穴为主。

主穴：大椎、曲池、合谷、十二井穴或十宣穴。

配穴：风热表证配鱼际、尺泽；肺热证配少商、尺泽；气分热盛配内庭、支沟；热入营血配血海、内关；神昏谵语配水沟、内关；抽搐配阳陵泉、太冲。

操作：毫针泻法，大椎、十二井、十宣、曲泽、委中可点刺出血。

2. 其他治疗

（1）耳针法　取耳尖、耳背静脉、肾上腺、神门。耳尖、耳背静脉点刺放血，余穴毫针强刺激。

（2）刮痧法　取脊柱两侧和背俞穴。用刮痧板或瓷汤匙蘸食用油或清水刮至皮肤呈红紫色为度。

十七、抽搐

（一）辨证要点

主症：四肢抽动，甚者伴有意识丧失，或伴有口噤不开，项背强直，角弓反张。

起病急骤，四肢抽搐，颈项强直，口噤不开，角弓反张，舌红苔黄，脉洪数者，为热极生风；兼壮热烦躁，昏迷惊厥，喉间痰鸣，舌红，苔厚腻，脉滑数者，为痰热化风；手足搐搦，兼露睛，脉细无力者，为血虚生风。

（二）治疗

1. 基本治疗

治法：息风止痉，清热开窍。取督脉、手足厥阴经穴为主。

主穴：水沟、内关、合谷、太冲、阳陵泉。

配穴：热极生风配曲池、大椎；痰热化风配风池、丰隆；血虚生风配血海、足三里；神昏不醒配十宣、涌泉。

操作：毫针泻法。水沟向上斜刺0.5寸，用雀啄法点刺；大椎刺络拔罐；十宣、中冲可点刺出血。

2. 其他治疗

耳针法：取皮质下、神门、肝、脾、缘中、心。毫针中等强度刺激。

十八、内脏绞痛

（一）辨证要点

1. 心绞痛

七情诱发，胸闷及心前区压榨性疼痛，烦躁不宁，脉弦紧者，为气滞血瘀；遇寒诱发，唇甲青紫，心痛如刺，心痛彻背，舌质紫暗，脉涩者，为寒邪凝滞；胸中痞闷而痛，痛彻肩背，喘不得卧，喉中痰鸣，舌胖，苔腻，脉滑者，为痰浊阻络；面色苍白或表情淡漠，甚至心痛彻背，大汗淋漓，气促息微，四肢厥冷，唇甲青紫或淡白，舌淡红，苔薄白，脉沉细微者，为阳气虚衰。

2. 胆绞痛

突然作痛，呈持续性并阵发性加剧，疼痛常放射至右肩胛区，兼恶心呕吐，黄疸，舌苔黄腻，脉滑数者，为肝胆湿热；兼胁肋胀痛，走窜不定，脉弦者，为肝胆气滞；突发剧烈绞痛，有钻顶感，呈阵发性，脉紧者，为蛔虫妄动。

3. 肾绞痛

突发绞痛，疼痛从后腰肾区向腹部、同侧阴囊及大腿内侧放射，兼小便时有中断，尿血，舌红，苔黄腻，脉弦滑数者，为下焦湿热；尿痛已久，兼排尿无力，小便断续，舌质淡，苔薄白，脉弦紧者，为肾气不足。

（二）治疗

1. 基本治疗

（1）心绞痛

治法：通阳行气，活血止痛。以手厥阴、手少阴经穴为主。

主穴：内关、郄门、阴郄、膻中。

配穴：气滞血瘀配太冲、血海；寒邪凝滞配神阙、至阳；痰浊阻络配中脘、丰隆；阳气虚衰配心俞、至阳。

操作：毫针泻法。寒证、虚证加艾灸。

（2）胆绞痛

治法：疏肝利胆，行气止痛。以足少阳经穴、胆的俞募穴为主。

主穴：胆囊穴、阳陵泉、胆俞、日月。

配穴：肝胆气滞配太冲、丘墟；肝胆湿热配行间、阴陵泉；蛔虫妄动配迎香透四白。

操作：毫针泻法。日月、胆俞注意针刺方向，勿深刺。

（3）肾绞痛

治法：清利湿热，通淋止痛。以足太阴经穴、肾与膀胱的背俞穴及膀胱之募为主。

主穴：肾俞、膀胱俞、中极、三阴交、京门。

配穴：下焦湿热配委阳、阴陵泉；肾气不足配水分、关元。

操作：毫针泻法。

2. 其他治疗

耳针法：①治疗心绞痛，取心、小肠、交感、神门、内分泌。每次选3~5穴，毫针刺，中等刺激。②治疗胆绞痛，取肝、胰胆、交感、神门、耳迷根。急性发作时采用毫针刺，强刺激，持续捻针。剧痛缓解后行压丸法，两耳交替进行。③治疗肾绞痛，取肾、输尿管、交感、皮质下、三焦。毫针刺，强刺激。

第五章　推拿技术

一、㨰法

以第五掌指关节背侧吸附于体表施术部位，通过腕关节的屈伸运动和前臂的旋转运动，使小鱼际与手背在施术部位上做持续不断地来回滚动，称为㨰法。

［操作体位］

视操作部位需要取坐位、仰卧位、俯卧位。

［物品准备］

推拿床、推拿凳、推拿巾、推拿枕。

［操作方法］

1. 小鱼际㨰法

拇指自然伸直，余指自然屈曲，无名指与小指的掌指关节屈曲约 90°，余指屈曲的角度则依次减小，手背沿掌横弓排列呈弧面，以第五掌指关节背侧为吸定点吸附于体表施术部位上。以肘关节为支点，前臂主动做推旋运动，带动腕关节做较大幅度的屈伸活动，使小鱼际和手背尺侧部在施术部位上持续不断地来回滚动（图 5-1、图 5-2）。

2. 立㨰法

以第五掌指关节背侧为吸定点，以第四掌指关节至第五掌骨基底部与掌背尺侧缘形成的扇形区域为滚动着力面，腕关节略屈向尺侧，余准备形态同㨰法。其手法运动过程亦同㨰法。

3. 拳㨰法

拇指自然伸直，余指半握空拳状，以食指、中指、无名指和小指的第一节指背着力于施术部位上。肘关节屈曲 20°～40°，前臂主动施力，在无旋前圆肌参与的情况下，单纯进行推拉摆动，带动腕关节做无尺、桡侧偏移的屈伸活动，使食指、中指、无名指和小指的第一节指背、掌指关节背侧、指间关节背侧为滚动着力面，在施术部位上进行持续不断地滚动。

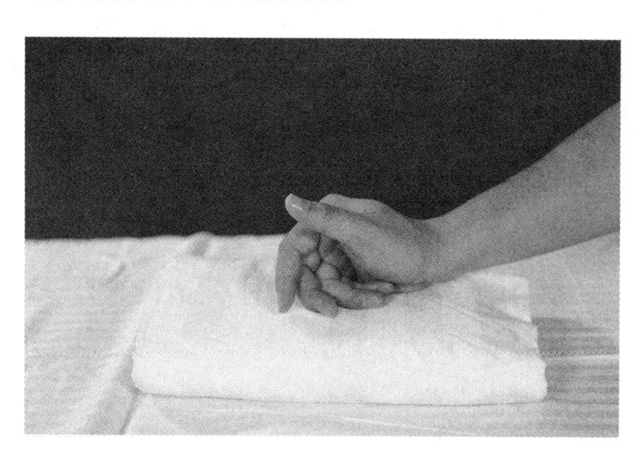

图 5-1　小鱼际㨰法（㨰回）

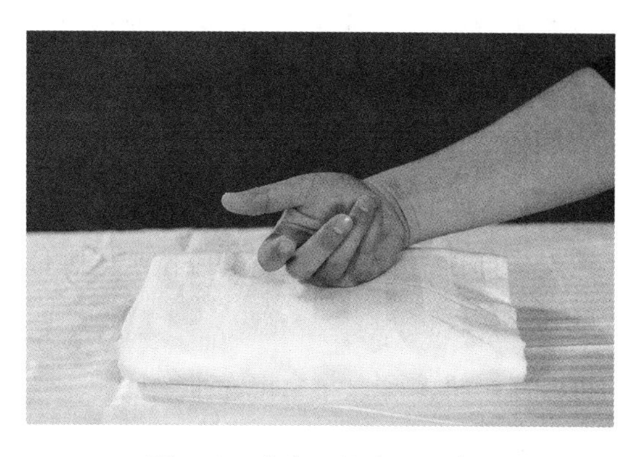

图 5-2　小鱼际㨰法（㨰出）

［动作要领］

1. 肩关节放松下垂，垂肘，肘关节自然屈曲 120°～140°，上臂中段距胸壁一拳左右，腕关节放松，手指自然弯曲，不能过度屈曲或挺直。

2. 操作过程中，腕关节屈伸幅度应在 120°左右（即前㨰至极限时屈腕约 80°，回㨰至极限时伸腕约 40°）。

3. 㨰法对体表产生轻重交替的刺激，前㨰和回㨰时着力轻重之比为3∶1，即“㨰三回一”。

4. 手法频率每分钟120~160次。

［术后处理］

术后嘱患者适当休息，受术部位避风寒，观察病情有无变化。

［注意事项］

1. 在操作时应紧贴于治疗部位上滚动，不宜拖动或手背相对体表而空转，同时应尽量避免掌指关节的骨突部与脊椎棘突或其他部位关节的骨突处猛烈撞击。

2. 操作时常出现腕关节屈伸幅度不够，从而减少手背部的接触面积，使手法刺激过于生硬，不够柔和，应尽可能增大腕关节的屈伸幅度。同时，应控制好腕关节的屈伸运动，避免出现折刀样的突变动作而造成跳动感。

3. 临床使用时常结合肢体关节的被动运动，此时应注意两手动作协调，被动运动要“轻巧、短促、随发随收”。

二、揉法

以手指罗纹面、手掌大鱼际或掌根部位着力，吸定于体表施术部位上，做轻柔和缓的上下左右或环旋动作，称为揉法。

［操作体位］

视操作部位需要取坐位、仰卧位、俯卧位。

［物品准备］

推拿床、推拿凳、推拿巾、推拿枕。

［操作方法］

1. 大鱼际揉法

沉肩，腕关节放松，呈微屈或水平状。大拇指内收，四指自然伸直，用大鱼际附着于施术部位上。以肘关节为支点，前臂做主动运动，带动腕关节摆动，用大鱼际在治疗部位上做轻缓柔和的上下、左右或轻度环旋揉动，并带动该处的皮下组织一起运动（图5-3）。

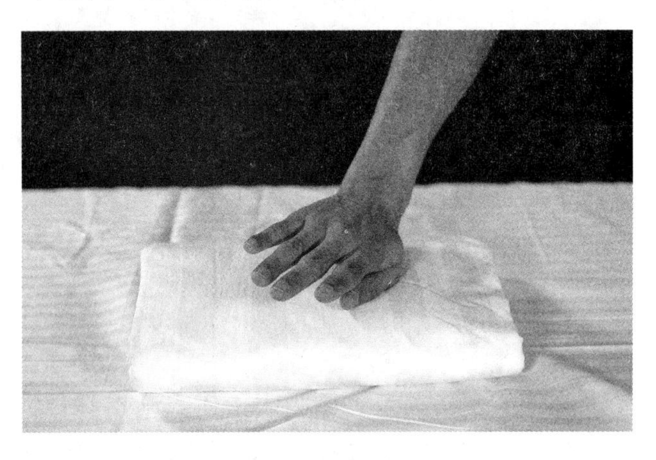

图5-3 大鱼际揉法

2. 掌根揉法

肘关节微屈，腕关节放松，略背伸，手指自然弯曲，亦可双掌重叠，以掌根部附着于施术部位。以肘关节为支点，前臂做主动运动，带动腕及手掌连同前臂做小幅度的回旋揉动，并带动该处的皮下组织一起运动（图5-4）。

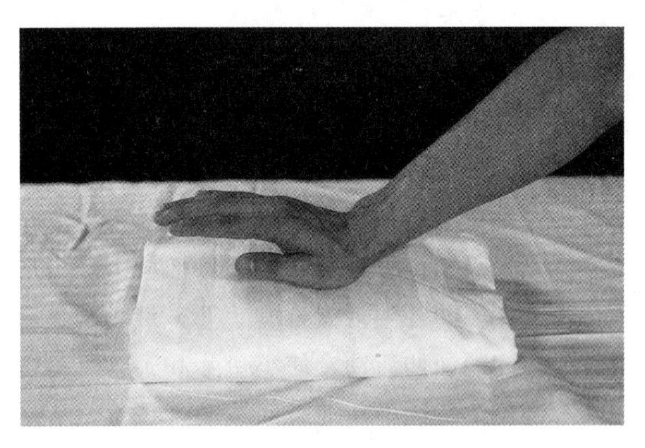

图5-4 掌根揉法

3. 中指揉法

中指伸直，食指置于中指远端指间关节背侧，腕关节微屈，用中指罗纹面着力于一定的治疗部位或穴位。以肘关节为支点，前臂做主动运动，通过腕关节使中指罗纹面在施术部位上做轻柔的小幅度的环旋运动（图5-5）。

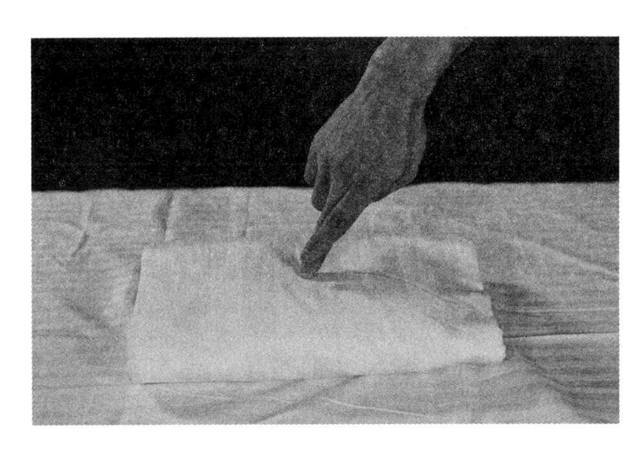

图 5-5　中指揉法

4. 三指揉法

食、中、无名指并拢，三指罗纹面着力，操作术式与中指揉法相同（图 5-6）。

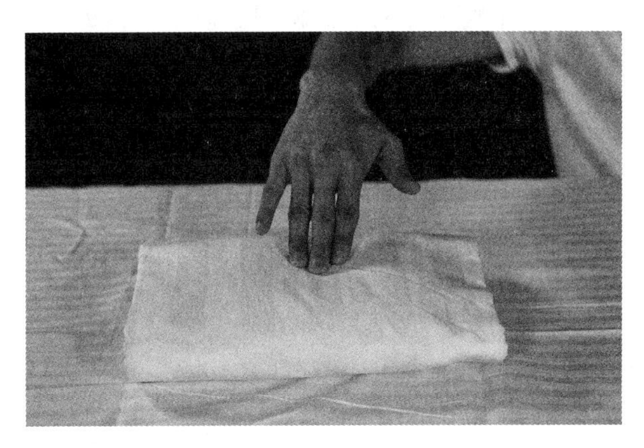

图 5-6　三指揉法

［动作要领］

1. 所施压力要小。

2. 动作要灵活而有节律性。

3. 往返移动时应在吸定的基础上进行。

4. 大鱼际揉法前臂有推旋动作，腕部宜放松，而指揉法则腕关节要保持一定紧张度，掌根揉法则腕关节略有背伸，松紧适度。

［术后处理］

术后嘱患者卧床休息，受术部位避风寒，观察病情有无变化。

［注意事项］

揉法应吸定于施术部位，带动皮下组织一起运动，不能在体表上有摩擦运动。操作时向下的压力不可太大。

三、按法

以指或掌着力于体表，逐渐用力下压，称按法。

［操作体位］

视操作部位需要取坐位、仰卧位、俯卧位。

［物品准备］

推拿床、推拿凳、推拿巾、推拿枕。

［操作方法］

1. 指按法

以拇指罗纹面着力于施术部位，余四指张开，置于相应位置以支撑助力。拇指主动用力，垂直向下按压。当按压力达到所需的力度后，要稍停片刻，然后松劲撤力，再做重复按压，使按压动作既平稳又有节奏性（图 5-7）。

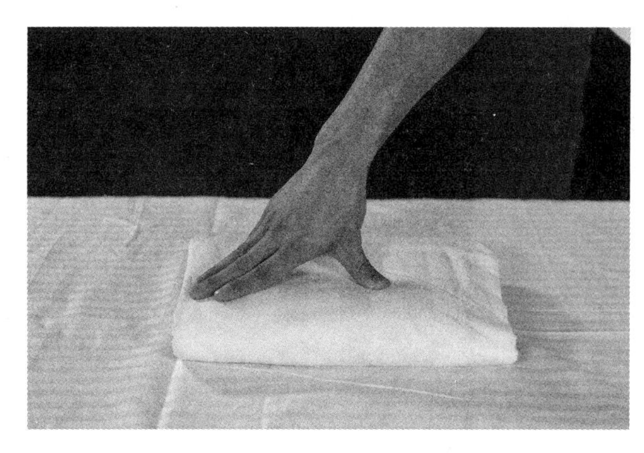

图 5-7　指按法

2. 掌按法

以单手或双手掌面置于施术部位。以肩关节为支点，利用身体上半部的重量，通过上臂、前臂传至手掌部，垂直向下按压，用力原则同指按法（图 5-8）。

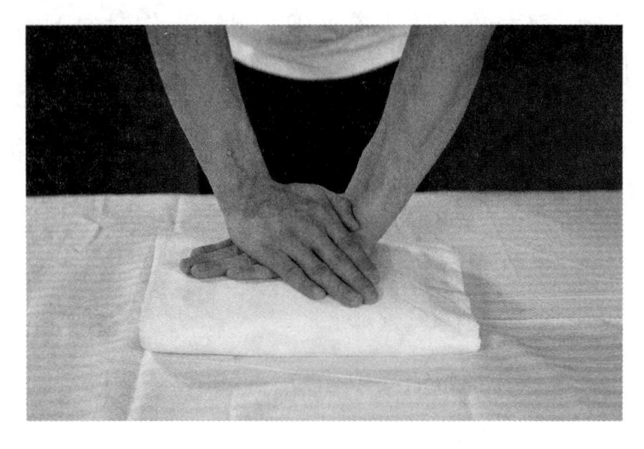

图 5-8　掌按法

［动作要领］

1. 指按法宜悬腕。当腕关节悬屈 40°～60° 时，拇指发力，余四指支撑助力。

2. 掌按法应以肩关节为支点。身体上半部的重量通过上、前臂传到手掌部，使操作者用力沉稳又着实。

3. 按压的用力方向多为垂直向下或与受力面相垂直。

4. 用力要由轻到重，稳而持续，使刺激充分达到肌肉组织的深部。

5. 要有缓慢的节奏性。

［术后处理］

术后嘱患者平卧休息片刻，观察患者是否出现不适感。

［注意事项］

1. 指按法接触面积较小，刺激较强，常在按后施以揉法，有“按一揉三”之说，即重按一下，轻揉三下，形成有规律的按后予揉的连续手法操作。

2. 不可突施暴力。不论指按法还是掌按法，其用力原则均是由轻而重，再由重而轻，手法操作忌突发突止，暴起暴落，同时一定要掌握好患者的骨质情况，诊断必须明确，以避免造成骨折。

四、推法

以指、掌、拳或肘部着力于体表一定部位或穴位上，做单方向的直线或弧形推动，称为推法。成人推法以单方向直线推为主，又称平推法。

［操作体位］

视操作部位需要取坐位、仰卧位、俯卧位。

［物品准备］

推拿床、推拿凳、推拿巾、推拿枕、推拿介质。

［操作方法］

1. 指推法

（1）拇指端推法　以拇指端着力于施术部位或穴位上，余四指置于对侧或相应的位置以固定，腕关节略屈并向尺侧偏斜。拇指及腕部主动施力，向拇指端方向呈短距离单向直线推进（图 5-9）。

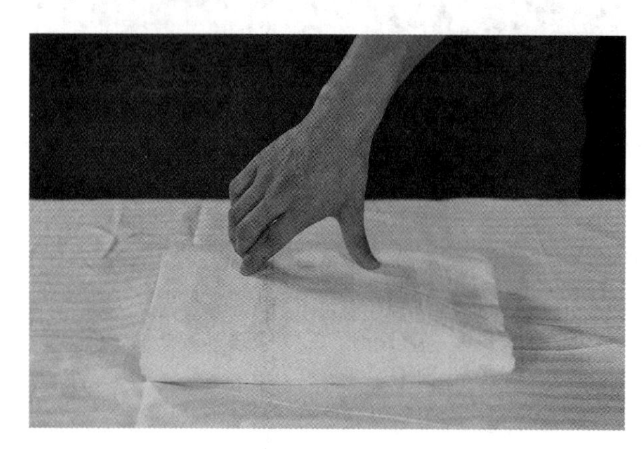

图 5-9　拇指端推法

（2）拇指平推法　以拇指罗纹面着力于施术部位或穴位上，余四指置于其前外方以助力，腕关节略屈曲。拇指及腕部主动施力，向其食指方向呈短距离、单向直线推进。在推进的过程中，拇指罗纹面的着力部分应逐渐偏向桡侧，且随着拇指的推进腕关节应逐渐伸直。

（3）三指推法　食、中、无名指并拢，以指端部着力于施术部位上，腕关节略屈。前臂部主动施力，通过腕关节及掌部使食、中及无名三指向指端方向做单向直线推进。

2. 掌推法

以掌根部着力于施术部位，腕关节略背伸，

肘关节伸直。以肩关节为支点，上臂部主动施力，通过肘、前臂、腕，使掌根部向前方做单方向直线推进（图 5-10）。

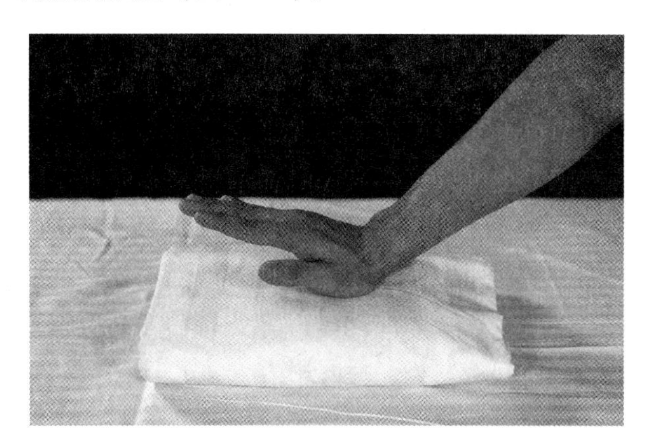

图 5-10　掌推法

3. 拳推法

手握实拳，以食指、中指、无名指及小指四指的近侧指间关节的突起部着力于施术部位，腕关节挺紧伸直，肘关节略屈，以肘关节为支点，前臂主动施力，向前呈单方向直线推进。

4. 肘推法

屈肘，以肘关节尺骨鹰嘴突起部着力于施术部位，另一侧手臂抬起，以掌部扶握屈肘侧拳顶以固定助力。以肩关节为支点，腰部发力，上臂部主动施力，做较缓慢的单方向直线推进。

［动作要领］

1. 着力部位要紧贴体表。

2. 推进的速度宜缓慢均匀，压力要平稳适中。

3. 单向直线推进。

4. 拳、肘推法宜参考经络走行以及肌纤维走行方向推进。

5. 拇指端推法与拇指平推法推动的距离宜短，属推法中特例，其他推法则推动的距离宜长。

［术后处理］

术后嘱患者平卧休息片刻，观察施术部位有无变化，是否出现皮肤损伤。

［注意事项］

1. 推进的速度不可过快，压力不可过重或过轻。

2. 不可推破皮肤。为防止推破皮肤，可使用凡士林、冬青膏、滑石粉及红花油等润滑剂。

3. 不可歪曲斜推。

五、拿法

用拇指和其余手指相对用力，提捏或揉捏肌肤，称为拿法。

［操作体位］

视操作部位需要取坐位、仰卧位、俯卧位。

［物品准备］

推拿床、推拿凳、推拿巾、推拿枕。

［操作方法］

以拇指和其余手指的指面相对用力，捏住施术部位肌肤并逐渐收紧、提起，腕关节放松。以拇指同其他手指的对合力进行轻重交替、连续不断地提捏治疗部位（图 5-11）。

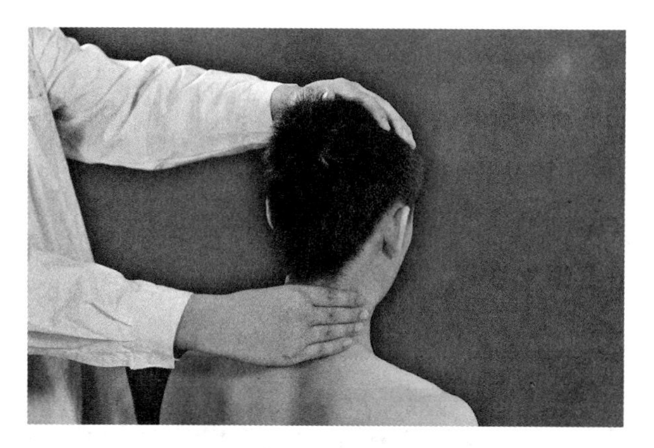

图 5-11　拿法

［动作要领］

1. 用拇指和其余手指的指面着力，不能将指端内扣。

2. 用力由轻到重，不可突然用力。

3. 腕部要放松，使动作柔和灵活，连绵不断，且富有节奏。

［术后处理］

术后嘱患者休息片刻，观察病情有无变化，是否出现不适感。

［注意事项］

拿法应注意动作的协调性，不可呆板僵硬。初习者不可用力过久，以防伤及腕部与手指的屈肌肌腱及腱鞘。

六、抖法

用双手或单手握住受术者肢体远端，做小幅度的上下连续抖动，称为抖法。

［操作体位］

视操作部位需要取坐位、仰卧位、俯卧位。

［物品准备］

推拿床、推拿枕、推拿凳。

［操作方法］

1. 抖上肢法

受术者取坐位或站立位，肩臂部放松。术者站在其前外侧，身体略为前倾。用双手握住其腕部，慢慢将被抖动的上肢向前外方抬起至60°左右，然后两前臂微用力做连续的小幅度上下抖动，使抖动所产生的抖动波呈波浪般地传递到肩部（图5-12）。或术者以一手按其肩部，另一手握住其腕部，做连续不断地小幅度上下抖动，抖动中可结合被操作肩关节的前后方向活动。此法又称上肢提抖法。

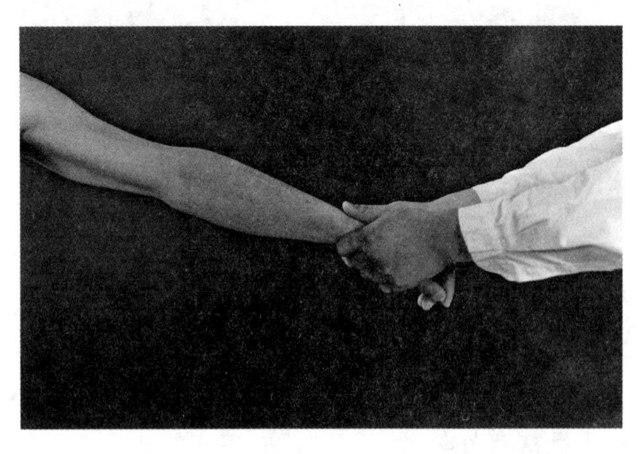

图5-12 抖上肢法

2. 抖下肢法

受术者仰卧位，下肢放松。术者站其足端，用双手分别握住受术者两足踝部，将两下肢抬起，离开床面30cm左右，然后上臂、前臂同时施力，做连续的小幅度上下抖动，使其下肢及髋部有舒松感。两下肢可同时操作，亦可单侧操作。

3. 抖腰法

抖腰法非单纯性抖法，它是牵引法与短阵性的较大幅度抖法的结合应用。受术者俯卧位，两手拉住床头或由助手固定其两腋部。施术者以两手握住受术者两足踝部，两臂伸直，身体后仰，与助手相对用力，牵引其腰部。待受术者腰部放松后，施术者身体前倾，以准备抖动。其后施术者随身体起立之势，瞬间用力，做1~3次较大幅度的抖动，使抖动之力作用于腰部，使其产生较大幅度的波浪状运动。

［动作要领］

1. 被抖动的肢体要自然伸直，并应使肌肉处于最佳松弛状态。

2. 抖动所产生的抖动波应从肢体的远端传向近端。

3. 抖动的幅度要小，频率要快。一般抖动幅度控制在2~3cm；上肢部抖动频率在每分钟250次左右，下肢部抖动频率宜稍慢，一般在每分钟100次左右即可。

4. 抖腰法属于复合手法，要以拔伸牵引和较大幅度的短阵性抖动相结合，使受术者腰部放松后再行抖动，要掌握好发力时机。

［术后处理］

术后嘱患者平卧休息，观察受术关节部位是否有不适感。

［注意事项］

1. 操作时不可屏气。

2. 受术者肩、肘、腕有习惯性脱位者禁用。

3. 受术者腰部疼痛较重，活动受限，肌肉不能放松者禁用。

七、捏脊法

以双手的拇指与食指、中指两指或拇指与四指的指腹面做对称性着力，夹持住受试者的肌肤，相对用力挤压并一紧一松逐渐移动，常施于脊柱两侧，称为捏脊法。

［操作体位］

视操作部位需要取坐位、仰卧位、俯卧位。

［物品准备］

推拿床、推拿凳、推拿枕。

［操作方法］

1. 拇指前位捏脊法

双手半握空拳状，腕关节略背伸，以食、中、无名和小指的背侧置于脊柱两侧，拇指伸直前按，并对准食指中节处。以拇指的罗纹面和食指的桡侧缘将皮肤捏起，并进行提捻，然后向前推行移动（图 5-13）。在向前移动捏脊的过程中，两手拇指要交替前按，同时前臂要主动用力，推动食指桡侧缘前行，两者互为配合，从而交替捏提捻动前行。

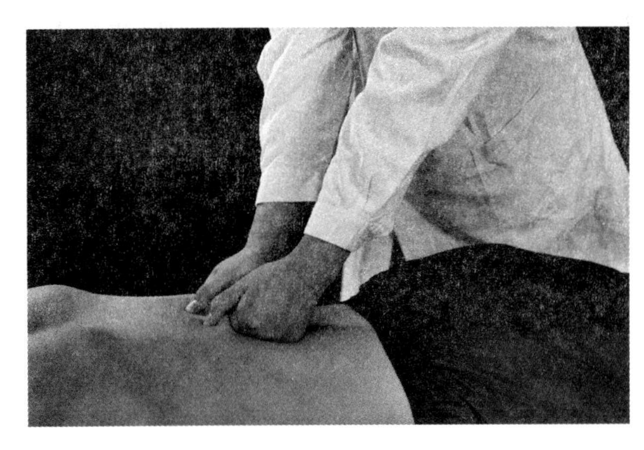

图 5-13　拇指前位捏脊法

2. 拇指后位捏脊法

两手拇指伸直，两指端分置于脊柱两侧，指面向前；两手食、中指前按，腕关节微屈。以两手拇指与食、中指罗纹面将皮肤捏起，并轻轻提捻，然后向前推行移动（图5-14）。在向前移动的捏脊过程中，两手拇指要前推，而食指、中指则交替前按，两者相互配合，从而交替捏提捻动前行。

捏脊法每次操作一般均从腰俞穴开始，沿脊柱两侧向上终止于大椎穴为一遍，可连续操作三至五遍。为加强手法效应，常采用三捏一提法，即每捏捻三次，便停止前行，用力向上提拉一次。

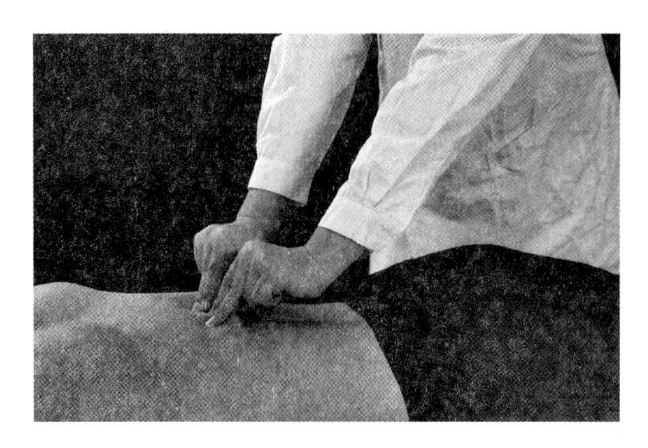

图 5-14　拇指后位捏脊法

［动作要领］

1. 拇指前位捏脊法要以拇指罗纹面同食指桡侧缘捏住皮肤，腕部一定要背伸，以利于前臂施力推动前行。

2. 拇指后位捏脊法要以拇指和食、中指的罗纹面捏住皮肤，腕部宜微悬，以利于拇指的推动前移。

3. 捏提肌肤多少及用力要适度。捏提肌肤过多，则动作呆滞不易向前推动，过少则易滑脱；用力过大易疼痛，过小则刺激量不足。

4. 需较大刺激量时，宜用拇指前位捏脊法；需较小或一般刺激量时，宜用拇指后位捏脊法。

5. 捏脊法包含了捏、捻、提、推等复合动作，动作宜灵活协调。若掌握得法，操作娴熟，在提拉皮肤时，常发出较清晰的“嗒、嗒”声。

［术后处理］

术后嘱患者平卧休息片刻，观察施术部位有无变化，是否出现不适感。

［注意事项］

捏脊时注意要用手指的罗纹面着力，不可用指端挤捏，亦不可将肌肤拧转，以免产生不必要的疼痛。

本法一般在空腹时进行，饭后不宜立即捏拿，需 1 小时后再进行。

八、搓法

用双手掌面夹住肢体或以单手、双手掌面着

力于施术部位，做交替搓动或往返搓动，称为搓法。

［操作体位］

视操作部位需要取坐位、仰卧位、俯卧位。

［物品准备］

推拿床、推拿凳、推拿枕。

［操作方法］

1. 夹搓法

以双手掌面夹住施术部位，令受术者肢体放松。以肘关节和肩关节为支点，前臂与上臂部主动施力，做相反方向的较快速搓动，并同时做上下往返移动（图 5-15）。

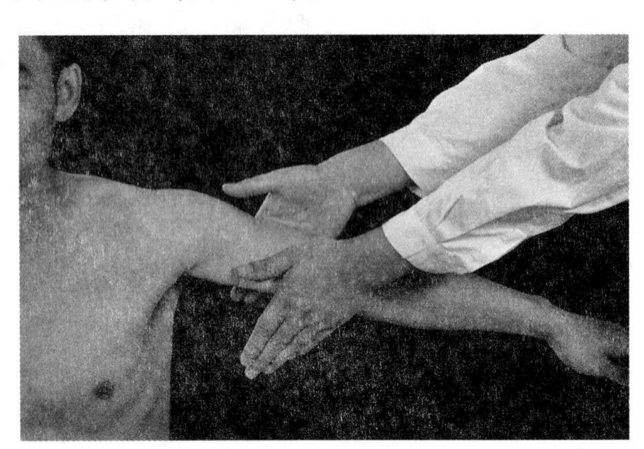

图 5-15　夹搓法

2. 推搓法

以单手或双手掌面着力于施术部位。以肘关节为支点，前臂部主动施力，做较快速的推去拉回的搓动。

［动作要领］

1. 操作时动作要协调、连贯。搓法含有擦、揉、摩、推等多种成分，搓动时掌面在施术部位体表有小幅度位移，受术者有较强的疏松感。

2. 搓动的速度应快，而上下移动的速度宜慢。

3. 夹搓法双手用力要对称。

［术后处理］

术后嘱患者平卧休息，观察病情有无变化，是否出现不适感。

［注意事项］

施力不可过重。夹搓时如夹得太紧或推搓时下压力过大，会造成手法呆滞。

第六章　体格检查

第一节　全身状态检查

一、体温

测试体温时体温计读数应小于35℃。

1. 口测法

将消毒过的口腔温度计（简称口表）水银端置于舌下，紧闭口唇，不用口腔呼吸，测量5分钟后读数。正常值为36.3~37.2℃。对婴幼儿及意识障碍者则不宜使用。

2. 肛测法

患者取侧卧位，将直肠温度计（简称肛表）水银端涂以润滑剂，徐徐插入肛门，深达肛表的一半为止，5分钟后读数。正常值为36.5~37.7℃。适用于小儿及神志不清的患者。

3. 腋测法

擦干腋窝汗液，将腋窝温度计（简称腋表）水银端放在患者腋窝深处，嘱患者用上臂将温度计夹紧，放置10分钟后读数。正常值为36~37℃。

二、脉搏

脉搏的检查方法通常是以食指、中指、无名指三个手指的指端来触诊桡动脉的搏动。如桡动脉不能触及，也可触摸肱动脉、颞动脉和颈动脉等。正常成人，在安静状态下脉率为60~100次/分。儿童较快，婴幼儿可达130次/分。病理状态下，发热、疼痛、贫血、甲状腺功能亢进症、心力衰竭、休克、心肌炎等，脉率增快；颅内高压、伤寒、病态窦房结综合征、房室传导阻滞，或服用强心苷、钙拮抗剂、β受体阻滞剂等药时，脉率减慢。临床上除注意脉率增快或减慢之外，还应注意脉率与心率是否一致，心房颤动时，脉率少于心率，这种现象称为脉搏短绌。

三、血压

1. 测量方法

（1）*直接测量法*　仅适用于危重和大手术的患者。

（2）*间接测量法*　被检查者安静休息至少5分钟，采取坐位或仰卧位，裸露右上臂，伸直并外展45°，肘部置于与右心房同一水平（坐位平第4肋软骨，仰卧位平腋中线）。让受检者脱下该侧衣袖，露出手臂，将袖带平展地缚于上臂，袖带下缘距肘窝横纹2~3cm，松紧适宜。检查者先于肘窝处触知肱动脉搏动，一手将听诊器体件置于肱动脉上，轻压听诊器体件，另一手执橡皮球，旋紧气囊旋钮向袖带内边充气边听诊，待动脉音消失，再打气将汞柱升高20~30mmHg，开始缓慢（2~6mmHg/s）放气，听到第一个声音时所示的压力值是收缩压；继续放气，声音消失时血压计上所示的压力值是舒张压（个别声音不消失者，可采用变音值作为舒张压并加以注明）。测压时双眼平视汞柱表面，根据听诊结果读出血压值。间隔1~2分钟重复测量，取两次读数的平均值。

血压测量完毕后将袖带解下、排气，平整地

放入血压计盒内，将血压计汞柱向右侧倾斜45°，使管中水银完全进入水银槽后，关闭汞柱开关和血压计。

2. 血压正常标准

根据《中国高血压防治指南》（2010年修订版），血压水平的定义和分类标准见下表（表6-1）。

表6-1 血压水平的定义和分类

类别	收缩压（mmHg）	舒张压（mmHg）
正常血压	<120	<80
正常高限	120～139	80～89
高血压	≥140	≥90
1级高血压（轻度）	140～159	90～99
2级高血压（中度）	160～179	100～109
3级高血压（重度）	≥180	≥110
单纯收缩期高血压	≥140	<90

3. 血压变异的临床意义

（1）高血压　未服抗高血压药情况下，至少3次非同日测量血压，收缩压≥140mmHg和（或）舒张压≥90mmHg，即为高血压。如果只有收缩压达到高血压标准，则称为收缩期高血压。高血压绝大多数见于高血压病（亦称原发性高血压）；继发性高血压少见，见于肾脏疾病、肾上腺皮质或髓质肿瘤、肢端肥大症、甲状腺功能亢进症、颅内高压、妊娠高血压综合征等。

（2）低血压　血压低于90/60mmHg，常见于休克、急性心肌梗死、心力衰竭、心包填塞、肾上腺皮质功能减退症等，也可见于极度衰弱的患者。

（3）脉压增大和减小　脉压>40mmHg称为脉压增大，见于主动脉瓣关闭不全、动脉导管未闭、动静脉瘘、高热、甲状腺功能亢进症、严重贫血、老年主动脉硬化等。脉压<30mmHg称为脉压减小，见于主动脉瓣狭窄、心力衰竭、低血压休克、心包积液、缩窄性心包炎等。

四、发育与体型

发育的正常与否，通常以年龄与体格成长状态（身高、体重、性征）、智力之间的关系来判断。体型是身体各部发育的外观表现，包括骨骼、肌肉的成长与脂肪分布的状态等。临床上把正常人的体型分为匀称型、矮胖型、瘦长型三种。临床上病态发育与内分泌的关系尤为密切。如在发育成熟前脑垂体前叶功能亢进时体格异常高大，称为巨人症；垂体功能减退时，体格异常矮小，称脑垂体性侏儒症。

五、营养状态

营养状态是根据皮肤、毛发、皮下脂肪、肌肉的发育情况来综合判断的。评价营养状态最简便而迅速的方法是观察皮下脂肪充实的程度，以前臂屈侧或上臂背侧下1/3处为最适宜的判断部位。营养状态一般分为良好、不良和中等。

六、意识状态

正常人意识清晰，反应敏锐精确，思维和情感活动正常，语言流畅、准确，表达能力良好。检查患者的意识状态多采用问诊，通过交谈来了解患者的思维、反应、情感、记忆力、注意力、定向力等方面的情况。对较为严重者，应进行痛觉试验、瞳孔反射等检查，以确定患者意识障碍的程度。

七、面容

健康人面容润泽，表情自然。常见典型异常面容有：

1. 急性病容

面色潮红，兴奋不安，口唇干燥，呼吸急促，表情痛苦，有时鼻翼扇动，口唇疱疹。常见于急性感染性疾病，如肺炎链球菌性肺炎、疟疾、流行性脑脊髓膜炎等。

2. 慢性病容

面容憔悴，面色晦暗或苍白无华，双目无神，表情淡漠等。多见于慢性消耗性疾病，如肝硬化、严重肺结核、恶性肿瘤等。

3. 贫血面容

面色苍白，口唇色淡，表情疲惫。见于各种

原因引起的贫血。

4. 肝病面容

面色灰褐，额部、鼻背、双颊有褐色色素沉着。见于慢性肝脏疾病。

5. 肾病面容

面色苍白，眼睑、颜面水肿。见于慢性肾脏疾病。

6. 二尖瓣面容

面色晦暗，双颊紫红，口唇轻度发绀。见于风湿性心瓣膜病二尖瓣狭窄。

7. 甲状腺功能亢进面容

简称甲亢面容。眼裂增大，眼球突出，目光闪烁，呈惊恐貌，兴奋不安，烦躁易怒。见于甲状腺功能亢进症。

8. 黏液性水肿面容

面色苍白，睑厚面宽，颜面浮肿，目光呆滞，反应迟钝，眉毛、头发稀疏。见于甲状腺功能减退症。

9. 伤寒面容

表情淡漠，反应迟钝，呈无欲状态。见于伤寒、脑脊髓膜炎、脑炎等。

10. 苦笑面容

发作时牙关紧闭，面肌痉挛，呈苦笑状。见于破伤风。

11. 满月面容

面圆如满月，皮肤发红，常伴痤疮和小须。见于库欣综合征及长期应用肾上腺皮质激素的患者。

12. 肢端肥大症面容

头颅增大，脸面变长，下颌增大、向前突出，眉弓及两颧隆起，唇舌肥厚，耳鼻增大。见于肢端肥大症。

13. 面具面容

面部呆板无表情，似面具样。见于帕金森病。

八、体位

1. 自动体位

身体活动自如，不受限制。见于正常人、轻病或疾病早期。

2. 被动体位

患者不能随意调整或变换体位，需别人帮助才能改变体位。见于极度衰弱或意识丧失的患者。

3. 强迫体位

患者为了减轻疾病所致的痛苦，被迫采取的某些特殊体位。常见的有：

（1）强迫仰卧位　患者仰卧，双腿蜷曲，借以减轻腹部肌肉张力。见于急性腹膜炎等。

（2）强迫俯卧位　俯卧位可减轻脊背肌肉的紧张程度。常见于脊柱疾病。

（3）强迫侧卧位　患者侧卧于患侧，以减轻疼痛，且有利于健侧代偿呼吸。见于一侧胸膜炎及大量胸腔积液。

（4）强迫坐位　又称端坐呼吸。患者坐于床沿上，以两手置于膝盖上或扶持床边。见于心、肺功能不全者。

（5）角弓反张位　患者颈及脊背肌肉强直，以致头向后仰，胸腹前凸，背过伸，躯干呈反弓形。见于破伤风及小儿脑膜炎。

（6）辗转体位　患者坐卧不安，辗转反侧。见于胆绞痛、肾绞痛、肠绞痛等。

九、步态

步态是患者走路时的频率、节律、方式和姿态。常见异常步态有：

1. 痉挛性偏瘫步态

瘫痪侧上肢呈内收、旋前，指、肘、腕关节屈曲，无正常摆动；下肢伸直并外旋，举步时将患侧骨盆抬高以提起瘫痪侧下肢，然后以髋关节为中心，脚尖拖地，向外画半个圆圈跨前一步，故又称画圈样步态。多见于急性脑血管疾病的后遗症。

2. 剪刀步态

双下肢肌张力增高，尤以伸肌和内收肌张力明显增高，行走时双下肢强直内收，交叉到对侧，形如剪刀状。见于脑瘫或截瘫患者。

3. 共济失调步态

行走时双腿分开较宽，起步时一脚高抬，骤然垂落，且双目向下注视，闭目时不能保持平衡。见于小脑或脊髓病变患者。

4. 慌张步态

步行时头及躯干前倾，步距较小，起步动作慢，但行走后越走越快，有难以止步之势，向前追赶身体以防止失去重心。见于帕金森病。

5. 蹒跚步态

蹒跚步态又称鸭步。走路时身体左右摇摆似鸭行。见于佝偻病、大骨节病、进行性肌营养不良或先天性双髋关节脱位等。

第二节　皮肤检查

一、皮肤弹性

皮肤弹性与年龄、营养状态、皮下脂肪及组织间隙所含液量有关。检查时，常取手背或前臂内侧部位，用拇指和食指将皮肤捏起，正常人于松手后皮肤皱褶迅速平复。弹性减弱时皱褶平复缓慢，见于慢性消耗性疾病或严重脱水患者。

二、皮肤颜色

常见皮肤颜色改变有发红、苍白、黄染、发绀、色素沉着、色素脱失等。

三、湿度与出汗

皮肤的湿度与汗腺分泌功能有关。病理情况下可有出汗增多，如风湿热、结核病、甲状腺功能亢进症、佝偻病、布氏杆菌病等；盗汗（夜间睡后出汗）见于肺结核活动期；冷汗（手脚皮肤发凉、大汗淋漓）见于休克与虚脱。

四、皮疹

检查时应注意皮疹出现与消失的时间、发展顺序、分布部位、形状及大小、颜色、压之是否褪色、平坦或隆起、有无瘙痒和脱屑等。常见皮疹如下：

1. 斑疹

只是局部皮肤发红，一般不高出皮肤。见于麻疹初起、斑疹伤寒、丹毒、风湿性多形性红斑等。

2. 玫瑰疹

是一种鲜红色的圆形斑疹，直径 2～3mm，由病灶周围的血管扩张所形成，压之褪色，松开时又复现，多出现于胸腹部。对伤寒或副伤寒具有诊断意义。

3. 丘疹

直径小于 1cm，除局部颜色改变外还隆起于皮面。见于药物疹、麻疹、猩红热及湿疹等。

4. 斑丘疹

在丘疹周围合并皮肤发红的底盘，称为斑丘疹。见于猩红热、风疹等。

5. 荨麻疹

又称风团块，主要表现为边缘清楚的红色或苍白色的瘙痒性皮肤损害，出现快，消退也快，消退后不留痕迹。见于各种过敏。

五、皮下出血

皮肤或黏膜下出血，出血面的直径小于 2mm 者，称为瘀点。小的出血点容易和小红色皮疹或小红痣相混淆，但皮疹压之褪色，出血点压之不褪色，小红痣加压虽不褪色，但触诊时可稍高出平面，并且表面发亮。皮下出血直径在 3～5mm 者，称为紫癜；皮下出血直径>5mm 者，称为瘀斑；片状出血并伴有皮肤显著隆起者，称为血肿。皮下出血常见于造血系统疾病、某些血管损害性疾病、重症感染、某些毒物或药物中毒等。

六、蜘蛛痣

蜘蛛痣出现部位多在上腔静脉分布区，如面、颈、手背、上臂、前胸和肩部等处，大小可由针头到直径数厘米不等。检查时除观察其形态外，可用铅笔尖或火柴杆等压迫其中心，如周围辐射状的小血管随之消退，解除压迫后又复出现，则证明为蜘蛛痣。常见于慢性肝炎、肝硬化，也可见于健康妊娠妇女。慢性肝病患者手掌大、小鱼际处常发红，加压后褪色，称为肝掌。

七、皮下结节

检查皮下结节时应注意大小、硬度、部位、活动度、有无压痛。常见的皮下结节有风湿结节、囊蚴结节、痛风结节、Osler 小结、动脉炎结节等。

八、水肿

皮下组织间隙液体积聚过多使组织肿胀，称为水肿。手指按压后凹陷不能很快恢复者，称为凹陷性水肿。黏液性水肿及象皮肿（丝虫病所致）指压后无组织凹陷，称非凹陷性水肿。全身性水肿常见于肾脏疾病、心力衰竭（尤其是右心衰竭）、失代偿期肝硬化和营养不良等；局部性水肿可见于局部炎症、外伤、过敏、血栓形成所致的毛细血管通透性增加，静脉或淋巴回流受阻。

九、皮下气肿

气体进入皮下组织，称为皮下气肿。皮下气肿时，外观肿胀如同水肿，指压可凹陷，但去掉压力后则迅速复原。按压时引起气体在皮下组织内移动，可出现捻发感或握雪感。见于肺部外伤或疾病、产气杆菌感染等。

第三节 浅表淋巴结检查

正常情况下，浅表淋巴结较小，直径 0.2~0.5cm，质地柔软，表面光滑，与周围组织无粘连，不易触及，无压痛。

检查浅表淋巴结时，应按一定的顺序进行，依次为：耳前、耳后、乳突区、枕骨下区、颌下、颏下、颈后三角、颈前三角、锁骨上窝、腋窝、滑车上、腹股沟、腘窝等。检查时如发现有肿大的淋巴结，应记录其部位、数目、大小、质地、移动度，表面是否光滑，有无粘连，局部皮肤有无红肿、压痛和波动，是否有瘢痕、溃疡和瘘管等。

一、检查方法

检查某部淋巴结时，应使该部皮肤和肌肉松弛，以利于触摸。

检查左颌下淋巴结时，将左手置于被检查者头顶，使头微向左前倾斜，右手四指并拢，屈曲掌指及指间关节，沿下颌骨内缘向上滑动触摸。检查右侧时，两手换位，使被检查者向右前倾斜。

检查颈部淋巴结时，可站在被检查者前面或背后，嘱其头稍低，并向检查侧倾斜，然后用手指紧贴检查部位，由浅入深进行滑动触诊。

检查锁骨上窝淋巴结时，检查者面对患者（可取坐位或仰卧位），用右手检查患者的左锁骨上窝，用左手检查其右锁骨上窝。检查时将食指与中指屈曲并拢，在锁骨上窝进行触诊，并深入锁骨后深部。

检查右腋窝淋巴结时，检查者右手握被检查者右手，向上屈肘外展抬高约 45°，左手并拢，掌面贴近胸壁向上逐渐达腋窝顶部滑动触诊，然后依次触诊腋窝后壁、外侧壁、前壁和内侧壁。触诊腋窝后壁时应在腋窝后壁肌群仔细触诊，触诊腋窝外侧壁时应将患者上臂下垂，检查腋窝前壁时应在胸大肌深面仔细触诊，检查腋窝内侧壁时应在腋窝近肋骨和前锯肌处进行触诊。同样方法检查左侧腋窝淋巴结。

检查右侧滑车上淋巴结时，检查者以右手握被检查者右手腕，屈肘90°，左手掌向上，小指抵在肱骨内上髁上，左手的食、中、无名指并拢，在肱二、三头肌间沟内滑动触诊。同样以右手检查左侧的滑车上淋巴结。

检查腹股沟淋巴结时，被检查者仰卧，下肢伸直，检查者用手指指腹在腹股沟处平行进行触诊。

二、浅表淋巴结肿大的临床意义

1. 局限性淋巴结肿大

（1）非特异性淋巴结炎　一般炎症所致的淋巴结肿大多有触痛，表面光滑，无粘连，质不硬。颌下淋巴结肿大常由口腔内炎症所致；颈部淋巴结肿大常由化脓性扁桃体炎、齿龈炎等急慢性炎症所致；上肢、胸壁及乳腺等部位的炎症常引起腋窝淋巴结肿大；下肢、会阴及臀部的炎症常引起腹股沟淋巴结肿大。

（2）淋巴结结核　肿大淋巴结常发生在颈部血管周围，多发性，质地较硬，大小不等，可互相粘连或与邻近组织、皮肤粘连，移动性稍差。如组织发生干酪性坏死，则可触到波动感；晚期破溃后形成瘘管，愈合后可形成瘢痕。

（3）转移性淋巴结肿大　恶性肿瘤转移所致的淋巴结肿大，质硬或有橡皮样感，一般无压痛，表面光滑或有突起，与周围组织粘连而不易推动。左锁骨上窝淋巴结肿大，多为腹腔脏器癌肿（胃癌、肝癌、结肠癌等）转移；右锁骨上窝淋巴结肿大，多为胸腔脏器癌肿（肺癌等）转移；鼻咽癌易转移到颈部淋巴结；乳腺癌常引起腋下淋巴结肿大。

2. 全身淋巴结肿大

常见于传染性单核细胞增多症、淋巴细胞白血病、淋巴瘤和系统性红斑狼疮等。

第四节　头部检查

一、眼部检查

（一）眼睑

检查时注意观察有无红肿、浮肿，睑缘有无内翻或外翻，睫毛排列是否整齐及生长方向，两侧眼睑是否对称，有无上睑下垂、眼睑闭合障碍。

（二）结膜

分为睑结膜、穹隆结膜和球结膜三部分。检查时应注意有无充血、水肿、乳头增生、结膜下出血、滤泡和异物等。

检查球结膜时，以拇指和食指将上、下眼睑分开，嘱被检查者向上、下、左、右各方向转动眼球；检查下眼睑结膜时，用拇指将下眼睑中部边缘向下牵拉，嘱被检查者向下看，暴露下眼睑及穹隆结膜。

检查上眼睑结膜时需翻转眼睑。翻转要领为：检查左眼时，用右手食指（在上方）和拇指（在下方）捏住上睑的中部边缘并轻轻向前下方牵拉，嘱被检查者向下看，同时食指轻压睑板上缘，拇指向上捻转翻开上眼睑，暴露上睑结膜，然后用拇指固定上睑缘。检查后向前下方轻轻牵拉上睑，同时嘱被检查者向上看，眼睑即可复位。检查右眼时用左手，方法同上。

（三）巩膜

应在自然光线下观察巩膜有无黄染。患者有显性黄疸时，多先在巩膜出现均匀的黄染。

（四）瞳孔

正常瞳孔直径2～5mm，两侧等大等圆。检查瞳孔时，应注意其大小、形态，双侧是否相同，对光反射和调节反射是否正常存在。

1. 对光反射

用手电筒照射瞳孔，观察其前后的反应变化。正常人受照射光刺激后，双侧瞳孔立即缩小，移开照射光后双侧瞳孔随即复原。对光反射分为：①直接对光反射，即电筒光直接照射一侧瞳孔，该侧瞳孔立即缩小，移开光线后瞳孔迅速复原；②间接对光反射，即用手隔开双眼，电筒光照射一侧瞳孔后，另一侧瞳孔也立即缩小，移开光线后瞳孔迅速复原。瞳孔对光反射迟钝或消失，见于昏迷病人。

2. 调节反射与集合反射

嘱被检查者注视 1m 以外的目标（通常为检查者的食指尖），然后逐渐将目标移至距被检查者眼球约 10cm 处，同时观察双眼瞳孔和眼球变化情况。正常反应是双侧瞳孔逐渐缩小（调节反射）、双眼球向内聚合（集合反射）。动眼神经功能损害时，集合反射和调节反射均消失。

（五）眼球

检查时注意眼球的外形有无突出、凹陷及眼球运动。

检查眼球运动，医师左手置于被检查者头顶并固定头部，使头部不能随眼转动，右手指尖（或棉签）放在被检查者眼前 30～40cm 处，嘱被检查者两眼随医师右手指尖移动方向运动。一般按被检查者的左侧、左上、左下，右侧、右上、右下共 6 个方向进行，注意眼球运动幅度、灵活性、持久性，两眼是否同步，并询问病人有无复视出现。眼球运动受动眼神经（Ⅲ）、滑车神经（Ⅳ）和外展神经（Ⅵ）支配，这些神经麻痹时，会引起眼球运动障碍，并伴有复视。

双侧眼球发生一系列有规律的快速往返运动，称为眼球震颤。见于耳源性眩晕及小脑病变等。检查方法：嘱被检查者双眼注视医师手指，眼球随其手指所示方向（水平或垂直）往返运动数次，观察是否出现震颤。

二、咽部、扁桃体检查

（一）检查方法

嘱被检查者头稍向后仰，口张大并拉长发“啊”声，医师用压舌板在舌的前 2/3 与后 1/3 交界处迅速下压舌体，此时软腭上抬，在照明下可见口咽部组织。如咽部充血红肿、分泌物增多，多见于急性咽炎；如咽部充血，表面粗糙，并有成簇的淋巴滤泡增生，见于慢性咽炎；扁桃体红肿增大，或伴有黄白色分泌物，见于扁桃体炎。

（二）扁桃体肿大分度

扁桃体Ⅰ度肿大时不超过咽腭弓；Ⅱ度肿大时超过咽腭弓，但未达到咽后壁中浅；Ⅲ度肿大时达到或超过咽后壁中线。扁桃体充血红肿，并有不易剥离的假膜（强行剥离时出血），见于白喉。

三、鼻窦检查

额窦、筛窦、上颌窦和蝶窦，统称鼻窦。鼻窦区压痛多为鼻窦炎。

检查额窦压痛时，一手固定被检查者枕部，另一手拇指置于眼眶上缘内侧，用力向后上方按压，两侧分别进行；或双手固定于被检查者双侧耳后，双手拇指分别置于两侧眼眶上缘内侧，向后上方按压。检查上颌窦压痛时，双手拇指置于被检查者颧部，其余手指分别置于被检查者的两侧耳后，固定其头部，双拇指向后方按压。检查筛窦压痛时，双手固定于被检查者两侧耳后，双拇指分别置于鼻根部与眼内眦之间，向后方按压。蝶窦因位置较深，不能在体表进行检查。

第五节　颈部检查

一、颈部的血管

正常人安静坐位或立位时，颈外静脉不显露，平卧时可稍见充盈，充盈水平仅限于锁骨上缘至下颌角距离的下 2/3 以内。在坐位或半卧位（上半身与水平面成 45°）见到颈静脉明显充盈，称为颈静脉怒张，提示体循环静脉血回流受阻或上腔静脉压增高，常见于右心衰竭、缩窄性心包炎、心包积液及上腔静脉阻塞综合征。

安静状态下出现明显的颈动脉搏动，提示心排血量增加或脉压增大，常见于高热、甲状腺功能亢进症、高血压、主动脉瓣关闭不全或严重贫血等。

二、甲状腺

1. 视诊

正常人甲状腺外观不明显。检查时，嘱被检查者双手放于枕后，头向后仰，观察甲状腺的大小和对称性。再嘱被检查者做吞咽动作，可见甲状腺随吞咽动作向上移动，据此可将颈前其他包块与甲状腺病变相鉴别。

2. 触诊

包括甲状腺峡部和甲状腺侧叶的检查。

（1）甲状腺峡部　甲状腺峡部位于环状软骨下方第二至第四气管环前面。站于被检者前面用拇指或站于受检者后面用食指从胸骨上切迹向上触摸，可感到气管前软组织，判断有无增厚，配合吞咽动作，判断有无肿大或肿块。

（2）甲状腺侧叶　①前面触诊：一手拇指施压于一侧甲状软骨，将气管推向对侧，另一手食、中指在对侧胸锁乳突肌后缘向前推挤甲状腺侧叶，拇指在胸锁乳突肌前缘触诊，配合吞咽动作，重复检查。用同样方法检查另一侧甲状腺。②后面触诊：一手食、中指施压于一侧甲状软骨，将气管推向对侧，另一手拇指在对侧胸锁乳突肌后缘向前推挤甲状腺，食、中指在其前缘触诊甲状腺，配合吞咽动作，重复检查。用同样方法检查另一侧甲状腺。

3. 听诊

当触到甲状腺肿大时，用钟型听诊器直接放在肿大的甲状腺上，如听到收缩期或连续性血管杂音，有助于诊断甲状腺功能亢进症。

甲状腺肿大分为三度：不能看出肿大但能触及者为Ⅰ度；能看到肿大又能触及，但在胸锁乳突肌以内者为Ⅱ度；超出胸锁乳突肌外缘者为Ⅲ度。注意肿大甲状腺的大小、表面、边缘、质地以及是否对称，有无压痛、结节、震颤和血管杂音。

病理性甲状腺肿大见于单纯性甲状腺肿、甲状腺功能亢进症、甲状腺肿瘤、慢性淋巴性甲状腺炎等。

三、气管

正常人的气管位于颈前正中部。检查方法：让被检查者取坐位或仰卧位，头颈部保持自然正中位置。医师分别将右手的食指和无名指置于两侧胸锁关节上，中指在胸骨上切迹部位，置于气管正中，观察中指是否在食指和无名指的中间。如两侧距离不等，则表示有气管移位。也可将中指置于气管与两侧胸锁乳突肌之间的间隙内，根据两侧间隙是否等宽来判断气管有无移位。大量胸腔积液、气胸或纵隔肿瘤等，可将气管推向健侧；肺不张、肺硬化、胸膜粘连等，可将气管拉向患侧。

第六节　胸廓、胸壁与乳房检查

一、胸廓检查

（一）正常胸廓

正常胸廓上部窄而下部宽，两侧基本对称，成年人胸廓前后径与左右径之比约为1∶1.5。

（二）常见异常胸廓

1. 桶状胸

胸廓前后径增大几乎与左右径相等，外观呈圆桶状，肋间隙增宽，锁骨上、下窝展平或突出，颈短肩高，腹上角增大呈钝角，胸椎后凸。常见于慢性阻塞性肺气肿及支气管哮喘发作时，亦见于部分老年人。

2. 扁平胸

胸廓扁平，前后径常不到左右径的一半。外观颈部细长，锁骨突出，锁骨上、下窝凹陷，腹上角呈锐角。见于瘦长体型者，或肺结核等慢性消耗性疾病患者。

3. 佝偻病胸

外观胸骨特别是胸骨下部显著前凸，两侧肋骨凹陷，形似鸡胸。胸骨下端剑突处内陷，有时连同依附的肋软骨一起内陷而形似漏斗，称为漏斗胸。见于佝偻病。

4. 胸廓一侧或局限性变形

一侧膨隆见于大量胸腔积液、气胸等；局限性隆起见于心脏明显增大、大量心包积液、肋软骨炎和肋骨骨折等。一侧或局限性下陷见于肺不张、肺纤维化、广泛性胸膜增厚和粘连等。

5. 脊柱畸形引起的胸廓改变

见于强直性脊柱炎、脊柱结核、胸椎疾患等。

二、胸壁检查

1. 胸壁静脉检查

正常胸壁无明显静脉可见。上腔静脉受阻时，胸壁静脉的血流方向自上向下；下腔静脉受阻时，胸壁静脉的血流方向自下向上。

2. 胸壁及胸骨检查

用手指轻压或轻叩胸壁，正常人无疼痛感觉。胸壁炎症、肿瘤浸润、肋软骨炎、肋间神经痛、带状疱疹、肋骨骨折等，可有局部压痛。骨髓异常增生时，常有胸骨压痛或叩击痛，见于白血病患者。

三、乳房检查

检查时光线应充足，前胸充分暴露，被检查者取坐位或仰卧位，必要时取前倾位。先视诊后触诊，除检查乳房外还应检查引流乳房部位的淋巴结。

1. 视诊

注意两侧乳房的大小、对称性、外表、乳头状态及有无溢液等。乳房外表发红、肿胀并伴疼痛、发热者，见于急性乳腺炎。乳房皮肤水肿隆起，毛囊及毛囊孔明显下陷，皮肤呈“橘皮样”，见于乳腺癌。乳房溃疡和瘘管见于乳腺炎、结核或脓肿。单侧乳房表浅静脉扩张常是晚期乳腺癌或肉瘤的征象。妊娠、哺乳也可引起乳房表浅静脉扩张，但常是双侧性的。

乳头内陷如系自幼发生，为发育异常。近期发生的乳头内陷或位置偏移，可能为癌变；乳头有血性分泌物见于乳管内乳头状瘤、乳腺癌。

2. 触诊

被检查者取坐位，先两臂下垂，然后双臂高举超过头部或双手叉腰再进行检查。检查时，先检查健侧乳房，再检查患侧。检查者以并拢的手指掌面略施压力，以旋转或来回滑动的方式进行触诊，切忌用手指将乳房提起来触摸。检查按外上、外下、内下、内上、中央（乳头、乳晕）的顺序进行，然后检查腋窝及锁骨上、下窝等处淋巴结。

触诊乳房变为较坚实而无弹性，提示皮下组织受肿瘤或炎症浸润。乳房压痛多系炎症所致，恶性病变一般无压痛。触及乳房包块时，应注意其部位、大小、外形、硬度、压痛及活动度。

第七节　肺和胸膜检查

一、视诊

1. 呼吸类型

以胸廓运动为主的呼吸，称为胸式呼吸；以腹部运动为主的呼吸，称为腹式呼吸。正常情况下成年女性以胸式呼吸为主，儿童及成年男性以腹式呼吸为主。

胸部疾患时，可见胸式呼吸减弱而腹式呼吸增强，见于大叶性肺炎、重症肺结核、胸膜炎、肋骨骨折、肋间肌麻痹等；妊娠晚期以及腹膜炎、大量腹水、卵巢巨大囊肿、胃肠胀气等腹部疾病时，腹式呼吸减弱而胸式呼吸增强。

2. 呼吸频率、深度及节律

正常情况下成人呼吸频率为12～20次/分，呼吸与脉搏之比为1∶4，深度适中。

成人呼吸频率超过20次/分，称为呼吸过速，见于剧烈体力活动、发热、贫血、甲亢、心力衰竭、肺炎、胸膜炎、精神紧张等。成人呼吸频率低于12次/分，称为呼吸过缓，见于深睡、颅内高压、麻醉或镇静剂过量、吗啡中毒等。

常见的呼吸节律变化有两种：①潮式呼吸（Cheyme-Stokes呼吸），多见于脑炎、脑膜炎、脑出血、脑肿瘤等引起的颅内压增高及某些中毒等；②间停呼吸（Biot呼吸），较潮式呼吸更为严重，预后多不良，常为临终前的征象。

严重代谢性酸中毒时，病人可以出现节律匀齐，深而大的呼吸，称为库斯莫尔（Kussmaul）呼吸，又称酸中毒大呼吸，见于尿毒症、糖尿病酮症酸中毒等疾病。呼吸浅快可见于肺气肿、胸膜炎、胸腔积液、气胸、呼吸肌麻痹、大量腹水、肥胖、鼓肠等。

3. 呼吸运动

正常人胸廓两侧动度对称。一侧或局部胸廓扩张度减弱或消失见于大叶性肺炎、中等量以上胸腔积液或气胸、胸膜增厚或粘连、单侧严重肺纤维化、肺不张、肋骨骨折等，同时可见对侧呼吸动度增强；两侧呼吸动度减弱见于重度肺气肿、双侧肺纤维化、呼吸肌麻痹等；两侧呼吸运动增强见于剧烈运动及酸中毒大呼吸。

二、触诊

1. 胸廓扩张度

检查前胸时，被检查者取坐位或仰卧位，检查者两手掌置于胸廓前下部对称部位，左右拇指分别沿两侧肋缘指向剑突，拇指尖在前正中线两侧对称部位，而手掌和伸展的手指置于前侧胸壁，嘱被检者作深呼吸运动，观察比较两手的动度是否一致。检查背部时，被检查者取坐位，将两手掌面平置于肩胛下区对称部位，拇指在后正中线对称部位，并将两侧皮肤向中线轻推，其余四指并拢紧贴于后胸廓两侧，同样嘱被检者作深呼吸运动，观察两侧的呼吸动度是否一致。正常人两侧呼吸动度相等，发生病变时可见一侧或局部胸廓扩张度减弱，而对侧或其他部位动度增强。其临床意义同肺部视诊“呼吸运动”。

2. 语音震颤（语颤）

（1）*检查方法*　检查者将两手掌或手掌尺侧缘平置于被检查者胸壁的对称部位，嘱其用同样强度重复拉长音发“yi”音，自上而下，从内到外，两手交叉，比较两侧相同部位语颤是否相同，注意有无增强或减弱。

（2）语颤变化临床意义

1）语颤增强：见于：①肺实变，如肺炎链球菌肺炎、肺梗死、肺结核、肺脓肿及肺癌等；②压迫性肺不张；③较浅而大的肺空洞。

2）语颤减弱或消失：主要见于：①肺气肿及支气管哮喘发作时；②阻塞性肺不张、气管内分泌物增多；③胸腔积液、气胸、胸膜高度增厚及粘连、胸壁水肿或高度肥厚、胸壁皮下气肿；④体质衰弱。

3. 胸膜摩擦感

检查者用手掌轻贴胸壁，令被检查者反复做深呼吸，此时若有皮革相互摩擦的感觉，即为胸膜摩擦感，胸膜的任何部位均可出现，但以腋中线第5~7肋间隙最易触到。见于急性胸膜炎。

三、叩诊

（一）叩诊方法

胸部叩诊采用间接叩诊法。被检查者可取坐位或仰卧位，放松肌肉，呼吸均匀。首先叩诊前胸，由锁骨上窝开始，然后沿锁骨中线、腋前线自第1肋间隙从上至下逐一肋间进行叩诊；其次叩诊侧胸，嘱被检查者两臂抱起置于头上，自腋窝开始沿腋中线、腋后线向下叩诊至肋缘；最后叩诊背部，嘱被检查者稍低头，身体稍向前倾，双手交叉抱肘，尽可能使肩胛骨移向外侧方，自肺尖开始沿肩胛线逐一肋间向下叩诊。叩诊时应左右、上下、前后进行对比，并注意叩诊音的变化。

（二）叩诊音

1. 正常胸部叩诊音

正常肺部叩诊呈清音。肺与肝或肺与心重叠区域叩诊为浊音，又称肝脏或心脏的相对浊音区。叩诊未被肺遮盖的心脏或肝脏时为实音，又称心脏或肝脏的绝对浊音区。前胸左下方为胃泡区，叩诊呈鼓音。

2. 胸部病理性叩诊音

（1）浊音或实音　见于：①肺组织含气量减少或消失，如肺炎、肺结核、肺梗死、肺不张、肺水肿、肺硬化等；②肺内不含气的病变，如肺肿瘤、肺包囊虫病、未穿破的肺脓肿等；③胸膜腔病变，如胸腔积液、胸膜增厚粘连等；④胸壁疾病，如胸壁水肿、肿瘤等。

（2）鼓音　见于气胸及直径大于3~4cm的浅表肺空洞，如空洞型肺结核、液化破溃了的肺脓肿或肺肿瘤。

（3）过清音　见于肺内含气量增加且肺泡弹性减退者，如肺气肿、支气管哮喘发作时。

（三）肺界叩诊

肺下界

（1）检查方法　被检者取坐位或仰卧位。在胸部右锁骨中线上，自第2肋间隙向下轻叩，由清音变为浊音（常在第5肋间隙），再向下叩诊变为实音（常在第6肋间隙），在浊音与实音交界处（一般在第6肋骨）即为肺下界。同样方法，分别在腋中线、肩胛线上叩出肺下界。左右两侧肺下界大致相同。平静呼吸时，正常成年人肺下界分别在锁骨中线、腋中线、肩胛线第6、8、10肋骨。左肺下界叩诊时除在左锁骨中线上变动较大（有胃泡鼓音区）外，其余与右侧叩诊大致相同。

（2）临床意义　矮胖体型或妊娠时，肺下界可上移一肋间；消瘦体型者，肺下界可下移一肋间。卧位时肺下界可比直立时升高一肋间。病理情况下，两侧肺下界下移见于肺气肿；单侧肺下界上移见于肺不张、胸腔积液、气胸等；两侧肺下界上移见于大量腹水、鼓肠、肝脾肿大、腹腔肿瘤、膈肌麻痹等。

四、听诊

（一）听诊方法

肺部听诊时，被检查者可取坐位或仰卧位，嘱其微张口作均匀呼吸，必要时可作深呼吸或咳嗽数声后立即听诊。听诊顺序与叩诊相同，一般由肺尖开始，自上而下分别检查前胸、侧胸和背部。听诊时要上下、左右对称部位进行对比。

（二）听诊内容

1. 呼吸音

（1）正常呼吸音

1）支气管呼吸音：颇似将舌抬高后张口呼吸时所发出的“哈”音。该呼吸音强而高调，吸气时弱而短，呼气时强而长。正常人在喉部、胸骨上窝、背部第6颈椎至第2胸椎附近可听到支气管呼吸音。

2）肺泡呼吸音：为一种柔和吹风样的“fu-fu”音，该呼吸音的吸气音较呼气音强，且音调更高，时限更长。正常人在除支气管呼吸音和支气管肺泡呼吸音的部位外，其余肺部都可听到肺泡呼吸音。

3）支气管肺泡呼吸音：为兼有支气管呼吸音和肺泡呼吸音特点的混合性呼吸音。其吸气音和呼气音的强弱、音调、时限大致相等。正常人在胸骨角附近，肩胛间区的第3、4胸椎水平及右肺尖可以听到支气管肺泡呼吸音。

（2）病理性呼吸音

1）病理性肺泡呼吸音：①肺泡呼吸音减弱或消失：可为双侧、单侧或局部的肺泡呼吸音减弱或消失，常见于呼吸运动障碍，如全身衰弱、呼吸肌瘫痪、腹压过高以及胸膜炎、肋骨骨折、肋间神经痛影响呼吸活动等；呼吸道阻塞，如支气管炎、支气管哮喘、喉或大支气管肿瘤等；肺顺应性降低，如肺气肿、肺淤血、肺间质炎症等；胸腔内肿物，如肺癌等；胸膜疾患，如胸腔积液、气胸、胸膜增厚及粘连等。②肺泡呼吸音增强：双侧肺泡呼吸音增强见于运动、发热、甲状腺功能亢进症、贫血、代谢性酸中毒等。

2）病理性支气管呼吸音：是在正常肺泡呼吸音分布区域内听到的支气管呼吸音，亦称管状呼吸音。常见于：①肺组织实变，如大叶性肺炎实变期、肺结核（大块渗出性病变）、肺梗死等；②肺内大空洞，如肺结核、肺脓肿、肺癌形成的空洞；③胸腔积液、肺部肿块等造成的压迫性肺不张等。

3）病理性支气管肺泡呼吸音：是在正常肺泡呼吸音分布的区域内听到支气管肺泡呼吸音。常见于肺实变区小且与正常肺组织掺杂存在，或肺实变部位较深并被正常肺组织所遮盖。

2. 啰音

（1）干啰音　可分为鼾音、哨笛音。

1）听诊特点：吸气和呼气时都可听到，但常在呼气时更加清楚；性质多变且部位变换不定，如咳嗽后可以增多、减少、消失或出现；音调较高，持续时间较长。

2）临床意义：干啰音是支气管有病变的表现。两肺都出现干啰音，见于急慢性支气管炎、支气管哮喘、支气管肺炎、心源性哮喘等；局限性干啰音常见于支气管局部结核、肿瘤、异物或黏稠分泌物附着；局部而持久的干啰音见于肺癌早期或支气管内膜结核。

（2）湿啰音（水泡音）　可分为大、中、小湿啰音和捻发音。

1）听诊特点：吸气和呼气时都可听到，以吸气终末时多而清楚；部位较恒定，性质不易改变。

2）临床意义：湿啰音是肺与支气管有病变的表现。湿啰音两肺散在性分布，常见于支气管炎、支气管肺炎、血行播散型肺结核、肺水肿；两肺底分布，多见于肺淤血、肺水肿及支气管肺炎；一侧或局限性分布，常见于肺炎、肺结核（多在肺上部）、支气管扩张症（多在肺下部）、肺脓肿、肺癌及肺出血等；捻发音常见于肺炎或肺结核早期、肺淤血、肺泡炎等，也可见于正常老年人或长期卧床者。

3. 胸膜摩擦音

吸气和呼气时皆可听到，一般以吸气末或呼气开始时较为明显，深呼吸或在听诊器体件上加压时听诊更清楚，屏住呼吸时消失，可借此与心包摩擦音区别。胸膜摩擦音可发生于胸膜的任何部位，一般在胸廓下侧沿腋中线处听诊最清楚，是干性胸膜炎的重要体征，常见于结核性胸膜炎、化脓性胸膜炎、尿毒症性胸膜炎等。

4. 听觉语音

嘱被检者按一般的说话音调发“一、二、三”音，检查者在胸壁上用听诊器可听到柔和而模糊的声音，即听觉语音，也称语音共振。听觉语音减弱见于过度衰弱、支气管阻塞、胸腔积液、气胸、胸膜增厚、胸壁水肿、慢性阻塞性肺气肿等。听觉语音增强见于肺实变、肺空洞、压迫性肺不张。听觉语音增强、响亮，且音节清晰，称为支气管语音，见于肺组织实变，常伴有语言震颤增强、病理性支气管呼吸音等肺实变体征，但以支气管语音出现最早。

被检者用耳语声调发“一、二、三”音，在胸壁上听诊，正常在肺泡呼吸音的听诊区域只能听到极微弱的声音，此音为耳语音。耳语音增强见于肺实变、肺空洞及压迫性肺不张。耳语音增强且字音清晰者为胸耳语音，是广泛肺实变的体征。

第八节　心脏检查

一、视诊

（一）心前区隆起

见于某些先天性心脏病（如法洛四联症、肺动脉瓣狭窄等）及慢性风湿性心瓣膜病二尖瓣狭窄所致的右心室增大；胸骨右缘第2肋间及其附近局部隆起，多见于主动脉弓动脉瘤或升主动脉扩张。

（二）心尖搏动

1. 正常心尖搏动

位于第5肋间隙左锁骨中线内侧0.5～1cm处，搏动范围直径为2～2.5cm。

2. 生理因素对心尖搏动的影响

（1）体位　仰卧位时心尖搏动可稍上移；左侧卧位时心尖搏动可向左移；右侧卧位时可向右移。

（2）体型　矮胖体型、小儿及妊娠者，心脏常呈横位，心尖搏动可向上外方移位；瘦长体型者，心尖搏动可向内下方移。

（3）胸壁　胸壁厚或肋间隙窄者，心尖搏动弱且范围小；胸壁薄或肋间隙宽者，心尖搏动强且范围大。

（4）其他　剧烈运动、精神紧张或情绪激动时，心尖搏动增强。

3. 病理因素对心尖搏动的影响

（1）心脏疾病　左心室增大时，心尖搏动向左下移位，心尖搏动增强且范围较大；右心室增大时，心尖搏动向左移位；先天性右位心时，心尖搏动位于胸部右侧相应部位；心包积液时，心尖搏动减弱或消失；心肌炎时，心尖搏动弥散、减弱；负性心尖搏动主要见于粘连性心包炎。

（2）胸部疾病　肺不张、粘连性胸膜炎时，心尖搏动偏向患侧；胸腔积液、气胸时，心尖搏动被推向健侧；肺气肿、左侧胸膜增厚粘连或气胸或胸腔积液时，心尖搏动减弱或消失。

（3）腹部疾病　大量腹水、肠胀气、腹腔巨大肿瘤或妊娠时，心尖搏动向左外侧移位。

（4）其他疾病　甲状腺功能亢进症、重度贫血及高热时心尖搏动增强。

（三）心前区异常搏动

1. 胸骨左缘第2肋间收缩期搏动

多由肺动脉扩张或肺动脉高压引起，见于二尖瓣狭窄、慢性肺心病等，也可见于少数正常青年人在体力活动或情绪激动时。

2. 胸骨右缘第2肋间收缩期搏动

见于升主动脉瘤、高血压等。

3. 胸骨左缘第3、4肋间搏动

为右心室肥厚的征象，见于房间隔缺损、二

尖瓣狭窄、慢性肺心病等。

4. 剑突下搏动

见于右心室明显肥大，也见于正常的腹主动脉搏动或腹主动脉瘤。两者的鉴别要点：深吸气后剑突下搏动增强者为右心室搏动，减弱则为腹主动脉搏动；手指指腹平放于剑突下，从剑突下向上压入前胸壁后上方，搏动冲击手指末端者为右心室搏动，搏动冲击手指掌面者为腹主动脉搏动。

二、触诊

（一）触诊方法

先用右手全手掌置于心前区，然后用手掌尺侧（小鱼际）或示指和中指指腹并拢进行局部触诊，必要时也可用单指指腹触诊。

（二）触诊内容

1. 心尖搏动

通过触诊可以进一步确定心尖搏动的位置、范围、有无抬举性搏动等。左心室肥厚时，心尖搏动有抬举感。见于高血压性心脏病、肥厚性心肌病等。

2. 震颤

心脏震颤（猫喘）是器质性心血管疾病的体征，临床意义见表6-2。

表6-2 心脏常见震颤的临床意义

时期	部位	临床意义
收缩期	胸骨右缘第2肋间	主动脉瓣狭窄
	胸骨左缘第2肋间	肺动脉瓣狭窄
	胸骨左缘第3、4肋间	室间隔缺损
	心尖部	重度二尖瓣关闭不全
舒张期	心尖部	二尖瓣狭窄
连续性	胸骨左缘第2肋间	动脉导管未闭

3. 心包摩擦感

急性心包炎早期，可在心前区或胸骨左缘第3、4肋间触及收缩期和舒张期双相的粗糙摩擦感，以收缩期、前倾体位和呼气末更明显，若在该部位听诊可闻及心包摩擦音。见于结核性、化脓性心包炎，以及风湿热、尿毒症、急性心肌梗死、系统性红斑狼疮等引起的心包炎。

三、叩诊

（一）叩诊方法

心脏叩诊采用间接叩诊法，被检者取仰卧位时，检查者立于被检者右侧，左手叩诊板指与肋间平行；被检者取坐位时，宜保持上半身直立姿势，平稳呼吸，检查者面对被检者，左手叩诊板指一般与肋间垂直。通常左侧心浊音界采取轻叩诊法，而右侧宜使用较重的叩诊法，以叩诊音由清音变浊音来确定心浊音界。

（二）叩诊顺序

先叩左界，从心尖搏动最强点外2～3cm处开始，沿肋间由外向内，叩诊音由清音变浊音时翻转板指，在板指中点相应的胸壁处用标记笔作一标记。如此自下而上，叩至第2肋间，分别标记。叩右界时，先沿右锁骨中线，自上而下，叩诊音由清音变浊音时为肝上界。然后，于其上一肋间（一般为第4肋间）由外向内叩出浊音点，继续向上，分别于第3、第2肋间叩出浊音点，并标记。用直尺测量左锁骨中线与前正中线间的垂直距离，以及左右心界各标记的浊音点距前正中线的垂直距离，并记录。

（三）正常心脏相对浊音界

见表6-3。

表6-3　正常心脏相对浊音界

右侧（cm）	肋间隙	左侧（cm）
2~3	Ⅱ	2~3
2~3	Ⅲ	3.5~4.5
3~4	Ⅳ	5~6
	Ⅴ	7~9

注：正常人左侧锁骨中线距前正中线距离8~10cm。

（四）心脏浊音界改变及其临床意义

1. 心脏本身病变

（1）左心室明显增大时，心脏浊音界向左下扩大，心腰部相对内陷，使心脏浊音区呈靴形，见于主动脉瓣关闭不全，故又称主动脉型心脏，亦可见于高血压性心脏病。

（2）右心室显著增大时，心脏浊音界同时向左、右两侧扩大，以向左扩大较为显著，常见于肺心病或单纯二尖瓣狭窄。

（3）左心房增大伴有肺动脉高压肺动脉扩张时，心腰部饱满或膨出，心浊音区呈梨形，见于二尖瓣狭窄，也称二尖瓣型心。

（4）左、右心室增大时，心界向两侧扩大，见于扩张型心肌病、缺血性心肌病、弥漫性心肌炎全心扩大时；心包积液时心浊音界向两侧扩大，且随体位改变而改变，坐位时心脏浊音界呈三角烧瓶形，卧位时心底部浊音界增宽，为心包积液的特征性体征。

2. 心脏以外因素

（1）大量胸腔积液、积气时，心浊音界向健侧移位，患侧心脏浊音界可叩不清；胸膜增厚粘连和阻塞性肺不张则使心界移向患侧；肺气肿时，可使心脏浊音界变小或叩不清；肺实变、肺肿瘤或纵隔淋巴结肿大时，如与心脏浊音界连在一起，则真正的心脏浊音区亦无法叩出。

（2）腹腔大量积液或巨大肿瘤、妊娠后期等均可使膈肌上抬，心脏呈横位，致心浊音界向左上移位。

（3）体位、体型、呼吸、脊柱或胸廓畸形等，也可以引起心脏浊音区发生相应变化。

四、听诊

（一）心脏瓣膜听诊区

1. 二尖瓣区

位于心尖搏动最强处，又称心尖区。

2. 主动脉瓣区

（1）主动脉瓣区　位于胸骨右缘第2肋间，主动脉瓣狭窄时的收缩期杂音在此区最响。

（2）主动脉瓣第二听诊区　位于胸骨左缘第3、4肋间，主动脉瓣关闭不全时的舒张期杂音在此区最响。

3. 肺动脉瓣区

位于胸骨左缘第2肋间。

4. 三尖瓣区

位于胸骨下端左缘，即胸骨左缘第4、5肋间处。

（二）听诊方法

1. 体位

心脏听诊时，被检者多取坐位或仰卧位，为使听诊清楚，可嘱被检者按要求变化体位。

2. 听诊顺序

通常的听诊顺序从心尖区开始，逆时针方向依次进行，即：二尖瓣区→肺动脉瓣区→主动脉瓣区→主动脉瓣第二听诊区→三尖瓣区。有顺序的听诊可以防止遗漏从而全面地了解心脏状况。

（三）听诊内容

1. 心率

正常成人在安静、清醒的情况下心率范围为60~100次/分。心率超过100次/分称为心动过速，病理情况下见于发热、贫血、甲状腺功能亢进症、休克、心肌炎、心力衰竭和使用肾上腺素、阿托品等药物后。心率低于60次/分称为心动过缓，病理情况下见于颅内高压、阻塞性黄疸、甲状腺功能减退症、病态窦房结综合征、高血钾以及强心苷、奎尼丁或β受体阻滞剂等药物过量。

2. 心律

正常人心律基本规则。呼吸性窦性心律不齐常见于健康青少年及儿童。提早发生的心脏搏动称为过早搏动，也称期前收缩，见于：①正常人情绪激动、过劳、酗酒、饮浓茶等；②各种心脏病、心脏手术、心导管检查等；③奎尼丁及强心苷等药物的毒性作用；④电解质紊乱（尤其是低血钾）；⑤自主神经功能失调。

心房颤动是常见的心律失常，其听诊特点是：①心律绝对不规则；②第一心音强弱不等；③心率快于脉率（脉搏短绌）。临床常见于二尖瓣狭窄、冠心病、甲状腺功能亢进症等。

3. 心音

（1）正常心音　有4个，分别是第一心音（S_1）、第二心音（S_2）、第三心音（S_3）及第四心音（S_4）。通常听到的主要是 S_1 和 S_2，在儿童和青少年中有时可听到 S_3，一般听不到 S_4，如听到 S_4，属病理性。

S_1 出现标志心室收缩期的开始，是心室收缩开始时二尖瓣、三尖瓣骤然关闭的振动所致；S_2 出现标志着心室舒张期的开始，主要是心室舒张开始时，半月瓣（主、肺动脉瓣）突然关闭的振动所致。S_2 有两个成分，即主动脉瓣关闭形成主动脉瓣成分（A_2）和肺动脉瓣关闭形成肺动脉瓣成分（P_2）。正常青少年 $P_2>A_2$，中年人 $P_2=A_2$，老年人 $P_2<A_2$。

表6-4　第一、第二心音的区别

区别点	第一心音	第二心音
声音特点	音强，调低，时限较长	音弱，调高，时限较短
最强部位	心尖部	心底部
与心尖搏动及动脉搏动关系	与心尖搏动和动脉搏动同时出现	心尖搏动之后出现
与心动周期的关系	S_1 和 S_2 之间的间隔（收缩期）较短	S_2 到下一心动周期 S_1 的间隔（舒张期）较长

（2）心音的改变及其临床意义

1）心音强度改变：①两个心音同时改变：同时增强可见于胸壁较薄、劳动、情绪激动、甲状腺功能亢进症、发热、贫血等；两个心音同时减弱见于肥胖、胸壁水肿、左侧胸腔积液、肺气肿、心包积液、缩窄性心包炎、甲状腺功能减退症、心肌炎、心肌病、心肌梗死、心力衰竭及休克等。②第一心音改变：S_1 增强见于发热、甲状腺功能亢进症、二尖瓣狭窄等；S_1 减弱见于心肌炎、心肌病、心肌梗死、二尖瓣关闭不全等；S_1 强弱不等见于心房颤动、完全性房室传导阻滞等。③第二心音改变：A_2 增强呈金属调，见于高血压病、主动脉粥样硬化等；P_2 亢进见于原发性肺动脉高压症、二尖瓣狭窄、左心衰竭、室间隔缺损、动脉导管未闭、慢性肺源性心脏病等。④ A_2 减弱见于低血压、主动脉瓣狭窄和关闭不全引起的主动脉内压力降低；P_2 减弱见于肺动脉瓣狭窄或关闭不全。

2）心音性质改变：心肌有严重病变时，心肌收缩力明显减弱，致使 S_1 失去其原有特征而与 S_2 相似，此时听诊 S_1、S_2 酷似钟摆的“滴答”声，称为钟摆律。如钟摆律时心率超过120次/分，酷似胎儿心音，称为胎心律，见于大面积急性心肌梗死和重症心肌炎等。

3）心音分裂：① S_1 分裂：当左、右心室收缩明显不同步时出现，在二、三尖瓣听诊区都可听到，但以胸骨左下缘较清楚，多见于二尖瓣狭窄等，偶见于儿童及青少年。② S_2 分裂：较常见，由主、肺动脉瓣关闭明显不同步所致，在肺动脉瓣区听诊较明显。可见于青少年，尤以深吸气更明显，常见于完全性右束支传导阻滞、肺动脉瓣狭窄、二尖瓣狭窄、二尖瓣关闭不全、室间隔缺损等。

4. 额外心音

正常 S_1、S_2 之外听到的附加心音，称为额外心音。

（1）奔马律　S_2之后出现的响亮额外心音，当心率快时与原有的S_1、S_2组成类似马奔跑时的蹄声，故称为奔马律，是心肌严重损害的体征。按其出现的时间分为舒张早期和舒张晚期奔马律。

1）舒张早期奔马律：又称室性奔马律，是最常见的奔马律。左心室舒张早期奔马律在心尖部稍内侧明显，呼气末最响，常见于心肌梗死、心肌炎、冠心病及多种心脏病所致的左心衰竭；右心室奔马律在胸骨下段左缘明显，吸气末响亮，提示右心衰竭，见于肺动脉高压症、肺心病等。

2）舒张晚期奔马律：亦称房性奔马律。由左心室病变引起者，左侧卧位时于心尖部稍内侧最易听到，呼气末明显，见于高血压性心脏病、肥厚型心肌病、主动脉瓣狭窄等；由右心病变引起者，在胸骨左下缘处最清楚，常见于肺动脉瓣狭窄、肺动脉高压症、肺心病等。

（2）开瓣音　亦称二尖瓣开放拍击音。出现在S_2之后，听诊特点为音调高，历时短促而响亮，清脆，呈拍击样，在心尖区内侧较清楚，见于瓣膜弹性尚好的二尖瓣狭窄，是二尖瓣分离术适应证的重要参考条件。

5. 心脏杂音

（1）心脏杂音产生机制　①血流加速；②瓣膜口、大血管通道狭窄；③瓣膜关闭不全；④异常通道；⑤心腔内漂浮物；⑥大血管腔瘤样扩张。

（2）心脏杂音的特性

1）最响部位：一般来说，杂音最响的部位，就是病变所在的部位。例如，杂音在心尖部最响，提示病变在二尖瓣。

2）出现时期：根据杂音出现的时期不同，可分为：①收缩期杂音，出现在S_1与S_2之间；②舒张期杂音，出现在S_2与下一心动周期之间；③连续性杂音，连续出现在收缩期及舒张期的杂音，并不为S_2所打断；④双期杂音，收缩期或舒张期均出现，但不连续。根据杂音在收缩期或舒张期出现的早晚可进一步分为早期、中期、晚期或全期杂音。例如，二尖瓣关闭不全的收缩期杂音可占整个收缩期，并可遮盖S_1甚至S_2，称全收缩期杂音；二尖瓣狭窄的舒张期杂音常出现在舒张中晚期；动脉导管未闭时可出现连续性杂音。

临床上，舒张期杂音及连续性杂音均为器质性，收缩期杂音根据分级可分为功能性和器质性杂音。

3）杂音性质：杂音有吹风样、隆隆样（或雷鸣样）、叹气样、机器声样及乐音样等，进一步可分为粗糙或柔和性杂音。①心尖区粗糙的吹风样收缩期杂音，常提示二尖瓣关闭不全。②心尖区舒张中晚期隆隆样杂音是二尖瓣狭窄的特征性杂音。③心尖区柔和而高调的吹风样杂音常为相对性二尖瓣关闭不全。④主动脉瓣第二听诊区叹气样舒张期杂音，见于主动脉瓣关闭不全。⑤胸骨左缘第2肋间及其附近机器声样连续性杂音，见于动脉导管未闭；乐音样杂音听诊时其音色如海鸥鸣或鸽鸣样，常见于感染性心内膜炎及梅毒性主动脉瓣关闭不全。

一般来说，器质性杂音常是粗糙的，而功能性杂音则较为柔和。

4）强度和形态：收缩期杂音的强度一般采用Levine六级分级法。

1级：杂音很弱，所占时间很短，初次听诊时往往不易发觉，须仔细听诊才能听到。

2级：较易听到的弱杂音，初听时即被发觉。

3级：中等响亮的杂音，不太注意听时也可听到。

4级：较响亮的杂音，常伴有震颤。

5级：很响亮的杂音，震耳，但听诊器离开胸壁则听不到，伴有震颤。

6级：极响亮，听诊器稍离胸壁时亦可听到，有强烈的震颤。

杂音强度的表示法是“2/6级收缩期杂音”。一般而言，3/6级和以上的收缩期杂音多为器质性的。但应注意，杂音的强度不一定与病变的严重程度成正比。

5）传导方向：杂音常沿着产生该杂音的血流方向传导。二尖瓣关闭不全的收缩期杂音在心尖部最响，并向左腋下及左肩胛下角处传导；主动脉瓣关闭不全的舒张期杂音在主动脉瓣第二听诊区最响，并向胸骨下端或心尖部传导；主动脉瓣狭窄的收缩期杂音以主动脉瓣区最响，可向上传至右侧胸骨上窝及颈部。

6）与体位的关系：体位改变可使某些杂音减弱或增强。例如，左侧卧位可使二尖瓣狭窄的舒张中晚期隆隆样杂音更明显；上半身前倾坐位可使主动脉瓣关闭不全的舒张期叹气样杂音更易于听到。

7）与呼吸的关系：深吸气时右心相关瓣膜（三尖瓣、肺动脉瓣）的杂音增强；深呼气时左心相关瓣膜（二尖瓣、主动脉瓣）的杂音增强。

8）与运动的关系：运动可使二尖瓣狭窄的舒张中晚期杂音增强。

（3）器质性与功能性收缩期杂音的鉴别　见表6-5。

表6-5　器质性与功能性收缩期杂音的鉴别

区别点	器质性	功能性
部位	任何瓣膜听诊区	肺动脉瓣区和（或）心尖部
持续时间	长，常占全收缩期，可遮盖 S_1	短，不遮盖 S_1
性质	吹风样，粗糙	吹风样，柔和
传导	较广而远	比较局限
强度	常在3/6级或以上	一般在2/6级或以下
心脏大小	有心房和（或）心室增大	正常

6. 心包摩擦音

音质粗糙，音调高，呈搔抓样，类似纸张摩擦的声音，近在耳边，与心脏搏动一致，不受呼吸影响，通常在胸骨左缘第3、4肋间隙处较易听到，坐位前倾及呼气末更明显。收缩期、舒张期均可闻及，有时也可仅出现在收缩期。见于各种感染性或非感染性心包炎。

第九节　血管检查

一、脉搏

常见脉波异常的脉搏有：

1. 水冲脉

脉搏骤起骤降，急促而有力。常见于主动脉瓣关闭不全、甲状腺功能亢进症、严重贫血、动脉导管未闭等。检查时，用手紧握患者的手腕掌面，将其上肢高举过头，则水冲脉更易触知。

2. 交替脉

为一种节律正常而强弱交替出现的脉搏。常提示心肌受损，为左室衰竭的重要体征，见于高血压性心脏病、急性心肌梗死或主动脉瓣关闭不全等。

3. 重搏脉

正常脉波的降支上可见一切迹（代表主动脉瓣关闭），其后有一重搏波，此波一般不能触及。在某些病理情况下，此波增高而可以触及，即为重搏脉。重搏脉可见于伤寒或其他可引起周围血管松弛、周围阻力降低的疾病。

4. 奇脉

奇脉指吸气时脉搏明显减弱或消失的现象，又称为吸停脉。常见于心包积液和缩窄性心包炎，是心包填塞的重要体征之一。

5. 无脉

无脉即脉搏消失，见于严重休克及多发性大动脉炎，后者使某一部位动脉闭塞而致相应部位脉搏消失。

二、血管杂音

甲状腺功能亢进症在肿大的甲状腺上，可听到连续性、收缩期较强的血管杂音；主动脉瘤时，在相应部位可听到收缩期杂音；动-静脉瘘时，在病变部位可听到连续性杂音；肾动脉狭窄，可在腰背部及上腹部听到收缩期杂音；主动脉缩窄，可在背部脊柱左侧听到收缩期杂音。

三、周围血管征

1. 毛细血管搏动征

用手指轻压被检者指甲床末端，或以干净玻片轻压被检者口唇黏膜，如见到红白交替的、与其心脏搏动一致的节律性微血管搏动现象，称为毛细血管搏动征阳性。

2. 枪击音与杜氏双重杂音

将听诊器体件放在肱动脉或股动脉处，可听到与心跳一致短促如射枪的“嗒——、嗒——”音，称为枪击音，这是由于脉压增大使脉波冲击动脉壁所致。如再稍加压力，则可听到收缩期与舒张期双重吹风样杂音，称为杜氏双重杂音。

3. 周围血管征

包括头部随脉搏呈节律性点头运动、颈动脉搏动明显、毛细血管搏动征、水冲脉、枪击音与杜氏双重杂音。它们均由脉压增大所致，常见于主动脉瓣关闭不全、重症贫血及甲状腺功能亢进症等。

第十节 腹部检查

一、视诊

（一）腹部外形

正常人仰卧时，腹部外形对称，腹部平坦。

1. 腹部膨隆

（1）*全腹膨隆* 生理情况见于肥胖、妊娠等。病理情况：①腹内积气：见于各种原因所致的肠梗阻或肠麻痹。积气在肠道外腹腔内者，称为气腹，见于胃肠穿孔或治疗性人工气腹。②腹腔积液：当腹腔内大量积液时，在仰卧位液体因重力作用下沉于腹腔两侧，使腹部外形呈宽而扁状，称为蛙腹。坐位时下腹部明显膨出。常见于肝硬化门脉高压症、右心衰竭、缩窄性心包炎、肾病综合征、结核性腹膜炎、腹膜转移癌等。③腹腔巨大肿块：常见于巨大卵巢囊肿。

（2）*局部膨隆* 常因炎性包块、胃肠胀气、脏器肿大、腹内肿瘤、腹壁肿瘤和疝等所致。左上腹膨隆见于脾大、巨结肠或结肠脾曲肿瘤；上腹部膨隆见于肝左叶肿大、胃扩张、胃癌、胰腺囊肿或肿瘤；右上腹膨隆见于肝大（淤血、脓肿、肿瘤）、胆囊肿大及结肠肝曲肿瘤；腰部膨隆见于患侧大量肾盂积水或积脓、多囊肾、巨大肾上腺瘤；中腹部膨隆见于腹部炎性包块（如结核性腹膜炎引起的肠粘连）、脐疝等；左下腹部膨隆见于降结肠肿瘤、干结粪块（灌肠后消失）；下腹部膨隆多见于妊娠、子宫肌瘤所致的子宫增大、卵巢囊肿、尿潴留等，尿潴留时排尿或导尿后膨隆消失；右下腹部膨隆见于阑尾周围脓肿、回盲部结核或肿瘤等。

2. 腹部凹陷

全腹凹陷常见于严重脱水、明显消瘦及恶病质等。严重者全腹呈舟状，称为舟状腹，见于恶性肿瘤、结核、糖尿病、顽固性心衰、神经性厌食等慢性消耗性疾病的晚期。

（二）呼吸运动

腹式呼吸减弱见于妊娠晚期以及急腹症、腹水、腹腔内巨大肿块、胃肠胀气等腹部疾病；腹式呼吸消失见于胃肠穿孔所致急性腹膜炎或膈肌麻痹等。

（三）腹壁静脉

正常时腹壁静脉一般不显露。肝硬化门脉高压形成侧支循环时，腹壁曲张的浅静脉以脐为中心向周围伸展，血流方向是从脐静脉经脐孔进入腹壁曲张的浅静脉流向四方。上腔静脉阻塞时，上腹壁或胸壁曲张的浅静脉，血流转向下方进入下腔静脉。下腔静脉阻塞时，脐以下的腹壁浅静脉血流方向转向上方进入上腔静脉。

腹壁静脉血流方向的判断方法：选择一段没有分支的腹壁静脉，检查者将食指和中指并拢压在该段静脉上，一指固定，另一手指紧压静脉向外滑动，挤出静脉内血液后放松该手指，观察静脉是否立刻充盈，如迅速充盈，则血液方向是从放松的一端流向固定手指的一端。再用同法放松另一手指，即可判断出血流方向。

（四）胃肠型和蠕动波

正常人腹部一般看不到胃肠型及蠕动波。

1. 胃肠型

当胃肠道发生梗阻时，梗阻近端的胃或肠段饱满而隆起，可显出各自的轮廓，称胃型或肠型。结肠梗阻时，宽大的肠型多出现于腹壁周边，同时盲肠多胀大呈球形。

2. 蠕动波

胃肠蠕动过程中呈现出波浪式运动，称为蠕动波。幽门梗阻时，可见到较大的胃蠕动波自左肋缘下向右缓慢推进，即为正蠕动波，有时还可见到自右向左运行的逆蠕动波。脐部出现肠蠕动波见于小肠梗阻。严重梗阻时，脐部可见横行排列呈多层梯形的肠型和较大肠蠕动波。

二、触诊

（一）腹壁紧张度

1. 全腹壁紧张度增加

见于：①急性胃肠穿孔或实质脏器破裂所致急性弥漫性腹膜炎，因炎症刺激腹膜引起腹肌反射性痉挛，腹壁常有明显紧张，甚至强直硬如木板，称为板状强直；②结核性腹膜炎时，全腹紧张，触之犹如揉面的柔韧感，不易压陷，称为面团感或揉面感，此征还见于癌性腹膜炎。

2. 局部腹壁紧张

见于该处脏器的炎症累及腹膜时，如急性胰腺炎出现上腹或左上腹壁紧张，急性胆囊炎可出现右上腹壁紧张，急性阑尾炎常出现右下腹壁紧张。

3. 腹壁紧张度减低

触诊腹壁松软无力，失去弹性，见于经产妇、体弱老年人、大量放腹水后患者。重症肌无力和脊髓损伤所致腹肌瘫痪者，全腹紧张度消失。

（二）压痛及反跳痛

正常人腹部无压痛及反跳痛。触诊时，由浅入深进行按压，如发生疼痛，称为压痛。检查到压痛后，手指稍停片刻，使压痛感趋于稳定，然后将手突然抬起，此时如患者感觉腹痛骤然加剧，并有痛苦表情，称为反跳痛。反跳痛的出现，提示炎症已累及腹膜壁层。腹壁紧张，同时伴有压痛和反跳痛称为腹膜刺激征，是急性腹膜炎的重要体征。压痛多由腹壁或腹腔内病变所致。如腹部触痛在抓捏腹壁或仰卧起坐时明显，多考虑较表浅的腹壁病变，否则多为腹腔内病变。腹腔内的病变常因脏器的炎症、结石、淤血、破裂、扭转、肿瘤等病变所致。

压痛局限于某一部位时，称为压痛点。某些疾病常有位置较固定的压痛点，如：①阑尾点，又称麦氏（Mc Burney）点，位于右髂前上棘与脐连线外 1/3 与中 1/3 交界处，阑尾病变时此处有压痛；②胆囊点，位于右侧腹直肌外缘与肋弓交界处，胆囊病变时此处有明显压痛。

（三）腹部肿块

腹腔脏器的肿大、异位、肿瘤、囊肿或脓肿、炎性组织粘连或肿大的淋巴结等均可形成肿块。如触到肿块要鉴别其来源于何种脏器；是炎症性还是非炎症性；是实质性还是囊性；是良性还是恶性；在腹腔内还是在腹壁上。还须注意肿块的部位、大小、形态、质地、压痛、搏动、移动度、与邻近器官的关系等。

（四）肝脾触诊

1. 肝脏触诊

正常成人的肝脏一般触不到，但腹壁松弛的瘦者于深吸气时可触及肝下缘，多在肋弓下 1cm 以内，剑突下如能触及，多在 3cm 以内。2 岁以下小儿的肝脏相对较大，易触及。

（1）*触诊方法*　采用单手触诊法，检查时被检者取仰卧位，双腿稍屈曲，使腹壁松弛，医师位于被检者右侧，将右手掌平放于被检者右侧腹壁上，腕关节自然伸直，四指并拢，掌指关节伸直，以食指前端的桡侧或食指与中指指端对着肋缘，自髂前上棘连线水平，分别沿右锁骨中线、前正中线自下而上触诊。被检者吸气时，右手随腹壁隆起抬高，但上抬速度要慢于腹壁的隆起，并向季肋缘方向触探肝缘；呼气时，腹壁松弛并下陷，触诊手应及时向腹深部按压，如肝脏肿大，则可触及肝下缘从手指端滑过。若未触及，则反复进行，直至触及肝脏或肋缘。为提高触诊效果，可用双手触诊法，检查者用左手掌托住被检者右后腰，左手拇指张开置于右肋缘，右手方法不变。如遇腹水患者，可用沉浮触诊法。在腹部某处触及肝下缘后，应自该处起向两侧延伸触诊，以了解整个肝脏和全部肝下缘的情况。

（2）*注意事项*　正常肝脏质地柔软，表面光滑，无压痛和叩击痛。触及肝脏后，应详细描述以下几点：

1）大小：一般在平静呼吸时，测量右锁骨中线肋下缘至肝下缘垂直距离（以厘米计），并注明以叩诊法叩出的肝上界位置。同时应测量前正中线剑突下至肝下缘垂直距离。肝脏下移时，可触及肝下缘，但肝上界也相应下移，且肝上下径正常，见于内脏下垂、肺气肿、右侧大量胸腔积液等导致的膈肌下降。肝脏肿大时，肝上界正常或升高。病理性肝脏肿大可分为弥漫性和局限性。弥漫性肝脏肿大见于肝炎、脂肪肝、肝淤血、早期肝硬化、白血病、血吸虫病等；局限性肝脏肿大见于肝脓肿、肝囊肿（包括肝包虫病）、肝肿瘤等，并常能触及或看到局部膨隆。肝脏缩小见于急性和亚急性重型肝炎、晚期肝硬化。

2）质地：肝脏质地一般分为三级：质软、质韧（中等硬度）和质硬。正常肝脏质地柔软；急性肝炎及脂肪肝时质地稍韧；慢性肝炎质韧；肝硬化质硬，肝癌质地最硬。肝脓肿或囊肿有积液时呈囊性感，大而浅者可能触到波动感。

3）表面形态及边缘：正常肝脏表面光滑，边缘整齐且厚薄一致。肝炎、脂肪肝、肝淤血表面光滑，边缘圆钝；肝硬化表面不光滑，呈结节状，边缘不整齐且较薄；肝癌、多囊肝表面不光滑，呈不均匀的粗大结节状，边缘厚薄也不一致；巨块型肝癌、肝脓肿及肝包虫病表面呈大块状隆起。

4）压痛：正常肝脏无压痛。急性肝炎、肝淤血时常有弥漫性轻度压痛；较表浅的肝脓肿有剧烈的局限性压痛。

右心衰竭引起肝淤血肿大时，用手压迫肿大肝脏可使颈静脉怒张更明显，称为肝颈静脉回流征阳性。

2. 脾脏触诊

正常脾脏不能触及。内脏下垂、左侧大量胸腔积液或积气时，膈肌下降，使脾向下移而可触及。除此之外能触及脾脏，则提示脾肿大。

（1）*触诊方法*　脾脏明显肿大而位置较表浅时，用单手浅部触诊即可触及。如肿大的脾脏位置较深，则用双手触诊法进行检查。被检者取仰卧位，双腿稍屈曲，医师位于被检查者右侧，将左手绕过其腹部前方，手掌置于其左腰部第9～11肋处，将脾从后向前托起。右手掌平放于脐部，与左肋弓成垂直方向，随被检者腹式呼吸运动，由下向上逐渐移近左肋弓，直到触及脾缘或左肋缘为止。脾脏轻度肿大而仰卧位不易触及时，可嘱被检者改为右侧卧位，右下肢伸直，左下肢屈髋、屈膝，用双手触诊较易触及。触及脾脏后应注意其大小、质地、表面形态、有无压痛及摩擦感等。

临床上常将脾肿大分为三度：深吸气时脾脏在肋下不超过2cm者为轻度肿大；超过2cm但在脐水平线以上，为中度肿大；超过脐水平线或前正中线为高度肿大，又称巨脾。中度以上脾肿大时其右缘常可触及脾切迹，这一特征可与左肋下其他肿块相鉴别。

(2) *脾肿大的测量方法* 当轻度脾肿大时只作甲乙线测量，甲点为左锁骨中线与左肋缘交点，乙点为脾脏在左锁骨中线延长线上的最下缘，两点间的距离以厘米（cm）表示。脾脏明显肿大时，应加测甲丙线和丁戊线。甲丙线为左锁骨中线与左肋缘交点至最远脾尖（丙点）之间的距离。丁戊线为脾右缘（丁点）到前正中线的距离。如脾肿大向右未超过前正中线，测量脾右缘至前正中线的最短距离以“-”表示；超过前正中线则测量脾右缘至前正中线的最大距离，以“+”表示。

1）轻度脾肿大见于慢性肝炎、粟粒型肺结核、伤寒、感染性心内膜炎、败血症和急性疟疾等，一般质地较柔软。

2）中度脾肿大见于肝硬化、慢性溶血性黄疸、慢性淋巴细胞性白血病、系统性红斑狼疮、疟疾后遗症及淋巴瘤等，一般质地较硬。

3）高度脾肿大，表面光滑者见于慢性粒细胞性白血病、慢性疟疾和骨髓纤维化症等，表面不平而有结节者见于淋巴瘤等。

脾囊肿时，表面有囊性肿物。脾脓肿、脾梗死和脾周围炎时，可触到摩擦感且压痛明显。

（五）墨菲征

正常胆囊不能触及。急性胆囊炎，胆囊肿大未到肋缘以下，医师将左手掌平放于患者右胸下部，以左手拇指指腹用适度压力钩压右肋缘下腹直肌外缘处，然后嘱患者缓慢深吸气。此时发炎的胆囊下移时碰到用力按压的拇指引起疼痛，患者因疼痛而突然屏气，这一现象称为墨菲征（Murphy sign）阳性，又称胆囊触痛征。胰头癌压迫胆总管出现黄疸进行性加深，胆囊显著肿大，无压痛，称为库瓦西耶征（Courvoisier sign）阳性，又称无痛性胆囊增大征阳性。

（六）液波震颤

用于3000～4000mL以上腹水的检查。检查时患者平卧，医师以一手掌面贴于患者一侧腹壁；另一手四指并拢屈曲，用指端迅速冲击患者另一侧腹壁。如腹腔内有大量液体存在，则贴于腹壁的手掌有被液体波动冲击的感觉，即液波震颤（波动感）。为防止腹壁本身震动传至对侧，可让另一人将手掌尺侧缘压于脐部腹中线上，即可阻止腹壁震动的传导。

三、叩诊

1. 腹部叩诊音

多用间接叩诊法，被检者取仰卧位，一般从左下腹开始，以逆时针方向叩至右下腹部，再到脐部。正常情况下，腹部叩诊大部分区域为鼓音，肝、脾、充盈的膀胱、增大的子宫以及两侧腹部近腰肌处叩诊呈浊音。肝、脾或其他实质性脏器极度肿大，腹腔内大量积液或肿瘤时，鼓音区缩小，病变部位可出现浊音或实音。鼓音明显，范围增大见于胃肠高度胀气、胃肠穿孔所致气腹和人工气腹。

2. 肝脏叩诊

肝脏叩诊时用间接叩诊法，被检者取仰卧位。叩诊确定肝上界时，一般是沿右锁骨中线、右腋中线和右肩胛线，由肺区往下叩向腹部，当清音转为浊音时，即为肝上界，此处相当于被肺遮盖的肝顶部，故又称肝相对浊音界；再往下叩

1~2 肋间，由浊音转为实音时，此处肝脏不被肺遮盖，直接贴近胸壁，称肝绝对浊音界。确定肝下界时，由腹部鼓音区沿右锁骨中线或前正中线向上叩，当鼓音转为浊音处即是。体形匀称型者，正常肝上界在右锁骨中线上第 5 肋间，下界位于右季肋下缘，两者之间的距离为肝上下径，为 9~11cm；在右腋中线上肝上界在第 7 肋间，下界相当于第 10 肋骨水平；在右肩胛线上，肝上界为第 10 肋间，下界不易叩出。瘦长型者肝上下界均可低一个肋间，矮胖型者则可高一个肋间。

病理情况下，肝浊音界向上移位见于右肺不张、右肺纤维化、气腹及鼓肠等；肝浊音界向下移位见于肺气肿、右侧张力性气胸等。肝浊音界扩大见于肝炎、肝脓肿、肝淤血、肝癌和多囊肝等；肝浊音界缩小见于急性重型肝炎、晚期肝硬化和胃肠胀气等；肝浊音界消失代之以鼓音者，多因肝表面有气体覆盖所致，是急性胃肠穿孔的一个重要征象，亦可见于人工气腹等。

3. 移动性浊音

当腹腔内有较多游离液体（在 1000mL 以上）时，如患者仰卧位，液体因重力作用多积聚于腹腔低处，含气的肠管漂浮其上，故叩诊腹中部呈鼓音，腹部两侧呈浊音；检查者自腹中部脐水平面开始向患者左侧叩诊，由鼓音变为浊音时，板指固定不动，嘱患者右侧卧位，再度叩诊，如呈鼓音，表明浊音移动。同样方法向右侧叩诊，叩得浊音后嘱患者左侧卧位，核实浊音是否移动。这种因体位不同而出现浊音区变动的现象，称移动性浊音阳性。

4. 肾区叩击痛

正常时肾区无叩击痛。检查时，被检者取坐位或侧卧位，医师将左手掌平放于患者肾区（肋脊角处），右手握拳用轻到中等力量叩击左手背部。肾区叩击痛见于肾炎、肾盂肾炎、肾结石、肾周围炎及肾结核等。

5. 膀胱叩诊

采用间接叩诊法，被检者多取仰卧位，在耻骨联合上方进行叩诊。膀胱空虚时，因小肠位于耻骨上方遮盖膀胱，故叩诊呈鼓音，叩不出膀胱的轮廓。膀胱充盈时，耻骨上方叩出圆形浊音区。妊娠、卵巢囊肿或子宫肌瘤等，该区叩诊也呈浊音，应予鉴别。腹水时，耻骨上方叩诊可呈浊音区，但此区的弧形上缘凹向脐部，而膀胱胀大的浊音区弧形上缘凸向脐部。排尿或导尿后复查，如浊音区转为鼓音，即提示为尿潴留而致的膀胱胀大。

四、听诊

1. 肠鸣音（肠蠕动音）

检查时，被检者取仰卧位，医生将听诊器体件放在腹部进行听诊，通常脐周或右下腹听诊最清楚，时间不应少于 1 分钟，如 1 分钟内未闻及肠鸣音，可持续听诊 3~5 分钟。正常时肠鸣音每分钟 4~5 次。肠鸣音超过每分钟 10 次，但音调不特别高亢，称肠鸣音活跃，见于服泻药后、急性肠炎或胃肠道大出血等。如肠鸣音次数多，且呈响亮、高亢的金属音，称肠鸣音亢进，见于机械性肠梗阻。若肠鸣音明显少于正常，或数分钟才听到一次，称为肠鸣音减弱，见于老年性便秘、电解质紊乱（低血钾）及胃肠动力低下等。如持续听诊 3~5 分钟未闻及肠鸣音，用手指轻叩或搔弹腹部仍未听到，称肠鸣音消失，见于急性腹膜炎或麻痹性肠梗阻。

2. 振水音

被检者取仰卧位，医师用耳凑近被检者上腹部或将听诊器体件放于此处，然后用稍弯曲的手指以冲击触诊法连续迅速冲击其上腹部，如听到胃内液体与气体相撞击的声音，称为振水音。也可用双手左右摇晃患者上腹部以闻及振水音。正常人餐后或饮入多量液体时，上腹部可出现振水音。但若在空腹或餐后 6~8 小时以上仍有此音，则提示胃内有液体潴留，见于胃扩张、幽门梗阻及胃液分泌过多等。

第十一节　脊柱、四肢检查

一、脊柱检查

检查脊柱时，被检者取立位或坐位，上身保持直立，双手自然下垂，按视、触、叩的顺序检查，内容包括脊柱的弯曲度、活动度、压痛与叩击痛。

（一）弯曲度检查

1. 检查方法

（1）脊柱前后凸　嘱被检查者取立位，侧面观察脊柱各部形态，了解有无前后凸畸形。正常人直立时，脊柱有四个生理弯曲。从侧面观察，颈段稍前凸，胸段稍后凸，腰椎明显前凸，骶椎明显后凸。

（2）脊柱侧弯　嘱被检者取立位或坐位，从后面观察脊柱有无侧弯。轻度侧弯时，需结合触诊判定。检查者用食、中指或拇指沿脊椎的棘突以适当的压力由上向下划压，致使被压处皮肤出现一条红色压痕，以此痕为标准，判断脊柱有无侧弯。正常人脊柱无侧弯。

2. 临床意义

（1）脊柱后凸　也称驼背，多发生于胸段脊柱，常见于：①佝偻病，儿童多见；②脊柱结核，青少年多见，胸段脊柱成角畸形是其特征性表现；③强直性脊柱炎，成年人多见，脊柱胸段呈弧形（或弓形）后凸，常有脊柱强直性固定；④脊椎退行性变，老年人多见，主要表现为驼背。

（2）脊柱前凸　多发生在腰椎部位。可见于晚期妊娠、大量腹水、腹腔巨大肿瘤、髋关节结核及先天性髋关节脱位等。

（3）脊柱侧凸　脊柱离开后正中线向左或右偏曲称为脊柱侧凸。

姿势性侧凸：无脊柱结构的异常，改变体位可使侧凸得以纠正。多见于儿童发育期坐立姿势不良、下肢长短不一、椎间盘突出以及脊髓灰质炎后遗症等。

器质性侧凸：改变体位不能纠正侧凸。多见于先天性脊柱发育不全、佝偻病、脊椎损伤、胸膜增厚、胸膜粘连等。

（二）活动度检查

1. 检查方法

检查颈段或腰段活动时，固定被检查者的双肩或骨盆，让其颈部或腰部做前屈、后伸、侧弯、旋转等动作，观察脊柱的活动情况及有无变形。对脊柱外伤者或可疑骨折或关节脱位者，要避免脊柱活动，防止损伤脊髓。正常活动度范围见下表6-6。

表6-6　颈、胸、腰椎及全脊椎活动范围

	前屈	后伸	左右侧弯	旋转度（一侧）
颈椎	35°～45°	35°～45°	45°	60°～80°
胸椎	30°	20°	20°	35°
腰椎	90°	30°	20°～30°	30°

注：由于年龄、活动训练以及脊柱结构差异等因素，脊柱活动范围存在较大的个体差异。

2. 临床意义

脊柱颈段活动受限常见于颈部肌纤维组织炎及韧带受损、颈椎病、结核或肿瘤浸润、颈椎外伤、骨折或关节脱位；脊柱腰椎段活动受限常见于腰部肌纤维组织炎及韧带受损、腰椎椎管狭窄、椎间盘突出、腰椎结核或肿瘤、腰椎骨折或脱位。

（三）压痛与叩击痛检查

1. 检查方法

检查脊柱有无压痛时，嘱被检者取端坐位，身体稍向前倾。医师以右手拇指从枕骨粗隆开始自上而下逐个按压脊椎棘突及椎旁肌肉，正常时每个棘突及椎旁肌肉均无压痛。检查叩击痛时，嘱被检查者取坐位，检查者可用直接叩击法，即用中指或叩诊锤垂直叩击胸、腰椎棘突（颈椎位置深，一般不用此法）；也可采用间接叩击法，将左手掌置于被检者头部，右手半握拳，以小鱼际肌部位叩击左手背，了解被检查者脊柱各部位有无疼痛。

2. 临床意义

正常人脊柱无压痛与叩击痛。胸、腰椎病变，如结核、椎间盘突出、外伤或骨折时，相应的脊椎棘突有压痛。椎旁肌肉有压痛，多为腰背肌纤维炎或劳损。叩击痛的部位即为病变部位。

二、四肢、关节检查

四肢与关节检查，常用视诊和触诊，两者相互配合，特殊情况下采用叩诊和听诊。内容主要是观察外形、检查关节活动情况。正常人四肢及关节左右对称，形态正常，无肿胀及压痛，活动自如。

（一）检查外形改变

1. 匙状甲（反甲）

表现为指甲中央凹陷，边缘翘起，指甲变薄，表面粗糙有条纹。多见于缺铁性贫血和高原疾病，偶见于风湿热、甲癣等。

2. 杵状指

手指或足趾末端增生、肥厚，指甲从根部到末端拱形隆起呈杵状。见于呼吸系统疾病，如慢性肺脓肿、支气管扩张和支气管肺癌；某些心血管疾病，如发绀型先天性心脏病，亚急性感染性心内膜炎；营养障碍性疾病，如肝硬化。

3. 指关节变形

（1）*梭形关节*　双侧对称性近端指骨间关节增生、肿胀呈梭形畸形，早期红肿疼痛，晚期强直、活动受限，手腕、手指向尺侧偏斜。可见于类风湿关节炎。

（2）*爪形手*　手指关节变形，呈鸟爪样，见于尺神经损伤、进行性肌萎缩、脊髓空洞症和麻风等。

4. 腕关节变形

（1）*腕垂症*　肘以上完全性损伤者，不能伸腕、伸拇、伸指及外展拇指，呈垂腕畸形，见于桡神经损伤。

（2）*猿掌*　大鱼际肌萎缩，掌心扁平，拇指不能对掌，食指与中指常伸直不能弯曲，形如猿手。见于正中神经损伤。

5. 膝关节变形

（1）*关节腔积液*　视诊关节肿胀，触诊浮髌试验阳性。浮髌试验检查方法：被检者取平卧位，下肢伸直放松，检查者左手拇指和其余四指分别固定在患膝关节上方两侧，并加压压迫髌上囊，使关节液集中于髌骨底面，右手拇指和其余四指分别固定在患膝关节下方两侧，用右手示指连续垂直向下按压髌骨数次，压下时有髌骨与关节面的碰触感，松手时有髌骨随手浮起感，即为浮髌试验阳性，见于风湿性关节炎、结核性关节炎等引起的膝关节腔积液。

（2）*关节炎*　表现为受累关节对称性、游走性疼痛，并伴有红、肿、热的炎症表现及活动障碍，见于风湿性关节炎活动期。

6. 膝内翻、膝外翻

正常人双脚并拢站立时双膝和双踝均能靠拢。如果直立时，两踝并拢而两膝关节远离，双下肢形成“O”状，即“O 形腿”，称为膝内翻；如果直立时，两膝关节并拢时，两踝分离，称为膝外翻，或“X 形腿”。见于佝偻病及大骨节病。

7. 足内翻、足外翻

（1）*足内翻*　跟骨内旋，前足内收，足纵弓高度增加，站立时足不能踏平，外侧着地。常见于脊髓灰质炎后遗症。

（2）*足外翻*　跟骨外旋，前足外展，足纵弓塌陷，舟骨突出，扁平状，跟腱延长线落在跟骨内侧。常见于胫前胫后肌麻痹。

8. 骨折与关节脱位

(1) *骨折* 骨折时可见局部肿胀、压痛，可有变形或肢体缩短，可触及骨擦感或听到骨擦音，如 Colles 骨折，侧面观察患部呈餐叉样外观，正面观察则呈枪刺状畸形。

(2) *关节脱位* 关节畸形、疼痛、肿胀、瘀斑以及关节功能障碍等。

9. 肌萎缩

肢体肌萎缩时，可见患肢肌肉体积缩小，松弛无力。见于脊髓灰质炎、周围神经损伤等。

10. 下肢静脉曲张

多发生在小腿，曲张静脉如蚯蚓状怒张、弯曲，久站加重，卧位抬高下肢，静脉曲张现象减轻；重者小腿肿胀、皮肤暗紫、色素沉着或形成溃疡。见于血栓性静脉炎或长期从事站立性工作者。

11. 水肿

双下肢凹陷性水肿多见于肾病综合征、右心衰竭等；单侧肢体水肿多见于静脉或淋巴液回流障碍，静脉回流障碍见于血栓性静脉炎、肿瘤压迫等；淋巴液回流障碍见于丝虫病，检查可见患肢皮肤增厚、肿胀、按压无凹陷，称为象皮肿。肢体局部红肿、伴皮肤灼热见于蜂窝织炎等。

12. 痛风性关节炎

表现为关节僵硬、肥大或变形，关节周围可形成结节样痛风石，多发生在手指末节和足趾关节处，其次为踝、腕、肘、膝关节。

13. 肢端肥大

表现为肢体末端异常粗大，见于肢端肥大症、巨人症。

(二) 检查运动功能

1. 检查方法

(1) *主动运动* 让被检查者用自己的力量进行各个关节各方向的运动，观察有无活动受限。如肩关节屈伸，肩关节内旋、外旋，以及髋关节内旋、外旋等。

(2) *被动运动* 检查者用外力使被检查者的关节运动，观察其活动范围及有无疼痛等。

2. 临床意义

关节活动障碍主要见于骨折、脱位、炎症、肿瘤、关节退行性变以及肌腱、软组织损伤等。

第十二节　神经系统检查

一、肌力、肌张力

(一) 肌力检查

1. 检查方法

医师嘱被检查者做肢体伸、屈、内收、外展、旋前、旋后等动作，并从相反方向给予阻力，测试被检查者对阻力的克服力量，要注意两侧对比检查。

2. 肌力评定

采用 0~5 级的六级分级法。

0 级：完全瘫痪，无肌肉收缩。

1 级：仅有肌肉收缩，但无肢体活动。

2 级：肢体在床面上能水平移动，但不能抬离床面。

3 级：肢体能抬离床面，但不能抗阻力。

4 级：能做抗阻力动作，但较正常弱。

5 级：正常肌力。

3. 临床意义

(1) *单瘫* 单一肢体瘫痪，多见于脊髓灰质炎。

(2) *偏瘫* 为一侧肢体（上、下肢）瘫痪，常伴有同侧脑神经损害，多见于颅内病变或脑卒中。

（3）交叉性偏瘫　为一侧肢体瘫痪及对侧脑神经损害，多见于脑干病变。

（4）截瘫　为双侧下肢瘫痪，是脊髓横贯性损伤的表现，见于脊髓外伤、炎症等。

（二）肌张力检查

1. 检查方法

医师嘱被检查者肌肉放松，而后持其肢体以不同的速度、幅度进行各个关节的被动运动，根据肢体的阻力判断肌张力（可触摸肌肉，根据肌肉硬度判断），要两侧对比。

2. 临床意义

（1）肌张力增高　触摸肌肉，坚实感，伸屈肢体时阻力大。可表现为：①痉挛状态，被动伸屈其肢体时，起始阻力大，终末突然阻力减弱，也称折刀现象，见于锥体束损害；②铅管样强直，伸肌和屈肌的肌张力均增高，做被动运动时各个方向的阻力增加均匀一致，见于锥体外系损害。

（2）肌张力降低　肌肉松软，伸屈其肢体时阻力小，关节运动范围扩大，见于周围神经炎、脊髓前角灰质炎、小脑病变等。

二、共济运动

（一）检查方法

1. 指鼻试验

被检查者与医师相距 0.5m，嘱被检查者用食指触及医师伸出的食指，再以食指触自己的鼻尖，先慢后快，先睁眼，后闭眼，反复进行，观察被检查者动作是否稳准。

2. 跟-膝-胫试验

嘱被检查者仰卧，上抬一侧下肢，将足跟置于对侧下肢膝盖下端，再沿胫骨前缘向下移动，先睁眼、后闭眼，反复进行，观察被检查者动作是否稳准。

3. 快速轮替动作

嘱被检查者伸直手掌，做快速旋前、旋后动作，先睁眼，后闭眼，反复进行，观察动作的协调性。

4. 闭目难立试验

嘱被检查者双足并拢站立，双手臂向前平伸，闭目，观察其身体有无摇晃或倾斜。

5. 对指试验

嘱被检查者两上肢向外展开，伸直两手食指，由远而近使指尖相碰，先睁眼、后闭眼，反复进行，观察动作是否稳准。

（二）临床意义

1. 小脑性共济失调

共济运动不协调，与视觉无关，伴有张力减低。可见于小脑肿瘤、小脑炎等。

2. 感觉性共济失调

睁眼时共济失调不明显，闭眼时明显，有深感觉障碍。可见于多发性神经炎、亚急性脊髓联合变性、脊髓空洞症及脑部病变等。

3. 前庭性共济失调

共济运动不协调，以平衡障碍为主，伴有眩晕、恶心和呕吐及眼球震颤。多见于梅尼埃病、脑桥小脑角综合征等。

三、神经反射

（一）生理反射

1. 浅反射

刺激皮肤、黏膜或角膜等引出的反射，健康人存在。

（1）角膜反射

1）检查方法：嘱被检查者眼睛注视内上方，医师用细棉絮轻触其角膜外缘，正常反应为被刺激侧眼睑迅速闭合，称为直接角膜反射；刺激后对侧眼睑也同时闭合称为间接角膜反射。

2）临床意义：直接角膜反射存在，间接角膜反射消失，见于受刺激对侧面神经损害；直接角膜反射消失，间接角膜反射存在，见于受刺激侧面神经损害；直接、间接角膜反射均消失，见于受刺激侧三叉神经损害；深昏迷患者角膜反射也消失。

（2）腹壁反射

1）检查方法：嘱被检查者仰卧，两下肢稍

屈曲，使腹壁放松，医师用钝头竹签分别沿肋缘下（胸髓7~8节）、脐水平（胸髓9~10节）及腹股沟上（胸髓11~12节）的方向，由外向内轻划两侧腹壁皮肤（即上、中、下腹壁反射），正常反应为受刺激部位出现腹肌收缩。

2）临床意义：上腹壁或中腹壁或下腹壁反射减弱或消失，分别见于上述不同平面的胸髓受损；一侧上、中、下腹壁反射同时消失，见于同侧锥体束病损；双侧上、中、下腹壁反射均消失，见于昏迷和急性腹膜炎患者。肥胖者、老年人、经产妇者由于腹壁过松也可出现腹壁反射减弱或消失。

（3）提睾反射

1）检查方法：嘱被检查仰卧，双下肢伸直，医师用钝头竹签，从下向上分别轻划两侧大腿内侧皮肤。正常时可出现同侧提睾肌收缩，睾丸上提。

2）临床意义：双侧反射减弱或消失，见于腰髓1~2节和脊神经病损；一侧反射减弱或消失，见于锥体束损害；局部病变如腹股沟斜疝、阴囊水肿等也可影响提睾反射。

2. 深反射

刺激骨膜、肌腱感受器引起骨骼收缩引出的反射，又称腱反射。健康人存在。检查时被检查者肢体肌肉应放松，检查者叩击力量要均等，两侧对比。

（1）检查方法

1）肱二头肌反射：医师以左手托扶被检查者屈曲的肘部，将拇指置于肱二头肌肌腱上，右手用叩诊锤叩击左手拇指指甲，正常反应为肱二头肌收缩，前臂快速屈曲。反射中枢在颈髓5~6节。

2）肱三头肌反射：嘱被检查者半屈肘关节，上臂稍外展，医师用左手托其肘部，右手用叩诊锤直接叩击尺骨鹰嘴突上方的肱三头肌肌腱附着处，正常反应为肱三头肌收缩，前臂伸展。反射中枢为颈髓6~7节。

3）桡骨骨膜反射：医师右手左手托住被检查者腕部，并使腕关节自然下垂，右手用叩诊锤轻叩桡骨茎突，正常反应为肱桡肌收缩，屈肘、前臂旋前。反射中枢在颈髓5~6节。

4）膝反射：被检查者取坐位，小腿完全松弛下垂，或让被检查者取仰卧位，医师在其腘窝处托起下肢，使髋、膝关节屈曲，右手用叩诊锤叩击髌骨下方之股四头肌肌腱，正常反应为股四头肌收缩，小腿伸展。反射中枢在腰髓2~4节。

5）跟腱反射：被检查者仰卧，下肢外旋外展，髋、膝关节稍屈曲，医师左手将其足部背屈成直角，右手用叩诊锤叩击跟腱，正常反应为腓肠肌收缩，足向跖面屈曲。反射中枢在骶髓1~2节。

（6）阵挛　是深反射极度亢进的表现。常见有以下两种：

1）髌阵挛：被检者取仰卧位，下肢伸直，检查者用拇指与食指持住髌骨上缘，用力向下快速推动数次，保持一定的推力，阳性反应为股四头肌节律性收缩使髌骨上下运动。

2）踝阵挛：被检者取仰卧位，检查者用左手托住腘窝，使髋、膝关节稍屈曲，右手持其足掌前端，迅速用力将其足推向背屈，并保持适度的推力，阳性表现为腓肠肌节律性、连续性收缩使足出现交替性屈伸运动。

（2）临床意义

1）深反射减弱或消失：一般是相应脊髓节段或所属脊神经病变，常见于末梢神经炎、神经根炎、脊髓灰质炎、脑或脊髓休克状态等。

2）深反射亢进：见于锥体束的病变，如急性脑血管病、急性脊髓炎休克期过后等。

（二）病理反射

1. 检查方法

（1）巴宾斯基征（Babinski sign）　嘱被检者仰卧，下肢伸直，左手握其踝部，右手用钝尖物，沿足底外侧从后向前划至小趾根部，再转向拇趾侧。正常表现为足趾向跖面屈曲，称巴宾斯基征阴性。如出现拇趾背伸，其余四趾呈扇形展开，称巴宾斯基征阳性。

（2）奥本海姆征（Oppenheim sign） 检查者用拇指和食指，或弯曲的食指和中指沿被检者胫骨前缘用力由上而下滑压，阳性表现同巴宾斯基征。

（3）戈登征（Gordon sign） 检查者用手以适当的力量握捏腓肠肌，阳性表现同巴宾斯基征。

（4）查多克征（Chaddock sign） 检查者用钝尖物，在被检者足背外侧由后向前划至跖趾关节处，阳性表现同巴宾斯基征。

（5）霍夫曼征（Hoffmann sign） 检查者用左手托住被检者腕部，用右手食指和中指夹持被检者中指，稍向上提，使其腕部处于轻度过伸位，用拇指快速弹刮被检者中指指甲，引起其余四指掌屈反应为阳性。

2. 临床意义

上述体征临床意义相同，阳性表现均提示锥体束病变，其中巴宾斯基征意义最大，霍夫曼征多见于颈髓病变。但1岁半以内的婴儿出现这些反射属生理现象。

四、脑膜刺激征

1. 检查方法

（1）颈强直 被检者去枕仰卧，下肢伸直，检查者左手托其枕部，右手置于胸前做被动屈颈动作，正常时下颏可贴近前胸。如下颏不能贴近前胸且检查者感到有抵抗感，被检者感颈后疼痛为阳性。

（2）凯尔尼格征（Kernig sign） 被检者仰卧，一腿伸直，检查者将另一下肢屈髋、屈膝成直角，然后将其小腿抬高伸膝，正常人膝关节可伸达135°以上。如伸膝受限，达不到135°，且伴有疼痛及屈肌痉挛为阳性。

（3）布鲁津斯基征（Brudzinski sign） 被检者仰卧，双下肢伸直，检查者左手托其枕部，右手置于胸前，使颈部前屈，如出现两膝关节和髋关节同时屈曲为阳性。

2. 临床意义

脑膜刺激征阳性以脑膜炎最常见，也可见于蛛网膜下腔出血、脑脊液压力增高等。颈强直也可见于颈部疾病，如颈椎病，颈椎结核、骨折、脱位，以及颈部肌肉损伤等。凯尔尼格征也可见于坐骨神经痛、腰骶神经根炎等。

五、拉塞格征

1. 检查方法

被检者取仰卧位，两下肢伸直，检查者一手压在被检者一侧膝关节上，使下肢保持伸直，另一手托其足跟将下肢抬起，正常可抬高70°以上。如下肢抬高不到30°即出现由上而下的放射性疼痛为阳性。

2. 临床意义

见于坐骨神经痛、腰椎间盘突出症或腰骶神经根炎等。

第七章　基本操作

一、外科手消毒

【目的】

清除指甲、手、前臂的污物和暂居菌；将常居菌减少到最低程度；抑制病原微生物的快速再生。

【临床应用】

用于所有需要无菌状态的临床操作，以外科手术操作为最常用，是重要的外科术前准备内容；也用于其他专科的有创性诊疗操作。

【操作前准备】

1. 着装符合手术室管理要求（戴好口罩、帽子）；双手及手臂皮肤无破损，取下手及手腕佩戴的饰品。

2. 修剪指甲，锉平甲缘，清除指甲下可见的污垢。

3. 查看洗手清洁剂、外科手消毒液、无菌小毛巾、感应式水龙头是否在位、能否正常使用。

【操作步骤与方法】

（一）洗手

1. 用流动水冲洗双手、前臂和上臂下1/3。

2. 取适量抗菌洗手液（约3mL）涂满双手、前臂、上臂至肘关节以上10cm处，按七步洗手法清洗双手、前臂至肘关节以上10cm处。七步洗手法：手掌相对→手掌对手背→双手十指交叉→双手互握→揉搓拇指→指尖→手腕、前臂至肘关节以上10cm处。两侧在同一水平交替上升，不得回搓。

3. 用流动水冲洗清洗剂，水从指尖到双手、前臂、上臂，使水从肘下流走，沿一个方向冲洗，不可让水倒流，彻底冲洗干净。

4. 再取适量抗菌洗手液（约3mL）揉搓双手，按照七步洗手法第二次清洗双手及前臂至肘关节以上10cm。

5. 用流动水冲洗清洗剂，水从指尖到双手、前臂、上臂，使水从肘下流走，沿一个方向冲洗，不可让水倒流，彻底冲洗干净。

6. 抓取无菌小毛巾中心部位，先擦干双手，然后将无菌小毛巾对折呈三角形，底边置于腕部，直角部位向指端，以另手拉住两侧对角，边转动边顺势向上移动至肘关节以上10cm处，擦干经过部位水迹，不得回擦；翻转毛巾，用毛巾的另一面以相同方法擦干另一手臂。操作完毕将擦手巾弃于指定容器内。

7. 保持手指朝上，将双手悬空举在胸前，自然晾干手及手臂。

（二）手消毒

1. 取适量外科手消毒液（约3mL）于一手的掌心，将另一手指尖在消毒液内浸泡约5秒，搓揉双手，然后将消毒液环形涂抹于前臂直至肘上约10cm处，确保覆盖到所有皮肤。

2. 以相同方法消毒另一侧手、前臂至肘关节以上10cm处。

3. 取外科手消毒液（约3mL），涂抹双手所有皮肤，按七步洗手法揉搓双手，直至消毒剂干燥。

4. 整个涂抹揉搓过程约3分钟。

5. 保持手指朝上，将双手悬空举在胸前，待外科手消毒液自行挥发至彻底干燥。

【注意事项】

1. 操作前检查物品，按要求戴好口罩、帽子。需要时事前修剪指甲。

2. 若指甲下污垢较多，可使用灭菌的柔软毛刷事先清洁甲下污垢。

3. 外科手消毒应遵循先洗手、后消毒的顺序。

4. 冲洗的整个过程始终保持双手位于胸前并高于肘部，保持手尖朝上，使水由手部流向肘部，避免倒流。冲洗双手时应避免水溅湿衣裤，若溅湿衣裤应立即更换。

5. 洗手后需待双手干燥后才可进行手消毒。

6. 手消毒时揉搓时间为2~6分钟。手消毒剂的取液量、揉搓时间及使用方法应遵循产品的使用说明。

7. 消毒后的双手应置于胸前，抬高肘部，远离身体，迅速进入手术间，避免污染。

8. 戴无菌手套前，防止手和手臂触碰任何物品，一旦触碰，必须重新进行手消毒。

二、戴无菌手套

【目的】

在各科无菌手术或其他需要无菌条件的临床操作过程中，避免手部经外科手消毒后仍然残留病原体而对手术区域造成污染；同时保护操作者不被患者病灶部位的病原微生物、恶性组织细胞污染。

【临床应用】

所有参加外科手术或无菌操作的人员经外科手消毒后都必须戴无菌手套。

【操作前准备】

1. 着装符合手术室及相关操作工作间的管理要求。

2. 戴好帽子、口罩。

3. 按照操作要求已完成外科手消毒。

4. 查看无菌手套类型、号码是否合适、无菌有效期。

【操作步骤与方法】

1. 选取合适的操作空间，确保戴无菌手套过程中不会因为手套放置不当或空间不足而发生污染事件。

2. 撕开无菌手套外包装，取出内包装平放在操作台上。

3. 一手捏住两只手套翻折部分，提出手套，适当调整使两只手套拇指相对并对齐。

4. 右手（或左手）手指并拢插入对应的手套内，然后适当张开手指伸入对应的指套内，再用戴好手套的右手（或左手）的2~5指插入左手（或右手）手套的翻折部内，用相同的方法将左手（或右手）插入手套内，并使各手指到位。

5. 分别将手套翻折部分翻回盖住手术衣袖口。

6. 在手术或操作开始前，应将双手举于胸前，严禁碰触任何物品而发生污染事件。

【注意事项】

1. 未戴手套的手，只能接触手套套口的向外翻折部分，不能碰到手套外面的任何部位。

2. 已戴好手套的手只能接触手套的外面，不能碰到皮肤和手套套口向外翻折的部分。

3. 在手术或操作开始前，应将双手举于胸前，严禁碰触任何物品而发生污染事件。

4. 一旦碰触到其他物品发生可疑的污染事件，应重新戴一副新的无菌手套。

5. 结束一台手术，需继续做另一台手术时，需重新进行外科手消毒和戴无菌手套。

三、穿、脱手术衣

【目的】

实施外科手术的人员，避免经外科手消毒、戴无菌手套之后身体其他部位造成手术区域的污染；同时保护操作者不被患者病灶部位的病原微生物、恶性组织细胞等污染。手术结束正确地脱下手术衣，并进行妥当放置。

【临床应用】

所有参加外科手术的人员，手臂消毒后都需

穿戴无菌手术衣、无菌手套。

【操作前准备】

1. 基础着装符合手术室及相关操作工作间的管理要求。

2. 戴好帽子、口罩。

3. 按照操作要求已完成外科手消毒。

4. 查看无菌手术衣的类型、号码是否合适、无菌有效期。

【操作步骤与方法】

1. 从已打开的无菌手术衣包内取出无菌手术衣一件，环视四周，选择较大的空间穿手术衣。

2. 提起手术衣两肩及衣领折叠处，将衣领展开，内面朝向自己，正面向外，轻轻将手术衣抖开。

3. 稍向上掷起手术衣，顺势将两手同时插入对应的衣袖内并尽量向前伸，将两手自袖口伸出。如双手未能完全伸出，可由巡回护士（或助手）在后面拉紧领部衣带将手伸出袖口。

4. 由巡回护士（或助手）在身后系好领部、背部系带。

5. 戴好无菌手套，然后一手提起腰带，传递给巡回护士（或助手），协助将腰带绕过后背至前侧部，并将手术衣的后面衣幅完全包盖住后背部，由本人自行系好腰带。

6. 手术结束，先自行解开腰带，然后由巡回护士（或助手）协助解开领部及背部的系带，用左手抓住手术衣的右肩部自上向下拉下手术衣，使衣袖由里向外翻，以同样的方法拉下左侧衣袖，脱下手术衣，确保手术衣里面外翻。

7. 脱手术衣时要保护手臂及洗手衣裤不被手术衣正面污染，将手术衣内面向外掷于指定的污物袋内。

【注意事项】

1. 手术衣打开时，保持手术衣内面面向自身，正面向外，切勿碰触到手术衣的正面。

2. 手术衣穿好后，双手应举在胸前。穿上无菌手术衣、戴上无菌手套后，肩部以下、腰部以上、腋前线前、上下肢为无菌区，此区域手术开始前严禁碰触到任何物品。

3. 如无菌手术衣碰触到未消毒的物品发生污染事件，应换一件无菌手术衣，重新穿戴无菌手术衣和无菌手套。

4. 手术结束脱下手术衣的全过程严禁手臂及洗手衣裤接触到手术衣的正面。

四、手术区皮肤消毒

【目的】

杀灭手术切口部位及其周围皮肤上的细菌及其他病原微生物，杜绝手术中发生感染事件。

【适应证】

接受任何手术的患者。

【禁忌证】

接受手术的患者对所用消毒剂过敏者（可更换其他消毒剂进行消毒）。

【操作前准备】

1. 做好手术前皮肤准备，不同的手术对患者手术区域皮肤准备的要求不同。一般外科手术，如患者病情允许，要求患者在手术前一天下午洗浴。如皮肤上有较多油脂或胶布粘贴的残迹，先用松节油或75%酒精擦净，并进行手术区域除毛。

2. 基础着装符合手术室及相关操作工作间的管理要求。

3. 戴好帽子、口罩。

4. 按照操作要求已完成外科手消毒。

5. 核对手术患者信息、手术名称、手术部位及切口要求，确定消毒区域及范围。

6. 准备消毒器具及消毒剂。弯盘、卵圆钳、无菌纱布或无菌大棉球，消毒剂（0.75%吡咯烷铜碘或2.5%碘酊，70%酒精）。

【操作步骤与方法】

1. 将无菌纱布或消毒大棉球用消毒剂彻底浸透，用卵圆钳夹住消毒纱布或大棉球，由手术切口中心向四周稍用力涂擦，涂擦某一部位时方向保持一致，严禁做往返涂擦动作。消毒范围应包括手术切口周围半径15cm的区域，并应根据手术可能发生的变化适当扩大范围。

2. 重复涂擦3遍，第2、第3遍涂擦的范围均不能超出上一遍的范围。

3. 如为感染伤口或会阴、肛门等污染处手术，则应从外周向感染伤口或会阴、肛门处涂擦。

4. 使用过的消毒纱布或大棉球应按手术室要求处置。

【注意事项】

1. 消毒皮肤时涂擦应稍加用力，方向应一致，不可遗漏空白处，严禁自外周返回中心部位。已经接触污染部位的消毒纱布不应再返回涂擦清洁处。

2. 如为腹部手术，可先滴少许消毒剂于脐孔，以延长消毒时间。

3. 用0.75%吡咯烷铜碘（碘伏）消毒时，不需要用70%酒精脱碘；用2.5%碘酊消毒时，待碘酊干后再用70%酒精涂擦2~3遍脱碘。

4. 婴儿皮肤、面部、口腔、肛门及外生殖器等处消毒，不可用碘酊。应选用1∶1000洗必泰酊或新洁尔灭酊消毒2遍。

五、穿、脱隔离衣

【目的】

穿隔离衣有两种情况，其一是医护人员进入有被传染的可能性的医疗区域时，防止因近距离接触患者而被动感染；其二是为防止发生院内感染事件，医护人员进入需要特殊隔离和保护的患者（如大面积烧伤、器官移植和早产儿等）的医疗区域时，防止将病菌带入而发生院内感染事件。

【临床应用】

1. 医护人员及患者家属等进入传染病患者或易引起院内播散的感染性疾病患者的严格隔离区域时。

2. 检查、护理需特殊隔离的患者，工作服可能被患者的血液、体液、分泌物、排泄物等污染时。

3. 医护人员或患者家属进入需要特殊隔离和保护的患者（如大面积烧伤、器官移植和早产儿等）的医疗区域时。

【操作前准备】

1. 戴好帽子、口罩。

2. 确定穿、脱隔离衣的区域，防止隔离衣正面（污染面）碰触其他物品。

3. 查看隔离衣的大小是否合适（一次性隔离衣选择合适的号码）。

【操作步骤与方法】

（一）进入感染区穿、脱隔离衣

1. 穿隔离衣

（1）非一次性隔离衣

1）戴好帽子及口罩，取下手表，卷袖过肘，洗手。

2）手持衣领取下隔离衣，清洁面（内侧面）朝向自己；将衣领两端向外平齐对折并对齐肩缝，露出两侧袖子内口。

3）右手抓住衣领，将左手伸入衣袖内；右手将衣领向上拉，使左手伸出袖口。

4）换左手抓住衣领，将右手伸入衣袖内；左手将衣领向上拉，使右手伸出袖口。

5）两手持衣领，由领子前正中顺着边缘向后将领子整理好并扣好领扣，然后分别扎好袖口或系好袖口扣子（此时手已污染）。

6）松开收起腰带的活结，将隔离衣一边约在腰下5cm处渐向前拉，直到见边缘后捏住；同法捏住另一侧边缘的相同部位，注意手勿碰触到隔离衣的内面。然后双手在背后将边缘对齐，向一侧折叠，将后背完全包裹。一手按住折叠处，另一手将腰带拉至背后压住折叠处，将腰带在背后交叉，绕回到前面系好。

（2）一次性隔离衣

1）戴好帽子及口罩，取下手表，卷袖过肘，洗手。

2）打开一次性隔离衣外包装，取出隔离衣。

3）选择不会碰触到周围物品发生污染的较大的空间，将隔离衣完全抖开。

4）抓住衣领部位分别将手插进两侧衣袖内，露出双手，整理隔离衣后先系好领部系带，然后将隔离衣两侧边襟互相叠压，自上而下分别系好后背的系带。

5）双手拎住两侧腰部系带在后背交叉，绕回到前面系好。

2. 脱隔离衣

（1）非一次性隔离衣

1）解开腰带，在前面打一活结收起腰带。

2）分别解开两侧袖口，抓起肘部的衣袖将部分袖子向上向内套塞入袖内，暴露出双手及手腕部，然后清洗、消毒双手。

3）消毒双手后，解开领扣，右手伸入左手腕部的衣袖内，抓住衣袖内面将衣袖拉下；用遮盖着衣袖的左手抓住右手隔离衣袖子的外面，将右侧袖子拉下，使双手从袖管中退出。

4）用左手自隔离衣内面抓住肩缝处协助将右手退出，再用右手抓住衣领外面，协助将左手退出。

5）左手抓住隔离衣衣领，右手将隔离衣两边对齐，用夹子夹住衣领，挂在衣钩上。

6）若挂在非污染区，隔离衣的清洁面（内面）向外，若挂在污染区，则污染面（正面）朝外。

（2）一次性隔离衣

1）解开腰带，在前面将腰带打结收起。

2）抓起肘部的衣袖将部分袖子向上向内套塞入袖内，暴露出双手及手腕部，清洗、消毒双手。

3）消毒双手后，解开领扣，右手伸入左手腕部的衣袖内，抓住衣袖内面将衣袖拉下；用遮盖着衣袖的左手抓住右手隔离衣袖子的外面，将右侧袖子拉下，使双手从袖管中退出。

4）用左手自隔离衣内面抓住肩缝处协助将右手退出，再用右手抓住衣领外面，协助将左手退出。

5）脱下隔离衣后将隔离衣污染面（正面）向内折叠打卷后，掷于指定的污物桶内。

（二）进入防污染区穿、脱隔离衣

1. 穿隔离衣

（1）非一次性隔离衣

1）戴好帽子及口罩，取下手表，卷袖过肘，严格清洗、消毒双手。

2）手持衣领取下隔离衣，内侧面朝向自己，防止外面碰触任何物品造成污染；将衣领两端向外平齐对折并对齐肩缝，露出两侧袖子内口。

3）右手抓住衣领，将左手伸入衣袖内；右手将衣领向上拉，使左手伸出袖口。

4）换左手抓住衣领，将右手伸入衣袖内；左手将衣领向上拉，使右手伸出袖口。

5）两手持衣领，由领子前正中顺着边缘向后将领子整理好并扣好领扣。

6）根据需要戴一次性无菌手套，然后分别扎好袖口。

7）松开腰带的活结，将隔离衣一边约在腰下5cm处渐向前拉，直到见边缘后捏住；同法捏住另一侧边缘的相同部位，注意手勿碰触隔离衣的内面及操作者自己的衣服。然后双手在背后将边缘对齐，向一侧折叠，将后背完全包裹。一手按住折叠处，另一手将腰带拉至背后压住折叠处，将腰带在背后交叉，绕回到前面系好。

（2）一次性隔离衣

1）戴好帽子及口罩，取下手表，卷袖过肘，严格清洗、消毒双手。

2）助手协助打开一次性隔离衣外包装，取出隔离衣（手不可碰触到外包装袋）。

3）选择不会碰触到周围物品发生污染的较大的空间，将隔离衣完全抖开。

4）抓住衣领部位分别将手插进两侧衣袖内，露出双手。

5）根据需要戴一次性无菌手套，整理隔离衣后先系好领部系带，然后将隔离衣两侧边襟互相叠压，自上而下分别系好后背的系带。操作过程中严禁手碰触隔离衣内面及操作者自己的衣服。

5）双手拎住两侧腰部系带在后背交叉，绕

回到前面系好。

2. 脱隔离衣

（1）非一次性隔离衣

1）解开腰带，在前面打一活结收起腰带。

2）脱下一次性手套，掷于指定容器内。

3）分别解开衣领处、后背部系带，抓起衣袖分别将衣袖拉下，然后脱下隔离衣。

4）左手抓住隔离衣衣领，右手将隔离衣两边对齐内面向外翻折，确保隔离衣清洁面（正面）完全被内面包裹住，防止发生清洁面污染，用夹子夹住衣领，挂在指定的安全位置。

（2）一次性隔离衣

1）解开腰带，在前面打一活结收起腰带。

2）脱下一次性手套，掷于指定容器内。

3）分别解开衣领处、后背部系带，抓起衣袖分别将衣袖拉下，然后脱下隔离衣。

4）将脱下的隔离衣折叠打卷后，掷于指定的容器内。

【注意事项】

1. 穿好隔离衣后保持双臂前伸，屈曲，上不过肩，下不过腰。

2. 穿隔离衣前，准备好工作中一切需用物品，避免穿了隔离衣再到清洁区取物品。

3. 进入污染区，穿隔离衣时，避免接触清洁物，系领子时，勿使衣袖触及面部、衣领及工作帽。穿隔离衣后，只限在规定区域内进行活动，不得进入清洁区。

4. 进入防污染区，应在指定场所穿隔离衣，不可过早穿好隔离衣，穿好隔离衣后不得碰触任何物品造成隔离衣污染，尽快进入防污染区。

5. 非一次性隔离衣应每天更换，如被打湿或被污染时，应立即更换。

6. 一次性隔离衣使用前应注意查看无菌有效期。

六、创伤的现场止血法

【目的】

对创伤实施现场救治，通过有效止血，减少失血性休克的发生。

【适应证】

各种创伤导致的出血，尤其是动脉性出血及大静脉破裂导致的出血。

【禁忌证】

有骨关节损伤者禁用屈曲加垫止血法。

【操作前准备】

1. 判断出血的性质

（1）动脉性出血：血液颜色鲜红，呈间歇性喷射状，短时间内出血量大。

（2）静脉性出血：血液呈暗红色，流出速度较慢呈持续涌出状，出血速度较缓慢。

（3）毛细血管性出血：血液颜色鲜红，创面渗血，可自凝，不易找到出血点。

2. 根据出血的性质及部位选用止血物品，常用弹性止血带、卡扣式弹性止血带、无菌敷料、绷带、三角巾、毛巾等，也可徒手实施指压动脉止血。

3. 应用弹性止血带或卡扣式弹性止血带之前应检查止血带的弹性及抗拉伸性，确保其使用性。

【操作步骤与方法】

（一）指压止血法

适用于头、面、颈部和四肢的动脉性出血，将出血部位近心端的供血血管压向对应的骨骼，以阻断血流。

1. 头顶部、额部出血

指压颞浅动脉，一手固定伤者头部，另一手拇指在伤侧耳前将颞浅动脉压向下颌关节。

2. 面部出血

指压面动脉，左、右手拇指分别放在两侧下颌角前 1cm 处的凹陷处，将左、右侧面动脉压向下颌骨，其余四指置于伤者后枕部与拇指形成对应力。

3. 前臂出血

指压肱动脉，一手固定伤者患肢，另一手四指并拢置于肱动脉搏动明显处，拇指放于对应部位，将肱动脉压向肱骨。

4. 手部出血

指压桡、尺动脉，双手拇指与示指分别放在伤侧的桡动脉与尺动脉处，分别将桡动脉、尺动脉压向手腕部骨骼。

5. 下肢出血

指压股动脉，将一手尺侧小鱼际置于伤肢股动脉搏动明显处，用力将股动脉压向股骨。

6. 脚部出血

指压胫前、胫后动脉，双手拇指与示指分别放在伤侧脚踝处的胫前动脉与胫后动脉处，分别将胫前动脉、胫后动脉压向脚踝部骨骼。

（二）加压包扎止血法

适用于中、小静脉，小动脉或毛细血管出血。用无菌敷料或洁净的毛巾、手绢、三角巾等覆盖伤口，加压包扎达到止血目的。必要时可将手掌放在敷料上均匀加压。

（三）填塞止血法

适用于伤口较深的出血。用无菌敷料或洁净的毛巾填塞在伤口内，然后加压包扎。

（四）止血带止血法

适用于四肢的动脉性出血。

1. 弹性止血带止血法

扎止血带之前先抬高患肢以增加静脉回心血量。将三角巾、毛巾或软布等织物包裹在扎止血带部位的皮肤上，扎止血带时左手掌心向上，手背贴紧肢体，止血带一端用虎口夹住，留出长约10cm的一段，右手拉较长的一端，适当拉紧拉长，绕肢体2~3圈，然后用左手的示指和中指夹住止血带末端用力拉下，使之压在缠绕在肢体上的止血带的下面。精确记录扎止血带的时间并标记在垫布上。

2. 卡扣式弹性止血带止血法

扎止血带之前先抬高患肢以增加静脉回心血量。将三角巾、毛巾或软布等织物包裹在扎止血带部位的皮肤上，将卡扣式弹性止血带卡扣打开，捆扎在止血部位后将卡扣卡上，然后拉紧止血带，以出血明显减少或刚好终止出血的松紧度为宜。精确记录扎止血带的时间并标记在垫布上。

（五）屈曲加垫止血法

适用于肘、膝关节远端肢体的创伤性大出血。先抬高患肢以增加静脉回心血量。在肘或腘窝处垫以卷紧的棉垫卷或毛巾卷，然后将肘关节或膝关节尽力屈曲，借衬垫物压住动脉以减少或终止出血，并用绷带或三角巾将肢体固定于能有效止血的屈曲位。精确记录止血的时间并标记在垫布上。

【注意事项】

1. 首先判断伤者的生命征，如发生心脏骤停，应立即实施心肺复苏。

2. 正确选定扎止血带的部位：止血带应扎在伤口的近心端，避开可能伤及神经的部位。

（1）前臂出血：宜扎在上臂上1/3处，不可扎在下1/3处，以防损伤桡神经。

（2）下肢出血：宜扎在大腿的下1/3处，不可扎在上1/3处，以防损伤股神经。

3. 弹性止血带捆扎的松紧度要适宜，止血带的松紧度以出血明显减少或终止，远端动脉搏动刚好消失为适宜，过松达不到止血效果，过紧有造成局部软组织及神经损伤的风险。

4. 扎止血带部位必须加衬垫，以免损伤皮肤。

5. 精确记录并标记扎止血带的日期、时间和部位，标记在垫布上或记录在标签上并挂在伤者醒目的部位。

6. 严格控制捆扎时间，持续扎止血带的时间不宜超过3小时，并应每1小时放松止血带1次，每次放松2~3分钟。松解止血带时，如果伤口出血量大，应用指压法暂时止血。

7. 使用屈曲加垫止血法之前必须先评估局部有无骨关节损伤，有骨关节损伤者禁用屈曲加垫止血法。

七、伤口（切口）换药

【目的】

通过换药以观察伤口或手术切口的变化、愈合情况、是否发生感染等，并保证敷料的干燥、无菌状态。

【临床应用】

1. 手术后切口的常规检查及保护。

2. 伤口或手术切口敷料松脱需要更换。

3. 伤口的渗血、渗液等浸湿敷料，或大小便等污染敷料及伤口后需要更换。

【操作前准备】

1. 清洗双手，戴好帽子、口罩。

2. 核对患者信息，复习病历，明确诊断与换药的目的。

3. 与患者进行床边交流，告知操作的目的，取得患者配合。

4. 根据操作目的及前次换药记录准备换药物品，包括一次性无菌换药包 1 个（内含弯盘 2 个、垫单 1 块、镊子 2 把、纱布及棉球若干、消毒剂等），医用剪刀 1 把，医用胶带、医用绷带等。如换药伤口或切口面积较大，估计无菌换药包中的纱布、棉球及消毒剂数量不足时，另用无菌换药弯盘取适量干棉球、纱布及消毒剂做补充，严禁中断操作过程进行物品补充。

5. 特殊伤口在不增加患者痛苦的前提下，可事先查验伤口，以便根据需要另备无菌血管钳、无菌手术剪、生理盐水棉球、凡士林纱布及抗生素药物等。

【操作步骤与方法】

1. 根据病情及换药需要，给患者取恰当的体位，要求使患者舒适不易疲劳，不易发生意外污染事件，伤口暴露充分，采光良好，便于操作者及需要时有助手相助的操作，伤口部位尽量避开患者的视线。

2. 将一次性换药包打开，并将其他换药物品合理地放置在医用推车上，再一次查验物品是否齐全、能用且够用。

3. 操作开始，先用手取下外层敷料（勿用镊子），再用 1 把镊子取下内层敷料。揭除内层敷料应轻巧，一般应沿伤口长轴方向揭除；若内层敷料粘连在创面上，不可硬揭，可用生理盐水棉球浸湿后稍等片刻再揭去，以免伤及创面引起出血。

4. 双手执镊，右手镊接触伤口，左手镊子保持无菌，从换药碗中夹取无菌物品传递给右手镊子，两镊不可碰触。

5. 如为无感染伤口，用 0.75%吡咯烷铜碘（碘伏）或 2.5%碘酊消毒，由伤口中心向外侧消毒伤口及周围皮肤，涂擦时沿切口方向单向涂擦，范围半径距切口 3~5cm，连续擦拭 2~3 遍。如用 2.5%碘酊消毒，待碘酊干后再用 70%酒精涂擦 2~3 遍脱碘。

6. 如为感染伤口，擦拭消毒时应从外周向感染伤口部位处。

7. 伤口分泌物较多且创面较深时，先用干棉球及生理盐水棉球清除分泌物，然后按感染伤口方法消毒。

8. 消毒完毕，一般创面用消毒凡士林纱布覆盖，污染伤口或易出血伤口根据需要放置引流纱条。

9. 用无菌纱布覆盖伤口，覆盖范围应超过伤口边缘 3cm 以上，一般 8~10 层纱布，医用胶带固定，贴胶带的方向应与肢体或躯干长轴垂直。

【注意事项】

1. 凡接触伤口的尚未使用的物品，均须保持无菌。各种无菌敷料从容器内取出后，不得放回，污染的敷料须放入置污弯盘内。放置污染物时，不可从无菌弯盘上方经过。

2. 右手侧镊子可直接接触伤口，左手侧镊子专用于从换药碗中夹取无菌物品，递给右手，两镊不可碰触。

3. 换药过程中，如需用两把镊子（或钳子）协同把生理盐水棉球拧干时，必须左手侧镊子位置在上，右手侧镊子位置在下，确保液体不会经过右手侧镊子（已污染）流向左手侧镊子（无菌）。

4. 特殊伤口，如气性坏疽、破伤风、铜绿假单胞菌等感染的伤口，换药时必须严格执行隔离技术，仅携带必要的换药物品，用过的物品要专门处理，敷料要焚毁或深埋。

八、脊柱损伤的现场搬运

【目的】

对怀疑有脊柱损伤的伤员进行合理的搬运，以免引起或加重脊髓损伤，甚至造成生命危险，并能快速稳妥地转送至医院。

【适应证】

1. 从高处坠落，臀部及四肢先着地的伤者。
2. 重物从高空坠落直接砸压在头部或肩部受伤者。
3. 外力直接伤及脊柱的伤者。
4. 脊柱弯曲时受到挤压的伤者。

【操作前准备】

1. 简单快速了解受伤的过程，查看现场安全性。
2. 评估伤者生命征。
3. 准备轻便硬质担架，固定带，颈托，头部固定器或三角巾等。
4. 没有专用搬运器材时可就地取材，用木板或门板代替担架，用床单或衣服卷及长条围巾等代替头部固定器。

【操作步骤与方法】

（一）搬运前的现场急救处理

1. 有脊柱受伤部位的疼痛、压痛，或有隆起、畸形等，伤者意识清醒时，询问并诊查疼痛部位，对意识不清的伤者，进行轻柔的脊柱检查，判断可能的损伤部位，以便加强保护。
2. 通过观察是四肢瘫还是截瘫，以确定损伤部位是在颈椎还是颈椎以下的脊柱，以决定搬运方法。
3. 确定有脊柱损伤后，应进一步判断有无颅脑损伤、内脏损伤及肢体骨折等，如果发现伤处，应进行恰当的现场处理，再行搬运。
4. 实施现场处理及搬运过程中，如伤者发生心脏呼吸骤停，应停止搬运立即实施心肺复苏术。操作时应严密注意对伤处的保护，防止加重损伤引起不良后果。

（二）颈椎损伤的搬运

1. 可先用颈托固定颈部。
2. 搬运一般需要由三人或四人共同完成，可求助于现场的成年目击者。进行搬运时一人蹲在伤者的头顶侧，负责托下颌和枕部，并沿脊柱纵轴略加牵引力，使颈部保持中立位，与躯干长轴呈一条直线，其他三人分别蹲在伤者的右侧胸部、右侧腰臀部及右下肢旁，由头侧的搬运者发出口令，四人动作协调一致将伤者平直地抬到担架（或木板）上。
3. 放置头部固定器将伤者的头颈部与担架固定在一起，或在伤者头及颈部两侧放置沙袋或卷紧的衣服等，然后用三角巾或长条围巾等将伤者头颈部与担架（或木板）捆扎固定在一起，防止在搬运中发生头颈部移动，并保持呼吸道通畅。

（三）胸腰椎损伤的搬运

1. 在搬动时，尽可能减少不必要的活动，以免引起或加重脊髓损伤。
2. 搬运一般需要由三人或四人共同完成，可求助于现场的成年目击者。进行搬运时一人蹲在伤者的头顶侧，负责托下颌和枕部，并沿脊柱纵轴略加牵引力，使颈部保持中立位，与躯干长轴呈一条直线，其他三人分别蹲在伤者的右侧胸部、右侧腰臀部及右下肢旁，由头侧的搬运者发出口令，四人动作协调一致并保持脊柱平直，将伤者平抬平放至硬质担架（或木板）上。
3. 分别在胸部、腰部及下肢处用固定带将伤者捆绑在硬质担架（或木板）上，保持脊柱伸直位。

【注意事项】

1. 禁止用软担架、被单或一人肩抬的方式搬运。
2. 搬运过程中始终保持脊柱伸直位，严禁脊椎发生弯曲或移动。
3. 转运过程中，需密切注意观察伤者的生命征和病情的变化，一旦发生心脏呼吸骤停，立即实施心肺复苏术。操作时应严密注意对伤处的保护，防止加重损伤引起不良后果。

九、长骨骨折现场急救固定

【目的】

长骨骨折尤其是完全性骨折，搬运及转送前实施临时固定，可有效防止在搬运及转送过程中伤情加重，以及长骨骨折的断端损伤周围血管及神经、软组织等，便于转运。

【适应证】

四肢长骨的骨折。

【操作前准备】

1. 评估伤者生命征，如出现低血压休克、心脏呼吸骤停等危急情况，先予处理。

2. 查明伤情，根据骨折部位固定需要，准备数量、长度适宜的夹板（木质、塑料等）、棉垫、绷带、三角巾等。

3. 如无专用小夹板，可现场取材，用竹竿、木棍、纸板、雨伞、树枝及衣服、毛巾、围巾等代替。

【操作步骤与方法】

（一）闭合性骨折

1. 固定前将伤肢放到适当的功能位（固定位），一般上肢骨折采用肘关节屈曲位，下肢骨折采用伸直位。

2. 固定物与肢体之间要加衬垫（棉垫、毛巾、衣物等），骨突部位加垫棉花或软布类加以保护。

3. 其中一个夹板的长度应长及骨折处上下两个关节。

（1）上臂骨折：伤肢取肘关节屈曲呈直角位，长夹板放在上臂的外侧，长及肩关节及肘关节，短夹板放置在上臂内侧，用绷带分三个部位捆绑固定，然后用一条三角巾将前臂悬吊于胸前，用另一条三角巾将伤肢与胸廓固定在一起。若无可用的夹板，可用三角巾先将伤肢固定于胸廓，然后用另一条三角巾将伤肢悬吊于胸前。

（2）前臂骨折：伤肢取肘关节屈曲呈直角位，将两块夹板分别置于前臂的屈侧及伸侧面，用绷带分别捆绑固定肘、腕关节，然后用三角巾将肘关节屈曲功能位悬吊于胸前，用另一条三角巾将伤肢固定于胸廓。若无夹板，先用三角巾将伤肢悬吊于胸前，然后用另一条三角巾将伤肢固定于胸廓。

（3）大腿骨折：①夹板固定法：将伤肢放置伸直固定位，取长夹板置于伤肢外侧面，夹板长及伤侧腋窝至脚踝，另一夹板放置在伤肢内侧，然后用绷带取大腿上部、膝关节上方、脚踝上方三处捆绑固定，搬运时可用绷带或三角巾将双下肢与担架固定在一起，加强固定作用。②健肢固定法：无长夹板时，在膝、踝关节及两腿之间的空隙处加棉垫或折叠的衣服，用绷带或三角巾将双下肢分别在大腿上部、膝关节上方、脚踝上方三处捆绑在一起。

（4）小腿骨折：伤肢取伸直固定位，取两块夹板分别放置在伤肢的内外两侧，夹板长及大腿中部至脚踝部，然后用绷带或三角巾分别在膝关节上方、膝关节下方、脚踝上方捆绑固定；亦可用三角巾以相同方法将伤肢与健侧下肢捆绑固定在一起。

（二）开放性骨折

1. 应先查验伤口情况，去除污染物及异物，有效止血、包扎破损处，再固定骨折肢体。

2. 有外露的骨折端等组织时不应还纳，以免将污染物带入深层组织，应用消毒敷料或清洁布类进行严密地保护性包扎。

3. 伴有血管损伤者，先行加压包扎止血后再行伤肢临时固定。加压包扎止血无效时，用弹性止血带或三角巾、绷带等代替止血。

【注意事项】

1. 固定的松紧度要适中，既要固定牢靠，又不能过紧而影响局部血液循环。

2. 四肢骨折固定时，要露出指（趾）端以便观察伤肢的血液循环情况。

3. 肢体固定后，如出现指（趾）苍白、青紫，肢体发凉、疼痛或麻木，提示局部血液循环不良，要立即查明原因，如为捆绑过紧，应放松后重新固定。

4. 用止血带止血者，要标明使用时间。止血带使用时间过长出现肢体疼痛时，应立即放松止血带恢复血流，然后根据需要重新捆扎止血。

5. 长骨骨折患者禁止使用屈曲加垫止血法。

十、心肺复苏术

【目的】

通过人工方法建立人工循环与人工呼吸，以保证心脏、呼吸骤停患者一定的平均动脉压、血液循环及血氧饱和度，保证心、脑等重要脏器的氧供，防止脑死亡及猝死，促进自主循环及自主呼吸的建立与恢复。

【适应证】

各种原因导致的心脏、呼吸骤停的患者。

【禁忌证】

无绝对禁忌证。胸外按压的禁忌证有胸壁开放性损伤、肋骨骨折、严重张力性气胸、心脏压塞等。

【操作步骤与方法】

1. 接到呼救信息到达床边（现场），首先判断环境的安全性，住院患者将隔布拉起以保护患者，减少对其他患者的病情影响。

2. 判断患者意识，用双手轻拍患者的肩部，同时对着耳部大声呼叫："醒醒！""喂！你怎么了？"患者无任何反应，确定意识丧失。

3. 快速检查患者的大动脉搏动及呼吸。施救者位于患者右侧，一手示指与中指并拢置于患者甲状软骨旁开 2～3cm 处的颈总动脉走行部位，稍用力深压判断大动脉搏动，同时将左侧面部贴近患者的口鼻部，感知有无自主呼吸的气息，眼睛看向患者胸廓，判断是否有呼吸运动。判断用时不超过 5 秒钟。并准确记录事件发生时间。

4. 确定患者自主心跳、自主呼吸消失，立即呼救，高声呼叫："来人啊！喊医生！推抢救车！取除颤仪！"

5. 将患者放置复苏体位，仰卧于硬板床或在普通病床上加复苏垫板，松解患者衣扣及裤带，充分暴露患者前胸部。因床面过高不便于实施操作时，应立即在床旁加用脚踏凳或直接跪在病床上实施急救。

6. 实施胸外心脏按压

（1）按压部位：胸骨中下 1/3 处（少年儿童及成年男性可直接取两侧乳头连线的中点）。

（2）按压方法：一手掌根部放置在按压点上紧贴患者的胸部皮肤，手指翘起脱离患者胸部皮肤。将另一手掌跟重叠在接触按压部的手掌根背部，手指紧扣向其掌心部，上半身稍向前倾，双侧肘关节伸直，双肩连线位于患者的正上方，保持前臂与患者胸骨垂直，用上半身的力量垂直向下用力按压，然后放松使胸廓充分弹起。放松时掌根不脱离患者胸部皮肤，按压与放松的时间比为 1∶1。

（3）按压要求：成人按压时使胸骨下陷 5～6cm，按压频率为 100～120 次/分。连续按压 30 次后给予 2 次人工呼吸。有多位施救者分工实施心肺复苏术时，每 2 分钟或 5 个周期后，可互换角色，保证按压质量。

7. 检查口腔、清除口腔异物及义齿。用右手拇指及示指捏住患者下颏处向下拉，打开口腔，取出义齿并检查有无口腔异物，如有异物需要清除，轻轻将患者头部转向右侧，用右手拇指压住患者的舌，将左手示指弯曲约 90°从左侧口角处插入患者口腔内，将异物抠出，清理完毕轻轻将患者头部转回。

8. 开放气道是有效实施人工呼吸的前提，应用仰头举颏法或仰头抬颈法（仰头抬颈法禁用于有颈部损伤的患者）打开气道，要求患者耳垂和下颌角连线与地面成 90°。

（1）仰头举颏法：施救者将左手小鱼际置于患者前额眉弓上方，下压使其头部后仰，另一手示指和中指置于下颏处，将下颏向前上方抬起，协助头部充分后仰，打开气道。

（2）仰头抬颈法：施救者右手置于患者颈项部并抬起颈部，左手小鱼际放在前额眉弓上方向下施压，使头部充分后仰，打开气道。

9. 实施人工呼吸。常用口对口人工呼吸法，有条件可采用气囊-面罩简易呼吸器实施人工呼吸。对口唇受伤或牙关紧闭的患者，应采取口对鼻人工呼吸法。

（1）口对口人工呼吸：在患者口部覆盖无菌纱布或一次性屏障消毒面膜（施救者戴着一次性口罩时不需要覆盖无菌纱布，可直接吹气），施救者用左手拇指和示指堵住患者鼻孔，右手固定患者下颏，打开患者口腔，施救者张大口将患者口唇严密包裹住，稍缓慢吹气，吹气时用眼睛的余光观察患者胸廓是否隆起。每次吹气时间不少于1秒，吹气量500~600mL，以胸廓明显起伏为有效。吹气完毕，松开患者鼻孔，使患者的胸廓自然回缩将气体排出，随后立即给予第2次吹气。吹气2次后立即实施下一周期的心脏按压，交替进行。心脏按压与吹气的比例为30：2。

（2）口对鼻人工呼吸：施救者稍用力抬起患者下颏，使口闭合，先深吸一口气，将口罩住患者鼻孔，将气体通过患者鼻腔吹入气道。其余操作同口对口人工呼吸。

10. 有效性评估。心脏按压：人工呼吸为30：2的比例实施五个周期的操作，总用时不超过2分钟。五个周期操作完成后，立即判断颈动脉搏动及呼吸，评估复苏是否有效。评价心肺复苏成功的指标：①触摸到大动脉搏动；②有自主呼吸；③瞳孔逐渐缩小；④面色、口唇、甲床发绀逐渐褪去；⑤出现四肢不自主活动或意识恢复。

11. 患者大动脉搏动及自主呼吸恢复，整理患者衣服，如患者意识恢复对患者进行语言安慰，开始进行高级复苏环节。

【注意事项】

1. 对于老年患者，胸外心脏按压的深度不宜过深，以防发生肋骨骨折等压伤事件影响复苏术的进行。

2. 口对口吹气时速度不宜过快，吹气压力不宜过高，以免引起急性胃扩张或胃胀气而影响复苏效果。

3. 连续实施五个周期的复苏后必须进行有效性评估。

4. 多人实施复苏术时，必须完成五个周期的复苏操作后才可进行角色互换。

5. 复苏过程中除颤仪或自动体外除颤器（AED）到位，应立即进行非同步直流电复律，电击后立即实施心脏按压，如未复苏成功，待五个周期的按压后可进行第二次电复律。

十一、气囊-面罩简易呼吸器的使用

【目的】

代替口对口人工呼吸，对呼吸骤停的患者实施人工呼吸。

【适应证】

1. 各种原因导致的呼吸停止或呼吸衰竭需要急救者。

2. 临时替代呼吸机用于已实施机械通气的患者需要暂时脱离呼吸机者。

【禁忌证】

各型气胸的患者应慎用或禁用。

【操作前准备】

检查气囊-面罩简易呼吸器各装置是否无破损，单向活瓣工作正常，管道通畅。

【操作步骤与方法】

1. 简易呼吸器连接氧气，氧流量8~10L/min。

2. 患者取去枕仰卧位，清除口腔分泌物，摘除假牙，头后仰打开气道。

3. 施救者站在患者头顶处或头部一侧，一手托起患者下颌，使患者头后仰以打开气道，将气囊面罩尖端向上罩在患者的口鼻部。

4. 一手以“CE”手法固定面罩（C法——拇指和示指将面罩紧扣于患者口鼻部，固定面罩，保持面罩密闭无漏气；E法——中指、无名指和小指放在患者下颌角处，向前上托起下颌，保持气道通畅），另一手用拇指与其余四指的对应力挤压简易呼吸器气囊，每次挤压时间大于1秒，单次通气量成人为500~600mL，频率为12~16次/分，按压和放松气囊的时间比为1：(1.5~2)。

【注意事项】

1. 面罩要紧扣住口鼻部，避免漏气。

2. 若患者有自主呼吸，应与之同步，在患者吸气时挤压气囊。

3. 气管插管或气管切开的患者使用简易呼吸器时，应先吸出痰液，再通过连接管将呼吸器与气管导管连接。

4. 使用时应注意感受气道阻力，阻力过大可能有呼吸道阻塞，应及时查明原因并予以解除。

5. 使用中应注意观察患者面色、口唇颜色，胸廓起伏情况，监测生命体征和血氧饱和度。

十二、导尿术（男、女）

【目的】

通过医生的专业操作，借助于导尿管，协助患者排空膀胱，或持续引流尿液，便于护理被动体位的患者，或用于精确记录患者每日的尿量。

【适应证】

1. 发生尿潴留或尿失禁的患者。

2. 盆腔内器官手术前，以排空膀胱，避免手术中误伤膀胱。

3. 抢救休克或危重患者时，便于精确记录患者的尿量，检测尿比重等。

4. 接受外科手术者，或因其他操作需要实施全身麻醉者。

5. 意识障碍的患者。

6. 泌尿系统疾病手术后，为协助膀胱等部位切口的愈合。

7. 进行尿道或膀胱造影前或进行膀胱灌注治疗。

【禁忌证】

有各种原因导致的严重的尿道狭窄的患者。

【操作前准备】

1. 核查患者信息，并进行膀胱叩诊了解尿潴留程度。向患者说明导尿的目的，取得患者的配合。

2. 清洗双手，戴好帽子、口罩。

3. 根据患者性别准备一次性导尿包（内有弯盘2个、治疗碗1个、镊子2把、卵圆钳1把、消毒棉球2袋、石蜡油棉球1袋、无菌手套1副、检查手套1只、双腔气囊导尿管1根、洞巾1块、垫布1块，10mL一次性射器1个、纱布2块、尿袋、无菌标本试管1个等)，并根据导尿的目的准备标本瓶等物品。

【操作步骤与方法】

（一）男患者导尿术

1. 携带导尿物品至患者床旁，告知房间内除患者以外的其他人员暂时离开，关闭门窗，拉上隔帘（或用屏风遮挡）以保护患者隐私。

2. 协助患者退下对侧（左侧）裤腿盖在近侧（右侧）腿上，将盖被斜盖在对侧（左侧）腿上以保暖。

3. 嘱患者取仰卧位，双腿稍屈膝外展，露出外阴，将尿垫垫于臀下。

4. 打开一次性无菌导尿包，将弯盘放于患者两腿之间，取消毒棉球1包倒入弯盘内的右侧，左手戴手套，右手用镊子夹取消毒棉球，依次擦洗阴阜、阴茎、阴囊，左手用纱布裹住阴茎将包皮向后推暴露尿道口，自尿道口向外向后旋转擦拭尿道口、龟头及冠状沟。用过的棉球放在弯盘内左侧，每个棉球只能用一次，第一次消毒完毕，脱下手套放入弯盘内，与弯盘一并移至床尾。

5. 将打开的一次性无菌导尿包移至两腿之间，双手戴好手套，铺洞巾（洞巾的下缘连接导尿包包布形成临时无菌区）。

6. 检查导尿管是否通畅，气囊是否漏气。撕开石蜡油棉球包，用石蜡油棉球润滑导尿管前端18~20cm后放于治疗盘内。撕开消毒棉球包，将消毒棉球倒入弯盘内右侧。

7. 左手取纱布扶起阴茎使之与腹壁成60°夹角，将包皮后推露出尿道口，进行第二次消毒，由尿道口向外向后旋转擦拭尿道口、龟头及冠状沟，用过的棉球放在弯盘内左侧（禁止与尚未使用的消毒棉球接触），每个棉球只用一次。

8. 嘱患者放松并张口呼吸。将导尿管尾端置于治疗盘内，右手持卵圆钳夹住导尿管的前段轻轻插入尿道口后，缓慢向尿道内插入 20～22cm，插入过程中注意观察患者的表情，询问有无不适，见尿液流出后再插入 1～2cm，然后固定导尿管，将尿液引流入治疗盘内，仔细观察尿液外观，需要时留取尿标本，嘱患者放松。

9. 导尿结束，缓慢拔除尿管，用纱布擦净外阴。

10. 如需留置导尿管，用注射器向气囊管内注入无菌水约 10mL，牵拉一下导尿管观察是否已固定，连接一次性尿袋，尿袋引流管用别针挂于床旁，将尿管标识粘贴在引流管上。

11. 撤去导尿用物品，脱下手套后协助患者穿好裤子，盖好被子，告知患者导尿结束，询问患者有无不适、需要及疑问。拉开床间隔帘（或撤去屏风）。

12. 妥善处理导尿用物品，记录导尿量、尿液外观特征等，如留有标本及时送检。

（二）女患者导尿术

1. 携带导尿物品至患者床旁，告知房间内除患者以外的其他人员暂时离开，关闭门窗，拉上隔帘（或用屏风遮挡）以保护患者隐私。

2. 能自理的患者，嘱其清洗外阴，不能完成的患者，协助其清洗外阴。

3. 协助患者退下对侧（左侧）裤腿盖在近侧（右侧）腿上，将盖被斜盖在对侧（左侧）腿上以保暖。嘱患者取仰卧位，双腿稍屈膝外展，露出外阴，将尿垫垫于臀下。

4. 打开一次性无菌导尿包，将弯盘放于患者两腿之间，取消毒棉球 1 包倒入弯盘内的右侧，左手戴手套，右手用镊子夹取消毒棉球，进行第一次消毒，消毒顺序是由上至下，由外向内，阴阜→两侧大阴唇→两侧小阴唇→尿道口，最后一个消毒棉球消毒尿道口至肛门。用过的棉球放在弯盘内左侧，每个棉球只能用一次，第一次消毒完毕，脱下手套放入弯盘内，移至床尾。

5. 将打开的一次性无菌导尿包移至两腿之间，双手戴好手套，铺洞巾（洞巾的下缘连接导尿包包布形成临时无菌区），将未使用的弯盘放置于会阴部。

6. 检查导尿管是否通畅，气囊是否漏气。撕开石蜡油棉球包，用石蜡油棉球润滑导尿管前端 18～20cm 后放于治疗盘内。撕开消毒棉球包，将消毒棉球倒入弯盘内右侧。

7. 以左手拇、示指分开并固定小阴唇，右手持镊子夹住消毒棉球进行第二次消毒，顺序是尿道口→两侧小阴唇→尿道口，每个部位用一个消毒棉球，每个棉球只用一次。污染物放于床尾弯盘内。

8. 嘱患者放松并张口呼吸，左手固定小阴唇，将导尿管尾端置于治疗盘内，右手持卵圆钳夹住导尿管轻轻插入尿道内 4～6cm，插进过程中注意观察患者的表情，询问有无不适，见尿液流出后再插入 1～2cm，然后固定导尿管，将尿液引流入治疗盘内，仔细观察尿液外观，需要时留取尿标本，嘱患者放松。

9. 导尿结束，缓慢拔除尿管，用纱布擦净外阴。

10. 如需留置导尿管，用注射器向气囊管内注入无菌水约 10mL，并稍用力牵拉导尿管观察是否已固定，连接一次性尿袋，尿袋引流管用别针挂于床旁，将尿管标识粘贴在引流管上。

11. 撤去导尿用物品，脱下手套后协助患者穿好裤子，盖好被子，告知患者导尿结束，询问患者有无不适、需要及疑问。拉开床间隔帘（或撤去屏风）。

12. 妥善处理导尿用物品，记录导尿量、尿液外观特征等，如留有标本及时送检。

【注意事项】

1. 严格无菌操作。

2. 膀胱过度充盈患者导尿速度不能过快，防止发生休克或膀胱出血，应缓慢分次放出尿液，首次导尿量不应超过1000mL。

3. 注意查看导尿管是否光滑，粗细是否适宜，插管动作要轻柔缓慢，注意尿道的三个狭窄，避免损伤尿道黏膜。

4. 留置导尿管向气囊内注水时如患者出现疼痛或尿道出血，以及阻力较大时，忌强行推注以免损伤尿道。

5. 留置导尿管持续导尿时，应经常检查尿管固定情况，有否脱出，并按医嘱每日冲洗膀胱；需要长期留置导尿管的患者，每隔5~7日更换尿管1次，再次插入导尿管前应让尿道松弛数小时，再重新插入。

6. 停用留置导尿管时，先用注射器将气囊内液体抽出，再轻轻拔出导尿管，拔管过程中注意患者的表情，并询问有无不适或疼痛。

十三、胸膜腔穿刺术

【目的】

将穿刺针穿入胸膜腔内，目的是抽取积液协助诊断，或排除大量积液/积气以减轻胸膜腔内压力，缓解肺压缩对患者呼吸功能的影响而改善患者缺氧，或经穿刺针向胸膜腔内注入药物进行治疗。

【适应证】

1. 胸腔积液性质及诊断不明，需抽出胸腔积液进行实验室检查，协助诊断者。

2. 有大量胸腔积液或积气，压迫肺与大血管，影响呼吸及循环功能者。

3. 感染性胸腔积脓，需抽取脓性胸腔积液以减轻中毒症状，协助治疗者。

4. 需要向胸膜腔内注入药物（抗生素、抗肿瘤药物、粘连剂等）以进行局部治疗者。

【禁忌证】

胸膜腔穿刺术原则上无绝对禁忌证，相对禁忌证包括：

1. 出血性疾病患者，有严重出血倾向，血小板明显减少或用肝素、双香豆等进行抗凝治疗者。

2. 大咯血、重症肺结核及肺气肿患者。

3. 体质衰弱或病情危重，难于耐受操作者。

4. 不能配合完成操作，操作过程中的突发事件可能造成一定危险的患者。因烦躁而影响操作的患者，无用药禁忌证的前提下，可给予适当的镇静剂后进行胸膜腔穿刺术。

【操作前准备】

1. 核查患者诊断及病情信息，复习相关辅助检查结果如胸部X线检查、超声检查等，查看患者最新的血液一般检查、肝功能、出凝血时间等实验室检查报告，明确有无出血倾向及可经血液传播的疾病。

2. 就穿刺术与患者及家属进行交流沟通，取得患者的理解和配合，督促其做好面对操作中可能发生的病情变化的心理准备。

3. 询问患者有无麻醉药过敏史，并签署手术同意书。

4. 物品准备：一次性胸膜腔穿刺包（内有16号或18号带胶皮管的胸膜腔穿刺针、血管钳、无菌纱布、弯盘、洞巾、带7号针头的5mL注射器、50mL注射器、标本试管等），无菌手套，皮肤消毒液，局部麻醉剂注射液，可待因片，医用胶带，盛装胸水的容器（1000mL以上容量），弯盘等。

5. 将穿刺用物品置于医用推车上带至操作地点。

6. 事先安排好操作协助者，并进行操作过程及需要其配合完成的动作的沟通，一起到达操作地点。

7. 清洁双手，戴好帽子、口罩。

【操作步骤与方法】

1. 再次核对患者基本信息及诊断。

2. 根据患者病情及穿刺目的，给患者取恰当的体位并确定、标记穿刺点。

（1）胸膜腔穿刺抽气者，患者取仰卧半坐位，穿刺点选择在患侧叩诊为鼓音或听诊呼吸音降低最明显的部位，一般位于患侧锁骨中线第2肋间。

（2）胸膜腔穿刺抽液者，一般情况良好者，反向骑跨坐于带靠背的椅子上，上肢屈肘交叉置于椅背，前额伏于前臂上，坐好后询问患者是否舒适，能否坚持此坐姿。病情不允许久坐的患者，取仰卧半卧位，患侧后背稍向前垫高，患侧前臂上举抱于枕部，充分暴露胸部后外侧。胸膜腔穿刺抽液的穿刺点应选择在叩诊为实音或听诊呼吸音降低最明显的部位，一般取肩胛线或腋后线第7~8肋间，腋中线第6~7肋间，腋前线第5肋间。

（3）包裹性积液和局限性积气患者，须结合X线或B超定位穿刺点。

（4）确定穿刺点后用蘸龙胆紫的棉签在皮肤上做精确的标记，或用拇指指甲在患者皮肤上稍用力掐压出一个“十”字掐痕。

2. 用无菌医用棉签蘸取消毒液进行穿刺点周围皮肤的常规消毒，由穿刺点向外展开，范围超过穿刺点半径15cm，消毒2~3次，后一次消毒范围应小于前一次范围。戴无菌手套，覆盖消毒洞巾。

3. 让助手打开局部麻醉剂安瓿，用5mL注射器抽取麻醉剂，在穿刺点的下一肋间上缘倾斜进针穿入皮下，以免损伤肋间血管和神经，少量推注麻醉剂后，将注射针直立，自皮肤至胸膜壁层逐层进行局部浸润麻醉。麻醉过程中边进针边回抽，直至有突破感并能回抽出积液或积气，用无菌纱布压住进针部位拔出注射器，进针深度作为胸腔穿刺针进针深度的参考。

4. 胸穿针连接好胶皮管，用血管钳将胶皮管夹闭。一手示指、中指绷紧并固定住穿刺处皮肤，另一手持胸穿针刺入穿刺点皮下，然后沿肋骨上缘按局部浸润麻醉的路径缓慢进针，当有落空感时提示穿透壁层胸膜进入胸膜腔。

5. 助手将胶皮管末端接排空的50mL注射器，松开夹闭胶皮管的血管钳，开始抽液或抽气。注射器吸满后，先用血管钳夹闭胶皮管，拔出注射器将液体注入留标本试管及备好的容器内（气体则排入大气中），排空注射器后再接上胶皮管松开血管钳继续抽液或抽气。反复操作达到穿刺目的，注意记录抽液量或抽气量。

6. 夹闭乳胶管，用无菌纱布按压住穿刺点拔出穿刺针，压迫穿刺点片刻（1~2分钟）后，用无菌棉签蘸取消毒液进行局部消毒，观察针刺点有无溢液，覆盖无菌纱布，用医用胶带固定。

7. 详细记录抽出液体的量、色泽、混浊度等，并尽快送检标本。

8. 协助患者回到病床，整理好衣服，仰卧位休息，与患者简单交流操作情况，检查血压、脉搏有无明显变化，术后严密观察患者有无气胸、血胸、肺水肿及胸腔感染等并发症。

9. 按要求妥善处理穿刺用物品。

【注意事项】

1. 操作前应与患者及其家属交流穿刺目的，消除顾虑；有明显精神紧张且无用药禁忌证的患者，可于术前半小时肌内注射地西泮5mg镇静。

2. 操作过程中密切观察患者的反应，嘱患者有任何不适及时告知。如患者出现头晕、面色苍白、出汗、心悸、胸部压迫感，甚至发生昏厥等胸膜过敏反应，或出现剧烈咳嗽、气短、咳泡沫痰等症状，应立即终止操作，皮下注射0.1%肾上腺素0.3~0.5mL，并给予其他对症处理。

3. 一次抽液不应过多、过快。诊断性抽液一般抽取50~100mL；减压性抽液，首次抽液不超过600mL，以后每次不超过1000mL，以防一次大量快速抽液后出现复张性肺水肿；化脓性胸膜炎的脓性胸腔积液，应尽量抽尽。

4. 严格无菌操作，操作中要注意各个操作环节的前后顺序，防止空气进入胸膜腔。

5. 穿刺点禁止低于第9肋间，以免刺破膈肌损伤腹腔脏器。进针部位贴近肋骨上缘，以免损伤肋间血管及神经。

十四、腹腔穿刺术

【目的】

将穿刺针穿入腹腔内，目的是抽取积液（或积血）协助诊断，或抽取腹腔积液以减轻腹腔内压力。

【适应证】

1. 腹水原因不明，需要依据腹水性质协助诊断者。

2. 外伤或腹腔脏器疾病患者，怀疑发生内脏出血者。

3. 大量腹水引起腹腔内高压，出现严重呼吸困难及腹胀者。

4. 需腹腔内注射药物治疗者。

【禁忌证】

1. 广泛腹膜粘连者，肠麻痹及严重肠胀气者。

2. 有肝性脑病先兆、包虫病及巨大卵巢囊肿者。

3. 大量腹水伴有严重电解质紊乱者。

4. 精神异常或不能配合操作者。

5. 有明显出血倾向者。

6. 妊娠期妇女。

【操作前准备】

1. 核查患者诊断及病情信息，复习相关辅助检查结果如腹部B超等，查看患者最新的血液一般检查、肝功能、出凝血时间等实验室检查报告，明确有无出血倾向及可经血液传播的疾病。

2. 就穿刺术与患者及家属进行交流沟通，取得患者的理解和配合，督促其做好面对操作中可能发生的病情变化的心理准备。

3. 询问患者有无麻醉药过敏史，并签署手术同意书。

4. 物品准备：一次性腹腔穿刺包（内有无菌手套、洞巾、消毒棉球、无菌纱布、镊子2把、带胶皮管腹腔穿刺针、弯盘、带7号针头的5mL注射器、50mL注射器、引流袋、无菌标本试管等），无菌医用棉签，无菌手套，皮肤消毒液，局部麻醉剂注射液，医用胶带，盛装腹水的容器（1000mL以上容量），弯盘，血压计，皮尺等。

5. 将穿刺用物品置于医用推车上带至操作地点。

6. 事先安排好操作协助者，并进行操作过程及需要其配合完成的动作的沟通，一起到达操作地点。

7. 清洁双手，戴好帽子、口罩。

【操作步骤与方法】

1. 再次核对患者基本信息及诊断，视诊、叩诊腹部，用皮尺测量腹围，核实腹水情况。

2. 根据患者病情及穿刺目的，给患者取恰当的体位并确定、标记穿刺点。

（1）疑为腹腔内出血或腹水量少，进行诊断性腹腔穿刺时，患者取侧卧位，穿刺点选择在贴近床面侧脐水平线与腋前线或腋中线交点处。

（2）抽取腹水缓解腹腔内压力时，患者取仰卧半卧位或平卧位，穿刺点有两个：①脐与左髂前上棘连线的中外1/3交界处，此处穿刺可避免损伤腹壁下动脉及肠管（放腹水时首选用左侧）；②下腹部正中线上脐与耻骨联合上缘连线中点的上1cm，偏左或偏右1～1.5cm处，此处穿刺较安全。

3. 用无菌医用棉签蘸取皮肤消毒液（碘伏等），在穿刺部位自内向外进行画圈式皮肤消毒，消毒范围直径约15cm，待消毒液晾干后，再重复消毒1次，第2次消毒范围应略小于第一次。查看局部麻醉药名称及剂量。

4. 打开一次性腹腔穿刺包，戴无菌手套，检查一次性腹腔穿刺包内物品是否齐全。

5. 铺无菌洞巾，助手打开局部麻醉剂安瓿，操作者用5mL注射器抽取，一手拇指与示指绷紧穿刺点皮肤，另一手持针斜行刺进穿刺点皮下，注射麻醉剂形成小皮丘后，自皮肤至腹膜壁层逐层注射麻醉。每次注药前应回抽观察有无血液、腹水抽出。

6. 检查穿刺针，夹闭穿刺针连接的胶皮管，操作者用左手拇指与示指固定穿刺部位皮肤，右手持腹腔穿刺针在麻醉处先稍倾斜刺进皮下然后垂直刺入腹壁，待有明显抵抗感时，提示针尖已穿过腹膜壁层。助手戴手套后，用消毒血管钳在皮肤接近进针处协助固定穿刺针，操作者用

50mL注射器连接胶皮管抽取腹水，并留样送检。

7. 诊断性穿刺时，可直接用20mL或50mL注射器及适当长度针头直接进行穿刺。大量放液时，每次应夹闭胶皮管后再拔出注射器排放腹水，注意抽取腹水的速度不宜过快，将腹水注入备好的容器中计量并根据需要送实验室检查。

8. 抽液完毕，用无菌纱布压住穿刺部位拔出穿刺针，穿刺点用消毒棉球擦拭后，覆盖无菌纱布，稍用力压迫穿刺部位数分钟，用医用胶带固定。

9. 操作结束后协助患者平卧位休息，测量腹围、脉搏、血压，检查腹部体征。简单与患者沟通操作情况，嘱患者卧床休息，如有不适及时呼叫医护人员。

10. 详细记录穿刺操作过程及腹水性状、抽取腹水量等。

【注意事项】

1. 放腹水前后测量腹围、脉搏、血压，检查腹部体征，以观察操作前后的病情变化。

2. 术前嘱患者排空膀胱，以免穿刺时伤及膀胱。

3. 根据穿刺目的及腹水量、患者一般情况，选择恰当的体位及穿刺点。

4. 严格无菌操作。

5. 术中密切观察患者病情变化，尤其是抽取一定量的腹水后。如患者出现头晕、心悸、恶心、气短、脉搏增快及面色苍白等，应立即停止操作，并进行对症处理。

6. 进针速度不宜过快，以免损伤肠道。放腹水时若流出不畅，可将穿刺针稍作移动或让患者稍变换体位。

7. 放腹水速度不宜过快，量不宜过大。初次放腹水者，一般不要超过3000mL（但有腹水浓缩回输设备者不限此量），以免诱发肝性脑病和电解质紊乱。大量放腹水时应注意放缓抽液速度，时间应在2小时以上，防止内脏血管扩张引起血压下降甚至休克。

8. 抽液过程中要注意观察腹水的颜色。若腹水呈血性，取得检验标本后，不再继续大量抽取腹水。

9. 术后嘱患者平卧，减轻穿刺部位压力防止渗液；如遇穿刺点有腹水渗漏时，可用蝶形胶布或火棉胶粘贴。

第八章　辅助检查

第一节　心电图

一、正常心电图

（一）心电轴的测定

1. 测定方法

（1）*目测法*　目测Ⅰ和Ⅲ导联 QRS 波群的主波方向，估测电轴是否发生偏移。若Ⅰ和Ⅲ导联的 QRS 主波均为正向波，电轴不偏；若Ⅰ导联出现较深的负向波，Ⅲ导联主波为正向波，电轴右偏。若Ⅲ导联出现较深的负向波，Ⅰ导联主波为正向波，电轴左偏。

（2）*振幅法*　分别测算Ⅰ和Ⅲ导联的 QRS 波群振幅的代数和，然后将这两个数值分别在Ⅰ导联及Ⅲ导联上画出垂直线，求得两垂直线的交叉点。电偶中心点与该交叉点相连即为心电轴，该电轴与Ⅰ导联轴正侧之间夹角的度数即为其心电轴的度数。

（3）*查表法*　将Ⅰ和Ⅲ导联 QRS 波群振幅代数和值，通过查表直接求得心电轴的度数。

2. 心电轴正常范围

正常心电轴一般在 0°～90°之间。心电轴在-30°～+90°之间，表示电轴不偏。

3. 心电轴偏移的临床意义

（1）*心电轴右偏*　心电轴轻度或中度右偏（+90°～+120°），可见于正常婴幼儿、垂位心脏、肺气肿和轻度右室肥大；心电轴显著右偏（+120°～+180°）及重度右偏（+180°～+270°），可见于右心室肥大、左束支后分支传导阻滞。

（2）*心电轴左偏*　心电轴轻度或中度左偏（+30°～-30°），可见于妊娠、肥胖、腹水、横位心和轻度左心室肥大。心电轴显著左偏（-30°～-90°），可见于左心室肥大、左束支前分支传导阻滞。

（二）心率的计算

测量心率时，需测量一个 R-R（或 P-P）间期的秒数，然后被 60 除即可。心律明显不齐时，一般采取 5～10 个 P-P 或 R-R 间距的平均值来进行测算。例如：R-R 间距为 0.8s，则心率为 60/0.8=75（次/分）。

（三）正常心电图波形特点及正常值

1. P 波

为心房除极波，反映左右心房除极过程中的电位和时间变化。①形态：正常 P 波外形多钝圆，可有轻微切迹，但双峰间距<0.04s。②方向：窦性 P 波在 aVR 导联倒置，在Ⅰ、Ⅱ、aVF 和 V_3～V_6 导联直立，其余导联可以直立、低平、双向或倒置。③时间：正常 P 波时间≤0.11s。④电压：肢体导联 P 波电压<0.25mV，胸导联<0.20mV。

2. P-R 间期

为房室传导时间，代表从心房开始激动到心室激动开始的一段时间。成人心率在正常范围时，P-R 间期为 0.12～0.20s。

3. QRS 波群

左右心室除极波，反映左右心室除极过程中

的电位和时间变化。

（1）时间 正常成人QRS波群时间为0.06～0.10s，儿童为0.04～0.08s。

（2）形态与电压 ①胸导联：正常胸导联QRS波群形态较恒定。V_1、V_2导联rS型多见，R/S<1，Rv_1<1.0mV。V_5、V_6导联以R波为主，R/S>1，Rv_5<2.5mV。V_3、V_4导联呈RS型，R/S接近于1，称为过渡区图形。正常成人胸导联自V_1至V_5，R波逐渐增大，而S波逐渐变小。②肢体导联：aVR导联的QRS波群主波向下，可呈Qr、rS、rSr′或QS型，R_{aVR}<0.5mV。aVL和aVF导联QRS波群形态多变，可呈qR、qRs或Rs型，也可呈rS型，R_{aVL}<1.2mV，R_{aVF}<2.0mV。③Q波：正常人除aVR导联可呈Qr或QS外，其他导联Q波的振幅不超过同导联R波的1/4，时间不超过0.04s，且无切迹。正常时，V_1、V_2导联不应有q波，但可以是QS型，V_3导联极少有q波，V_5、V_6导联常可见正常的q波。

4. ST段

自QRS波群的终点至T波起点间的线段，代表心室缓慢复极过程。正常ST段，多为一等电位线，有时可有轻度偏移。但在任何导联ST段下移不应超过0.05mV。ST段上抬在V_1～V_3导联不超过0.3mV，其他导联均不超过0.1mV。

5. T波

为心室复极波，反映心室晚期快速复极的电位和时间变化。

（1）形态 正常的T波外形光滑不对称，前支较长，后支较短。

（2）方向 正常情况下，T波方向与QRS波群的主波方向一致。即aVR导联倒置，Ⅰ、Ⅱ、V_4～V_6导联直立，其余导联的T波可直立、双向或倒置。但若V_1导联T波直立，则V_2、V_3导联T波就不应倒置。

（3）电压 在以R波为主的导联中，T波不应低于同导联R波的1/10。

6. QT间期

代表心室除极与复极所需要的总时间。QT间期的长短与心率的快慢有密切关系。心率越快，QT间期越短，反之则越长。心率在60～100次/分时，QT间期正常范围在0.32～0.44s。

7. U波

为T波后0.02～0.04s时出现的一个振幅很小的波，其方向与T波方向一致，电压低于同导联的T波。

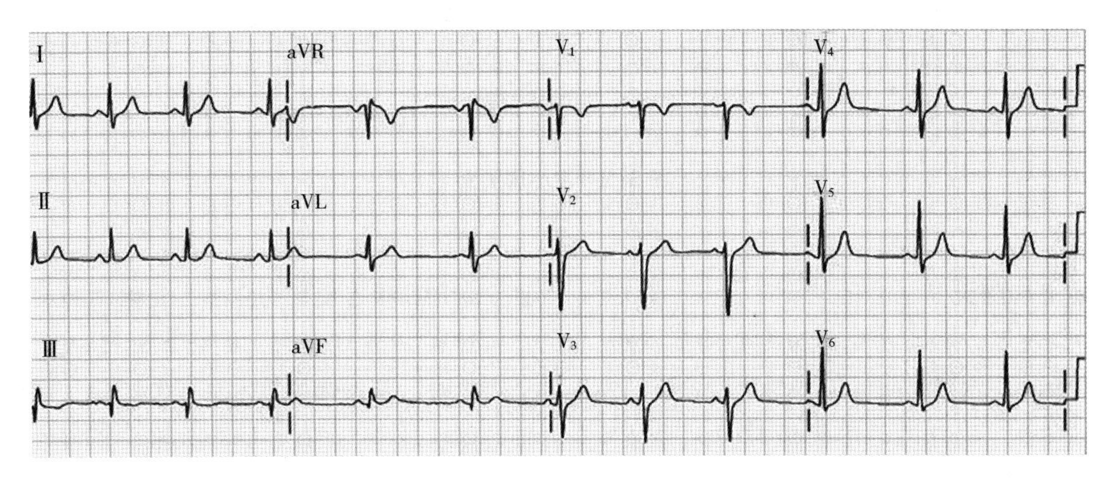

图8-1 正常心电图

二、心房、心室肥大

（一）心房肥大

心房肥大多表现为心房的扩大，而较少表现为心房肌肥厚。心房扩大导致整个心房肌除极综合向量的振幅和方向发生变化，心电图上主要表现为P波振幅、除极时间及形态改变。

1. 左心房肥大

由于左心房最后除极，当左心房肥大时，心电图主要表现为心房除极时间延长。心电图改变：①P波增宽，时限≥0.12s，P波常呈双峰型，两峰间距≥0.04s，以Ⅰ、Ⅱ、aVL导联明显，又称“二尖瓣型P波”；②PR段缩短，P波时间与PR段时间之比>1.6；③V_1导联P波可呈先正后深宽的负向波，P波终末电势（Ptf）绝对值≥0.04mm·s。左心房肥大常见于二尖瓣狭窄、高血压病等。

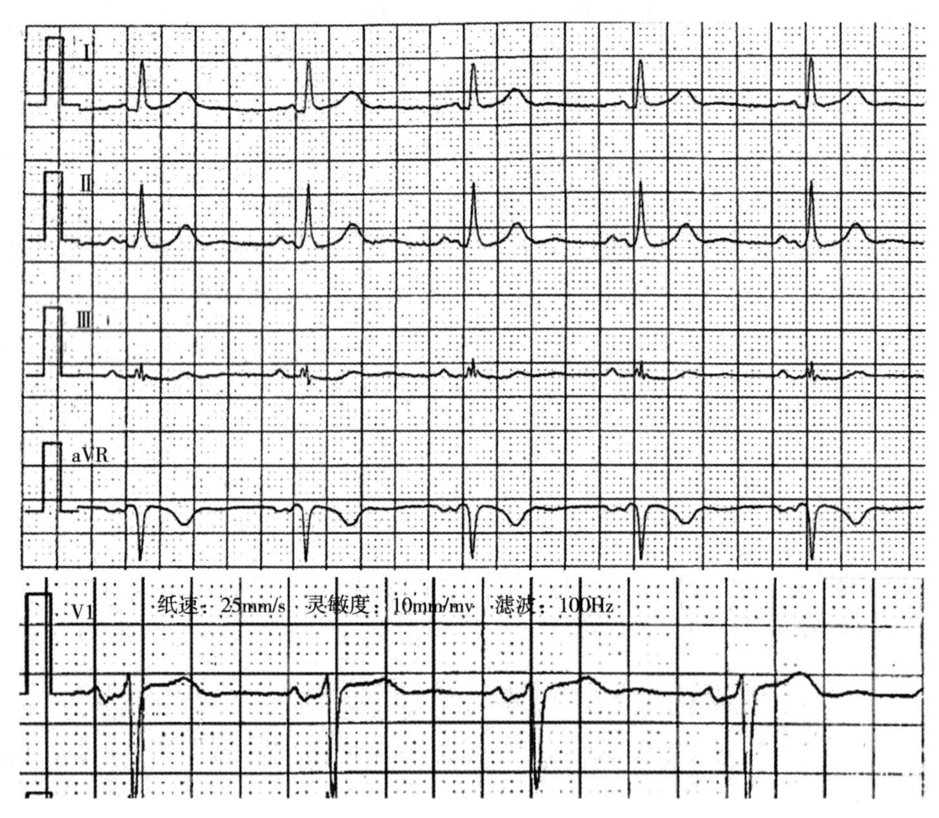

图8-2 左心房肥大

2. 右心房肥大

正常情况下，右心房先除极左心房后除极。右心房肥大时，除极时间延长，与稍后除极的左心房时间重叠，故总的心房除极时间无明显延长，主要表现为心房除极波振幅增高。心电图改变：①P波尖而高耸，振幅≥0.25mV，以Ⅱ、Ⅲ、aVF导联表现最为突出，又称“肺型P波”；②V_1导联P波直立时，振幅≥0.15mV，如P波呈双向时，其振幅的算术和≥0.20mV；③P波电轴右移超过75°。右心房肥大常见于慢性肺源性心脏病、原发性肺动脉高压症等。

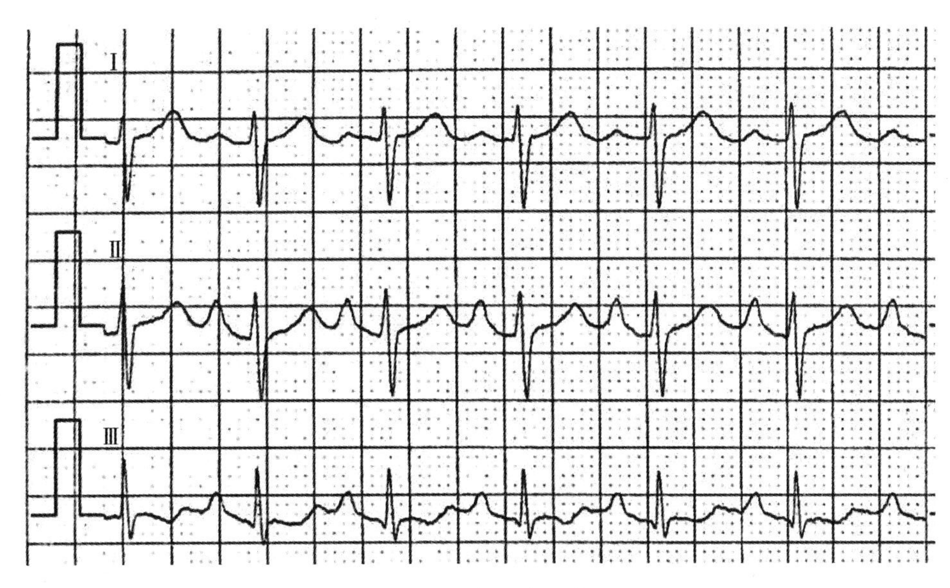

图 8-3　右心房肥大

3. 双心房肥大

双心房肥大时心电图的改变：①P 波增宽≥0.12s，振幅≥0.25mV；②V_1 导联 P 波高大双相，上下振幅均超过正常范围。双心房肥大可见于联合瓣膜病、扩张型心肌病等。

（二）心室肥大

心室扩大或（和）肥厚系由心室舒张期或（和）收缩期负荷过重所引起，是器质性心脏病的常见病理改变，当心室肥大达到一定程度时可出现心电图的相应改变。

1. 左心室肥大

正常左心室位于心脏的左后方，且左心室壁明显厚于右心室，故正常时心室除极综合向量表现为左心室占优势的特征。左室肥大时，左心室的优势更为突出，出现面向左室的导联包括 I、aVL、V_5和 V_6导联 R 波振幅增加，而面向右室的导联包括 V_1和 V_2导联则出现较深的 S 波。心电图改变：①QRS 波群电压增高，胸导联 Rv_5 或 $Rv_6>2.5mV$，Rv_5+Sv_1 男性 $>4.0mV$，女性 $>3.5mV$；肢体导联 $R_1>1.5mV$，$R_{avL}>1.2mV$，$R_{avF}>2.0mV$，$R_{I}+S_{III}>2.5mV$。②额面 QRS 心电轴左偏。③QRS 波群时间延长，一般在 0.10～0.11s，不超过 0.12s。④以 R 波为主的导联 ST 段可呈下斜型压低≥0.05mV，伴有 T 波低平、双向或倒置。在以 S 波为主的导联则可见直立的 T 波。⑤QRS 波群电压增高同时伴有 ST-T 改变者，称为左心室肥大伴劳损，多为继发性改变，但亦可能同时伴有心肌缺血。上述心电图改变符合越多，诊断可靠性越大。如仅有 QRS 电压增高，而无其他任何阳性改变者，诊断左心室肥大应结合临床。

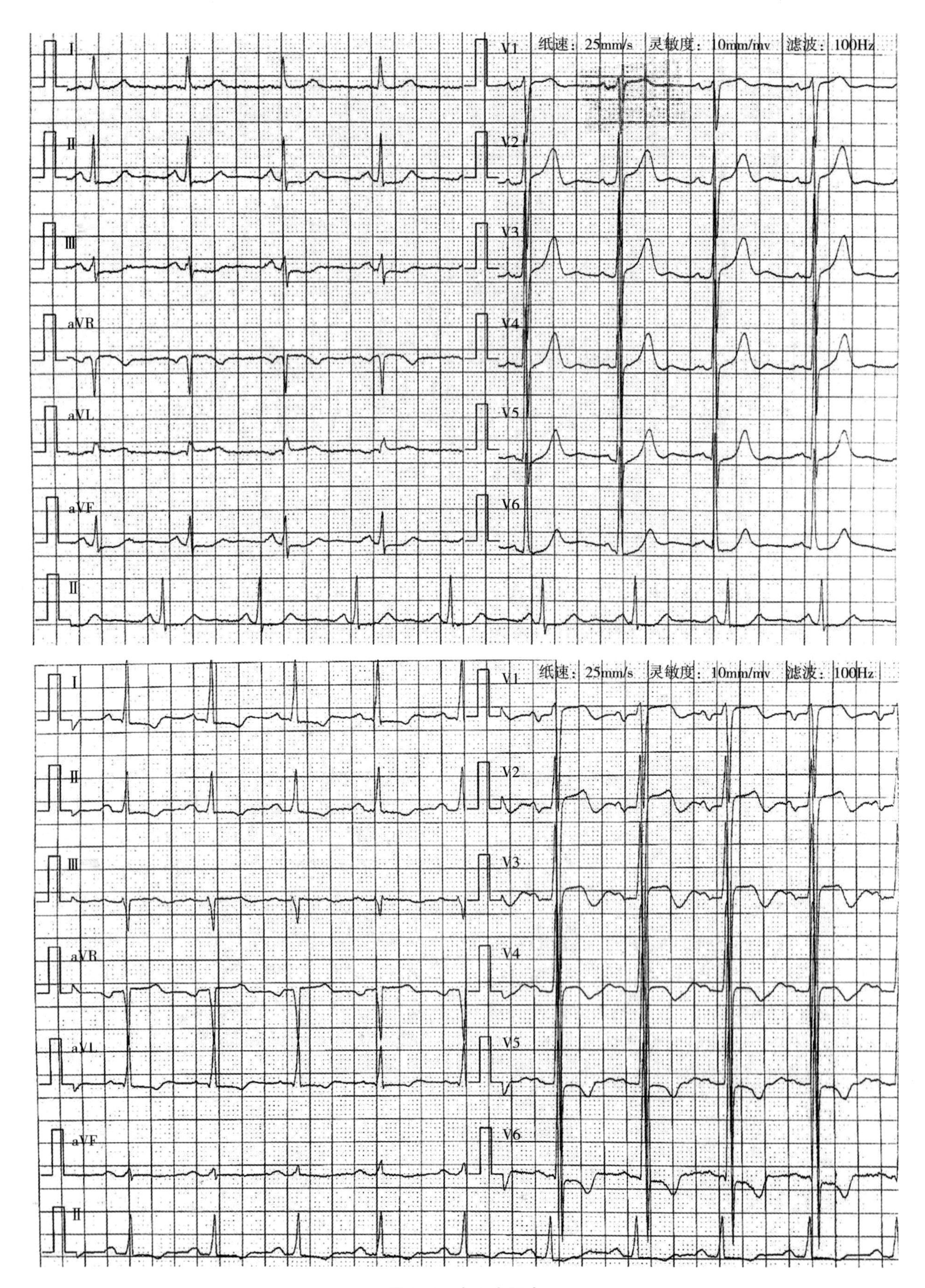
I
II
III
aVR
aVL
aVF
V1
V2
V3
V4
V5
V6
纸速：25mm/s 灵敏度：10mm/mv 滤波：100Hz
I
II
III
aVR
aVL
aVF
II
V1
V2
V3
V4
V5
V6
纸速：25mm/s 灵敏度：10mm/mv 滤波：100Hz

图 8-4 左心室肥大

仅有 QRS 波群电压增高表现而无其他任何阳性指标者，称为左室高电压，可见于左心室肥大，也可见于青年人或经常体力锻炼者。左心室肥大常见于高血压心脏病、二尖瓣关闭不全、主动脉瓣病变、冠心病、心肌病等。

2. 右心室肥大

右心室肥大的心电图改变：①V_1导联 R/S≥1，呈 R 型或 Rs 型，重度右心室肥大时 V_1导联呈 qR 型（应注意除外心肌梗死）；V_5导联 R/S≤1 或 S 波比正常加深；aVR 导联以 R 波为主，R/q 或 R/S≥1。②$Rv_1+Sv_5>1.05mV$ 甚至$>1.2mV$（重度）；$R_{avR}>0.5mV$。③心电轴右偏≥+90°或>+110°（重度）。④常同时伴有右胸 V_1、V_2导联 ST 段压低及 T 波倒置，称为右心室肥大伴劳损，属继发性 ST-T 改变。慢性肺源性心脏病的右心室肥大 V1～V6 导联呈 rS 型（R/S<1），呈极度顺钟向转位，Ⅰ导联 QRS 低电压，心电轴右偏，常伴有肺型 P 波。虽然心电图对右心室肥大诊断的准确性较高，但敏感性较低。右心室肥大常见于慢性肺源性心脏病、二尖瓣狭窄、房间隔缺损及肺动脉瓣狭窄等，亦可见于正常婴幼儿。

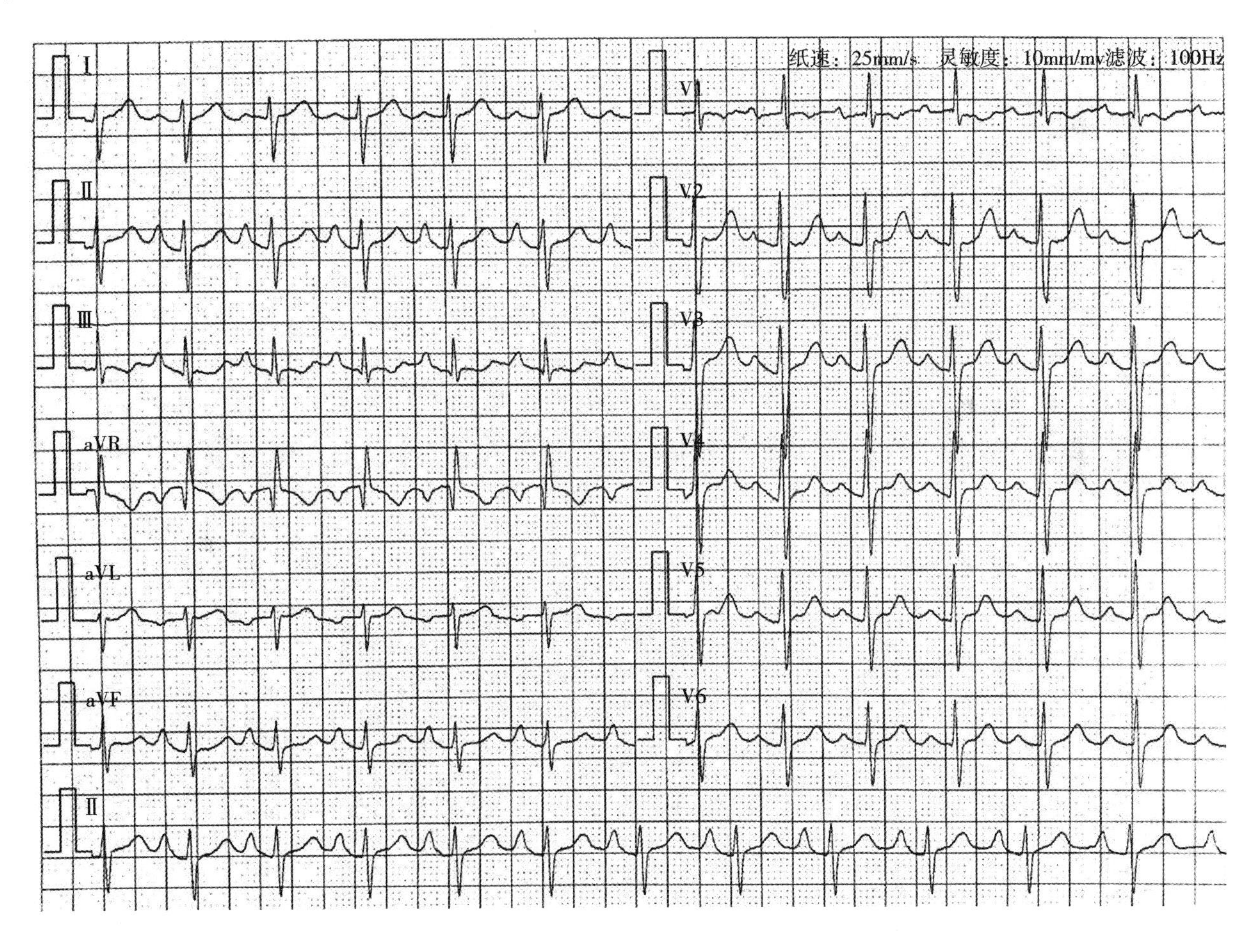

图 8-5　右心室肥大

3. 双心室肥大

双侧心室肥大的心电图表现并不是简单地把左、右心室肥大的异常表现相加，心电图可出现下列情况：

（1）大致正常心电图　由于双侧心室电压同时增高，增加的除极向量方向相反，互相抵消。

（2）单侧心室肥大心电图　只表现出一侧心室肥大，而另一侧心室肥大的图形被掩盖。

（3）双侧心室肥大心电图　既表现右心室肥大的心电图特征，又有左心室肥大的征象。

双心室肥大可见于二尖瓣狭窄伴有关闭不全、联合瓣膜病、扩张型心肌病、严重的先天性心脏病室间隔缺损、动脉导管未闭等。

三、心肌缺血

心肌缺血是冠状动脉粥样硬化性心脏病的基本病理生理改变，当心肌某一部分缺血时，影响心室复极的正常进行，并可使缺血区相关导联发生ST-T异常改变。心肌缺血的心电图改变类型取决于缺血的严重程度、持续时间和发生缺血的部位。

1. 缺血型心电图改变

发生心肌缺血时，心室复极过程发生改变，心电图上出现T波变化。

（1）*心内膜下心肌缺血* 出现高大的T波，如急性左心室前壁心内膜下缺血时，胸导联可出现高耸直立的T波。

（2）*心外膜下心肌缺血* 出现与正常方向相反的T波向量，面向缺血区的导联出现倒置T波，如急性左心室前壁心外膜下缺血时，胸导联可出现T波倒置。

2. 损伤型心电图改变

心肌缺血随时间延长进而发生心肌损伤，心电图心肌损伤型改变表现为ST段压低及ST段抬高两种类型：①心内膜下心肌损伤时，ST向量背离心外膜面指向心内膜，使位于心外膜面的导联出现ST段压低；②心外膜下心肌损伤时，ST向量指向心外膜面导联，引起ST段抬高。发生损伤型ST改变时，心脏对侧部位的导联常可出现方向相反的ST改变。

心肌缺血的心电图可仅表现为ST段改变或者T波改变，也可同时出现ST-T改变。

临床上冠心病心绞痛发作时，出现ST-T动态性改变。典型的心肌缺血发作时，面向缺血区心肌的导联常出现水平型或下斜型ST段压低≥0.1 mV和（或）T波倒置。变异型心绞痛发作时多出现暂时性ST段抬高并伴有高耸T波和对应导联的ST段下移。

除冠心病外，其他疾病如心肌病、心肌炎、心脏瓣膜病、急性心包炎、脑出血等，均可出现此类ST-T改变。血钾等电解质紊乱，药物作用（如洋地黄等）以及自主神经功能紊乱，也可引起非特异性ST-T改变。此外，心室肥大、束支传导阻滞、预激综合征等可出现继发性ST-T改变。

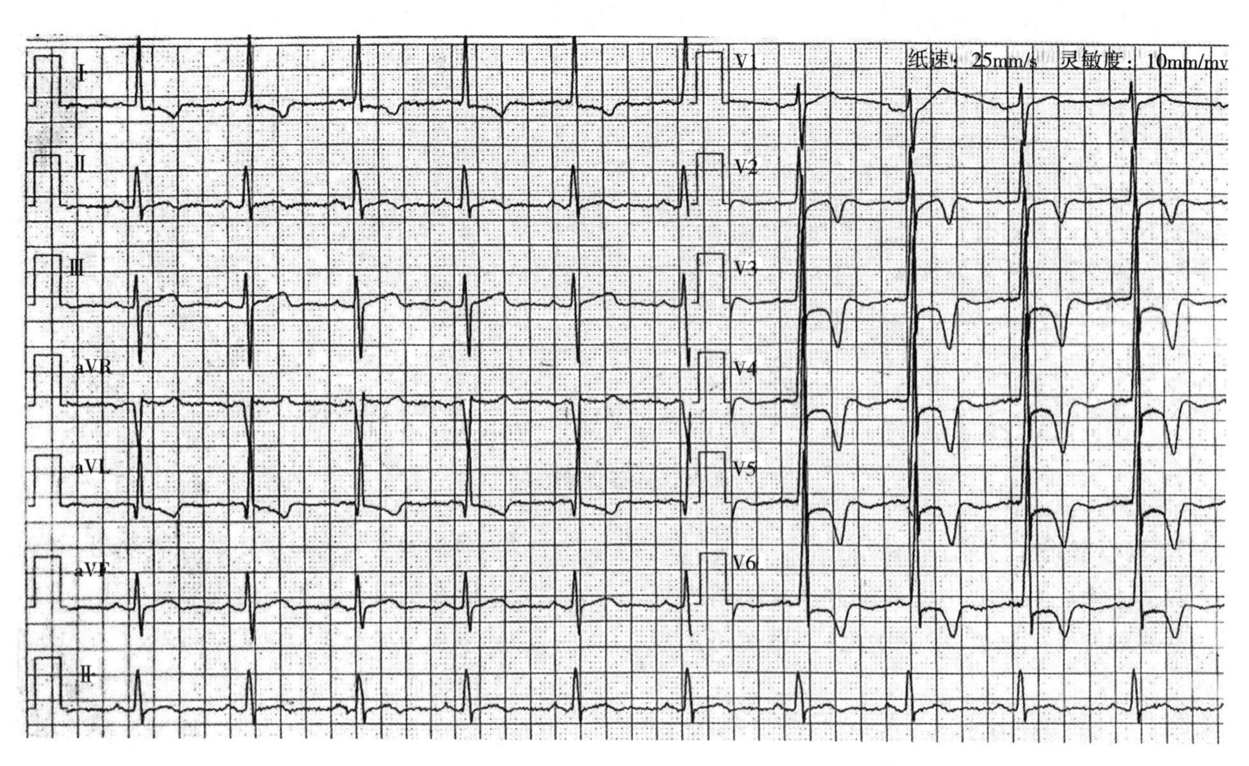

图8-6 急性心肌缺血

四、急性心肌梗死

（一）典型心肌梗死基本图形改变

1. 缺血型 T 波改变

表现为两支对称的、尖而深的倒置 T 波，即“冠状 T 波”。

2. 损伤型 ST 段改变

主要表现为面向损伤区心肌的导联 ST 段呈弓背向上抬高，甚至形成单向曲线（心肌梗死急性期的特征性心电图改变）。

3. 坏死型 Q 波改变

主要表现为面向梗死区心肌的导联上 Q 波异常加深增宽，即宽度≥0.04s，深度≥同导联 R 波的 1/4，R 波振幅降低，甚至 R 波消失而呈 QS 型。

（二）心电图的演变及分期

根据心电图图形的演变过程和演变时间可分为超急期、急性期、恢复期（亚急性期）和陈旧期。

1. 超急期

发生在急性心肌梗死后数分钟或数小时内。首先表现为 T 波高耸，随后出现 ST 段斜形抬高，与高耸直立的 T 波相连，尚未出现异常 Q 波。

2. 急性期

出现在急性心肌梗死后数小时或数日，可持续数周。心电图表现为 ST 段呈弓背向上抬高，并可与 T 波融合形成单向曲线，出现异常 Q 波或 QS 波，继而 ST 段逐渐下降，直立 T 波开始倒置，并逐渐加深。坏死型 Q 波、损伤型 ST 段抬高和缺血型 T 波倒置在此期可同时出现。

3. 恢复期

出现在急性心肌梗死后数周至数月。抬高的 ST 段恢复至基线，坏死型 Q 波持续存在，倒置的缺血型 T 波由深逐渐变浅。

4. 陈旧期

出现在急性心肌梗死后 3~6 个月或更久。ST 段和 T 波恢复正常，也可 T 波持续倒置、低平，趋于恒定不变，常只遗留坏死型 Q 波。

（三）心肌梗死的定位诊断

根据出现心肌梗死特征性心电图改变的导联可确定心肌梗死的部位（表 8-1）。

表 8-1 左心室心肌梗死的心电图定位

定位	V_1	V_2	V_3	V_4	V_5	V_6	V_7	V_8	V_9	aVL	aVF	Ⅰ	Ⅱ	Ⅲ
前间壁	+	+	+											
前壁			+	+	+									
前侧壁					+	+				+		+		
广泛前壁	+	+	+	+	+	+				±		±		
下壁											+		+	+
正后壁	*	*	*				+	+	+					
后下壁							+	+	+		+		+	+
高侧壁										+		+		
后侧壁				±	±	+	+	+		+		+		

注：+表示有特征性改变；±表示可能有特征性改变；* 表示有对应性改变，即 R 波增高、T 波高耸。

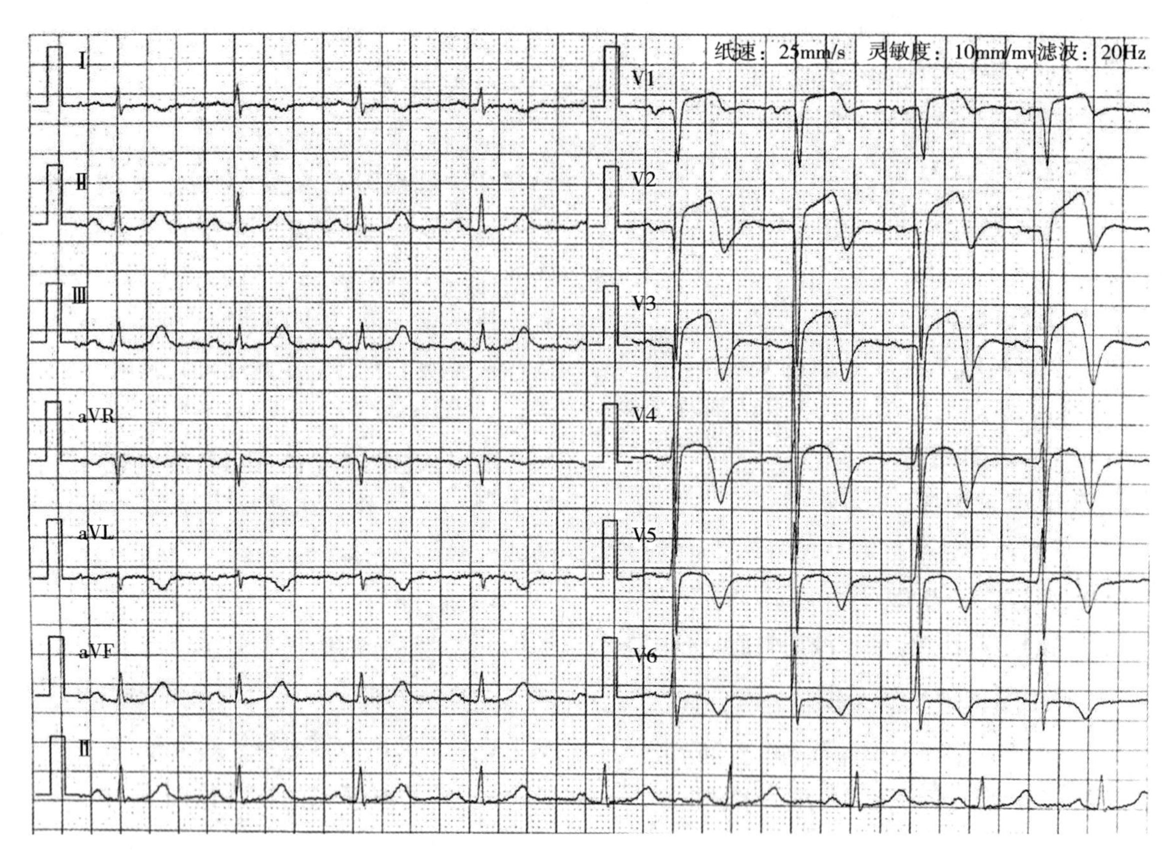

图 8-7　急性前壁心肌梗死

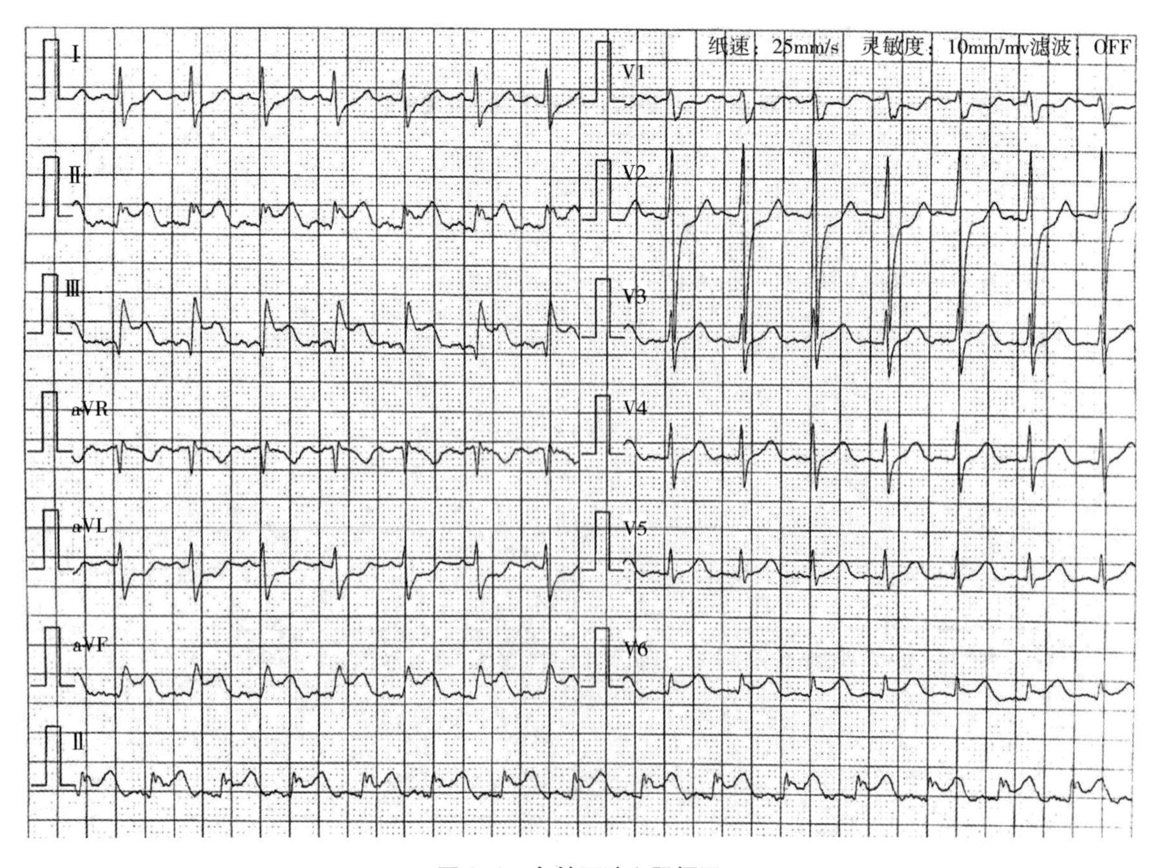

图 8-8　急性下壁心肌梗死

五、过早搏动

1. 室性过早搏动

①提早出现的 QRS-T 波群，其前无提早出现的异位 P′波；②QRS 波群形态宽大畸形，时间≥0.12s；③T 波方向与 QRS 波群主波方向相反；④有完全性代偿间歇（即室性早搏前、后的两个窦性 P 波的时距等于窦性 P-P 间距的两倍）。

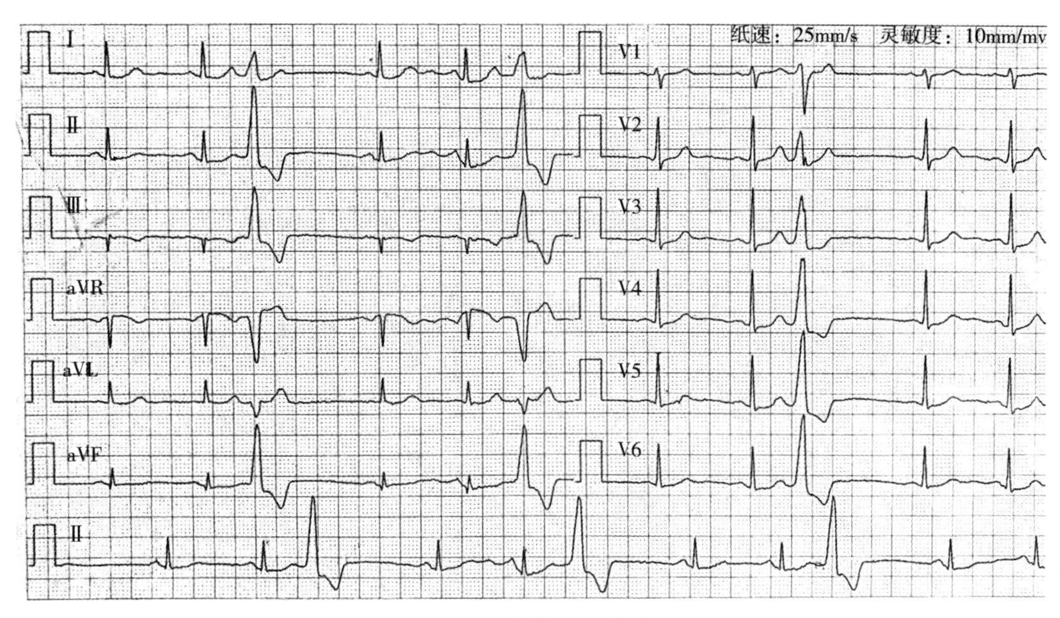

图 8-9 室性过早搏动

2. 房性过早搏动

①提早出现的房性 P′波，形态与窦性 P 波不同；②P′-R 间期≥0.12s；③房性 P′波后有正常形态的 QRS 波群；④房性过早搏动后的代偿间歇不完全（房性早搏前后的两个窦性 P 波的时距短于窦性 P-P 间距的两倍）。

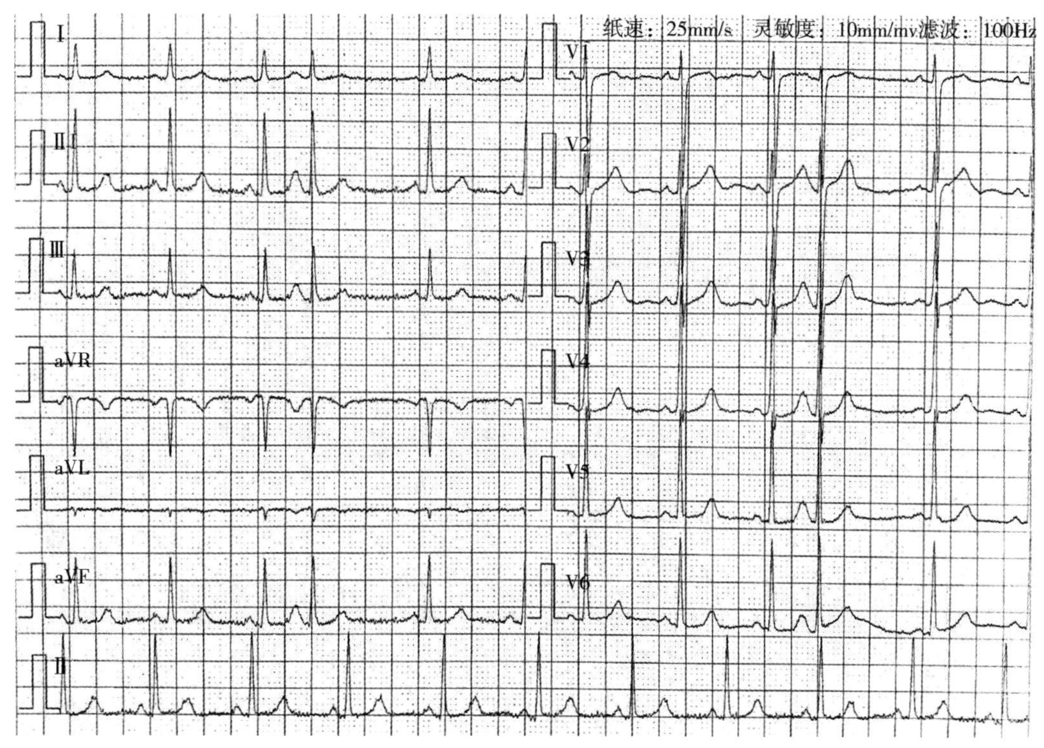

图 8-10 房性过早搏动

3. 交界性过早搏动

①提早出现的 QRS 波群，形态基本正常；②逆行的 P′波可出现在提早出现的 QRS 波群之前、之后、之中（见不到逆行的 P′波）。若逆行 P′波在 QRS 波群之前，P′-R 间期<0.12s；若逆行 P′波在 QRS 波群之后，R-P′间期<0.20s；③常有完全性代偿间歇。

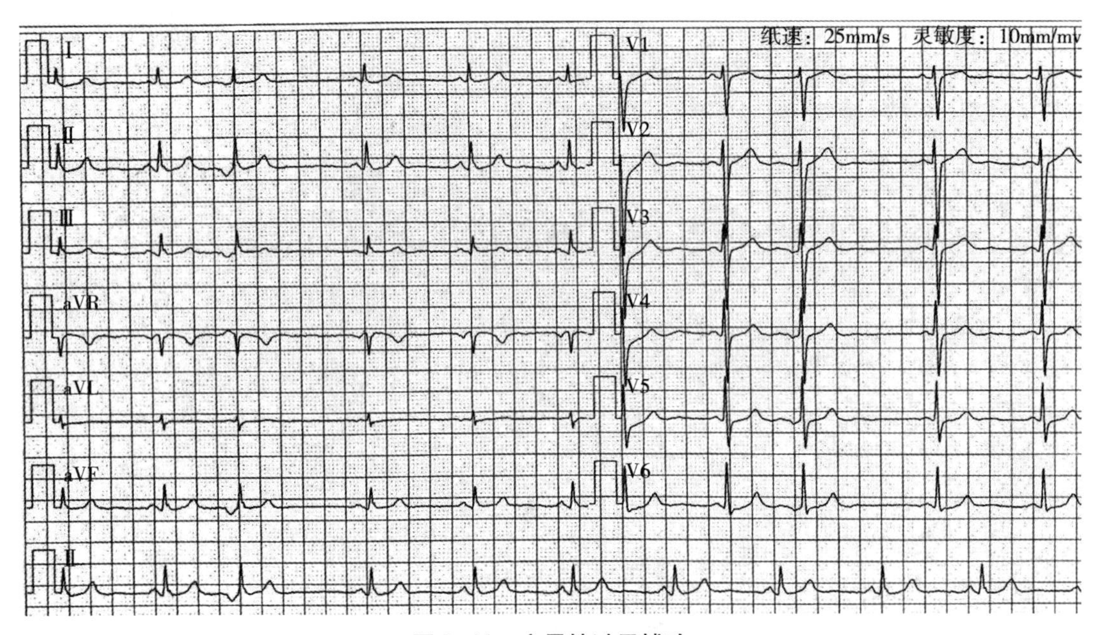

图 8-11　交界性过早搏动

六、阵发性室上性心动过速

阵发性室上性心动过速：①突然发生，突然终止，频率多为 150~250 次/分，节律快而规则；②QRS 波群形态基本正常，时间<0.10s；③ST-T 可无变化，但发作时 ST 段可有下移和 T 波倒置表现；④如能确定房性 P′波存在，且 P′-R 间期≥0.12s，为房性心动过速；如为逆行 P′波，P′-R 间期<0.12s 或 R-P′间期<0.20s，则为交界性心动过速；如不能明确区分，则统称为室上性心动过速。

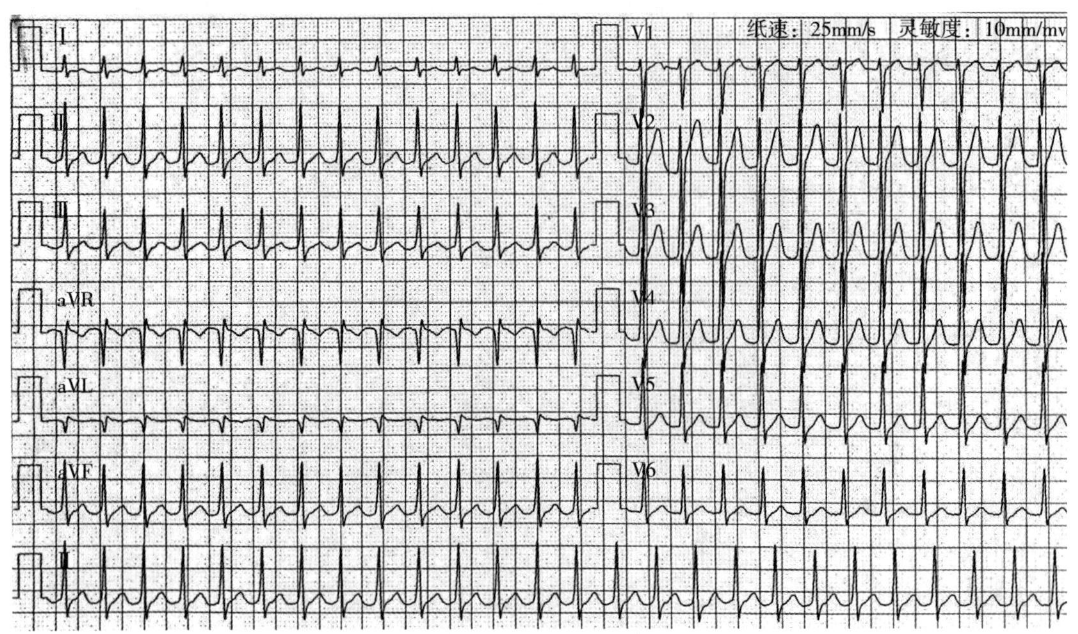

图 8-12　室上性心动过速

七、室性心动过速

室性心动过的心电图改变：连续出现 3 个或 3 个以上室性早搏：①频率多在 140～200 次/分，R-R 间期稍不规则；②QRS 波群形态宽大畸形，时限>0.12s；③如能发现 P 波，则 P 波频率慢于 QRS 波频率，呈完全性房室分离，有助于明确诊断；④可见心房激动夺获心室（心室夺获）或出现室性融合波，支持室性心动过速的诊断。

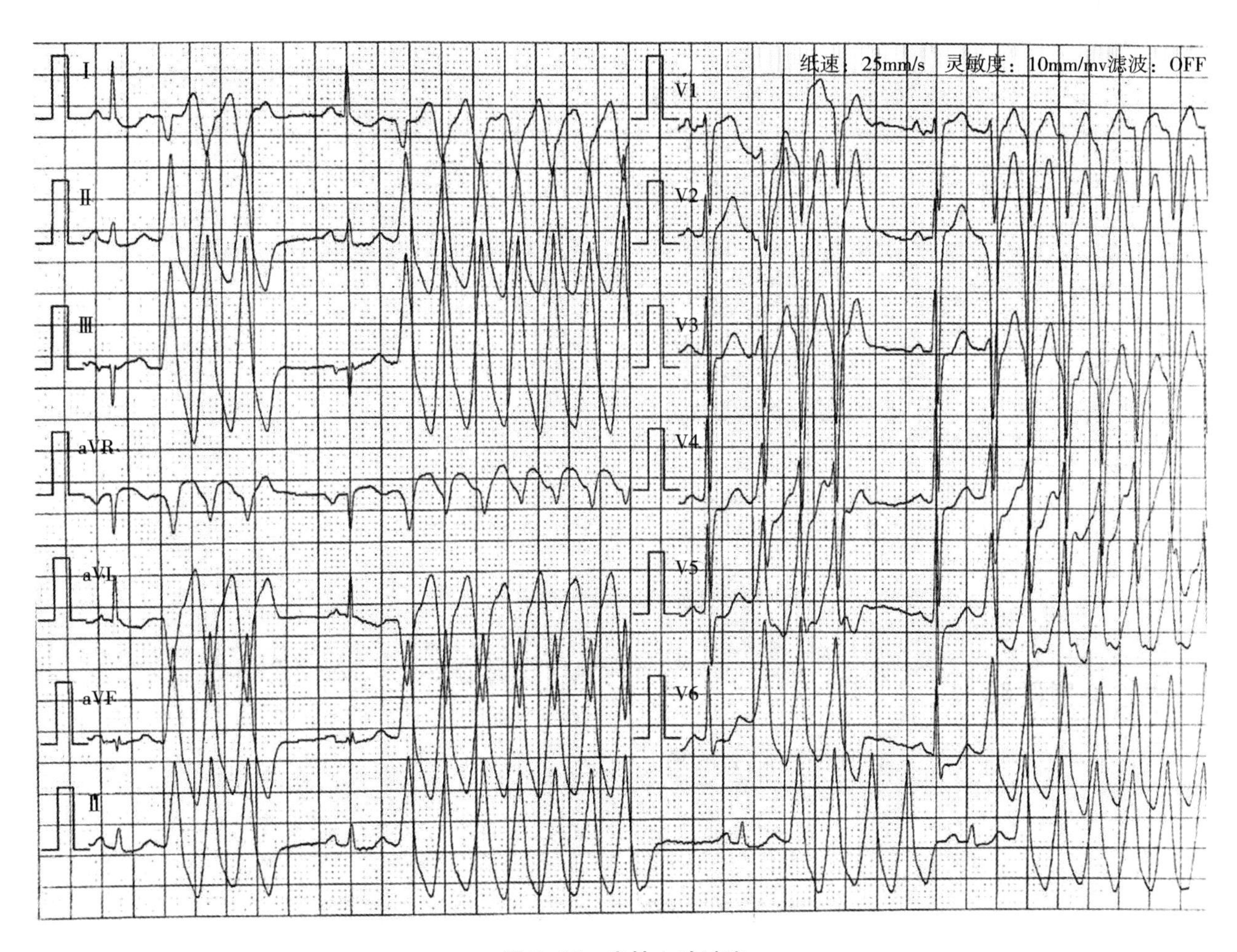

图 8-13　室性心动过速

八、心房颤动

①P 波消失，被一系列大小不等、间距不均、形态各异的心房颤动波（f 波）所取代，f 波频率为 350～600 次/分，V_1 导联最清楚；②R-R 间距绝对不匀齐，即心室率完全不规则；③QRS 波群形态一般与正常窦性者相同；④可出现宽大畸形的 QRS 波群，为房颤伴室内差异性传导。

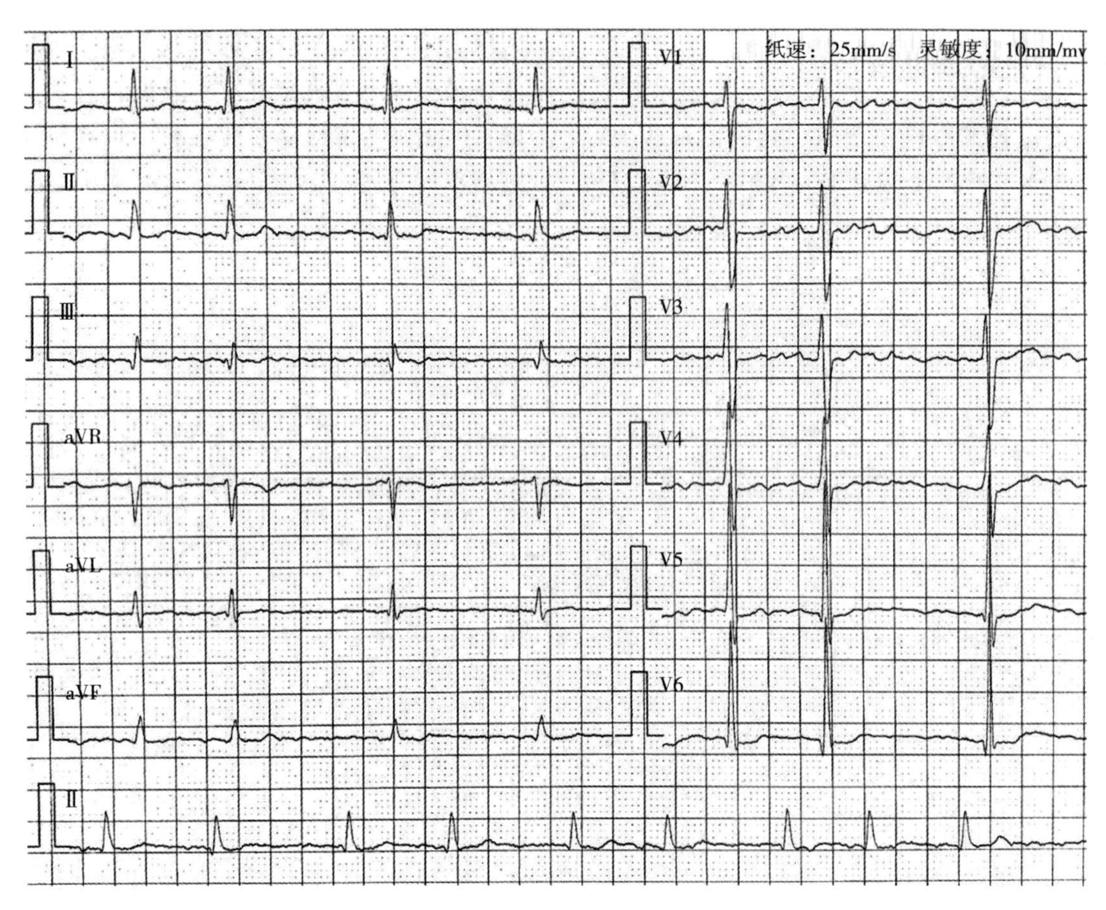

图 8-14 心房颤动

九、心室颤动

最严重的心律失常，是心脏停跳前的征象，此时表现为 QRS-T 波完全消失，被大小不等、极不匀齐的低小波取代，频率为 200~500 次/分。

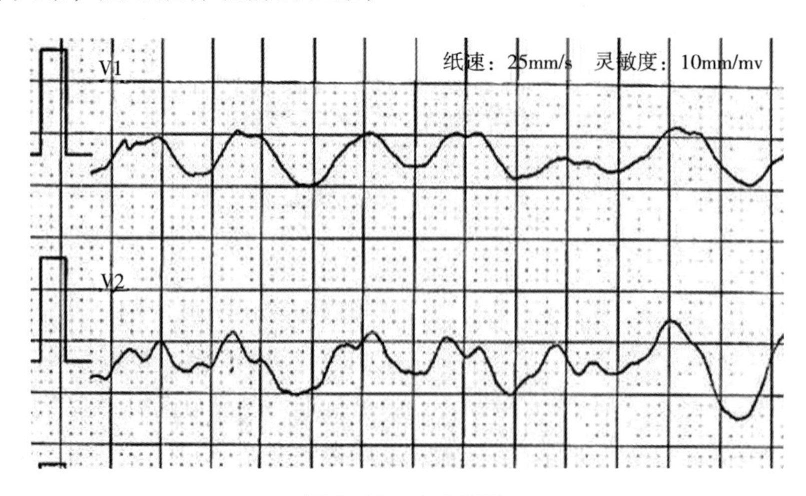

图 8-15 心室颤动

十、房室传导阻滞

（一）一度房室传导阻滞

心电图主要表现为P-R间期延长，成人P-R间期>0.20s，老年人P-R间期>0.22s，或两次心电图检测结果比较，心率没有明显改变的情况下，P-R间期延长>0.04s。

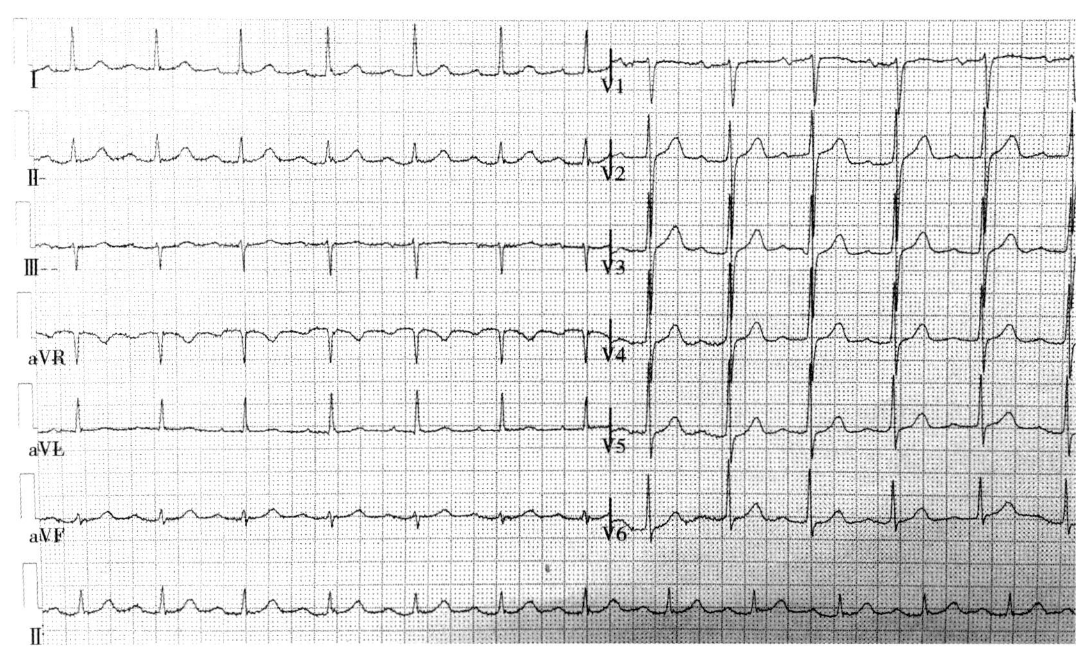

图8-16 一度房室传导阻滞

（二）二度房室传导阻滞

心电图主要表现为部分P波后QRS波脱漏，分两种类型。

1. 二度Ⅰ型房室传导阻滞（莫氏Ⅰ型）

二度Ⅰ型房室传导阻滞表现为P波规律地出现，P-R间期逐渐延长，直到1个P波后脱漏1个QRS波群，漏搏后的第一个P-R间期缩短，之后又逐渐延长，如此周而复始地出现，该现象称为文氏现象。通常以P波数与P波下传出现的QRS波群数的比例表示房室阻滞的程度，可形成5∶4、4∶3、3∶2传导。

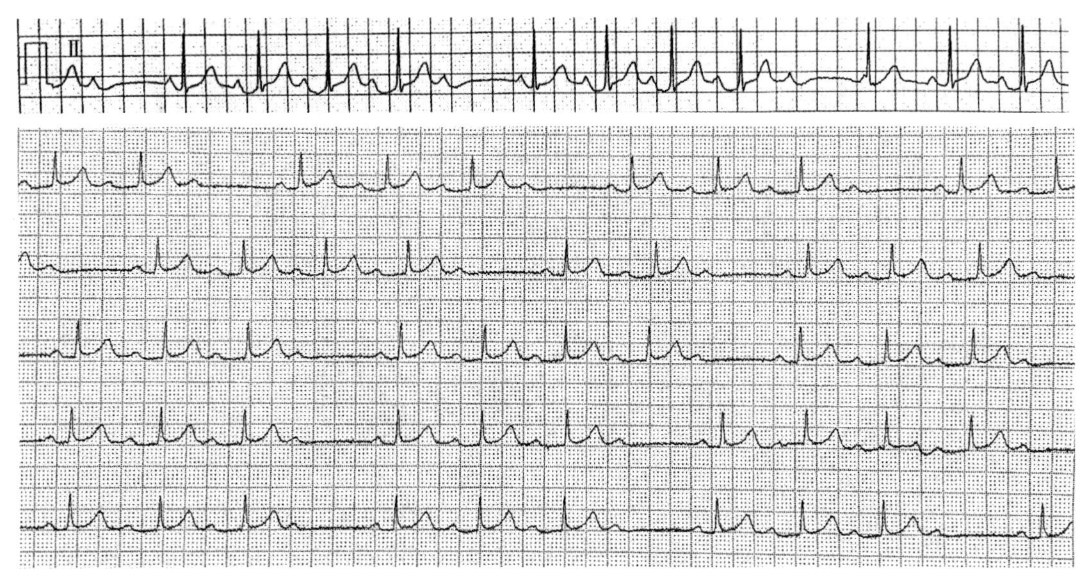

图8-17 二度Ⅰ型房室传导阻滞

2. 二度Ⅱ型房室传导阻滞（莫氏Ⅱ型）

二度Ⅱ型房室传导阻滞表现为P-R间期恒定，正常或延长，部分P波后无QRS波群，形成5∶4、4∶3、3∶2、2∶1、3∶1传导。凡连续出现2次或2次以上的QRS波群脱漏者，称为高度房室传导阻滞，如3∶1、4∶1传导的房室传导阻滞。

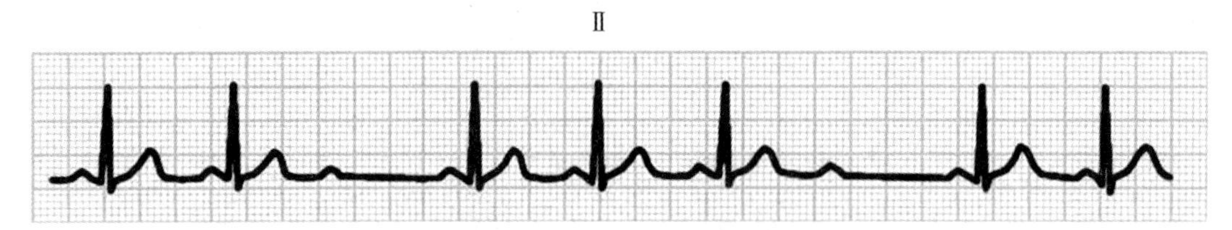

图8-18　二度Ⅱ型房室传导阻滞

二度Ⅰ型房室传导阻滞较常见，多为功能性，病变位于房室结或希氏束的近端，预后较好。二度Ⅱ型房室传导阻滞多见于器质性疾病，病变大多位于希氏束远端或束支部位，易发展为完全性房室传导阻滞，预后较差。

3. 三度房室传导阻滞

三度房室传导阻滞又称为完全性房室传导阻滞，来自房室交界区以上的激动完全不能通过阻滞部位时下传，阻滞部位以下的潜在起搏点自行发放激动维持心室激动，出现交界性逸搏心律或室性逸搏心律，以交界性逸搏心律为多见。心电图改变：P波与QRS波毫无关系，呈完全性房室分离，心房率>心室率。

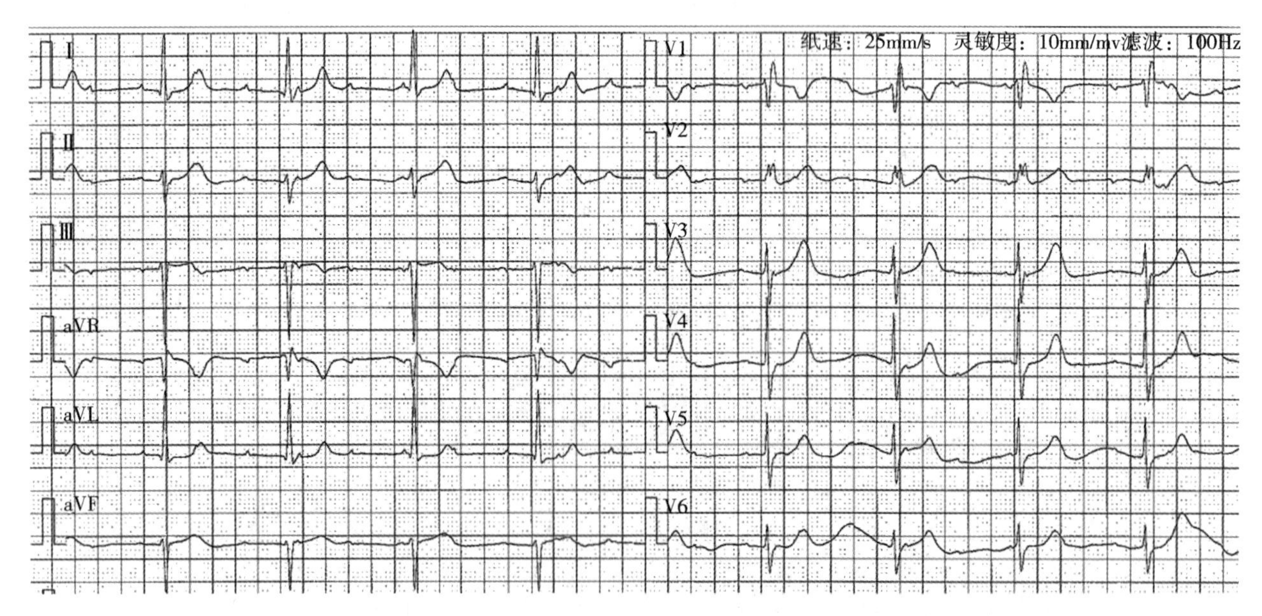

图8-19　三度房室传导阻滞

第二节　影像学

一、正常胸部正位片

正常胸部X线影像是胸腔组织器官及胸壁软组织、骨骼、心、肺、大血管、胸膜、膈肌等相互重叠的综合投影，熟悉各种影像的正常及变异的X线表现是胸部影像诊断的基础。

（一）胸廓

在胸片上胸廓的影像包括软组织和骨骼，正常胸廓两侧对称。

1. 软组织

主要有胸锁乳突肌、锁骨上皮肤皱褶、胸大肌、女性乳房及乳头。

2. 骨骼

（1）*肋骨*　起自胸椎两侧，后段呈水平向外走行，前段自外向内下倾斜形成肋弓。前段扁薄；后段较厚而圆，显影清晰。第1~10肋骨前端有肋软骨与胸骨相连，肋软骨未钙化时不显影。肋软骨常见的先天变异有颈肋、叉状肋和肋骨联合畸形。

（2）*锁骨*　位于两肺上部，与第一肋骨前端相交，内侧缘与胸骨柄构成胸锁关节。

（3）*肩胛骨*　在标准正位胸片上，一般投影于肺野之外。

（4）*胸椎*　在正位胸片上，与纵隔重叠。

（5）*胸骨*　由胸骨柄、胸骨体及剑突构成。

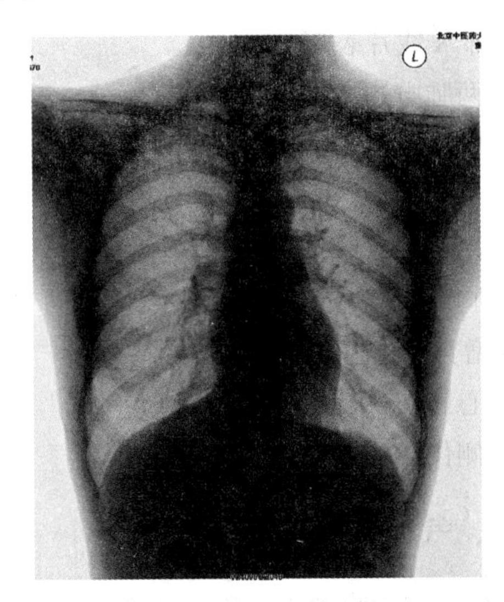

图8-20　正常胸片（骨骼）

（二）肺

1. 肺野

两侧含有空气的肺部影像称为肺野。通常采用横、纵行划分。纵行划分，自肺门向外至肺野外围分三等份，称为内、中、外带。横行划分，分别在第二、四肋骨前端下缘画一水平线，将肺野分为上、中、下三野。

2. 肺叶、肺段和肺小叶

右肺分上、中、下三叶，左肺分上、下两叶。各肺叶由叶间裂分隔。

3. 肺门

肺门影主要由肺动脉、肺静脉、支气管及淋巴管的投影构成。肺动脉和肺静脉的大分支为主要组成部分，更以肺动脉为主。在正位片上，肺门位于两肺中野内带第2~5前肋间处，通常左侧肺门比右侧高1~2cm。右肺门主要由右上叶肺静脉干分支和右下肺动脉构成钝角，称右肺门角。左肺门主要由左肺动脉及上肺静脉分支构成，左肺动脉弓形成半圆形影。

4. 肺纹理

肺纹理为自肺门向肺野呈放射状分布的树枝状影。由肺动脉、肺静脉、支气管及淋巴管构成，主要成分是肺动脉及其分支。

5. 气管、支气管及其分支

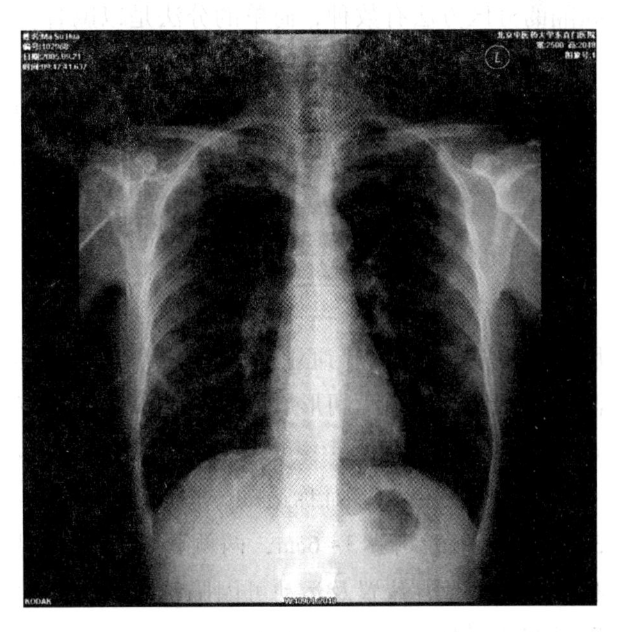

图8-21　正常胸片（肺纹理、肺门）

气管起于环状软骨下缘，相当于第6~7颈椎水平，在第5~6胸椎平面分为左、右主支气管。两侧主支气管分为肺叶支气管，继而分出肺段支气管，经多次分支，最后分支为终末细支气管，与肺泡相连。

6. 肺实质和肺间质

肺组织由肺实质与肺间质组成。肺实质为肺部具有气体交换功能的含气间隙及结构。肺间质是肺的支架组织，分布于支气管、血管周围、肺泡间隔及脏胸膜下。

（三）胸膜

衬于胸壁内面的胸膜为壁层胸膜，包绕于肺表面者为脏层胸膜，其间为一间隙，即胸膜腔。位于叶间裂的叶间胸膜经常可以看到斜裂胸膜和水平裂胸膜。

（四）纵隔

位于胸骨之后，胸椎之前，介于两肺之间。其中包含心脏、大血管、气管、食管、主支气管、淋巴组织、胸腺、神经及脂肪等。纵隔的分区在判断纵隔病变的来源和性质上有重要意义。纵隔的分区方法有数种，简单的分法是以胸骨柄下缘到第4胸椎下缘的连线为界，将纵隔分为上下两部分，上纵隔又以气管的后缘为界，分为前、后纵隔，下纵隔以心包为界，划分为前、中、后三区。

（五）膈

膈由薄层肌腱组织构成，呈圆顶状，位于胸、腹腔之间，内侧与心脏形成心膈角，外侧逐渐向下倾斜，与胸膜间形成尖锐的肋膈角。右膈通常较左侧高1~2cm，一般位于第9、10后肋水平。呼吸时两膈上下对称运动，运动范围为1~3cm，深呼吸时可达3~6cm，两侧膈运动大致对称。膈的形态、位置及运动可因膈的发育及胸膜腔的病变而改变。

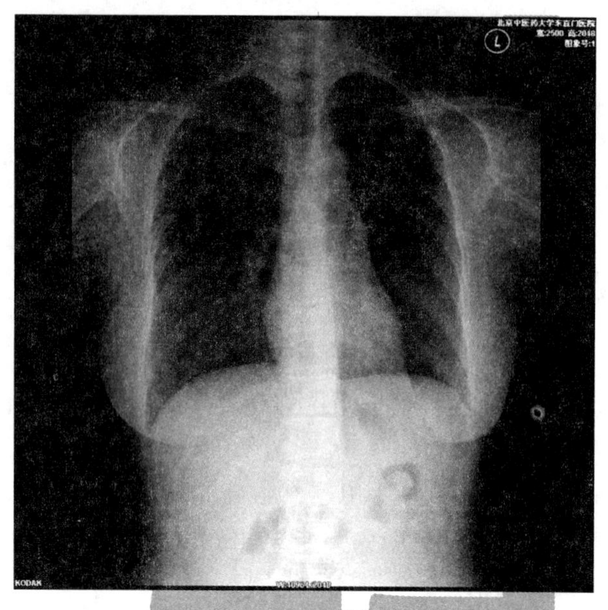

图8-22 正常胸片

二、阻塞性肺气肿

慢性支气管炎及支气管哮喘时，两肺末梢细支气管由于炎症或痉挛发生活瓣性狭窄，产生两肺阻塞性肺气肿。

胸部X线片表现：

1. 两肺野透亮度增加。
2. 肺纹理分布稀疏、纤细。
3. 横膈位置低平（膈穹隆平坦，位置下降），活动度减弱。
4. 胸廓呈桶状胸，前后径增宽，肋骨横行，肋间隙增宽。
5. 心影狭长，呈垂位心。
6. 侧位胸片见胸骨后间隙增宽。

三、气胸

空气进入胸膜腔内，称为气胸。气体经胸壁的穿透伤或肺组织病变导致的胸膜破损形成气胸；也可为自发性气胸，如严重的肺气肿、肺大泡破裂；当胸膜裂口形成活瓣时，气体只进不出或进多出少，形成张力性气胸。

胸部 X 线片表现：肺组织被气体压缩，于壁层胸膜与脏层胸膜之间形成无肺纹理的气胸区，少量气胸时，气胸区呈线状或带状无肺纹理区；大量气胸时，气胸区可占据肺野中外带；张力性气胸，可将肺完全压缩在肺门区，呈均匀的软组织影，可使纵隔向健侧移位，膈肌向下移位。

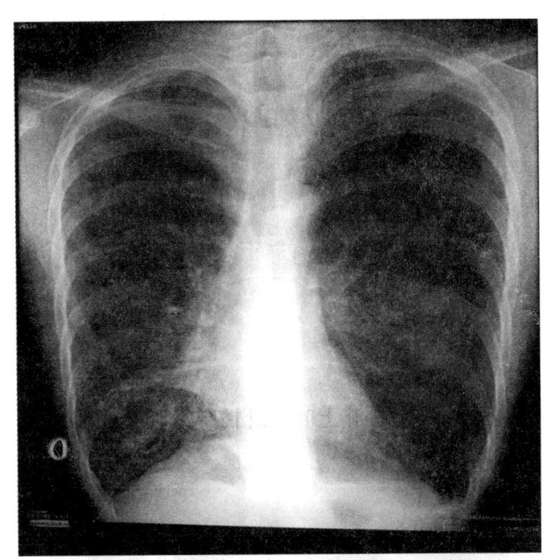

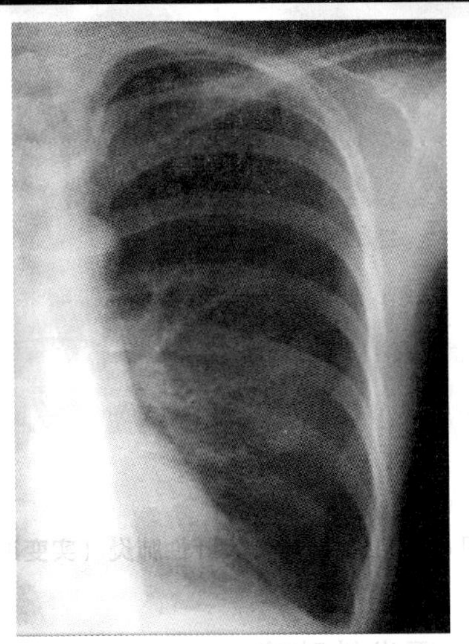

图 8-23　左侧气胸

四、胸腔积液

多种疾病可累及胸膜产生胸腔积液，病因不同，液体的性质也可不同，可以是炎性渗出液，化脓性炎症则为脓液；肾脏疾病、心脏疾病导致充血性心衰或血浆蛋白过低，可发生漏出液；胸部外伤、肺或胸膜的恶性肿瘤可以发生血性积液；恶性肿瘤侵及胸导管及左锁骨下静脉，可产生乳糜性积液。仅根据胸片表现不能鉴别胸腔积液的性质。

1. 游离性胸腔积液

游离性胸腔积液最先积存在后肋膈角。

（1）少量积液时，于站位胸片正位时，仅见肋膈角变钝。

（2）中等量积液时，胸片可见渗液曲线，液体上缘呈外高内低边缘模糊的弧线样影，此为胸腔积液的典型 X 线表现。

（3）大量积液时，患侧肺野呈均匀致密阴影，纵隔向健侧移位，肋间隙增宽，膈肌下移。

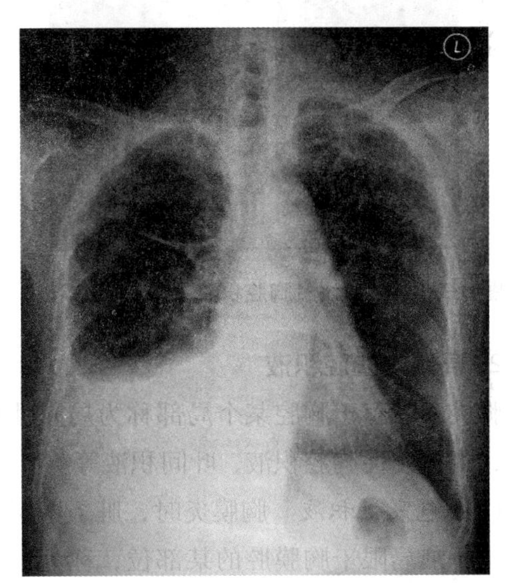

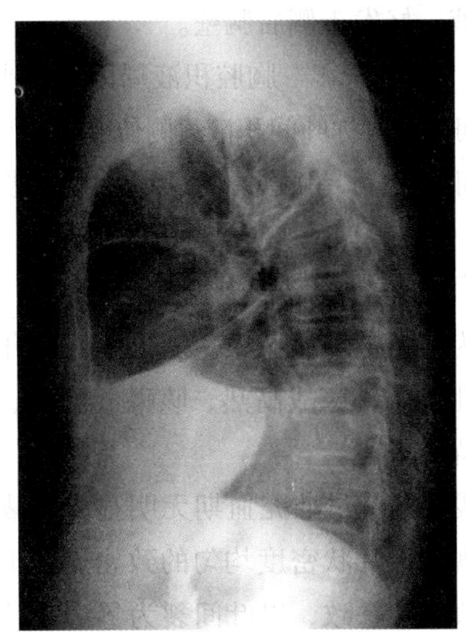

图 8-24　右侧中等量胸腔积液（可见渗液曲线）

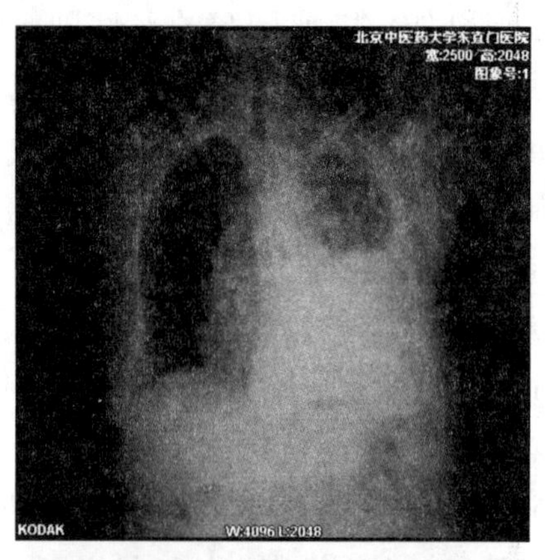

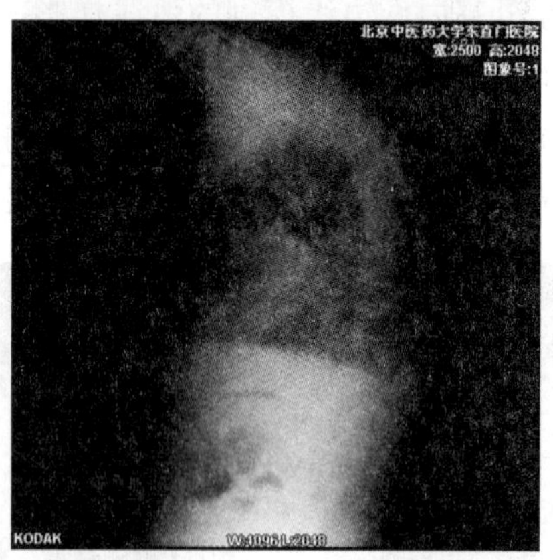

图 8-25　左侧大量胸腔积液（纵隔向右移位）

2. 局限性胸腔积液

胸腔积液存于胸腔某个局部称为局限性胸腔积液，如包裹性胸腔积液、叶间积液等。

（1）包裹性积液　胸膜炎时，脏、壁层胸膜粘连使积液局限于胸膜腔的某部位，称为包裹性胸腔积液。好发于侧后胸壁。

（2）叶间积液　胸腔积液局限在水平裂或斜裂的叶间裂时，称叶间积液。侧位胸片上可见液体位于叶间裂位置，呈梭形，密度均匀，边缘清晰。

五、大叶性肺炎

多为肺炎链球菌感染。多见于青壮年，临床常以急性起病，寒战高热、咳嗽、胸痛、咳铁锈色痰为特征。

X 线征象：早期充血期无明显异常表现。实变期表现为大片状密度均匀的致密影，形态与肺叶或肺段轮廓一致，以叶间裂为界边界清楚，如仅累及肺叶的一部分则边缘模糊。消散期表现为实变阴影密度减低、范围缩小，呈散在小斑片状致密影，进一步吸收可遗留少量索条状影或完全消散。

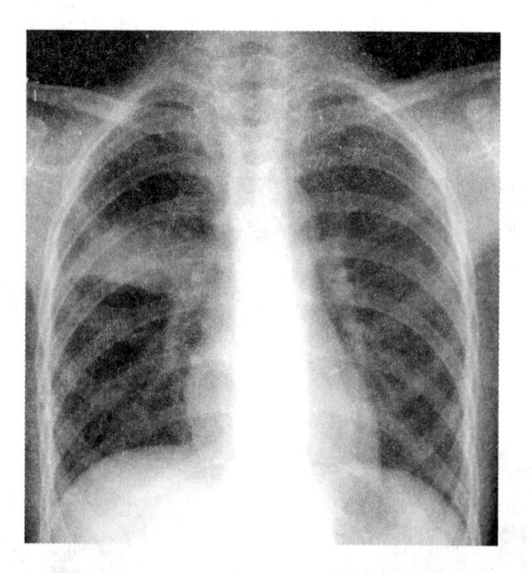

图 8-26　右肺上叶大叶性肺炎（实变期）

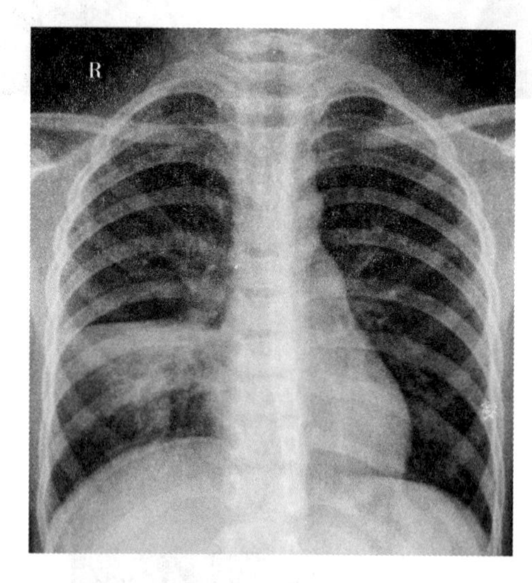

图 8-27　右肺中叶大叶性肺炎（实变期）

六、原发性肺癌

1. 中央性肺癌

肿瘤发生在肺段及肺段以上支气管。

X 线征象：早期胸片常无异常表现。中晚期主要表现为肺门肿块，可伴有阻塞性肺炎或肺不张。

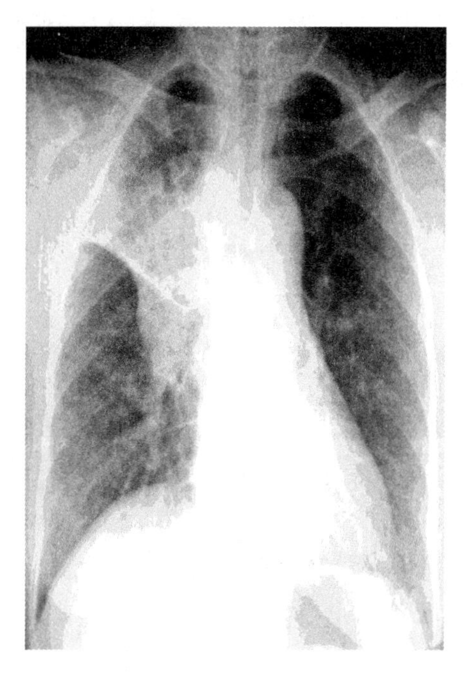

图 8-28　右肺中央型肺癌伴右上肺不张（横 S 征）

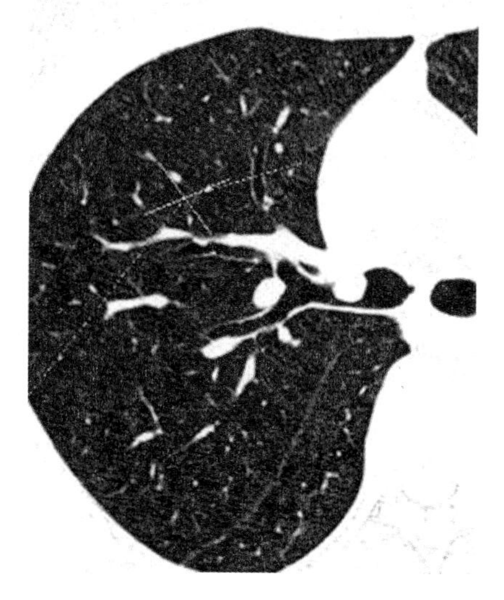

图 8-30　右主支气管腔类癌

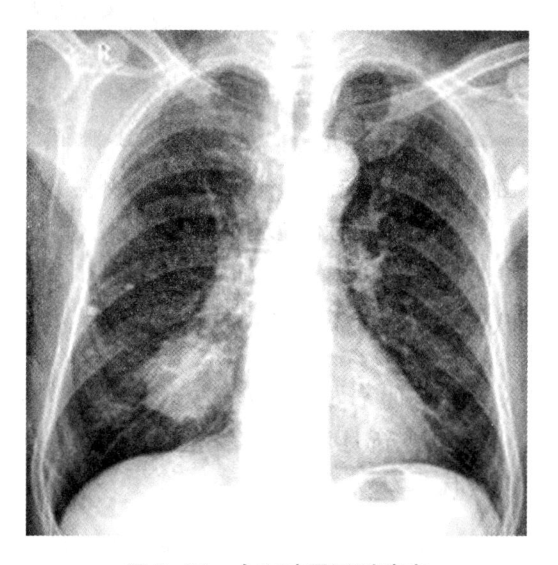

图 8-29　右下肺周围型肺癌

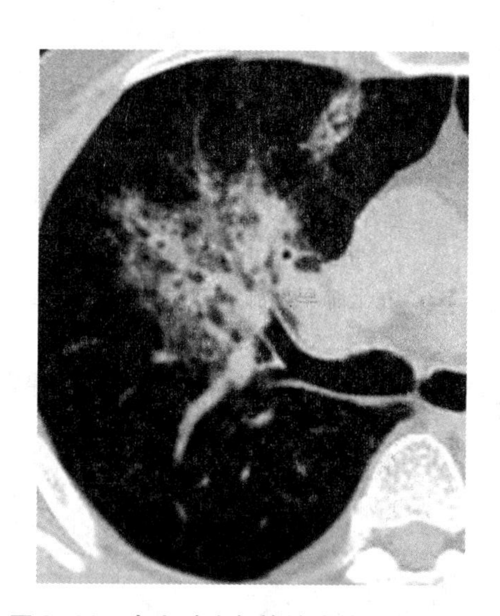

图 8-31　右上肺支气管鳞癌伴阻塞性肺炎

CT 征象：早期即有异常，表现为肺段以上支气管腔内结节、支气管壁不规则增厚、管腔狭窄。进展期表现为肺门分叶状软组织肿块，支气管腔不规则狭窄、截断；肿块远端阻塞性肺炎、肺不张；肺门或纵隔淋巴结肿大、胸腔积液、肺内以及远处转移等。

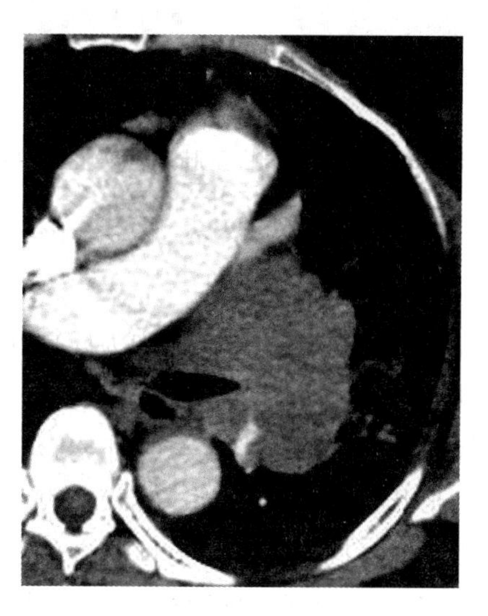

图 8-32　左肺门小细胞肺癌

2. **周围型肺癌**

肿瘤发生在肺段以下支气管。

X线征象：表现为肺内结节影，形态可不规则，边缘毛糙，常见分叶征和（或）短细毛刺征。

CT征象：早期表现为肺内混杂磨玻璃结节或实性结节，常出现空泡征；中晚期表现为肺内球形肿块影，边缘不规则，常出现分叶、短细毛刺及胸膜凹陷征，可有坏死、空洞形成，增强后强化不均匀，肺门或纵隔淋巴结肿大，肺内以及远处转移等。

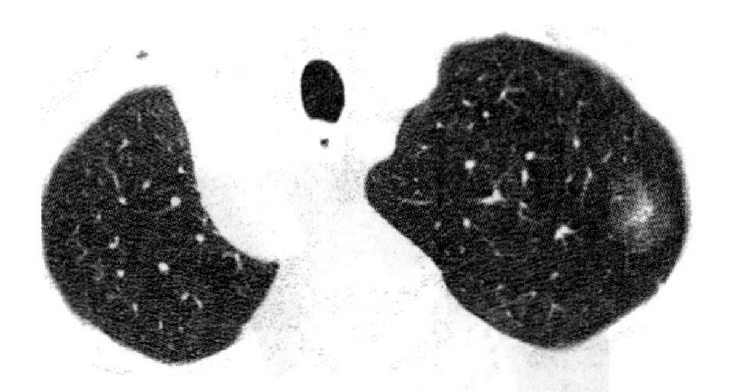

图8-33　左上肺早期肺癌（混杂磨玻璃结节）

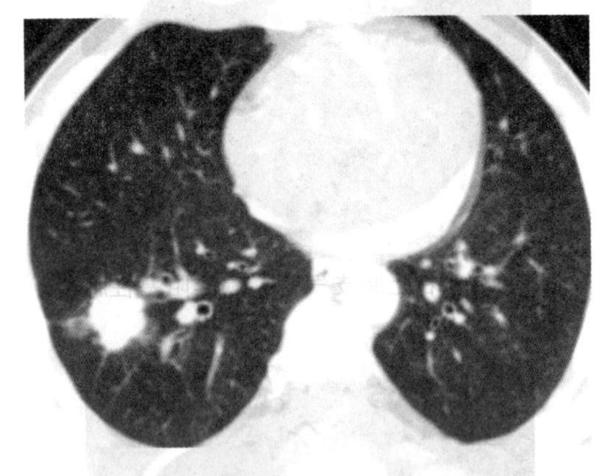

图8-34　右下肺周围型肺癌（实性结节）

七、胃溃疡

好发于20~50岁，临床表现为反复性、周期性和节律性的上腹部疼痛。

X线征象：胃直接征象为腔外龛影，多位于小弯侧，形状规则呈乳头状、锥状，边缘光滑整齐，密度均匀，底部平整，急性期口部黏膜水肿带（黏膜线、项圈征、狭颈征），慢性期溃疡瘢痕收缩表现为黏膜纠集。

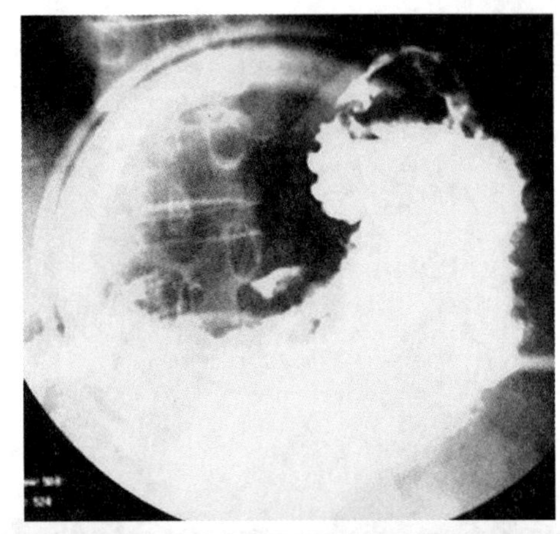

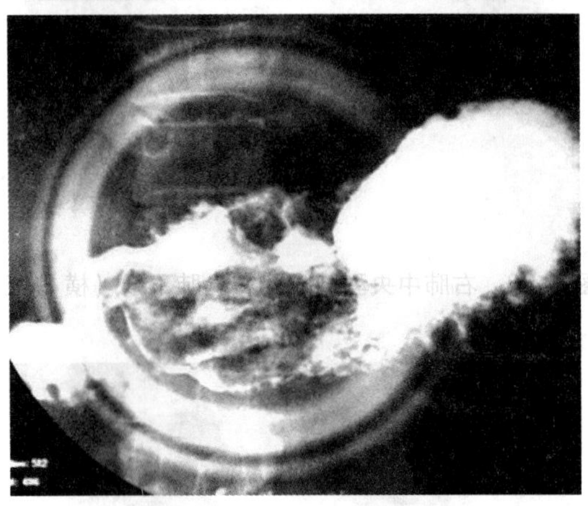

图8-35　胃小弯溃疡，切线位显示腔外龛影，正位像显示为钡斑

八、急性胃肠穿孔

X线主要征象为膈下游离气体，表现为双侧膈下线条状或新月状透光影，也称气腹。50mL以上的气体X线才能发现。

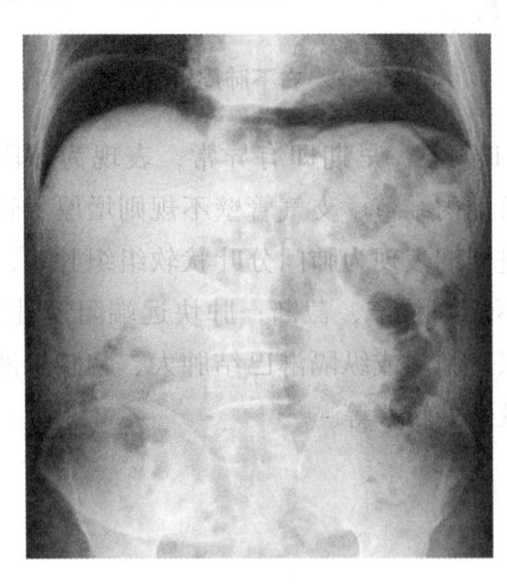

图8-36　胃肠道穿孔

九、单纯性小肠梗阻

单纯性小肠梗阻是小肠内容物运行障碍所致的急腹症。典型临床表现为腹痛、腹胀、呕吐。

X线征象：腹部卧位片显示小肠积气扩张，肠管≥3cm，空肠位于左上腹，黏膜皱襞呈弹簧状；回肠位于右下腹，黏膜皱襞较少；腹部立位片显示肠腔内多发阶梯状气液平面。

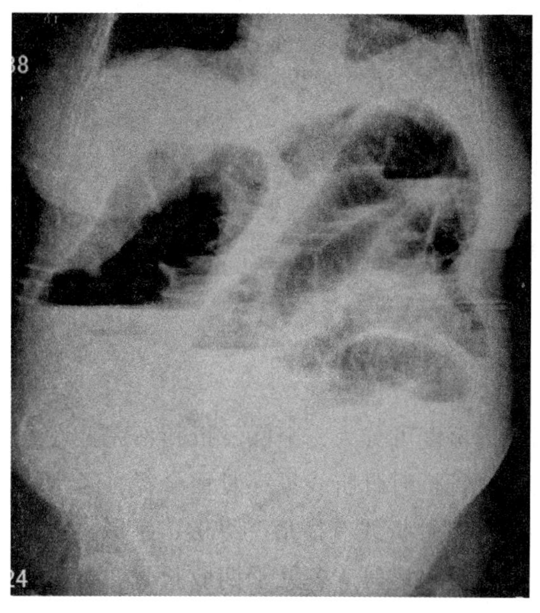

图 8-37　单纯性小肠梗阻

十、急性胰腺炎

急性胰腺炎主要由胆道疾病、酗酒、暴饮暴食等引起，主要症状为剧烈的上腹部疼痛并向腰背部放射，伴恶心、呕吐、发热等症状。

CT征象：胰腺弥漫性、局限性肿大，密度正常或略低；胰周脂肪间隙模糊不清、胰周积液；肾前筋膜增厚；出血坏死型合并出血呈高密度，坏死区呈低密度且无强化——增强确定坏死范围；常伴有上腹部肠曲扩张积气，肺底炎症或胸腔积液。

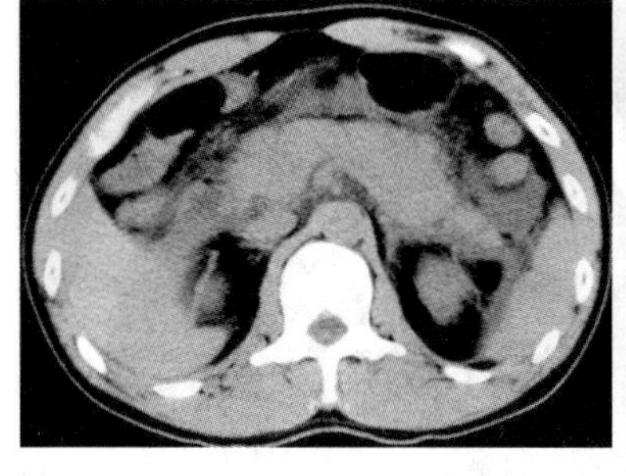
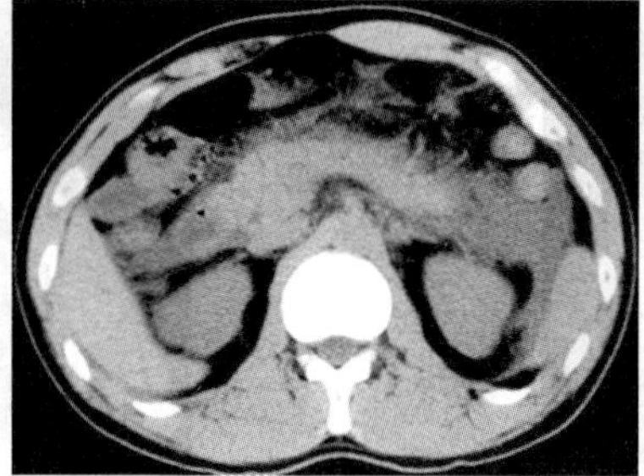
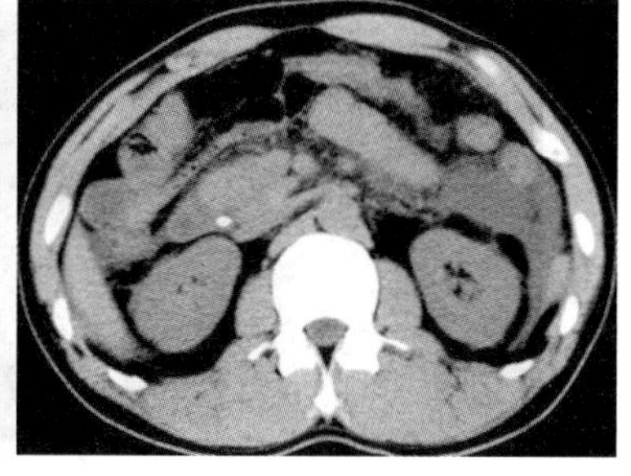

图 8-38　急性胰腺炎

十一、长骨骨折

长骨骨折是指长骨完整性和连续性发生断裂或粉碎，X线表现为锐利而透明的骨折线，细微或不全骨折有时看不到明确的骨折线，而表现为骨皮质皱折、成角、凹折、裂痕，骨小梁中断、扭曲或嵌插。在中心X线通过骨折断面时，则骨折线显示清楚，否则显示不清，甚至不易发现。严重骨折骨骼常弯曲、变形。嵌入性或压缩性骨折骨小梁紊乱，甚至密度增高，而看不到骨折线。

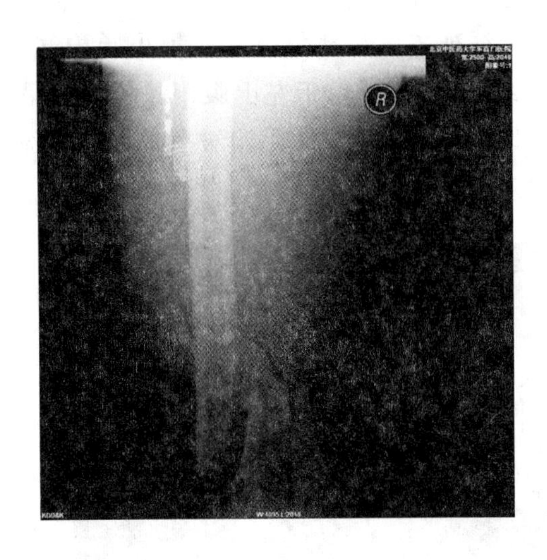

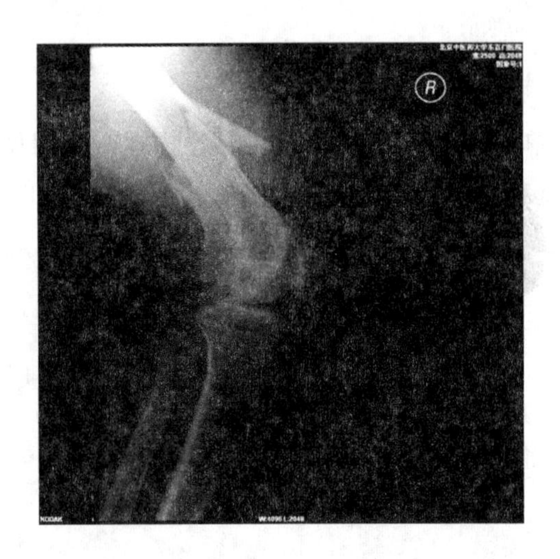

图 8-39　右股骨远端骨折（骨折断端错位）

根据骨折程度可分为完全性骨折和不完全性骨折。完全性骨折时骨折线贯穿骨骼全径，经常有骨折端移位。骨折线有横形、纵形、星形、斜形、螺旋形或粉碎形等，多见于四肢长骨。不完全性骨折时骨折线不贯穿全径。长骨端近关节处骨折多分为 T 形、Y 形骨折及嵌顿性骨折等。儿童青枝骨折常见于四肢长骨，似春天嫩柳枝折断时外皮相连而得名。

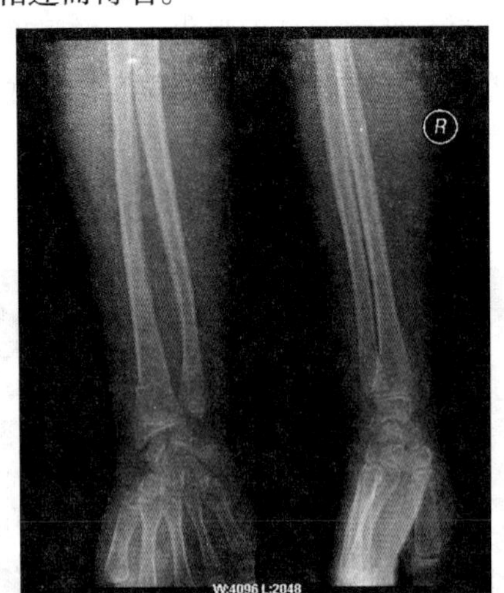

图 8-40　右桡骨远端青枝骨折

十二、急性硬膜外血肿

好发于颞顶区，常伴发颅骨骨折。血液聚集在硬膜外间隙，硬膜与颅骨内板粘连紧密，故血肿局限呈梭形。

CT 征象：颅板下见凸透镜样或半圆形血肿，新鲜血肿呈高密度，常位于骨折线下方，边界清晰锐利，不跨颅缝，可伴脑室受压变形、中线移位等占位效应。

十三、急性硬膜下血肿

常发生于额颞顶区，血液聚集在硬膜下腔，沿脑表面广泛分布。

CT 征象：急性硬膜下血肿 CT 表现为颅骨内板下方新月形高密度区，范围广泛，可超过颅缝，多数伴有明显占位效应，即脑室受压变形、中线移位等。

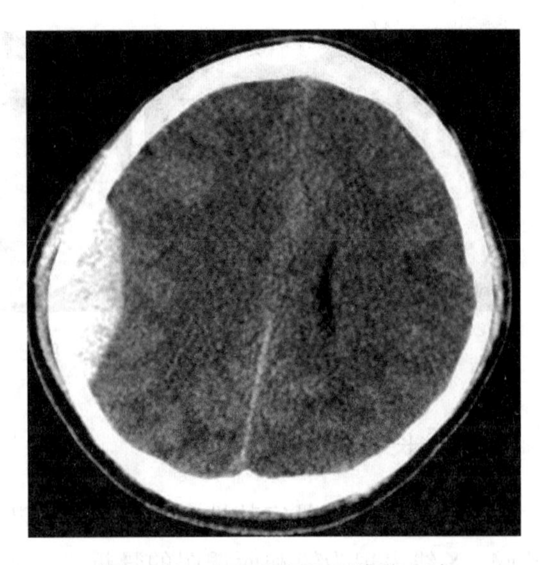

图 8-41　右顶部急性硬膜外血肿

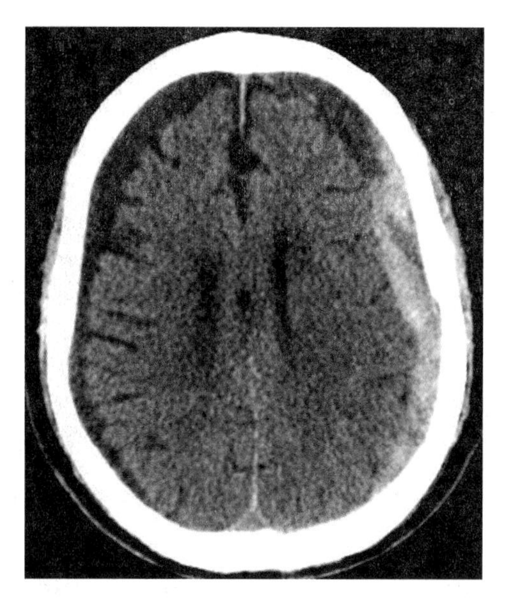

图 8-42　急性硬膜下血肿

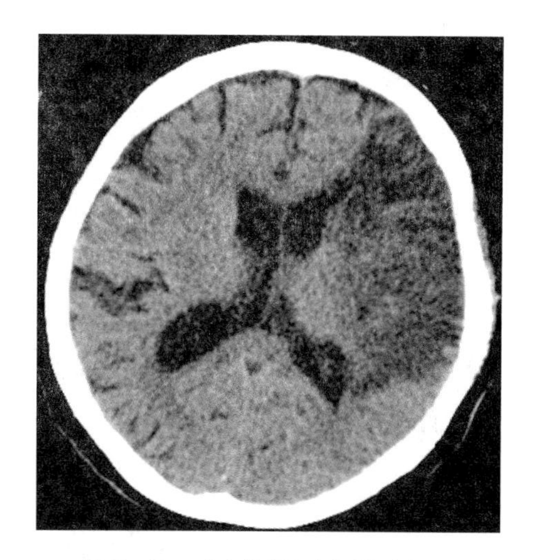

图 8-43　左侧额颞叶急性脑梗死

十四、脑梗死

脑梗死分布范围、大小及形态与责任血管供血范围一致，以大脑中动脉为好发部位。

CT 征象：24 小时内常无阳性发现，24 小时后表现为低密度灶，部位和范围与闭塞血管供血区一致，皮髓质同时受累，多呈扇形；可有占位效应，但相对较轻。

十五、脑出血

脑出血常继发于高血压、动脉瘤、血管畸形等，以高血压脑出血常见。临床表现为突发剧烈头痛，可伴偏瘫、失语、一侧肢体瘫痪等。

CT 征象：急性期血肿呈边界清晰的肾形、类圆形或不规则形均匀高密度影；周围水肿带宽窄不一，局部脑室受压移位，中线结构可移位；破入脑室内见高密度积血。吸收期始于出血后 3~7 天，可见血肿缩小并密度减低，血肿周边变模糊，水肿带增宽。囊变期为出血 2 个月后，较大血肿吸收后常遗留大小不等的裂隙状囊腔；伴有不同程度的脑萎缩。

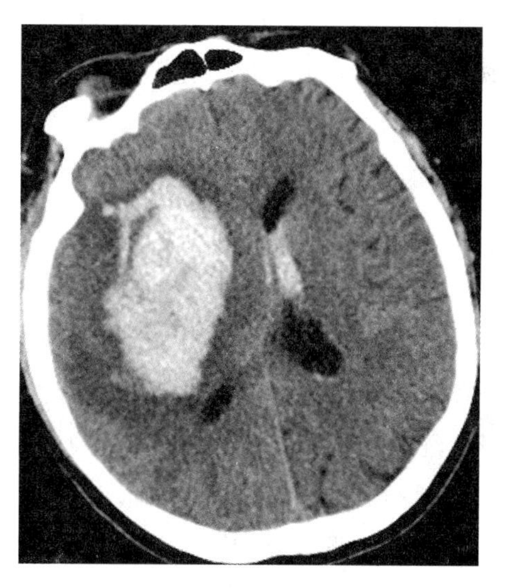

图 8-44　右侧基底节区急性脑出血并破入侧脑室

十六、蛛网膜下腔出血

出血多位于大脑纵裂和基底池。CT 表现为脑沟、脑池内线样或窄带状高密度影，易漏诊。

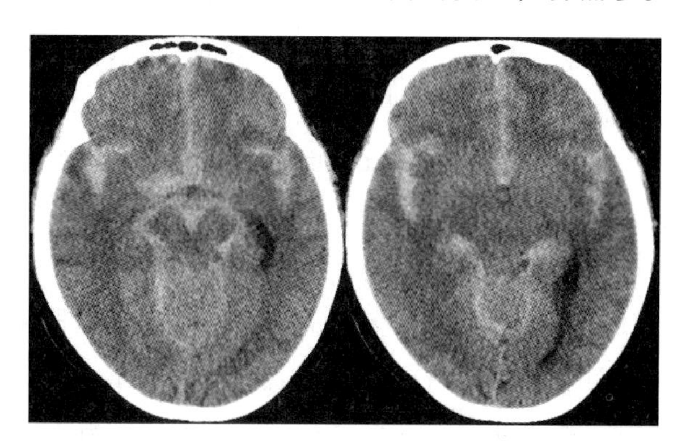

图 8-45　蛛网膜下腔出血

第三节 实验室检查

一、血液一般检查

（一）血红蛋白（Hb）测定和红细胞（RBC）计数

［参考值］

血红蛋白：男：120～160g/L；女：110～150g/L；新生儿：100～190g/L。

红细胞计数：男：（4.0～5.5）$\times10^{12}$/L；女：（3.5～5.0）$\times10^{12}$/L；新生儿：（6.0～7.0）$\times10^{12}$/L。

［临床意义］

血红蛋白与红细胞计数临床意义基本相同。贫血时单位容积循环血液中红细胞数、血红蛋白量低于参考值低限。但贫血时血红蛋白与红细胞的减少程度可不一致，如缺铁性贫血，血红蛋白的减少较红细胞为甚。

（1）红细胞和血红蛋白减少　贫血分为四级，轻度：男性低于120g/L，女性低于110g/L但高于90g/L；中度：60～90g/L；重度：30～60g/L；极重度：低于30g/L。

贫血可分为三类：①红细胞生成减少，见于造血原料不足（如缺铁性贫血、巨幼细胞贫血），造血功能障碍（如再生障碍性贫血、白血病等），慢性系统性疾病（慢性感染、恶性肿瘤、慢性肾病等）；②红细胞破坏过多，见于各种溶血性贫血；③失血，如各种失血性贫血。

（2）红细胞和血红蛋白增多　相对性红细胞增多：见于大量出汗、连续呕吐、反复腹泻、大面积烧伤等。

绝对性红细胞增多：①继发性：生理性增多见于新生儿、高山居民、登山运动员和重体力劳动者。病理性增多见于阻塞性肺气肿、肺源性心脏病、发绀型先天性心脏病。②原发性：见于真性红细胞增多症。

（二）白细胞（WBC）计数及白细胞分类计数

［参考值］

白细胞总数：成人：（4～10）$\times10^9$/L；儿童：（5～12）$\times10^9$/L；新生儿：（15～20）$\times10^9$/L。

分类计数：中性杆状核：0.01～0.05；中性分叶核：0.50～0.70；嗜酸性粒细胞：0.005～0.05；嗜碱性粒细胞：0～0.01；淋巴细胞：0.20～0.40；单核细胞：0.03～0.08。

［临床意义］

白细胞数高于10×10^9/L称白细胞增多，低于4×10^9/L称白细胞减少。白细胞总数的增、减主要受中性粒细胞的影响。

1. 中性粒细胞（N）

（1）中性粒细胞增多

1）反应性粒细胞增多见于：①感染：化脓性感染为最常见的原因，如流行性脑脊髓膜炎、肺炎、阑尾炎等；还见于某些病毒感染（狂犬病、流行性乙型脑炎）、某些寄生虫感染（急性血吸虫病、肺吸虫病）。②严重组织损伤：如较大手术后、急性心肌梗死后较常见。③急性大出血、溶血：如脾破裂或宫外孕破裂、急性溶血等。④其他：如中毒、类风湿关节炎及应用某些药物如皮质激素等。

2）异常增生性粒细胞增多见于急、慢性粒细胞性白血病，骨髓增殖性疾病（骨髓纤维化、真性红细胞增多症）等。

（2）中性粒细胞减少　见于：①某些感染：病毒感染是常见的原因，如流行性感冒、麻疹、病毒性肝炎、水痘、风疹等。也见于某些革兰阴性杆菌感染（如伤寒）及原虫感染（如疟疾）

等。②某些血液病：如再生障碍性贫血、粒细胞缺乏症及恶性组织细胞病等。③药物及理化因素的作用：如氯霉素、抗肿瘤药物、抗结核药物、抗甲状腺药物、X线及放射性核素等。④自身免疫性疾患：如系统性红斑狼疮等。⑤脾功能亢进：如肝硬化、班替综合征等。

（3）中性粒细胞的核象变化　①核左移：常见于各种病原体所致的感染、大出血、大面积烧伤、大手术、恶性肿瘤晚期等。②核右移：核右移常伴白细胞总数减少，为骨髓造血功能减退或缺乏造血物质所致。常见于巨幼细胞贫血、恶性贫血，若在疾病进程中突然发现核右移，表示预后不良。

（4）中性粒细胞的中毒性改变　常见于各种严重感染、中毒、恶性肿瘤及大面积烧伤等。

2. 嗜酸性粒细胞（E）

（1）嗜酸性粒细胞增多　见于：①变态反应性疾病，如支气管哮喘、药物过敏反应、热带嗜酸性粒细胞增多症以及某些皮肤病等；②寄生虫病；③某些血液病，如慢性粒细胞白血病、嗜酸性粒细胞白血病。

（2）嗜酸性粒细胞减少　见于伤寒、副伤寒、应激状态等。

3. 嗜碱性粒细胞（B）

嗜碱性粒细胞增多可见于慢性粒细胞白血病等。其减少一般无临床意义。

4. 淋巴细胞（L）

（1）淋巴细胞增多　见于：①感染性疾病：主要为病毒感染，如麻疹、风疹、水痘、流行性腮腺炎、传染性单核细胞增多症等，也可见于某些杆菌感染，如结核病、百日咳、布氏杆菌病。②某些血液病。③急性传染病的恢复期。

（2）淋巴细胞减少　主要见于应用皮质激素、烷化剂，接触放射线，免疫缺陷性疾病等。

5. 单核细胞（M）

单核细胞增多见于：①生理性，如婴幼儿；②某些感染，如感染性心内膜炎、活动性结核病、疟疾及急性感染的恢复期；③某些血液病，如单核细胞白血病。

（三）血小板计数（PC或Plt）

［参考值］

（100～300）$\times 10^9$/L。

［临床意义］

（1）血小板数低于100×10^9/L为血小板减少，见于再生障碍性贫血、急性白血病、原发性血小板减少性紫癜、脾功能亢进等。

（2）血小板数高于400×10^9/L为血小板增多。血小板反应性增多见于脾脏摘除术后、急性大失血及溶血之后。血小板原发性增多见于真性红细胞增多症、原发性血小板增多症、慢性粒细胞性白血病等。

（四）网织红细胞（Ret）计数

［参考值］

成人：0.005～0.015（0.5%～1.5%），绝对值（24～84）$\times 10^9$/L；新生儿：0.03～0.06（3%～6%）。

［临床意义］

（1）溶血性贫血、急性失血性贫血时网织红细胞显著增多；网织红细胞减少见于再生障碍性贫血、骨髓病性贫血（如白血病）。

（2）贫血疗效观察：贫血病人，给予有关抗贫血药物后，网织红细胞增高说明治疗有效；反之，说明治疗无效。

（五）红细胞沉降率（ESR）测定

［参考值］

成年男性：0～15mm/h；成年女性：0～20mm/h（魏氏法，Westergren）。

［临床意义］

（1）生理性增快　见于妇女月经期、妊娠、儿童、老年人。

（2）病理性增快　见于：①各种炎症，如细菌性急性炎症、风湿热和结核病活动期；②损伤及坏死，如急性心肌梗死、严重创伤、骨折等；③恶性肿瘤；④各种原因导致的高球蛋白血症，如多发性骨髓瘤、感染性心内膜炎、系统性红斑狼疮、肾炎、肝硬化等；⑤贫血。

二、尿液检查

（一）一般性状检查

1. 尿量

［参考值］

1000~2000mL/24h。

［临床意义］

（1）多尿　尿量>2500mL/24h者称为多尿。病理性多尿见于糖尿病、尿崩症、有浓缩功能障碍的肾脏疾病及精神性多尿等。

（2）少尿或无尿　尿量少于400mL/24h（或17mL/h）者称为少尿；尿量少于100mL/24h者，称为无尿或尿闭。见于：①肾前性：各种原因所致的肾血流量减少，如休克、脱水、心力衰竭及肾动脉栓塞等；②肾性：急性肾小球肾炎、慢性肾小球肾炎、急性肾衰竭少尿期及慢性肾衰竭终末期等；③肾后性：尿路梗阻，如肿瘤、结石、尿道狭窄等。

2. 颜色和透明度

（1）血尿　见于泌尿系统的炎症、结核、结石、肿瘤及出血性疾病等。

（2）血红蛋白尿　其颜色呈浓茶色或酱油色，镜检无红细胞，但隐血试验可呈强阳性。可见于蚕豆病、阵发性睡眠性血红蛋白尿、血型不合的输血反应及恶性疟疾等。

（3）胆红素尿　见于肝细胞性黄疸及阻塞性黄疸。

（4）乳糜尿　常见于丝虫病，少数因结核、肿瘤引起。

（5）脓尿和菌尿　见于泌尿系统感染，如肾盂肾炎、膀胱炎。

3. 气味

尿中出现烂苹果样气味，多为糖尿病酮症酸中毒。有机磷农药中毒时尿带蒜臭味。此外，有些药物和食物（葱、蒜）也可使尿液散发特殊气味。

4. 酸碱反应

［参考值］

pH 4.5~8.0（平均6.5）。

［临床意义］

尿液酸度增高见于多食肉类、蛋白质，代谢性酸中毒，痛风等；碱性尿见于多食蔬菜、服用碳酸氢钠类药物、代谢性碱中毒、呕吐等。

5. 尿液比密

［参考值］

1.015~1.025，晨尿比重最高。

［临床意义］

尿比密病理性增高见于急性肾小球肾炎、糖尿病、蛋白尿、失水等；尿比密减低见于尿崩症、慢性肾小球肾炎、急性肾衰竭和肾小管间质疾病等；肾实质严重损害出现等张尿，尿比密常固定，在1.010左右。

（二）化学检查

1. 尿蛋白

［参考值］

尿蛋白定性试验阴性或定量试验0~80mg/L。

［临床意义］

当尿液用常规定性方法检查尿蛋白阳性，或定量试验超过150mg/24h，称为蛋白尿。

（1）肾小球性蛋白尿　见于原发性肾小球疾病，如急性肾小球肾炎、急进性肾小球肾炎、隐匿性肾小球肾炎、慢性肾小球肾炎、肾病综合征，以及某些继发性肾小球疾病，如糖尿病肾病及系统性红斑狼疮肾病等。

（2）肾小管性蛋白尿　常见于肾盂肾炎、间质性肾炎、中毒性肾病（汞、镉、铋等重金属中毒及应用庆大霉素、卡那霉素等药物引起）、肾移植术后。

（3）混合性蛋白尿　见于肾小球疾病后期（如慢性肾小球肾炎）累及肾小管，肾小管间质疾病后期（如炎症、中毒）累及肾小球，以及全身性疾病，如糖尿病肾病、系统性红斑狼疮肾病等。

（4）溢出性蛋白尿　可见于多发性骨髓瘤、巨球蛋白血症、大面积心肌梗死、挤压综合征和溶血性贫血等。

（5）组织性蛋白尿　在尿液形成过程中，肾小管代谢产生的和肾组织破坏分解的蛋白质及炎症、药物刺激分泌的蛋白质，称组织性蛋白尿。肾脏炎症、中毒时排出量增多。

（6）假性蛋白尿　肾脏以下泌尿道疾病，如膀胱炎、尿道炎，或阴道分泌物掺入尿中，可引起蛋白定性试验阳性。

2. 尿糖

[参考值]

定性试验为阴性，定量试验为 0.56～5.0mmol/24h。

[临床意义]

（1）血糖增高性糖尿　最常见于糖尿病，也见于肢端肥大症、甲状腺功能亢进症、嗜铬细胞瘤、库欣综合征等。

（2）血糖正常性糖尿　肾糖阈值降低所致的糖尿，又称肾性糖尿。见于慢性肾小球肾炎、肾病综合征、妊娠等。

（3）暂时性糖尿　见于：①生理性糖尿，如短时间内摄入大量糖后；②应激性糖尿，如脑出血、颅脑外伤、急性心肌梗死等。

（4）其他糖尿　进食乳糖、果糖等过多可出现果糖尿、半乳糖尿，可使尿糖定性假阳性。

（5）假性糖尿　维生素 C、水杨酸、阿司匹林等有还原性，可使尿糖定性假阳性。

3. 酮体

[参考值]

定性试验为阴性。

[临床意义]

尿酮体包括乙酰乙酸、β 羟丁酸和丙酮。糖尿病酮症酸中毒时尿酮体呈强阳性反应，妊娠呕吐、重症不能进食等也可呈阳性。

（三）显微镜检查

1. 细胞

（1）红细胞

[参考值]

玻片法平均 0～3/HP，定量检查 0～5/μL。

[临床意义]

离心后的尿沉渣，若红细胞>3/HP，尿外观无血色者，称为镜下血尿；尿内含血量较多，外观呈红色，称肉眼血尿。多形性红细胞大于计数的 80%称为肾小球源性血尿，见于各类肾小球疾病，如急慢性肾小球肾炎、紫癜性肾炎、狼疮性肾炎等；多形性红细胞<50%，为非肾小球性血尿，见于泌尿系统肿瘤、肾结石、肾盂肾炎、急性膀胱炎等。

（2）白细胞和脓细胞

[参考值]

玻片法平均 0～5/HP，定量检查 0～10/μL。

[临床意义]

若有大量白细胞或脓细胞，多为泌尿系统感染，见于肾盂肾炎、膀胱炎、尿道炎及肾结核等。成年女性生殖系统有炎症，尿内常混入阴道分泌物，镜下除成团的脓细胞外，还可见到多量扁平上皮细胞，应与泌尿系统炎症相鉴别，需取中段尿复查。

（3）上皮细胞　由泌尿生殖道不同部位的上皮细胞脱落而来。

1）复层鳞状上皮细胞（扁平上皮细胞）：来自阴道及尿道黏膜表层，成年女性尿中多见，临床意义不大。

2）移行上皮细胞：正常人尿内无或偶见，尿道炎、膀胱炎、输尿管炎时可见。

3）肾小管上皮细胞：尿中出现提示肾小管有病变，对判断肾移植术后有无排斥反应有一定意义。

2. 管型

（1）透明管型　偶见于健康人；剧烈运动、高热、心功能不全时，可见少量；肾实质病变时，明显增多。

（2）细胞管型　①红细胞管型：主要见于肾小球疾病，如急进性肾小球肾炎、急性肾小球肾炎、慢性肾小球肾炎、狼疮性肾炎等。②白细胞管型：常见于肾盂肾炎、间质性肾炎等。③肾小管上皮细胞管型：表示肾小管有病变，常见于急性肾小管坏死、肾病综合征、慢性肾小球肾炎晚期、高热、妊娠高血压综合征等。

(3) 颗粒管型　见于慢性肾小球肾炎、肾盂肾炎或某些原因（药物中毒等）引起的肾小管损伤。

(4) 脂肪管型　常见于肾病综合征、慢性肾小球肾炎急性发作、中毒性肾病。

(5) 蜡样管型　提示肾小管病变严重，预后较差。见于慢性肾小球肾炎晚期、慢性肾衰竭及肾淀粉样变性。

(6) 肾衰竭管型　见于慢性肾衰竭。

3. 结晶体

一般临床意义较小。若经常出现于新鲜尿中并伴有较多红细胞时，有泌尿系结石的可能。若在服用磺胺类药物时尿中出现大量磺胺结晶体，应及时停药。

4. 病原体

清洁中段尿定量细菌培养≥10^5/mL 为阳性，<10^4/mL 为污染，在 10^4～10^5/mL 结合临床判断。直接涂片每个油镜视野见 1 个以上细菌为阳性。病原体检查阳性有助于泌尿系统感染，如肾盂肾炎、膀胱炎的诊断。

三、粪便检查

1. 一般性状检查

(1) 水样或粥样稀便　见于各种感染性或非感染性腹泻，如急性胃肠炎、甲状腺功能亢进症等。

(2) 米泔样便　见于霍乱患者。

(3) 黏液脓样或黏液脓血便　常见于痢疾、溃疡性结肠炎、直肠癌等。在阿米巴痢疾时，以血为主，呈暗红色果酱样；细菌性痢疾则以黏液及脓为主。

(4) 鲜血便　多见于肠道下段出血。痔疮出血滴落于粪便之后，肛裂出血则附于秘结粪便的表面。

(5) 柏油样便　见于各种原因引起的上消化道出血。

(6) 白陶土样便　见于各种原因引起的胆管阻塞。

(7) 细条状便　多见于直肠癌。

2. 显微镜检查

(1) 白细胞　大量白细胞出现，见于急性细菌性痢疾、溃疡性结肠炎。过敏性结肠炎、肠道寄生虫时，可见较多的嗜酸性粒细胞。

(2) 红细胞　肠道下段炎症或出血时可见，如痢疾、溃疡性结肠炎、结肠癌、痔疮出血、直肠息肉等。

(3) 巨噬细胞（大吞噬细胞）　见于细菌性痢疾和溃疡性结肠炎。

(4) 寄生虫　肠道寄生虫的诊断主要靠镜检查找虫卵、原虫滋养体及其包囊，如蛔虫、钩虫、蛲虫、绦虫、阿米巴滋养体等。

3. 化学检查

主要是隐血试验。正常为阴性。阳性常见于消化性溃疡的活动期、胃癌、钩虫病以及消化道炎症、出血性疾病等。消化性溃疡隐血试验呈间断阳性，消化道癌症呈持续性阳性，故本试验对消化道出血的诊断及消化道肿瘤的普查、初筛和监测均有重要意义。服用铁剂，食用动物血或肝类、瘦肉以及大量绿叶蔬菜时，可出现假阳性。口腔出血或消化道出血被咽下后，可呈阳性反应。

4. 细菌学检查

主要靠培养分离与鉴定，但有时也做直接涂片检查，如粗筛霍乱弧菌，可做粪便悬滴和涂片染色检查。粪便培养（普通培养、厌氧培养或结核培养）有助于确诊和菌种鉴定。

四、肝功能检查（血清蛋白、丙氨酸氨基转移酶、天门冬氨酸氨基转移酶、γ-谷氨酰转肽酶、胆红素）

（一）血清总蛋白（STP）和白蛋白/球蛋白（A/G）比值测定

［参考值］

血清总蛋白：60～80g/L；白蛋白：40～55g/L；球蛋白：20～30g/L；A/G 比值：1.5∶1～2.5∶1。

［临床意义］

（1）血清总蛋白和白蛋白增高　见于各种原因引起的血液浓缩、肾上腺皮质功能减退。

（2）血清总蛋白和白蛋白降低　①肝脏疾病，如亚急性重型肝炎、重度慢性肝炎、肝硬化、肝癌等；②营养不良；③蛋白丢失过多，如肾病综合征、慢性肾炎、严重烧伤等；④消耗增加，如恶性肿瘤、重症结核病、甲状腺功能亢进症等。

（3）血清总蛋白和球蛋白增高　①慢性肝脏疾病，如慢性活动性肝炎、自身免疫性肝炎、肝硬化等；②M 蛋白血症，如多发性骨髓瘤、淋巴瘤、原发性巨球蛋白血症等；③自身免疫性疾病，如系统性红斑狼疮、类风湿关节炎等；④慢性炎症，如结核病、疟疾等。

（4）A/G 比值倒置（A/G<1）　见于肝功能严重损害及 M 蛋白血症，如肝硬化、肝癌、多发性骨髓瘤、原发性巨球蛋白血症等。

（二）血清氨基转移酶测定

［参考值］

连续监测法（37℃）：ALT 10~40U/L，AST 10~40U/L，ALT/AST≤1。

［临床意义］

（1）肝脏疾病　①病毒性肝炎时，ALT 与 AST 均显著升高，以 ALT 升高更加明显，是诊断病毒性肝炎的重要检测项目。急性重症肝炎 AST 明显升高，但在病情恶化时，黄疸进行性加深，酶活性反而降低，即出现“胆酶分离”现象，提示肝细胞严重坏死，预后不良。②慢性病毒性肝炎转氨酶轻度上升或正常。③肝硬化转氨酶活性正常或降低。④肝内、外胆汁淤积。⑤酒精性肝病、药物性肝炎、脂肪肝、肝癌等，转氨酶轻度升高或正常。酒精性肝病 AST 显著增高，ALT 轻度增高。

（2）心肌梗死　急性心肌梗死后 6~8 小时 AST 增高，4~5 天后恢复正常。

（3）其他疾病　骨骼肌疾病、肺梗死、肾梗死等转氨酶轻度升高。

（三）γ-谷氨酰转移酶（γ-GT）

［参考值］

硝基苯酚连续监测法（37℃）：γ-GT<50U/L。

［临床意义］

γ-GT 增高见于：①肝癌。②胆道阻塞。③肝脏疾病：急性肝炎 γ-GT 呈中等度升高；慢性肝炎、肝硬化的非活动期，γ-GT 正常，若 γ-GT 持续升高，提示病变活动或病情恶化；急慢性酒精性肝炎、药物性肝炎，γ-GT 可明显升高。

（四）胆红素代谢检查

健康人及三种黄疸实验室检查鉴别见表 8-2。

表 8-2　健康人及三种黄疸实验室检查鉴别

	血清胆红素定量（μmol/L）			尿液		粪便	
	总胆红素	非结合胆红素	结合胆红素	尿胆原	尿胆红素	颜色	粪胆原
健康人	3.4~17.1	1.7~10.2	0~6.8	1∶20（-）	（-）	黄褐色	正常
溶血性黄疸	↑↑	↑↑	轻度↑或正常	强（+）	（-）	加深	增加
阻塞性黄疸	↑↑	轻度↑或正常	↑↑	（-）	（+）	变浅或灰白色	↓或消失
肝细胞性黄疸	↑↑	↑	↑	（+）或（-）	（+）	变浅或正常	↓或正常

五、甲、乙、丙型肝炎病毒标志物

（一）甲型病毒性肝炎

［参考值］

正常人抗 HAV-IgM 阴性。

［临床意义］

抗 HAV-IgM 阳性提示近期感染 HAV，结合临床可作为甲型病毒性肝炎诊断标准。

（二）乙型病毒性肝炎

［参考值］

HBsAg、抗-HBs、抗-HBc、HBeAg、抗-HBe 均阴性。

［临床意义］

（1）HBsAg 及抗-HBs 测定　HBsAg 具有抗原性，不具有传染性。HBsAg 是感染 HBV 的标志，见于 HBV 携带者或乙肝患者。抗-HBs 一般在发病后 3~6 个月才出现，是一种保护性抗体。抗-HBs 阳性，见于注射过乙型肝炎疫苗或曾感染过 HBV，目前 HBV 已被清除者，对 HBV 已有了免疫力。

（2）抗-HBc 测定　抗-HBc 不是中和抗体，而是反映肝细胞受到 HBV 侵害的可靠指标，主要有 IgM 和 IgG 两型。抗-HBc IgM 是机体感染 HBV 后出现最早的特异性抗体，滴度较高。抗-HBc IgM 阳性，是诊断急性乙肝和判断病毒复制的重要指标，并提示有强传染性。抗-HBc IgG 阳性高滴度，表明患有乙型肝炎且 HBV 正在复制；抗-HBc IgG 阳性低滴度，则是 HBV 既往感染的指标，可在体内长期存在，有流行病学意义。

（3）HBeAg 及抗-HBe 测定　HBeAg 阳性表示有 HBV 复制，传染性强。抗-HBe 多见于 HBeAg 转阴的病人，它意味着 HBV 大部分已被清除或抑制，是传染性降低的一种表现。抗-HBe 并非保护性抗体，它不能抑制 HBV 的增殖。

HBsAg、HBeAg 及抗-HBc 阳性俗称“大三阳”，提示 HBV 正在大量复制，有较强的传染性。HBsAg、抗-HBe 及抗-HBc 阳性俗称“小三阳”，提示 HBV 复制减少，传染性已降低。

（三）丙型病毒性肝炎

［参考值］

正常人抗 HCV 抗体阴性、HCV 抗原阴性。

［临床意义］

丙型肝炎病毒（HCV）是输血后肝炎和散发性非甲非乙型肝炎的主要病原。HCV 感染后，可导致慢性肝炎、肝硬化和肝细胞癌等多种肝脏疾病。抗 HCV 检测阳性提示感染过 HCV；对大部分病例而言，抗 HCV 阳性常伴有 HCV RNA 存在，因此抗 HCV 是判断 HCV 感染的一个重要标志。抗 HCV 阳性而血清中没有 HCV RNA 提示既往感染。有极少数病例抗 HCV 阴性仍可检测到 HCV RNA。另外，某些慢性 HCV 感染者的抗 HCV 可持续存在。HCV 感染急性期患者血清 HCV 核心抗原阳性。

六、肾功能检查（尿素氮、肌酐、尿酸、内生肌酐清除率）

（一）内生肌酐清除率（Ccr）测定

［参考值］

成人（体表面积以 $1.73m^2$ 计）：80~120mL/min。

［临床意义］

内生肌酐清除率是判断肾小球损害的敏感指标。

（1）评价肾功能损害程度　根据 Ccr 将肾功能分四期：50~80mL/min 为肾功能代偿期，20~50m/min 为肾功能失代偿期，10~20mL/min 为肾功能衰竭期，Ccr<10mL/min 为尿毒症期。

（2）指导治疗　慢性肾衰竭 Ccr<60mL/min 应限制蛋白质摄入，Ccr<30mL/min，氢氯噻嗪类利尿剂无效，Ccr<10mL/min，袢利尿剂无效，应进行肾替代治疗。

（二）血肌酐（Cr）测定

［参考值］

全血肌酐：88～177μmol/L。血清或血浆肌酐：男性53～106μmol/L；女性44～97μmol/L。

［临床意义］

Cr升高见于各种原因引起的肾小球滤过功能减退。急性肾衰竭进行性升高，慢性肾衰竭血肌酐升高程度与病变严重性一致。

（1）评估肾功能损害程度　测定血中Cr浓度可反映肾小球的滤过功能，敏感性优于血尿素氮，是评价肾功能损害程度的重要指标。肾功能代偿期Cr 133～177μmol/L，肾功能失代偿期Cr 186～442μmol/L，肾功能衰竭期Cr 445～701μmol/L，尿毒症期Cr>707μmol/L。

（2）鉴别肾前性与肾实质性少尿　肾前性少尿Cr很少超过200μmol/L，肾实质性少尿Cr多超过200μmol/L。肾前性少尿血清BUN明显上升而血Cr不相应升高，肾实质性少尿血清BUN与血Cr同时升高。

（三）血清尿素氮（BUN）测定

［参考值］

成人：3.2～7.1mmol/L。

［临床意义］

血清尿素氮可反映肾小球滤过功能，各种肾脏疾病都可以使BUN增高，而且常受肾外因素的影响。BUN增高见于：

（1）肾前性因素　肾血流量不足：见于脱水、心功能不全、休克、水肿、腹水等。

（2）肾脏疾病　如慢性肾炎、肾动脉硬化症、严重肾盂肾炎、肾结核和肾肿瘤的晚期。对尿毒症的诊断及预后估计有重要意义。

（3）肾后性因素　尿路梗阻，如尿路结石、前列腺肥大、泌尿生殖系统肿瘤等。

（4）体内蛋白质分解过剩　见于急性传染病、脓毒血症、上消化道出血、大面积烧伤、大手术后和甲状腺功能亢进症等。

（四）血清尿酸（UA）测定

［参考值］

男性：268～488μmol/L；女性：178～387μmol/L（磷钨酸盐法）。

［临床意义］

（1）血清尿酸增高　见于：①UA排泄障碍，如急慢性肾炎、肾结石、尿道梗阻等。②UA生成增加，见于痛风、慢性白血病、多发性骨髓瘤等。③进食高嘌呤饮食过多。④药物影响如吡嗪酰胺等。

（2）血清尿酸降低　见于重症肝病、肝豆状核变性等。

七、血糖、葡萄糖耐量试验、糖化血红蛋白、血浆胰岛素、C肽测定

（一）血糖测定

［参考值］

空腹血糖（葡萄糖氧化酶法）：血清3.9～6.1mmol/L（70～110mg/L）。

［临床意义］

（1）生理性变化　血糖升高见于餐后1～2小时、高糖饮食、剧烈运动及情绪激动等，常为一过性；血糖降低见于饥饿、剧烈运动等。

（2）病理性高血糖　见于：①各型糖尿病；②其他内分泌疾病，如甲状腺功能亢进症、嗜铬细胞瘤、肾上腺皮质功能亢进等；③应激性高血糖，如颅内高压、颅脑外伤、中枢神经系统感染、心肌梗死等；④药物影响，如噻嗪类利尿剂、口服避孕药、泼尼松等；⑤肝脏和胰腺疾病，如严重肝病、重症胰腺炎、胰腺癌等；⑥其他，如高热、呕吐、腹泻等。

（3）病理性血糖降低　见于：①胰岛β细胞增生或肿瘤、胰岛素注射过量等；②缺乏抗胰岛素的激素，如生长激素、甲状腺激素、肾上腺皮质激素等；③肝糖原贮存缺乏，如急性重症肝炎、急性肝炎、肝硬化、肝癌等；④其他，如药物影响（如磺胺药、水杨酸等）、急性乙醇中毒、

特发性低血糖等。

（二）口服葡萄糖耐量测试（OGTT）

［参考值］

空腹血糖（FBG）≤6.1mmol/L（110mg/dL），口服葡萄糖30~60min达高峰，峰值≤11.1mmol/L（200mg/dL）；2小时血糖<7.8mmol/L（140mg/dL），3小时恢复到正常水平。全部尿糖定性试验均为阴性。

［临床意义］

（1）正常糖耐量　空腹血糖（FBG）≤6.1mmol/L（110mg/dL），OGTT 2小时血糖<7.8mmol/L（140mg/dL）。

（2）空腹血糖受损（IFG）　FBG介于6.1~7.0mmol/L，且OGTT 2小时血糖<7.8mmol/L。

（3）糖尿病　空腹血糖浓度≥7.0mmol/L或OGTT 2小时血糖≥11.1mmol/L，或任何时间血糖≥11.1mmol/L。

（4）糖耐量受损（IGT）　FBG<7.0mmol/L，OGTT 2小时血糖介于7.8~11.1mmol/L。见于甲状腺功能亢进症、皮质醇增多症、肢端肥大症、肥胖症等。

（5）糖耐量增高　空腹血糖正常或减低，服糖后血糖上升不明显，耐量曲线平坦。见于甲状腺功能减退症、肾上腺皮质功能减退、皮质功能低下等。

（三）糖化血红蛋白测试

［参考值］

HbA_{1c} 4%~6%，HbA_1 5%~8%。

［临床意义］

可反映采血前2~3个月血糖的平均水平。

（1）评价糖尿病控制程度　HbA_{1c}增高提示近2~3个月糖尿病控制不良，HbA_{1c}越高，血糖水平越高，病情越重，可作为糖尿病长期控制的检测指标。

（2）筛检糖尿病　美国糖尿病协会将HbA_{1c}≥6.5%作为糖尿病诊断标准之一。

（3）鉴别高血糖　糖尿病高血糖的HbA_{1c}增高，而应激性糖尿病的HbA_{1c}正常。

（4）预测血管并发症　HbA_{1c}>10%，提示血管并发症重。

（四）血浆胰岛素

［参考值］

CLIA法：空腹4.0~15.6U/L。

ECLIA法：空腹17.8~173.0pmol/L。

［临床意义］

胰岛素的增高常见于非胰岛素依赖型糖尿病（2型糖尿病），此类患者常较肥胖，其早期与中期均有高胰岛素血症；胰岛β细胞瘤、胰岛素自身免疫综合征、脑垂体功能减退症、甲状腺功能减退症也有异常增高。此外，怀孕妇女及应激状态下如外伤、电击与烧伤等病人胰岛素水平也较高。

胰岛素减低常见于胰岛素依赖型糖尿病（1型糖尿病）及晚期非胰岛素依赖型糖尿病（2型糖尿病）患者；胰腺炎、胰腺外伤、β细胞功能遗传性缺陷的患者及使用β受体阻滞剂者常见血胰岛素的降低。

（五）C肽

［参考值］

250.0~600.0pmol/L。

［临床意义］

由于C肽的测定不受注射胰岛素的影响，因此对于胰岛素治疗的患者，C肽的变化更能反映胰岛β细胞的功能，以决定是否需要继续治疗。此外C肽的测定也可用于鉴别低血糖的原因，是因胰岛素瘤的过度分泌还是因病人自己注射了胰岛素。还可用于判定胰岛素瘤的切除是否完整或是否已经转移，及用于胰岛移植手术后的监测。

八、血清总胆固醇、甘油三酯、高密度脂蛋白胆固醇、低密度脂蛋白胆固醇

（一）血清总胆固醇（TC）测定

［参考值］

合适水平 TC<5.20mmol/L，边缘水平 5.23~5.69mmol/L，升高 TC>5.72mmol/L。

［临床意义］

（1）TC 增高　TC 增高是冠心病的危险因素之一，高 TC 者动脉硬化、冠心病的发生率较高。TC 升高还见于甲状腺功能减退症、糖尿病、肾病综合征、胆总管阻塞、长期高脂饮食等。

（2）TC 降低　见于重症肝脏疾病，如急性重型肝炎、肝硬化等。

（二）血清甘油三酯（TG）测定

［参考值］

0.56~1.70mmol/L。

［临床意义］

（1）TG 增高　常见于冠心病、原发性高脂血症、动脉硬化症、肥胖症、阻塞性黄疸、糖尿病、肾病综合征等。

（2）TG 降低　见于甲状腺功能亢进症、肾上腺皮质功能减退或肝功能严重低下等。

（三）血清脂蛋白测定

［参考值］

低密度脂蛋白胆固醇（LDL-C）：≤3.12mmol/L 为合适范围，3.15mmol/L ~3.61mmol/L 为边缘性升高，>3.64mmol/L 为升高。

高密度脂蛋白胆固醇（HDL-C）：1.03~2.07mmol/L，>1.04mmol/L 为合适范围，<0.91mmol/L 为降低。

［临床意义］

（1）高密度脂蛋白胆固醇　HDL-C 具有抗动脉粥样硬化作用，与 TG 呈负相关，也与冠心病发病呈负相关。HDL-C 明显降低，多见于心脑血管病、糖尿病、肝炎、肝硬化等。

（2）低密度脂蛋白胆固醇　LDL-C 与冠心病发病呈正相关，LDL-C 升高是动脉粥样硬化的潜在危险因素。

九、血清钾、钠、氯、钙

（一）血钾测定

［参考值］

3.5~5.5mmol/L。

［临床意义］

（1）血清钾增高　见于：①肾脏排钾减少，如急慢性肾功能不全及肾上腺皮质功能减退等；②摄入或注射大量钾盐，超过肾脏排钾能力；③严重溶血或组织损伤；④组织缺氧或代谢性酸中毒时大量细胞内的钾转移至细胞外。

（2）血清钾降低　见于：①钾盐摄入不足，如长期低钾饮食、禁食或厌食等；②钾丢失过多，如严重呕吐、腹泻或胃肠减压，应用排钾利尿剂及肾上腺皮质激素。

（二）血清钠测定

［参考值］

135~145mmol/L。

［临床意义］

（1）血清钠增高　临床上较少见，可因过多地输入含钠盐的溶液、肾上腺皮质功能亢进、脑外伤或急性脑血管病等所致。

（2）血清钠降低　临床上较常见。见于：①胃肠道失钠，如幽门梗阻，呕吐，腹泻，胃肠道、胆道、胰腺手术后造瘘、引流等；②尿钠排出增多，见于严重肾盂肾炎、肾小管严重损害、肾上腺皮质功能不全、糖尿病及应用利尿剂治疗等；③皮肤失钠，如大量出汗、大面积烧伤及创伤等；④抗利尿激素过多，如肾病综合征、肝硬化腹水及右心衰竭等。

（三）血清氯化物测定

［参考值］

96~106mmol/L。

［临床意义］

（1）血清氯化物降低　低钠血症常伴低氯血症。但当大量损失胃液时，以失氯为主而失钠很少；若大量丢失肠液时，则失钠甚多而失氯较少。低氯血症还见于大量出汗、长期应用利尿剂等引起氯离子丢失过多。

（2）血清氯化物增高　见于过量补充氯化钠、氯化钙、氯化铵溶液，高钠血症性脱水，肾功能不全、尿路梗阻或心力衰竭等所致的肾脏排氯减少。

（四）血清钙测定

［参考值］

总钙：甲基麝香草酚蓝比色法，成年人2.08～2.60mmol/L，儿童2.23～2.80mmol/L。

邻-甲酚酞络合酮比色法，成年人2.03～2.54mmol/L，儿童2.25～2.67mmol/L。

乙二胺四乙酸二钠滴定法，成年人2.25～2.75mmol/L，儿童2.50～3.00mmol/L。

［临床意义］

血清钙增高常见于下列疾病：甲状腺功能亢进、维生素D过多症、多发性骨髓瘤、结节病引起肠道过量吸收钙而使血钙增加。

血清钙减低可引起神经肌肉应激性增强而使手足抽搐，可见于下列疾患：①甲状旁腺功能减退：甲状腺手术摘除时伤及甲状旁腺而引起机能减退，血清钙可下降到1.25～1.50mmol/L，血清磷可增高到1.62～2.42mmol/L。②慢性肾炎尿毒症时，肾小管中维生素D_{31}-羟化酶不足，活性维生素D_3不足，使得血清总钙下降，由于血浆白蛋白减低使结合钙减低，但代谢性酸中毒而使离子钙增高，所以不易发生手足抽搐。③佝偻病与软骨病：体内缺乏维生素D，使钙吸收障碍，血清钙、磷均偏低。④吸收不良性低血钙：在严重乳糜泻时，饮食中的钙与不吸收的脂肪酸生成钙皂而排出。⑤大量输入柠檬酸盐抗凝后，可引起低血钙的手足抽搐。

十、血清淀粉酶

［参考值］

Somogyi法：血清800～1800U/L，尿液100～1200U/L。

［临床意义］

（1）活性增高　见于：①胰腺炎：急性胰腺炎血、尿淀粉酶明显升高，慢性胰腺炎急性发作、胰腺囊肿等AMS也升高；②胰腺癌；③急腹症，如消化性溃疡穿孔、机械性肠梗阻、胆管梗阻、急性胆囊炎等。

（2）活性降低　见于慢性胰腺炎、胰腺癌。

十一、血清心肌标志物（心肌酶、肌钙蛋白）

（一）血清肌酸激酶（CK）测定

［参考值］

酶偶联法（37℃）：男性38～174U/L，女性26～140U/L。

［临床意义］

（1）心脏疾患　①急性心肌梗死：发病后数小时即开始增高，是AMI早期诊断的敏感指标之一；②心肌炎。

（2）骨骼肌病变与损伤　如多发性肌炎、进行性肌营养不良、重症肌无力等。

（3）其他　心脏或非心脏手术及心导管术、电复律等时，均可引起CK活性升高。

（二）血清肌酸激酶同工酶测定

［参考值］

琼脂糖凝胶电泳法：CKMM活性94%～96%，CKMB活性<5%，CKBB极少或为0。

［临床意义］

（1）CKMB增高　见于：①急性心肌梗死：是早期诊断急性心肌梗死的重要指标，特异性及敏感性较高；②其他心肌损伤：如心肌炎、心脏手术等。

（2）CKMM 增高　见于急性心肌梗死，其他肌肉疾病，如重症肌无力、肌萎缩、多发性肌炎，以及手术、创伤等。

（3）CKBB 增高　见于：①神经系统疾病，如脑梗死、脑损伤、脑出血等；②肿瘤，如肺、肠、胆囊、前列腺等部位肿瘤。

（三）乳酸脱氢酶测定

[参考值]

LDH 活性 104~245U/L（连续监测法）。

[临床意义]

（1）肝胆疾病　肝癌尤其是转移性肝癌时 LDH 显著升高；急性肝炎、慢性肝炎等多数肝胆疾病也常有 LDH 的升高。

（2）急性心肌梗死。

（3）其他疾病　恶性肿瘤、白血病、骨骼肌损伤、肌营养不良、胰腺炎、肺梗死等均有 LDH 的升高。

（四）心肌肌钙蛋白 T（cTnT）测定

[参考值]

ELISA 法：cTnT 0.02 ~ 0.13μg/L。超过 0.2μg/L 为诊断临界值，超过 0.5μg/L 可诊断为急性心肌梗死。

[临床意义]

（1）急性心肌梗死　发病 3~6h 后 cTnT 开始升高，其敏感性及特异性优于 CKMB 和 LDH。

（2）不稳定型心绞痛　cTnT 也常升高，提示有微小心肌梗死的可能。

（五）肌钙蛋白Ⅰ（cTnI）测定

[参考值]

ELISA 法：cTnI<0.2μg/L。诊断临界值为>1.5μg/L。

[临床意义]

（1）急性心肌梗死　在发病后 3~6h cTnI 开始升高，其特异性较 cTnT 高。

（2）不稳定型心绞痛　cTnI 也可升高，提示有小范围梗死的可能。

十二、血浆 B 型脑钠肽

[参考值]

<100pg/mL。

[临床意义]

血浆 B 型脑钠肽（BNP）是一个含 32 个氨基酸的多肽，主要来源于心室。其含量与心室压力、呼吸困难程度、神经激素调节系统状况相关。心室的体积和压力增高可导致血浆内 BNP 升高，升高程度与心室扩张和压力超负荷成正比。BNP 是心功能紊乱时最敏感和特异的指标之一，相对于血液白细胞数检测对诊断和治疗感染性疾病的重要性，BNP 可以说是充血性心衰的第一个潜在的“白细胞数”。

BNP 是近来研究较多的化学因子，它是一种心脏神经激素，只在血容量增加和压力负荷增加时反应性地从心室分泌，BNP 水平的升高可反映左室舒张末压的升高，不论是收缩功能不全还是舒张功能减低引起的心力衰竭均有此改变，对于心力衰竭的诊断有很大的意义。同时 BNP 升高的水平与心力衰竭的 NYHA 分级存在正相关性，LVEF（左心室射血分数）降低的患者，LVEF 越低，BNP 水平升高越显著，对于心力衰竭的进展和近期及长期心性预后有很好的预测价值，BNP 水平持续升高，心性事件发生率和心性死亡率升高，预后较差，经治疗后 BNP 降低的患者，预后可能会改善。

十三、抗链球菌溶血素“O”

[参考值]

定性：阴性。定量：ASO<500U（乳胶凝集法）。

[临床意义]

ASO 升高常见于 A 群溶血性链球菌感染及感染后免疫反应所致的疾病，如感染性心内膜炎及扁桃体炎、风湿热、链球菌感染后急性肾小球肾炎等。

十四、类风湿因子与抗核抗体

（一）类风湿因子（RF）检查

[参考值]

定性：阴性。定量：血清稀释度<1∶10。

[临床意义]

（1）未经治疗的类风湿关节炎病人，RF 阳性率为 80%，且滴度常超过 1∶160。

（2）系统性红斑狼疮、硬皮病、皮肌炎等风湿性疾病，以及感染性疾病如传染性单核细胞增多症、感染性心内膜炎、结核病等，RF 也可阳性，但其滴度均较低。有 1%～4%的正常人可呈弱阳性反应，尤以 75 岁以上的老年人多见。

（二）抗核抗体（ANA）检查

[参考值]

间接免疫荧光法（IIF）或 ELISA 法：阴性。

[临床意义]

抗核抗体（ANA）对很多自身免疫性疾病有诊断价值。在不同疾病中，特别是风湿性疾病，其抗体谱有一定的特征性。对于系统性红斑狼疮（SLE）、药物性狼疮、混合性结缔组织病（MCTD），ANA 的检出率可达 95%～100%；干燥综合征为 70%～80%；进行性系统性硬化症（PSS）检出率可达 85%～95%；其他如类风湿关节炎、多发性肌炎和皮肌炎、慢性活动性肝炎、溃疡性结肠炎等也有 20%～50%的检出率。此外，桥本甲状腺炎、重症肌无力、多发性动脉炎也可检出 ANA。ANA 阳性已被美国风湿病学会列为 SLE 的诊断标准之一。

十五、浆膜腔积液

根据浆膜腔积液的形成原因及性质的不同，可分为漏出液和渗出液两类，二者鉴别要点见表 8-3。

表 8-3　漏出液与渗出液的鉴别要点

项目	漏出液	渗出液
原因	非炎症性	炎症、肿瘤或理化刺激
外观	淡黄、浆液性	黄色、脓性、血性、乳糜性
透明度	透明或微混	多混浊
比重	<1.015	>1.018
凝固	不自凝	能自凝
黏蛋白定性	阴性	阳性
蛋白质定量	<25g/L	>30g/L
葡萄糖定量	与血糖相近	常低于血糖水平
细胞计数	常<100×10^6/L	常>500×10^6/L
细胞分类	以淋巴细胞为主	以中性粒细胞或淋巴细胞为主
细菌检查	阴性	可找到致病菌
LDH	<200IU	>200IU

十六、动脉血气分析

（一）血红蛋白（Hb）

[参考值]

男性：120～160g/L。女性：110～150g/L。

（二）酸碱度（pH）

[参考值]

7.35～7.45。

（三）二氧化碳分压（PCO_2）

[参考值]

35～45mmHg。

（四）氧分压（PO_2）

［参考值］

80~100mmHg。

（五）氧饱和度（$SatO_2$）和血红蛋白50%氧饱和度时氧分压（P_{50}）

［参考值］

$SatO_2$：91.9%~99%。

P_{50}：26.6mmHg。

（六）二氧化碳总量（TCO_2）

［参考值］

24~32mmol/L。

（七）实际碳酸氢盐（AB）和标准碳酸氢盐（SB）

［参考值］

AB：21.4~27.3mmol/L。

SB：21.3~24.8mmol/L。

（八）缓冲碱（BB）

［参考值］

血浆缓冲碱（BBp）：41~42mmol/L。

全血缓冲碱（BBb）：46~50mmol/L。

（九）剩余碱（BE）

［参考值］

-3~3mmol/L。

（十）阴离子隙（AG）

［参考值］

8~16mmol/L。

十七、常用肿瘤标志物（AFP、CEA、CA125）

（一）血清甲胎蛋白（AFP）测定

［参考值］

RIA或ELISA法：<20μg/L。

［临床意义］

（1）原发性肝癌　AFP是目前诊断原发性肝细胞癌最特异的标志物，50%患者AFP>300μg/L，但也有部分病人AFP不增高或增高不明显。

（2）病毒性肝炎、肝硬化　AFP可升高（常<200μg/L）。

（3）妊娠　妊娠3~4个月后，AFP上升，7~8个月达高峰（<400μg/L），分娩后约3周即恢复正常。孕妇血清中AFP异常升高，有可能为胎儿神经管畸形。

（4）其他　生殖腺胚胎性肿瘤、胃癌、胰腺癌等血中AFP也可增加。

（二）癌胚抗原（CEA）测定

［参考值］

ELISA或CLIA法：<5ng/mL。

［临床意义］

血清CEA>20ng/mL常提示有恶性肿瘤，如结直肠癌、肺癌、胃癌、乳腺癌、胰腺癌、卵巢癌和子宫癌等，CEA水平升高率为25%~70%。首次治疗成功后，CEA水平下降至正常水平持续稳定，CEA水平再次缓升提示癌的复发。非癌症良性疾病患者的CEA浓度也可升高，如肝硬化、肺气肿、直肠息肉、胃肠道炎症等，一般<105ng/mL。CEA不适用于一般人群中的肿瘤筛查。

（三）CA125测定

［参考值］

ELISA或ECLIA法：<35U/mL。

［临床意义］

卵巢癌时CA125的检出率可达70%~90%。适用于浆液性囊腺癌和未分化的卵巢癌。黏液性卵巢癌阳性率较低。检测结果不能用作卵巢癌是否存在的绝对评价，应结合临床其他检查综合分析。

十八、血、尿hCG

［参考值］

男性与未绝经女性<5U/L，绝经女性<

10U/L。

［临床意义］

hCG在月经延期3天左右即可测出，孕期9～12周血中浓度达高峰，可高达150000U/L以上，18周时降至最低水平12000～28000U/L，直至分娩后4天达正常水平，可用以诊断早孕及宫外孕，对先兆流产动态监测及判断预后。hCG作为肿瘤标志物，可对绒癌、恶性葡萄胎等作为辅助诊断、治疗效果与随访的观察指标。因为血中hCG变化较快，能及时反映绒毛的分泌活动。男性非精原细胞的睾丸母细胞瘤患者血中hCG值也很高，hCG升高率达48%～86%，故测定hCG也可作为睾丸肿瘤高危人群的筛查试验。

十九、甲状腺功能（FT_3、FT_4、TSH、甲状腺自身抗体）

（一）游离三碘甲状腺原氨酸（FT_3）测定

［参考值］

TrFIA法：4.7～7.8pmol/L。

CLIA法：3.67～10.43pmol/L。

ECLIA法：2.8～7.1pmol/L。

［临床意义］

甲状腺功能亢进包括甲亢危象时，FT_3明显升高，缺碘亦会引起FT_3浓度的代偿性升高。此外T_3甲亢、毒性弥漫性甲状腺肿、初期慢性淋巴细胞性甲状腺炎等FT_3也明显升高。而甲状腺功能减退、低T_3综合征、黏液性水肿、晚期桥本甲状腺炎等FT_3则明显降低。应用糖皮质激素、苯妥英钠、多巴胺等药物治疗时可出现FT_3降低。

（二）游离甲状腺素（FT_4）测定

［参考值］

TrFIA法：8.7～17.3pmol/L。

CLIA法：11.2～20.1pmol/L。

ECLIA法：12.0～22.0pmol/L。

［临床意义］

甲状腺功能亢进包括甲亢危象、结节性甲状腺肿、毒性弥漫性甲状腺肿、初期桥本甲状腺炎等FT_4均有明显升高；部分无痛性甲状腺炎、重症感染发热、重危患者，或应用某些药物如肝素，亦会引起FT_4的升高。

甲状腺功能减退、黏液性水肿、晚期桥本甲状腺炎、应用抗甲状腺药物等FT_4的降低较FT_3更为明显；服用糖皮质激素、苯妥英钠以及部分肾病综合征患者，其FT_4亦有下降。

（三）促甲状腺激素（TSH）测定

［参考值］

TrFIA法：0.63～4.69μU/mL。

CLIA法：0.2～7.0mIU/L。

ECLIA法：0.27～4.20mIU/L。

［临床意义］

对原发性甲状腺功能减退患者TSH的测定是其最灵敏的指标，因甲状腺激素分泌减少，对垂体的反馈抑制减弱，TSH分泌增多；轻度慢性淋巴细胞性甲状腺炎、甲状腺功能亢进接受^{131}I治疗后和某些严重缺碘或地方性甲状腺肿流行地区的居民中，亦可伴有TSH的升高。异位或异源促甲状腺激素综合征与极个别垂体肿瘤患者也会分泌TSH过多，引起甲亢。

继发性甲状腺功能减退患者、甲状腺功能亢进患者TSH值正常或减低。在原发性甲减患者用甲状腺制剂替代治疗期间，可测定TSH作为调节药量的参考。

（四）甲状腺过氧化物酶抗体（anti-TPO）测定

［参考值］

<5.61IU/mL。

［临床意义］

甲状腺过氧化物酶存在于甲状腺细胞的微粒体中，并表达在细胞的表面。该酶与甲状腺球蛋白协同作用将L-酪氨酸碘化，并将一碘酪氨酸和二碘酪氨酸联接成为T_4、T_3和rT_3。TPO是一种潜在的自身抗原。自身免疫性疾病引起的数种甲状腺炎常伴有血中TPO抗体滴度升高。该抗体滴度升高可见于90%的慢性桥本甲状腺炎以及70%的突眼性甲状腺肿患者。高滴度抗体与疾病的程度无关系。随着病程的延长或是缓解，抗体滴度可转阴。如在疾病的缓解期再度出现抗体，即有恶化的可能。

（五）甲状腺球蛋白抗体（anti-Tg）测定

［参考值］

<4.11IU/mL。

［临床意义］

Anti-Tg与Anti-TPO联合检测用于诊断桥本甲状腺炎、Graves病，最多1%的甲减病人只与Anti-Tg有关。Anti-Tg与中度甲亢、甲减有关，并经常在其他免疫性疾病如类风湿关节炎、恶性贫血、1型糖尿病等中出现。有30%～60%的甲状腺瘤病人中能检测到Anti-Tg。在这些病人的Tg检测时应充分考虑Anti-Tg存在的水平。因为Tg的检测会受Anti-Tg的影响。最多有20%的无症状个体中，也能检测到低水平的Anti-Tg，尤其是在早期，且女性多于男性。

第九章　临床常见病

第一节　急性上呼吸道感染

急性上呼吸道感染（acute upper respiratory tract infection）是指鼻腔和咽喉部呼吸道黏膜的急性炎症的总称。70%～80%由病毒引起，少数为细菌所致。急性上呼吸道感染的临床表现不一，从单纯的鼻黏膜炎到广泛的上呼吸道炎症轻重不等。本病全年皆可发生，以冬春季节多发，一般病势较轻，病程较短，预后较好。

本病与中医学的“感冒”相类似，又称“伤风”“冒风”“冒寒”“重伤风”等。

一、西医病因与发病机制

急性上呼吸道感染的主要病原体为鼻病毒、流感病毒（甲、乙、丙）、副流感病毒、呼吸道合胞病毒、冠状病毒、腺病毒及柯萨奇病毒等。细菌感染可单纯发生或继发于病毒感染之后，以溶血性链球菌为多见，其次为流感嗜血杆菌、肺炎链球菌和葡萄球菌等。人体在受凉、淋雨或过度疲劳等因素影响下，呼吸道局部防御功能处于低下状态，导致原有的病毒或细菌迅速繁殖。病毒和细菌等也可通过飞沫传播，或由接触鼻、咽、眼结膜表面的分泌物而经手传播。发病与年龄、体质及环境密切相关，尤其是老幼体弱或有慢性呼吸道疾病者更易罹患。

二、中医病因病机

急性上呼吸道感染是人体感受六淫之邪、时行毒邪所致，主要是风邪致病。感邪之后是否发病与正气盛衰有关。

1. 卫外功能减弱，外邪乘机袭入

包括生活起居不当，寒温失调；过度劳累，耗伤体力；气候突变，六淫之邪肆虐；素体虚弱，卫外不固；以致外邪侵袭而发病。

2. 病邪犯肺，卫表不和

肺主皮毛，职司卫外，外邪从口鼻、皮毛而入，卫表被郁，邪正相争，而见恶寒、发热、头痛、身痛等；肺气失宣而见鼻塞、流涕、咳嗽等。

3. 病邪少有传变，病情轻重有别

病邪一般只犯肺卫，很少有传变，病程短而易愈。但亦有少数感邪深重，或老幼体弱，或原有某些慢性疾病者，病邪从表入里，迅速传变，可引起某些合并症或继发病。

综上所述，本病病位在肺卫，其病因病机主要是外邪乘虚而入，以致卫表被郁，肺失宣肃，一般病情轻浅。因四时六气各异，或体质强弱、阴阳偏盛之不同，临床表现虚实寒热各异。

三、临床表现

（一）普通感冒

普通感冒为病毒感染引起，潜伏期短，起病较急。临床表现差异很大，以鼻部症状为主。

1. 主要症状

早期有咽部干燥，继而出现鼻塞、喷嚏、低热、咳嗽，鼻流清涕，以后变稠，呈黄脓样。

病变向下发展可出现声嘶、咳嗽加剧，或有少量黏液痰，1～2周消失。全身症状短暂，可出现全身酸痛、头痛、乏力、食欲下降、腹胀、腹痛、便秘或腹泻等，部分患者可伴发单纯性疱疹。

2. 体征

鼻腔黏膜充血、水肿，有分泌物，偶有眼结膜充血，可有体温升高。

（二）急性病毒性咽炎和喉炎

病原体多为鼻病毒、腺病毒、流感病毒、副流感病毒以及肠病毒、呼吸道合胞病毒等。

1. 主要症状

急性病毒性咽炎咽部发痒或有灼热感，咽痛不明显，咳嗽少见。急性喉炎多表现为声音嘶哑，说话困难，咳嗽时疼痛，常有发热、咽痛或咳嗽。

2. 体征

咽喉部水肿、充血，局部淋巴结轻度肿大，有触痛，有时可闻及喉部喘息声。

（三）急性咽-扁桃体炎

病原体多为溶血性链球菌，其次为流感嗜血杆菌、肺炎链球菌、葡萄球菌等。

1. 主要症状

起病急，咽痛明显，发热，畏寒，体温可达39℃以上。

2. 体征

咽部充血明显，扁桃体肿大、充血，表面有黄色点状渗出物，颌下淋巴结肿大压痛。

（四）急性疱疹性咽峡炎

急性疱疹性咽峡炎多由柯萨奇病毒A引起，多见于儿童，成人偶见，夏季较易流行，起病急，病程约1周。

1. 主要症状

明显咽痛、发热。

2. 体征

咽部、软腭、悬雍垂和扁桃体上有灰白色小丘疹，以后形成疱疹和浅表溃疡，周围黏膜有红晕。

（五）急性咽结膜炎

急性咽结膜炎主要由腺病毒、柯萨奇病毒、埃可病毒等引起，起病急，病程一般4~6日。夏季多发，儿童多见，由游泳传播。

1. 主要症状

发热、咽痛、流泪、畏光。

2. 体征

咽部及结膜充血，可有颈淋巴结肿大，或有角膜炎。

急性上呼吸道感染少数可并发急性鼻窦炎、中耳炎、急性气管-支气管炎、肺炎，也可引起急性心肌炎、风湿热、急性肾小球肾炎。

四、实验室检查及其他检查

1. 血常规检查

白细胞计数一般正常或偏低，分类淋巴细胞比例相对增高。伴有细菌感染时，白细胞计数及中性粒细胞增高，或有核左移现象。

2. 病毒分离

收集病人的咽漱液、鼻洗液、咽拭子等标本接种于鸡胚羊膜腔内，可分离出病毒，有助于确诊。

3. 免疫荧光技术检测

取病人鼻洗液中的鼻黏膜上皮细胞涂片，或用咽漱液接种于细胞培养管内，用免疫荧光技术检测，阳性者有助于早期诊断。

4. 血清学检查

取病人急性期与恢复期血清进行补体结合试验、中和试验和血凝抑制试验。双份血清抗体效价递增4倍或4倍以上者有助于早期诊断。

五、诊断与鉴别诊断

（一）诊断

主要根据病史、临床症状及体征，结合周围血象，并排除其他疾病如过敏性鼻炎，急性传染性疾病如麻疹、脑炎、流行性脑脊髓膜炎、脊髓灰质炎、伤寒等，可做出临床诊断。病毒分离、免疫荧光技术及细菌培养对明确病因诊断有帮助。

（二）鉴别诊断

1. 过敏性鼻炎

主要表现为喷嚏频作，鼻涕多，呈清水样，鼻腔水肿、苍白，分泌物中有较多嗜酸性粒细胞。发作常与外界刺激有关，常伴有其他过敏性疾病，如荨麻疹等。

2. 急性传染病前驱期

麻疹、脊髓灰质炎、流行性脑脊髓膜炎、流行性乙型脑炎、伤寒、斑疹伤寒、白喉等，在患病初期可伴有上呼吸道症状，但有明确的流行病学史，并有其特定的症状特点可资鉴别。

3. 流行性感冒

流感的潜伏期很短，一般1~3天，常有明显的流行性。起病急骤，以全身中毒症状为主，出现畏寒、高热、头痛、头晕、全身酸痛、乏力等。呼吸道症状轻微或不明显，可有咽痛、流涕、流泪、咳嗽等。少数患者有食欲减退，伴有腹痛、腹胀及腹泻等消化道症状。病毒分离和血清学诊断可供鉴别。

六、西医治疗

奥司他韦和利巴韦林。

1. 对症治疗

发热、头痛、肢体酸痛者，可给予解热镇痛药，如复方阿司匹林片0.5~1g，口服，每日3次；鼻塞流涕者，可用抗过敏药，如扑尔敏4mg，口服，每日3次，或用1%的麻黄碱滴鼻。

2. 抗感染治疗

如有继发细菌感染者，可选择抗菌药物治疗。经验用药常选：①头孢氨苄0.25~0.5g，口服，每日4次。②罗红霉素150mg，口服，每日2次。③阿莫西林0.5g，口服，每日3~4次。

3. 抗病毒治疗

对无发热、免疫功能正常、发病不超过2天的病人一般无需应用抗病毒药物。对于免疫缺陷病人，可早期常规使用。奥司他韦和利巴韦林有较广的抗病毒谱，对流感病毒、副流感病毒和呼吸道合胞病毒等有较强的抑制作用，可缩短病程。

七、中医辨证论治

1. 风寒束表证

证候：恶寒重，发热轻，无汗，头痛，肢体酸痛，鼻塞声重，喷嚏，时流清涕，咽痒，咳嗽，口不渴或喜热饮，舌苔薄白而润，脉浮或浮紧。

治法：辛温解表。

方药：荆防败毒散加减。若风寒重者，加麻黄、桂枝以增强辛温散寒之力；若风寒夹湿兼见身热不扬，头重胀如裹，肢节酸重疼痛，舌苔白腻，脉濡者，加羌活、独活祛风除湿，或用羌活胜湿汤加减治疗。

2. 风热犯表证

证候：身热较著，微恶风寒，汗出不畅，头胀痛，目胀，鼻塞，流浊涕，口干而渴，咳嗽，痰黄黏稠，咽燥，或咽喉肿痛，舌苔薄白微黄，边尖红，脉浮数。

治法：辛凉解表。

方药：银翘散或葱豉桔梗汤加减。若痰湿壅盛，咳嗽痰多者，加杏仁、浙贝母、瓜蒌皮。

3. 暑湿伤表证

证候：身热，微恶风，汗少，肢体酸重或疼痛，头昏重胀痛，咳嗽痰黏，鼻流浊涕，心烦口渴，渴不多饮，口中黏腻，胸脘痞闷，泛恶，小便短赤，舌苔薄黄而腻，脉濡数。

治法：清暑祛湿解表。

方药：新加香薷饮加减。暑热偏盛者，可加黄连、山栀子或黄芩、青蒿清暑泄热；若湿困卫表，可加藿香、佩兰等芳香化湿，清宣卫表；若里湿偏重，加苍术、白蔻仁、法半夏、陈皮等化湿和中；若里热盛而小便短赤者，加六一散、赤茯苓清热利湿。

第二节　慢性支气管炎

慢性支气管炎（chronic bronchitis）是指气管、支气管黏膜及其周围组织的慢性非特异性炎症。临床上以咳嗽、咳痰或伴有喘息等反复发作为特征，常并发阻塞性肺气肿、慢性阻塞性肺疾病（COPD），甚至肺源性心脏病。

本病可归属于中医学“咳嗽”“喘证”等病证范畴。

一、西医病因与发病机制

慢性支气管炎的病因较为复杂，往往是多种因素长期相互作用的结果。

1. 吸烟

吸烟是最重要的环境因素。烟草中的焦油、尼古丁和氢氰酸等化学物质具有多种损伤效应，可使气道净化能力下降，黏液分泌增多，气道阻力增加；使氧自由基产生增多，破坏肺弹力纤维，诱发肺气肿形成等。

2. 感染

感染是慢性支气管炎发生发展的重要因素，主要为病毒和细菌感染。病毒感染以流感病毒、鼻病毒、腺病毒和呼吸道合胞病毒为常见。细菌感染常继发于病毒感染，常见的病原体有奈瑟球菌、肺炎链球菌及流感嗜血杆菌等。

3. 职业粉尘和化学物质接触

职业粉尘及化学物质，如烟雾、变应原、工业废气及室内空气污染等，浓度过高或时间过长，均可能促进慢性支气管炎的发病。

4. 空气污染

大气污染中有害气体如二氧化硫、二氧化氮、氯气、臭氧等可损伤气道黏膜上皮，使纤毛清除功能下降，黏液分泌增加，为细菌感染增加条件。

5. 其他因素

如自主神经功能紊乱，呼吸道副交感神经反应增高，交感神经功能低下，支气管分泌亢进；全身或呼吸道局部的防御及免疫功能减弱；维生素C、维生素A的缺乏，使支气管黏膜上皮修复受影响；遗传。

二、中医病因病机

中医学认为，慢性支气管炎的发生和发展，多因外邪侵袭、内脏亏损，导致肺失宣降。

1. 外邪侵袭

六淫之邪侵袭肌表，或从口鼻而入，或从皮毛而侵，内合于肺，肺失肃降，肺气不宣，痰浊滋生，阻塞气道，故可引起咳喘、咳痰。

2. 肺脏虚弱

久咳伤肺，肺气不足，易受外邪侵袭，清肃失职而发病。肺气不足，气失所主，清肃无权，气不化津，积液成痰，痰湿阻肺，致使咳喘缠绵不愈。

3. 脾虚生痰

“脾为生痰之源，肺为贮痰之器。”久病不愈，耗伤脾气，脾阳不足，脾失健运，水谷无以化生精微，聚湿生痰。痰浊上渍于肺，壅塞气道，肺失宣降，而致咳嗽痰多。

4. 肾气虚衰

肾主纳气，助肺以行其呼吸。肾气虚弱，吸入之气不能经肺下纳于肾，气失归藏，则肺气上逆而表现为咳嗽喘促，动则愈甚。久病不愈，必伤于阴，肾阴亏耗，津液不能上润肺金，或虚火上扰，灼伤肺阴，肺失滋润，而致咳喘。

总之，本病常因暴咳迁延未愈，邪恋伤肺，使肺脏虚弱，气阴耗伤，肺气不得宣降，故长期咳嗽、咳痰不愈，日久累及脾肾。病情多为虚实夹杂，正虚多以气虚为主或兼阴虚，邪实多为痰饮停聚，或偏寒，或偏热，久则夹瘀。其病位在肺，涉及脾、肾。

三、临床表现及并发症

常有长期吸烟或经常吸入刺激性气体及反复上呼吸道感染病史。本病进展缓慢，症状逐渐加重，以咳嗽、咳痰或伴有喘息长期反复发作为特点，每年发病持续3个月以上，并连续2年或2年以上，并排除具有咳嗽、咳痰、喘息症状的其他疾病。

（一）临床表现

1. 症状

（1）咳嗽　早期咳声有力，白天多于夜间，随病情发展，咳声变重浊，痰量增多。继发肺气肿时，常伴气喘，咳嗽夜间多于白天，尤以临睡或清晨起床时更甚。

（2）咳痰　多数为白色黏液痰和浆液性泡沫痰，清晨及夜间较多，在病情加重或合并感染时痰量增多变稠或变黄。老年人咳嗽反射低下，痰不易咳出。

（3）喘息　由支气管痉挛引起，感染及劳力后明显，合并肺气肿后喘息加重。

2. 体征

慢性支气管炎早期常无明显体征。急性发作时在肺底部可闻及湿性和（或）干性啰音，喘息性支气管炎在咳嗽或深吸气后可听到哮鸣音，发作时可闻及广泛的湿啰音和哮鸣音。长期反复发作，可见肺气肿的体征。

（二）主要并发症

1. 阻塞性肺气肿

为慢性支气管炎最常见的并发症。因终末细支气管狭窄阻塞，肺泡壁破裂，相互融合所致。症见气急，活动后加重，伴有肺气肿的体征，如桶状胸，肺部叩诊呈过清音，X线检查示肺野透亮度增加。

2. 支气管扩张症

慢性支气管炎反复发作，支气管黏膜充血、水肿，形成溃疡，管壁纤维增生，管腔变形、扩张或狭窄，扩张部分呈柱状改变，形成支气管扩张，症见咳嗽、痰多或咯血。

3. 支气管肺炎

慢性支气管炎蔓延至周围肺组织中导致感染，患者有寒战、发热、咳嗽增剧，痰量增加且呈脓性。白细胞总数及中性粒细胞增多。X线检查两下肺野有沿支气管分布的斑点状或小片状阴影。

四、实验室检查及其他检查

1. 血常规检查

细菌感染时可出现白细胞总数和（或）中性粒细胞增高。

2. 痰液检查

涂片可发现革兰阳性球菌或革兰阴性杆菌，痰培养可发现致病菌。

3. X线检查

早期可无异常，随着病情发展，可见肺纹理增多、变粗、扭曲，呈网状或条索状阴影，向肺野周围延伸，以两肺中下野明显。

4. 肺功能检查

本病早期病变多在小气道，大气道通气功能尚在正常范围内，常规肺功检查可无异常发现，但闭合气量检测可见增大，最大呼气流速-容量曲线图形异常，最大呼气中段流速（MMEF）降低。以后发展至气道狭窄或有阻塞时，出现阻塞性通气功能障碍，表现为第1秒用力呼气容积（FEV_1）下降，合并肺气肿时，肺残气量明显增高，肺总量（TLC）也增大。

五、诊断与鉴别诊断

（一）诊断

1. 诊断要点

临床上以咳嗽、咳痰为主要症状或伴有喘息，每年发病持续3个月，并连续2年或以上。除外具有咳嗽、咳痰、喘息症状的其他疾病，如支气管哮喘、支气管扩张、肺结核、尘肺、肺脓肿、心功能不全等。

2. 分型

（1）单纯型　主要表现为咳嗽、咳痰。

（2）喘息型　除咳嗽、咳痰外，尚伴有喘息、哮鸣音。

3. 分期

（1）急性加重期　指在1周内出现脓性或黏液脓性痰，痰量明显增加，或伴有发热等炎症表现；或在1周内“咳”“痰”或“喘”等症状中任何一项明显加剧。

（2）慢性迁延期　指有不同程度的“咳”“痰”“喘”症状，迁延1个月以上。

（3）临床缓解期　指症状明显缓解或基本消失保持2个月以上。

（二）鉴别诊断

1. 支气管扩张症

本病以慢性咳嗽、咳痰为主症，常表现为大量脓性痰或反复咯血，胸部X线检查见支气管管壁增厚，呈串珠状改变，或多发性蜂窝状影像，支气管碘油造影可以确诊。

2. 支气管哮喘

喘息型慢性支气管炎需与支气管哮喘鉴别。喘息型慢性支气管炎一般多见于中老年，咳嗽、咳痰症状较为突出，多因咳嗽反复发作、迁延不愈而伴有喘息。支气管哮喘患者常有个人或家族过敏性病史，多数自幼得病，早期以哮喘症状为主，突发突止，应用解痉药症状可明显缓解，间歇期一般可无症状。支气管哮喘反复发作多年后并发慢性支气管炎，二者不易鉴别，应全面详细分析病史，以明确诊断。

3. 肺结核

活动性肺结核常伴有低热、乏力、盗汗、咯血等典型症状，老年性肺结核上述症状多不显著，易与慢性支气管炎相混淆，应特别引起注意。及时进行胸部X线检查、结核菌素试验和痰结核菌检查可帮助诊断。

4. 支气管肺癌

多见于40岁以上长期吸烟者，咳嗽性质发生改变，出现刺激性干咳，持续性痰中带血，胸部X线检查肺部有块影或阻塞性肺炎，经正规抗菌治疗未能完全消散，应考虑肺癌的可能。痰脱落细胞、CT或纤维支气管镜检查一般可以明确诊断。

5. 尘肺

尘肺患者多合并慢性支气管炎，症状难与慢性支气管炎鉴别，应根据粉尘接触史，与X线胸片予以鉴别。早期矽肺与煤矽肺的胸片也有肺纹理增多与网织阴影，鉴别要点是对小点状阴影的仔细分析，矽结节密度深而边缘较清楚，有时需用放大摄片或随访复查加以鉴别。

6. 特发性肺纤维化

以干咳为主症，气短并呈进行性加重。听诊双肺下后侧可闻爆裂音（Velcro啰音）。血气分析显示，动脉血氧分压降低，而二氧化碳分压可不升高。胸部X线及CT示双肺呈磨玻璃状、网格状或蜂窝状改变。

六、西医治疗

（一）急性加重期和慢性迁延期

1. 控制感染

抗生素使用原则为及时、有效，感染控制后即予停用，以免产生耐药和二重感染。控制感染多依据患者所在地常见病原菌经验性地选择抗生素，同时积极行病原菌培养及药敏试验。常用抗生素可选用β内酰胺类、大环内酯类、喹诺酮类等。如阿莫西林0.5g，口服，每日3～4次；罗红霉素0.3g，口服，每日2次；左氧氟沙星0.2g，口服，每日2次；感染严重者可用同类药品静脉滴注，每日2次，疗程5～7天。

2. 祛痰、镇咳

除少数刺激性干咳外，一般不宜单用镇咳药物，因痰不易咳出，反而加重病情。使用祛痰止咳剂，促进痰液引流，有利于感染的控制。常用的药物有：盐酸氨溴索30mg，口服，每日2次；盐酸溴己新16mg，口服，每日2～3次；氯化铵棕色合剂10mL，口服，每日2～3次。

3. 解痉平喘

适用于喘息型患者急性发作，或合并肺气肿者。常用药物有：氨茶碱0.1～0.2g，口服，每日3次，或用茶碱缓释剂；特布他林2.5mg，口服，每日3次。也可应用吸入型支气管扩张剂，如硫酸特布他林气雾剂或溴化异丙托品。

（二）缓解期

缓解期主要是加强体质的锻炼，提高自身抗病能力；同时戒烟，避免有害气体和其他有害颗粒的吸入；也可使用免疫调节剂，如卡介苗，每次1支，预防感冒，肌肉注射，每周2~3次。

七、中医辨证论治

1. 实证

（1）风寒犯肺证

证候：咳喘气急，胸部胀闷，痰白量多，伴有恶寒或发热，无汗，口不渴，舌苔薄白而滑，脉浮紧。

治法：宣肺散寒，化痰止咳。

方药：三拗汤合止嗽散加减。若表解而喘不平，可用桂枝加厚朴杏子汤以顺气解表。

（2）风热犯肺证

证候：咳嗽频剧，气粗或咳声嘶哑，痰黄黏稠难出，胸痛烦闷，伴有鼻流黄涕，身热汗出，口渴，便秘，尿黄，舌苔薄黄，脉浮或滑数。

治法：清热解表，止咳平喘。

方药：桑菊饮加减。表寒重加桂枝解表散寒；痰热重，痰黄黏稠量多，加瓜蒌、贝母清化痰热；痰鸣息涌加葶苈子、射干泻肺消痰。

（3）痰湿蕴肺证

证候：咳嗽，咳声重浊，痰多色白而黏，胸满窒闷，纳呆，口黏不渴，甚或呕恶，舌苔白腻，脉滑。

治法：燥湿化痰，降气止咳。

方药：二陈汤合三子养亲汤加减。脾虚湿盛，纳少神疲者，加党参、白术以健脾燥湿。

（4）痰热郁肺证

证候：咳嗽，喘息气促，胸中烦闷胀痛，痰多色黄黏稠，咳吐不爽，或痰中带血，渴喜冷饮，面红咽干，尿赤便秘，苔黄腻，脉滑数。

治法：清热化痰，宣肺止咳

方药：清金化痰汤加减。肺热甚者，加石膏以清肺热；痰热胶结者，加海蛤壳或黛蛤散以清热化痰散结；肺气上逆，腑气不通者，加葶苈子、大黄、芒硝泻肺平喘。

（5）寒饮伏肺证

证候：咳嗽，喘逆不得卧，咳吐清稀白沫痰，量多，遇冷空气刺激加重，甚至面浮肢肿，常兼恶寒肢冷，微热，小便不利，舌苔白滑或白腻，脉弦紧。

治法：温肺化饮，散寒止咳。

方药：小青龙汤加减。若饮多寒少，外无表证，喘咳饮盛者，可加葶苈子、白术、茯苓以健脾逐饮；痰壅气阻者，配白芥子、莱菔子豁痰降气。

2. 虚证

（1）肺气虚证

证候：咳嗽气短，痰涎清稀，反复易感，倦怠懒言，声低气怯，面色㿠白，自汗畏风，舌淡苔白，脉细弱。

治法：补肺益气，化痰止咳。

方药：玉屏风散加减。若咳痰稀薄，畏寒肢冷，为肺虚有寒，可加干姜、细辛温中散寒。

（2）肺脾气虚证

证候：咳嗽气短，倦怠乏力，咳痰量多易出，面色㿠白，食后腹胀，便溏或食后即便，舌体胖边有齿痕，舌苔薄白或薄白腻，脉细弱。

治法：补肺健脾，止咳化痰。

方药：补肺汤合补中益气汤加减。若中焦阳虚，气不化水，湿聚成饮而见咳嗽反复发作，痰涎清稀者，治宜温阳化饮，配合苓桂术甘汤。

（3）肺肾气阴两虚证

证候：咳喘气促，动则尤甚，痰黏量少难咳，伴口咽发干，潮热盗汗，面赤心烦，手足心热，腰酸耳鸣，舌红，苔薄黄，脉细数。

治法：滋阴补肾，润肺止咳。

方药：沙参麦冬汤合六味地黄丸加减。肺气不敛，喘而气促，加五味子、诃子以敛肺气；若倦怠乏力、少气懒言，加党参、五味子。

第三节　慢性阻塞性肺疾病

慢性阻塞性肺疾病（chronic obstructive pulmonary disease，COPD）是一种具有气流受限特征的疾病，气流受限不完全可逆，呈进行性发展，与肺部对有害气体或有害颗粒的异常炎症反应有关。当慢性支气管炎、肺气肿患者肺功能检查出现持续气流受限时，则能诊断为COPD；如患者只有慢性支气管炎和（或）肺气肿，而无持续气流受限，则不能诊断为COPD。COPD主要累及肺部，也可导致肺外多器官损害，其急性加重和并发症影响疾病的进程，随着病情恶化可导致劳动力丧失、生活质量下降，最终发展为呼吸衰竭和肺源性心脏病。

本病可归属于中医学“肺胀”“喘证”“咳嗽”等范畴。

一、西医病因、发病机制与病理

（一）病因和发病机制

1. 吸烟

吸烟是引起COPD最常见的危险因素，化学物质可损伤气道上皮细胞和纤毛运动，使黏液腺黏液分泌增多，气道净化能力下降，诱导中性粒细胞释放蛋白酶，肺弹力纤维破坏，肺气肿形成。吸烟者烟龄越长，吸烟量越大，COPD患病率亦越高。

2. 理化因素

大气中的有害气体，使纤毛清除功能下降，黏液分泌增加；粉尘及化学物质可能产生与吸烟类似的COPD。吸入有害气体、有害物质可以导致蛋白酶产生增多或活性增强，而抗蛋白酶产生减少或灭活加快。蛋白酶增多或抗蛋白酶不足均可导致组织结构破坏，产生肺气肿。

3. 感染因素

与慢性支气管炎类似，感染亦是COPD发生与进展的重要因素之一。

4. 氧化应激及炎症机制

许多研究表明COPD患者的氧化应激增加；中性粒细胞、巨噬细胞、T淋巴细胞等炎症细胞也参与了COPD发病过程。慢性炎症是COPD的特征性改变，中性粒细胞的活化和聚集是COPD炎症过程的一个重要环节，通过释放中性粒细胞弹性蛋白酶、中性粒细胞组织蛋白酶G、中性粒细胞蛋白酶3和基质金属蛋白酶引起慢性黏液高分泌状态并破坏肺实质。

5. 其他

自主神经功能失调、营养不良、气温变化、低体重指数等都有可能参与COPD的发生、发展。

（二）病理

COPD的病理改变主要表现为慢性支气管炎及肺气肿的病理变化。支气管黏膜上皮细胞变性、坏死、增生，黏膜及黏膜下层炎症细胞浸润。

急性发作期可见到大量中性粒细胞，严重者为化脓性炎症，黏膜充血、水肿、变性坏死和溃疡形成，基底部肉芽组织和机化纤维组织增生导致管腔狭窄；纤毛倒伏、变短、不齐、粘连，部分脱落。

缓解期黏膜上皮修复、增生、鳞状上皮化生和肉芽肿形成。杯状细胞数目增多肥大，分泌亢进，腔内分泌物潴留。基底膜变厚坏死。支气管腺体增生肥大，腺体肥厚，与支气管壁厚度比值常大于0.55~0.79。炎症导致气管壁的损伤-修复过程反复发生，进而引起气管结构重构、胶原含量增加及瘢痕形成，这些病理改变是COPD气流受限的主要病理基础之一。

肺气肿的病理改变可见肺脏容积过度膨大，可达正常的2倍，弹性减退。镜检见肺泡壁变薄，肺泡腔扩大、破裂或形成大泡，血液供应减少，弹力纤维网破坏。按累及肺小叶的部位，可将阻塞性肺气肿分为小叶中央型、全小叶型及兼有两种病变的混合型三类，其中以小叶中央型为多见。小叶中央型特点是囊状扩张的呼吸性细支气管位于二级小叶的中央区。全小叶型特点是气肿囊腔较小，遍布于肺小叶内。混合型肺气肿是指以上两型同时存在，多在小叶中央型基础上，并发小叶周边区肺组织膨胀。

二、中医病因病机

本病多由慢性咳喘病证逐渐加重演变而成，发病缓慢。久病正虚或老年体弱者，更易感受外邪，致使病情加重，病因涉及内因、外因两方面。

1. 脏腑功能失调

主要与肺、脾、肾关系尤为密切。由于咳嗽、咳痰经久不愈，气喘反复发作，致使肺脏虚损，肺虚则气失所主，以致气短、喘促加重。子盗母气，脾脏受累，运化失职，以致痰饮内生，病久及肾而使肾虚，肾不纳气。肾虚则根本不固，摄纳无权，吸入之气不能摄纳于肾，则气逆于肺，呼多吸少，气不得续，气短不足以息，动则喘促尤甚。

2. 六淫邪气侵袭

卫外不固，外感六淫之邪更易侵袭肺卫，导致宣降失和，肺气不利，引动伏痰，则易发生咳嗽、喘促等症。

综上所述，本病病位在肺，累及脾肾。平时以本虚为主，复感外邪则虚中夹实。病程日久，肺、脾、肾虚损更趋严重，终致喘脱。

三、临床表现与并发症

COPD 起病缓慢，病程较长，患者多有慢性支气管炎病史，每因外邪侵袭而诱发。

（一）临床表现

1. 症状

（1）慢性咳嗽、咳痰　随病程发展终身不愈。常晨间咳嗽、咳痰明显，夜间有阵咳或排痰。一般为白色黏液或浆液性泡沫样痰，偶可带血丝。急性发作期痰量增多，可有脓性痰。

（2）气短、喘息或呼吸困难　早期劳力时出现，后逐渐加重，是 COPD 的标志性症状。部分患者特别是重度患者或急性加重时可出现喘息胸闷。

（3）其他　晚期患者可有体重下降，食欲减退等。

2. 体征

早期体征不明显，随疾病进展，胸廓前后径增大，肋间隙增宽，剑突下胸骨下角增宽，呈桶状胸；呼吸动度减弱，触诊双侧语颤减弱或消失；叩诊肺部呈过清音，心浊音界缩小，肺下界和肝浊音界下降；听诊两肺呼吸音减弱，呼气延长，部分患者可闻及湿性啰音和（或）干性啰音，心率增快，心音遥远，肺动脉瓣第二心音亢进，如剑突下出现收缩期心脏搏动及其心音较心尖部明显增强时，提示并发早期肺心病。

（二）并发症

1. 自发性气胸

多为肺大泡破裂而成。如有突然加重的呼吸困难，并伴有明显的发绀，患侧肺部叩诊为鼓音，听诊呼吸音减弱或消失，应考虑并发自发性气胸，通过 X 线检查可以确诊。肺气肿时肺野透亮度增高，气胸体征不够典型，应注意鉴别。

2. 慢性呼吸衰竭

常在 COPD 急性加重时因症状明显加重被发现，可见低氧血症和（或）高碳酸血症，可具有缺氧和二氧化碳潴留临床表现。

3. 慢性肺源性心脏病

COPD 引起肺血管床减少及缺氧致肺动脉痉挛、血管重构，导致肺动脉高压、右心室肥厚扩大，最终发生右心功能不全。

四、实验室检查及其他检查

1. 肺功能检查

肺功能检查是判断气流受限的主要客观指

标，对 COPD 诊断、严重程度评价、疾病进展、预后及治疗反应有重要意义。

（1）第 1 秒用力呼气容积占用力肺活量百分比（FEV_1/FVC）是评价气流受限的一项敏感指标。第 1 秒用力呼气容积占预计值百分比（FEV_1%预计值）是评估 COPD 严重程度的良好指标，其变异性小，易于操作。吸入支气管舒张药后 $FEV_1/FVC<70\%$ 及 $FEV_1<80\%$ 预计值者，可确定为不完全可逆性气流受限。但同时必须注意，采用这样的固定比值来定义气流受限，对于老年人可能会导致过度诊断，而对于年龄<45 岁的人群，尤其是轻度 COPD 患者，则可能导致漏诊。

（2）肺总量（TLC）、功能残气量（FRC）和残气量（RV）增高，肺活量（VC）减低，表明肺过度充气，有参考价值。由于 TLC 增加不及 RV 增高程度明显，故 RV/TLC 增高。

（3）一氧化碳弥散量（DL_{CO}）及 DL_{CO} 与肺泡通气量（VA）比值（DL_{CO}/VA）下降，该项指标对诊断有参考价值。

2. 影像学检查

COPD 早期胸片可无变化，以后可出现肺纹理增粗、紊乱等非特异性改变，也可出现肺气肿改变。X 线胸片改变对 COPD 诊断特异性不高，主要作为确定肺部并发症及与其他肺疾病鉴别之用。高分辨率 CT，对有疑问病例的鉴别诊断有一定意义。

3. 血气分析

血气分析对判断酸碱平衡失调及呼吸衰竭的类型有重要价值。

4. 其他

COPD 合并细菌感染时，外周血白细胞及中性粒细胞增高，核左移。痰培养可能查出病原菌，常见病原菌为肺炎链球菌、流感嗜血杆菌、卡他莫拉菌、肺炎克雷伯杆菌等。

五、诊断与鉴别诊断

（一）诊断

1. 诊断要点

主要根据吸烟等高危因素史、临床症状、体征及肺功能检查等综合分析而确定。不完全可逆性气流受限是 COPD 诊断的必备条件。不完全可逆性气流受限依据吸入支气管舒张药后 $FEV_1/FVC<70\%$ 可确定。少数无咳嗽、咳痰症状患者，只要肺功能检查时 $FEV_1/FVC<70\%$，除外其他疾病后，亦可诊断为 COPD。

2. 严重程度分级

根据 FEV_1/FVC、FEV_1% 预计值和症状可对 COPD 的严重程度做出分级，见下表。

慢性阻塞性肺疾病的严重程度分级

分级	分级标准
Ⅰ级：轻度	$FEV_1/FVC<70\%$ $FEV_1\geq80\%$ 预计值 有或无慢性咳嗽、咳痰症状
Ⅱ级：中度	$FEV_1/FVC<70\%$ $50\%\leq FEV_1<80\%$ 预计值 有或无慢性咳嗽、咳痰症状
Ⅲ级：重度	$FEV_1/FVC<70\%$ $30\%\leq FEV_1<50\%$ 预计值 有或无慢性咳嗽、咳痰症状
Ⅳ级：极重度	$FEV_1/FVC<70\%$ $FEV_1<30\%$ 预计值 或 $FEV_1<50\%$ 预计值，伴慢性呼吸衰竭

3. 病程分期

急性加重期指在疾病过程中，短期内咳嗽、咳痰、气短和（或）喘息加重，痰量增多，呈脓性或黏液脓性，伴发热等症状。稳定期指患者咳嗽、咳痰、气短等症状稳定或症状较轻。

4. 严重程度的评估

为了降低未来不良健康事件的发生风险，应重视 COPD 给患者造成的长期和短期影响。必须对 COPD 患者的严重程度进行评估。临床上建议结合患者肺功能、症状评分及急性加重风险综合评估。评估的目标在于确定疾病的严重程度，包括气流受限程度、对患者健康状况的影响、未来不良事件的风险（如急性加重，住院或死亡），从而指导治疗。

（二）鉴别诊断

1. 支气管扩张症

以反复发作咳嗽、咳痰为特点，常表现为咳大量脓性痰或反复咯血。查体常有肺部固定性湿性啰音。部分胸部X片显示肺纹理粗乱或呈卷发状或多发蜂窝状影像，高分辨率CT可见支气管扩张改变。

2. 支气管哮喘

多在儿童或青少年期起病，常有家族或个人过敏史，以发作性喘息为特征，突发突止，发作时两肺满布哮鸣音，应用解痉药症状可明显缓解，也可自行缓解。哮喘的气流受限多为可逆性，其支气管舒张试验阳性。慢性支气管炎合并支气管哮喘时，表现为气流受限不完全可逆，应全面详细分析病史，以明确诊断。

3. 肺结核

活动性肺结核可有午后低热、乏力、盗汗等结核中毒症状，痰检可发现抗酸杆菌，胸部X线片检查可发现病灶。

4. 支气管肺癌

多数患者有长期吸烟病史，近期出现顽固的刺激性咳嗽、咳痰，可有痰中带血，或原有慢性咳嗽性质发生改变，胸部X线片及CT可发现占位病变。痰细胞学检查、纤维支气管镜检查以及肺活检，有利于明确诊断。

5. 弥漫性泛细支气管炎

主要见于亚裔患者，多数患者为男性和非吸烟者，几乎所有患者合并慢性鼻窦炎，胸片和CT可见弥漫性小叶中央结节影，伴充气过度征。

6. 闭塞性细支气管炎

起病年龄较轻。非吸烟者，可有风湿性关节炎病史或急性烟雾暴露。发生于肺或骨髓移植后，胸部CT呼气相可见低密度影。

六、西医治疗

（一）急性加重期

1. 支气管舒张药

包括短期按需应用以暂时缓解症状和长期规则应用以减轻症状。

（1）β_2受体激动剂　主要有沙丁胺醇气雾剂，每次100～200μg（1～2喷），定量吸入，疗效持续4～5小时，每24小时不超过8～12喷。特布他林气雾剂亦有同样作用，可缓解症状。尚有沙美特罗、福莫特罗等长效β_2受体激动剂，每日仅需吸入2次。

（2）抗胆碱能药　是治疗COPD常用的药物。主要品种为异丙托溴铵气雾剂，定量吸入，起效较沙丁胺醇慢，持续6～8小时，每次40～80μg，每天3～4次。长效抗胆碱药有噻托溴铵，选择性作用于M_1、M_3受体，每次吸入18μg，每天1次。

（3）茶碱类　茶碱缓释或控释片，0.2g，口服，每12小时1次；氨茶碱，0.1g，口服，每日3次。

有严重喘息症状者可给予较大剂量雾化吸入治疗，如应用沙丁胺醇500μg，或异丙托溴铵500μg，或沙丁胺醇1000μg加异丙托溴铵250～500μg，通过小型雾化器给患者吸入治疗以缓解症状。

2. 持续低流量吸氧

发生低氧血症者可鼻导管吸氧，或通过文丘里（Venturi）面罩吸氧。鼻导管给氧时，吸入的氧浓度与给氧流量有关，估算公式为吸入氧浓度（%）＝21＋4×氧流量（L/min）。一般吸入氧浓度为28%～30%，应避免吸入氧浓度过高，抑制呼吸中枢而引起二氧化碳潴留。

3. 控制感染

应依据患者所在地常见病原菌类型及药物敏感情况进行抗生素选择。如给予β内酰胺类/β内酰胺酶抑制剂、第二代头孢菌素、大环内酯类或喹诺酮类。门诊可用阿莫西林/克拉维酸1～2片，每12小时1次；头孢唑肟0.25g，口服，每日3次；头孢呋辛0.5g，口服，每日2次；左氧氟沙星0.2g，口服，每日2次；莫西沙星或加替沙星0.4g，口服，每日1次。较重者可应用第三代头孢菌素，如头孢曲松钠2g加于0.9%氯化钠注射液中静脉滴注，每天1次。住院患者当根据疾病严重程度和细菌培养及药敏试验结果选择抗生素，给药一般采取静脉滴注。

4. 糖皮质激素

对需住院治疗的急性加重期患者可考虑口服泼尼松龙30~40mg/d，也可静脉给予甲泼尼龙40~80mg，每日1次，连续5~7天。

5. 祛痰剂

溴己新8~16mg，口服，每日3次，或盐酸氨溴索30mg，口服，每日3次，酌情选用。

如患者有呼吸衰竭、肺源性心脏病、心力衰竭，具体治疗方法可参阅有关章节治疗内容。

（二）稳定期治疗

COPD稳定期初始药物治疗（2019年慢性阻塞性肺疾病全球倡议，GOLD）

≥2次中度急性加重或≥1次导致住院的急性加重	C组：长效抗胆碱能药物（LAMA）	D组：LAMA或LAMA+长效β_2受体激动剂（LABA）*或吸入糖皮质激素（ICS）+LABA**
0或1次中度急性加重（未导致住院）	A组：一种长效支气管扩张剂	B组：LABA或LAMA
	改良版英国医学研究会呼吸问卷（mMRC）评分0~1分，慢阻肺评估测试（CAT）评分<10分	mMRC评分≥2分，CAT评分≥10分

注：*临床症状明显，CAT评分>20分；**若嗜酸性粒细胞（EOS）≥300/μL。

1. 支气管舒张药

药物同急性加重期。

2. 祛痰药

对痰不易咳出者可应用。常用药物有盐酸氨溴索（ambroxol）30mg，口服，每日3次；N-乙酰半胱氨酸（N-acetylcysteine）0.2g，口服，每日3次；或羧甲司坦（carbocisteine）0.5g，口服，每日3次；稀化黏素0.3g，口服，每日3次。

3. 糖皮质激素

有研究显示长期吸入糖皮质激素与长效β_2受体激动剂联合制剂，可增加运动耐量，减少急性加重发作频率，提高生活质量，改善肺功能。目前常用剂型有沙美特罗加氟替卡松、福莫特罗加布地奈德。适于D组患者。

4. 长期家庭氧疗（LTOT）

对COPD并发慢性呼吸衰竭者可提高生活质量和生存率。LTOT指征：①PaO_2≤55mmHg或SaO_2≤88%，有或没有高碳酸血症。②PaO_2 55~60mmHg，或SaO_2<89%，并有肺动脉高压、心力衰竭水肿或红细胞增多症（血细胞比容>0.55）。一般用鼻导管吸氧，氧流量为1.0~2.0L/min，吸氧时间10~15h/d。目的是使患者在静息状态下，达到PaO_2≥60mmHg和（或）使SaO_2升至90%。

七、中医辨证论治

1. 外寒内饮证

证候：咳逆喘息不得卧，痰多稀薄，恶寒发热，背冷无汗，渴不多饮，或渴喜热饮，面色青晦，舌苔白滑，脉弦紧。

治法：温肺散寒，解表化饮。

方药：小青龙汤加减。若见咳而上气，喉中水鸡声，表寒不著者，可用射干麻黄汤；若饮郁化热，烦躁而喘，脉浮，用小青龙加石膏汤。

2. 痰热郁肺证

证候：咳逆喘息气粗，烦躁胸满，痰黄或白，黏稠难咳，或身热微恶寒，有汗不多，溲黄便干，口渴，舌红，苔黄或黄腻，脉数或滑数。

治法：清肺化痰，降逆平喘。

方药：越婢加半夏汤或桑白皮汤加减。如身热重，可加石膏辛寒清气；如喘甚痰多，黏稠色黄，可加葶苈子、海蛤壳、鱼腥草、冬瓜仁、薏苡仁，清热泻肺，化痰泄浊；腑气不通，痰涌便秘，加瓜蒌仁、大黄或风化硝，通腑清肺泻壅。

3. 痰浊壅肺证

证候：咳喘痰多，色白黏腻，短气喘息，稍劳即著，脘痞腹胀，倦怠乏力，舌质偏淡，苔薄腻或浊腻，脉滑。

治法：健脾化痰，降气平喘。

方药：三子养亲汤合二陈汤加减。痰从寒化，色白清稀，畏寒，加干姜、细辛；痰浊郁而化热，按痰热郁肺证治疗；若平素脾胃虚弱者，可服用六君子汤调理。

4. 肺脾气虚证

证候：咳喘日久，气短，痰多稀白，胸闷腹胀，倦怠懒言，面色㿠白，食少便溏，舌淡白，脉细弱。

治法：补肺健脾，益气平喘。

方药：补肺汤合四君子汤加减。表虚自汗，加炙黄芪、浮小麦、大枣，或用玉屏风散；怕冷，畏风，易感冒，可加桂枝、白芍、制附片，痰多者加前胡、杏仁。

5. 肺肾气虚证

证候：呼吸浅短难续，动则喘促更甚，声低气怯，咳嗽，痰白如沫，咳吐不利，胸闷，心悸，形寒汗出，或腰膝酸软，小便清长，或尿有余沥，舌质淡或紫暗，苔白润，脉沉细无力或结代。

治法：补肺益肾，降气平喘。

方药：平喘固本汤合补肺汤加减。肺虚有寒，怕冷，舌质淡，加肉桂、干姜、钟乳石温肺散寒；兼有阴伤，低热，舌红苔少，加麦冬、玉竹、生地黄养阴清热；气虚瘀阻，颈脉动甚，面唇紫绀明显，加当归、丹参、苏木活血通脉；如见喘脱危象者，急用参附汤送服蛤蚧粉或黑锡丹补气纳肾，回阳固脱；病情稳定阶段可常服皱肺丸。

6. 阳虚水泛

证候：胸部膨满，喘咳不能平卧，咳痰清稀，心悸，面浮，下肢浮肿，甚则一身悉肿，腹部胀满有水，脘痞，纳差，尿少，怕冷，面唇青紫，舌苔白滑，舌体胖质暗，脉沉细或结代。

治法：温肾健脾，化饮利水。

方药：真武汤合五苓散加减。若水肿势剧，上凌心肺，心悸喘满，倚息不得卧者，加沉香、黑白丑、川椒目、葶苈子、万年青根行气逐水；血瘀甚，紫绀明显，加泽兰、红花、丹参、益母草、北五加皮化瘀行水。待水饮消除后，可参照肺肾气虚证论治。

第四节　慢性肺源性心脏病

慢性肺源性心脏病（chronic pulmonary heart disease）简称慢性肺心病，是指由支气管、肺组织、胸廓或肺血管的慢性病变引起的肺循环助力增高，导致肺动脉高压和右心室肥大，甚至发生右心功能衰竭的心脏病。临床上除原发胸、肺疾患的各种症状外，主要为呼吸和心脏功能衰竭和其他脏器受累的表现，如呼吸困难、唇甲发绀、水肿、肝脾肿大及颈静脉怒张等。

本病归属于中医学“心悸”“肺胀”“喘证”“水肿”等范畴。

一、西医病因与发病机制

（一）病因

1. 支气管、肺疾病

慢性阻塞性肺疾病最为多见，占80%～90%，其次为支气管哮喘、支气管扩张、重症肺结核、肺尘埃沉着症、结节病、间质性肺炎、过敏性肺泡炎、嗜酸性肉芽肿、药物相关性肺疾病等。

2. 胸廓运动障碍性疾病

较少见，严重的脊椎后凸、侧凸、脊椎结核、类风湿关节炎、胸膜广泛粘连及胸廓成形术后造成的严重胸廓或脊椎畸形，以及神经肌肉疾患，如脊髓灰质炎，均可引起胸廓活动受限、肺受压、支气管扭曲或变形，导致肺功能受损，气道引流不畅，肺部反复感染，并发肺气肿或纤维化。

3. 肺血管疾病

慢性血栓栓塞性肺动脉高压、肺小动脉炎、累及肺动脉的过敏性肉芽肿病，以及原发性肺动脉高压，均可使肺动脉狭窄、阻塞，引起肺血管阻力增加、肺动脉高压和右心室负荷加重，发展成肺心病。

4. 其他

原发性肺泡通气不足及先天性口咽畸形、睡眠呼吸暂停低通气综合征等均可产生低氧血症，引起肺血管收缩，导致肺动脉高压，发展成慢性肺心病。

（二）发病机制

引起右心室扩大、肥厚的因素很多，但先决条件是肺功能和结构的不可逆性改变，发生反复的气道感染和低氧血症，导致一系列体液因子和肺血管的变化，使肺血管阻力增加，肺动脉血管的结构重塑，产生肺动脉高压。

1. 肺动脉高压的形成

（1）肺血管阻力增加的功能性因素　缺氧、高碳酸血症和呼吸性酸中毒使肺血管收缩、痉挛，其中缺氧是肺动脉高压形成最重要的因素。

（2）肺血管阻力增加的解剖学因素　解剖学因素系指肺血管解剖结构的变化，形成肺循环血流动力学障碍。

（3）血液黏稠度增加和血容量增多　慢性缺氧产生继发性红细胞增多，血液黏稠度增加。缺氧可使醛固酮增加，使水、钠潴留。缺氧使肾小动脉收缩，肾血流减少也加重水、钠潴留，血容量增多。血液黏稠度增加和血容量增多，更使肺动脉压升高。

此外，肺血管性疾病、肺间质疾病、神经肌肉疾病等皆可引起肺血管的病理改变，使血管腔狭窄、闭塞，肺血管阻力增加，发展成肺动脉高压。

在慢性肺心病肺动脉高压的发生机制中，功能性因素较解剖学因素更为重要。在急性加重期经过治疗，缺氧和高碳酸血症得到纠正后，肺动脉压可明显降低，部分患者甚至可恢复到正常范围。

2. 心脏病变和心力衰竭

肺循环阻力增加时，右心发挥代偿功能，以克服肺动脉压升高带来的压力负荷增加而发生右心室肥厚。肺动脉高压早期，右心室舒张末期压仍可维持正常。随着病情的进展，特别是急性加重期，肺动脉压持续升高，超过右心室的代偿能力，右心失代偿，右心排出量下降，右心室收缩末期残留血量增加，舒张末压增高，导致右心室扩大和右心室功能衰竭。

慢性肺心病除右心室改变外，也有部分患者可发生左心室肥厚。由于缺氧、高碳酸血症、酸中毒、相对血流量增多等因素，使左心受损，可发生左心室肥厚，甚至导致左心衰竭。

3. 其他重要器官的损害

缺氧和高碳酸血症除影响心脏外，尚导致其他重要器官，如脑、肝、肾、胃、肠及内分泌系统、血液系统等发生病理改变，引起多器官的功能损害。

二、中医病因病机

本病多因慢性咳喘反复发作，迁延不愈逐渐发展而成。发病缓慢，病程长，其病因有脏腑虚损和外感时邪两种。病因病机可概括为如下三个方面：

1. 肺脾肾虚　多是由于肺系疾患反复发作，日久不愈，损伤肺气而致。肺气虚衰，子盗母气，病久由肺及脾，累及于肾，致使肺、脾、肾三脏俱虚，是发生的主要原因。

2. 外邪侵袭　肺主气，外合皮毛，肺气既伤，表虚卫阳不固，外邪更易乘虚入侵，以致反复发作，迁延不愈，是本病发生、发展的重要因素。

3. 痰瘀互结　肺系疾患日久不愈，正气虚衰，气虚则血运无力而瘀滞，气化无权而津液停滞，成痰成饮。痰瘀互结，阻滞肺络，累及于心，是贯穿本病始终的核心病机。

总之，本病病位在肺、脾、肾、心，属本虚标实之证。早期表现为肺、脾、肾三脏气虚，后期则心肾阳虚；外邪侵袭，热毒、痰浊、瘀血、水停为标。急性发作期以邪实为主，虚实错杂；缓解期以脏腑虚损为主。

三、临床表现与并发症

（一）临床表现

本病除原有肺、胸疾病的各种症状和体征外，主要是肺、心功能不全以及其他器官受累的征象，往往表现为急性发作期（肺、心功能失代偿期）与缓解期（肺、心功能代偿期）的交替出现。

1. 肺、心功能代偿期（缓解期）

（1）症状　咳嗽、咳痰、气促，活动后可有心悸、呼吸困难、乏力和劳动耐力下降。少有胸痛或咯血。

（2）体征　可有不同程度的发绀和肺气肿体征。偶有干、湿性啰音，心音遥远，三尖瓣区收缩期杂音或剑突下心脏搏动增强（提示右心室肥厚）。

2. 肺、心功能失代偿期（急性发作期）

（1）呼吸衰竭

1）症状：呼吸困难加重，夜间为甚，常有头痛、失眠、食欲下降，但白天嗜睡，甚至出现表情淡漠、神志恍惚、谵妄等肺性脑病的表现。

2）体征：明显发绀，球结膜充血、水肿，严重时可有视网膜血管扩张、视乳头水肿等颅内压升高的表现。腱反射减弱或消失，出现病理反射。因高碳酸血症出现周围血管扩张的表现，如皮肤潮红、多汗。

（2）右心衰竭

1）症状：心悸、食欲不振、腹胀、恶心等。

2）体征：周围性发绀，颈静脉怒张，心率增快，可出现心律失常，可闻及三尖瓣区舒张期杂音。肝大且有压痛，肝-颈静脉回流征阳性，下肢水肿，重者可有腹水。少数患者可出现肺水肿及全心衰竭的体征。

（二）并发症

1. 肺性脑病

本病是慢性肺、胸疾病伴有呼吸功能衰竭，出现缺氧、二氧化碳潴留而引起精神障碍、神经症状的一种综合征，为肺源性心脏病死亡的首要原因。

2. 酸碱平衡失调及电解质紊乱

呼吸衰竭时，由于动脉血二氧化碳分压升高，普遍存在呼吸性酸中毒。然而，常因体内代偿情况的不同或并存其他疾病的影响，还可出现各种不同类型的酸碱平衡失调及电解质紊乱，如慢性肺心病急性加重期，治疗前，往往是呼吸性酸中毒并发代谢性酸中毒及高钾血症。治疗后，又易迅速转为呼吸性酸中毒并发代谢性碱中毒及低钾、低氯血症而加重神经系统症状。

3. 心律失常

心律失常多表现为房性期前收缩及阵发性室上性心动过速，也可有心房扑动及心房颤动。少数病例由于急性严重心肌缺氧，可出现心室颤动甚至心脏骤停。

4. 休克

休克是慢性肺心病较常见的严重并发症及致死原因之一。其发生原因有：①由于严重呼吸道-肺感染、细菌毒素所致微循环障碍引起中毒性休克。②由严重心力衰竭、心律失常或心肌缺氧性损伤所致心排血量锐减，引起心源性休克。③由上消化道出血引起失血性休克。

5. 消化道出血

消化道出血是慢性肺心病心肺功能衰竭的晚期并发症之一，死亡率较高。其主要是无溃疡病症状，常有厌食、恶心、上腹闷胀疼痛，出血时呕吐物多为咖啡色，且有柏油样便，大量出血可诱发贫血及休克。

6. 其他

功能性肾衰竭、弥漫性血管内凝血（DIC）、深静脉血栓形成等。

四、实验室及其他检查

1. 血液检查

红细胞计数和血红蛋白常增高，红细胞压积正常或偏高。可有肝肾功能异常。电解质可有改变。血清中 IgA、IgG 常增高，血清总补体（CH_{50}、C_3、C_4）含量低于正常。

2. X 线检查

除肺、胸基础疾病的特征外，尚可有肺动脉高压征，如肺动脉段弧突出或其高度≥3mm；右下肺动脉增宽（横径≥15mm；横径与气管横径比值≥1.07）；肺动脉“残根征”（中央动脉扩张，外周血管纤细）；右心室增大，心脏呈垂直位（心力衰竭时可见全心扩大，但在心力衰竭控制后，心脏可恢复原来大小）。

3. 心电图检查

慢性肺心病的心电图阳性率为 60.1%~88.2%，可呈现右房、右室增大的变化，P 波高尖或肺型 P 波、电轴右偏，极度顺钟向转位、$RV_1+SV_5≥1.05mV$；有时在 V_1、V_2甚至延至 V_3，可出现酷似陈旧性心肌梗死的 QS 波（乃膈肌降低及心脏极度顺钟向转位所致），应注意鉴别。

4. 动脉血气分析

代偿期可有低氧血症（$PaO_2<60mmHg$），失代偿期可出现低氧血症合并高碳酸血症（$PaCO_2>50mmHg$），提示Ⅱ型呼吸衰竭。

5. 超声心动图检查

可显示右肺动脉内径增大，右心室流出道内径增宽（≥30mm），右心室内径增大（≥20mm），右心室前壁及室间隔厚度增加，搏动幅度增强，左、右心室内径比<2.0。二维扇形超声心动图示肺总动脉舒张期内径明显增大。多普勒超声心动图中时现三尖瓣反流及右室收缩压增高。

6. 右心导管检查

经静脉送入漂浮导管至肺动脉，直接测定肺动脉和右心室压力，必要时可进行慢性肺心病的早期诊断。

7. 其他

肺功能检查对早期或缓解期慢性肺心病患者有意义。痰细菌学检查结果对急性加重期抗生素选用具有重要参考价值。

五、诊断与鉴别诊断

（一）诊断

1. 有慢性阻塞性肺疾病或慢性支气管炎、肺气肿病史，或其他胸肺疾病病史（原发于肺血管的疾病，如特发性肺动脉高压、栓塞性肺动脉高压等可无相应病史）。

2. 存在活动后呼吸困难、乏力和劳动耐力下降。

3. 体检发现肺动脉压增高、右心室增大或右心功能不全的征象，如颈静脉怒张、$P_2>A_2$、剑突下心脏搏动增强、肝大压痛、肝颈静脉回流征阳性、下肢水肿等。

4. 心电图、X 线胸片有提示肺心病的征象。

5. 超声心动图有肺动脉增宽和右心增大、肥厚的征象。

符合 1~4 条中的任一条加上第 5 条，并除外其他疾病所致右心改变（如风湿性心脏病、心肌病、先天性心脏病），即可诊断为慢性肺心病。

（二）鉴别诊断

主要应与冠状动脉粥样硬化性心脏病（冠心病）、风湿性心脏病、原发性扩张型心肌病、缩窄性心包炎等进行鉴别。

1. 冠心病

慢性肺心病无典型心绞痛或心肌梗死的临床表现，多有胸、肺疾病史，心电图中 ST-T 改变多不明显，类似陈旧性心肌梗死的图形多出现于慢性肺心病急性发作期和明显右心衰竭时，随着病情好转，异常程度可减轻，或加做第 1、2 肋的相关导联心电图，可发现异常 Q 波变小或消失，心电向量图有助鉴别。

2. 风湿性心脏病

慢性肺心病患者在三尖瓣区可闻及的吹风

样收缩期杂音，有时可传到心尖部，有时出现肺动脉瓣关闭不全的舒张期杂音，加上右心室肥大、肺动脉高压等表现，易与风湿性心脏瓣膜病相混淆。一般通过详细询问有关慢性肺、胸疾病史，有肺气肿和右心室肥大的体征，尤其超声心动图发现瓣膜器质性狭窄或关闭不全是最重要的鉴别依据。此外，X线片、心电图、动脉血氧饱和度、二氧化碳分压等均可资鉴别。

3. 原发性扩张型心肌病、缩窄性心包炎

（1）原发性扩张型心肌病多见于中青年，无明显慢性呼吸道感染史及显著肺气肿体征，无突出的肺动脉高压征，心脏增大常呈球形，常伴心力衰竭、房室瓣膜相对关闭不全所致杂音，心电图无明显顺钟向转位及电轴右偏，心脏超声常提示心腔扩大，整体收缩活动减弱，左室射血分数（LVEF）降低。

（2）缩窄性心包炎有心悸、气促、发绀、颈静脉怒张、肝肿大、腹水、浮肿及心电图低电压等，需与慢性肺心病鉴别，相关病史和典型的心室舒张受限等表现，以及X线胸片（侧位常可发现心包钙化征象），可资鉴别。

六、西医治疗

（一）急性加重期

1. 控制感染

根据痰菌培养及药敏试验结果选择抗生素；如痰菌检验报告未至，可根据感染的环境、痰涂片革兰染色以及临床经验选用抗生素。

2. 氧疗

通畅呼吸道，鼻导管吸氧或面罩给氧，以纠正缺氧和二氧化碳潴留。

3. 控制心力衰竭

慢性肺心病心力衰竭的治疗与其他心脏病心力衰竭的治疗有不同之处，因为慢性肺心病患者一般在积极控制感染、改善呼吸功能后心力衰竭便能得到改善。但对部分重症患者，仍要予以相应抗心衰治疗。

（1）*利尿药*　原则上宜选用作用轻的利尿药，小剂量、短疗程、间歇给药、联合使用排钾和保钾利尿剂（如氢氯噻嗪和螺内酯合用）。严重水钠潴留而要迅速减轻容量负荷者可用呋塞米。

使用注意：①利尿药应用后可出现低钾、低氯性碱中毒，痰液黏稠不易排痰和血液浓缩，应注意预防。②长期大剂量使用利尿剂会出现水、电解质紊乱和容量不足（如体位性低血压）等，应引起重视并予以避免。

（2）*正性肌力药*　原则是选用小剂量（一般约为常规剂量的1/2或2/3）、作用快、排泄快、静脉使用的洋地黄类药物（如西地兰）。应用指征：①感染已被控制、呼吸功能已改善、用利尿剂后仍有反复水肿的心力衰竭患者。②以右心衰竭为主要表现而无明显感染的患者。③合并急性左心衰竭的患者。

使用注意：①用药前应注意纠正缺氧，防治低钾血症，以免发生药物毒性反应。②不宜以心率作为衡量洋地黄类药物的应用和疗效考核指征，因低氧血症、感染等均可使心率增快。

（3）*血管扩张药*　血管扩张药在扩张肺动脉的同时也扩张体循环动脉，往往造成体循环血压下降，反射性产生心率增快、氧分压下降、二氧化碳分压上升等不良反应。因而限制了血管扩张药在慢性肺心病的临床应用。钙拮抗剂、一氧化氮、川芎嗪等有一定的降低肺动脉压效果，可考虑酌情使用。

4. 控制心律失常

慢性肺心病一般经过治疗，感染控制、缺氧纠正后，心律失常可自行消失。如果持续存在可根据心律失常的类型选用药物。但应避免使用β受体阻滞剂，以免引起支气管痉挛。

5. 抗凝治疗

应用普通肝素或低分子肝素防止肺微小动脉原位血栓形成并降低黏稠度，有利于减轻肺动脉高压。

6. 其他并发症治疗

（1）肺性脑病除上述治疗措施外，还应注意纠正酸碱平衡失调和电解质紊乱；发现脑水肿时，可快速静脉滴注20%甘露醇，常用量为1~2g/kg，必要时6~8小时重复一次；肺性脑病出现兴奋、躁动时慎用镇静剂。

（2）消化道出血、休克、肾衰竭、弥散性血管内凝血等应给予对症治疗。

（二）缓解期

1. 呼吸锻炼。

2. 增强机体抵抗力，预防呼吸道感染。

3. 家庭氧疗。

4. 积极治疗和改善基础支气管、肺疾病，延缓基础疾病进展。

5. 去除急性加重的诱因。

七、中医辨证论治

1. 急性期

（1）痰浊壅肺证

证候：咳嗽痰多，色白黏腻或呈泡沫样，短气喘息，稍劳即著，脘痞纳少，倦怠乏力，舌质偏淡，苔薄腻或浊腻，脉滑。

治法：健脾益肺，化痰降气。

方药：苏子降气汤加减。胸满喘促不能平卧，加葶苈子、茯苓以泻肺利水；兼气虚而见气短乏力、自汗，加白术、党参以健脾益气；血瘀明显者，加赤芍、桃仁以活血化瘀。

（2）痰热郁肺证

证候：喘息气粗，烦躁，胸满，咳嗽，痰黄或白，黏稠难咯，或身热，微恶寒，有汗不多，溲黄便干，口渴，舌红，舌苔黄或黄腻，边尖红，脉数或滑数。

治法：清肺化痰，降逆平喘。

方药：越婢加半夏汤加减。痰热内盛，不易咯吐者，加鱼腥草、瓜蒌皮、浙贝母以清肺豁痰；痰热伤津，口干舌燥，加天花粉、知母、芦根以清热生津；痰鸣喘息，不得平卧，加射干、葶苈子泻肺平喘；血瘀明显者，加赤芍、桃仁以活血化瘀。

（3）痰蒙神窍证

证候：神志恍惚，谵语，烦躁不安，撮空理线，表情淡漠，嗜睡或神昏，或肢体瞤动，抽搐，咳逆，喘促，咳痰不爽，苔白腻或淡黄腻，舌质暗红或淡紫，脉细滑数。

治法：涤痰开窍，息风止痉。

方药：涤痰汤加减，另服安宫牛黄丸或至宝丹。肝风内动抽搐者，加钩藤、全蝎、羚羊角粉以平肝息风。

（4）阳虚水泛证

证候：面浮，下肢肿，甚则一身悉肿，腹部胀满有水，心悸，咳喘，咳痰清稀，脘痞，纳差，尿少，怕冷，面唇青紫，舌胖质暗，苔白滑，脉沉细。

治法：温肾健脾，化饮利水。

方药：真武汤合五苓散加减。发绀明显者，加泽兰、红花、北五加皮以活血利水；水肿较剧，上凌心肺者，加汉防己、川椒目、葶苈子以泻肺逐水。

2. 缓解期

（1）肺肾气虚证

证候：呼吸浅短难续，声低气怯，甚则张口抬肩，倚息不能平卧，咳嗽，痰白清稀如沫，胸闷，心慌形寒，汗出，舌淡或暗紫，脉沉细微无力，或有结代。

治法：补肺纳肾，降气平喘。

方药：补肺汤加减。如见喘脱危象者，急用参附汤送服蛤蚧粉或黑锡丹补气纳肾，回阳固脱。

（2）气虚血瘀证

证候：喘咳无力，气短难续，痰吐不爽，心悸，胸闷，口干，面色晦暗，唇甲紫绀，神疲乏力，舌淡暗，脉细涩无力。

治法：益气活血，止咳化痰。

方药：生脉散合血府逐瘀汤加减。若痰多咯吐不利者，加紫菀、款冬花、贝母以化痰止咳；若阴虚肺热，面红者，加沙参、百合、玉竹以滋阴清热。

第五节　支气管哮喘

支气管哮喘是由多种细胞（如嗜酸性粒细胞、肥大细胞、T淋巴细胞、中性粒细胞、气道上皮细胞等）和细胞组分参与的气道慢性炎症性疾病。这种慢性炎症与气道高反应性相关，通常出现广泛多变的可逆性气流受限，并引起反复发作性喘息、气急、胸闷或咳嗽等症状，常在夜间和（或）清晨发作、加剧，多数患者可自行缓解或经治疗后缓解。支气管哮喘如诊治不及时，随病程的延长可产生气道不可逆性缩窄和气道重塑。

本病归属于中医学“哮病”范畴。

一、西医病因与发病机制

（一）病因

1. 遗传因素（宿主因素）

本病与多基因遗传有关，如气道高反应性、IgE调节基因和特异性反应相关的基因，在哮喘的发病中起着重要作用。

2. 激发因素（环境因素）

（1）吸入物包括特异性和非特异性两类，前者如花粉、尘螨、动物毛屑、真菌等，后者包括硫酸、氨气、氯气、工业粉尘、油烟、甲醛、甲酸、煤气、二氧化硫等。

（2）细菌、病毒、支原体、寄生虫、原虫等感染。

（3）鱼、虾、奶、蛋类等食物。

（4）药物，如阿司匹林、普萘洛尔等。

（5）其他，如剧烈运动、气候骤然变化、妊娠、月经、精神因素等。

（二）发病机制

哮喘的发病机制可概括为免疫-炎症反应、气道高反应性及神经机制等因素相互作用。气道炎症是目前公认的最重要的发病机制，被认为是哮喘的本质，是导致气道高反应性的重要机制之一。体液介导和细胞介导的免疫反应则参与了哮喘的发病，气道高反应性是哮喘发生发展的一个重要因素，神经因素主要表现在胆碱能神经功能亢进。

二、中医病因病机

本病多有宿痰内伏于肺，由于复感外邪、饮食、情志、劳倦等，诱动内伏之宿痰，致痰阻气道，痰因气升，气因痰阻，壅塞气道，壅遏肺气，引起肺气上逆而发病。

1. 宿痰内伏

禀赋痰盛之体，痰浊恋肺；肺失宣肃，痰浊内生或肺虚气不布津，津阻为痰，内伏于肺；脏腑功能失调，气机升降出入异常，脾胃运化不及，聚湿生痰，痰浊上干于肺；长期吸烟，熏灼气道，灼液为痰。

2. 诱因触发

（1）外邪侵袭　邪气内蕴于肺，外邪引动伏痰而发病。

（2）饮食不当　寒饮内生，脾阳受困，积聚痰液；或精微过多，输布不及，停积体内，化生痰浊，引动宿痰而发病。

（3）情志内伤　肝气郁结，疏泄失职；或郁怒伤肝，肝气横逆侮脾，而致脾失健运，饮食不化，聚湿生痰，上干于肺，壅阻肺气而发病。

（4）过劳或病后体虚　肺气虚损，肺不布津，宣肃失司，气机阻滞，引动宿痰而发病。

本病病位在肺，与脾、肾、肝、心密切相关。其病性属本虚标实，病理因素以痰为主。痰主要由于肺不布津，脾失转输，肝不散精，肾失蒸腾气化，以致津液凝聚而成，伏藏于肺，成为发病的夙根，遇各种诱因而发。哮病反复发作，寒痰伤及脾肾之阳，痰热耗灼肺肾之阴，从实转虚，严重者因肺不能主治节而调理心血的运行，致命门之火不能上济于心，心阳同时受累，则发生喘脱之危候。

三、临床表现

（一）症状

1. 发作性伴有哮鸣音的呼气性呼吸困难或发作性胸闷和咳嗽，严重者被迫采取坐位或呈端坐呼吸，甚至出现发绀、汗出、干咳等，缓解前常咳大量白色泡沫痰。

2. 哮喘症状可在数分钟内发作，经数小时至数天，经用支气管舒张剂治疗或自行缓解，某些患者在缓解数小时后可再次发作。

3. 有时顽固性咳嗽可为唯一的症状（咳嗽变异型哮喘），有些青少年，其哮喘症状表现为运动时出现胸闷、咳嗽和呼吸困难（运动性哮喘）。

4. 在夜间及凌晨发作和加重常是哮喘的特征之一。

5. 发作前有鼻痒、喷嚏、流涕、胸闷。

（二）体征

发作时胸部呈过度充气状态，哮喘严重发作时可有“三凹征”，肺部有广泛的哮鸣音，呼气音延长。但在轻度哮喘或有些严重哮喘发作时，哮鸣音可不出现。心率增快、奇脉、胸腹反常运动和发绀常出现在严重哮喘患者中。

四、实验室及其他检查

1. 痰液检查

痰液涂片在显微镜下可见较多嗜酸性粒细胞。

2. 呼吸功能检查

（1）通气功能检测　哮喘发作时1秒钟用力呼气量（FEV_1）、1秒钟用力呼气量与肺活量比值（$FEV_1/FVC\%$）、最大呼气中期流速（MMEF）以及呼气峰值流速（PEF）等均降低。肺活量减少，残气量、功能残气量和肺总量增加，残气量与肺总量比值增大。

（2）支气管激发试验（BPT）　激发试验适用于FEV_1在预计值70%以上的患者。吸入激发剂（如组织胺、乙酰甲胆碱）后通气功能下降，气道阻力增加。FEV_1下降≥20%（指在设定的激发剂量范围内），为激发实验阳性。

（3）支气管舒张试验（BDT）　常用吸入型的支气管舒张剂如沙丁胺醇、特布他林及异丙托溴铵等。舒张试验阳性诊断标准：FEV_1增加>12%且FEV_1绝对值增加>200mL。

（4）PEF及其变异率的测定　哮喘发作时PEF下降。若PEF平均每日昼夜变异率>10%（每日昼夜变异率=连续7天每日PEF昼夜变异率/7）或PEF周变异率>20%可以考虑诊断为支气管哮喘。

3. 动脉血气分析

哮喘发作严重时可有缺氧，动脉血氧分压（PaO_2）降低，二氧化碳分压（$PaCO_2$）下降，pH上升而呈呼吸性碱中毒。哮喘持续状态，气道严重阻塞，不仅缺氧，动脉氧分压下降，还可伴二氧化碳潴留，出现呼吸性酸中毒。如缺氧明显，可合并代谢性酸中毒。

4. 胸部X线检查

早期发作时可见两肺透亮度增加，缓解期多无明显异常，反复发作或并发呼吸道感染，可见肺纹理增加及炎性浸润阴影，可并发肺不张、气胸或纵隔气肿。

5. 特异性变应原的检测

目前多使用皮肤变应原测试。

五、诊断与鉴别诊断

（一）诊断标准

1. 典型哮喘的临床症状和体征

（1）反复发作喘息、气急，胸闷或咳嗽，夜间及晨间多发，常与接触变应原、冷空气、理化刺激以及病毒性上呼吸道感染、运动等有关。

（2）发作时双肺可闻及散在或弥漫性哮鸣音，呼气相延长。

（3）上述症状和体征可经治疗缓解或自行缓解。

2. 可变气流受限的客观检查　①支气管舒张试验阳性；②支气管激发试验阳性；③平均每日PEF昼夜变异率>10%或PEF周变异率>20%。

符合上述症状和体征，同时具备气流受限客

观检查中的任一条，并除外其他疾病所引起的喘息、气急、胸闷和咳嗽，可以诊断为哮喘。

咳嗽变异性哮喘：指咳嗽作为唯一或主要症状，无喘息、气急等典型哮喘症状，同时具备可变气流受限客观检查中的任一条，除外其他疾病所引起的咳嗽。

（二）分期

哮喘可分为急性发作期、慢性持续期和临床缓解期。

1. 急性发作期 指喘息、气急、胸闷或咳嗽等症状突然发生或症状加重，伴有呼气流量降低，常因接触变应原等刺激物或治疗不当所致。哮喘急性发作时其程度轻重不一，病情加重可在数小时或数天内出现，偶尔可在数分钟内即危及生命，故应对病情作出正确评估并及时治疗。急性发作时严重程度可分为轻度、中度、重度和危重 4 级。

轻度：步行或上楼时气短，可有焦虑，呼吸频率轻度增加，闻及散在哮鸣音，肺通气功能和血气检查正常。

中度：稍事活动感气短，讲话常有中断，时有焦虑，呼吸频率增加，可有三凹征，闻及响亮、弥漫的哮鸣音，心率增快，可出现奇脉，使用支气管舒张剂后 PEF 占预计值的 60%～80%，SaO_2 91%～95%。

重度：休息时感气短，端坐呼吸，只能发单字表达，常有焦虑和烦躁，大汗淋漓，呼吸频率>30 次/分，常有三凹征，闻及响亮、弥漫的哮鸣音，心率增快常>120 次/分，奇脉，使用支气管舒张剂后 PEF 占预计值<60%，或绝对值<100/min 或作用时间<2 小时，PaO_2<60mmHg，$PaCO_2$>45mmHg，SaO_2≤90%，pH 可降低。

危重：病人不能讲话，嗜睡或意识模糊，胸腹矛盾运动，哮鸣音减弱甚至消失，脉率变慢或不规则，严重低氧血症和高二氧化碳血症，pH 降低。

2. 慢性持续期 指病人虽然没有哮喘急性发作，但在相当长的时间内仍有不同频度和不同程度的喘息、咳嗽、胸闷等症状，可伴有肺通气功能下降。

3. 临床缓解期 指病人无喘息、气急、胸闷、咳嗽等症状，并维持 1 年以上。

（三）鉴别诊断

1. 心源性哮喘

多有高血压、冠状动脉粥样硬化性心脏病、风湿性心瓣膜病和二尖瓣狭窄等病史和体征。阵发性咳嗽，常咳出粉红色泡沫痰，两肺可闻及广泛的湿啰音和哮鸣音，左心界扩大，心率增快，心尖部可闻及奔马律。胸部 X 线检查可见心脏增大，肺淤血征，有助于鉴别。若一时难以鉴别，忌用肾上腺素或吗啡，以免造成危险。血浆脑钠肽（BNP）水平检测可用于心源性或肺源性呼吸困难的快速鉴别。

2. 慢性阻塞性肺疾病（COPD）

多见于中老年人，有慢性咳嗽史，喘息长年存在，有加重期。患者多有长期吸烟或接触有害气体的病史。有肺气肿体征，两肺或可闻及湿啰音。但有时临床上难以严格区分 COPD 和哮喘，用支气管舒张剂和口服或吸入激素作为治疗性试验可能有所帮助。COPD 也可与哮喘同时存在。

3. 上气道阻塞

可见于中央型支气管肺癌、气管支气管结核、复发性多软骨炎等气道疾病或气管异物吸入，导致支气管狭窄或伴发感染，可出现喘鸣或类似哮喘样呼吸困难、肺部可闻及哮鸣音。但根据临床病史，特别是出现吸气性呼吸困难，以及痰液细胞学或细菌学检查，胸部 X 线、CT 或 MRI 检查，或支气管镜检查等，常可明确诊断。

4. 变态反应性肺浸润

可见于热带嗜酸性粒细胞增多症、肺嗜酸性粒细胞增多性浸润、多源性变态反应性肺泡炎等。致病原为寄生虫、原虫、花粉、化学药品、职业粉尘等，多有接触史，症状较轻，患者常有发热，胸部 X 线检查可见多发性、此起彼伏的淡薄斑片浸润阴影，可自行消失或再发。肺组织活检也有助于鉴别。

六、西医治疗及控制水平分级

虽然目前哮喘不能根治，但长期规范化治疗可使大多数病人达到良好或完全的临床控制。哮喘治疗的目标是长期控制症状、预防未来风险的发生，即使用药物最小有效剂量或不用药物，能使病人与正常人一样生活、学习和工作。

（一）确定并减少危险因素接触

部分病人能找到引起哮喘发作的变应原或其他非特异刺激因素，使病人脱离并长期避免接触这些危险因素，是防治哮喘最有效的方法。

（二）常用药物

哮喘治疗药物分为控制性药物和缓解性药物。前者指需要长期使用的药物，主要用于治疗气道慢性炎症使哮喘维持临床控制，亦称抗炎药。后者指按需使用的药物，通过迅速解除支气管痉挛从而缓解哮喘症状，亦称解痉平喘药。

1. 激素

是控制气道炎症最有效的药物。给药途径包括吸入、口服和静脉应用等。吸入为首选途径。

（1）吸入给药　是长期治疗哮喘的首选药物。局部抗炎作用强，通过吸气过程给药，药物直接作用于呼吸道，所需剂量较小。严重哮喘患者可长期大剂量吸入激素。全身不良反应包括皮肤瘀斑、肾上腺功能抑制和骨密度降低等。

1）气雾剂给药：临床上常用的吸入激素有4种，见下表。使用干粉吸入装置比普通定量气雾剂方便，且吸入至下呼吸道的药物量较多。

2）溶液给药：布地奈德溶液经以压缩空气为动力的射流装置雾化吸入，对患者吸气配合的要求不高，起效较快，适用于轻中度哮喘急性发作时的治疗。

（2）口服给药　泼尼松龙 30～50mg/d，5～10天。适用于中度哮喘发作、慢性持续哮喘而大剂量吸入激素联合治疗无效的患者和作为静脉应用激素治疗后的序贯治疗。

（3）静脉给药　严重急性哮喘发作时，琥珀酸氢化可的松（400～1000mg/d）或甲泼尼龙（80～160mg/d）静脉注射，3～5天内停药。有激素依赖倾向者应延长给药时间，控制哮喘症状后改为口服给药，并逐步减少激素用量。

2. β_2受体激动剂

通过对气道平滑肌和肥大细胞等细胞膜表面的 β_2受体的作用，舒张气道平滑肌、减少肥大细胞和嗜碱性粒细胞脱颗粒和介质的释放、降低微血管的通透性、增加气道上皮纤毛的摆动等，缓解哮喘症状。可分为短效（作用维持4～6小时）和长效（作用维持12小时）β_2受体激动剂。根据起效时间又可分为速效（数分钟起效）和缓慢起效（30分钟起效）两种，见下表。

β_2受体激动剂的分类

起效时间	作用维持时间	
	短效	长效
速效	沙丁胺醇吸入剂	福莫特罗吸入剂
	特布他林吸入剂	
	非诺特罗吸入剂	
慢效	沙丁胺醇口服剂	沙美特罗吸入剂
	特布他林口服剂	

（1）短效 β_2受体激动剂（简称SABA）　常用的药物如沙丁胺醇和特布他林等。

吸入给药：包括气雾剂、干粉剂和溶液等。这类药物松弛气道平滑肌作用强，通常在数分钟内起效，疗效可维持数小时，是缓解轻至中度急性哮喘症状的首选药物，也可用于运动性哮喘。压力型定量手控气雾剂（pMDI）和干粉吸入装置吸入短效 β_2受体激动剂不适用于重度哮喘发作，其溶液（如沙丁胺醇、特布他林、非诺特罗及其复方制剂）经雾化泵吸入适用于轻至重度哮喘发作。

口服给药：沙丁胺醇、特布他林、丙卡特罗片等，通常在服药后15～30分钟起效，疗效维持4～6小时。长期、单一应用 β_2受体激动剂可造成细胞膜 β_2受体的向下调节，表现为临床耐药现象，故应予避免。

贴剂给药：为透皮吸收剂型。妥洛特罗分为

0.5mg、1mg、2mg 三种剂量。

（2）长效 β_2 受体激动剂（LABA） 如沙美特罗、福莫特罗，这类 β_2 受体激动剂的分子结构中具有较长的侧链，舒张支气管平滑肌的作用可维持 12 小时以上，联合吸入激素和 LABA 治疗哮喘，两者具有协同的抗炎和平喘作用，其作用相当于（或优于）应用加倍剂量吸入激素的疗效，可减少较大剂量吸入激素引起的不良反应，尤其适合于中至重度持续哮喘患者的长期治疗。

3. 白三烯受体拮抗剂

如扎鲁司特、孟鲁司特，是除吸入激素外唯一可单独应用的长效控制药，可作为轻度哮喘的替代治疗药物和中重度哮喘的联合治疗用药。

4. 茶碱类

具有舒张支气管平滑肌作用，并具有强心、利尿、扩张冠状动脉、兴奋呼吸中枢和呼吸肌等作用。

口服给药：包括氨茶碱和控（缓）释型茶碱。用于轻至中度哮喘发作和维持治疗。口服控（缓）释型茶碱后昼夜血药浓度平稳，平喘作用可维持 12～24 小时，尤适用于夜间哮喘症状的控制。

静脉给药：氨茶碱加入葡萄糖溶液中，缓慢静脉注射，注射速度不宜超过 0.25mg/（kg・min）或静脉滴注，适用于哮喘急性发作且近 24 小时内未用过茶碱类药物的患者。负荷剂量为 4～6mg/kg，维持剂量为 0.6～0.8mg/（kg・min）。

5. 抗胆碱药物的应用

可阻断节后迷走神经传出支，通过降低迷走神经张力而舒张支气管。溴化异丙托品溶液的常用剂量为 50～125μg，每天 3～4 次（经雾化泵吸）或 20～40μg，每天 3～4 次（经 pMDI 吸入）。

6. 抗 IgE 治疗

抗 IgE 单克隆抗体可应用于血清 IgE 水平增高的哮喘患者。目前它主要用于经过吸入糖皮质激素和 LABA 联合治疗后症状仍未控制的严重哮喘患者。

7. 变应原特异性免疫疗法（SIT）

通过皮下给予常见吸入变应原提取液（如尘螨、猫毛、豚草等），可减轻哮喘症状和降低气道高反应性，适用于变应原明确但难以避免的哮喘患者。

8. 其他治疗哮喘药物

（1）抗组胺药物 口服第二代抗组胺药物（H_1 受体拮抗剂）如酮替芬、氯雷他定、阿司咪唑、氮革司丁、特非那丁等具有抗变态反应作用，在哮喘治疗中的作用较弱。可用于伴有变应性鼻炎哮喘患者的治疗。

（2）其他口服抗变态反应药物 应用于轻至中度哮喘的治疗，如曲尼司特、瑞吡司特等。

（3）可能减少口服糖皮质激素剂量的药物 包括口服免疫调节剂（甲氨蝶呤、环孢素、金制剂等）、某些大环内酯类抗生素和静脉应用免疫球蛋白等。

（三）治疗

1. 急性发作期的治疗

急性发作期的治疗目标是尽快缓解气道痉挛，纠正低氧血症，恢复肺功能，预防进一步恶化或再次发作，防治并发症。

轻度：经 MDI 吸入 SABA，在第 1 小时内每 20 分钟吸入 1～2 喷。随后轻度急性发作时可调整为第 3～4 小时吸入 1～2 喷。效果不佳时可加缓释茶碱片，或加用短效抗胆碱药气雾剂吸入。

中度：吸入 SABA（常用雾化吸入），第 1 小时内可持续雾化吸入。联合雾化吸入短效抗胆碱药、激素混悬液，也可联合静脉注射茶碱类。如果治疗效果欠佳，尤其是在控制性药物治疗的基础上发生的急性发作，应尽早口服激素，同时吸氧。

重度至危重度：持续雾化吸入 SABA，联合雾化吸入短效抗胆碱药、激素混悬液以及静脉茶碱类药物，吸氧。尽早静脉应用激素，待病情得到控制和缓解后改为口服给药。注意维持水、电解质平衡，纠正酸碱失衡，当 pH<7.20 且合并代

谢性酸中毒时，应适当补碱。经过上述治疗，临床症状和肺功能无改善甚至继续恶化，应及时给予机械通气治疗，其指征主要包括：呼吸肌疲劳、$PaCO_2 \geq 45mmHg$，意识改变（需进行有创机械通气）。此外，应预防呼吸道感染等。

对所有急性发作的病人都要制订个体化的长期治疗方案。

2. 慢性持续期的治疗

慢性持续期的治疗应在评估和监测病人哮喘控制水平的基础上，定期根据长期治疗分级方案作出调整，以维持病人的控制水平。

对哮喘病人进行健康教育、有效控制环境、避免诱发因素，要贯穿于整个哮喘治疗过程中。对大多数未经治疗的持续性哮喘病人，初始治疗应从第2级方案开始，如果初始评估提示哮喘处于严重未控制，治疗应从第3级方案开始。从第2级到第5级的治疗方案中都有不同的哮喘控制药物可供选择。而在每一级中缓解药物都应按需使用，以迅速缓解哮喘症状。

支气管哮喘长期治疗阶梯式治疗方案（2018年支气管哮喘基层诊疗指南）

治疗方案	第1级	第2级	第3级	第4级	第5级
首选控制药物	不需使用药物	低剂量ICS	低剂量ICS/LABA	中/高剂量ICS/LABA	添加治疗，如噻托溴铵、口服激素、IgE单克隆抗体、抗IL-5药物
其他可选控制药物	低剂量ICS	LTRA 低剂量茶碱	中/高剂量ICS 低剂量ICS/LTRA（或加茶碱）	加用噻托溴铵 中/高剂量ICS/LTRA（或加茶碱）	—
缓解药物	按需使用SABA或ICS/福莫特罗复合制剂	按需使用SABA或ICS/福莫特罗复合制剂	按需使用SABA或ICS/福莫特罗复合制剂	按需使用SABA或ICS/福莫特罗复合制剂	按需使用SABA或ICS/福莫特罗复合制剂

注：该推荐适用于成人、青少年和≥6岁儿童；茶碱不推荐用于<12岁儿童；6~11岁儿童第3级治疗首选中等剂量ICS；噻托溴铵软雾吸入剂用于有哮喘急性发作史患者的附加治疗，但不适用于<12岁儿童；ICS吸入性糖皮质激素；LTRA白三烯调节剂；LABA长效β_2受体激动剂；SABA短效β_2受体激动剂；-无。

如果使用该级治疗方案不能够使哮喘得到控制，治疗方案应该升级直至哮喘控制为止。当控制哮喘之后并能维持至少3个月以上，且肺功能恢复并维持平衡状态，可考虑降给治疗。建议减量方案如下：①单独使用中至高剂量ICS的病人，将剂量减少50%；②单独使用低剂量ICS的病人可改为每日1次用药；③联合吸入ICS/LABA的病人，先将ICS剂量减少50%，继续使用联合治疗。当达到低剂量联合治疗时，可选择改为每日1次联合用药或停用LABA，单用ICS治疗。若病人使用最低剂量控制药物达到控制哮喘1年，并且哮喘症状不再发作，可考虑停用药物治疗。以上方案为基本原则，临床中必须个体化，以最小量、最简单的联合，不良反应最少，达到最佳哮喘控制为原则。

3. 免疫疗法

包括特异性和非特异性两种，前者又称脱敏疗法。脱敏疗法即采用特异性变应原（如花粉、螨、猫毛等）做定期反复皮下注射，剂量由低到高，以产生免疫耐受性，使患者脱敏。脱敏治疗可产生局部反应（皮肤红肿、瘙痒、皮疹等）、全身反应（包括荨麻疹、喉头水肿、支气管痉挛以至过敏性休克），因此，脱敏疗法应在具有抢救措施的医院进行。非特异性免疫疗法，如注射转移因子、卡介苗、疫苗等生物制品，以抑制变应原反应的过程，有一定的疗效。

（四）控制水平的分级

目前应用最为广泛的慢性持续期哮喘严重性

评估方法为哮喘控制水平分级，这种评估方法包括目前临床控制评估和未来风险评估，临床控制又可分为良好控制、部分控制和未控制 3 个等级。

哮喘控制水平分级

A：哮喘症状控制		哮喘症状控制水平		
		良好控制	部分控制	未控制
过去四周，病人存在：		无	存在 1-2 项	存在 3-4 项
日间哮喘症状>2 次/周	是□　否□			
夜间因哮喘憋醒	是□　否□			
使用缓解药物次数>2 次/周	是□　否□			
哮喘引起的活动受限	是□　否□			
B：未来风险评估（急性发作风险，病情不稳定，肺功能迅速下降，药物不良反应）				
与未来不良事件风险增加的相关因素包括：				
临床控制不佳；过去一年频繁急性发作；曾因严重哮喘而住院治疗；FEV_1低；烟草暴露；高剂药物治疗				

七、中医辨证论治

（一）发作期

1. 寒哮证

证候：呼吸急促，喉中哮鸣有声，胸膈满闷如塞，咳不甚，咳痰不爽，痰稀薄色白，面色晦滞，口不渴或渴喜热饮，天冷或受寒易发，形寒畏冷，初起多兼恶寒、发热、头痛等表证，舌质淡，苔白滑，脉弦紧或浮紧。

治法：温肺散寒，化痰平喘。

方药：射干麻黄汤加减。痰涌喘逆不得卧，加葶苈子泻肺涤痰；表寒内饮，可用小青龙汤，加苏子、白前、杏仁、橘皮等化痰利气；哮久阳虚，发作频繁，发时喉中痰鸣如鼾，气短不足以息，咳痰清稀，面色苍白，汗出肢冷，舌淡苔白，脉沉细者，当温阳补虚，降气化痰，用苏子降气汤，加黄芪、山茱萸、紫石英、诃子、沉香之类；阳虚甚者，加用附子、补骨脂等温补肾阳。

2. 热哮证

证候：气粗息涌，呛咳阵作，喉中哮鸣，胸高胁胀，烦闷不安，汗出，口渴喜饮，面赤口苦，咳痰色黄或色白，黏浊稠厚，咳吐不利，舌质红，苔黄腻，脉滑数或弦滑。

治法：清热宣肺，化痰定喘。

方药：定喘汤加减。肺热内盛，寒邪外束，加石膏配麻黄清热解肌；表寒重，加桂枝、生姜解表；若痰鸣息涌，加葶苈子、地龙泻肺平喘；舌苔黄燥，加大黄、芒硝通腑以利肺；痰黄稠而黏伤津者，酌配海蛤粉、射干、知母、鱼腥草等加强清热化痰之力。

3. 寒包热哮证

证候：喉中哮鸣有声，胸膈烦闷，呼吸急促，喘咳气逆，咳痰不爽，痰黏色黄或黄白相兼，烦躁，发热，恶寒，无汗，身痛，口干欲饮，大便偏干，舌苔白腻，舌尖边红，脉弦紧。

治法：解表散寒，清化痰热。

代表方：小青龙加石膏汤或厚朴麻黄汤加减。表寒重者，加桂枝、细辛；喘哮，痰鸣气逆者，加射干、葶苈子、苏子祛痰降气平喘；痰吐稠黄胶黏者，加黄芩、前胡、瓜蒌皮等清化痰热。

4. 风痰哮证

证候：喉中痰涎壅盛，声如拽锯，或鸣声如吹哨笛，喘急胸满，但坐不得卧，咳痰黏腻难出，或为白色泡沫痰液，无明显寒热倾向，面色青暗，起病多急，常倏忽来去，发前自觉鼻、咽、眼、耳发痒，喷嚏，鼻塞，流涕，胸部憋塞，随之迅即发作，舌苔厚浊，脉滑实。

治法：祛风涤痰，降气平喘。

代表方：三子养亲汤加味。痰壅喘急，不能平卧，加用葶苈子、猪牙皂泻肺涤痰，必要时可暂予控涎丹泻肺祛痰；若感受风邪而发作者，加苏叶、防风、苍耳草、蝉蜕、地龙等祛风化痰。

（二）缓解期

1. 肺虚证

证候：喘促气短，语声低微，面色㿠白，自汗畏风，咳痰清稀色白，多因气候变化而诱发，发前喷嚏频作，鼻塞流清涕，舌淡苔白，脉细弱或虚大。

治法：补肺固表。

方药：玉屏风散加减。明显恶风畏冷者，加白芍、桂枝、生姜、红枣调和营卫；若气阴两虚，咳呛，痰少黏稠，口咽干，舌质红者，可用生脉散加北沙参、玉竹、川贝母、石斛以养阴清热化痰；阳虚甚者，加附子以助黄芪温阳益气；若肺脾两虚，食少便溏，可用补中益气汤补益肺脾，升提中气。

2. 脾虚证

证候：倦怠无力，食少便溏，面色萎黄无华，痰多而黏，咳吐不爽，胸脘满闷，纳呆，或食油腻易腹泻，每因饮食不当而诱发，舌质淡，苔白滑或薄腻，脉细弱。

治法：健脾化痰。

方药：六君子汤加减。如脾阳不振，形寒肢冷，可加附子、干姜以振奋脾阳；若痰多气促者，合三子养亲汤化痰降气定喘。

3. 肾虚证

证候：平素息促气短，呼多吸少，动则为甚，形瘦神疲，心悸，腰酸腿软，劳累后哮喘易发，或面色苍白，畏寒肢冷，自汗，舌淡苔白，质胖嫩，脉沉细；或颧红，烦热，汗出黏手，舌质淡胖嫩，苔白或舌红少苔，脉细数或沉细。

治法：补肾纳气。

方药：金匮肾气丸或七味都气丸加减。阳虚甚者，加补骨脂、淫羊藿、鹿角片以温肾阳；若肾虚不纳气者，可用蛤蚧散、胡桃肉、五味子以补肾纳气，并可常服紫河车以补肾元，养精血；若久病正虚，发病时邪少虚多，肺肾两亏，痰浊壅盛，出现张口抬肩、鼻扇气促、面青汗出、肢冷、脉浮大无根等喘脱危候者，急宜扶阳固脱，镇摄肾气，可予参附汤送服黑锡丹、蛤蚧粉，亦可参照“肺炎阴竭阳脱证”论治。

第六节 肺　炎

肺炎是由细菌、病毒、真菌、支原体、衣原体、立克次体、寄生虫等病原微生物或放射线、化学因素、免疫损伤、过敏原及药物等引起的终末气道、肺泡腔及肺间质的炎症。主要表现为寒战、高热、咳嗽、咳痰、胸痛、呼吸困难等。

本病归属于中医学“咳嗽”“喘证”“支饮”等范畴。

一、西医病因、发病机制与病理

（一）病因、发病机制

1. 肺炎链球菌

当受寒、疲劳、醉酒或病毒感染后，由于呼吸道防御功能受损，大量肺炎链球菌被吸入下呼吸道，并在肺泡内繁殖而导致肺炎。

2. 支原体

由口、鼻分泌物在空气中传播引起呼吸道感染。感染以儿童及青年人居多，传染性不强，平均潜伏期2~4周，痊愈后带菌时间长，流行表现为间歇性发病，流行可持续数月至1~2年。病原体通常潜伏在纤毛上皮之间，不侵入肺实质。

（二）病理

1. 肺炎链球菌肺炎

多呈大叶性或肺段性分布。病理变化可分为四期：早期为充血期，表现为肺组织充血、扩张、水肿和浆液性渗出；继而为红色肝变期，肺泡内有大量中性粒细胞、吞噬细胞及红细胞的渗出；进而为灰色肝变期，大量白细胞纤维蛋白渗出；最后为消散期，纤维蛋白性渗出物溶解、吸收，肺泡重新充气。病变消散后肺组织可完全恢复正常，极个别患者肺泡内纤维蛋白吸收不完全而形成机化性肺炎。

2. 支原体肺炎

肺部病变表现为细支气管炎、支气管肺炎或间质性肺炎，常累及呼吸道黏膜。肺泡壁与间隔有中性粒细胞、单核细胞及浆细胞浸润，支气管黏膜充血，上皮细胞肿胀，形成胞浆空泡，有坏死和脱落。胸腔可有纤维蛋白渗出和少量渗液，并可发生局灶性肺不张。

二、中医病因病机

本病的病因包括劳倦过度，或寒温失调，起居不慎，卫外功能减弱，暴感外邪犯肺等。

1. 邪犯肺卫

邪犯肺卫，邪正相争，则发热、恶寒；肺失宣肃，则咳嗽、咳痰。

2. 痰热壅肺

热邪炽盛，灼津炼液成痰，痰热壅肺，肺络受损，清肃失司，则咳痰黄稠，或带锈色。

3. 热闭心神

热毒炽盛，内扰心神，则烦躁不安；热闭心神，则神昏谵语，或昏聩不知。

4. 阴竭阳脱

邪热内闭，阳郁不达；或因阳旺邪盛，邪正剧争，正气溃败，骤然外脱，则阴津失其内守，阳气不能外固，终成阴阳离决、阴竭阳脱之危候。

5. 正虚邪恋

邪气稽留，耗伤气血阴阳。气虚则温煦推动无力，故咳嗽声低，气短神疲；阴虚火旺，则身热，手足心热，自汗或盗汗；阳虚则胸阳不振，心胸烦闷。

本病属外感病，病位在肺，与心、肝、肾关系密切。病分虚、实两类，以实者居多。外邪内侵，邪郁于肺，化热、生痰、酿毒，三者互结于肺，发为本病。外邪或入里化热，或痰热壅盛，或热闭心神。治疗得当，邪退正复，可见热病恢复期阴虚内扰之低热、手足心热或口干舌燥之证候。若风温热邪，久羁不解，易深入下焦，下竭肝肾，导致真阴欲竭，气阴两伤。

三、临床表现

（一）肺炎链球菌肺炎

1. 症状

发病前常有受凉、淋雨、疲劳、醉酒、病毒感染史，多有上呼吸道感染的前驱症状。起病急骤，高热、寒战，全身肌肉酸痛，体温在数小时内升至39~40℃，高峰在下午或傍晚，或呈稽留热，脉率随之增速。可有患侧胸部疼痛，放射到肩部或腹部，咳嗽或深呼吸时加剧。痰少，可带血或呈铁锈色。

2. 体征

①早期肺部无明显异常体征，仅有呼吸幅度减小、叩诊轻度浊音、听诊呼吸音减低和胸膜摩擦音。②肺实变时叩诊呈浊音、听诊语颤增强和支气管呼吸音等典型体征。消散期可闻及湿啰音。③病变累及胸膜时可有胸膜摩擦音。

（二）肺炎支原体肺炎

1. 症状

持久的阵发性刺激性呛咳为本病的突出症状，无痰或偶有少量黏痰或少量脓性痰，可有痰中带血丝。常于秋季发病。多伴有咽炎、支气管炎等呼吸道感染，起病较缓。

2. 体征

咽部充血，耳鼓膜充血，有时颈淋巴结肿大，肺部一般无明显异常体征，呼吸音可减弱，偶可闻及干性或湿性啰音，有时全病程可无任何阳性体征。

四、实验室检查及其他检查

1. 周围血象检查

（1）肺炎链球菌感染　血中白细胞总数可增高，以中性粒细胞增加为主，通常有核左移或细胞内出现毒性颗粒。

（2）肺炎支原体　血中白细胞总数正常或稍

高，细胞分类正常。血沉常增快，常伴轻度贫血、网织红细胞增多。

2. 病原体检查

（1）痰涂片　在抗菌药物使用前方有临床意义。

（2）培养　可做痰、呼吸道分泌物及血培养，以鉴别和分离出致病菌株。

3. X线检查

（1）肺炎球菌肺炎　早期仅见肺纹理增粗或受累的肺段、肺叶稍模糊，随病情进展可见大片炎症浸润阴影或实变影，沿大叶、肺段或亚肺段分布，实变阴影中可见支气管充气征。肋膈角可有少量胸腔积液。消散期可见散在的大小不一的片状阴影，继而变成索条状阴影，最后完全消散。

（2）支原体肺炎　肺部多种形态的浸润影，呈节段性分布，多见于肺下野，近肺门较深，逐渐向外带伸展。经3~4周病变基本可自行消散。

五、诊断与鉴别诊断

（一）诊断要点

根据病史、症状和体征，结合X线检查和痰液、血液检查，不难做出明确诊断。病原菌检测是确诊各型肺炎的主要依据。

（二）鉴别诊断

肺炎的鉴别诊断包括不同病原菌引起的肺炎之间的鉴别诊断和肺炎与其他肺部疾病的鉴别诊断。

1. 各型肺炎

革兰阳性球菌引起的肺炎多发生于青壮年，院外感染多见。革兰阴性杆菌引起的肺炎常发生于体弱、患慢性病及免疫缺陷患者，院内感染较多见，多起病急骤，症状较重。病毒、支原体等引起的肺炎，临床表现较轻，白细胞计数增高不显著。痰液病原体分离和血清免疫学试验有助于鉴别诊断。

2. 肺结核

其临床表现与肺炎球菌肺炎相似，但肺结核有潮热、盗汗、消瘦、乏力等结核中毒症状，痰中可找到结核杆菌。X线见病灶多在肺尖或锁骨上下，密度不均匀，久不消散，可形成空洞和肺内播散。一般抗炎治疗无效。而肺炎球菌肺炎经抗感染药物治疗后，体温多能很快恢复正常，肺内炎症吸收较快。

3. 急性肺脓肿

早期临床表现与肺炎球菌肺炎相似。随病程进展，以咳出大量脓臭痰为特征。X线可见脓腔及气液平，不难鉴别。

4. 肺癌

少数周围型肺癌的X线影像与肺炎相似，但肺癌通常无显著急性感染中毒症状，周围血中白细胞计数不高，若痰中发现癌细胞则可确诊。当肺癌伴发阻塞性肺炎时，经抗生素治疗炎症虽可消退，但肿瘤阴影反而明显，或可见肺门淋巴结肿大、肺不张。如某一肺段反复发生炎症且不易消散，要警惕肺癌的发生。X线检查、CT检查、纤维支气管镜、反复痰脱落细胞学检查等有辅助诊断意义。

5. 其他

肺炎伴剧烈胸痛时，应与渗出性胸膜炎、肺动脉栓塞相鉴别。肺动脉栓塞常有下肢深静脉血栓形成的基础，发病前无上呼吸道感染史，咯血较多见，甚者晕厥，呼吸困难明显。相关的体征和X线影像有助诊断。

另外，下叶肺炎可能出现腹部症状，应注意与急性胆囊炎、膈下脓肿、阑尾炎等相鉴别。

六、西医治疗

（一）一般治疗

注意休息，保持室内空气流通，注意隔离消毒，预防交叉感染。要保证病人有足够蛋白质、热量和维生素的摄入。鼓励饮水，轻症患者不需常规静脉输液。重症患者要积极治疗，监测神志、体温、呼吸、心率、血压及尿量等，防止可能发生的休克。

（二）病因治疗

尽早应用抗生素是治疗感染性肺炎的首选治疗手段。

（1）肺炎链球菌肺炎　首选青霉素G。对青霉素过敏者，可用喹诺酮类药物口服或静脉滴注。对耐药或重症患者可改用头孢噻肟钠、头孢曲松等头孢菌素类。对多重耐药菌株感染者可用万古霉素。

(2) 肺炎支原体肺炎　本病具有自限性，多数患者不经治疗可自愈。病程早期可通过适当的抗生素治疗减轻症状、缩短病程。大环内酯类是治疗肺炎支原体感染的首选药物。

（三）支持疗法

1. 咳嗽、咳痰

咳嗽剧烈时，可适当用止咳化痰药物，必要时可酌情给予小剂量可待因镇咳，但次数不宜过多。伴喘憋严重者可用异丙肾上腺素及α-糜蛋白酶雾化吸入，亦可用舒喘灵口服或雾化吸入，或口服氨茶碱，重者还可静滴氢化可的松。肺炎咳嗽有痰者，一般祛痰剂即可达到减轻咳嗽的作用，而不用镇咳剂。咳嗽无痰，特别是因咳嗽引起呕吐或严重影响睡眠者可服用中枢性镇咳剂。

2. 发热

尽量少用阿司匹林或其他解热药，以免过度出汗、脱水或干扰热型观察。高热不退者可用物理降温，或服用阿司匹林、扑热息痛等解热镇痛药。鼓励患者多饮水，轻症患者不需常规静脉输液。确有失液者，如因发热使水分及盐类缺失较多，可适当输注糖盐水。

3. 其他

剧烈胸痛者，可酌用少量镇痛药，如可待因。中等或重症患者（PaO_2<60mmHg 或有发绀）应给氧。腹胀、鼓肠可用腹部热敷及肛管排气。若有明显麻痹性肠梗阻或胃扩张，应暂时禁食、禁饮，予以胃肠减压，直至肠蠕动恢复。烦躁不安、谵妄、严重失眠者酌用地西泮（安定）5mg 或水合氯醛 1~1.5g 等镇静剂，禁用抑制呼吸的镇静药。

（四）感染性休克的治疗

1. 控制感染

感染是休克的直接原因，只有有效地控制感染，才有可能逆转休克。抗生素使用要注意早期、足量、联合用药，最好按药物敏感试验结果选择抗生素。诊断明确者，可加大抗生素剂量或缩短给药时间。对病因不明的严重感染，首先选用广谱的强力抗菌药物，足量、联合用药，待病原菌明确以后再适当调整。

2. 补充血容量

扩容治疗是抗休克的基本方法。一般先给低分子右旋糖酐 500~1000mL/d 和生理盐水、葡萄糖盐水等以维持有效血容量。

3. 纠正酸中毒

休克时常伴有代谢性酸中毒，使心肌收缩力减弱，心输出量下降，毛细血管通透性增加而促使液体外渗，加重有效循环量的不足，同时降低机体对血管活性药物的效应，需要及时纠正。轻症常选用 5%碳酸氢钠 100~250mL 静滴。

4. 血管活性药物的应用

在输液的同时，加用诸如多巴胺、异丙肾上腺素、间羟胺（阿拉明）等血管活性药物，能够帮助恢复血压，使收缩压维持在 90~100mmHg，以保证重要器官的血液供应。血管活性药物必须在补充血容量的情况下应用，避免因小血管强烈收缩引起的组织灌流减少。

5. 糖皮质激素的应用

对病情危重、全身毒血症严重的患者，在强大的抗生素的支持下，可短期（3~5 天）静脉滴注氢化可的松 100~200mg 或地塞米松 5~10mg，以促使休克好转。

6. 纠正水、电解质和酸碱紊乱

休克状态下患者容易出现钾、钠、氯紊乱以及酸、碱中毒，需要及时纠正。

（五）局部治疗

1. 雾化吸入

将抗菌药物和液体混合，通过超声雾化器吸入雾化微粒，直接到达气管-支气管-肺泡，以控制炎症和感染。

2. 局部灌洗

通常采用支气管肺泡灌洗术（BAL）治疗难治性肺炎、重症肺炎合并呼吸衰竭的患者。

七、中医辨证论治

1. 邪犯肺卫证

证候：病初起，咳嗽，咳痰不爽，痰色白或黏稠色黄，发热重，恶寒轻，无汗或少汗，口微渴，头痛，鼻塞，舌边尖红，苔薄白或微黄，脉浮数。

治法：疏风清热，宣肺止咳。

方药：三拗汤或桑菊饮加减。前者辛温解表，用于风寒束肺；后者则用于风热壅肺。头痛剧烈，加野菊花、蔓荆子清利头目；痰热甚而咳痰浓稠者，加黄芩、鱼腥草清肺泄热；咽喉红肿热痛，加玄参、板蓝根以清热利咽；气分热盛，发热甚，气粗似喘，加金银花、石膏、知母；邪热伤津，口渴咽干，加沙参、天花粉以生津止渴。

2. 痰热壅肺证

证候：咳嗽，咳痰黄稠或咳铁锈色痰，呼吸气促，高热不退，胸膈痞满，按之疼痛，口渴烦躁，小便黄赤，大便干燥，舌红苔黄，脉洪数或滑数。

治法：清热化痰，宽胸止咳。

方药：麻杏石甘汤合《千金》苇茎汤加减。若痰热盛者，可加鱼腥草、瓜蒌、黄芩等清肺化痰；痰热灼伤肺络，咯痰带血者，加白茅根、侧柏叶凉血止血。

3. 热陷心包证

证候：神昏，谵语，咳嗽气促，痰鸣肢厥，烦躁，高热不退，甚则四肢厥冷，舌红绛，苔黄而干，脉细滑数。

治法：清热解毒，化痰开窍。

方药：清营汤合葛蒲郁金汤加减。若见舌绛者，加丹皮；舌干者，加石斛；神昏者，可加服安宫牛黄丸或至宝丹以清心开窍；肝风内动抽搐者，加钩藤、全蝎、地龙息风止痉。

4. 阴竭阳脱证

证候：高热骤降，大汗淋漓，颜面苍白，呼吸急迫，四肢厥冷，唇甲青紫，神志恍惚，舌淡青紫，脉微欲绝。

治法：益气养阴，回阳固脱。

方药：生脉散合四逆汤加减。阴竭者，生脉散加味，药用西洋参、麦冬、五味子、山茱萸、煅龙骨、煅牡蛎浓煎频服。阳脱者，参附汤加味，药用人参、附子、麦冬、五味子、煅龙骨、煅牡蛎，浓煎频服。

5. 正虚邪恋证

证候：干咳少痰，咳嗽声低，气短神疲，身热，手足心热，自汗或盗汗，心胸烦闷，口渴欲饮或虚烦不眠，舌红，苔薄黄，脉细数。

治法：益气养阴，润肺化痰。

方药：竹叶石膏汤加减。若余热未退，可用西洋参易人参，或加玄参、生地黄、地骨皮以增强养阴清虚热之功；若肺热盛咳嗽咯痰，加杏仁、桑白皮、瓜蒌皮以化痰止咳。

第七节 肺结核

肺结核是由结核分枝杆菌引起的肺部感染，本病多为慢性过程，以低热、盗汗、消瘦、乏力、食欲不振等全身中毒症状及咳嗽、咯血、呼吸困难、胸痛等呼吸系统症状为主要表现。

本病归属于中医学“肺痨”范畴。

一、西医病因病理

1. 病因

（1）病原学 由结核分枝杆菌引起。

（2）传播途径 主要通过呼吸道传染。

（3）人群的易感性 影响易感性的因素有遗传因素、居住环境、营养状况等。

2. 基本病理变化

结核病的基本病理变化是炎性渗出、增生和干酪样坏死。结核病的病理过程特点是破坏与修复常同时进行，故上述三种病理变化多同时存在，也可以某一种变化为主，而且可相互转化。病理转归主要取决于结核分枝杆菌的感染量、毒力大小，以及机体的抵抗力和变态反应状态。

二、中医病因病机

本病的中医病因为外因感染，“瘵虫”袭肺；内伤体虚，气血不足，阴精耗损。“瘵虫”袭肺是本病发病不可缺少的外因；正虚则是引起发病的主要内因。

本病病位在肺，与脾、肾两脏的关系最为密切，同时也可涉及心、肝。基本病机以阴虚为主，并可导致气阴两虚，甚则阴损及阳。一般来说，初起肺体受损，肺阴耗伤，肺失滋润，表现肺阴亏损之候；继则肺肾同病，兼及心肝，而致阴虚火旺；或因肺脾同病，导致气阴两伤。后期肺脾肾三脏交亏，阴损及阳，可出现阴阳俱损的严重局面。

三、临床表现

（一）症状

1. 全身症状

发热为肺结核最常见的全身性中毒症状，表现为长期低热，多见于午后，可伴乏力、盗汗、食欲减退、体重减轻、面颊潮红、妇女月经失调等。当肺部病灶急剧进展播散时，可有高热，多呈稽留热或弛张热。

2. 呼吸系统症状

（1）咳嗽、咳痰　咳嗽、咳痰≥2周，早期可有干咳或有少量黏液痰，如继发感染则痰呈脓性。

（2）咯血　可见于半数患者。痰中带血是因病灶炎性反应使毛细血管扩张所致。若小血管破损或空洞的血管瘤破裂可引起中到大量咯血。咯血易引起结核病灶播散，如伴有持续高热则为有力佐证。

（3）胸痛　炎症波及壁层胸膜时可引起相应部位的刺痛，随呼吸和咳嗽加重。

（4）呼吸困难　慢性重症肺结核时，肺功能受损或胸膜广泛粘连，胸廓活动受限，可出现渐进性呼吸困难。并发气胸或大量胸腔积液时，则呼吸困难可急骤加重。

（二）体征

1. 早期病灶小，多无异常体征。若病变范围较大，叩诊呈浊音，听诊可闻及病理性支气管呼吸音（管状呼吸音）和细湿啰音。因肺结核好发于上叶尖后段和下叶背段，故锁骨上下、肩胛间区闻及湿啰音对诊断有极大帮助。

2. 空洞性病变位置表浅而引流支气管通畅时有支气管呼吸音或伴湿啰音；巨大空洞可出现带有金属调的空瓮音。

3. 当病变广泛纤维化或胸膜增厚粘连时有患侧胸廓下陷、肋间变窄、气管移位与叩浊，而对侧可有代偿性肺气肿体征。

（三）特殊表现

1. 过敏反应

如结核性风湿症，表现为多发性关节炎、结节性红斑等，与结核引起的全身过敏反应有关。其他过敏反应表现为类白塞病、滤泡性结膜角膜炎等。

2. 无反应肺结核（亦称结核败血症）

呈急性暴发起病，有高热、食欲不振、腹痛、腹泻、腹水、黄疸、脑膜刺激征等，而缺乏呼吸系统表现。

（四）常见并发症

气胸、支气管扩张症、脓胸和慢性肺源性心脏病。

四、实验室及其他检查

1. 结核分枝杆菌检查

结核分枝杆菌检查是确诊肺结核病的主要方法，也是制定化疗方案和考核治疗效果的主要依据。每一个有肺结核可疑症状或肺部有异常阴影的患者都必须查痰。

（1）痰标本的收集　肺结核患者的排菌具有间断性和不均匀性的特点，传染性患者查一次痰也许查不出，所以要多次查痰。

（2）痰涂片检查　是简单、快速、易行和可靠的方法，但欠敏感。每毫升痰中至少含5000~10000个细菌时可呈阳性结果。常采用的是齐-尼（Ziehl-Neelsen）染色法。

（3）培养法　结核分枝杆菌培养为痰结核分枝杆菌检查提供准确可靠的结果，常作为结核病诊断的金标准。同时也为药物敏感性测定和菌种鉴定提供菌株。

（4）药物敏感性测定　主要为临床耐药病例的诊断、制定合理的化疗方案以及流行病学监测提供依据。

（5）其他检测技术　如PCR、核酸探针检测特异性DNA片段、色谱技术检测结核硬脂酸和分枝菌酸等菌体特异成分，以及采用免疫学方法检测特异性抗原和抗体等。

2. 影像学检查

胸部X线检查是早期诊断肺结核的主要方法。胸部CT有助于发现微小或隐蔽区病变及孤立性结节的鉴别诊断。

（1）原发型肺结核X线典型特征有原发灶、淋巴管炎和肺门或纵隔肿大的淋巴结组成哑铃状病灶。

（2）急性血行播散型肺结核在胸片上呈现分布均匀、大小密度相近的粟粒状阴影。

（3）继发型肺结核的常见X线表现包括：①浸润性病灶。②干酪样病灶。③空洞。④纤维钙化的硬结病灶。

（4）胸部CT检查可发现微小或隐蔽病灶，且对如下情况有补充性诊断价值：①发现胸内隐匿部位病变，包括气管、支气管内的病变。②早期发现肺内粟粒阴影。③诊断有困难的肿块阴影、空洞、孤立结节和浸润阴影的鉴别诊断。④了解肺门、纵隔淋巴结肿大情况，鉴别纵隔淋巴结结核与肿瘤。⑤少量胸腔积液、包裹积液、叶间积液和其他胸膜病变的检出。⑥囊肿与实体肿块的鉴别。而MRI在肺结核诊断中价值不大。

3. 结核菌素（简称结素）试验

结核菌素试验是诊断有无结核感染的参考指标。

广泛应用于检出结核分枝杆菌的感染，而非检出结核病。结核菌素试验对儿童、少年和青年的结核病诊断有参考意义。目前推荐使用的结素为纯蛋白衍生物（PPD），常用0.1mL（5IU）在左前臂屈侧中上1/3处进行皮内注射，经72（48~96）小时测量皮肤硬结直径，如<5mm为阴性，5~9mm为一般阳性，10~15mm为中度阳性，≥15mm或局部出现水泡和淋巴管炎、双圈、坏死为强阳性反应。呈强阳性反应，常表示为活动性结核病。结素试验阳性反应不一定代表现在患有结核病，仅表示曾有结核感染或曾接种卡介苗。

4. 纤维支气管镜检查

纤维支气管镜检查常应用于支气管结核和淋巴结-支气管瘘的诊断，支气管结核表现为黏膜充血、溃疡、糜烂、组织增生、形成瘢痕和支气管狭窄，可以在病灶部位钳取活体组织进行病理学检查、结核分枝杆菌培养。对于肺内结核病灶，可以采集分泌物或冲洗液标本进行病原体检查，也可以经支气管肺活检获取标本检查。

5. γ-干扰素释放实验

结核感染者体内存在特异性效应T淋巴细胞，当其再次受到结核菌抗原刺激时会释放γ-干扰素。现行检测方法是采用酶联免疫斑点技术，即T-SPOT.TB，以结核特异性抗原早期分泌靶向抗原（ESAT-6）和10kDa培养滤过蛋白（CFP-10）肽段库为刺激原，检测外周血中特异性释放γ-干扰素的T淋巴细胞，从而用来检测结核感染。该方法的优点是特异性高，不受卡介苗和环境分枝杆菌的影响；敏感性高，患者免疫状态对其影响甚微。特异性、敏感性、阳性预测值和阴性预测值都达到95%左右。

五、诊断与鉴别诊断

（一）诊断

肺结核的诊断需结合流行病学资料、临床表现、实验室检查、影像学检查进行综合分析。主要依据为胸部X线、CT检查、痰菌检查。

具有以下几种情况时，应考虑有肺结核的可

能，并进一步检查确诊。

1. 反复发作的咳嗽、咳痰，或呼吸道感染经抗感染治疗 3 周以上无效或效果不显著。

2. 咯血或痰中带血。

3. 长期发热，常为午后潮热，伴有盗汗，乏力，颧红，体重减轻，月经不调。

4. 肺部听诊锁骨上下及肩胛间区闻及湿啰音或局限性哮鸣音。

5. 出现结节性红斑、泡性结膜炎、关节炎等表现，但无免疫性疾病依据。

6. 既往有渗出性胸膜炎、肛瘘或淋巴结长期肿大病史。

7. 有与排菌肺结核患者密切接触史。

8. 存在结核病好发危险因素，如糖尿病、肾功能不全、胃大部切除、免疫抑制剂应用、HIV 感染或 AIDS，新出现呼吸道症状和胸部 X 线检查异常。

（二）鉴别诊断

1. 肺癌

肺癌多见于中老年嗜烟男性，常无明显毒性症状，多有刺激性咳嗽、痰中带血、胸痛及进行性消瘦。X 线胸片示癌肿呈分叶状，病灶边缘常有切迹、毛刺。结合胸部 CT 扫描、痰结核菌、脱落细胞检查及通过纤维支气管镜检查及活检等，常能及时鉴别。肺癌与肺结核并存时应注意发现。

2. 肺炎

干酪样肺炎易被误诊为肺炎球菌肺炎。典型肺炎球菌肺炎起病急骤、高热、寒战、胸痛伴气急，咳铁锈色痰，X 线征象病变常局限于一叶，抗生素治疗有效，干酪样肺炎则多有结核中毒症状，起病较慢，咳黄色黏液痰，X 线征象病变多位于右上叶，可波及右上叶尖、后段，呈云絮状、密度不均，可出现虫蚀样空洞，抗结核治疗有效，痰中易找到结核菌。

3. 肺脓肿

肺脓肿空洞与肺结核空洞易混淆，需鉴别。肺脓肿起病较急，高热，大量脓痰，痰中无结核菌，但有多种其他细菌，血白细胞总数及嗜中性粒细胞增多，抗生素治疗有效。空洞多见于肺下叶，洞内常有液平面，周围有炎性浸润。而肺结核空洞则多发生在肺上叶，空洞壁较薄，洞内很少有液平面。此外，纤维空洞性肺结核合并感染时易与慢性肺脓肿混淆，但后者痰结核菌阴性。

4. 支气管扩张症

支气管扩张症有慢性咳嗽、咳痰及反复咯血史，但痰结核菌阴性，X 线胸片多无异常发现，或仅见局部肺纹理增粗或卷发状阴影，CT 有助确诊。

5. 慢性支气管炎

老年慢性支气管炎患者症状酷似继发型肺结核，需认真鉴别。慢性支气管炎常有慢性咳嗽、咳痰，有时少量咯血，反复发作，但无明显的全身症状。X 线检查仅有肺纹理增粗和肺气肿征象。

6. 尘肺

二氧化矽、石棉、氧化铁以及某些有机物质的吸入，可使肺 X 线片出现浸润阴影，其中矽肺的聚合性团块中甚至出现空洞，与结核病相似，但上述疾病为职业性，有粉尘接触史，诊断不难。

7. 其他发热性疾病

肺结核常有不同类型的发热，临床上需要与其他发热性疾病相鉴别。

（1）*伤寒*　有高热、血中白细胞计数减少及肝脾大等临床表现，易与急性血行播散型肺结核混淆。但伤寒热型常呈稽留热，有相对缓脉、皮肤玫瑰疹，血清伤寒凝集试验阳性，血、粪便伤寒杆菌培养阳性。

（2）*败血症*　起病急、寒战及弛张热型，白细胞及中性粒细胞增多，常有近期皮肤感染，疮疖挤压史或尿路、胆道等感染史，皮肤常见瘀点，病程中出现迁徙病灶或感染性休克，血或骨髓培养可发现致病菌。

（3）*白血病*　急性血行播散型肺结核有发热、肝脾大，起病数周后出现特异性 X 线表现，偶见血象呈类白血病反应或单核细胞异常增多，应与白血病鉴别。后者多有明显出血倾向，骨髓涂片及动态 X 线胸片随访有助确立诊断。

（4）*其他*　成人支气管淋巴结核常表现为发热及肺门淋巴结肿大，应与纵隔淋巴瘤、结节病等鉴别。结核病患者结核菌素试验阳性，抗结核治疗有效，而淋巴瘤发展迅速，常有肝脾及浅表淋巴结无痛性肿大，确诊常依赖活检。结节病通常不发热，肺门淋巴结肿大多为双侧，结核菌素试验阴性，糖皮质激素治疗有效，活检可明确诊断。

六、西医治疗

（一）抗结核化学药物治疗

1. 基本原则

治疗原则是早期、联合、适量、规律和全程使用敏感药物，其中以联合和规律用药最为重要。

2. 常用化疗药物

包括第一线杀菌药物异烟肼、利福平、链霉素和吡嗪酰胺，以及第二线抑菌药物乙胺丁醇和对氨基水杨酸。

（1）异烟肼（H 或 INH） 是最重要的治疗结核病的药物之一，具有杀菌作用强、价格低廉、副作用少、口服等优点。杀菌力强，不受周围环境 pH 值的影响，且相对低毒，能迅速穿透组织与病变部位，能通过血脑屏障，杀灭细胞内外代谢旺盛或代谢缓慢的结核菌。其抗菌机制是抑制结核杆菌细胞壁的主要成分（分枝菌酸）的合成。可予气管内或胸腔内给药。不良反应偶见周围神经炎、中枢神经系统中毒、肝脏损害等。

（2）利福平（R 或 RFP） 其杀灭结核菌的机制在于抑制菌体的 RNA 聚合酶，从而阻碍 mRNA 的合成。对结核菌 A、B、C 三种菌群均有作用，常与 INH 联合应用。

（3）链霉素（S 或 SM） 为广谱氨基糖苷类抗生素，对结核菌有杀菌作用，能干扰结核菌的酶活性，阻碍蛋白质合成。此药对细胞内的结核菌作用较小。

（4）吡嗪酰胺（Z 或 PZA） 能进入细胞内特别是巨噬细胞内酸性环境中杀灭结核菌，对减少远期复发率起重要作用。

（5）乙胺丁醇（E 或 EMB） 为抑菌药，可延缓结核菌对其他抗结核药物耐药性的出现。成人每日 15～25mg/kg，儿童每日 15mg/kg，可与异烟肼、利福平同时顿服。隔日用药：成人为 1.0g（体重<50kg）或 1.25g（体重≥50kg）。不良反应很少。剂量过大时引起球后视神经炎、视力减退等，停药后能恢复。

（6）对氨基水杨酸（P 或 PAS） 为抑菌药，可以延缓对其他抗结核药物的耐药性。不良反应有胃肠道反应，严重者应停药。

3. 化疗方法

（1）初治痰涂片阳性肺结核治疗方案（含初治痰涂片阴性有空洞形成或粟粒型肺结核）

1）每日用药方案：2HRZE/4HR，包括强化期 2 个月（异烟肼、利福平、吡嗪酰胺和乙胺丁醇，每日 1 次）和巩固期 4 个月（异烟肼、利福平，每日 1 次）。

2）间歇用药方案：$2H_3R_3Z_3E_3/4H_3R_3$，包括强化期 2 个月（异烟肼、利福平、吡嗪酰胺和乙胺丁醇，隔日 1 次或每周 3 次）和巩固期 4 个月（异烟肼、利福平，隔日 1 次或每周 3 次）。

（2）复治痰涂片阳性肺结核治疗方案

1）每日用药方案：2HRZSE/6～10HRE，包括强化期 2 个月（异烟肼、利福平、吡嗪酰胺、链霉素和乙胺丁醇，每日 1 次）和巩固期 6～10 个月（异烟肼、利福平和乙胺丁醇，每日 1 次）。巩固期治疗 4 个月时，痰菌未转阴，可继续延长治疗期至 6～10 个月。

2）间歇用药方案：$2H_3R_3Z_3S_3E_3/6 \sim 10H_3R_3E_3$，包括强化期 2 个月（异烟肼、利福平、吡嗪酰胺、链霉素和乙胺丁醇，隔日 1 次或每周 3 次）和巩固期 6～10 个月（异烟肼、利福平和乙胺丁醇，隔日 1 次或每周 3 次）。

上述间歇方案为我国结核病防治规划所采用，但必须采用全程督导化疗管理，以保证患者不间断地规律用药。

4. 疗效判定

以痰结核菌持续 3 个月转阴为主要指标。X 线检查病灶吸收、硬结为第 2 指标。临床症状在系统治疗数周后即可消失，因此不能作为判定疗效的决定指标。

5. 化疗失败原因与对策

治疗结束时痰菌未能阴转，或在疗程中转阴，X线显示的病灶未能吸收，稳定或恶化，说明化疗失败。其重要原因多为化疗方案不合理，未规律用药或停药过早，或者细菌耐药，机体免疫力低下等。为了避免失败，化疗方案必须正确拟订，患者在督导下坚持早期、适量、规律、全程联用敏感药物。只有在严重不良反应或证实细菌已耐药的情况下，才能由医生停药，改换新的化疗方案。新方案应包含两种以上敏感药物。

（二）糖皮质激素的应用

在一般情况下不用糖皮质激素治疗，因其并无抑菌作用，而能抑制机体免疫力，单独应用可促使结核病变扩散。若毒性症状过于严重，可在使用有效抗结核药物的同时，加用糖皮质激素，以减轻炎症和变态反应，促使渗液吸收，减少纤维组织形成和胸膜粘连的发生。毒性症状减退后，激素剂量递减，至6~8周停药。适应证为：急性粟粒型肺结核、干酪性肺炎、急性结核性渗出性胸膜炎等。

（三）对症治疗

1. 发热、盗汗

在有效抗结核治疗1~2周内多可消失，通常不必特殊处理；但高热时可给小量退热药口服或物理降温等；盗汗甚者可于睡前服阿托品0.3mg。

2. 咳嗽、咳痰

可不必用药，但剧烈干咳时可服喷托维林25mg或可待因15~30mg；痰多黏稠者可用稀化痰液的药物。

3. 痰中带血或小量咯血

以对症治疗为主，常用止血药物有维生素K、卡巴克络（安络血）、氨基己酸、氨甲苯酸、肾上腺素等。

4. 大咯血的紧急处理

（1）*一般处理*　应采取患侧卧位，轻轻将气管内存留的积血咳出。患者安静休息，消除紧张情绪，必要时可用小量镇静剂、止咳剂。年老体弱、肺功能不全者，慎用强镇咳药，以免抑制咳嗽反射和呼吸中枢，使血块不能咳出，导致其发生窒息。在抢救大咯血时，应特别注意保持呼吸道的通畅。若有窒息征象，应立即取头低脚高体位，轻拍背部，以便血块排出，并尽快挖出口、咽、喉、鼻部血块。

（2）*止血药物的应用*　垂体后叶素5~10U加入25%葡萄糖40mL中，缓慢静脉注射，一般为15~20分钟，然后将垂体后叶素加入5%葡萄糖液，按0.1U/（kg·h）速度静脉滴注。但禁用于高血压、冠状动脉粥样硬化性心脏病、心力衰竭患者及孕妇。

（3）*输血*　咯血过多者，根据血红蛋白和血压测定酌情给予少量输血。

（4）*局部止血*　大量咯血不止者，可经纤维支气管镜确定出血部位，用浸有稀释的肾上腺素海绵压迫或填塞于出血部位止血。亦可用冷生理盐水灌洗，或在局部应用凝血酶或气囊压迫控制止血等。必要时可在明确出血部位的情况下考虑肺叶、肺段切除术。

（四）手术治疗

主要针对大于3cm的结核球与肺癌难以鉴别时、复治的单侧纤维厚壁空洞、长期内科治疗未能使痰菌阴转者，或单侧的毁损肺伴支气管扩张、已丧失功能并有反复咯血或继发感染者。

七、中医辨证论治

1. 肺阴亏损证

证候：干咳，咳声短促，咳少量白黏痰，或痰中有血丝或血点，色鲜红，胸部隐隐闷痛，低热，午后手足心热，皮肤干灼，口咽干燥，少量盗汗，舌边尖红，无苔或少苔，脉细数。

治法：滋阴润肺。

方药：月华丸加减。咳嗽频繁而痰少质黏者，合川贝、杏仁润肺化痰止咳；痰中带血丝较多者，加蛤粉、阿胶、仙鹤草、白茅根等润肺和络止血。

2. 阴虚火旺证

证候：咳呛气急，痰少黏稠或吐少量黄痰，时时咯血，血色鲜红，午后潮热，五心烦热，骨蒸颧红，盗汗量多，心烦失眠，性急善怒，胁肋掣痛，男子梦遗失精，女子月经不调，形体日渐消瘦，舌红绛而干，苔黄或剥，脉细数。

治法：滋阴降火。

方药：百合固金汤合秦艽鳖甲散加减。骨蒸劳热，加秦艽、白薇、鳖甲等清热除蒸。

3. 气阴耗伤证

证候：咳嗽无力，气短声低，咳痰清稀色白，量较多，偶或带血，或咯血，血色淡红，午后潮热，伴有畏风怕冷，自汗与盗汗并见，纳少神疲，便溏，面色㿠白，舌质光淡，边有齿印，苔薄，脉细弱而数。

治法：益气养阴。

方药：保真汤加减。咯血量多者，可加山萸肉、仙鹤草、煅龙牡、三七等，以补气摄血。

4. 阴阳两虚证

证候：咳逆喘息少气，喘促气短，动则尤甚，咳痰色白，或夹血丝，血色暗淡，潮热，自汗，盗汗，声嘶或失音，面浮肢肿，心慌，唇紫肢冷，形寒或见五更泄泻，口舌生糜，大肉尽脱，男子滑精，阳痿，女子经少，经闭，舌质光淡隐紫少津，脉微细而数，或虚大无力。

治法：滋阴补阳。

方药：补天大造丸加减。肾虚气逆喘息者，配诃子、钟乳石摄纳肾气。

八、预防

主要是控制传染源，通过预防接种等措施保护易感人群，早期发现、隔离具有传染性患者以切断传播途径。

（一）DOTS 战略

DOTS，含义为“全程监督短程化疗”，是当今降低和防止结核菌感染、结核病死亡、控制耐多药结核病最有效、最可能实施的战略。其核心是规律、全程治疗。主要包括：①政府的支持和承诺。②通过对因症就诊进行痰涂片镜检发现患者。③对痰涂片阳性患者给予标准短程化疗（6~8 个月）并至少初治 2 个月再直接督视服药。④保证抗结核药供应。⑤可以用来评估治疗效果和全部规划实施的标准化病例登记和报告系统。

（二）卡介苗接种

卡介苗（BCG）是一种无毒牛型结核菌的活菌疫苗，接种后人体获得一定的免疫力，对结核病有一定的特异性抵抗力。BCG 在预防儿童结核病，特别是那些可能危及儿童生命的严重类型，如结核性脑膜炎、血行播散型结核等方面具有相当的效果，但对成人的保护有限，不足以预防感染和发病。BCG 接种已纳入计划免疫之中，在结核病发病率高的地区，仍属结核病控制工作的一项内容。

（三）治疗潜伏结核感染（化学预防）

针对感染结核菌并存在发病高危因素的人群进行药物预防，主要对象包括：HIV 感染者；与新诊断为传染性肺结核有密切接触史且结素试验阳性的幼儿；未接种 BCG 的 5 岁以下结素试验阳性的儿童；结素试验强阳性且伴有糖尿病或矽肺者；与传染性肺结核有密切接触的长期使用肾上腺皮质激素和免疫抑制剂的患者。

第八节　原发性支气管肺癌

原发性支气管肺癌简称肺癌，是最常见的肺部原发性恶性肿瘤，绝大多数起源于支气管黏膜或腺体，常有淋巴结和血行转移。肺癌早期多表现为刺激性干咳、咳痰、痰中带血等呼吸道症状，随病情进展，瘤体在胸腔内蔓延，侵犯周围组织、器官，可出现胸痛、呼吸困难、声音嘶哑、上腔静脉阻塞综合征等局部压迫症状，还可通过淋巴道、血道远处转移，晚期出现恶病质。

本病归属于中医学“肺癌”“肺积”“息贲”等范畴。

一、西医病因病理

（一）病因

吸烟、空气污染、职业危害、电离辐射、遗传因素、营养状况，其他疾病，如肺结核、慢性支气管炎、间质性肺纤维化等疾病及免疫功能低下、内分泌功能失调可能与肺癌的发生有一定关系。

（二）病理

1. 按解剖学分类

（1）中央型肺癌　发生在段支气管至主支气管的癌肿称为中央型肺癌，约占3/4，以鳞状上皮细胞癌和小细胞未分化癌较多见。

（2）周围型肺癌　发生在段支气管以下的癌肿称为周围型肺癌，约占1/4，以腺癌较多见。

2. 按组织学分类

（1）小细胞肺癌（SCLC）　又称小细胞未分化癌。恶性程度最高，较早出现肺外转移，对放疗和化疗较敏感。

（2）非小细胞肺癌（NSCLC）　①鳞状上皮细胞癌（简称鳞癌）：为最常见的类型，多见于老年男性，多有吸烟史，以中央型肺癌多见。②腺癌：女性多见，与吸烟关系不大，主要与肺组织炎性瘢痕关系密切。③大细胞未分化癌（简称大细胞癌）：高度恶性的上皮肿瘤，可发生在肺门附近或肺边缘的亚段支气管，常有大片出血、坏死和空洞形成；较小细胞癌转移晚，手术切除机会较大。④其他：鳞腺癌、支气管腺体癌等。

二、中医病因病机

本病的中医病因包括正气虚损、痰浊聚肺、情志失调、烟毒内蕴、邪毒侵肺等。在这些病因的作用和影响下，肺气失宣，郁滞不行，气不布津，聚液生痰或血瘀于内，毒聚、痰湿、血瘀、气郁交结于肺，日久成积。

肺癌病位在肺，其发生发展关乎五脏，晚期更致五脏受累，气血阴阳失调。其基本病机是正气虚弱，毒恋肺脏，瘀阻络脉，久成癥积。后期以正虚为根本，因虚致实。其虚以阴虚、气阴两虚多见，实则不外乎气滞、血瘀、痰凝、毒聚。

三、临床表现

（一）原发肿瘤引起的症状

咳嗽、咳痰为肺癌早期的常见症状，多为刺激性干咳或有少量黏液痰；如肿瘤导致远端支气管狭窄，表现持续性咳嗽，呈高音调金属音，为特征性阻塞性咳嗽；如继发感染时，则咳脓性痰。癌组织血管丰富，痰内常间断或持续带血，如侵及大血管可导致大咯血。如肿瘤引起支气管部分阻塞，可引起局限性喘鸣，并可有胸闷、气急等。体重下降、发热等为常见的全身症状。

（二）肿瘤局部扩展引起的症状

肿瘤侵犯胸膜或纵隔，可产生不规则的钝痛；侵入胸壁、肋骨或压迫肋间神经时可致胸痛剧烈，且有定点或局部压痛，呼吸、咳嗽则加重。如肿瘤压迫大气道，可出现吸气性呼吸困难。如侵及食管可表现咽下困难，尚可引起支气管-食管瘘。如癌肿或转移性淋巴结压迫喉返神经（左侧多见），则发生声音嘶哑。如侵犯纵隔，压迫阻滞上腔静脉回流，导致上腔静脉压迫综合征，表现头、颈、前胸部及上肢水肿淤血等。肺上沟癌（Pancoast tumor）压迫颈部交感神经引起同侧霍纳（Horner）综合征（眼睑下垂、眼球内陷、瞳孔缩小、额部少汗等），或引起同侧臂丛神经压迫征。

（三）肿瘤远处转移引起的症状

如肺癌转移至脑、肝、骨、肾上腺、皮肤等组织，这些组织可出现相应的表现。右锁骨上淋巴结是肺癌常见的转移部位，可毫无症状，多位于前斜角肌区，无痛感，固定而坚硬，逐渐增大、增多并融合。

（四）肺癌的胸外表现

指肺癌非转移性的胸外表现，可出现在发现

肺癌的前后，称之为副癌综合征（paraneoplastic syndrome）。副癌综合征以 SCLC 多见，可以表现为先发症状或复发的首发征象。某些情况下其病理生理学是清楚的，如激素分泌异常，而大多数是不知道的，如厌食、恶病质、体重减轻、发热和免疫抑制 。

（1）内分综合征（endocrine syndromes） 12% 的肺癌病人出现内分泌综合征。内分泌综合征系指肿瘤细胞分泌一些具有生物活性的多肽和胺类物质，如促肾上腺皮质激素（ACTH）、甲状旁腺激素（PTH）、抗利尿激素（ADH）和促性腺激素等，出现相应的临床表现。

1）抗利尿激素分泌异常综合征（SIADH）：表现为低钠血症和低渗透压血症，出现厌食、恶心、呕吐等水中毒症状，还可伴有逐渐加重的嗜睡、易激动、定向障碍、癫痫样发作或昏迷等神经系统症状。低钠血症还可以由于异位心钠肽（ANP）分泌增多引起。大多数病人的症状可在初始化疗后 1~4 周内缓解。

2）异位 ACTH 综合征：表现为库欣综合征（Cushing syndrome），如色素沉着、水肿、肌萎缩、低钾血症代谢性碱中毒、高血糖或高血压等，但表现多不典型，向心性肥胖和紫纹罕见。由 SCLC 或类癌引起。

3）高钙血症：轻症者表现口渴和多尿；重症者可有恶心、呕吐、腹痛、便秘，甚或嗜睡、昏迷，是恶性肿瘤最常见的威胁生命的代谢并发症。切除肿瘤后血钙水平可恢复正常。常见于鳞癌病人。

4）其他：异位分泌促性腺激素主要表现为男性轻度乳房发育，常伴有肥大性肺性骨关节病，多见于大细胞癌。因 5-羟色胺等分泌过多引起的类癌综合征，表现为喘息、皮肤潮红、水样腹泻、阵发性心动过速等，多见于 SCLC 和腺癌。

（2）骨骼-结缔组织综合征（skeletal-connective tissue syndromes）

1）原发性肥大性骨关节病（hypertrophic primary osteoarthropathy）：30% 病人有杵状指（趾），多为 NSCLC。受累骨骼可发生骨膜炎，表现疼痛、压痛、肿胀，多在上、下肢长骨远端。X 线显示骨膜增厚、新骨形成，γ-骨显像病变部位有核素浓聚。

2）神经-肌病综合征（neurologic- myopathic syndromes）：原因不明，可能与自身免疫反应或肿瘤产生的体液物质有关。

①肌无力样综合征（Eaton - Lambert syndrome）：类似肌无力的症状，即随意肌力减退。早期骨盆带肌群及下肢近端肌群无力，反复活动后肌力可得到暂时性改善。体检腱反射减弱。有些病人化疗后症状可以改善。70% 以上病例对新斯的明试验反应欠佳，低频反复刺激显示动作电位波幅递减，高频刺激则引起波幅暂时性升高，可与重症肌无力鉴别。多见于 SCLC。

②其他：多发性周围神经炎、亚急性小脑变性、皮质变性和多发性肌炎可由各型肺癌引起；而副癌脑脊髓炎、感觉神经病变、小脑变性、边缘叶脑炎和脑干脑炎由小细胞肺癌引起，常伴有各种抗神经元抗体的出现，如抗 Hu 抗体、抗 CRMP5 和 ANNA-3 抗体。

（3）血液学异常及其他 1%~8% 病人有凝血、血栓或其他血液学异常，包括游走性血栓性静脉炎（Trousseau syndrome）、伴心房血栓的非细菌性血栓性心内膜炎、弥散性血管内凝血伴出血、贫血，粒细胞增多和红白血病（leukoerythroblastosis）。肺癌伴发血栓性疾病的预后较差。其他还有皮肌炎、黑棘皮症，发生率约 1%；肾病综合征和肾小球肾炎发生率≤1%。

四、实验室及其他检查

1. 胸部 X 线检查

本法是发现肺癌的最基本方法。

（1）中央型肺癌　多为一侧肺门类圆形阴影，边缘毛糙，可有分叶或切迹。肿块与肺不张、阻塞性肺炎并存时，可呈现“S”型 X 线征象。

（2）周围型肺癌　早期常有局限性小斑片状

阴影，肿块周边可有毛刺、切迹和分叶，可见偏心性癌性空洞。

（3）细支气管-肺泡癌　有结节型和弥漫型两种表现。

2. 电子计算机体层扫描（CT）

可发现普通 X 线难以发现的病变，还能辨认有无肺门和纵隔淋巴结肿大，以及有无侵犯邻近器官。高分辨 CT 或螺旋 CT 可发现大于 3mm 的病灶。

肺癌胸部 CT 表现为：①中央型肺癌多表现为一侧边缘毛糙的肺门类圆形阴影，或单侧性不规则的肺门肿块等。②周围型肺癌早期表现为边缘不清的局限性小斑片状阴影，如动态观察可呈密度增高且边缘清楚的圆形或类圆形影。③细支气管-肺泡细胞癌有结节型和弥漫型两种类型。

3. 核磁共振（MRI）

在明确肿瘤与大血管之间关系，以及分辨肺门淋巴结或血管阴影方面优于 CT，但它对肺门病灶分辨率不如 CT 高，也不容易发现较小的病灶。

4. 痰脱落细胞检查

本法是诊断肺癌的重要方法之一。

5. 纤维支气管镜检查

本法是诊断肺癌的主要方法，对确定病变性质、范围，明确手术指征与方式有一定帮助。

6. 病理学检查

取得病变部位组织，进行病理学检查，对肺癌的诊断具有决定性意义。

7. 放射性核素扫描检查

利用肿瘤细胞摄取放射性核素的数量与正常组织之间的差异，对肿瘤进行定位、定性诊断。

8. 开胸手术探查

若经上述多项检查仍未能明确诊断，而又高度怀疑肺癌时，可考虑行开胸手术探查。

9. 其他

肿瘤标志物检测及基因诊断，后者有助于早期诊断肺癌。

五、诊断与鉴别诊断

（一）诊断

对于下列情况之一的人群（特别是 40 岁以上男性长期或重度吸烟者）应提高警惕，及时进行排癌检查。

1. 刺激性咳嗽 2～3 周而抗感染、镇咳治疗无效。

2. 原有慢性呼吸道疾病，近来咳嗽性质改变者。

3. 近 2～3 个月持续痰中带血而无其他原因可以解释者。

4. 同一部位、反复发作的肺炎。

5. 原因不明的肺脓肿，无毒性症状，无大量脓痰，无异物吸入史，且抗感染治疗疗效不佳者。

6. 原因不明的四肢关节疼痛及杵状指（趾）。

7. X 线显示局限性肺气肿或段、叶性肺不张。

8. 肺部孤立性圆形病灶和单侧性肺门阴影增大者。

9. 原有肺结核病灶已稳定，而其他部位又出现新增大的病灶者。

10. 无中毒症状的、血性、进行性增多的胸腔积液者等。

（二）鉴别诊断

1. 肺结核

（1）结核球　需与周围型肺癌相鉴别。结核球多见于年轻患者，可有反复血痰史，病灶多位于上叶后段和下叶背段的结核好发部位。边界清楚，边缘光滑无毛刺，偶见分叶，可有包膜，密度高，可有钙化点，周围有结核病灶。如有空洞形成，多为中心性薄壁空洞，洞壁规则，直径很少超过 3cm。

（2）肺门淋巴结结核　易与中央型肺癌相混淆。肺门淋巴结结核多见于儿童或老年，有结核中毒症状，结核菌素试验多呈强阳性，抗结核治疗有效。影像学检查有助于鉴别诊断。

（3）急性粟粒型肺结核　应与弥漫性细支气管-肺泡癌相鉴别。粟粒型肺结核表现为病灶大小相等、分布均匀的粟粒样结节，常伴有全身中毒症状，抗结核治疗有效。肺泡癌多为大小不等、分布不均的结节状播散病灶，一般无发热，可从痰中查找癌细胞，也可以进行结核菌素试验加以鉴别。

2. 肺炎

肺癌阻塞性肺炎表现常与肺炎相似。肺炎起病急骤，先有寒战、高热等毒血症状，然后出现呼吸道症状，X线为云絮影，不呈段叶分布，无支气管阻塞，少见肺不张，经抗感染治疗病灶吸收迅速而完全。癌性阻塞性肺炎呈段或叶分布，常有肺不张，吸收缓慢，炎症吸收后可见块状影，可通过纤维支气管镜检查和痰脱落细胞学等检查加以鉴别。

3. 肺脓肿

应与癌性空洞继发感染相鉴别。原发性肺脓肿起病急，伴高热，咳大量脓痰，中毒症状明显，胸片上表现为薄壁空洞，内有液平，周围有炎症改变。癌性空洞常先有咳嗽、咯血等肿瘤症状，后出现咳脓痰、发热等继发感染症状。胸片可见癌肿块影有偏心空洞，壁厚，内壁凸凹不平。

4. 炎性假瘤

一般认为本病是肺部炎症吸收不全而遗留下的圆形病灶。多有呼吸道感染史，也可有痰中带血。X线呈单发圆形、椭圆形或哑铃形，轮廓不清，密度淡而均匀，边无分叶，有长毛样改变。

六、西医治疗

1. 手术

对非小细胞肺癌Ⅰ期和Ⅱ期患者应行以治愈为目标的手术切除治疗。对以同侧纵隔淋巴结受累为特征的Ⅲ期患者行原发病灶及受累淋巴结手术切除治疗。小细胞肺癌90%以上在就诊时已有胸内或远处转移，尚有潜在性血道、淋巴道转移。因此，国内主张化疗后手术，可提高患者5年生存率。

2. 化疗

小细胞肺癌对于化疗非常敏感，很多化疗药物可提高小细胞肺癌的缓解率。较大病灶经化疗后缩小，以利手术治疗及放疗。非小细胞癌对化疗反应不敏感，主张对Ⅰ、Ⅱ期病人手术后进行化疗，以防术后局部复发或远处转移。ⅢA期病人应于术前、术后进行全身化疗，ⅢB期及Ⅳ期病人已不宜手术或放疗，可通过化疗延长生存期。

3. 放疗

常规放疗适用于Ⅰ期病人年老体弱，有伴发病，已不宜手术或拒绝手术者。还常用于$N_{1\sim2}$的手术病人，或手术切除边缘残存肿瘤细胞。术前放疗还能缩小病灶，以便全部切除肿瘤，减少复发。放射线对癌细胞有杀伤作用，可分为根治性和姑息性两种。

4. 其他治疗方法

如支气管动脉灌注化疗（BAI）、经纤维支气管镜介导或经皮肺穿刺，将抗癌药物直接注入肿瘤及腔内放疗、激光切除等。

5. 生物缓解调节剂

如干扰素、白细胞介素2、肿瘤坏死因子、集落刺激因子等。

6. 分子靶向治疗

为21世纪治疗恶性肿瘤的热点和方向。治疗肺癌用易瑞沙（吉非替尼，Iressa）、厄勒替尼（Tarceva）、贝伐单抗（Avastin）等药物。

七、中医辨证论治

中医治疗在防止复发转移、增效解毒、提高生活质量、延长生存期等方面发挥重要作用。在“谨察阴阳所在而调之，以平为期”的思想指导下，通过整体调节、双向调节及功能调节使患者精神、体质达到理想状态，恢复和增加自身的抗病和修复能力。处理好“扶正”与“祛邪”的辨证关系，根据具体情况，参考病程阶段和西医治疗反应辨证论治，不仅能使西医的一些治疗措施“减毒”“增效”，而且会充分发挥中药抗癌效应，取得更好的疗效。

1. 气滞血瘀

证候：咳嗽，咳痰，或痰血暗红，胸闷胀痛或刺痛，面青唇暗，肺中积块，舌质暗紫或有瘀斑、瘀点，脉弦或涩。

治法：化瘀散结，行气止痛。

方药：血府逐瘀汤加减。脾气虚见食少、乏力、气短者，加黄芪、党参、白术；瘀滞化热，损伤气津，见口干、口舌糜烂者，加沙参、天花粉、生地黄、知母；肿块明显者，可加鳖甲、海藻、浙贝母、土鳖虫；疼痛明显者，加郁金、延胡索、五灵脂、石见穿。

2. 痰湿蕴肺证

证候：咳嗽痰多，胸闷气短，肺中积块，可见胸胁疼痛，纳差便溏，神疲乏力，舌质暗或有瘀斑，苔厚腻，脉弦滑。

治法：祛湿化痰。

方药：二陈汤合栝蒌薤白半夏汤加减。可酌加山慈菇、猫爪草、夏枯草等化痰散结；若胸闷、咳喘较甚者，可用葶苈大枣泻肺汤以泻肺行水；痰热甚而痰黄黏稠难咯者，加海蛤壳、鱼腥草、黄芩、半枝莲、白花蛇舌草清热化痰；血瘀而胸痛甚者，加郁金、乳香、延胡索行瘀止痛；脾虚纳呆食少者，加鸡内金、炒谷麦芽等健脾开胃。

3. 阴虚毒热证

证候：咳嗽，无痰或少痰，或有痰中带血，甚则咯血不止，肺中积块，心烦，少寐，手足心热，或低热盗汗，或邪热炽盛，羁留不退，口渴，大便秘结，舌质红，苔薄黄，脉细数或数大。

治法：养阴清热，解毒散结。

方药：沙参麦冬汤合五味消毒饮。可酌加龙葵、藤梨根、白花蛇舌草、干蟾皮解毒；阴虚肠燥而大便干结者，加瓜蒌、火麻仁润肠通便。

4. 气阴两虚证

证候：咳嗽无力，有痰或无痰，痰中带血，肺中积块，神疲乏力，时有心悸，汗出气短，口干，发热或午后潮热，手足心热，纳呆脘胀，便干或稀，舌质红苔薄，或舌质胖嫩有齿痕，脉细数无力。

治法：益气养阴，化痰散结。

方药：生脉散合沙参麦冬汤加减。可酌加仙鹤草补虚止血；纳呆食少者，可加砂仁、薏苡仁、山楂、神曲、炒谷麦芽；腰酸膝冷者，加补骨脂、肉豆蔻、吴茱萸、五味子。

第九节　呼吸衰竭

呼吸衰竭是指各种原因引起的肺通气和（或）换气功能严重障碍，以致在静息状态下亦不能维持足够的气体交换，导致低氧血症伴（或不伴）高碳酸血症，从而引起一系列生理功能和代谢紊乱的临床综合征。临床表现为呼吸困难、发绀等。确诊需做动脉血气分析，在海平面正常大气压、静息状态、呼吸空气、无异常血液分流的情况下，动脉血氧分压（PaO_2）<60mmHg，伴（或不伴）二氧化碳分压（$PaCO_2$）>50mmHg，并排除心内解剖分流和原发于心排血量降低等致低氧因素，即称为呼吸衰竭，简称“呼衰”。

急性呼吸衰竭是指原呼吸功能正常，由于各种肺组织病变、呼吸道阻塞性疾病、肺血管病变、胸廓及胸膜病变、神经中枢及神经肌肉等疾病的迅速发展，或突发原因如溺水、电击、创伤、颈椎外伤、吸入毒气及严重感染、休克、有机磷中毒等，导致呼吸抑制，在短时间内引起严重气体交换障碍，造成缺氧或合并二氧化碳潴留。由于病情迅速发展，机体来不及很好地代偿，若抢救不及时，会危及患者的生命。

慢性呼吸衰竭是指某些慢性疾病，包括呼吸和神经肌肉系统疾病等，导致呼吸功能损害逐渐加重，经过较长时间才发展为呼吸衰竭。慢性呼吸衰竭虽有缺氧或伴二氧化碳潴留，但可通过机体代偿适应，生理功能障碍和代谢紊乱较轻。最常见的病因是慢性阻塞性肺疾病。

根据本病临床表现，可归属于中医学“喘证”“喘脱”“厥证”等范畴。

一、西医病因与发病机制

（一）病因

1. 气道阻塞性疾病

气管-支气管的炎症、痉挛、肿瘤、异物、纤维化瘢痕等引起气道阻塞和肺通气不足，或通气/血流比例失调，导致缺氧和 CO_2 潴留，发生呼吸衰竭。

2. 肺组织病变

各种累及肺泡和（或）肺间质的病变，如肺炎、肺气肿、严重肺结核、弥漫性肺纤维化、肺水肿、矽肺等，均可致参与呼吸的肺泡减少、有效弥散面积减少、肺顺应性减低，通气/血流比例失调，导致缺氧或合并 CO_2 潴留，引起呼吸衰竭。

3. 肺血管疾病

肺血管炎、肺栓塞等可引起通气/血流比例失调，或部分静脉血未经过氧合直接流入肺静脉，发生低氧血症，导致呼吸衰竭。

4. 胸廓及胸膜疾病

强直性脊柱炎、脊柱畸形、胸部外伤造成连枷胸、严重的自发性或外伤性气胸、大量胸腔积液或伴有胸膜肥厚与粘连等，均可影响胸廓活动和肺脏扩张，造成通气减少及吸入气体分布不均，导致肺通气和换气功能障碍，引起呼吸衰竭。

5. 神经肌肉病变

颅脑外伤、脑血管疾病、脑炎以及镇静催眠剂中毒，可直接或间接抑制呼吸中枢。脊髓灰质炎、重症肌无力、有机磷中毒、脊髓颈段或高位胸段损伤（肿瘤或外伤）、多发性神经炎、破伤风以及严重的钾代谢紊乱，均可累及呼吸肌，造成呼吸肌无力、疲劳、麻痹，导致呼吸动力下降而引起肺通气不足。

（二）发病机制

发生缺氧和二氧化碳潴留的主要机制有通气不足、弥散障碍、通气/血流比例失调、肺动-静脉样分流及氧耗量增加。

1. 通气不足

正常成人在静息状态下有效肺泡通气量约为4L/min，才能维持正常的肺泡氧分压（PaO_2）和二氧化碳分压（$PaCO_2$）。肺泡通气量减少会引起 PaO_2 下降和 $PaCO_2$ 上升，从而引起缺氧和 CO_2 潴留。

2. 弥散障碍

气体通过肺泡膜进行交换的物理弥散过程发生障碍。气体弥散的速度取决于肺泡膜两侧气体分压差、气体弥散系数，肺泡膜的弥散面积、厚度和通透性，同时气体弥散量还受血液与肺泡接触时间以及心排出量、血红蛋白含量、通气/血流比例的影响。静息状态时，流经肺泡壁毛细血管的血液与肺泡接触的时间约为0.72s，而 O_2 完成气体交换的时间为0.25～0.3s，CO_2 则只需0.13s，并且 O_2 的弥散能力仅为 CO_2 的1/20，故在弥散障碍时，通常以低氧血症为主。

3. 通气/血流比例失调

正常通气/血流比例为0.8，若大于正常，如肺栓塞，进入肺泡的部分气体不能与血流进行充分换气，造成无效通气，徒然增加呼吸功能和氧耗，引起缺氧。若小于正常，如气道阻塞、肺不张，由于通气减少，流经肺泡周围的静脉血就不能充分取得氧和排出二氧化碳而进入动脉，造成生理性静-动脉分流。不论是无效通气或是静-动脉分流，都影响气体交换，其表现往往以缺氧为主。

4. 肺内动-静脉解剖分流增加

肺动脉内的静脉血未经氧合直接流入肺静

脉，导致 PaO_2 降低，是通气/血流比例失调的特例，常见于肺动-静脉瘘。这种情况下，提高吸氧浓度并不能提高分流静脉血的血氧分压。分流量越大，吸氧后提高动脉血氧分压的效果越差，若分流量超过30%，吸氧并不能明显提高 PaO_2。肺部病变如肺泡萎缩、肺不张、肺水肿和肺炎实变等均可引起肺动-静脉样分流增加。

5. 氧耗量增加

氧耗量增加是呼吸功能不足时，加重缺氧的原因之一。发热、寒战、呼吸困难和抽搐等都能增加氧耗量。

二、中医病因病机

本病是由于肺气虚衰，感受邪毒所致。肺失主气之功，一则不能行气血上助心脉，二则脏腑气机升降失调，久病及脾、肾、心，肺失通调、脾失运化、肾失开阖，则三焦决渎失司，水饮泛溢肌肤，凌心射肺，最终可致阳微欲脱。

1. 痰浊阻肺

素有痰疾，外感寒邪，寒痰阻肺，或因脾阳不足，聚湿成痰，上干于肺。痰浊阻肺，肺失宣降，肺气上逆，呼吸急促，痰涎黏稠，不易咳出；痰气搏结，上涌气道，喉中痰鸣；痰浊或寒饮凝闭于肺，肺气不利，胸中窒闷。

2. 肺肾气虚

久病咳喘，耗伤肺气，病久及肾；或劳伤太过，先天不足，老年体弱，肾气亏虚，纳气无权。肺气虚损，呼吸低微，则咳嗽痰白，咳吐不利；卫表不固，则形寒汗出；肾气虚，纳气不归，则呼吸短浅难续，甚则张口抬肩，不能平卧。

3. 脾肾阳虚

脾阳不足，虚寒内生，温化无权，水谷不化，见咳喘，心悸，腹胀；脾肾阳虚，浮肿尿少而肢冷。

4. 痰蒙神窍

湿浊酿痰，阻遏气机；或痰浊内盛，夹肝风内扰，致痰浊蒙蔽心神。痰浊内阻，清阳不升，浊阴不降，气血不畅，呼吸急促，或伴痰鸣；痰浊上蒙心神，神明失司，神志恍惚，谵语，烦躁不安，嗜睡。

5. 阳微欲脱

在阳气由虚而衰基础上进一步发展，亦可因阴寒之邪极盛而致阳气暴伤，或瘀痰阻心等使阳气暴脱，喘逆剧甚，张口抬肩，鼻翼扇动，面色苍白，冷汗淋漓，四肢厥冷。

本病病位在肺，发生发展与脾、肾、心密切相关。病机总属本虚标实，本虚为肺、脾、肾、心虚，标实为痰浊、瘀血、水饮。肺、脾、肾、心虚损为发生本病的主要内因，感受外邪是本病的主要诱因，痰浊壅肺、血瘀水阻是产生变证的主要根源。

三、临床表现

（一）急性呼吸衰竭的临床表现

急性呼吸衰竭的临床表现主要是低氧血症所致的呼吸困难和多器官功能障碍。

1. 呼吸困难

呼吸困难为呼吸衰竭最早出现的症状，可表现为频率、节律和幅度的改变。较早表现为呼吸频率增快，病情加重时出现呼吸困难，辅助呼吸肌活动加强，出现三凹征。呼吸节律的改变出现在中枢性疾病或中枢神经抑制性药物所致的呼吸衰竭，表现为潮式呼吸、比奥呼吸等。

2. 发绀

发绀是缺氧的典型表现。当动脉血氧饱和度低于90%时，可在血流量较大的口唇、指甲出现发绀。另应注意，因发绀的程度与还原型血红蛋白含量相关，所以红细胞增多者发绀更明显，贫血者则发绀不明显或不出现，故发绀与缺氧并不等同。严重休克等原因引起末梢循环障碍的患者，即使动脉血氧分压尚正常，也可出现发绀，称作周围性发绀；而真正由于动脉血氧饱和度降低引起的发绀，称作中央性发绀。发绀还受皮肤色素及心功能的影响。

3. 精神神经症状

精神神经症状不仅与缺氧和二氧化碳潴留有关，而且与人体适应性与代偿性有关。急性呼吸衰竭的精神神经症状明显，急性缺氧时可出现精神错乱、躁狂、昏迷、抽搐等症状。如合并急性二氧化碳潴留，可出现嗜睡、淡漠、扑翼样震颤，以至呼吸骤停。

4. 循环系统表现

多数患者有心动过速。严重低氧血症、酸中毒可引起心肌损害。亦可引起周围循环衰竭、血压下降、心律失常、心搏停止。

5. 消化和泌尿系统表现

严重呼吸衰竭可导致肝功能损伤，部分病例可出现丙氨酸氨基转移酶升高；同时，严重呼衰还可影响肾功能，出现血浆尿素氮升高，甚至个别病例可出现尿蛋白、红细胞和管型。严重呼衰还可损伤胃肠道黏膜屏障功能，导致胃肠道黏膜充血、水肿、糜烂、渗血或应激性溃疡，甚至引起上消化道出血。

（二）慢性呼吸衰竭的临床表现

除导致慢性呼吸衰竭原发疾病的症状体征外，主要临床表现是缺氧和二氧化碳潴留所致的呼吸困难和多脏器功能紊乱。

1. 呼吸困难

大多数患者最早出现的临床表现为慢性呼吸困难，由呼吸器官引起的周围性呼吸衰竭（如COPD），表现为呼吸费力，严重时呼吸浅快，辅助呼吸肌活动加强，呈点头和抬肩呼吸。并发二氧化碳潴留，可出现缓慢呼吸和潮式呼吸，如发生二氧化碳麻醉时，无明显呼吸困难。中枢性呼吸衰竭的患者可无气促主诉，如中枢神经抑制、药物中毒则表现为呼吸匀缓，昏睡，严重者呈潮式呼吸、间歇性或抽泣样呼吸。

2. 神经精神症状

慢性呼吸衰竭的缺氧多表现智力或定向功能障碍。伴二氧化碳潴留时常表现为先兴奋（如失眠、烦躁、躁动、夜间失眠而白天嗜睡等）后抑制。兴奋症状出现时，切忌用镇静剂或安眠药，以免加重二氧化碳潴留，导致肺性脑病。肺性脑病表现为神志淡漠、肌肉震颤或扑翼样震颤、间歇抽搐、昏睡甚至昏迷。

3. 血液循环系统

长期缺氧、二氧化碳潴留引起肺动脉高压，发生右心衰，表现为全身体循环淤血征，如全身浮肿、肝脏肿大、颈静脉怒张等。严重缺氧可致心律失常，血压升高，心率加快；严重缺氧致酸中毒时可引起心肌损害、周围循环衰竭、血压下降、心律失常、心脏停搏。二氧化碳潴留还可引起脑血管扩张，产生搏动性头痛。

四、实验室及其他检查

1. 动脉血气分析（ABG）

（1）氧分压（PaO_2）和二氧化碳分压（$PaCO_2$）　Ⅰ型呼吸衰竭的血气特点为 PaO_2<60mmHg，$PaCO_2$≤50mmHg。Ⅱ型呼吸衰竭的血气特点为 PaO_2<60mmHg，$PaCO_2$>50mmHg。

（2）二氧化碳分压（$PaCO_2$）　当 $PaCO_2$ 升高、pH 正常时，称为代偿性呼吸性酸中毒，若 $PaCO_2$ 升高，pH<7.35，则称为失代偿性呼吸性酸中毒。

（3）pH 值和 H^+ 浓度的测定　正常动脉血 H^+ 浓度为（40±5）mmol/L，相当于 pH 低于正常或 H^+ 浓度高于正常范围为酸血症，pH 高于正常或 H^+ 浓度低于正常值范围为碱血症。

（4）标准碳酸氢盐（SB）和实际碳酸氢盐（AB）　SB 是在标准条件下测得的 HCO_3^- 含量（正常值为 22～26mmol/L，平均 24mmol/L）。AB 是在实际条件下所测得的 HCO_3^- 含量（正常人 SB=AB）。SB 增高可能是代谢性碱中毒或代偿的呼吸性碱中毒，AB 与 SB 之差值反映呼吸对酸碱影响的程度，如 AB>SB 表示二氧化碳潴留，为呼吸性酸中毒，AB<SB 表示二氧化碳排出量增多，可能为代偿的代谢性酸中毒或代偿的呼吸性碱中毒，也可为代谢性酸中毒和呼吸性碱中毒并存。而 AB>SB 则可能为代偿的代谢性碱中毒或代偿的呼吸性酸中毒，也可为代谢性碱中毒合并呼吸性碱中毒。

（5）剩余碱（BE）和碱缺乏（BD）　BE 表示代谢性碱中毒，BD 表示代谢性酸中毒。代谢性酸中毒时，BE 负值增大；代谢性碱中毒时，BE 正值增大。原发性代谢性碱中毒或继发性酸中毒时，BE>3mmol/L；原发性酸中毒或继发性碱中毒时，BE<3mmol/L。

2. 其他辅助检查

根据原发疾病进行相应的辅助检查，如 X 线胸片，脑或肺 CT，痰培养，肝、肾功能检查及血电解质测定等。

五、诊断

呼吸衰竭除原发疾病和低氧血症及二氧化碳潴留导致的临床表现外，其诊断主要依靠血气分析，而结合肺功能、胸部影像学和纤维支气管镜等检查对于明确呼吸衰竭的原因至为重要。

1. 动脉血气分析

对于判断呼吸衰竭、病情的严重程度，指导氧疗、机械通气、纠正酸碱失衡及电解质紊乱等治疗具有重要意义。呼吸衰竭的诊断标准为在海平面、标准大气压、静息状态、呼吸空气条件下，PaO_2 < 60mmHg，伴或不伴有 $PaCO_2$ > 50mmHg。仅有 PaO_2<60mmHg 为Ⅰ型呼吸衰竭；若伴有 $PaCO_2$>50mmHg 者，则为Ⅱ型呼吸衰。pH 可反映机体的代偿状况，有助于急性或慢性呼吸衰竭的鉴别。当 $PaCO_2$ 升高、pH 正常时，称为代偿性呼吸性酸中毒，若 $PaCO_2$ 升高，pH<7.35，则称为失代偿性呼吸性酸中毒。同时，临上还要结合患者年龄、海拔高度、氧疗等多种因素具体分析。

2. 肺功能检测

通过肺功能的检测，能判断通气功能障碍的性质（阻塞性、限制性或混合性）及是否合并有换气功能障碍，并对其严重程度进行判断。而呼吸肌功能测试能够提示呼吸肌无力的原因和严重程度。但对于某些重症患者，肺功能检测受到一定限制。通常的肺功能检测包括肺活量（VC）、用力肺活量（FVC）、第 1 秒用力呼气量（FEV_1）和呼气峰流速（PEF）等。

3. 胸部影像学检查

包括 X 线胸片、胸部 CT 和放射性核素肺通气/灌注扫描、肺血管造影等，有助于呼吸衰竭原因的分析。

4. 纤维支气管镜检查

对于明确大气道情况和取得病理学证据具有重要意义。

六、西医治疗

1. 保持呼吸道通畅

对于任何类型的呼吸衰竭，保持气道通畅是最基本、最重要的治疗措施。气道不畅使呼吸阻力增加，呼吸功消耗增多，会加重呼吸肌疲劳；气道阻塞致分泌物排出困难将加重感染，同时也可能发生肺不张，使气体交换面积减少。气道如发生急性完全性阻塞，患者会因窒息而在短时间内死亡。

（1）昏迷患者应使其处于仰卧位，头后仰，托起下颌并将口打开。

（2）清除气道内分泌物及异物可用多孔导管将口腔、鼻腔、咽喉部的分泌物和胃内反流物吸出。对痰多不易咳出者，可用 0.9% 氯化钠注射液加 α-糜蛋白酶、庆大霉素做超声雾化吸入等。咳痰无力的患者，可采用翻身、拍背、体位引流的措施帮助排痰，对有气道痉挛的患者，雾化吸入支气管扩张剂（如 0.1%～0.2% 的沙丁胺醇，或氨茶碱），以协助痰液排出。咽喉部和气管内痰液，可用吸痰器抽吸。痰液干结，有脱水表现者，应适当补液，稀释痰液，以利排痰。

（3）必要时建立人工气道（一般包括简便人工气道、气管插管及气管切开）。气管插管和气管切开是重建呼吸通道最可靠的方法。在病情危重不具备插管条件时可应用简便人工气道临时替代，主要有口咽通气道、鼻咽通气道和喉罩。

2. 氧疗

纠正缺氧是保护重要器官和抢救成功的关键，通过增加吸入氧浓度来纠正患者缺氧状态的治疗方法即为氧疗。

（1）吸氧浓度　确定吸氧浓度的原则是保证PaO_2迅速提高到60mmHg或脉搏容积血氧饱和度（SpO_2）达90%以上的前提下，尽量减低吸氧浓度，避免长时间高浓度给氧而导致急性氧中毒。Ⅰ型呼吸衰竭的主要问题为氧合功能障碍而通气功能基本正常，较高浓度（>35%）给氧可以迅速缓解低氧血症而不会引起二氧化碳潴留；对于伴有二氧化碳潴留的Ⅱ型呼吸衰竭，往往需要低浓度给氧，以免吸入氧浓度过高致血氧浓度迅速提高而抑制呼吸，加重二氧化碳潴留。

（2）吸氧装置　鼻导管或鼻塞的优点为简单、方便，不影响患者咳痰、进食。缺点为氧浓度不恒定，易受患者呼吸的影响；因高流量时对局部黏膜有刺激，故氧流量不能大于7L/min。吸入氧浓度与氧流量的关系：吸入氧浓度（%）=21+4×氧流量（L/min）。面罩主要包括简单面罩、带储气囊无重复呼吸面罩和文丘里面罩，其优点为吸氧浓度相对稳定，可按需调节，对鼻黏膜刺激小，缺点为在一定程度上影响患者咳痰、进食。

3. 控制感染

呼吸道或肺部感染是诱发呼吸衰竭急性加重的最常见诱因，控制感染对改善通气和换气功能、减轻心脏负担意义重大。

（1）应根据痰培养和药物敏感试验结果，结合病史和临床综合分析，有助于明确致病菌和选用敏感有效的抗生素。

（2）慢性呼吸衰竭患者病原菌大多为革兰阴性杆菌、耐甲氧西林金黄色葡萄球菌（MRSA）和厌氧菌，并且细菌的耐药性明显增高。参照《临床抗菌药物应用指导原则》经验选药，可首选喹诺酮类或氨基糖苷类联合下列药物之一：①抗假单胞菌β内酰胺类，如头孢他啶、哌拉西林等。②广谱β内酰胺类/β内酰胺酶抑制剂，如哌拉西林/他唑巴坦。③碳青霉烯类，如亚胺培南。④如为MRSA感染，可联合使用万古霉素。⑤真菌感染时，选用有效的抗真菌药物。

4. 增加通气量、减少二氧化碳潴留

（1）呼吸兴奋剂的应用　呼吸兴奋剂可刺激呼吸中枢或主动脉体、颈动脉窦化学感受器，在气道通畅的前提下提高通气量，从而纠正缺氧并促进二氧化碳的排出，临床应用根据患者具体情况而定。患者低通气以呼吸中枢抑制为主者，呼吸兴奋剂效较好；若低通气是因呼吸肌疲劳或中枢反应低下引起者，呼吸兴奋剂不能真正提高通气量；肺炎、肺水肿和肺广泛间质纤维化等引起的换气功能障碍者，应用呼吸奋剂则有弊无益。

呼吸兴奋剂的使用原则：必须保持气道通畅，否则会促发呼吸肌疲劳，并进而加重二氧化碳潴留；脑缺氧、水肿未纠正前而出现频繁抽搐者慎用；若患者的呼吸肌功能基本恢复正常，不可突然停药。常用的药物有尼可刹米和洛贝林，用量过大可引起不良反应。近年来这两种药物在西方国家几乎已被淘汰，取而代之的有多沙普仑，该药对于镇静催眠药过量引起的呼吸抑制和COPD并发急性呼吸衰竭有显著的呼吸兴奋效果。

（2）机械辅助通气　当机体出现严重的通气和（或）换气功能障碍时，以人工辅助通气装置（呼吸机）来改善通气和（或）换气功能，即为机械通气。呼吸衰竭时应用机械通气能维持必要的肺泡通气量，降低$PaCO_2$，改善肺的气体交换效能，使呼吸肌得以休息，有利于恢复呼吸肌功能。机械通气是治疗急性呼吸衰竭和慢性呼吸衰竭急性加重期的最有效的治疗方法，能够十分有效地解决患者缺氧和二氧化碳潴留的问题，并为原发性肺部疾病的治疗赢得时间，应根据病情选用无创或有创机械通气。

急性呼吸衰竭患者昏迷逐渐加深，呼吸不规则或出现暂停，呼吸道分泌物增多，咳嗽和吞咽反射明显减弱或消失时，应行气管插管使用机械通气，根据血气分析和临床资料来调整呼吸参数。在COPD急性加重早期给予无创机械通气可防止呼吸功能不全加重，减少后期气管插管率，改善预后。

5. 纠正酸碱平衡失调和电解质紊乱

（1）呼吸性酸中毒　积极改善肺泡通气，排出体内潴留的二氧化碳。

（2）呼吸性酸中毒合并代谢性酸中毒　除充分供氧及改善通气外，应适当给予补碱治疗，如补充5%碳酸氢钠，使pH值升至7.25左右即可，不宜急于将pH值调至正常范围，否则有可能加重二氧化碳潴留。

（3）呼吸性酸中毒合并代谢性碱中毒　由于利尿剂应用不当和患者进食减少、慢性呼吸性酸中毒机械通气不当，使二氧化碳排出过多或碱性药物补充过量，可产生代谢性碱中毒，应适当补钾补氯。如pH>7.45而$PaCO_2$不高（<60mmHg）时，可用醋氮酰胺，促进肾脏排除HCO_3^-。

6. 防治消化道出血

严重缺氧和二氧化碳潴留患者，应常规给予西咪替丁或雷尼替丁口服，预防消化道出血，出血时采用静脉注入。若出现大量呕血或柏油样便，应输新鲜血。防治消化道出血的关键在于纠正缺氧和二氧化碳潴留。

7. 防治休克

应针对病因（酸碱平衡失调和电解质紊乱、血容量不足、严重感染、消化道出血、心力衰竭以及机械通气使用压力过高等）采取相应措施；经治疗未见好转，应给予升压药如多巴胺、间羟胺等以维持血压。

8. 其他

（1）精神症状明显时，可给予小剂量地西泮肌肉注射，或水合氯醛保留灌肠。禁用对呼吸中枢有抑制作用的吗啡、哌替啶、巴比妥类、氯丙嗪等药物。

（2）心力衰竭和水肿者，可酌情使用利尿剂和强心剂，以及营养支持疗法。

七、中医辨证论治

1. 痰浊阻肺证

证候：呼吸急促，喉中痰鸣，痰涎黏稠，不易咳出，胸中窒闷，苔白或白腻，脉滑数。

治法：化痰降气，宣肺平喘。

方药：二陈汤合三子养亲汤加减。痰浊化热，咳痰黄稠，加苦参、贝母、鱼腥草清化痰热；兼有血瘀，见面色暗红或青紫，唇舌紫暗，加当归、丹参、桃仁活血化瘀。

2. 肺肾气虚证

证候：呼吸短浅难续，甚则张口抬肩，胸满气短，咳嗽，痰白如沫，咳吐不利，形寒汗出，舌淡或暗紫，苔白润，脉沉细无力或结代。

治法：补益肺肾，纳气平喘。

方药：补肺汤合参蛤散加减。若阳气虚衰，见形寒怕冷，加肉桂、细辛温阳散寒；气虚血瘀，面唇发绀，可加当归、丹参、赤芍活血化瘀；兼阴伤低热，舌红少苔，加玉竹、麦冬、知母、生地黄养阴清热。

3. 脾肾阳虚证

证候：咳喘，动则尤甚，腹部胀满，浮肿，肢冷尿少，面青唇绀，舌胖紫暗，苔白滑，脉沉细或结代。

治法：温肾健脾，化湿利水。

方药：真武汤合五苓散加减。血瘀可加红花、赤芍、泽兰、北五加皮行瘀利水；若阳虚不化，水肿势剧，心悸喘满，则加沉香、椒目、葶苈子行水逐水。

4. 痰蒙神窍证

证候：呼吸急促，伴痰鸣，神志恍惚，或谵语，或烦躁不安，或嗜睡，甚则抽搐、昏迷，面紫绀，舌暗紫，苔白腻，脉滑数。

治法：涤痰开窍，息风止痉。

方药：涤痰汤送服安宫牛黄丸、至宝丹。若痰热内盛，身热，烦躁，谵语，神昏，苔黄舌红者，加菖蒲、郁金、葶苈子、天竺黄、竹沥、桑白皮以清热化痰开窍；肝风内动，抽搐，加钩藤、全蝎、羚羊角粉凉肝息风；血瘀明显，唇甲紫绀，加丹参、红花、桃仁活血通脉；如皮肤黏膜出血，咯血，便血色鲜者，配清热凉血止血药，如水牛角、生地黄、牡丹皮、紫草等。

5. 阳微欲脱证

证候：喘逆剧甚，张口抬肩，鼻翼扇动，面色苍白，冷汗淋漓，四肢厥冷，烦躁不安，面色紫暗，舌紫暗，脉沉细无力或脉微欲绝。

治法：益气温阳，固脱救逆。

方药：独参汤灌服，同时可用参附注射液静脉滴注。

第十节　心力衰竭

心力衰竭，简称心衰，是指在适量静脉回心血量的情况下，由于心脏收缩或（和）舒张功能异常，使心排血量降低而不能满足机体生理代谢的需要，出现以脏器、组织灌注不足，以及肺循环或（和）体循环淤血为主要表现的临床综合征。

一、基本病因与诱因

（一）基本病因

1. 原发性心肌损害

（1）缺血性心肌损害　冠心病心肌缺血和（或）心肌梗死是引起心力衰竭的最常见原因之一。

（2）心肌炎和心肌病　各种类型的心肌炎及心肌病均可导致心力衰竭，以病毒性心肌炎和原发性扩张型心肌病最为常见。

（3）心肌代谢障碍性疾病　以糖尿病心肌病最为常见，其他如继发于甲状腺功能亢进或减低的心肌病、心肌淀粉样变性等。

2. 心脏负荷过重

（1）压力负荷（后负荷）过重　见于高血压、主动脉瓣狭窄、肺动脉高压、肺动脉瓣狭窄等左、右心室收缩期射血阻力增加的疾病。

（2）容量负荷（前负荷）过重　见于以下两种情况：①心脏瓣膜关闭不全，血液反流，如主动脉瓣关闭不全、二尖瓣关闭不全等。②左、右心或动静脉分流性先天性心血管疾病如间隔缺损、动脉导管未闭等。

（二）诱因

有基础心脏病的患者，其心力衰竭症状往往由一些增加心脏负荷的因素所诱发。常见诱发心力衰竭的原因有：①感染：呼吸道感染是最常见、最重要的诱因。感染性心内膜炎作为心力衰竭的诱因也不少见，常因其发病隐袭而易漏诊。②心律失常：各种类型的快速性心律失常以及严重的缓慢性心律失常，其中房颤是诱发心力衰竭最重要的因素。③过度劳累与情绪激动。④血容量增加：如摄入过多的钠盐，静脉输液过多、过快等。⑤应用心肌抑制药物：不恰当地使用心肌抑制药物如β受体阻滞剂、钙离子拮抗剂、奎尼丁、普鲁卡因酰胺等。⑥其他：如洋地黄类药物用量不足或过量、高热、严重贫血等。

二、病理生理

心力衰竭始于心肌损伤，导致病理性重塑，从而出现左心室扩大和（或）肥大。起初，以肾素-血管紧张素醛固系统（renin-angiotensin-aldosterone system，RAAS）、抗利尿激素激活和交感神经兴奋为主的代偿机制尚能通过水钠潴留、外周血管收缩及增强心肌收缩等维持正常的心脏输出；但这些神经液机制最终将导致直接细胞毒性，引起心肌纤维化，致心律失常以及泵衰竭。

（一）Frank-starling 机制

增加心脏前负荷，回心血量增多，心室舒张末期容积增加，从而增加心排血量及心脏作功量，但同时也导致心室舒张末压力增高，心房压、静脉压随之升高，达到一定程度可出现肺循环和（或）体循环静脉淤血。

（二）神经体液机制

当心脏排血量不足，心腔压力升高时，机体全面启动神经体液机制进行代偿，包括：

1. 交感神经兴奋性增强

心力衰竭病人血中去甲肾上腺素水平升高，作用于心肌 β1 肾上腺素能受体，增强心肌收缩力并提高心率，从而提高心排血量。但同时周围血管收缩，心脏后负荷增加及心率加快，均使心肌耗氧量增加。去甲肾上腺素还对心肌细胞有直接毒性作用，促使心肌细胞凋亡，参与心室重塑的病理过程。此外，交感神经兴奋还可使心肌应激性增强而有促心律失常作用。

2. RAAS 激活

心排血量降低致肾血流量减低，RAAS 激活，心肌收缩力增强，周围血管收缩维持血压，调节血液再分配，保证心、脑等重要脏器的血供，并促进醛固酮分泌，水、钠潴留，增加体液量及心脏前负荷，起到代偿作用。但同时 RAAS 激活促进心脏和血管重塑，加重心肌损伤和心功能恶化。

3. 其他体液因子的改变

心力衰竭时除了上述两个主要神经内分泌系统的代偿机制外，另有众多体液调节因子参与心血管系统调节，并在心肌和血管重塑中起重要作用。

（1）精氨酸加压素（arginine vasopicssm，AVP）　由垂体释放，具有抗利尿和促周围血管收缩作用。其释放受心房牵张感受器（atrial stretch receptors）调控，心力衰竭时心房牵张感受器敏感性下降，不能抑制 AVP 释放而使血浆 AVP 水平升高。AVP 通过 V_1 受体引起全身血管收缩，通过 V_2 受体减少游离水清除，致水潴留增加，同时增加心脏前、后负荷。心衰早期，AVP 的效应有一定的代偿作用，而长期的 AVP 增加将使心衰进一步恶化。

（2）利钠肽类　人类有三种利钠肽类：心钠肽（atrial natriuretic peptide，ANP）、脑钠肽（brain nati uretic peptide，BNP）和 C 型利钠肽（C-type natriuretic peptide，CNP）。ANP 主要由心房分泌，心室肌也有少量表达，心房压力增高时释放，其生理作用为扩张血管和利尿排钠，对抗肾上腺素、肾素血管紧张素和 AVP 系统的水、钠潴留效应。BNP 主要由心室肌细胞分泌，生理作用与 ANP 相似但较弱，BNP 水平随心室壁张力而变化并对心室充盈压具有负反馈调节作用。CNP 主要位于血管系统内，生理作用尚不明确，可能参与或协同 RAAS 的调节作用。心力衰竭时心室壁张力增加，BNP 及 ANP 分泌明显增加，其增高的程度与心衰的严重程度呈正相关，可作为评定心衰进程和判断预后的指标。

另外，内皮素、一氧化氮、缓激肽以及一些细胞因子、炎症介质等均参与慢性心力衰竭的病理生理过程。

（三）心室重塑

在心脏功能受损，心腔扩大、心肌肥厚的代偿过程中，心肌细胞、胞外基质、胶原纤维网等均发生相应变化，即心室重塑（ventricular remodeling），是心力衰竭发生发展的基本病理机制。除了因为代偿能力有限代偿机制的负面影响外，心肌细胞的能量供应不足及利用障碍导致心肌细胞坏死、纤维化也是失代偿发生的一个重要因素。心肌细胞减少使心肌整体收缩力下降；纤维化的增加又使心室顺应性下降，重塑更趋明显，心肌收缩力不能发挥其应有的射血效应，形成恶性循环，最终导致不可逆转的终末阶段。

三、临床分类

1. 根据心力衰竭发生的缓急

分为急性心力衰竭和慢性心力衰竭。

2. 根据心力衰竭的发生部位

分为左心衰竭、右心衰竭和全心衰竭。

3. 根据心室舒缩功能障碍

分为收缩性心力衰竭和舒张性心力衰竭。

四、心力衰竭分期及心功能分级

心力衰竭分级（NYHA 分级）是按诱发心力衰竭症状的活动程度将心功能的受损状况分为四级。这一分级方案于 1928 年由美国纽约心脏病学会（NYHA）提出。

Ⅰ级：患者患有心脏病，但日常活动量不受限制，一般活动不引起疲乏、心悸、呼吸困难或心绞痛。

Ⅱ级：心脏病患者的体力活动受到轻度的限制，休息时无自觉症状，但平时一般活动下可出现疲乏、心悸、呼吸困难或心绞痛。

Ⅲ级：心脏病患者体力活动明显受限，小于平时一般活动即引起上述症状。

Ⅳ级：心脏病患者不能从事任何体力活动。休息状态下也出现心衰的症状，体力活动后加重。

Ⅰ急性心力衰竭

急性心力衰竭（acute heart failure，AHF）指急性的心脏病变引起心肌收缩力明显降低，或心室负荷急性加重而导致心排量显著、急剧降低，体循环、肺循环压力突然增高，导致组织灌注不足和/或急性体、肺循环淤血的临床综合征。临床上以急性左心衰竭最为常见，急性右心衰竭则较少见。

急性左心衰竭发作时心肌收缩力明显降低、心脏负荷加重，造成心排血量骤降、肺循环压力突然升高，周围循环阻力增加，引起肺循环充血而出现急性肺淤血、肺水肿，并可伴组织器官灌注不足和心源性休克的临床综合征。

急性右心衰竭即急性肺源性心脏病，是指某些原因（如大面积右室梗死、大块肺梗死、大量快速静脉输血或输液）使右室心肌损害，或右室后负荷增高和右室前负荷增高，从而引起以体循环淤血为主要表现的临床综合征。

本病属中医学“喘脱”“心水”“水肿”“亡阳”“厥脱”等范畴。

一、西医病因与发病机制

急性心衰可以突然起病或在原有慢性心衰基础上急性加重，大多数表现为收缩性心衰，也可表现为舒张性心衰；发病前患者多数合并有器质性心血管疾病。

（一）病因

1. 慢性心衰急性加重。
2. 急性心肌坏死和/或损伤。
3. 急性血流动力学障碍。

（二）发病机制

1. 急性弥漫性心肌损害

缺血时部分心肌处在顿抑和冬眠状态，以及心肌坏死，使心脏的收缩单位减少。缺血性心脏病合并急性心衰主要有下列3种情况：①急性心肌梗死（acute myocardial infarction，AMI）：主要见于大面积的心肌梗死（myocardial infarction，MI），部分老年患者和糖尿病患者可以急性左心衰竭为AMI首发症状；右心室AMI所致的右心室充盈压和右心房压升高；右心室排血量减少导致左心室舒张末期容量下降，产生心源性低排。②急性心肌缺血：缺血面积大、缺血严重也可诱发急性心衰。③缺血性心脏病慢性心功能不全基础上因缺血发作或其他诱因可出现急性心衰。

2. 急性机械性阻塞

如严重的瓣膜狭窄、心室流出道梗阻、心房内球瓣样血栓或黏液瘤嵌顿二尖瓣口、肺动脉总干或大分支栓塞等。

3. 心脏负荷突然加重

①急性心肌梗死或感染性心内膜炎引起的瓣膜穿孔、腱索断裂所致的瓣膜性急性反流，室间隔破裂穿孔而使心室容量负荷突然剧增。②另外有输液、输血过多或过快等，使心脏容量负荷突然加重。③高血压心脏病因血压急剧升高使左心室后负荷急剧增加。

4. 神经内分泌激活

交感神经系统和RAAS的过度兴奋是机体在急性心衰时的一种保护性代偿机制，但长期过度兴奋则会产生不良影响，使多种内源性神经内分泌与细胞因子激活，加重心肌损伤、心功能下降和血流动力学紊乱，从而又反过来刺激交感神经系统和RAAS的兴奋，形成恶性循环。

5. 心肾综合征

心衰和肾功能衰竭常并存，并互为因果。分为5型，其中3型是原发、急速的肾功能恶化导致急性心功能不全，可造成急性心衰。

6. 慢性心衰的急性失代偿

稳定的慢性心衰可以在短时间内急剧恶化，心功能失代偿，表现为急性心衰。其促发因素中较多见为药物治疗缺乏依从性、严重心肌缺血、重症感染、严重的影响血流动力学的各种心律失常、肺栓塞以及肾功能损伤等。主要的病理生理基础为心脏收缩力突然严重减弱，心排血量急剧减少，左室舒张末压迅速升高，肺静脉回流受阻，肺静脉压快速升高，肺毛细血管压随之升高，使血管内液体渗入肺间质和肺泡内，形成急性肺水肿。

二、临床表现

（一）早期表现

原来心功能正常的患者出现原因不明的疲乏或运动耐力明显减低以及心率增加15~20次/分，可能是左心功能降低的最早期征兆。继续发展可出现劳力性呼吸困难、夜间阵发性呼吸困难、睡觉需用枕头抬高头部等；检查可发现左心室增大、闻及舒张早期或中期奔马律、P_2亢进、两肺尤其肺底部有湿啰音，提示已有左心功能障碍。

（二）急性肺水肿

起病急骤，病情可迅速发展至危重状态。

1. 突发的严重呼吸困难、端坐呼吸、喘息不止、烦躁不安并有恐惧感，呼吸频率可达30~50次/分；频繁咳嗽并咳出大量粉红色泡沫样血痰；极重者可因脑缺氧而神志模糊。

2. 急性肺水肿早期可因交感神经激活，血压一过性升高；随病情持续，血管反应减弱，血压下降。急性肺水肿如不能及时纠正，严重者可出现心源性休克。

3. 体征表现为心率增快，心尖区第一心音减弱，心尖部常可闻及舒张早期奔马律，肺动脉瓣区第二心音亢进，两肺满布湿性啰音和哮鸣音。

（三）心源性休克

1. 持续低血压

收缩压降至90mmHg以下，或高血压患者收缩压降低60mmHg，且持续30分钟以上。

2. 组织低灌注状态

①皮肤湿冷、苍白和紫绀，出现紫色条纹。②心动过速（HR>110次/分）。③尿量显著减少（<20mL/h），甚至无尿。④意识障碍，常有烦躁不安、激动焦虑、恐惧和濒死感；收缩压<70mmHg，可出现抑制症状如神志恍惚、表情淡漠、反应迟钝，逐渐发展至意识模糊甚至昏迷。

3. 血流动力学障碍

PCWP≥18mmHg，心脏排血指数（CI）≤36.7mL/s·m^2（≤2.2L/min·m^2）。

4. 低氧血症和代谢性酸中毒。

（四）其他

1. 昏厥

心脏排血功能减退，心排血量减少引起脑部缺血，发生短暂的意识丧失，称为心源性昏厥（阿-斯综合征）。发作持续数秒时可有四肢抽搐、呼吸暂停、发绀等表现，主要见于急性心排血量受阻或严重心律失常患者。

2. 心脏骤停

为严重心功能不全的表现，临床表现为突然意识丧失、颈动脉搏动消失、瞳孔散大、发绀、抽搐、呼吸停止等。

三、诊断与鉴别诊断

根据基础心血管疾病、诱因、典型临床表现（病史、症状和体征）以及各种检查（心电图、胸部X线检查、超声心动图和BNP/NT-proBNP）做出急性心衰的诊断，并做临床评估，包括病情的分级、严重程度和预后等。

（一）急性心衰诊断

1. 急性左心衰竭

常见临床表现是急性左心衰竭所致的呼吸困难，系由肺淤血所致，严重患者可出现急性肺水肿和心源性休克。BNP/NT-proBNP作为心衰的生物标志物，对急性左心衰竭诊断和鉴别诊断有肯定价值，对患者的危险分层和预后评估有一定的临床价值。

2. 急性右心衰竭

主要常见病因为右心室梗死和急性大块肺栓塞。根据病史及临床表现如突发的呼吸困难、低血压、颈静脉怒张等，结合心电图和超声心动图以及D-二聚体、动脉血气等检查，可以做出诊断。

（二）急性心衰诊断和评估要点（中华医学会心血管分会：中国心力衰竭诊断和治疗指南，2018）

1. 应根据基础心血管疾病、诱因、临床表现（病史、症状和体征）以及各种检查（心电图、胸部X线检查、超声心动图和BNP/NT-proBNP）做出急性心衰的诊断，并做临床评估，包括病情的分级、严重程度和预后。

2. 常见的临床表现是急性左心衰竭所致的呼吸困难，系由肺淤血所致，严重患者可出现急性肺水肿和心源性休克。

3. BNP/NT-proBNP作为心衰的生物标志物，对急性左心衰竭诊断和鉴别诊断有肯定的价值，对患者的危险分层和预后评估有一定的临床价值。

4. 超声心动图和肺部超声：对血流动力学不稳定的急性心衰患者，推荐立即进行超声心动图检查；对心脏结构和功能不明或临床怀疑自既往检查以来可能有变化的患者，推荐在48h内进行超声心动图检查。

5. 动脉血气分析：血气分析视临床情况而定，不能通过指脉氧仪监测氧合情况、需要明确酸碱状态和动脉CO_2分压（$PaCO_2$）情况时可进行检测，尤其是伴有急性肺水肿或有COPD者。

6. 急性心衰患者需严密监测血压、心率、心律、呼吸频率、SpO_2，监测出入量及每日体重，每日评估心衰症状和体征变化。

（三）鉴别诊断

1. 支气管哮喘

心源性哮喘有心脏病史，多见于老年人，发作时强迫端坐位，两肺湿啰音为主，可伴有干啰音，甚至咳粉红色泡沫痰；而支气管哮喘多见于青少年，有过敏史，咳白色黏痰，肺部听诊以哮鸣音为主，支气管扩张剂有效。胸片和BNP/NT-proBNP测定有助于两者鉴别。

2. 心包积液、缩窄性心包炎、肝硬化等引起的水肿和腹水

心包积液、缩窄性心包炎可引起颈静脉充盈，静脉压增高，肝大，腹水，但心尖搏动弱，心音低，并有奇脉，超声心动图有助于诊断。腹水也可由肝硬化引起，但肝硬化无颈静脉充盈和肝-颈静脉反流征阳性。

四、西医治疗

急性左心衰是急危重症，应积极迅速抢救，主要治疗急性肺水肿。

（一）治疗原则和治疗目标

1. 治疗原则

降低左房压和（或）左室充盈压；增加左室心搏量；减少循环血量；减少肺泡内液体渗入，保证气体交换。

2. 治疗目标

（1）控制基础病因和矫治引起心衰的诱因：控制高血压，控制感染；积极治疗各种影响血流动力学的心律失常；改善心肌缺血；有效控制血糖水平，并防止低血糖；纠正严重贫血。

（2）缓解各种严重症状：低氧血症和呼吸困难（不同方式吸氧）；胸痛和焦虑（吗啡）；呼吸道痉挛（支气管解痉药物）；肺循环淤血症状（利尿剂）。

（3）稳定血流动力学状态：维持收缩压90mmHg，纠正和防止低血压；选择血管扩张药物控制血压过高。

（4）纠正水、电解质紊乱和维持酸碱平衡。

（5）保护重要脏器如肺、肾、肝和大脑，防止功能损害。

（6）降低死亡危险，改善近期和远期预后。

（二）急性左心衰竭的一般处理

1. 体位

静息时明显呼吸困难者应端坐位，双腿下垂以减少回心血量，降低心脏前负荷。

2. 四肢交换加压

以降低前负荷，减轻肺淤血和肺水肿。四肢轮流绑扎止血带或血压计袖带，通常同一时间只绑扎三肢，每隔15~20分钟，轮流放松一肢（血压计袖带的充气压力应较舒张压低10mmHg，使动脉血流仍可顺利通过，而静脉血回流受阻）。

3. 吸氧

适用于低氧血症和呼吸困难明显（尤其指端SaO_2<90%）的患者。应尽早采用，使患者SaO_2达95%（伴COPD者SaO_2>90%）。可采用不同的方式：

（1）*鼻导管吸氧* 低氧流量（1~2L/min）开始，如仅为低氧血症，动脉血气分析未见CO_2潴留，可采用高流量给氧（6~8L/min）。肺水肿患者用酒精吸氧（在氧气通过的湿化瓶中加50%~70%酒精或有机硅消泡剂）。

（2）*面罩吸氧* 适用于伴呼吸性碱中毒患者。必要时还可采用无创性或气管插管呼吸机辅助通气治疗。

4. 做好救治的准备工作

至少开放两根静脉通道，并保持通畅。必要时可采用深静脉穿刺置管。

5. 饮食

进易消化食物，在总量控制下，可少量多餐（6~8次/日）。应用襻利尿剂情况下不要过分限制钠盐摄入量，以避免低钠血症，导致低血压。

6. 出入量管理

肺淤血、体循环淤血及水肿明显者应严格限制饮水量和静脉输液速度，无明显低血容量因素（大出血、严重脱水、大汗淋漓等）者的每天液体摄入量一般宜在1500mL以内，不要超过2000mL。保持每天水出入量负平衡约500mL，以减少水钠潴留和缓解症状。3~5天后，如淤血、水肿明显消退，应减少水负平衡，逐渐过渡到出入水量平衡。

（三）急性左心衰竭的药物治疗

1. 利尿剂

有液体潴留证据的急性心衰患者均应使用利尿剂。首选静脉襻利尿剂，如呋塞米、托拉塞米、布美他尼，应及早应用。既往没有接受过利尿剂治疗的患者，宜先静脉注射呋塞米20~40mg（或等剂量其他襻利尿剂）。如果平时使用过襻利尿剂治疗，最初静脉剂量应等于或超过长期每日所用剂量。需监测患者症状、尿量、肾功能和电解质。

利尿剂反应不佳或抵抗的处理：①增加襻利尿剂剂量；②静脉推注联合持续静脉滴注，静脉持续和多次应用可避免因为襻利尿剂浓度下降引起的钠水重吸收；③2种及以上利尿剂联合使用，如在襻利尿剂基础上加噻嗪类利尿剂，也可加用血管加压素V2受体拮抗剂；④应用增加肾血流的药物，如小剂量多巴胺或重组人利钠肽，改善利尿效果和肾功能、提高肾灌注，但益处不明确；⑤纠正低血压、低氧血症、代谢性酸中毒、低钠血症、低蛋白血症、感染等，尤其注意纠正低血容量；⑥超滤治疗。

2. 血管扩张药物

（1）*应用指征* 此类药可应用于急性心衰早期阶段。收缩压水平是评估此类药是否适宜的重要指标。收缩压>110mmHg的急性心衰患者通常可以安全使用；收缩压在90~110mmHg之间的患者应谨慎使用；而收缩压<90mmHg的患者则禁忌使用。

（2）*药物种类和用法* 主要有硝酸酯类、硝普钠、重组人BNP（rhBNP）、乌拉地尔、酚妥拉明，但钙拮抗剂不推荐用于急性心衰的治疗。①硝酸酯类药物：急性心衰时此类药在减少每搏心输出量和不增加心肌氧耗情况下能减轻肺淤血，特别适用于急性冠状动脉综合征伴心衰的患者。静脉应用硝酸酯类药物应十分小心滴定剂量。②硝普钠：适用于严重心衰、原有后负荷增加以及伴心源性休克患者。临时应用宜从小剂量10μg/min开始，可酌情逐渐增加剂量至50~250μg/min，静脉滴注，疗程不要超过72h。停药应逐渐减量，并加用口服血管扩张剂，以避免反跳现象。③rhBNP：属内源性激素物质，与人体内产生的BNP完全相同，推荐应用于急性失代偿心衰。

3. 正性肌力药物

（1）*应用指征和作用机制*　此类药物适用于低心排血量综合征，如伴症状性低血压或CO降低伴有循环淤血的患者，血压较低和对血管扩张药物及利尿剂不耐受或反应不佳的患者尤其有效。

（2）*药物种类和用法*　①洋地黄类—毛花甙C 0.2~0.4mg缓慢静脉注射，2~4小时后可以再用0.2mg，伴快速心室率的房颤患者可酌情适当增加剂量；②多巴胺：一般从小剂量开始，逐渐增加剂量，短期应用；③多巴酚丁胺：短期应用可以缓解症状；④磷酸二酯酶抑制剂：米力农、氨力农；⑤左西孟旦：钙增敏剂。

4. 血管收缩药

对外周动脉有显著缩血管作用的药物，如去甲肾上腺素、肾上腺素等，适用于应用正性肌力药物后仍出现心源性休克或合并明显低血压状态的患者，升高血压，维持重要脏器的灌注。

血管收缩药可能导致心律失常、心肌缺血和其他器官损害，用药过程中应密切监测血压、心律、心率、血流动力学和临床状态变化，当器官灌注恢复和/或循环淤血减轻时应尽快停用。

5. 洋地黄类药物

可轻度增加心输出量、降低左心室充盈压和改善症状。主要适应证是房颤伴快速心室率（>110次/分）的急性心衰患者。使用剂量为西地兰0.2~0.4mg缓慢静脉注射，2~4小时后可再用0.2mg。急性心肌梗死后24h内应尽量避免使用。

6. 抗凝治疗

抗凝治疗（如低分子肝素）建议用于深静脉血栓和肺栓塞发生风险较高且无抗凝治疗禁忌证的患者。

（四）急性右心衰竭的治疗

1. 右心室梗死伴急性右心衰竭

（1）*扩容治疗*　如存在心源性休克，在检测中心静脉压的基础上首要治疗是大量补液，可应用“706代血浆”、低分子右旋糖酐或生理盐水20mL/min静脉滴注，直至PCWP上升至15~18mmHg，血压回升和低灌注症状改善。

（2）*禁忌*　禁用利尿剂、吗啡和硝酸甘油等血管扩张剂，以避免进一步降低右心室充盈压。

（3）*其他*　如右心室梗死同时合并广泛左心室梗死，则不宜盲目扩容，以防止造成急性肺水肿。如存在严重左心室功能障碍和PCWP升高，不宜使用硝普钠，应考虑主动脉内球囊反搏（IABP）治疗。

2. 急性大块肺栓塞所致急性右心衰竭

（1）*止痛*　吗啡或哌替啶。

（2）*吸氧*　鼻导管或面罩给氧（6~8L/min）。

（3）*溶栓治疗*　常用尿激酶或人重组组织型纤溶酶原激活剂（rt-PA）。停药后应继续肝素治疗，后续改用华法林口服数月。

（4）*其他*　经内科治疗无效的危重患者（如休克），介入治疗，必要时可紧急肺动脉取栓。

（五）非药物治疗

1. 主动脉内球囊反搏（IABP）

有效改善心肌灌注，同时又降低心肌耗氧量和增加心输出量（CO）的治疗手段。

（1）*适应证*　①急性心肌梗死或严重心肌缺血并发心源性休克，且不能由药物治疗纠正。②伴血流动力学障碍的严重冠心病（如急性心肌梗死伴机械并发症）。③心肌缺血伴顽固性肺水肿。

（2）*禁忌证*　①存在严重的外周血管疾病。②主动脉瘤。③主动脉瓣关闭不全。④活动性出血或其他抗凝禁忌证。⑤严重血小板缺乏。

（3）*撤除指征*　急性心衰患者的血流动力学稳定后：①心脏指数（CI）>2.5L/min·m^2。②尿量>1mL/kg·h。③血管活性药物用量逐渐减少，同时血压恢复较好。④呼吸稳定，动脉血气分析各项指标正常。⑤降低反搏频率时，血流动力学参数仍然稳定。

2. 机械通气

（1）急性心衰患者行机械通气的指征　①出现心跳呼吸骤停而进行心肺复苏时。②合并Ⅰ型或Ⅱ型呼吸衰竭。

（2）机械通气的方式　①无创呼吸机辅助通气：适用于Ⅰ型或Ⅱ型呼吸衰竭患者经常规吸氧和药物治疗仍不能纠正时，应及早应用。②气管插管和人工机械通气（BiPAP）：应用指征为心肺复苏时、严重呼吸衰竭经常规治疗不能改善者，尤其是出现明显呼吸性和代谢性酸中毒并影响意识状态的患者。

3. 肾脏替代治疗

高容量负荷，如肺水肿或严重外周水肿，且存在利尿剂抵抗的患者可考虑超滤治疗。难治性容量负荷过重合并以下情况时可考虑肾脏替代治疗：液体复苏后仍然少尿；血钾>6.5mmol/L；pH值<7.2；血尿素氮>25mmol/L，血肌酐>300mmol/L。肾脏替代治疗可能造成与体外循环相关的不良反应，如生物不相容、出血、凝血、血管通路相关并发症、感染、机械相关并发症等。应避免造成新的内环境紊乱。

4. 其他

（1）血液净化治疗：本法对急性心衰有益，但并非常规应用的手段。出现下列情况之一可以考虑采用：①高容量负荷如肺水肿或严重的外周组织水肿，且对襻利尿剂和噻嗪类利尿剂抵抗。②低钠血症（血钠<110mmol/L）且有相应的临床症状如神志障碍、肌张力减退、腱反射减弱或消失、呕吐以及肺水肿等，上述两种情况应用单纯血液滤过即可。③肾功能进行性减退，血肌酐>500μmol/L或符合急性血液透析指征的其他情况。

（2）心室机械辅助装置、ECMO、外科手术等（略）。

（六）急性心衰处理要点（中华医学会心血管分会：急性心力衰竭诊断和治疗指南，2018）

1. 确诊后即应采用规范的处理流程。先进行初始治疗，继以进一步治疗。

2. 初始治疗包括经鼻导管或面罩吸氧，静脉给予吗啡、襻利尿剂（如呋塞米）、毛花苷C、氨茶碱（或二羟丙茶碱）等。

3. 初始治疗仍不能缓解病情的严重患者应做进一步治疗，可根据收缩压和肺淤血状况选择应用血管活性药物包括正性肌力药、血管扩张药和收缩血管药。

4. 病情严重或有血压持续降低（<90mmHg）甚至心源性休克者，应在血流动力学监测下进行治疗，并酌情采用各种非药物治疗方法，包括IABP、机械通气支持、血液净化、心室机械辅助装置以及外科手术。

5. BNP/NT-proBNP的动态测定有助于指导急性心衰的治疗，其水平在治疗后仍高居不下者，提示预后差，需进一步加强治疗；治疗后其水平降低且降幅>30%，提示治疗有效，预后较好。

6. 要及时矫正基础心血管疾病，控制和消除各种诱因。

五、中医辨证论治

1. 心肺气虚证

证候：心悸，气短，肢倦乏力，动则加剧，咳喘，不能平卧，面色苍白，舌淡或边有齿痕，脉沉细或虚数。

治法：补益心肺。

方药：养心汤合补肺汤加减。若寒痰内盛，可加款冬花、苏子温化寒痰；肺阴虚较重，可加沙参、玉竹、百合养阴润肺等。

2. 心脾阳虚证

证候：心悸，喘息不能卧，颜面及肢体浮肿，脘痞腹胀，食少纳呆，形寒肢冷，大便溏泄，小便短少，舌淡胖或暗淡，苔白滑，脉沉细无力或结、代。

治法：益气健脾，温阳利水。

方药：真武汤加减。如喘促明显，加参蛤散。

3. 心阳欲脱证

证候：心悸，喘息不能卧，面色苍白，四肢

厥冷，舌质淡润，脉微细。

治法：回阳固脱。

方药：独参汤或四味回阳饮加减。

Ⅱ慢性心力衰竭

慢性心力衰竭（chronic heart failure，CHF）是由于任何原因的初始心肌损伤（如心肌梗死、心肌病、血流动力学负荷过重、炎症等），引起心肌结构和功能的变化，导致心室泵血和（或）充盈功能低下的临床综合征。主要表现是呼吸困难和疲乏引起的活动耐力降低和（或）液体潴留导致的肺淤血与外周性水肿。CHF是一种症状性疾病，它的特点是病史中有特殊的症状（呼吸困难和疲乏），体检有特殊体征（水肿和肺部啰音）。CHF是一种进展性病变，呈慢性病程，即使是在没有新的损害的情况下疾病自身仍然不断发展和恶化。

本病在中医学中主要归于“心悸”“怔忡”“喘证”“水肿”“心水”等范畴；部分左心衰有咳嗽和咯血，右心衰出现淤血性肝硬化和胸、腹腔积液则当分属中医学“咳嗽”“血证”“积聚”“悬饮”“支饮”“鼓胀”等范畴。

一、西医病因病理

同心力衰竭的病理生理。

二、中医病因病机

心衰的病因外有风、寒、湿、热以及疫毒之邪，内舍于心；内因有情志失调、饮食不节、劳逸失度和脏腑病变。因心阳式微，不能藏归、温养于肾，致肾阳失助，主水无权，饮邪内停，外溢肌肤，上凌心肺，而肿、喘、悸三证并见；另一方面，肾阳虚则无以温煦心阳，使之鼓动无力而加重血行瘀滞和瘀血内积，并进一步导致“血不利则为水”而加重饮邪内停。

1. 外邪侵袭，内舍于心

外邪上受，内舍于心，痹阻心脉，阻遏心阳，使心脏气血阴阳受损而发为心衰。

2. 心肺气虚，瘀血内阻

心肺气虚则心主血脉、肺朝百脉功能失常，血行失畅，瘀阻肺络，内积胁下；血不利为水则水停心下，饮瘀交阻而发为心衰。

3. 心肾阳虚，饮邪内停

心阳亏虚，不能藏归、温养于肾，致肾阳失助，主水无权，饮邪内停，外溢肌肤，上凌心肺，而肿、喘、悸三证并见。

4. 痰饮阻肺，通调失职

痰浊壅肺，肺失宣肃，通调水道无能则水停饮聚，宗气难以灌心脉而心气鼓动无力，血脉不畅，渐致心衰。

5. 脏腑病传，五脏虚损

他脏疾病传变累及心脏而致心衰。

心衰病位在心，但其发生发展与肾、肺、脾、肝密切相关。根本病机是心气不足、心阳方虚。在心衰的发病中，心气虚是基础，心阳虚是病情发展的标志，而瘀、水内停等则是心衰病程中的病理产物，并因之而进一步阻碍心肾阳气互资。在心衰病机发展中，气虚阳衰、瘀血与水停三者是密不可分的。

三、临床表现

（一）左心衰竭

以肺淤血及心排血量降低致器官、组织低灌注表现为主。

1. 症状

（1）呼吸困难　劳力性呼吸困难是左心衰竭最早出现的症状。患者卧位呼吸困难加重，坐位减轻。夜间阵发性呼吸困难时患者常在熟睡后突然憋醒，可伴阵咳，呼吸急促，咳泡沫样痰或呈哮喘状态，又称为“心源性哮喘”（轻者坐起数分钟即缓解，重者发生急性肺水肿）；其发生机制包括睡眠平卧回心血量增加、膈肌上升致肺活量减少、夜间迷走神经张力增加而致气管易痉挛影响呼吸等有关。

（2）咳嗽、咳痰、咯血　因肺泡和支气管黏膜淤血和/或支气管黏膜下扩张的血管破裂所致，痰常呈白色浆液性泡沫样，有时痰中带血丝，重症出现大咯血。

（3）其他　因心排血量减少，器官、组织灌注不足，可见乏力、疲倦、头昏、心慌等症状。

2. 体征

（1）肺部体征　两肺底湿性啰音与体位变化有关；心源性哮喘时两肺可闻及哮鸣音；胸腔积液时有相应体征。

（2）心脏体征　除原有心脏病体征外，一般均心脏扩大、心率加快，并有肺动脉瓣区第二音（P_2）亢进、心尖区舒张期奔马律和/或收缩期杂音、交替脉等。

（二）右心衰竭

以体循环静脉淤血的表现为主。

1. 症状

由于内脏淤血可有腹胀、食欲不振、恶心、呕吐、肝区胀痛、少尿等。

2. 体征

（1）静脉淤血体征　颈静脉怒张和/或肝-颈静脉反流征阳性；黄疸、肝大伴压痛；周围性紫绀；下垂部位凹陷性水肿；胸水和/或腹水。

（2）心脏体征　除原有心脏病体征外，右心室显著扩大，有三尖瓣收缩期杂音。

（三）全心衰竭

左、右心衰竭均存在，但常以一侧心衰为主，有肺淤血、心排血量降低和体循环淤血的相关症状和体征。当由左心衰发展为全心衰时，因右心排血量减少，呼吸困难可因肺淤血改善而有不同程度的减轻。

四、实验室检查及其他检查

1. 心电图

（1）心肌肥厚、心房扩大（肺型P波、二尖瓣P波、$ptfV_1 \leq -0.04mm \cdot s$等）、心室扩大、束支传导阻滞、心律失常等（如房颤、房扑伴快速性心室率，室速、QT间期延长等）。

（2）心率、心脏节律、传导等状况可作为某些病因依据（如心肌缺血性改变、ST段抬高或非ST段抬高心肌梗死、陈旧性心肌梗死病理性Q波等）。

2. X线胸片

（1）心脏增大、肺淤血、肺水肿及原有肺部疾病；肺淤血程度和肺水肿、上肺血管影增强；肺间质水肿时可见Kerley B线；肺动脉高压时，肺动脉影增宽，部分可见胸腔积液；肺泡性肺水肿时，出现肺门血管影模糊、肺门影呈蝴蝶状等，甚至弥漫性肺内大片阴影等。

（2）可根据心影增大及其形态改变，评估基础的或伴发的心脏和/或肺部疾病以及气胸等。

3. 超声心动图

一般采用经胸超声心动图；如患者疑为感染性心内膜炎，尤为人工瓣膜心内膜炎，在HF病情稳定后还可采用经食道的超声心动图，能够更清晰显示赘生物和瓣膜周围脓肿等。

（1）通过超声心动图可了解心脏结构和功能、心瓣膜状况、是否存在心包病变、AMI的机械并发症以及室壁运动失调；测定左室射血分数（LVEF）。正常射血分数（EF）>50%，运动时至少增加5%。

（2）监测急性心衰（AHF）时心脏收缩/舒张功能相关数据；超声多普勒成像可间接测量肺动脉压、心室充盈压等；有助于快速诊断和评价AHF，并监测患者病情动态变化，是AHF不可或缺的监测方法。

4. 常用生化检查

（1）血浆脑钠肽（BNP）　当室壁张力增加时，血浆BNP>400pg/mL，NT-proBNP>2000pg/mL；室壁张力正常则血浆BNP<100pg/mL，NT-proBNP<400pg/mL。①BNP：有助于CHF诊断和预后判断。症状性和无症状性左室功能障碍患者血浆BNP水平均升高；大多数因心衰（HF）而呼吸困难的患者BNP>400pg/mL，BNP<100pg/mL时不支持HF诊断，BNP在100~400pg/mL之间还应考虑其他原因，如肺栓塞、慢性阻塞性肺部疾病（COPD）、HF代偿期等。②NT-proBNP：

是 BNP 激素原分裂后没有活性的 N-末端片段，与 BNP 相比，半衰期更长、更稳定。其浓度可反映短暂时间内新合成的而不是贮存的 BNP 释放，故更能反映 BNP 通路的激活（有研究表明，50 岁以下的成人血浆 NT-proBNP 浓度≥450pg/mL 诊断 AHF 的敏感性和特异性分别为 93%和 95%；50 岁以上的人血浆浓度≥900pg/mL 诊断 CHF 的敏感性和特异性分别为 91%和 80%；NT-proBNP <300pg/mL 为正常，可排除 CHF，其阴性预测值为 99%；CHF 治疗后 NT-proBNP<200pg/mL 提示预后良好）。

（2）电解质　因利尿剂使用等可产生低钠血症（钠<135mmol/L）、低钾血症（钾<3.5mmol/L）；因使用血管紧张素转换酶抑制剂（ACEI）、血管紧张素受体拮抗剂（ARB）等抗 RAAS 治疗可产生高钾血症（钾>5.5mmol/L）等。

（3）肝、肾功能　长期右心衰或心衰急性加重，因肝淤血可产生转氨酶和胆红素升高；因伴有肾功能损伤，使用 ACEI、ARB 或醛固酮拮抗剂等可导致血肌酐（Cr）升高（Cr>150μmol/L）；高尿酸血症（尿酸>500μmol/L）则常因 CHF 时使用利尿剂、肾功能受损等而发生。

（4）血浆白蛋白　由于肾淤血和/或低灌而发生蛋白丢失，以及营养不良可导致低白蛋白血症（白蛋白<30g/L）；严重右心衰时极高的静脉压偶可导致“失蛋白肠病”（可见于未能及时手术纠治的法洛征），出现难以纠正的严重低蛋白血症；“高白蛋白血症”（白蛋白>45g/L）则可见于因过度利尿导致血液浓缩时。

五、诊断与鉴别诊断

（一）诊断标准

1. Framingham 标准（1971）

（1）主要标准　阵发性夜间呼吸困难、颈静脉怒张、肺部啰音、心脏扩大、急性肺水肿、第三心音奔马律、肝-颈静脉反流征阳性等。

（2）次要标准　踝部水肿、夜间咳嗽、活动后呼吸困难、肝大、胸腔积液、肺活量降低至最大肺活量的 1/3、心动过速>120 次/分等。

同时存在两个主项或 1 个主项加两个次项即可诊断。

2. ESC 心力衰竭的定义（2008）

（1）CHF 的症状　静息或活动时气急和/或乏力。

（2）水液潴留的体征　包括肺底湿啰音、胸腔积液、颈静脉怒张、踝部水肿、肝脏肿大等。

（3）静息时心脏结构或功能异常的客观证据　包括心脏增大、第三心音、心脏杂音、超声心动图异常、BNP 增高等。

以上 3 项存在 1 种或 1 种以上证据即可诊断。

3. 射血分数降低、射血分数中间值、射血分数保留的心力衰竭的诊断（中国心力衰竭诊断和治疗指南 2018）

诊断标准	HFrEF	HFmrEF	HFpEF
1	症状和/或体征	症状和/或体征	症状和/或体征
2	LVEF<40%	LVEF40%～49%	LVEF≥50%
3	—	利钠肽升高，并符合以下至少 1 条： （1）左心室肥厚和/或左心房扩大； （2）心脏舒张功能异常	利钠肽升高，并符合以下至少 1 条： （1）左心室肥厚和/或左心房扩大； （2）心脏舒张功能异常

注：HFrEF 为射血分数降低的心力衰竭，HFmrEF 为射血分数中间值的心力衰竭，HFpEF 为射血分数保留的心力衰竭，LVEF 为左心室射血分数；利钠肽升高为 B 型利钠肽（BNP）>35 ng/L 和/或 N 末端 B 型利钠肽原（NT-proBNP）>125 ng/L。

4. 诊断 CHF 主要根据详细病史和体格检查；胸片、心电图和超声心动图是关键的辅助检查；当患者发生呼吸困难，不能排除 CHF 时，应测定 BNP 或 NT-proBNP，但最终诊断须结合所有临床资料。（2014，ACCF/AHH）

（二）液体潴留及其严重程度判断

短时间内体重增加是液体潴留的可靠指标。主要根据体重、颈静脉充盈程度、肝-颈静脉反流征、肺和肝充血的程度（肺部啰音，肝脏肿大）、下肢和骶部水肿、腹部移动性浊音等来判断液体潴留及其严重程度。

（三）心力衰竭的发展阶段（AHA，2018）

这是一种新的心衰分级方法，该方法同时强调心衰的发生与进展，因此它将心衰综合征的发生发展分为4个阶段：

1. 阶段A（前心力衰竭阶段）

患者为心力衰竭的高危人群，无心脏结构或功能异常，无心力衰竭症状和/或体征。包括高血压、冠心病、糖尿病、肥胖、代谢综合征、使用心脏毒性药物史、风湿热史、心肌病家族史等。

2. 阶段B（前临床心力衰竭阶段）

患者已发展成器质性心脏病，但从无心力衰竭的症状和/或体征。如左心室肥厚、陈旧性心肌梗死、无症状的心脏瓣膜病等。

3. 阶段C（临床心力衰竭阶段）

患者有器质性心脏病，既往或目前有心力衰竭的症状和/或体征。器质性心脏病患者伴运动耐量下降（呼吸困难、疲乏）和液体潴留。

4. 阶段D（难治性终末期心力衰竭阶段）

患者有器质性心脏病不断进展，虽经积极的内科治疗，休息时仍有症状，且需要特殊干预。包括因心力衰竭反复住院，且不能安全出院者；需要长期静脉用药者；等待心脏移植者；使用心脏机械辅助装置者。

NYHA心功能分级主要是对该分级中阶段C与D患者症状严重性的分级。多年来已经认识到NYHA心功能分级反映的是医生的主观判断，短时间内可以有很大变化，而且NYHA心功能分级不同级别的病情治疗差异不大。因此，需要一种阶段分级系统来客观地、可靠地评估患者的病情进展情况，针对不同阶段进行相应的、适当的治疗。根据新的分阶段方法，患者的病情可能不进展或只能向更高一级进展，除非疾病可通过治疗减慢或停止进展，但一般不会发生自发的逆转。

（四）左心衰鉴别诊断

主要针对呼吸困难和咳嗽、咯血进行病因鉴别。

1. 呼吸困难

（1）*肺源性呼吸困难*　呼吸困难因左心衰者多有左心功能受损的基础疾病（如高血压、慢性心瓣膜病、冠心病或心肌病等），肺源性呼吸困难则多有肺、支气管等基础病变；左心衰呼吸困难常因体位抬高而改善，而大部分肺源性呼吸困难常因静卧而减轻。

（2）*支气管哮喘*　除基础疾病不同外，支气管哮喘多见于青少年，有过敏史，气道阻力反应性增高；心源性哮喘者发作时必须被迫坐起，重症者肺部有干湿啰音，甚至咳粉红色泡沫痰，而后者发作时双肺可闻及典型哮鸣音，咳出白色黏痰后呼吸困难常可缓解；测定血浆BNP水平对鉴别心源性和支气管性哮喘有较重要的参考价值。

（3）*急性肺源性心脏病（肺动脉栓塞）*　急性大块肺栓塞表现为突发呼吸困难、剧烈胸痛、有濒死感，还有咳嗽、咳血痰、明显发绀、皮肤湿冷、休克和晕厥，伴颈静脉怒张、肝大、肺梗死区呼吸音减弱、肺动脉瓣区杂音等，血气分析、D-二聚体、胸部增强CT等检查有助于鉴别。

2. 咳嗽、咯血

主要与肺结核、肺癌、支气管扩张等慢性咳嗽、咯血性疾病进行鉴别，鉴别点包括基础疾病、体征和相关实验室检查。

（五）右心衰鉴别诊断

主要针对水肿、肝大等进行病因鉴别诊断。

1. 水肿

水肿可见于心脏病、肾脏病、肝脏病及营养不良等多种疾病。除基础病因不同外，水肿也各有特点：心源性水肿常始于身体的低垂部位，称为“下垂性水肿”，并伴有颈静脉怒张、肝-颈静脉反流征阳性等上腔静脉回流受阻的体征；肾性水肿则首先出现于皮下的疏松组织如眼睑等处；肝病性水肿突出的表现为腹水；营养不良性水肿则常伴有低白蛋白血症等。

2. 肝大/硬化

（1）肝脏本身病变引起的肝大　后者主要见于胆汁淤积、血吸虫肝病、肝癌等（而肝炎后肝硬化常伴有肝脏缩小），均有相应病史和相关体征，并且无肝-颈静脉反流征阳性。

（2）肝病性肝硬化　除基础心脏病病史和体征有助于鉴别外，非心源性肝硬化不会出现颈静脉怒张等上腔静脉回流受阻的体征。

（3）心包积液、缩窄性心包炎　由于上腔静脉回流受阻同样可以引起静脉怒张、肝大、下肢水肿等表现，应根据病史、心脏及其他心血管体征进行鉴别；超声心动图检查可助鉴别。

六、西医治疗

CHF的治疗目标是改善症状，提高生活质量，改变衰竭心脏的生物学性质（防止或延缓心肌重塑的发展），降低心力衰竭的住院率和死亡率。

（一）一般治疗

去除或缓解基本病因；去除诱发因素；改善生活方式；干预心血管损害的危险因素；密切观察病情演变及定期随访。

（二）药物治疗

1. 抑制神经内分泌激活

（1）血管紧张素转换酶抑制剂（ACEI）

适应证：所有慢性收缩性心衰患者（LVEF<40%）。

禁忌证：对ACEI曾有致命性不良反应（绝对禁用）。

慎用：双侧肾动脉狭窄、血肌酐>265.2μmol/L、血钾>5.5mmol/L、症状性低血压（SP<90mmHg）、左室流出道梗阻的患者。

使用方法：小剂量开始，个体化，达到最大耐受量后长期应用。

不良反应：低血压、肾功能恶化、钾潴留、咳嗽和血管性水肿。

（2）β受体阻滞剂

适应证：所有慢性收缩性心衰，包括NYHA Ⅱ、Ⅲ级病情稳定患者，无症状性心力衰竭或NYHA Ⅰ级的患者（LVEF<40%），均应尽早开始使用（除非有禁忌证或不能耐受）；NYHA Ⅳ级CHF患者需待病情稳定后，在严密监护下由专科医师指导应用。

禁忌证：支气管痉挛性疾病、心动过缓（心率<60次/分）、Ⅱ度及以上房室传导阻滞（除非已安装起搏器）；明显液体潴留，需大量利尿剂的CHF患者。

使用方法：①目标剂量确定：心率（HR）是国际公认的β受体有效阻滞的指标（清晨静息HR 55~60次/分，不低于55次/分，即为达到目标剂量或最大耐受量）。②起始和维持：体重恒定（干体重）状况下，小剂量开始，如能耐受则每隔2~4周将剂量加倍，达目标剂量则长期使用。

不良反应：低血压、液体潴留和CHF恶化、心动过缓和房室传导阻滞等。

2. 改善血流动力学

（1）利尿剂

适应证：所有CHF患者有液体潴留的证据或原先有过液体潴留者，均应给予利尿剂，且应在出现水钠潴留的早期应用。

使用方法：从小剂量开始；襻利尿剂应作为首选（噻嗪类仅适用于轻度液体潴留、伴高血压和肾功能正常的CHF患者）；利尿剂应与ACEI和β受体阻滞剂联合应用；一旦病情控制即以最小有效量长期维持，并应根据液体潴留情况随时调整剂量；在利尿剂治疗的同时，应适当限制钠盐的摄入量。

不良反应：长期服用利尿剂可发生电解质紊乱、症状性低血压以及肾功能不全，特别是在服用剂量大和联合用药时。

（2）地高辛

适应证：已在应用 ACEI（或 ARB）、β受体阻滞剂和利尿剂治疗，而仍持续有症状的慢性收缩性 CHF 患者；有房颤伴快速心室率的 CHF 患者。

禁忌或慎用：伴窦房传导阻滞、Ⅱ度或高度房室传导阻滞患者（除非已安置永久性心脏起搏器）、急性心肌梗死（AMI）患者；与抑制窦房结或房室结功能的药物合用时必须谨慎。不推荐用于 HFpEF 患者缓解症状。

使用方法：多用维持量疗法（0.125～0.25mg/d）。

不良反应：心律失常、胃肠道症状、神经精神症状（视觉异常、定向力障碍等）；特别是在低血钾、低血镁、甲状腺功能低下时易发生。

3. 其他药物

（1）醛固酮受体拮抗剂　有独立于 AngⅡ和相加于 AngⅡ的对心肌重构的不良作用，特别是对心肌细胞外基质；衰竭心脏中心室醛固酮生成及活化增加与 CHF 严重程度呈正比，以及长期应用 ACEI 或 ARB 可出现“醛固酮逃逸现象”，均是 CHF 治疗中使用醛固酮受体拮抗剂的理论依据。

适应证：中、重度 CHF，NYHA Ⅲ、Ⅳ级患者；AMI 后并发 HF，且 LVEF<40%的患者。

禁忌或慎用：高钾血症和肾功能异常列为禁忌；有发生这两种状况潜在危险的应慎用。

（2）血管紧张素Ⅱ受体拮抗剂（ARB）　阻断 AngⅡ与 AT_1 结合，从而阻断或改善因 AT_1 过度兴奋导致的诸多不良作用；一般不引起咳嗽，但也不能通过提高血清缓激肽浓度发挥可能的有利作用。

适应证：合并高血压伴有心肌肥厚的 CHF 患者、LVEF 下降不能耐受 ACEI 的 CHF 患者、常规治疗后 CHF 症状持续存在且 LVEF 低下者。

（3）环腺苷酸（cAMP）依赖性正性肌力药　包括β肾上腺素能激动剂，如多巴胺、多巴酚丁胺，以及磷酸二酯酶抑制剂如米力农等。

应用建议：对 CHF 患者即使在进行性加重阶段，也不主张长期间歇静脉滴注正性肌力药；对难治性终末期 CHF 患者，可作为姑息疗法应用；对心脏移植前终末期 HF、心脏手术后心肌抑制所致的急性心衰，可短期应用 3～5 天。

（三）非药物治疗

1. 心脏再同步化治疗（CRT）

适应证：CHF 患者符合以下条件（除非有禁忌证）均应该接受 CRT：①LVEF≤35%，窦性节律，左心室舒张末期内径（LVEDD）≥55mm。②尽管使用了优化药物治疗，NHYA 心功能仍为Ⅲ级或Ⅳ级，心脏收缩不同步（QRS>120ms）。

2. 埋藏式心律转复除颤器（ICD）

适应证：①CHF 伴低 LVEF 者、曾有心脏停搏/心室颤动（VF）或伴有血流动力学不稳定的室性心动过速（VT）。②缺血性心脏病患者，AMI 后至少 40 天，LVEF≤30%，长期优化药物治疗后 NYHA 心功能Ⅱ或Ⅲ级，合理预期生存期超过 1 年且功能良好。③非缺血性心肌病患者，LVEF≤30%，长期最佳药物治疗后 NYHA 心功能Ⅱ或Ⅲ级，合理预期生存期超过 1 年且功能良好；NYHA Ⅲ～Ⅳ级、LVEF≤35%且 QRS>120ms 的症状性心衰。

3. 手术治疗

（1）外科手术　因瓣膜病变、室壁瘤等致 HF 的患者需及时进行瓣膜置换术、心肌成形术等。

（2）心脏移植　可作为终末期心衰的一种治疗方式，主要适用于无其他可选治疗方法的重度心衰患者。

七、中医辨证论治

（一）治疗原则

本病病机为本虚标实，应重在补虚，在补虚的基础上兼以活血化瘀、利水蠲饮，绝不可专事攻逐，更伤其正。心衰是心肾阳气俱损的病证，心主血脉和肾主水液的功能严重受损，在整个病程中均有血瘀、水停发生，从而形成CHF“因虚致实，实而益虚”的恶性病机演变，故在不同阶段、不同证型CHF的治疗中均需不同程度给予活血利水方药。CHF发展过程中，常见心与肺、心与脾、心与肝、心与肾二脏或数脏同病，气、血、水交互为患现象，治疗上当标本兼治，以心为主，并调他脏。

（二）辨证论治

1. 气虚血瘀证

证候：心悸怔忡，胸闷气短，甚则喘咳，动则尤甚，神疲乏力，面白或暗淡，自汗，口唇青紫，甚者胁痛积块，颈动脉怒张，舌质紫暗或有瘀斑，脉虚涩或结代。

治法：补益心肺，活血化瘀。

方药：保元汤合血府逐瘀汤加减。

2. 气阴两虚证

证候：心悸气短，身疲乏力，心烦不寐，口咽干燥，小便短赤，甚则五心烦热，潮热盗汗，眩晕耳鸣，肢肿形瘦，唇甲稍暗，舌质暗红，少苔或无苔，脉细数或促或结。

治法：益气养阴，活血化瘀。

方药：生脉饮合血府逐瘀汤加减。

3. 阳虚水泛证

证候：心悸怔忡，气短喘促，动则尤甚，或端坐而不得卧，精神萎靡，乏力懒动，腰膝酸软，形寒肢冷，面色苍白或晦暗，肢体浮肿，下肢尤甚，甚则腹胀脐突，尿少，舌淡苔白，脉沉弱或迟。

治法：益气温阳，化瘀利水。

方药：真武汤合葶苈大枣泻肺汤加减。

4. 痰饮阻肺证

证候：喘咳气急，张口抬肩，不能平卧，痰多色白或黄稠，心悸烦躁，胸闷脘痞，面青汗出，口唇青紫，舌质紫暗，舌苔厚腻或白或黄，脉弦滑而数。

治法：温化痰饮，泻肺逐水。

方药：苓桂术甘汤合丹参饮加减。

第十一节　心律失常

心律失常是指心脏激动的频率、节律、起源部位、传导速度与激动次序的异常。引起心律失常的病因有冠状动脉粥样硬化性心脏病、心肌病、心肌炎和风湿性心脏病等。另外，还包括植物神经功能失调、电解质紊乱、内分泌失调、麻醉、低温、药物及中枢神经疾病等。

本病归属于中医学“心悸”“怔忡”等范畴，有时表现为胸闷、胸痛、气短、喘息、头晕、昏厥等，故还可归于中医学的“胸痹”“喘证”“眩晕”“厥证”等范畴。

一、心律失常发生的机制

心律失常的发生有多种不同机制，主要包括激动形成异常、激动传导异常或二者兼有之。

1. 异常激动形成

自律性增高、异常自律性与触发活动致冲动形成的异常，包括：①自律性异常：源自窦房结、结间束、冠状窦口附近、房室结的远端和希氏束-浦肯野系统等处具有自律性的心肌细胞因自主神经兴奋性改变或其内在病变，导致不适当的冲动发放；原来无自律性的心肌细胞，如心房、心室肌细胞，亦可在病理状态下出现异常自律性。②触发活动：心房、心室与希氏束-浦肯野组织在动作电位后产生的除极活动，又称为后除极。若后除极的振幅增高并达到阈值，便可引起一次激动，持续的反复激动即形成快速型心律失常。

2. 激动传导的异常

包括折返激动、传导阻滞和异常传导等。折

返是所有快速性心律失常中最常见的发生机制。形成折返的基本条件是：①必须具备两条或多条传导性与不应期各不相同，或者解剖上相互分离的传导径路，作为折返回路的顺传支和逆传支，相互连接形成一个闭合环。②其中一条通道必须发生单向传导阻滞。③另一通道传导缓慢，使原先发生阻滞的通道有足够时间脱离不应期，并使原先已兴奋过的通道再次激动，从而完成一次折返激动。如激动在环内反复循环不已，则产生持续快速性心律失常。

二、常见心律失常的分类

（一）按心律失常发生机制分类

1. 激动形成异常

（1）窦性心律失常　窦性心动过缓、窦性心动过速、窦性停搏、窦性心律不齐。

（2）异位心律　①主动性异位心律：期前收缩、阵发性心动过速、心房扑动、心房颤动、心室扑动、心室颤动。②被动性异位心律：逸搏、逸搏心律。

2. 激动传导异常

（1）生理性干扰及干扰性房室分离。

（2）病理性传导异常：①传导阻滞（窦房传导阻滞、房内传导阻滞、房室传导阻滞、室内传导阻滞）。②房室间传导途径异常（预激综合征）。③折返性心律（阵发性心动过速）。

（二）按心律失常发生时心率的快慢分类

1. 快速性心律失常

主要包括期前收缩、心动过速、扑动和颤动等。

2. 缓慢性心律失常

常见有窦性心动过缓、窦房传导阻滞、窦性停搏、房室传导阻滞、病态窦房结综合征等。

（三）按心律失常发生部位分类

1. 室上性心律失常：包括窦性、房性、房室交界性。

2. 室性心律失常。

Ⅰ 快速心律失常

快速性心律失常是临床上常见的心血管病证，包括一组临床表现、起源部位、传导径路、电生理和预后意义很不相同的心律失常，临床上主要包括各种原因引起的期前收缩、心动过速、扑动和颤动等，除窦性心动过速外，激动均起源于异位起搏点。

一、西医病因

快速性心律失常可见于无器质性心脏病者（如室上性心动过速、期前收缩），以及各种器质性心脏病，如室性心动过速（扩张型心肌病、冠心病心肌梗死、梗死后心功能不全）、房颤和房扑（心瓣膜病、冠心病、高心病、心肌病、肺心病、甲状腺功能亢进）等。室上性心动过速较多见于无器质性心脏病者，如房室结内折返性心动过速和房室折返性心动过速。各种器质性心脏病如风湿性心脏瓣膜病、冠心病、高血压性心脏病、心肌病、慢性肺源性心脏病，各种先天性心脏病和甲状腺功能亢进性心脏病等可致心房异常负荷或病变而引起房性心动过速。室上性心动过速的主要发生机理为折返，折返可发生在窦房结与邻近的心房肌间、心房内、房室结或房室间旁道。室性心动过速时，折返环大多位于心室，束支折返较少见。过早搏动是指起源于窦房结以外的异位起搏点发生的激动引起的提早心脏搏动，又称期前收缩或期外收缩，简称早搏，是临床上最常见的心律失常之一。早搏发生的机制为折返激动、触发活动，或异位起搏点的兴奋性增高，见于某些生理情况，如剧烈活动，过量饮酒、茶、咖啡等，也可由病理情况引起，如高血压、冠心病、心肌炎、心肌病、甲状腺功能亢进、败血症和低血钾等。

室性心动过速绝大多数见于器质性心脏病患者，如扩张型心肌病、冠心病心肌梗死或梗死后心功能不全，偶见于无器质性心脏病者，如原发性 QT 间期延长综合征、洋地黄中毒、低血钾症等。

房颤和房扑大多数患者有器质性心脏病基础，心瓣膜病、冠心病、高血压性心脏病最为常见，甲状腺功能亢进、心肌病、肺心病亦可引起本病。偶见于无任何病因的健康人，发生可能与情绪激动或运动有关。

二、中医病因病机

本病中医病因主要包括感受外邪、情志失调、饮食不节、劳欲过度、久病失养、药物因素等。

1. 感受外邪

感受外邪，内舍于心，邪阻于脉，心血运行受阻；或风寒湿热等外邪，内侵于心，耗伤心气或心阴，心神失养，引起心悸之证。温病、疫病日久，邪毒灼伤营阴，心神失养，或邪毒传心扰神，亦可引起心悸。

2. 情志失调

恼怒伤肝，肝气郁滞，日久化火，气火扰心则心悸；气滞不解，久则血瘀，心脉瘀阻，亦可心悸；忧思伤脾，阴血亏耗，心失所养则心悸；大怒伤肝，大恐伤肾，怒则气逆，恐则精却，阴虚于下，火逆于上，亦可撼动心神而心悸。

3. 饮食不节

嗜食肥甘，饮酒过度，损伤脾胃，运化失司，湿聚成痰，日久痰浊阻滞心脉，或痰浊郁而化火，痰火上扰心神而发心悸；脾失健运，气血生化乏源，心失所养，而致心悸。

4. 劳欲过度

房劳过度，肾精亏耗，心失所养；劳伤心脾，心气受损，亦可诱发心悸。

5. 久病失养

水肿日久，水饮内停，继则水气凌心而心悸；咳喘日久，心肺气虚，诱发心悸；长期慢性失血致心血亏虚，心失所养而心悸。

本病病位在心，与肝、脾、肾、肺四脏密切相关。病理性质主要有虚实两个方面。虚为气、血、阴、阳不足，心失所养而心悸；实为气滞血瘀、痰浊水饮、痰火扰心引起。

三、临床表现

1. 期前收缩

可无症状，频发者可有心悸、胸闷、头晕、乏力等。听诊有心脏提前搏动。

2. 阵发性室上性心动过速

呈阵发性，心率在160次/分以上，感心悸、胸闷、头晕、乏力、胸痛或紧压感。持续时间长者，可发生血流动力学障碍，表现为面色苍白、四肢厥冷、血压降低，偶可晕厥等。可使原有器质性心脏病者病情加重，如患者原有冠心病者，可加重心肌缺血诱发心绞痛，甚至心肌梗死；原有脑动脉硬化者，可加重脑缺血，引起一过性失语、偏瘫，甚至脑血栓形成。

3. 室性心动过速

室速的临床症状轻重视发作时心室率、持续时间、基础心脏病变和心功能状况不同而异。非持续性室速（发作时间短于30秒，能自行终止）的患者通常无症状。持续性室速（发作时间超过30秒，需药物或电复律始能终止）常伴有明显血流动力学障碍与心肌缺血。临床症状包括低血压、少尿、晕厥、气促、心绞痛等。

4. 心房纤颤

阵发性房颤或房颤心室率快者有心悸、胸闷、头晕、乏力等。听诊心音强弱不等、心律绝对不规则、脉搏短绌，也可发生血流动力学障碍及使原有器质性心脏病患者病情加重。

四、心电图辅助检查诊断

1. 期前收缩

（1）*房性期前收缩*　①提早出现的P′波，形态与窦性P波不同。②R-P′间期>0.12秒。③QRS形态正常，亦可增宽（室内差异性传导）或未下传。④代偿间歇不完全。

（2）*房室交界性期前收缩*　①提前出现的QRS波，而其前无相关P波，如有逆行P波，可出现在QRS之前（P′-R<0.12秒）、之中或之后（P′-R<0.20秒）。②QRS形态正常，也可因发

生差异性传导而增宽。③代偿间歇多完全。

（3）室性期前收缩　①QRS 波群提早出现，宽大、畸形或有切迹，时间≥0.12 秒，前无窦性 P 波。②T 波亦宽大，其方向与 QRS 主波方向相反。③代偿间歇完全。

2. 室上性心动过速

①心率快而规则，阵发性室上性心动过速心率多在 160～220 次/分，非阵发性室上性心动过速心率在 70～130 次/分。②P 波形态与窦性不同，出现在 QRS 波群之后则为房室交界性心动过速；当心率过快时，P 波往往与前面的 T 波重叠，无法辨认，故统称为室上性心动过速。③QRS波群形态通常为室上型，亦可增宽、畸形（室内差异性传导、束支阻滞或预激综合征）。④ST-T波无变化，发作中也可以倒置（频率过快而引起的相对性心肌供血不足）。

3. 室性心动过速

①3 个或以上的室早连发。②常没有 P 波或 P 波与 QRS 波群无固定关系，且 P 波频率比 QRS 波群频率缓慢。③频率多数为每分钟 140～220 次，室律略有不齐。④偶有心室夺获或室性融合波。

4. 房颤

①P 波消失，代之以大小不等、形态不同、间隔不等的 f 波，频率为 350～600 次/分。②QRS 波群形态通常正常，但当心室率过快时，QRS 波群可增宽畸形（室内差异传导）。③心室率快而不规则，多在每分钟 160～180 次。④当心室率极快而无法辨别 f 波时，主要根据心室率完全不规则及 QRS 波群与 T 波形状变异诊断。

五、西医治疗

心律失常的治疗方法主要有抗心律失常药物、射频消融、起搏及植入式自动复律除颤器、手术治疗等。

（一）心律失常的药物治疗

1. 房性期前收缩

①对于无器质性心脏病且单纯房性期前收缩者，一般不需治疗；②症状十分明显者可考虑使用 β 受体阻滞剂；③由心力衰竭引起的房性期前收缩，适量洋地黄可达治疗目的；④对于可诱发诸如室上速、房颤的房性期前收缩应给予维拉帕米、普罗帕酮及胺碘酮等治疗。

2. 室性期前收缩

（1）无器质性心脏病亦无明显症状的室性期前收缩，不必使用抗心律失常药物治疗。

（2）无器质性心脏病，但室性期前收缩频发引起明显心悸症状影响工作及生活，可酌情选用美西律、普罗帕酮，心率偏快、血压偏高者可用 β 受体阻滞剂，如阿替洛尔或美托洛尔。

（3）以下情况均需治疗：急性心肌梗死发病早期出现频发室性期前收缩、室性期前收缩落在前一个心搏的 T 波上（R-on-T），多源性室性期前收缩，成对的室性期前收缩均宜静脉使用利多卡因（利多卡因无效者，可用普鲁卡因酰胺或胺碘酮）；急性肺水肿或严重心力衰竭并发室性期前收缩，治疗应针对改善血流动力学障碍。慢性心脏病患者并发室性期前收缩，尽管药物能有效减少室性早搏，但总死亡率和猝死的风险反而增高。

（4）β 受体阻滞剂虽对室性期前收缩疗效不显著，但能降低心肌梗死后猝死的发生率。

3. 阵发性室上速

（1）急性发作的处理　如患者心功能、血压正常，可先尝试刺激迷走神经，如颈动脉窦按摩、Valsalva 动作、诱导恶心、压迫眼球法等。终止发作药物治疗可选以下药物：

1）首选腺苷，起效迅速，副作用为胸部压迫感、呼吸困难、面部潮红、窦性心动过缓、房室传导阻滞等，但其半衰期短于 6 秒，副作用即使发生亦很快消失。

2）腺苷无效时可改用静注维拉帕米，这两类药物有效率达 90%以上。

3）如合并心力衰竭、低血压或为宽 QRS 波心动过速，尚未明确室上性心动过速的诊断时，不应选用钙拮抗剂，宜选用腺苷静注。

4）其他可选用的药物包括 β 受体阻滞剂、

洋地黄、普罗帕酮和某些升压药物（如去氧肾上腺素、间羟胺或甲氧明），其中β受体阻滞剂以短效制剂为宜，伴心功能不全者可选洋地黄类药物，升压药物通过反射性兴奋迷走神经终止心动过速，适用于合并低血压者，但忌用于老年人、高血压和急性心肌梗死病人。

另外，食道心房调搏术常能有效中止发作。当患者出现血流动力学不稳定时，立即电复律。急性发作以上治疗无效亦可施行电复律，但已应用洋地黄者不应接受电复律治疗。

（2）防止发作　发作频繁者，应首选经导管射频消融术以根除治疗；药物有普罗帕酮，必要时给以阿替洛尔或美托洛尔；发作不频繁者不必长年服药。

4. 室性心动过速

有器质性心脏病或有明确诱因，应首先给予针对性治疗；无器质性心脏病患者发生非持续性短暂室速，如无症状或血流动力学影响，处理的原则与室性期前收缩相同；持续性室速发作，无论有无器质性心脏病，应给予治疗。

（1）终止室速发作　持续性室性心动过速出现血流动力学不稳定的患者推荐直流电心脏复律；血流动力学可耐受的持续性室性心动过速患者，无结构性心脏病（如特发性右室流出道室速），可以考虑静脉使用氟卡胺或传统的β受体阻滞剂、维拉帕米或胺碘酮。

持续性室性心动过速患者应依据症状和心律失常的耐受性给予治疗。单形性室速出现血流动力学不稳定（伴晕厥室速）应进行直流电除颤。低血压但意识还清楚的患者，进行复律前应立即给予镇静剂。宽QRS心动过速而血流动力学稳定的患者，电复律应该是一线治疗方法。无严重心力衰竭或急性心肌梗死患者，可以考虑静脉使用普鲁卡因胺或氟卡胺。心力衰竭或疑似缺血的患者可以考虑静脉使用胺碘酮。单形性室性心动过速的患者静脉使用利多卡因仅仅具有中等效果。

（2）预防复发　①药物预防，可选用终止发作有效的相同药物预防复发；②导管消融预防复发；③抗心律失常手术预防复发；④埋藏式心脏复律除颤器（ICD）预防复发。

5. 房颤

按房颤的发作频率和持续时间一般将房颤分为4种类型：阵发性房颤，持续性房颤，长程持续性房颤，永久性房颤。

（1）抗凝治疗　房颤病人的栓塞发生率较高，因此，抗凝治疗是房颤治疗的重要内容。对于合并瓣膜病患者，需应用华法林抗凝。对于非瓣膜病病人，需使用 $CHADS_2$ 或 $CHA_2DS_2-VAS_C$ 评分系统进行血栓栓塞的危险分层。$CHADS_2$ 评分简单易行，但对脑卒中低危病人的评估不够准确。故临床上多采用 $CHA_2DS_2-VAS_C$ 评分系统。$CHA_2DS_2-VAS_C$ 评分≥2分者，需抗凝治疗；评分1分者根据获益与风险权衡，优选抗凝治疗；评分为0分者，无需抗凝治疗。房颤病人抗凝治疗前需同时进行出血风险评估，临床上常用HAS-BLED评分系统。HAS-BLED评分≥3分为高出血风险。但应当注意，对于高出血风险病人应积极纠正可逆的出血因素，不应将HAS-BLED评分增高视为抗凝治疗的禁忌证。

华法林是房颤抗凝治疗的有效药物。口服华法林，使凝血酶原时间国际标准化比值（INR）维持在2.0~3.0，能安全而有效地预防脑卒中发生。房颤持续不超过24小时，复律前无需作抗凝治疗。否则应在复律前接受华法林有效抗凝治疗3周，待成功复律后继续治疗3~4周；或行食管超声心动图除外心房血栓后再行复律，复律成功后仍需华法林有效抗凝治疗4周。紧急复律治疗可选用静注肝素或皮下注射低分子量肝素抗凝。新型口服抗凝药物（$NOAC_S$）如达比加群酯、利伐沙班、阿哌沙班等，目前主要用于非瓣膜性房颤的抗凝治疗。$NOAC_S$ 的特点是不需常规凝血指标监测，较少受食物或药物的影响，安全性较好。

（2）控制心室率　永久性房颤一般需用药物控制心室率，β受体阻滞剂可作为所有房颤患者控制心室率的一线治疗药物。常用药物包括β受体阻滞剂、非二氢吡啶类钙离子拮抗剂、洋地黄制剂（地高辛）及某些抗心律失常药物（如胺碘酮），必要时可以联合应用。对房颤伴快速心室率、药物治疗无效者，可施行射频消融改良房室结并同时安置心室按需或双腔起搏器。对于心室率较慢，最长间歇大于5秒，可考虑植入起搏器治疗。

（3）*心律转复及窦性心律维持* 房颤心律转复有自动复律、药物复律、电复律及导管消融治疗。电复律见效快、成功率高，对于伴有严重血流动力学障碍的房颤是首选方法。药物转复常用Ⅰc及Ⅲ类抗心律失常药，包括胺碘酮、普罗帕酮等，它们分别通过减慢传导速度和延长有效不应期终止折返激动而达到房颤复律的目的。有器质性心脏病的患者应根据基础病的程度选用药物，伴中等程度器质性心脏病患者可以选择伊布利特、维纳卡兰，上述方法无效可选用胺碘酮，伴有严重器质性心脏病、心衰患者以及缺血性心脏病患者应选择胺碘酮。对于无器质性心脏病患者可静脉应用氟卡尼、普罗帕酮、伊布利特、维纳卡兰复律，上述药物无效或出现不良作用时可选择静脉应用胺碘酮。对于症状明显、药物治疗无效的阵发性房颤，导管消融可作为一线治疗。此外，外科迷宫手术也可用于维持窦性心律，且具有较高成功率。

（4）*左心耳封堵* 经皮左心耳封堵术是预防脑卒中和体循环栓塞事件的策略之一，主要有两种方法：植入装置封堵左心耳及缝合结扎左心耳。对于$CHA_2DS_2-VAS_C$评分≥2的非瓣膜性房颤，且不适合长期抗凝治疗或长期规范抗凝治疗基础上仍发生卒中或栓塞事件、HAS-BLED评分≥3分的病人，可考虑行经皮左心耳封堵术。

（二）心律失常的非药物治疗

1. 心脏电复律

急性快速异位心律失常及持续性心房颤动或心房扑动如药物无效，应早进行同步电复律。阵发性室上性心动过速经药物治疗无效时可用同步电复律。

2. 埋藏式心脏复律除颤器（ICD）

ICD的明确适应证包括：①非一过性或可逆性原因引起的室性心动过速或心室颤动所致的心脏骤停，自发的持续性室速。②原因不明的晕厥，在电生理检查时能诱发有血流动力学显著临床表现的持续性室速或室颤，药物治疗无效、不能耐受或不可取。③心肌梗死所致LVEF<35%，NYHA心功能Ⅱ或Ⅲ级，或心肌梗死所致LVEF<30%，NYHA心功能Ⅰ级，且梗死后40天以上；④心肌梗死后非持续室速，LVEF<40%，且心电生理检查能诱发出室颤或持续室速；⑤NYHA心功能Ⅱ或Ⅲ级LVEF≤35%的非缺血性心肌病病人；⑥有心脏性猝死危险因素的肥厚型心肌病、扩张型心肌病及右室发育不良型心肌病；⑦有晕厥或室速记录的遗传性心脏病，且β受体阻滞剂无效，如长QT间期综合征、Brugada综合征及儿茶酚胺敏感性室速等。

3. 导管射频消融术（RFCA）

根据我国RFCA治疗快速性心律失常指南，RFCA的明确适应证为：①症状性局灶性房速；②发作频繁、心室率不易控制的房扑；③发作频繁、症状明显的房颤；④预激综合征合并阵发性心房颤动和快速心室率；⑤房室结折返及房室折返性心动过速；⑥症状明显或药物治疗效果不佳或不明原因左室功能障碍的频发室性期前收缩（>10000次/24小时）；⑦无器质性心脏病证据的室速（特发性室速）呈反复发作或合并有心动过速心肌病或血流动力学不稳定；⑧发作频繁和（或）症状重、药物预防发作效果差的心肌梗死后室速。

4. 外科治疗

外科治疗快速性心律失常的目的在于切除、隔置、离断参与心动过速生成、维持与传播的组织，保存或改善心脏功能。外科治疗方法包括直接针对心律失常本身以及各种间接的手术方法，后者包括室壁瘤切除术、冠状动脉旁路移植术和矫正瓣膜关闭不全或狭窄的手术，以及左颈胸交感神经切断术等。

六、中医辨证论治

1. 心虚胆怯证

证候：心悸不宁，善惊易恐，坐卧不安，失眠多梦，恶闻声响，舌苔薄白，脉虚数或结代。

治法：镇惊定志，养心安神。

方药：安神定志丸加减。

2. 心血不足证

证候：心悸气短，活动尤甚，眩晕乏力，面色无华，食少纳呆，舌质淡，苔薄白，脉细弱。

治法：补血养心，益气安神。

方药：归脾汤加减。

3. 阴虚火旺证

证候：心悸不宁，心烦少寐，头晕目眩，手足心热，耳鸣腰酸，舌质红，少苔，脉细数。

治法：滋阴清火，养心安神。

方药：天王补心丹加减。

4. 气阴两虚证

证候：心悸短气，头晕乏力，胸痛胸闷，少气懒言，五心烦热，失眠多梦，舌质红，少苔，脉虚数。

治法：益气养阴，养心安神。

方药：生脉散加减。

5. 痰火扰心证

证候：心悸时发时止，胸闷烦躁，失眠多梦，口干口苦，大便秘结，小便黄赤，舌质红，舌苔黄腻，脉弦滑。

治法：清热化痰，宁心安神。

方药：黄连温胆汤加减。

6. 心脉瘀阻证

证候：心悸不安，胸闷不舒，心痛时作，或见唇甲青紫，舌质紫暗或有瘀斑，脉涩或结代。

治法：活血化瘀，理气通络。

方药：桃仁红花煎加减。

7. 心阳不振证

证候：心悸不安，胸闷气短，面色苍白，形寒肢冷，舌质淡白，脉虚弱或细。

治法：温补心阳，安神定悸。

方药：参附汤合桂枝甘草龙骨牡蛎汤加减。

Ⅱ 房室传导阻滞

房室传导阻滞是指房室交界区脱离了生理不应期后，心房冲动传导延迟或不能传导至心室的一种缓慢性心律失常。其发生多与迷走神经张力过高、心肌病变、某些药物影响、高血钾等有关。其主要表现为心悸、疲劳虚弱、体力活动后气短、胸闷等，严重者可引起昏厥，甚至危及生命。

一、西医病因

心肌炎、急性下壁及前壁心肌梗死、原因不明的希-浦系统纤维化、冠心病、高血钾、应用洋地黄类药物以及缺氧等。

二、中医病因病机

本病中医病因主要包括饮食失宜，七情内伤，劳倦内伤，久病失养，感受外邪，药物影响等。

1. 饮食失宜

饮食不节，饥饱失常，或过食肥甘厚味，饮酒过度，均可损伤脾胃，致脾失健运，气血生化之源不足，心脉失养。脾气虚弱，运化功能减弱，津液不布，水湿不化，聚而为痰，痰浊上扰心神则心神不宁，痹阻胸阳则心悸、胸闷。

2. 七情内伤

忧郁思虑，暗耗心血；或气机郁结，脉络瘀滞，气血运行不畅，心失所养。

3. 劳倦内伤

劳伤心脾，心气受损而心悸；房劳过度，伤及肾阳，温煦无力，心阳不振而致心悸。

4. 久病失养

久病体虚，或失血过多，或思虑过度，劳伤心脾，致渐至气血亏虚，心失所养而心悸；大病久病之后，阳气虚衰，不能温养心肺，故心悸不安；久病入络，心脉瘀阻，心神失养。

5. 感受外邪

风寒湿邪搏于血脉，内犯于心，以致心脉痹阻，营血运行不畅，引起心悸怔忡；温病、疫病日久，邪毒灼伤营阴，心神失养，引起心悸。

本病病位在心，病机特点是本虚标实，本虚是气、血、阴、阳亏虚，以气阳不足为多，标实是痰浊、瘀血、气滞、水饮。

三、临床表现

1. 一度房室传导阻滞，病人多无自觉症状。

2. 二度Ⅰ型房室传导阻滞偶可出现心悸、乏力。二度Ⅱ型房室传导阻滞，如被阻滞的心房波所占比例较大时（如3∶2传导），特别是高度房室传导阻滞时，可出现头晕、乏力、胸闷、气短、晕厥及心功能下降等症状。

3. 三度房室传导阻滞的症状较明显，希氏束分叉以上部位的三度房室传导阻滞由于逸搏点位置高，逸搏频率较快，而且心室除极顺序也正常，病人可出现乏力、活动时头晕等症状，但多不发生晕厥；发生于希氏束分叉以下的低位三度房室传导阻滞，病人可出现晕厥，甚至猝死。

四、心电图辅助检查诊断

1. 一度房室传导阻滞

①窦性P波，每个P波后都有相应的QRS波群。②P-R间期延长至0.20秒以上（老人P-R间期>0.22秒）。

2. 二度房室传导阻滞

①二度Ⅰ型：又称莫氏Ⅰ型，P波规律出现，P-R间期逐渐延长；R-R间期相应地逐渐缩短，直到P波后无QRS波群出现，如此周而复始。②二度Ⅱ型：又称莫氏Ⅱ型，P-R间期固定（正常或延长）；P波突然不能下传而QRS波群脱漏。

3. 三度房室传导阻滞

①窦性P波，P波与QRS波群无固定关系。②心房速率快于心室率。③出现交界性逸搏心率（QRS形态正常，频率一般为40~60次/分）或室性逸搏心率（QRS波宽大畸形，频率一般为20~40次/分）。

五、西医治疗

1. 一度房室传导阻滞与二度Ⅰ型房室传导阻滞心室率不太慢者，无须接受治疗。

2. 二度Ⅱ型与三度房室传导阻滞，如心室率显著缓慢，伴有血流动力学障碍，甚至阿-斯综合征发作，应给予治疗。阿托品0.5~2mg静脉注射，适合阻滞部位位于房室结的患者；异丙肾上腺素1~4μg/min静脉点滴，适用于任何部位的房室传导阻滞，将心室率控制在50~70次/分。急性心肌梗死时应慎重。

3. 人工心脏起搏适应证：①伴有临床症状的任何水平的完全或高度房室传导阻滞。②束支-分支水平阻滞，间歇发生二度Ⅱ型房室阻滞，有症状者；在观察过程中虽无症状，但阻滞程度进展、H-V间期>100毫秒者。③房室传导阻滞，心室率经常低于50次/分，有明确的临床症状，或间歇发生心室率<40次/分，或虽无症状，但有长达3秒的R-R间隔。④由于颈动脉窦过敏引起的心率减慢，心率或R-R间隔达到上述标准，伴有明确症状者。⑤有窦房结功能障碍和（或）房室传导阻滞的患者，因其他情况必须采用具有减慢心率的药物治疗时，为保证适当的心室率，应植入起搏器。

六、中医辨证论治

1. 心阳不足证

证候：心悸气短，动则加剧，汗出倦息，面色苍白，形寒肢冷，舌淡苔白，脉虚弱或沉细。

治法：温补心阳，通脉定悸。

方药：人参四逆汤合桂枝甘草龙骨牡蛎汤加减。

2. 心肾阳虚证

证候：心悸气短，动则加剧，面色苍白，形寒肢冷，腰膝酸软，小便清长，下肢浮肿，舌质淡胖，脉沉迟。

治法：温补心肾，温阳利水。

方药：参附汤合真武汤加减。

3. 气阴两虚证

证候：心悸气短，乏力，失眠多梦，自汗盗汗，五心烦热，舌质淡红少津，脉虚弱或结代。

治法：益气养阴，养心通脉。

方药：炙甘草汤加减。

4. 痰浊阻滞证

证候：心悸气短，心胸痞闷胀满，痰多，食少腹胀，或有恶心，舌苔白腻或滑腻，脉弦滑。

治法：理气化痰，宁心通脉。

方药：涤痰汤加减。

5. 心脉痹阻证

证候：心悸，胸闷憋气，心痛时作，舌质暗或有瘀点、瘀斑，脉结代。

治法：活血化瘀，理气通络。

方药：血府逐瘀汤加减。

第十二节　原发性高血压

原发性高血压（primary hypertension）是以血压升高为主要临床表现伴或不伴有多种心血管危险因素的综合征，通常简称为高血压。高血压是以体循环动脉压增高为主要表现的临床综合征。高血压是多种心、脑血管疾病的重要病因和危险因素，影响重要脏器，如心、脑、肾的结构与功能，最终导致这些器官的功能衰竭，迄今仍是心血管疾病死亡的主要原因之一。

高血压根据相关临床症状亦可归属于“眩晕”“头痛”“中风”等范畴。

一、西医病因与发病机制

（一）病因

1. 遗传因素　高血压具有明显的家族聚集性。父母均有高血压，子女发病概率高达46%。约60%高血压病人有高血压家族史。高血压的遗传可能存在主要基因显性遗传和多基因并联遗传两种方式。在遗传表型上，不仅高血压发生率体现遗传性，而且在血压水平、并发症发生以及其他有如肥胖等方面也有遗传性。近年来有关高血压的基因研究报道很多，但尚无突破性进展。关于高血压的基因定位，在全世界进行的二十多个高血压全基因组扫描研究中，共有三十多个可能有关的染色体区段。

2. 环境因素

（1）饮食：不同地区人群血压水平和高血压患病率与钠盐平均摄入量显著正相关，但同一地区人群中个体间血压水平与摄盐量并不相关，摄盐过多导致血压升高主要见于对盐敏感人群。钾摄入量与血压呈负相关。高蛋白质摄入属于升压因素。饮食中饱和脂肪酸或饱和脂肪酸/多不饱和脂肪酸比值较高也属于升压因素。饮酒量与血压水平线性相关，尤其与收缩压相关性更强。

（2）精神应激：城市脑力劳动者高血压患病率超过体力劳动者，从事精神紧张度高的职业者发生高血压的可能性较大，长期生活在噪声环境中听力敏感性减退者患高血压也较多。此类高血压病经休息后症状和血压可获得一定改善。

（3）吸烟：可使交感神经末梢释放去甲肾上腺素增加而使血压增高，同时可以通过氧化应激损害一氧化氮（NO）介导的血管舒张，引起血压增高。

3. 其他因素

（1）体重：体重增加是血压升高的重要危险因素。肥胖的类型与高血压发生关系密切，腹型肥胖者容易发生高血压。

（2）药物：服避孕药妇女血压升高发生率及程度与服药时间长短有关。口服避孕药引起的高血压一般为轻度，并且可逆转，在终止服药后3～

6个月血压常恢复正常。其他如麻黄碱、肾上腺皮质激素、非甾体类抗炎药（NSAIDs）、甘草等也可使血压增高。

（3）睡眠呼吸暂停低通气综合征（sleep apnea hypopnea syndrome，SAHS）：SAHS是指睡眠期间反复发作性呼吸暂停。有中枢性和阻塞性之分。SAHS病人50%有高血压，血压升高程度与SAHS病程和严重程度有关。

（二）发病机制

1. 神经机制 各种原因使大脑皮质下神经中枢功能发生变化，各种神经递质浓度与活性异常，包括去甲肾上腺素、肾上腺素、多巴胺、神经肽Y、5-羟色胺、血管加压素、脑啡肽、脑钠肽和中枢肾素血管紧张素系统，最终使交感神经系统活性亢进，血浆儿茶酚胺浓度升高，阻力小动脉收缩增强而导致血压增高。

2. 肾脏机制 各种原因引起肾性水、钠潴留，增加心排血量，通过全身血流自身调节使外周血管阻力和血压升高，启动压力-利尿钠（pressure-natriuresis）机制再将潴留的水、钠排泄出去。也可能通过排钠激素分泌释放增加，例如内源性类洋地黄物质，在排泄水、钠的同时使外周血管阻力增高而使血压增高。这个学说的理论意义在于将血压升高作为维持体内水、钠平衡的一种代偿方式。现代高盐饮食的生活方式加上遗传性或获得性肾脏排钠能力的下降是许多高血压病人的基本病理生理异常机制。有较多因素可引起肾性水、钠潴留，例如亢进的交感活性使肾血管阻力增加；肾小球有微小结构病变；肾脏排钠激素（前列腺素、激肽酶、肾髓质素）分泌减少，肾外排钠激素（内源性类洋地黄物质、心房肽）分泌异常，或者潴钠激素（18-羟去氧皮质酮、醛固酮）释放增多。低出生体重儿也可以通过肾脏机制导致高血压。

3. 激素机制 肾素血管紧张素-醛固酮系统（RAAS）激活。经典的RAAS包括：肾小球入球动脉的球旁细胞分泌肾素，激活从肝脏产生的血管紧张素原（AGT），生成血管紧张素Ⅰ（ATⅠ），然后经肺循环的转换酶（ACE）生成血管紧张素Ⅱ（ATⅡ）。ATⅡ是RAAS的主要效应物质，作用于血管紧张素Ⅱ受体1（AT1），使小动脉平滑肌收缩，刺激肾上腺皮质球状带分泌醛固酮，通过交感神经末梢突触前膜的正反馈使去甲肾上腺素分泌增加，这些作用均可使血压升高。近年来发现很多组织，例如血管壁、心脏、中枢神经、肾脏及肾上腺，也有RAAS各种组成成分。RAAS对心脏、血管的功能和结构所起的作用，可能在高血压发生和维持中有更大影响。另有研究表明AT和ATⅡ可以通过多条途径产生血管紧张素1~7（A1~7），A1~7通过与G蛋白偶联的MAS受体发挥扩血管以及抑制血管平滑肌细胞增殖作用，使人们更全面理解RAAS的心血管作用。

4. 血管机制 大动脉和小动脉结构与功能的变化，也就是血管重构在高血压发病中发挥着重要作用。覆盖在血管壁内表面的内皮细胞能生成、激活和释放各种血管活性物质调节心血管功能，例如一氧化氮（NO）、前列环素（PGI2）、内皮素（ET-1）、内皮依赖性血管收缩因子（EDCF）等。年龄增长以及各种心血管危险因素（例如血脂异常、血糖升高、吸烟、高同型半胱氨酸血症等）导致血管内皮细胞功能异常，使氧自由基产生增加，NO灭活增强，血管炎症、氧化应激（oxidative stress）反应等影响动脉的弹性功能和结构。由于大动脉弹性减退，脉搏波传导速度增快，反射波抵达中心大动脉的时相从舒张期提前到收缩期，出现收缩期延迟压力波峰，可以导致收缩压升高、舒张压降低、脉压增大。阻力小动脉结构（血管数目稀少或壁/腔比值增加）和功能（弹性减退和阻力增大）改变，影响外周压力反射点的位置或反射波强度，也对脉压增大起重要作用。

5. 胰岛素抵抗 胰岛素抵抗（insulin resistance，IR）是指必须以高于正常的血胰岛素释放水平才能维持正常的糖耐量，表示机体组织对胰岛素处理葡萄糖的能力减退。约50%原发性高血压病人存在不同程度的 IR，在肥胖、血甘油三酯升高、高血压及糖耐量减退同时并存的四联症病人中最为明显。近年来认为 IR 是 2 型糖尿病和高血压发生的共同病理生理基础，但 IR 是如何导致血压升高，尚未获得肯定解释。多数认为是 IR 造成继发性高胰岛素血症引起的，继发性高胰岛素血症使肾脏水钠重吸收增强，交感神经系统活性亢进，动脉弹性减退，从而使血压升高。在一定意义上，胰岛素抵抗所致交感活性亢进使机体产热增加，是对肥胖的一种负反馈调节，这种调节以血压升高和血脂代谢障碍为代价。

（二）发病机制

1. 血压调节机制失代偿

诸多因素可以影响血压的调节，其中主要是心排血量及体循环的周围血管阻力。心排血量与体液容量、心率、心肌收缩力呈正相关。总外周阻力与阻力小动脉结构的改变、血管壁的顺应性、血管的舒缩状态、血液黏稠度等因素有关。血压的急性调节主要通过压力感受器及交感神经活动来实现，而慢性调节则主要通过肾素-血管紧张素-醛固酮系统及肾脏对体液容量的调节来完成。如上述调节机制失去平衡即会导致高血压。

2. 遗传因素

高血压的遗传倾向比较明显，目前认为是一种多基因疾病。高血压患者中 40%～60% 有家族史，有明显的家族聚集性。动物实验也筛选出遗传性高血压大鼠株——自发性高血压大鼠（SHR），证实高血压可能与遗传有关。

3. 肾素-血管紧张素-醛固酮系统（RAAS）

体内存在循环及局部两种 RAAS 系统。循环 RAAS 系统主要由于肾灌注减低或肾缺血而被激活。肾素由肾小球入球动脉的球旁细胞分泌，而后使肝脏的血管紧张素原变为血管紧张素Ⅰ，再经血管紧张素转换酶的作用变为血管紧张素Ⅱ（AngⅡ）。AngⅡ升高可使血压升高，其机理是使小动脉平滑肌收缩，增加周围血管阻力；刺激肾上腺皮质球状带，使醛固酮分泌增加，引起水钠潴留，血容量增加；通过交感神经末梢突触前膜的正反馈使去甲肾上腺素分泌增加，导致心率加快、心肌收缩力增强和心输出量增加。多途径导致血压升高，并持续处于高血压状态。最近几年发现心脏、肾脏、肾上腺、中枢神经、血管壁等均有局部的 RAAS，通过旁分泌或自分泌调节组织功能，这对高血压的形成、血压的调节可能具有较强的作用。

4. 精神神经系统

大脑皮层受外界及内在环境的长期不良刺激，使其兴奋与抑制过程平衡失调，对皮质下中枢的调节失控，交感神经活动增强、儿茶酚胺类介质的释放使小动脉收缩，并继发引起血管平滑肌增生，肾素释放增多。这些因素促使高血压形成，并持续处于高血压状态。

5. 钠潴留

高钠饮食可使某些体内有遗传性钠运转缺陷的患者血压升高。钠摄入过多可使水、钠潴留，血容量增多，心输出量增加，以致血压升高。其次，由于血管平滑肌细胞内钠离子水平增高，又可使细胞内钙离子水平增高，使小动脉收缩，外周阻力增高，参与高血压的发生。再次，心钠素增高，影响钠排出，也参与高血压形成。

6. 血管内皮功能受损

血管内皮细胞具有调节血管舒缩、影响血流、调节血管重建的功能。血管内皮细胞生成的活性物质对血管舒缩等有调节作用。引起血管舒张的物质有前列环素（PGI_2）、内皮源性舒张因子（EDRF）、一氧化氮（NO）等；引起血管收缩的物质有内皮素（ET-1）、血管紧张素Ⅱ等。高血压时，一般 NO 生成减少，而 ET-1 增加，血管平滑肌细胞对舒张因子反应减弱，而对收缩因子反应增强。

7. 胰岛素抵抗

胰岛素抵抗（insulin resistance，IR），是指必须以高于正常的血胰岛素释放水平来维持正常的糖耐量，表示机体组织对胰岛素的敏感性和（或）反应性降低，约50%的原发性高血压患者存在不同程度的IR。胰岛素抵抗通过下列因素使血压升高：①肾小管对钠的重吸收增加；②增强交感神经活动；③使细胞内钠、钙增加；④刺激血管壁增生。

8. 其他

如缺少运动、肥胖、吸烟、过量饮酒、低钙、低镁、低钾等都与高血压有关。

二、中医病因病机

本病形成的主要原因有情志失调、饮食不节、久病过劳及先天禀赋不足等。

1. 肝阳上亢

素体阳盛，肝阳偏亢，日久化火生风，风阳升动，上扰清窍，则发眩晕。长期忧郁恼怒，肝气郁结，气郁化火，肝阴暗耗，阴虚阳亢，风阳升动，上扰清窍，发为眩晕。

2. 痰湿中阻

若嗜酒肥甘，饥饱无常，或思虑劳倦，伤及于脾，脾失健运，水谷不能化生精微，聚湿生痰，痰浊上扰，蒙闭清窍，发为眩晕。

3. 瘀血阻窍

久病入络，随着病情的迁延不愈，日久殃及血分，血行不畅，瘀血内停，滞于脑窍，清窍失养，发为眩晕。

4. 肝肾阴虚

肝阴不足可导致肾阴不足，肾阴不足亦可引起肝阴亏乏。水不涵木，阳亢于上，清窍被扰而作眩晕。

5. 阴阳两虚

久病体虚，累及肾阳，肾阳受损或阴虚日久，阴损及阳，导致阴阳两虚，髓海失于涵养，而见眩晕等。

综上所述，高血压病发病主要与肝、脾、肾等脏腑关系密切；病因为情志失调、饮食不节、久病劳伤、先天禀赋不足等；主要病机环节为风、火、痰、瘀、虚；病机性质为本虚标实，肝肾阴虚为本，肝阳上亢、痰浊内蕴为标。

三、临床表现

1. 一般症状、体征

大多数起病缓慢、渐进，一般缺乏特殊的临床表现。约1/5患者无症状。一般症状有头晕、头痛、颈项板紧、疲劳、心悸，也可出现视物模糊、鼻出血等较重症状。典型的高血压头痛在血压下降后即可消失。

体检时可有下列体征：主动脉瓣区第二心音亢进，主动脉瓣收缩期杂音。长期持续高血压可见心尖搏动向左下移位、心界向左下扩大等左心室肥大体征，还可闻及第四心音。

有些体征常提示继发性高血压可能，例如腰部肿块提示多囊肾或嗜铬细胞瘤；股动脉搏动延迟出现或缺如，并且下肢血压明显低于上肢，提示主动脉缩窄；向心性肥胖、紫纹与多毛，提示皮质醇增多症。

2. 并发症

血压持续升高，可有心、脑、肾等靶器官损害。

（1）*心*　血压持续升高致左心室肥厚、扩大形成高血压性心脏病，最终可导致充血性心力衰竭。高血压是冠状动脉粥样硬化的重要危险因素之一。

（2）*脑*　长期高血压，由于小动脉、微动脉瘤形成及脑动脉粥样硬化，可并发急性脑血管病，包括脑出血、短暂性脑缺血发作、脑血栓形成等。

（3）*肾*　高血压会并发肾动脉硬化等肾脏病变。病情发展可出现肾功能损害。

（4）*主动脉夹层*　长期高血压，导致主动脉血管壁结构异常，血液通过主动脉内膜裂口，进入主动脉壁，造成正常主动脉壁层间的分离，可形成主动脉夹层。

3. 高血压危重症

（1）*恶性高血压*　多见于中青年。临床表现为发病急骤，血压显著升高，舒张压持续≥

130mmHg，头痛，视力减退，视网膜出血、渗出和视神经乳头水肿。肾功能损害明显，出现蛋白尿、血尿、管型尿，迅速发生肾功能不全。如不及时治疗，可因肾功能衰竭、心力衰竭或急性脑血管病而死亡。

（2）*高血压危象*　由于交感神经活动亢进，在高血压病程中可发生短暂收缩压急剧升高（可达260mmHg），也可伴舒张压升高（120mmHg以上），同时出现剧烈头痛、心悸、气急、烦躁、恶心、呕吐、面色苍白或潮红、视力模糊等。控制血压后可迅速好转，但易复发。

（3）*高血压脑病*　多发生在重症高血压患者，多见严重头痛、呕吐、意识障碍，轻者仅有烦躁、意识模糊，或者一过性失明、失语、偏瘫等，严重者发生抽搐、昏迷。可能因为血压升高，超过脑血管调节极限，脑血管波动性扩张，脑灌注过多，血管内液体渗入脑组织，引起脑水肿及颅内压升高而致。

四、实验室检查及其他检查

1. 基本项目

①血生化（钠、钾、空腹血糖、血清总胆固醇、甘油三酯、高密度脂蛋白胆固醇、低密度脂蛋白胆固醇和尿酸、肌酐）。②全血细胞计数、血红蛋白和血细胞比容。③尿液分析（尿蛋白、糖和尿沉渣镜检）。④心电图。

2. 推荐项目

24小时动态血压监测（ABPM）、超声心动图、颈动脉超声、餐后2小时血糖、尿白蛋白定量（糖尿病患者必查项目）、尿蛋白定量（用于尿常规检查蛋白阳性者）、眼底检查、胸部X线、脉搏波传导速度（PWV）以及踝臂血压指数（ABI）等。

五、诊断（血压分级与危险分层）

1. 按血压水平分类和分级

血压水平分类、分级

分　类	收缩压（mmHg）		舒张压（mmHg）
正常血压	<120	和	<80
正常高值	120～139	和/或	80～89
高血压	≥140	和/或	≥90
1级高血压（轻度）	140～159	和/或	90～99
2级高血压（中度）	160～179	和/或	100～109
3级高血压（重度）	≥180	和/或	≥110
单纯收缩期高血压	≥140	和	<90

高血压定义为：在未使用降压药物的情况下，非同日3次测量血压，收缩压均≥140mmHg和/或舒张压≥90mmHg（每次不少于3次读数，取平均值）。收缩压≥140mmHg和舒张压<90mmHg为单纯性收缩期高血压。患者既往有高血压史，目前正在使用降压药物，血压虽然低于140/90mmHg，也诊断为高血压。根据血压升高水平，又进一步将高血压分为1级、2级和3级。当收缩压和舒张压分属于不同级别时，以较高的分级为准。单纯收缩期高血压也可按照收缩压分为1、2、3级。

2. 按心血管风险分层

心血管风险分层根据血压水平、心血管危险因素、靶器官损害、临床并发症和糖尿病，分为低危、中危、高危和很高危四个层次。3级高血压伴1项及以上危险因素，合并糖尿病，或有心、脑血管病或慢性肾脏疾病等并发症，皆属于心血管风险很高危患者。

高血压患者心血管风险水平分层

其他心血管危险因素和疾病史	血压（mmHg）			
	SBP130-139 和（或）DBP85-89	SBP140-159 和（或）DBP90-99	SBP160-179 和（或）DBP100-109	SBP≥180 和（或）DBP≥110
无	/	低危	中危	高危
1-2 个其他危险因素	低危	中危	中/高危	很高危
≥3 个其他危险因素，靶器官损害，或CKD3 期，无并发症的糖尿病	中/高危	高危	高危	很高危
临床并发症，或 CKD≥4 期，有并发症的糖尿病	高/很高危	很高危	很高危	很高危

注：CKD：慢性肾脏疾病

六、鉴别诊断

1. 肾实质病变

（1）急性肾小球肾炎　起病急骤，发病前 1~3 周多有链球菌感染史，有发热、水肿、血尿等表现。尿常规检查可见蛋白、红细胞和管型，血压为一过性升高。青少年多见。

（2）慢性肾小球肾炎　由急性肾小球肾炎转变而来，或无明显急性肾炎史，而有反复浮肿、明显贫血、血浆蛋白低、氮质血症，蛋白尿出现早而持久，血压持续升高。

2. 肾动脉狭窄

有类似恶性高血压的表现，药物治疗无效。一般可见舒张压中、重度升高，可在上腹部或背部肋脊角处闻及血管杂音。肾盂造影、放射性核素肾图及 B 超有助于诊断。肾动脉造影可明确诊断。

3. 嗜铬细胞瘤

可出现阵发性或持续性血压升高，阵发性血压升高时还可伴心动过速、出汗、头痛、面色苍白等症状，历时数分钟或数天，一般降压药无效，发作间隙血压正常。血压升高时测血或尿中儿茶酚胺及其代谢产物香草基杏仁酸（VMA）有助于诊断，超声、放射性核素及 CT、MRI 对肾脏部位检查可显示肿瘤部位而确诊。

4. 原发性醛固酮增多症

女性多见。以长期高血压伴顽固性低血钾为特征，可有多饮、多尿、肌无力、周期性麻痹等。实验室检查有低血钾、高血钠、代谢性酸中毒、血浆肾素活性降低、血及尿醛固酮增多、尿钾增多。安体舒通试验阳性具有诊断价值。超声检查、放射性核素、CT、MRI 可确定肿瘤部位。

5. 库欣综合征

又称皮质醇增多症。患者除有高血压之外还有满月脸、水牛背、向心性肥胖、毛发增多、血糖升高等，诊断一般不难。24 小时尿中 17-羟类固醇、17-酮类固醇增多，地塞米松抑制试验或肾上腺素兴奋试验有助于诊断。颅内蝶鞍 X 线检查、肾上腺 CT 扫描及放射性碘化胆固醇肾上腺素扫描可定位诊断。

6. 主动脉缩窄

多数先天性，临床表现为上臂血压增高，而下肢血压不高或降低。在肩胛区、胸骨旁、腋部有侧支循环的动脉搏动和杂音，腹部听诊有血管杂音。主动脉造影可确定诊断。

七、西医治疗

（一）治疗原则

1. 治疗性生活方式干预

适用于所有高血压病人。①减轻体重：尽可能将体重指数（BMI）控制在<$24kg/m^2$。②减少钠盐摄入：每人每日食盐量以不超过 6g 为宜。③补充钾盐。④减少脂肪摄入：减少食用油摄入，少吃或不吃肥肉和动物内脏，膳食中脂肪量应控制在总热量的 25%以下。⑤戒烟、限制饮

酒：饮酒量每日不可超过相当于50mL酒精的量。⑥增加运动：运动有利于减轻体重和改善胰岛素抵抗，提高心血管调节适应能力，稳定血压水平。⑦减轻精神压力，保持心态平衡。⑧必要时补充叶酸制剂。

2. 降压药物治疗对象

①高血压2级或以上病人。②高血压合并糖尿病，或者已经有心、脑、肾靶器官损害或并发症病人。③凡血压持续升高，改善生活方式后血压仍未获得有效控制者。高危和很高危病人必须使用降压药物强化治疗。

3. 血压控制目标值

目前一般主张血压控制目标值应<140/90mmHg。糖尿病、慢性肾脏病、心力衰竭或病情稳定的冠心病合并高血压病人，血压控制目标值<130/80mmHg。对于老年收缩期高血压病人，收缩压控制于150mmHg以下，如果能够耐受可降至140mmHg以下。舒张压低于60mmHg的冠心病者，应在密切监测血压情况下逐渐实现降压目标。应尽早将血压降至低到上述目标血压水平，但并非越快越好。大多数高血压病人应在数周至数个月内将血压逐渐降至目标水平。年轻、病情较短的高血压病人可较快达标。但老年人、病程较长或已有靶器官损害或并发症的病人降压速度宜适度缓慢。

4. 多重心血管危险因素协同控制。

（二）降压药物的应用

1. 降压药物种类及作用特点

目前常用降压药物可归纳为五大类，即利尿剂、β受体阻滞剂、钙通道阻滞剂（CCB）、血管紧张素转换酶抑制剂（ACEI）和血管紧张素Ⅱ受体阻滞剂（ARB）。

（1）利尿剂　有噻嗪类、襻利尿剂和保钾利尿剂三类。各种利尿剂的降压疗效相仿，噻嗪类使用最多，常用的有氢氯噻嗪、氯噻酮、苄氟噻嗪和吲达帕胺。

适应证：适用于轻、中度高血压，对单纯收缩期高血压、盐敏感性高血压、更年期女性、合并心力衰竭和老年人高血压有较强降压效应。利尿剂可增强其他降压药的疗效。

不良反应：噻嗪类利尿剂可引起低血钾。痛风者禁用。高尿酸血症、以及明显肾功能不全者慎用。保钾利尿剂可引起高血钾，不宜与ACEI、ARB合用，肾功能不全者禁用。襻利尿剂主要用于肾功能不全时。

（2）钙通道阻滞剂　钙拮抗剂分为二氢吡啶类和非二氢吡啶类，前者以硝苯地平为代表，后者有维拉帕米和地尔硫䓬。根据药物作用持续时间，钙拮抗剂又可分为短效和长效。长效钙拮抗剂包括长半衰期药物，例如氨氯地平、左旋氨氯地平；脂溶性膜控型药物，例如拉西地平和乐卡地平；缓释或控释制剂，例如非洛地平缓释片、硝苯地平控释片。

适应证：适用于各种不同程度高血压，尤其适用于老年高血压、单纯收缩期高血压，合并糖尿病、冠心病和外周血管病的患者。

不良反应：开始治疗阶段有反射性交感活性增强，引起心率增快、面部潮红、头痛、下肢水肿等，尤其是使用短效制剂时。非二氢吡啶类抑制心肌收缩和传导功能，不宜在心力衰竭、窦房结功能低下或心脏传导阻滞患者中应用。

（3）血管紧张素转换酶抑制剂　常用的有卡托普利、依那普利、贝那普利、赖诺普利、西拉普利、培哚普利、雷米普利和福辛普利等。

适应证：尤其适用于伴有心力衰竭、心肌梗死、蛋白尿、糖耐量减退或糖尿病肾病的高血压病人。

不良反应：主要是刺激性干咳和血管性水肿。高血钾症、妊娠妇女和双侧肾动脉狭窄患者禁用。血肌酐超过265μmol/L患者使用时需谨慎。

（4）血管紧张素Ⅱ受体拮抗剂　常用的有氯沙坦、缬沙坦、厄贝沙坦、依普罗沙坦、伊贝沙坦、替米沙坦、坎地沙坦和奥美沙坦。

适应证：尤其适用于伴左室肥厚、心力衰竭、心房颤动预防、糖尿病肾病、代谢综合征、微量白蛋白尿或蛋白尿患者，以及不能耐受ACEI的患者。

不良反应：偶有腹泻，长期应用可升高血钾，应注意监测血钾及肌酐水平变化。双侧肾动脉狭窄、妊娠妇女、高钾血症者禁用。

（5）β受体阻滞剂　有选择性（β_1）、非选择性（β_1与β_2）和兼有α受体阻滞三类。常用的有美托洛尔、阿替洛尔、比索洛尔、卡维地洛、拉贝洛尔。

适应证：适用于各种不同严重程度高血压，尤其是心率较快的中、青年患者或合并心绞痛和慢性心力衰竭患者，对老年高血压疗效相对较差。

不良反应：主要有心动过缓、乏力、四肢发冷。β受体阻滞剂对心肌收缩力、窦房结和房室结功能均有抑制作用，并可增加气道阻力。急性心力衰竭、支气管哮喘、病态窦房结综合征、房室传导阻滞患者禁用。

（6）α受体阻滞剂　不作为一般高血压治疗的首选药，适用于高血压伴前列腺增生患者，也用于难治性高血压患者的治疗，开始用药应在入睡前，以防体位性低血压发生，使用中注意测量坐、立位血压，最好使用控释制剂。体位性低血压者禁用。心力衰竭者慎用。

2. 降压药的联合应用

联合应用降压药物已成为降压治疗的基本方法。许多高血压患者，为了达到目标血压水平需要应用≥2种降压药物。目前认为，2级高血压患者在开始时就可以采用联合治疗。联合用药方案见下表。

联合治疗方案推荐参考

优先推荐	一般推荐	不常规推荐
D-CCB+ARB	噻嗪类利尿剂+β受体阻滞剂	ACEI+β受体阻滞剂
D-CCB+ACEI	α受体阻滞剂+β受体阻滞剂	ARB+β受体阻滞剂
ARB+噻嗪类利尿剂	D-CCB+保钾利尿剂	ACEI+ARB
ACEI+噻嗪类利尿剂	噻嗪类利尿剂+保钾利尿剂	中枢作用药+β受体阻滞剂
D-CCB+噻嗪类利尿剂		
D-CCB+β受体阻滞剂		

注：D-CCB：二氢吡啶类钙通道阻滞剂；ACEI：血管紧张素转换酶抑制剂；ARB：血管紧张素受体拮抗剂。

（1）ACEI或ARB加噻嗪类利尿剂　ACEI和ARB可使血钾水平略有上升，能拮抗噻嗪类利尿剂长期应用所致的低血钾等不良反应。ACEI或ARB加噻嗪类利尿剂合用有协同作用，有利于改善降压效果。

（2）二氢吡啶类钙通道阻滞剂（D-CCB）加ACEI或ARB　前者具有直接扩张动脉的作用，后者通过阻断RAAS，既扩张动脉，又扩张静脉，故两药有协同降压作用。二氢吡啶类钙通道阻滞剂常致踝部水肿，可被ACEI或ARB减轻或消除。此外，ACEI或ARB也可部分阻断钙通道阻滞剂所致反射性交感神经张力增加和心率加快的不良反应。

（3）钙通道阻滞剂加噻嗪类利尿剂　我国FEVER研究证实，二氢吡啶类钙通道阻滞剂加噻嗪类利尿剂治疗，可降低高血压患者脑卒中发生风险。

（4）二氢吡啶类钙通道阻滞剂（D-CCB）加β受体阻滞剂　前者具有的扩张血管和轻度增加心率的作用，正好抵消β受体阻滞剂的缩血管及减慢心率的作用。两药联合可使不良反应减轻。

（三）有并发症的降压治疗

1. 脑血管病

降压过程应该缓慢、平稳，最好不减少脑血流量。可选择ARB、长效钙拮抗剂、ACEI或利尿剂。注意从单种药物小剂量开始，再缓慢递增剂量或联合治疗。

2. 冠心病

高血压合并稳定性心绞痛的降压治疗，应选择β受体阻滞剂、血管紧张素转换酶抑制剂和长效钙拮抗剂；发生过心肌梗死患者应选择ACEI和β受体阻滞剂，预防心室重构。

3. 心力衰竭

高血压合并无症状左心室功能不全的降压治疗，应选择ACEI和β受体阻滞剂，注意从小剂量开始；有心力衰竭症状的患者，应采用利尿剂、ACEI或ARB和β受体阻滞剂联合治疗。

4. 慢性肾衰竭

常选用ACEI或ARB。要注意在低血容量或病情晚期（肌酐清除率<30mL/min或血肌酐超过265μmol/L，即3.0mg/dl）有可能使肾功能恶化。

5. 糖尿病

ARB或ACEI、长效钙拮抗剂是较合理的选择。ACEI或ARB能有效减轻和延缓糖尿病肾病的进展，改善血糖控制。

（四）顽固性高血压治疗

约10%高血压患者，尽管使用了3种以上合适剂量降压药联合治疗，血压仍未能达到目标水平，称为顽固性高血压或难治性高血压。使用四种或四种以上降压药物血压达标也应考虑为顽固性高血压。对顽固性高血压的处理，首先要寻找原因，然后针对具体原因进行治疗，常见有以下一些原因：

1. 假性难治性高血压

由于血压测量错误、“白大衣现象”或治疗依从性差等导致。

2. 生活方式未获得有效改善

比如体重、食盐摄入未得到有效控制，过量饮酒未戒烟等导致血压难以控制。

3. 降压治疗方案不合理

在多种降压药的联合治疗方案中无利尿剂（包括醛固酮拮抗剂）。

4. 其他药物干扰降压作用

同时服用干扰降压作用的药物是血压难以控制的一个较隐蔽的原因。

5. 容量超负荷

饮食钠摄入过多抵消降压药作用。肥胖、糖尿病、肾脏损害和慢性肾功能不全时通常有容量超负荷。

6. 胰岛素抵抗

胰岛素抵抗是肥胖和糖尿病患者发生顽固性高血压的主要原因。在降压药治疗基础上联合使用胰岛素增敏剂，可以明显改善血压控制。肥胖者减轻体重5kg就能显著降低血压或减少所用的降压药数量。

（五）高血压急症的处理

在高血压发展过程的任何阶段和其他疾病急症时，可以出现严重危及生命的血压升高，需要作紧急处理。高血压急症是指短时期内（数小时或数天）血压重度升高，舒张压>130mmHg和/或收缩压>200mmHg，伴有重要器官组织如心脏、脑、肾脏、眼底、大动脉的严重功能障碍或不可逆性损害。

1. 治疗原则

（1）及时降低血压　选择适宜有效的降压药物，放置静脉输液管，静脉滴注给药，同时应经常不断测量血压或无创性血压监测。静脉滴注给药的优点是便于调整给药的剂量。如果情况允许，尽早开始口服降压药治疗。

（2）控制性降压　高血压急症时短时间内血压急剧下降，有可能使重要器官的血流灌注明显减少，应逐步控制性降压。一般情况下，初始阶段（数分钟到1小时内）血压控制的目标为平均动脉压的降低幅度不超过治疗前水平的25%；在随后的2~6小时内将血压降至较安全水平，一般为160/100mmHg左右；如果可耐受，临床情况稳定，在随后的24~48小时逐步降至正常水平。如果降压后发现有重要器官的缺血表现，血压降低幅度应更小些。在随后的1~2周内，再将血压逐步降到正常水平。

（3）合理选择降压药　高血压急症处理对降压药的选择，要求起效迅速，短时间内达到最大作用；作用持续时间短，停药后作用消失较快；不良反应较小。另外，在降压过程中不明显影响心率、心输出量和脑血流量。

2. 降压药选择与应用

(1) *硝普钠* 能同时直接扩张动脉和静脉，降低前、后负荷。开始以 10μg/min 静滴，逐渐增加剂量以达到降压作用，一般临床上常用最大剂量为 200μg/min。使用硝普钠必须密切观察血压，根据血压水平仔细调节滴注速率，稍有改变就可引起血压较大波动。停止滴注后，作用仅维持 3~5 分钟。硝普钠可用于各种高血压急症。在通常剂量下不良反应轻微，有恶心、呕吐、肌肉颤动。滴注部位如药物外渗可引起局部皮肤和组织反应。硝普钠在体内红细胞中代谢产生氰化物，长期或大剂量使用应注意可能发生硫氰酸中毒，尤其是肾功能损害者。

(2) *硝酸甘油* 扩张静脉和选择性扩张冠状动脉与大动脉。降低动脉压作用不及硝普钠，降压起效迅速，停药后数分钟作用消失。开始时以每分钟 5~10μg 速率静滴，可用至每分钟 100~200μg。硝酸甘油主要用于急性心力衰竭或急性冠脉综合征时高血压急症。不良反应有心动过速、面部潮红、头痛和呕吐等。

(3) *尼卡地平* 二氢吡啶类钙通道阻滞剂，作用迅速，持续时间较短，降压同时改善脑血流量。开始时从 0.5μg/(kg·min) 静脉滴注，逐步增加剂量到 10μg/(kg·min)。尼卡地平主要用于高血压急症合并急性脑血管病和其他高血压急症。不良作用有心动过速、面部潮红等。

(4) *拉贝洛尔* 兼有 α 受体阻滞作用的 β 受体阻滞剂，起效较迅速（5~10 分钟），且持续时间较长（3~6 小时）。开始时缓慢静脉注射 20~100mg，以后可以每隔 15 分钟重复注射，总剂量不超过 300mg，也可以每分钟 0.5~2mg 速率静脉滴注。拉贝洛尔主要用于妊娠或肾衰竭时高血压急症。不良反应有头晕、体位性低血压、心脏传导阻滞等。

八、中医辨证论治

1. 肝阳上亢证

证候：头晕头痛，口干口苦，面红目赤，烦躁易怒，大便秘结，小便黄赤，舌红苔黄，脉弦。

治法：平肝潜阳。

方药：天麻钩藤饮加减。

2. 痰湿内盛证

证候：头晕头痛，头重如裹，困倦乏力，胸闷，腹胀痞满，少食多寐，呕吐痰涎，肢体沉重，舌胖苔腻，脉濡滑。

治法：祛痰降浊。

方药：半夏白术天麻汤加减。

3. 瘀血阻窍证

证候：头痛经久不愈，固定不移，头晕阵作，偏身麻木，胸闷，时有心前区痛，口唇发绀，舌紫，脉弦细涩。

治法：活血化瘀。

方药：通窍活血汤加减。

4. 肝肾阴虚证

证候：头晕耳鸣，目涩，咽干，五心烦热，盗汗，不寐多梦，腰膝酸软，大便干涩，小便热赤，舌质红少苔，脉细数或弦细。

治法：滋补肝肾，平潜肝阳。

方药：杞菊地黄丸加减。

5. 肾阳虚衰证

证候：头晕眼花，头痛耳鸣，形寒肢冷，腰膝酸软，夜尿频多，大便溏薄，舌淡胖，脉沉弱。

治法：温补肾阳。

方药：济生肾气丸加减。

九、预防

高血压及其引起的心脑血管疾病是居于目前疾病死亡原因的首位，因此必须及早发现、及时治疗、坚持服药，尽量防止及逆转靶器官的损害，减少其严重后果。

根据不同的情况进行针对性预防。高血压的预防一般分为三级：一级预防是针对高危人群和整个人群，以社区为主，注重使高血压易感人群通过减轻体重、改善饮食结构、戒烟、限酒、增加体育活动等预防高血压病的发生；二级预防是针对高血压患者，包括一切预防内容，并采用简便、有效、安全、价廉的药物进行治疗；三级预防是针对高血压重症的抢救，预防其并发症的产生和死亡。

做好健康教育，保持健康的生活方式。注意劳逸结合，精神乐观，睡眠充足，保持大便通畅，多吃低热量、高营养的食物，少盐、少糖、少油。

第十三节　冠状动脉粥样硬化性心脏病

冠状动脉粥样硬化性心脏病是指冠状动脉粥样硬化使管腔狭窄、阻塞或（和）冠状动脉痉挛导致心肌缺血、缺氧或坏死而引起的心脏病，它与冠状动脉痉挛一起，统称为冠状动脉性心脏病，简称冠心病，亦称缺血性心脏病。

一、危险因素

冠心病的病因是冠状动脉粥样硬化，与下列因素有关：①血脂异常。②高血压。③吸烟。④糖尿病或糖耐量异常。⑤性别。⑥年龄。⑦肥胖。⑧家族史等。

二、西医分型

1. 急性冠脉综合征

①不稳定型心绞痛。②非 ST 段抬高性心梗。③ST 段抬高性心梗。

2. 慢性冠脉病变

①稳定型心绞痛。②缺血性心肌病。③隐匿性冠心病。

三、冠心病一级与二级预防

1. 一级预防

防控冠心病危险因素，预防冠状动脉粥样硬化及冠心病。

2. 二级预防

已有冠心病病史者，应预防降低严重心血管事件的发生。二级预防措施包括非药物干预（即治疗性生活方式改善）与药物治疗以及心血管危险因素的综合防控。为便于记忆归纳为 A、B、C、D、E 五个方面。

A. aspirin 阿司匹林；antiplatelet aggregation 抗血小板聚集（氯吡格雷，替格瑞洛）；anti-anginals 抗心绞痛，硝酸酯类制剂。

B. beta-blocker β 受体阻滞剂，预防心律失常，减轻心脏负荷等；blood-pressure control 控制好血压。

C. cholesterol lowering 控制血脂水平；cigarettes quiting 戒烟；chinese medicine 中医药防治。

D. diet control 控制饮食；diabetes treatment 治疗糖尿病。

E. education 普及有关冠心病的教育，包括患者及家属；exercise 鼓励有计划的、适当的运动锻炼。

Ⅰ心绞痛

心绞痛是冠状动脉供血不足，心肌急剧的、暂时的缺血与缺氧所致的临床综合征。

本病与中医学“胸痹”“心痛”相类似，可归属于“卒心痛”“厥心痛”等范畴。

一、西医病因病理与发病机制

（一）病因与发病机制

任何原因引起冠状动脉的供血与心肌的需血之间发生矛盾，冠状动脉血流量不能满足心肌代谢的需要，引起心肌急剧的、暂时的缺血缺氧时，即可发生心绞痛。

（二）病理

至少一支冠状动脉主支管腔显著狭窄达横切面的75%以上，有侧支循环形成的患者，冠状动脉的主支有更严重的狭窄或阻塞时才会发生心绞痛。另外，冠状动脉造影发现约15%的心绞痛患者，其冠状动脉的主支并无明显病变，提示可能是冠状动脉痉挛、冠状循环的小动脉或微血管病变、交感神经过度活动或心肌代谢异常等所致。冠脉内不稳定的粥样斑块继发病理改变（斑块内出血、斑块纤维帽破裂、血小板聚集形成血栓及/或刺激冠状动脉痉挛），使局部心肌血流量明显下降，导致缺血性心绞痛，虽然也可因劳力负荷诱发，但劳力负荷终止后胸痛并不能缓解，见于不稳定型心绞痛。

二、中医病因病机

本病中医病因主要为寒邪内侵、饮食失调、情志失节、劳倦内伤、年迈体虚等，在这些病因的作用和影响下，发生脏腑功能失常，心脉痹阻而发胸痹。

1. 心血瘀阻

情志内伤，气郁化火，灼津成痰，气滞痰阻，血行不畅，心脉痹阻。

2. 痰浊内阻

脾虚气结，津液不得输布，聚成痰浊，阻滞气机而发病。

3. 阴寒凝滞

素体阳虚，胸阳不足，阴寒内盛，痹阻心脉而发病。

4. 气虚血瘀

素体虚弱或年老久病，气虚无以行血，血脉痹阻，不通而痛。

5. 气阴两虚

年老久病，肾气不足，肾阴亏虚，气阴两虚，心脉失于濡养。

6. 心肾阳虚

年老久病，肾阳虚衰，不能鼓舞五脏之阳，致心气不足或心阳不振而发病。

本病病位在心，涉及肝、肺、脾、肾等脏。本病是以气虚、气阴两虚及阳气虚衰为本，血瘀、寒凝、痰浊、气滞为标的本虚标实病证，若病情进一步发展，可发为真心痛；若心肾阳虚，水邪泛滥，饮凌心肺，可出现喘咳、水肿、心悸。

三、临床表现

（一）症状

心绞痛以发作性胸痛为主要临床表现，典型心绞痛的五大症状特点如下：

1. 部位

主要在胸骨体中段或上段之后，可波及心前区，常放射至左肩、左臂内侧达无名指和小指，或至颈、咽或下颌部。

2. 性质

阵发性的胸痛常为压榨性、闷胀性或窒息性，也可有烧灼感。

3. 诱因

发作常由体力劳动或情绪激动（如愤怒、焦急、过度兴奋等）所诱发，饱食、寒冷、吸烟、心动过速、休克等亦可诱发。

4. 持续时间

疼痛出现后常逐步加重，然后在3~5分钟内渐消失，很少超过15分钟。

5. 缓解方式

一般在停止诱发症状的活动后即可缓解，舌下含服硝酸甘油能在几分钟内缓解。

（二）体征

平时一般无异常体征。心绞痛发作时常见心率增快、血压升高、表情焦虑、皮肤冷或出汗，有时出现第四或第三心音奔马律。可有暂时性心尖部收缩期杂音、第二心音逆分裂或交替脉。

四、实验室检查及其他检查

（一）心电图

可发现心肌缺血，是诊断心绞痛最常用的检查方法。

1. 静息时心电图

约半数心绞痛患者在正常范围，部分患者可有ST段下移及T波倒置，可有陈旧性心肌梗死的改变，也可出现各种心律失常。

2. 心绞痛发作时心电图

大多数患者可出现典型的缺血性改变，即以R波为主的导联中，出现ST段水平或下斜型压低≥0.1mV，有时出现T波倒置，发作缓解后恢复。平时有T波持续倒置的患者，发作时可变为直立，即所谓“假性正常化”。变异型心绞痛发作时可见相关导联ST段抬高，缓解后恢复。

3. 心电图运动负荷试验

运动方式主要为分级平板运动或踏车。运动中出现典型心绞痛，心电图改变主要以ST段水平型或下斜型压低≥0.1mV（J点后60～80毫秒）持续2分钟为运动试验阳性标准。

4. 心电图连续动态监测

胸痛发作时相应时间的缺血性ST-T改变有助于心绞痛的诊断。

（二）多层螺旋CT冠状动脉成像（CTA）

为显示冠状动脉病变及形态的无创检查方法，有较高阴性预测价值。若CT冠状动脉造影未见狭窄病变，一般可不进行有创检查。

（三）冠状动脉造影

对冠心病具有确诊价值。主要指征为：①可疑心绞痛而无创检查不能确诊者。②积极药物治疗时心绞痛仍较重。③中危、高危组的不稳定型心绞痛拟行血管重建治疗者。

一般认为，管腔直径减少70%～75%以上会严重影响血供，50%～70%者也具有诊断意义。

（四）超声

可显示心绞痛发作时有节段性室壁收缩活动减弱。

（五）放射性核素检查

1. 放射性核素心肌显像

心肌摄取显像剂的量在一定条件下与冠状动脉血流成正比，静脉注射核素后，进行心肌显像，可见到可逆性的灌注缺损，提示相关心肌缺血，而心肌梗死则表现为缺损持续存在。运动负荷或者药物负荷试验（常用双嘧达莫、腺苷或多巴酚丁胺）有助于检出静息时无缺血表现的患者。

2. 放射性核素心腔造影

应用^{99m}锝（^{99m}Tc）进行体内红细胞标记，使心腔内血池显影，可测定左心室射血分数及显示室壁局部运动障碍。

3. 正电子发射断层心肌显像（PET）

利用发射正电子的核素示踪剂如^{18}F、^{11}C、^{13}N等进行心肌显像，具有更高的分辨率和探测效率，可准确定量评估心肌存活及功能。

五、诊断与鉴别诊断

（一）诊断

1. 诊断要点

根据典型缺血性胸痛的发作特点和体征，结合存在的冠心病危险因素，除外其他原因所致的心绞痛，一般即可确立诊断。

2. 分型

（1）稳定型心绞痛（稳定型劳力性心绞痛）。

（2）不稳定型心绞痛。主要包括：

1）初发劳力型心绞痛：病程在两个月内新发生的心绞痛（从无心绞痛或有心绞痛病史但在近半年内未发作过心绞痛）。

2）恶化劳力型心绞痛：病情突然加重，表现为胸痛发作次数增加，持续时间延长，诱发心绞痛的活动阈值明显减低，硝酸甘油缓解症状的作用减弱，病程在两个月之内。

3）静息心绞痛：心绞痛发生在休息或安静状态，发作持续时间相对较长，含硝酸甘油效果欠佳，病程在1个月内。

4）梗死后心绞痛：指AMI发病24小时后至1个月内发生的心绞痛。

5）变异型心绞痛：休息或一般活动时发生的心绞痛，发作时心电图显示ST段暂时性抬高。

目前倾向于把稳定型劳力性心绞痛以外的缺血性胸痛统称为不稳定型心绞痛，包括冠状动脉成形术后心绞痛、冠状动脉旁路术后心绞痛等新近提出的心绞痛类型。

3. 心绞痛严重程度的分级

（1）根据加拿大心血管病学会分类（CCS），劳力性心绞痛分为四级。

Ⅰ级：一般体力活动（如步行和登楼）不受限，仅在强、快或长时间劳力时发生心绞痛。

Ⅱ级：一般体力活动轻度受限，快步、饭后、寒冷或刮风中、精神应激或醒后数小时内步行或登楼（步行200m以上、登楼一层以上）和爬山，均引起心绞痛。

Ⅲ级：一般体力活动明显受限，步行200m、登楼一层引起心绞痛。

Ⅳ级：一切体力活动都引起不适，静息时可发生心绞痛。

（2）不稳定型心绞痛可分为低危组、中危组和高危组。

低危组：指新发的或原有劳力性心绞痛恶化加重，发作时ST段下移≤0.1mV，持续时间<20分钟，心肌钙蛋白正常。

中危组：就诊前1个月内发作一次或数次（但48小时内未发），静息心绞痛及梗死后心绞痛，发作时ST段下移>0.1mV，持续时间<20分钟，心肌钙蛋白正常或轻度升高。

高危组：就诊前48小时内反复发作，静息心绞痛ST段下移>0.05mV，持续时间>20分钟，心肌钙蛋白升高。

（二）鉴别诊断

1. 急性心肌梗死

疼痛部位与心绞痛相仿，但性质更剧烈，持续时间多超过30分钟，可长达数小时，可伴有心律失常、心力衰竭和/或休克，含用硝酸甘油多不能使之缓解。心电图中面向梗死部位的导联ST段抬高，和/或同时有异常Q波（非ST段抬高性心肌梗死则多表现为ST段下移和/或T波改变）。实验室检查示血清心肌酶、肌红蛋白、肌钙蛋白I或T等增高。

2. 心脏神经症

本病患者常主诉胸痛，但多为短暂（几秒钟）的刺痛或持久（几小时）的隐痛，常喜欢不时地深吸气或做叹息性呼吸。胸痛部位多在左胸乳房下心尖部附近，或经常变动。症状多在疲劳之后出现，而不在疲劳的当时，做轻度体力活动反觉舒适，有时可耐受较重的体力活动而不出现症状。含服硝酸甘油无效或在十多分钟后才缓解，常伴有心悸、疲乏及其他神经衰弱的症状。

3. 肋间神经痛和肋软骨炎

常累及1~2个肋间，为刺痛或灼痛，多为持续性而非发作性，体位改变或牵扯可加重疼痛，肋软骨或沿神经走向有压痛。

4. 不典型疼痛

本病还需与食管疾病、膈疝、消化性溃疡、肠道疾病、颈椎病等相鉴别。

5. 其他疾病引起的心绞痛

严重的主动脉瓣狭窄或关闭不全、风湿性冠状动脉炎、梅毒性主动脉炎引起冠状动脉口狭窄或闭塞、肥厚型心肌病、X综合征等均可引起心绞痛，可根据其他临床表现进行鉴别。其中X综合征（冠状动脉微血管性心绞痛）多见于女性，心电图负荷试验常阳性，但冠状动脉造影呈阴性且无冠状动脉痉挛，预后良好，被认为是冠状动脉系统微循环功能不良所致。

六、西医治疗

（一）发作时的治疗

1. 休息

发作时立刻休息，一般患者在停止活动后症状即可消除。

2. 药物治疗

较重的发作，可使用作用较快的硝酸酯制剂。

（1）*硝酸甘油*　可用0.5mg，置于舌下含化，迅速为唾液所溶解而吸收，1～2分钟即开始起作用，约半小时后作用消失。延迟见效或完全无效时提示病人并非患冠心病或为严重的冠心病。

（2）*硝酸异山梨酯*　可用5～10mg，舌下含化，2～5分钟见效，作用维持2～3小时。还有供喷雾吸入用的制剂。

（二）缓解期的治疗

使用作用持久的抗心绞痛药物，以防心绞痛发作，可单独选用、交替应用或联合应用下列药物。

（1）*β受体阻滞剂*　目前常用对心脏有选择性的制剂美托洛尔、比索洛尔，或选用兼有α受体阻滞作用的卡维地洛。

本药使用注意：①本药与硝酸酯类合用有协同作用，因而用量应偏小，开始剂量尤其要注意减小，以免引起直立性低血压等副作用。②停用本药时应逐步减量，如突然停用有诱发心肌梗死的可能。③低血压、支气管哮喘及心动过缓、Ⅱ度或以上房室传导阻滞者不宜应用。

（2）*硝酸酯制剂*　①硝酸异山梨酯。②5-单硝酸异山梨酯：是长效硝酸酯类药物，无肝脏首过效应，生物利用度几乎100%。

（3）*钙通道阻滞剂*　常用维拉帕米、硝苯地平、地尔硫草。治疗变异性心绞痛首选钙通道阻滞剂。

（4）*其他药物*　主要用于β受体阻滞剂或者钙离子拮抗剂有禁忌或者不耐受，或者不能控制症状的情况下。①曲美他嗪（20～60mg，每日3次）通过抑制脂肪酸氧化和增加葡萄糖代谢，提高氧利用率而治疗心肌缺血；②尼可地尔（5mg，每日3次）是一种钾通道开放剂，与硝酸酯类制剂具有相似药理特性，对稳定型心绞痛治疗有效；③盐酸伊伐布雷定是窦房结电流选择特异性抑制剂，其单纯减慢心率的作用可用于治疗稳定型心绞痛。

（三）不稳定型心绞痛的处理

1. 一般处理：急性期卧床休息1～3天；吸氧、持续心电监测。烦躁不安、剧烈疼痛者可给予吗啡5～10mg，皮下注射。如有必要应重复检测心肌坏死标志物。

2. 抗血小板药（阿司匹林、氯吡格雷）和抗凝药（低分子肝素）。

3. 缓解症状：硝酸酯类、β受体阻滞剂、钙通道阻滞剂（严重的不稳定型心绞痛患者常需三联用药）。

4. 介入和外科手术治疗。

七、中医辨证论治

1. 心血瘀阻证

证候：胸痛较剧，如刺如绞，痛有定处，入夜加重，伴有胸闷，日久不愈，或因暴怒而致心胸剧痛，舌质紫暗，或有瘀斑，脉弦涩。

治法：活血化瘀，通脉止痛。

方药：血府逐瘀汤加减。

2. 痰浊内阻证

证候：胸闷痛如窒，气短痰多，肢体沉重，形体肥胖，纳呆恶心，舌苔浊腻，脉滑。

治法：通阳泄浊，豁痰宣痹。

方药：瓜蒌薤白半夏汤合涤痰汤。

3. 阴寒凝滞证

证候：猝然胸痛如绞，天冷易发，感寒痛甚，形寒，甚则四肢不温，冷汗自出，心悸短气，舌质淡红，苔白，脉沉细或沉紧。

治法：辛温通阳，散寒止痛。

方药：枳实薤白桂枝汤合当归四逆汤加减。

4. 气虚血瘀证

证候：胸痛隐隐，时轻时重，遇劳则发，神疲乏力，气短懒言，心悸自汗，舌质淡暗，舌体胖有齿痕，苔薄白，脉缓弱无力或结、代。

治法：益气活血，通脉止痛。

方药：补阳还五汤加减。

5. 气阴两虚证

证候：胸闷隐痛，时作时止，心悸气短，倦怠懒言，头晕目眩，心烦多梦，或手足心热，舌红少津，脉细弱或结、代。

治法：益气养阴，活血通脉。

方药：生脉散合炙甘草汤加减。

6. 心肾阴虚证

证候：胸闷痛或灼痛，心悸盗汗，虚烦不寐，腰膝酸软，头晕耳鸣，舌红少苔，脉沉细数。

治法：滋阴清热，养心和络。

方药：左归丸加减。

7. 心肾阳虚证

证候：心悸而痛，胸闷气短，甚则胸痛彻背，心悸汗出，畏寒，肢冷，下肢浮肿，腰酸无力，面色苍白，唇甲青紫，舌淡或紫暗，脉沉细。

治法：温补阳气，振奋心阳。

方药：参附汤合右归丸加减。

Ⅱ急性心肌梗死

急性心肌梗死（AMI）是在冠状动脉病变的基础上，发生冠状动脉血供急剧减少或中断，使相应的心肌严重而持久地急性缺血导致心肌坏死。

本病可归属于“真心痛”范畴，常合并“心悸”“心衰”“脱证”等。

一、西医病因、发病机制与病理

（一）病因和发病机制

基本病因为冠状动脉粥样硬化（偶为冠状动脉栓塞、炎症、先天性畸形、痉挛和冠状动脉口阻塞所致），造成一支或多支血管管腔狭窄和心肌血供不足，而侧支循环未充分建立。在此基础上，一旦血供急剧减少或中断，使心肌严重而持久地急性缺血达 20～30 分钟以上，即可发生 AMI。

（二）病理

1. 冠状动脉病变

（1）*左冠状动脉前降支闭塞*　引起左心室前壁、心尖部、下侧壁、前间隔和二尖瓣前乳头肌梗死。

（2）*右冠状动脉闭塞*　引起左心室膈面（右冠状动脉占优势时）、后间隔和右心室梗死，并可累及窦房结和房室结。

（3）*左冠状动脉回旋支闭塞*　引起左心室高侧壁、膈面（左冠状动脉占优势时）和左心房梗死，可能累及房室结。

（4）*左冠状动脉主干闭塞*　引起左心室广泛梗死。

右心室和左、右心房梗死较少见。

2. 心肌病变

冠状动脉闭塞后 20～30 分钟，受其供血的心肌即有少数坏死，开始了 AMI 的病理过程。1～2 小时之间绝大部分心肌呈凝固性坏死，心肌间质充血、水肿，伴大量炎症细胞浸润。之后，坏死的心肌纤维逐渐溶解，形成肌溶灶，随后渐有肉芽组织形成。大块的梗死累及心室壁的全层或大部分者常见。

二、中医病因病机

本病的病因与年老体衰、情志内伤、饮食不节、寒邪内侵等因素有关。

1. 气滞血瘀

情志内伤，气郁化火，灼津成痰，气滞痰阻，血行不畅，心脉痹阻。

2. 寒凝心脉

素体阳虚，胸阳不足，阴寒内盛，痹阻心脉而发病。

3. 痰瘀互结

脾虚气结，津液不布，聚成痰浊，阻滞气机，血行不畅，痰瘀交阻。

4. 气虚血瘀

素体虚弱或年老久病，气虚无以行血，血脉痹阻，不通则痛。

5. 气阴两虚

年老久病，肾气不足，肾阴亏虚，气阴两虚，心脉失于濡养。

6. 阳虚水泛

年老久病，脾肾阳虚，水湿不得运化，上凌心胸，泛溢肌肤。

7. 心阳欲脱

年老久病，肾阳虚衰，可致心气不足或心阳不振，病久心阳衰微甚成欲脱之势。

基本病机为心脉痹阻不通，心失所养。病性本虚标实，本虚是气虚、阳虚、阴虚，以心气虚为主；标实为寒凝、气滞、血瘀、痰阻，以血瘀为主。疼痛剧烈者，多以实证为主，疼痛不典型或疼痛缓解后则多以虚证为主。病位在心，且与肝、脾、肾相关。本病病情凶险，易生他证。若心气心阳耗损至极，可出现心阳暴脱、阴阳离决之危证。

三、临床表现及并发症

（一）先兆

50%～81.2%的病人在发病前数日有乏力，胸部不适，活动时心悸、气急、烦躁、心绞痛等前驱症状，其中以新发生心绞痛（初发型心绞痛）或原有心绞痛加重（恶化型心绞痛）为最突出。心绞痛发作较以往频繁、程度较剧、持续较久、硝酸甘油疗效差、诱发因素不明显。

（二）症状

1. 疼痛

疼痛是最先出现的症状，多发生于清晨，疼痛部位和性质与心绞痛相同，但诱因多不明显，且常发生于安静时，程度较重，持续时间较长，可达数小时或更长，休息和含用硝酸甘油片多不能缓解。少数患者无疼痛，一开始即表现为休克或急性心力衰竭。

2. 全身症状

有发热、心动过速、白细胞计数增高和红细胞沉降率增快等，由坏死物质被吸收所引起。

3. 胃肠道症状

疼痛剧烈时常伴有频繁的恶心、呕吐和上腹胀痛，重症者可发生呃逆。

4. 心律失常

以24小时内最多见，以室性心律失常最多，尤其是室性期前收缩。室颤是AMI早期，特别是入院前主要的死因。

5. 低血压和休克

主要是心源性，为心肌广泛（40%以上）坏死，心排血量急剧下降所致，神经反射引起的周围血管扩张属次要，有些患者尚有血容量不足的因素参与。

6. 心力衰竭

主要是急性左心衰竭，为梗死后心脏舒缩力显著减弱或不协调所致。

AMI引起的心力衰竭按Killip分级法可分为：Ⅰ级为出现尚不明显的心力衰竭；Ⅱ级为出现左心衰竭，肺部啰音<50%肺野；Ⅲ级为出现急性水肿；Ⅳ级为出现心源性休克。

（三）体征

几乎所有患者都有血压降低。部分患者可出现心脏浊音界轻度至中度增大，心尖区第一心音减弱，可出现第四心音（心房性）奔马律，少数有第三心音（心室性）奔马律；可有与心律失常、休克或心力衰竭相关的其他体征。

（四）并发症

1. 乳头肌功能不全或断裂

发生率达50%，不同程度的二尖瓣脱垂并关闭不全，心尖区出现收缩中、晚期喀喇音和吹风样收缩期杂音，不同程度心力衰竭。

2. 心脏破裂

少见，常在起病1周内出现，因急性心包填塞而猝死。

3. 栓塞

发生率1%～6%，见于起病后1～2周。

4. 心室壁瘤

心电图ST段持续抬高，影像学见局部心缘突出、搏动减弱或有反常搏动。

5. 心肌梗死后综合征

发生率约10%。于AMI后数周至数月内出现，可反复发生，表现为心包炎、胸膜炎或肺炎，有发热、胸痛等症状，可能为机体对坏死物质的过敏反应。

四、实验室检查及其他检查

（一）心电图

1. 特征性改变

（1）ST 段抬高性 AMI　其心电图表现特点为：

1）ST 段抬高呈弓背向上型，在面向坏死区周围心肌损伤区的导联上出现。

2）T 波倒置，在面向损伤区周围心肌缺血区的导联上出现。

3）宽而深的 Q 波（病理性 Q 波），在面向透壁心肌坏死区的导联上出现。

（2）非 ST 段抬高性 AMI　心电图有两种类型：

1）无病理性 Q 波，有普遍性 ST 段压低≥0.1mV，但 aVR 导联（有时还有 V_1 导联）ST 段抬高，或有对称性 T 波倒置。

2）无病理性 Q 波，也无 ST 段变化，仅有 T 波倒置改变。

2. 动态性改变

ST 段抬高性 AMI：①超急性期：起病数小时内，可无异常，或出现异常高大的 T 波。②急性期：数小时后，ST 段弓背向上型抬高，与直立的 T 波连接，形成单相曲线。数小时至 2 日内出现病理性 Q 波，同时 R 波减低，Q 波在 3～4 天内稳定不变。③亚急性期：ST 段抬高持续数日至 2 周左右，逐渐回到基线水平。T 波则变为平坦或逐渐倒置。Q 波留存。④慢性期：数周至数月后，T 波倒置呈两肢对称型，可永久存在，也可在数月至数年内逐渐恢复。多数患者 Q 波永久存在。若 ST 段持续抬高半年以上者，应考虑心室壁瘤。

3. 定位和定范围

ST 段抬高性 AMI 的定位和定范围可根据出现特征性改变的导联数来判断。

心肌梗死心电图定位诊断

部　位	特征性心电图改变导联
前间壁	V_1～V_3
前壁	V_3～V_5
广泛前壁	V_1～V_6
下壁	Ⅱ、Ⅲ、aVF
高侧壁	Ⅰ、aVL
正后壁	V_7～V_8
右心室	V_3R～V_5R

（二）血清心肌坏死标志物

肌红蛋白测定有助于早期诊断。肌钙蛋白 I（cTnI）或 T（cTnT）是诊断心肌坏死最特异和敏感的首选标志物。肌酸激酶同工酶（CK-MB）其增高的程度能较准确地反映梗死的范围，其高峰出现时间是否提前有助于判断溶栓治疗是否成功。

（三）超声心动图

有助于了解心室壁的运动和左心室功能，诊断室壁瘤和乳头肌功能失调等。

（四）冠状动脉造影

冠状动脉造影是诊断的金标准。当心肌标记物与临床表现、心电图符合急性心肌梗死的临床诊断条件，或者高度疑似患者，应紧急进行此项检查。

（五）放射性核素检查

静脉注射锝（^{99m}Tc）焦磷酸盐，因其可与坏死心肌细胞中的钙离子结合，可进行“热点”成像，有助于急性期的定位诊断。用 ^{201}Tl 或 ^{99m}Tc-MIBI 可进行“冷点”扫描，适用于慢性期陈旧性心肌梗死的诊断。用放射性核素心腔造影可观察心室壁的运动和左心室的射血分数，有助于判断心室功能、诊断室壁运动失调和心室壁瘤。用正电子发射计算机断层显像（PET）可观察心肌的代谢变化，多用于判断存活心肌。

五、诊断与鉴别诊断

（一）诊断

具备下列3条标准中2条：①缺血性胸痛的临床病史。②心电图的动态演变。③血清心肌坏死标记物浓度的动态改变。

（二）鉴别诊断

1. 心绞痛

发作持续时间一般在15分钟以内，不伴恶心、呕吐、休克、心衰和严重心律失常，不伴血清酶增高，心电图无变化或有ST段暂时性压低或抬高。

2. 急性肺动脉栓塞

可发生胸痛、咯血、呼吸困难和休克。心电图示Ⅰ导联S波加深，Ⅲ导联Q波显著T波倒置。肺动脉造影可确诊。

3. 急腹症

急性胰腺炎、消化性溃疡穿孔、急性胆囊炎、胆石症等，均有上腹部疼痛，可能伴休克。仔细询问病史、体格检查、心电图检查、血清心肌酶和肌钙蛋白测定可协助鉴别。

4. 急性心包炎

可有较剧烈而持久的心前区疼痛。但心包炎的疼痛与发热同时出现，呼吸和咳嗽时加重，早期即有心包摩擦音，后者和疼痛在心包腔出现渗液时均消失；心电图除aVR外，其余导联均有ST段弓背向下的抬高，T波倒置，无异常Q波出现。

5. 主动脉夹层

呈撕裂样剧痛，胸痛一开始即达到高峰，常放射到背、胁、腹、腰和下肢，两上肢的血压和脉搏不对称，可有下肢暂时性瘫痪、偏瘫等表现，但无心肌坏死标志物升高。超声心动图检查、X线胸片可初步筛查，CT增强扫描有助于鉴别。

六、西医治疗

（一）监护和一般治疗

1. 卧床休息

对血流动力学稳定且无并发症的患者一般要求绝对卧床休息1~3天，对病情不稳定及高危患者卧床时间应适当延长。

2. 监测

持续心电、血压和血氧饱和度监测，及时发现和处理心律失常、血流动力学异常和低氧血症。

3. 建立静脉通道

保持给药途径畅通。

4. 镇痛

应迅速给予有效镇痛剂。可予吗啡3~5mg静脉注射，必要时每1~2小时后重复1次，以后每4~6小时可重复应用，但要注意防止其对呼吸功能的抑制。

5. 吸氧

给予鼻导管吸氧。在严重左心衰竭、肺水肿和合并有机械并发症的患者，多伴有严重低氧血症，需面罩加压给氧或气管插管并机械通气。

6. 抗血小板

所有患者只要无禁忌证，均应立即嚼服肠溶阿司匹林300mg和硫酸氯吡格雷片300~600mg。

7. 纠正水、电解质及酸碱平衡失调

8. 饮食和通便

患者需禁食至胸痛消失，然后给予流质、半流质饮食，逐步过渡到普通饮食。所有患者均应使用缓泻剂，以防止便秘时排便用力导致心脏破裂或引起心律失常、心力衰竭。

(二) 心肌再灌注治疗

1. 溶栓疗法

(1) 溶栓疗法的适应证和禁忌证

溶栓疗法的适应证和禁忌证

适应证	禁忌证
1. 两个或两个以上相邻导联 ST 段抬高(胸导联≥0.2mV,肢导联≥0.1mV),或病史提示 AMI 伴左束支传导阻滞,起病时间<12 小时,病人年龄<75 岁 2. ST 段显著抬高的 MI 病人年龄>75 岁,经慎重权衡利弊仍可考虑 3. STEMI,发病时间已达 12~24 小时,但如仍有进行性缺血性胸痛、广泛 ST 段抬高者也可考虑	1. 既往发生过出血性脑卒中,6 个月内发生过缺血性脑卒中或脑血管事件 2. 中枢神经系统受损、颅内肿瘤或畸形 3. 近期(2~4 周)有活动性内脏出血 4. 未排除主动脉夹层 5. 入院时严重且未控制的高血压(>180/110mmHg)或慢性严重高血压病史 6. 目前正在使用治疗剂量的抗凝药或已知有出血倾向 7. 近期(2~4 周)创伤史,包括头部外伤、创伤性心肺复苏或较长时间(>10 分钟)的心肺复苏 8. 近期(<3 周)外科大手术 9. 近期(<2 周)曾有在不能压迫部位的大血管行穿刺术

(2) 溶栓药物 尿激酶(UK)、链激酶(SK)、重组组织型纤维蛋白溶酶原激活剂(rt-PA)、瑞替普酶。

(3) 冠状动脉再通的判断指标

冠状动脉再通的判断指标

直接指标	间接指标
冠状动脉造影显示再通	1. 心电图抬高的 ST 段于两小时内回降>50%
	2. 胸痛两小时内基本消失
	3. 两小时内出现再灌注性心律失常
	4. 血清 CK-MB 峰值提前出现(14 小时内)

2. 介入治疗(PCI)

介入治疗直接再灌注心肌,取得良好的再通效果。

(1) 直接 PCI 适应证为:①症状发作 12 小时以内并且有持续新发的 ST 段抬高或新发左束支传导阻滞的病人;②12~48 小时内若病人仍有心肌缺血证据(仍然有胸痛和 ECG 变化),亦可尽早接受介入治疗。

(2) 补救性 PCI 溶栓治疗后仍有明显胸痛,抬高的 ST 段无明显降低者,应尽快进行冠状动脉造影,如显示 TMI 血流 0~Ⅱ级,说明相关动脉未再通,宜立即施行补救性 PCI。

(3) 溶栓治疗再通者的 PCI 溶栓成功后有指征实施急诊血管造影,必要时进行梗死相关动脉血运重建治疗,可缓解重度残余狭窄导致的心肌缺血,降低再梗死的发生;溶栓成功后稳定的病人,实施血管造影的最佳时机是 2~24 小时。

3. 消除心律失常

①室性早搏或室性心动过速:利多卡因、胺碘酮,情况稳定后改口服美西律或普罗帕酮,室速药物疗效不满意时应及早同步电复律。②室颤:电复律。③缓慢心律失常:阿托品肌内或静脉注射。④Ⅱ、Ⅲ度房室传导阻滞伴有血流动力学障碍:人工心脏起搏器做临时起搏治疗,待阻滞消失后撤除。⑤室上性快速心律失常:应用药物无效时可考虑电复律或起搏治疗。

4. 控制休克

①补充血容量。②升压药：多巴胺、间羟胺、去甲肾上腺素静脉滴注。③血管扩张剂：硝普钠、硝酸甘油、酚妥拉明。

5. 治疗心力衰竭

①主要是治疗急性左心衰竭，以应用吗啡（或哌替啶）和利尿剂为主。②在梗死发生 24 小时内宜尽量避免使用洋地黄制剂。③有右心室梗死者慎用利尿剂。

6. 其他

①β 受体阻滞剂、钙拮抗剂和 ACEI 的应用。②极化液疗法。③抗血小板：目前推荐氯吡格雷加阿司匹林联合应用。④抗凝疗法：目前多采用低分子肝素皮下应用。

7. 非 ST 段抬高心肌梗死处理

不宜溶栓治疗，以积极抗凝、抗血小板治疗和 PCI 为主。

七、中医辨证论治

1. 气滞血瘀证

证候：胸中痛甚，胸闷气促，烦躁易怒，心悸不宁，脘腹胀满，唇甲青暗，舌质紫暗或有瘀斑，脉沉弦涩或结、代。

治法：活血化瘀，通络止痛。

方药：血府逐瘀汤加减。

2. 寒凝心脉证

证候：胸痛彻背，心痛如绞，胸闷憋气，形寒畏冷，四肢不温，冷汗自出，心悸短气，舌质紫暗，苔薄白，脉沉细或沉紧。

治法：散寒宣痹，芳香温通。

方药：当归四逆汤合苏合香丸加减。

3. 痰瘀互结证

证候：胸痛剧烈，如割如刺，胸闷如窒，气短痰多，心悸不宁，腹胀纳呆，恶心呕吐，舌苔浊腻，脉滑。

治法：豁痰活血，理气止痛。

方药：瓜蒌薤白半夏汤合桃红四物汤加减。

4. 气虚血瘀证

证候：胸闷心痛，动则加重，神疲乏力，气短懒言，心悸自汗，舌体胖大有齿痕，舌质暗淡，苔薄白，脉细弱无力或结、代。

治法：益气活血，祛瘀止痛。

方药：补阳还五汤加减。

5. 气阴两虚证

证候：胸闷心痛，心悸不宁，气短乏力，心烦少寐，自汗盗汗，口干耳鸣，腰膝酸软，舌红，苔少或剥脱，脉细数或结、代。

治法：益气滋阴，通脉止痛。

方药：生脉散合左归饮加减。

6. 阳虚水泛证

证候：胸痛胸闷，喘促心悸，气短乏力，畏寒肢冷，腰部、下肢浮肿，面色苍白，唇甲淡白或青紫，舌淡胖或紫暗，苔滑，脉沉细。

治法：温阳利水，通脉止痛。

方药：真武汤合葶苈大枣泻肺汤加减。

7. 心阳欲脱证

证候：胸闷憋气，心痛频发，四肢厥逆，大汗淋漓，面色苍白，口唇发绀，手足青至节，虚烦不安，甚至神志淡漠或突然昏厥，舌质青紫，脉微欲绝。

治法：回阳救逆，益气固脱。

方药：参附龙牡汤加减。

八、预防

已有冠心病及心肌梗死病史者应预防再次梗死及其他心血管事件，为冠心病二级预防。二级预防应全面综合考虑，抗血小板聚集应用阿司匹林或氯吡格雷；控制好血压、血脂、血糖水平；普及有关冠心病的教育，鼓励有计划的、适当的运动锻炼。急性期 1 周以内应卧床休息，并心电、血压监护，保持心情平静，开始一般应进流质食物，保持大便通畅；病情平稳后可引导患者循序渐进地进行运动；病后应戒烟酒，调节饮食，避免膏粱厚味。近年提倡急性心肌梗死恢复后，进行康复治疗，逐步做适当的体育锻炼。2～4个月后，酌情恢复部分或轻工作，部分患者可恢复全天工作，但应避免过重体力劳动或精神过度紧张。

第十四节　病毒性心肌炎

病毒性心肌炎（viral myocarditis）是指病毒感染引起的以心肌非特异性炎症为主要病变的心肌疾病，有时可累及心包、心内膜等。病情轻重不一，轻者临床表现较少，重者可发生严重心律失常、心力衰竭、心源性休克，甚至猝死。初期临床表现有发热、咽痛、腹泻、全身酸痛等，以后则感心悸心慌、胸闷胸痛、倦怠乏力等。

本病可归属于中医学“心悸”“胸痹”等范畴。

一、西医病因与发病机制

1. 病因

多种病毒均可能引起心肌炎，其中以肠道病毒包括柯萨奇A、B组病毒，孤儿（ECHO）病毒，脊髓灰质炎病毒等为常见，尤其是柯萨奇B组病毒（coxsackie virus B，CVB）占30%～50%。此外，人类腺病毒、流感病毒、风疹病毒、单纯疱疹病毒、脑炎病毒、肝炎（A、B、C型）病毒及HIV等都能引起心肌炎。

2. 发病机制

目前认为，病毒对心肌的直接损伤和继发性免疫损伤是主要的发病机制。第一阶段为病毒复制期，以病毒直接对心肌的损伤为主；第二阶段为免疫变态反应期，以免疫反应对心肌的损伤为主。

二、中医病因病机

中医学认为，本病的发生是由于体质虚弱、正气不足，复感温热病邪，湿毒之邪侵入，内舍于心，损伤心脏所致。

1. 热毒侵心

素体虚弱，肺卫不固，外感时邪热毒，内舍于心，损伤心脏，使主血脉、主神明功能受损。

2. 湿毒犯心

湿毒之邪循经注入心中，心脏体用俱损而发为心痹，胸闷如窒，心悸不安。

3. 心阴虚损

素体虚弱，或久病体虚，或邪热耗伤心阴，心阴受损，虚火内扰发为本病。

4. 气阴两虚

外感时邪热毒耗气伤阴，或湿毒伤脾，运化无权，生化乏源，心脏失荣而发本病。

5. 阴阳两虚

禀赋不足、素体虚弱或久病体虚，感受时邪热毒，损伤气阴，继伤心阳，而成阴阳两虚，心失所养而心悸。

总之，本病病位在心，与肺、脾关系密切；正气不足、邪毒侵心是发病的关键。心、肺、脾虚为本，热毒、湿毒、饮、瘀为标；邪毒先伤肺、脾，继损心、肾，而成本虚标实、虚实夹杂之证。

三、临床表现

1. 症状

（1）*病毒感染表现*　多数患者发病前1～3周内有呼吸道或消化道感染的病史。表现为发热、咽痛、咳嗽、全身不适、乏力等“感冒”样症状，或恶心、呕吐、腹泻等胃肠道症状。

（2）*心脏受累表现*　病毒感染1～3周后，患者出现心悸、气短、心前区不适或隐痛，重者呼吸困难、浮肿等。大部分患者以心律失常为主诉或首发症状；少数患者无明显症状；还有极少数患者发生阿-斯综合征、心力衰竭、心源性休克或猝死。

2. 体征

（1）心率增快　心率增快与发热不平衡，休息及睡眠时亦快；或心率异常缓慢，均为心肌炎的可疑征象。

（2）心脏扩大　轻者可无扩大，一般为暂时性扩大。

（3）心音改变　重症心肌炎听诊心尖区可有第一心音减弱，和/或闻及病理性第三心音，或呈钟摆联律或胎心律。

（4）心脏杂音和心包摩擦音　心室扩大者有相对性二尖瓣关闭不全，在心尖区可闻及收缩期杂音；心包受累时可闻及心包摩擦音。

3. 并发症

（1）心律失常　各种心律失常极常见，以早搏和房室传导阻滞最多见；恶性室性心律失常或严重心脏传导阻滞是导致本病患者猝死的主要原因。

（2）心力衰竭　可有颈静脉怒张、肺部啰音、肝大、舒张期奔马律，重者可出现心源性休克。

四、实验室检查及其他检查

1. 血液检查

（1）病程早期白细胞计数可升高；常有血沉增快。

（2）心肌酶学和肌钙蛋白：①急性期或慢性心肌炎活动期可有肌酸磷酸激酶（CK）、肌酸激酶同工酶（CK-MB）等心肌酶学检查指标增高。②血清肌钙蛋白 I（TNI）和肌钙蛋白 T（TNT）对心肌损伤的诊断有较高的特异性和敏感性。

2. 病毒学检查

（1）咽拭子或粪便中分离出病毒。

（2）心内膜下心肌活检可检测出病毒、病毒基因片段或特异性病毒蛋白抗原。

（3）病理学检查可见心肌炎性细胞浸润伴心肌细胞变性或坏死，对本病的诊断和预后判断有决定意义。

3. 心电图

（1）心律失常　①早搏最常见。②其次为房室传导阻滞，以Ⅰ度房室传导阻滞多见；还可有束支传导阻滞、阵发性心动过速等。③窦性心动过速。

（2）ST-T 改变　ST 段压低、T 波低平或倒置，合并心包炎可有 ST 段抬高。

4. X 线

弥漫性心肌炎或合并心包炎者，心影增大，搏动减弱。

5. 超声心动图

可有左室收缩或舒张功能异常，节段性及区域性室壁运动异常，室壁厚度增加，心肌回声反射增强或不均匀；右室扩张及运动异常等。

6. 核素检查

可见左室射血分数减低，心肌显像可了解有无心肌损伤或坏死及其范围。

五、诊断

（一）诊断要点

1999 年全国心肌炎心肌病专题研讨会提出的成人急性心肌炎诊断参考标准如下：

1. 病史与体征

在上呼吸道感染、腹泻等病毒感染后 3 周内出现与心脏相关的表现，如不能用一般原因解释的感染后严重乏力、胸闷头晕（心排血量降低）、心尖第一心音明显减弱、舒张期奔马律、心包摩擦音、心脏扩大、充血性心力衰竭或阿-斯综合征等。

2. 心律失常或心电图改变

上述感染后 3 周内出现下列心律失常或心电图改变：

（1）窦性心动过速、房室传导阻滞、窦房传导阻滞或束支传导阻滞。

（2）多源、成对室性期前收缩，自主性房性或交界性心动过速，阵发性或非阵发性室性心动过速，心房或心室扑动或颤动。

（3）两个以上导联 ST 段呈水平形或下斜形下移 ≥ 0.05mV 或 ST 段异常抬高或出现异常 Q 波。

3. 心肌损伤的参考指标

（1）病程中血清 TNI 或肌 TNT（强调定量测定）、CK-MB 明显增高。

（2）超声心动图示心腔扩大或室壁活动异常和/或核素心功能检查证实左室收缩或舒张功能减弱。

4. 病原学依据

（1）测出病毒、病毒基因片段或病毒蛋白抗原　在急性期从心内膜、心肌、心包或心包穿刺液中检测出病毒、病毒基因片段或病毒蛋白抗原。

（2）病毒抗体阳性　第二份血清中同型病毒抗体（如柯萨奇 B 组病毒中和抗体或流行性感冒病毒血凝抑制抗体等）滴度较第一份血清升高 4 倍（两份血清应相隔两周以上）或一次抗体效价≥640，320 者为可疑（可根据不同实验室标准决定，如以 1∶32 为基础者则宜以≥256 为阳性，128 为可疑阳性）。

（3）病毒特异性 IgM 阳性　以≥1∶320 者为阳性（严格质控条件下可按各实验室诊断标准）。如同时有血中肠道病毒核酸阳性者更支持有近期病毒感染。

注：同时具有上述 1、2（三项中任何一项）、3 中任何两项。在排除其他原因心肌疾病后临床上可诊断急性病毒性心肌炎。如具有 4 中的第一项者可从病原学上确诊急性病毒性心肌炎；如仅具有 4 中第二、三项者，在病原学上只能拟诊为急性病毒性心肌炎。

如患者有阿-斯综合征发作、充血性心力衰竭伴或不伴心肌梗死样心电图改变、心源性休克、急性肾衰竭、持续性室性心动过速伴低血压发作或心肌心包炎等在内的一项或多项表现，可诊断为重症病毒性心肌炎；如仅在病毒感染后 3 周内出现少数期前收缩或轻度 T 波改变，不宜轻易诊断为急性病毒性心肌炎。

（二）临床分期、分型与临床表现

1. 临床分期

（1）急性期　新发病，临床症状明显而多变，病程多在 3 个月以内。

（2）恢复期　临床症状和心电图改变等逐渐好转，但尚未痊愈，病程 3 个月~1 年。

（3）慢性期　临床症状反复出现，心电图和 X 线改变无改善，实验室检查有病情活动的表现，病程在 1 年以上。

2. 临床分型及临床表现

（1）轻型　一般无明显症状，心界不大，心脏听诊正常，但有心电图变化，病程一般数周至数月，预后较好。

（2）中等型　多有胸闷、心前区不适、心悸、乏力等症状，心率增快，心音低钝并有奔马律，心脏轻度或中度扩大，部分患者可发生急性心力衰竭，多有明显的心电图改变。

（3）重型　起病急，发病迅速，多出现急性心衰或心源性休克、严重心律失常或晕厥等，病情危重且急剧恶化，可在数小时或数日内死亡，预后较差。重型及暴发病例患者少数可出现急性期后持续心脏扩大和（或）心功能不全，临床表现与扩张型心肌病类同，被称为“亚急性或慢性心肌炎”“扩张性心肌病综合征”等。

六、西医治疗

（一）治疗原则

病毒性心肌炎急性期应注意休息，酌情采用抗病毒治疗，必要时使用抗生素；改善心肌代谢，调节机体免疫功能，防治并发症；重症患者可考虑短期使用糖皮质激素。

（二）治疗措施

1. 一般治疗

（1）休息　急性期卧床休息，直到症状消失、心电图正常：①有心肌坏死、心绞痛、心衰、心律失常，应卧床休息 3~6 个月。②心脏增大、严重心律失常、重症心衰，应卧床休息半年至 1 年，直至心脏缩小、心衰控制。

（2）饮食　进食易消化，富含维生素、蛋白质的食物。保持大便通畅。

2. 抗感染治疗

抗病毒药物的疗效尚难以肯定。

（1）一般主张流感病毒致心肌炎可试用吗啉胍（ABOB）、金刚胺等。

（2）疱疹病毒性心肌炎可试用阿糖腺苷、三氮唑核苷等。

（3）病毒感染（尤其是流感病毒、柯萨奇病毒及腮腺炎病毒）常继发细菌感染，或以细菌感染为条件因子，一般多主张使用广谱抗生素及时处理。

3. 调节细胞免疫功能药物

α-干扰素，也可酌情选用胸腺素、转移因子等。

4. 肾上腺糖皮质激素

一般患者不必应用，特别是最初发病 10 天内。对合并难治性心力衰竭、严重心律失常（如高度房室传导阻滞）、严重毒血症状，重症患者或自身免疫反应强烈的患者可使用，一般疗程不宜超过两周。常用药物有泼尼松、氢化可的松、地塞米松等。

5. 改善心肌细胞营养与代谢药物

①可选用三磷酸腺苷（ATP）或三磷酸胞苷（CTP）、辅酶 A、肌苷、牛磺酸等。②极化液疗法。③大剂量维生素 C。④1，6-二磷酸果糖。

6. 并发症的治疗

（1）心律失常原则上按一般心律失常处理。①如早搏频繁或快速性心律失常，可选用抗心律失常药物治疗，如胺碘酮、普罗帕酮（心律平）等。②室性心动过速、室扑或室颤，应尽早直流电复律，亦可用利多卡因、胺碘酮静脉注射。③心动过缓者，可用阿托品或山莨菪碱（654-2），必要时加用肾上腺糖皮质激素治疗。④如并发高度房室传导阻滞、窦房结损害而引起晕厥或低血压者，则需要电起搏，安放临时人工心脏起搏器帮助患者渡过急性期。

（2）心力衰竭应绝对卧床休息、吸氧、限制钠盐。应用洋地黄类药物必须谨慎，宜从小剂量开始，以避免毒性反应。根据病情可选用扩血管药、血管紧张素转换酶抑制剂和利尿剂。

（3）心源性休克者应及时进行抗休克治疗。

七、中医辨证论治

1. 热毒侵心证

证候：发热微恶寒，头身疼痛，鼻塞流涕，咽痛口渴，口干口苦，小便黄赤，心悸气短，胸闷或隐痛，舌红苔薄黄，脉浮数或结、代。

治法：清热解毒，宁心安神。

方药：银翘散加减。

2. 湿毒犯心证

证候：发热微恶寒，恶心欲呕，腹胀腹痛，大便稀溏，困倦乏力，口渴，心悸，胸闷或隐痛，舌红苔黄腻，脉濡数或促、结、代。

治法：解毒化湿，宁心安神。

方药：葛根芩连汤合甘露消毒丹加减。

3. 心阴虚损证

证候：心悸胸闷，口干心烦，失眠多梦，或有低热盗汗，手足心热，舌红，无苔或少苔，脉细数或促、结、代。

治法：滋阴清热，养心安神。

方药：天王补心丹加减。

4. 气阴两虚证

证候：心悸怔忡，胸闷或痛，气短乏力，失眠多梦，自汗盗汗，舌质红，苔薄或少苔，脉细数无力或促、结、代。

治法：益气养阴，宁心安神。

方药：炙甘草汤合生脉散加减。

5. 阴阳两虚证

证候：心悸气短，胸闷或痛，面色晦暗，口唇发绀，肢冷畏寒，甚则喘促不能平卧，咳嗽，咳吐痰涎，夜难入寐，浮肿，大便稀溏，舌淡红，苔白，脉沉细无力或促、结、代。

治法：益气温阳，滋阴通脉。

方药：参附养荣汤加味。

第十五节　慢性胃炎

慢性胃炎是指由各种病因引起的胃黏膜慢性炎症。主要表现为上腹痛或不适、上腹胀、早饱、嗳气、恶心等消化不良症状。

本病可归属于中医学“胃痛”“痞满”“嘈杂”等范畴。

一、西医病因病理

1. 病因

（1）*幽门螺杆菌（Hp）感染*　最主要病因。

（2）*自身免疫*　以富含壁细胞的胃体黏膜萎缩为主。胃酸分泌降低，内因子减少，影响维生素 B_{12} 吸收，导致恶性贫血。可伴有其他自身免疫病。

（3）*其他*　幽门括约肌功能不全、酗酒、非甾体抗炎药、高盐、刺激性食物等。

2. 病理

慢性胃炎病理变化是胃黏膜损伤与修复的慢性过程，主要病理学特征是炎症、萎缩和肠化生。

（1）炎症：是一种慢性非特异性炎症，表现以黏膜固有层淋巴细胞和浆细胞浸润为主，可有少数嗜酸性粒细胞存在。较多的中性粒细胞浸润在表层上皮和小凹皮细胞之间，提示活动性炎症存在。

（2）萎缩：固有腺体数目减少，黏膜层变薄，胃镜下黏膜血管网显露，常伴有化生和纤维组织、淋巴滤泡等的增生。

（3）化生：胃黏膜产生了不完全性再生，包括肠化生和假幽门腺化生。

（4）细胞异型性和腺体结构的紊乱为异常增生，是胃癌的癌前病变。

二、中医病因病机

本病中医病因主要为寒邪客胃、饮食伤胃、肝气犯胃以及脾胃虚弱等。这些病因均能引起胃受纳腐熟之功能失常，中焦气机不利，脾胃升降失职。

1. 肝胃不和

情志不舒，肝气郁结不得疏泄，横逆犯胃而作痛。

2. 脾胃虚弱

饥饱失常，或劳倦过度，或久病脾胃受伤等，引起脾阳不足，中焦虚寒而发生胃脘疼痛。

3. 脾胃湿热

肝气郁结，日久化热，邪热犯胃，熏蒸湿土，故胃脘灼热胀痛。肝热可夹胆火上乘而见口苦口干。

4. 胃阴不足

胃痛日久，郁热伤阴，胃失濡养，故见胃痛隐隐。阴虚液耗津少，无以上承下溉，则口燥咽干，大便干结。

5. 胃络瘀阻

气滞日久，导致血瘀内停，脉络壅滞，不通而痛。

本病病位在胃，与肝、脾关系密切。病机有“不通则痛”和“不荣则痛”之分。初起多实，久病以虚为主，或虚实相兼，寒热错杂。

三、临床表现

1. 临床特点

起病隐匿，病程迁延，慢性病程；大多没有明显症状，无特异性；症状与病理改变分级无明显相关。

2. 症状

幽门螺杆菌引起的慢性胃炎多数病人常无任何症状，部分病人表现为上腹胀满不适、隐痛，嗳气，反酸，食欲不佳等消化不良症状；自身免疫性胃炎患者可伴有贫血和维生素 B_{12} 缺乏。

3. 体征

多不明显，有时上腹部可出现轻度压痛。

四、实验室检查及其他检查

1. 胃镜及组织学检查

胃镜及组织学检查是慢性胃炎诊断的最可靠方法。

浅表性胃炎（非萎缩性胃炎）胃镜下可见黏膜充血、色泽较红、边缘模糊，多为局限性，水肿与充血区共存，形成红白相间征象，黏膜粗糙不平，有出血点，可有小的糜烂。

萎缩性胃炎则见黏膜失去正常颜色，呈淡红、灰色，呈弥散性，黏膜变薄，皱襞变细平坦，黏膜血管暴露，有上皮细胞增生或明显的肠化生。

组织学检查非萎缩性胃炎以慢性炎症改变为主，萎缩性胃炎则在此基础上有不同程度的萎缩与化生，常用取材部位为胃窦小弯、大弯、胃角及胃体下部小弯。

2. 幽门螺杆菌检测

见消化性溃疡。

3. 自身免疫性胃炎的相关检查

疑为自身免疫性胃炎者，应检测血 PCA 和 IFA，伴恶性贫血时，IFA 多呈阳性。血清维生素 B_{12}浓度测定及维生素 B_{12}吸收实验有助于恶性贫血的诊断。

4. 胃液分析和血清胃泌素测定

判断萎缩是否存在及分布部位和程度。胃体萎缩性胃炎胃酸降低，胃泌素明显升高；胃窦萎缩性胃炎胃酸正常或降低，胃泌素水平下降。

五、诊断与鉴别诊断

（一）诊断

确诊必须依靠胃镜检查及胃黏膜活组织病理学检查。幽门螺杆菌检测有助于病因诊断。怀疑自身免疫性胃炎应检测相关自身抗体及血清胃泌素。

（二）鉴别诊断

1. 消化性溃疡

一般表现为发作性上腹疼痛，有周期性和节律性，好发于秋冬和冬春之交。钡餐造影可发现龛影或间接征象。胃镜检查可见黏膜溃疡。

2. 慢性胆囊炎

表现为反复发作右上腹隐痛，进食油脂食物常加重。B 超可见胆囊炎性改变，静脉胆道造影时胆囊显影淡薄或不显影，多合并胆囊结石。

3. 功能性消化不良

表现多样，可有上腹胀满、疼痛，食欲不佳等。胃镜检查无明显胃黏膜病变或仅有轻度炎症，吞钡试验可见胃排空减慢。

4. 胃神经症

多见于年轻妇女，常伴有神经官能症的全身症状。上腹胀痛症状使用一般对症药物多不能缓解，予以心理治疗或服用镇静剂有时可获疗效。胃镜检查多无阳性发现。

六、西医治疗

1. 根除幽门螺杆菌

可改善胃黏膜组织学、预防消化性溃疡及可能降低胃癌发生的危险性及消化不良症状。特别适用于：①伴有胃黏膜糜烂、萎缩及肠化生、异常增生。②有明显症状，常规治疗疗效差。③有胃癌家族史。方法见“消化性溃疡”。

2. 不良症状的治疗

①饱胀为主要症状者予胃动力药，如胃复安、吗丁啉、西沙必利。②有恶性贫血时，给予维生素 B_{12}肌注。③胃痛明显可用抑酸分泌药物（H_2 受体拮抗剂，H_2-RA；质子泵抑制剂，PPI）或碱性抗酸药（氢氧化铝等）。

3. 胃黏膜保护药

适用于有胃黏膜糜烂、出血或症状明显者。药物有胶体次枸橼酸铋、硫糖铝等。

4. 异型增生的治疗

定期随访，预防性手术（内镜下胃黏膜切除术）。

七、中医辨证论治

1. 肝胃不和证

证候：胃脘胀痛或痛窜两胁，每因情志不舒

而病情加重，得嗳气或矢气后稍缓，嗳气频频，嘈杂泛酸，舌质淡红，苔薄白，脉弦。

治法：疏肝理气，和胃止痛。

方药：柴胡疏肝散加减。

2. 脾胃虚弱证

证候：胃脘隐痛，喜温喜按，食后胀满痞闷，纳呆，便溏，神疲乏力，舌质淡红，苔薄白，脉沉细。

治法：健脾益气，温中和胃。

方药：四君子汤加减。

3. 脾胃湿热证

证候：胃脘灼热胀痛，嘈杂，脘腹痞闷，口干口苦，渴不欲饮，身重肢倦，尿黄，舌质红，苔黄腻，脉滑。

治法：清利湿热，醒脾化浊。

方药：三仁汤加减。

4. 胃阴不足证

证候：胃脘隐隐作痛，嘈杂，口干咽燥，五心烦热，大便干结，舌红少津，脉细。

治法：养阴益胃，和中止痛。

方药：益胃汤加减。

5. 胃络瘀阻证

证候：胃脘疼痛如针刺，痛有定处，拒按，入夜尤甚，或有便血，舌暗红或紫暗，脉弦涩。

治法：化瘀通络，和胃止痛。

方药：失笑散合丹参饮加减。

第十六节　消化性溃疡

消化性溃疡是指胃肠道黏膜被胃酸和胃蛋白酶消化为基本因素的慢性溃疡。溃疡的黏膜坏死缺损超过黏膜肌层而有别于糜烂，分为胃溃疡（GU）与十二指肠溃疡（DU）两大类。主要表现为节律性上腹痛，周期性发作，伴有中上腹饱胀、嗳气、反酸等。

本病可归属于中医学“胃脘痛”“反酸”等范畴。

一、西医病因、病理

1. 病因

幽门螺杆菌（HP）感染和服用非甾体抗炎药是最常见的病因。

（1）幽门螺杆菌　①消化性溃疡患者中 HP 感染率高。②根除 HP 可促进溃疡愈合和显著降低溃疡复发率。③HP 感染改变黏膜侵袭因素与防御因素之间的平衡。

（2）非甾体抗炎药　削弱黏膜的防御和修复功能。

（3）胃酸和胃蛋白酶　胃酸/胃蛋白酶对黏膜自身消化，胃酸是溃疡形成的直接原因。

（4）其他因素　①吸烟影响溃疡愈合和促进溃疡复发。②遗传。③急性应激可引起急性应激性溃疡，使已有溃疡发作或加重。④胃、十二指肠运动异常可加重对黏膜的损害。

2. 病理

DU 多发生于十二指肠球部，前壁较常见，偶有发于球部以下者，称为球后溃疡；GU 以胃角和胃窦小弯常见。溃疡一般为单发，也可多发，在胃或十二指肠发生两个或两个以上溃疡称为多发性溃疡。溃疡直径一般小于 10mm，GU 稍大于 DU，偶可见到>20mm 的巨大溃疡。

溃疡典型形状呈圆形或椭圆形，边缘光整，底部洁净，覆有灰白色或灰黄色纤维渗出物。活动性溃疡周围黏膜常有炎症水肿。溃疡浅者累及黏膜肌层，深者达肌层甚至穿透浆膜层而引起穿孔，血管溃破时引起出血。愈合时炎症水肿消退，边缘上皮细胞增生，其下肉芽组织纤维化，形成瘢痕，收缩使周围黏膜皱襞向其集中而引起局部畸形。显微镜下慢性溃疡基底部可分急性炎性渗出物、嗜酸性坏死层、肉芽组织和瘢痕组织4层。

二、中医病因病机

本病中医病因为外邪犯胃、饮食伤胃、情志不畅以及脾胃素虚等，在这些病因的作用和影响下，发生胃受纳腐熟之功能失常，以致和降失司，胃气郁滞，不通则痛。

1. 肝胃不和

情志不舒，肝气郁结不得疏泄，横逆犯胃而作痛。

2. 脾胃虚寒

饥饱失常，或劳倦过度，或久病脾胃受伤等引起脾阳不足，中焦虚寒，或胃阴受损，失其濡养而发生疼痛。

3. 胃阴不足

胃痛日久，郁热伤阴，胃失濡润而脘痛绵绵不已。

4. 肝胃郁热

肝气郁结，日久化热，邪热犯胃而痛。肝热可夹胆火上乘，故口苦口干。

5. 胃络瘀阻

气滞日久，导致血瘀内停，脉络壅滞，不通则痛。

本病病位在胃，与肝、脾关系密切，是以脾胃虚弱为本，气滞、寒凝、热郁、湿阻、血瘀为标的虚实夹杂之证。基本病机为胃气阻滞，胃失和降，不通则痛。

三、临床表现与并发症

（一）临床表现

典型消化性溃疡的临床特点：慢性反复发作过程、周期性发作和节律性发作。

1. 症状

周期性、节律性上腹痛为主要症状。

（1）性质　多为灼痛，或钝痛、胀痛、剧痛和/或饥饿样不适感。

（2）部位　多位于上腹，可偏左或偏右。

（3）典型节律性　DU空腹痛和/或午夜痛，腹痛多于进食或服用抗酸药后缓解；GU患者也可发生规律性疼痛，但多为餐后痛，偶有夜间痛。

2. 体征

溃疡活动时上腹部可有局限性压痛，缓解期无明显体征。

3. 特殊类型的消化性溃疡

（1）复合性溃疡　指胃和十二指肠同时发生的溃疡。

（2）幽门管溃疡　常伴胃酸过多，缺乏典型溃疡的周期性和节律性疼痛，餐后即出现剧烈疼痛，制酸剂疗效差，易出现呕吐或幽门梗阻，易穿孔或出血。

（3）球后溃疡　多发于十二指肠乳头的近端。夜间疼痛和背部放射痛更为多见，内科治疗效果差，易并发出血。

（4）巨大溃疡　直径大于2cm的溃疡。对药物治疗反应较差、愈合时间较慢，易发生慢性穿孔。需要与恶性病变鉴别。

（5）老年人消化性溃疡　多表现为无症状性溃疡，或症状不典型，如食欲不振、贫血、体重减轻较突出。溃疡多发生于胃体上部，以巨大溃疡多见，需与胃癌相鉴别。由于NSAIDs在老年人使用广泛，老年人溃疡的发病有增加的趋势。

（6）无症状性溃疡　15%～30%消化性溃疡患者无任何症状，一般因其他疾病作胃镜或X线钡餐造影或并发穿孔、出血时发现，多见于老年人。

（二）并发症

1. 出血

出血是消化性溃疡最常见的并发症，DU较GU更多并发出血，尤以十二指肠球部后壁和球后溃疡更多见；出血常因溃疡侵蚀周围血管所致，是上消化道大出血最常见的病因。临床表现取决于出血量的多少，轻者只表现为黑便，重者出现呕血和循环衰竭表现，如休克等。出血前常有上腹疼痛加重现象，出血后疼痛反减轻；少数病人（尤其是老年病人）并发出血前可无症状。

2. 穿孔

溃疡病灶向深部发展穿透浆膜层即为穿孔。临床可分为急性、亚急性和慢性穿孔三类，以急性常见。

（1）*游离壁穿孔* 溃疡常位于十二指肠前壁或胃前壁，胃肠内容物漏入腹腔引起急性腹膜炎，可见突发剧烈腹痛，持续加剧，先出现于上腹，逐步延及全腹，查体见急腹症、气腹征。

（2）*后壁穿孔* 又称为穿透性溃疡，也称为慢性穿孔。腹痛规律改变，顽固而持续，疼痛常放射至背部，血清淀粉酶升高。

3. 幽门梗阻

（1）*原因* DU 或幽门管溃疡引起。炎症水肿和幽门平滑肌痉挛导致暂时性梗阻；瘢痕收缩导致持久性梗阻。

（2）*症状* ①胃排空延迟，上腹胀满，餐后加重。②恶心、呕吐宿食，吐后缓解；③严重呕吐可导致失水和低氯低钾性碱中毒。④营养不良和体重减轻。

（3）*查体* 胃蠕动波，空腹检查胃内有震水声。

4. 癌变

少数 GU 发生癌变（DU 一般不发生癌变），发生于溃疡边缘，癌变率在 1%左右。长期慢性 GU 病史、年龄大于 45 岁，溃疡顽固不愈者应提高警惕。

四、实验室检查及其他检查

1. 胃镜检查

内镜检查是消化性溃疡最直接的诊断方法。可观察溃疡部位、大小、数目与形态，还可取材做病理学和幽门螺杆菌检查，对良性与恶性溃疡的鉴别诊断有很高价值。

溃疡镜下所见通常呈圆形、椭圆形或线形，边缘光整，底部覆有灰黄色或灰白色渗出物，周围黏膜充血、水肿，可见皱襞向溃疡集中。根据镜下所见分为活动期、愈合期和瘢痕期。

2. X 线钡餐检查

X 线发现龛影是消化性溃疡的直接征象，有确诊价值；局部压痛、十二指肠球部激惹和畸形、胃大弯侧痉挛性切迹是溃疡的间接征象，仅提示可能有溃疡。

3. 幽门螺杆菌检测

常规检查项目，决定治疗方案的选择。方法分为侵入性和非侵入性。前者需通过胃镜取材，包括快速尿素酶试验、组织学检查和幽门螺杆菌培养；后者有 ^{13}C 或 ^{14}C 尿素呼气试验，粪便幽门螺杆菌抗原检测及血清检查。快速尿素酶试验操作简单，费用低，为首选方法。^{13}C 或 ^{14}C 尿素呼气试验敏感且特异性高，无需胃镜检查，可用于根除治疗后复查的首选。

4. 胃液分析和血清胃泌素测定

有助于胃泌素瘤的鉴别诊断。

五、诊断与鉴别诊断

（一）诊断要点

1. 长期反复发生的周期性、节律性、慢性上腹部疼痛，应用制酸药物可缓解。

2. 上腹部可有局限深压痛。

3. X 线钡餐造影见溃疡龛影，有确诊价值。

4. 内镜检查可见到活动期溃疡，可确诊。

（二）鉴别诊断

1. 胃癌

一般多为持续疼痛，制酸药效果不佳；大便隐血试验持续阳性。X 线、内镜和病理组织学检查对鉴别意义大。

2. 胃泌素瘤

其特点为多发性溃疡、不典型部位溃疡、难治、易穿孔和/或出血。血清胃泌素常 >500pg/mL；超声、CT 等检查有助于病位诊断。

3. 功能性消化不良

多发于年轻女性。X 线和胃镜检查正常或只有轻度胃炎；胃排空试验可见胃蠕动下降。

4. 慢性胆囊炎和胆石症

疼痛位于右上腹，多在进食油腻后加重，并放射至背部，可伴发热、黄疸、莫菲征阳性。胆囊 B 超和逆行胆道造影有助于鉴别。

六、西医治疗

1. 一般治疗

生活有规律，避免过度劳累，精神放松，定时定量进餐，忌辛辣食物，戒烟，避免服用对胃肠黏膜有损害药物。

2. 根除幽门螺杆菌

多主张联合用药，目前推荐方案有三联疗法和四联疗法。四联疗法为质子泵抑制剂与铋剂合用，再加上任两种抗生素。

根除幽门螺杆菌的常用三联疗法

PPI 或胶体铋剂（选择一种）	抗菌药物（选择两种）
奥美拉唑 40mg/d	克拉霉素 1000mg/d
兰索拉唑 60mg/d	阿莫西林 2000mg/d
枸橼酸铋钾（胶体次枸橼酸铋）480mg/d	甲硝唑 800mg/d
上述剂量分 2 次服，疗程 7 天	

3. 抗酸药物治疗

（1）H_2 受体拮抗剂　西咪替丁、雷尼替丁、法莫替丁等。常用剂量分别为 400mg，日 2 次；150mg，日 2 次；20mg，日 2 次。

（2）质子泵抑制剂　是治疗消化性溃疡的首选药物。奥美拉唑、兰索拉唑、潘托拉唑等，常用剂量为分别为 20mg、30mg、40mg，日 1 次。

4. 保护胃黏膜

硫糖铝、胶体次枸橼酸铋和前列腺素类药物，其抗溃疡效能与 H_2 受体拮抗剂相当。铋剂服药后常见舌苔和粪便变黑，由于肾脏为铋的主要排泌器官，故肾功能不良者应忌用铋剂。

5. 非甾体类抗炎药相关溃疡

暂停或减少非甾体类抗炎药的剂量，然后按上述方案治疗。若病情需要继续服用非甾体类抗炎药，尽可能选用对胃肠黏膜损害较少的药物，或合用质子泵抑制剂或米索前列醇，有较好防治效果。

6. 治疗方案及疗程

抑酸药物的疗程通常为 4~6 周，DU 为 4 周，GU 为 6~8 周。根除幽门螺杆菌所需的 1~2 周，可重叠在疗程内，也可结束后进行。

7. 外科手术指征

①大出血经药物、胃镜、血管介入治疗无效；②急性穿孔，慢性穿透性溃疡；③器质性幽门梗阻；④GU 疑有癌变。

七、中医辨证论治

1. 肝胃不和证

证候：胃脘胀痛，痛引两胁，情志不遂而诱发或加重，嗳气，泛酸，口苦，舌淡红，苔薄白，脉弦。

治法：疏肝理气，健脾和胃。

方药：柴胡疏肝散合五磨饮子加减。

2. 脾胃虚寒证

证候：胃痛隐隐，喜温喜按，畏寒肢冷，泛吐清水，腹胀便溏，舌淡胖边有齿痕，苔白，脉迟缓。

治法：温中散寒，健脾和胃。

方药：黄芪建中汤加减。

3. 胃阴不足证

证候：胃脘隐痛，似饥而不欲食，口干而不欲饮，纳差，干呕，手足心热，大便干，舌红少津少苔，脉细数。

治法：健脾养阴，益胃止痛。

方药：益胃汤加味。

4. 肝胃郁热证

证候：胃脘灼热疼痛，胸胁胀满，泛酸，口苦口干，烦躁易怒，大便秘结，舌红，苔黄，脉弦数。

治法：清胃泄热，疏肝理气。

方药：化肝煎合左金丸加减。

5. 瘀血停胃证

证候：胃痛如刺，痛处固定，肢冷，汗出，有呕血或黑便，舌质紫暗，或有瘀斑，脉涩。

治法：活血化瘀，通络和胃。

方药：失笑散合丹参饮加减。

第十七节　上消化道出血

上消化道出血是指屈氏韧带以上的食管、胃、十二指肠和胰胆等病变引起的出血，以及胃-肠吻合术和空肠病变引起的出血。在短时间内失血超过1000mL或循环血容量的20%称为大出血，主要表现为急性大量出血，呕血、黑粪、血便等并伴有血容量减少引起的急性周围循环障碍。

本病可归属于中医学“呕血”“黑便”“便血”等范畴。

一、西医病因

1. 上消化道疾病

如食管疾病、胃及十二指肠疾病等。消化性溃疡是上消化道出血主要原因。

2. 门脉高压

门脉高压引起食管胃底静脉曲张破裂或门脉高压性胃病。

3. 上消化道邻近器官或组织的疾病

①胆道出血。②胰腺疾病累及十二指肠。③主动脉瘤破入食管、胃、十二指肠。④纵隔肿瘤或脓肿破入食管。

4. 全身性疾病

①血管性疾病。②血液病。③尿毒症。④结缔组织病。

5. 应激相关胃黏膜损伤

各种严重疾病引起的应激状态下产生的急性糜烂出血性胃炎乃至溃疡形成。

二、中医病因病机

本病病因主要为饮食不节、情志内伤、素体脾虚等，在这些病因的作用和影响下，发生热伤胃络或气不统血而血溢胃肠。

1. 胃中积热

平素嗜食辛辣之品，燥热蕴结，胃热内盛，热伤胃络，迫血妄行而吐血。

2. 肝火犯胃

情志内伤，肝气郁而化火，肝火横逆犯胃，胃络损伤则吐血。

3. 脾不统血

脾气亏虚，统摄无能，血液外溢而吐血。

4. 气随血脱

大量失血，气随血去，中气亏虚，气不摄血，血溢胃肠而吐血。

本病病位在胃，与大肠、肝、脾关系密切。本病是以瘀热互结为标，以脾胃虚弱、气血两虚为本的本虚标实病证。初起多由火热之邪作祟，以标实为主。若呕血、便血不止，气随血脱可致亡阴、亡阳之“脱证”。

三、临床表现

上消化道出血的临床表现取决于出血量与速度。

1. 呕血与黑便

呕血与黑便是上消化道出血的特征性表现。

2. 失血性周围循环衰竭

表现为头昏、心悸、乏力，突然起立时发生晕厥，肢体冷感，心率加快，血压偏低等，严重者呈休克状态。

3. 贫血和血象变化

贫血程度除取决于失血量外，还与出血前有

无贫血基础、出血后液体平衡状况等因素有关。急性出血患者为正细胞正色素性贫血，可暂时出现大细胞性贫血；慢性失血则呈小细胞低色素性贫血。骨髓象有明显代偿性增生。

4. 发热

出血 24 小时内出现低热，多在 38.5℃以下，持续 3~5 天后恢复正常。

5. 氮质血症

大量血液蛋白质的消化产物在肠道被吸收，血中尿素氮浓度可暂时升高，称为肠源性氮质血症。

四、实验室检查及其他检查

1. 血常规

出血早期血象无明显改变，3~4 小时后可出现不同程度的正细胞正色素性贫血，白细胞计数轻至中度升高。

2. 肾功能

氮质血症，一次性出血后可引起 BUN 开始上升，24 小时左右达高峰，4 天左右恢复正常。

3. 胃镜检查

此为目前诊断上消化道出血病因的首选方法。一般主张在出血后 24~48 小时内检查，称为急诊胃镜检查。

4. 其他检查

选择性腹腔动脉造影、放射性核素检查、胶囊内镜及小肠镜检查适用于不明原因的小肠出血和不适宜胃镜检查的大出血。

五、诊断与鉴别诊断

1. 上消化道出血诊断的确立

根据呕血、黑便和失血性周围循环衰竭的典型临床表现，呕吐物或黑粪隐血试验呈强阳性，血红蛋白浓度、红细胞计数及血细胞比容下降的实验室证据，排除消化道以外的出血因素，即可确立诊断。单纯便血者要判断是上消化道还是下消化道出血。

2. 出血严重程度的估计和周围循环状态的判断

成人每日消化道出血>5mL 即可出现粪便隐血试验阳性，每日出血量 50~100mL 可出现黑便，胃内蓄积血量在 250~300mL 可引起呕血。一次出血量<400mL 时，一般不出现全身症状；出血量达 400~500mL，可出现乏力、心慌等全身症状；短时间内出血量超过 1000mL，可出现周围循环衰竭表现。

3. 出血是否停止的判断

临床上出现下列情况应考虑继续出血或再出血：①反复呕血，或黑便次数增多，粪质稀薄，伴肠鸣音亢进。②周围循环衰竭表现经充分补液输血而未见明显改善，或暂时好转而又恶化。③血红蛋白浓度、红细胞计数与血细胞比容持续下降，网织红细胞计数持续升高。④补液与尿量足够的情况下，血尿素氮持续或再次升高。

4. 出血病因鉴别诊断

①慢性、周期性、节律性上腹痛多提示消化性溃疡，特别是出血前疼痛加重，出血后减轻或缓解。②服用非甾体抗炎药等损伤胃黏膜的药物或应激状态，可能为急性糜烂出血性胃炎。③有病毒性肝炎、血吸虫病或酗酒病史，并有肝病与门静脉高压的临床表现者，可能是食管胃底静脉曲张破裂出血。④中年以上患者近期出现上腹痛，伴有厌食、消瘦者，警惕胃癌。⑤肝功能试验结果异常、血常规白细胞及血小板减少等有助于肝硬化的诊断。

六、西医治疗

1. 一般急救措施

卧床休息，保持呼吸道通畅，必要时给氧。活动性出血期间禁食。

2. 积极补充血容量

改善急性失血性周围循环衰竭的关键是输血，一般输浓缩红细胞，严重活动性大出血考虑输全血。输血量以使血红蛋白达到 70g/L 左右为宜。

紧急输血指征：①当改变体位时出现晕厥、血压下降和心率加快，或心率大于120 次/分或收缩压低于 90mmHg，或较基础血压下降 25%。②失血性休克。③血红蛋白低于 70g/L 或血细胞比容低于25%。

3. 止血措施

（1）食管胃底静脉曲张破裂出血　出血量大，再出血率高，死亡率高。①药物止血：血管加压素静脉注射，奥曲肽对本病具有肯定止血疗效，且副作用少。②气囊压迫止血：三腔二囊管。③内镜治疗：可止血且有效防止早期再出血，是目前治疗食管胃底静脉曲张破裂出血的重要手段。④外科手术或经颈静脉肝内门体静脉分流术。

（2）非曲张静脉上消化道大出血　①抑制胃酸分泌：常静脉用 H_2 受体拮抗剂和质子泵抑制剂，以质子泵抑制剂效果好。②内镜治疗。③手术治疗。④介入治疗。

七、中医辨证论治

1. 胃中积热证

证候：吐血紫暗或咖啡色，甚则鲜红，常混有食物残渣，大便黑如漆，口干喜冷饮，胃脘胀闷灼痛，舌红苔黄，脉滑数。

治法：清胃泻火，化瘀止血。

方药：泻心汤合十灰散加减。

2. 肝火犯胃证

证候：吐血鲜红或紫暗，口苦目赤，胸胁胀痛，心烦易怒，或有黄疸，舌红苔黄，脉弦数。

治法：泻肝清胃，降逆止血。

方药：龙胆泻肝汤加减。

3. 脾不统血证

证候：吐血暗淡，大便漆黑稀溏，面色苍白，头晕心悸，神疲乏力，纳少，舌淡红，苔薄白，脉细弱。

治法：益气健脾，养血止血。

方药：归脾汤加减。

4. 气随血脱证

证候：吐血倾盆盈碗，大便溏黑甚则紫暗，面色苍白，大汗淋漓，四肢厥冷，眩晕心悸，烦躁口干，神志恍惚，昏迷，舌淡红，脉细数无力或脉微细。

治法：益气摄血，回阳固脱。

方药：独参汤或四味回阳饮加减。

第十八节　胃　癌

胃癌或胃腺癌，是指发生于胃黏膜上皮的恶性肿瘤。早期无特异性症状，进展期胃癌最早出现的症状是上腹痛，可伴有早饱、胃纳差和体重减轻。

本病归属于中医学“胃痛”“反胃”“积聚”等范畴。

一、西医病因病理与转移途径

1. 病因

目前认为胃癌的病因是幽门螺杆菌感染、环境因素和遗传因素协同作用的结果。

（1）幽门螺杆菌感染　HP感染是人类胃癌发病的重要因素。

（2）环境和饮食因素　本病与环境因素有关，其中最主要的是饮食因素。多吃新鲜蔬菜、水果可降低胃癌的发生，经常食用霉变食品、咸菜、腌制烟熏食品，以及过多食盐，可以增加危险性。

（3）遗传因素　遗传素质使易感者更易受致癌物质的影响。

（4）癌前期变化　癌前病变是指易转变成癌组织的病理组织学变化，即异形增生。癌前状态是指发生胃癌相关的临床状况，包括：①慢性萎缩性胃炎；②慢性胃溃疡；③胃息肉；④残胃炎；⑤巨大黏膜皱襞症。

2. 病理

(1) 胃癌的发生部位 胃癌可发生于胃的任何部位，半数以上发生于胃窦部、胃小弯及前后壁，其次在贲门部，胃体区相对较少。

(2) 大体形态分型 早期胃癌指病灶局限且深度不超过黏膜下层的胃癌，而不论有无淋巴结转移。进展期胃癌指胃癌深度超过黏膜下层，侵及肌层者称中期胃癌，侵及浆膜或浆膜外者称晚期胃癌。

(3) 组织学分型 根据分化程度可分为高分化、中分化、低分化3种，根据腺体的形成及黏液分泌能力可分为管状腺癌、黏液腺癌、髓样癌和弥散型癌4种。胃癌以腺癌为主。

3. 转移途径

癌细胞主要通过4种转移途径，其中以淋巴结转移最常见。

(1) 直接蔓延 直接蔓延至食道、肝、脾、胰等相邻器官。

(2) 淋巴结转移 是最早、最常见的转移方式，通过淋巴管转移到局部（胃旁）及远处淋巴结，如转移至左锁骨上时称为Virchow淋巴结。

(3) 血行转移 最常转移到肝脏，其次是肺、腹膜及肾上腺，也可转移到肾、脑、骨髓等。

(4) 腹腔内种植 侵及浆膜层脱落入腹腔，种植于肠壁和盆腔，如种植于卵巢，称为Krukenberg瘤；也可在直肠周围形成一明显的结节状板样肿块。

二、中医病因病机

中医学认为，本病的发生多因饮食不节、情志失调、素体亏虚而致痰凝、气阻、血瘀于胃而发为本病。

1. 痰气交阻

忧思伤脾，脾伤气结，气结则津液不得输布，聚而为痰，痰气交阻于胸膈胃脘或食道而发病。

2. 肝胃不和

情志不舒，肝气郁结不得疏泄，横逆犯胃，胃失和降。

3. 脾胃虚寒

中焦虚寒，不能消化谷食，宿食停留不化。

4. 胃热伤阴

胃阴不足，热郁于胃，胃失和降。

5. 瘀毒内阻

郁怒伤肝，肝郁而气滞血瘀，或久病气虚，运血无力而血脉瘀滞。

6. 痰湿阻胃

脾胃损伤，纳运无力，食滞内停，痰湿中阻，气机不利。

本病发病一般较缓，病位在胃，与肝、脾、肾等脏关系密切，病机总属本虚标实。本虚以胃阴亏虚、脾胃虚寒和脾肾阳虚为主，标实为痰瘀互结；初期为痰气瘀滞互结为患，以标实为主，久则本虚标实，或以本虚为主。

三、临床表现

1. 症状

(1) 早期胃癌多无症状或有非特异性消化不良症状。1/3患者可扪及上腹部肿块，质坚而不规则，可有压痛。能否发现腹块，与癌肿的部位、小大及患者腹壁厚度有关。胃窦部癌可扪及腹块者较多。

(2) 进展期胃癌最早出现的症状是上腹痛，可伴早饱、纳差、腹胀、体重下降等。

(3) 发生并发症或转移时可出现下咽困难、幽门梗阻、上消化道出血、转移受累器官症状（肝、肺）等。

2. 体征

(1) 早期胃癌可无任何体征，中晚期癌的体征中以上腹压痛最为常见。

(2) 胃癌晚期或转移可有以下体征，如肝脏肿大、质坚、表面不规则，黄疸，腹水，左锁骨上淋巴结肿大。

(3) 胃癌的伴癌综合征包括血栓性静脉炎、黑棘病和皮肌炎等。

3. 并发症

(1) 出血　约5%的患者可发生大出血，表现为呕血和/或黑便，偶为首发症状。

(2) 梗阻　多见于起源于幽门和贲门的胃癌。

(3) 穿孔　比良性溃疡少见，多发生于幽门前区的溃疡型癌。

四、实验室检查及其他检查

1. X线钡餐检查

局部胃壁僵硬、皱襞中断，蠕动波消失，凸入胃腔内的充盈缺损，恶性溃疡直径多大于2.5cm，边缘不整齐，可示半月征、环堤征。

2. 内镜检查

胃镜结合黏膜活检是诊断胃癌最可靠的手段。

(1) 早期胃癌　内镜分类法包括：①Ⅰ型（息肉样型）。②Ⅱ型（浅表型）：本型最常见，又分三个亚型，包括Ⅱa型（浅表隆起型）、Ⅱb型（浅表平坦型）、Ⅱc型（浅表凹陷型）。③Ⅲ型（溃疡型）：黏膜糜烂比Ⅱc型深，但不超过黏膜下层。

(2) 进展期胃癌　仍用Bormann分型法：①隆起型（Ⅰ型）。②溃疡型（Ⅱ型）。③溃疡浸润型（Ⅲ型）：最常见。④弥漫浸润型（Ⅳ型）。如累及全胃，则胃变成一固定而不能扩张的小胃，称为皮革胃。

五、诊断与鉴别诊断

（一）诊断

凡有下列情况者，应高度警惕，并及时进行胃肠钡餐X线检查、胃镜和活组织病理检查，以明确诊断。

1. 40岁以后开始出现中上腹不适或疼痛，无明显节律性并伴明显食欲不振和消瘦者。

2. 胃溃疡患者，经严格内科治疗而症状仍无好转者。

3. 慢性萎缩性胃炎伴有肠上皮化生及轻度不典型增生，经内科治疗无效者。

4. X线检查显示胃息肉>2cm者。

5. 中年以上患者，出现不明原因贫血、消瘦和粪便隐血持续阳性者。

6. 胃大部切除术后10年以上者。

（二）鉴别诊断

1. 胃溃疡

长期反复发生的周期性、节律性慢性上腹部疼痛，应用制酸药物可缓解。X线钡餐造影见溃疡龛影，胃镜和活组织病理检查可鉴别。

2. 慢性萎缩性胃炎

患者有上腹饱胀不适、恶心、食欲不振等消化不良症状，但腹部无肿块，无淋巴结肿大，大便隐血试验阴性，依靠X线钡餐造影、胃镜和活组织病理检查可鉴别。

六、西医治疗

1. 手术治疗

手术治疗是目前能达到治愈的主要治疗方法。对不能做根治性切除的也应根据患者具体情况争取做原发灶的姑息切除术。

2. 内镜治疗

早期胃癌患者如有全身性疾病不宜做手术可采用内镜治疗术，此外通过内镜应用激光、微波及注射无水酒精等亦可取得根治效果。不能手术的贲门或幽门区癌所致的贲门或幽门区梗阻，可行扩张，放置内支架解除梗阻，暂时改善生活质量。

3. 化学治疗

(1) 目的　①使病灶局限，以提高手术切除率。②减少术中肿瘤癌细胞播散、种植的机会。③根治术后辅助化疗，以消灭可能存在的残留病灶，防止转移和复发。④姑息性手术治疗后，可控制病情发展，延长生存期。

(2) 常用药物　氟尿嘧啶（5-FU）是胃癌化学治疗的基础药物，其通过改进型的衍生物使药效倍增，如卡培他滨、优福啶（UFT）等。联合化疗疗效优于单药，化疗方案依据患者一般情况治疗的耐受性等而决定。注意这些抗癌药物的毒性作用主要为消化道反应与造血系统抑制，还有肝脏损害、脱发与皮肤反应。

七、中医辨证论治

1. 痰气交阻证

证候：胸膈或胃脘满闷作胀或痛，胃纳减退，厌食肉食，或有吞咽哽噎不顺，呕吐痰涎，苔白腻，脉弦滑。

治法：理气化痰，消食散结。

方药：启膈散加减。

2. 肝胃不和证

证候：胃脘痞满，时时作痛，窜及两胁，嗳气频繁或进食发噎，舌质红，苔薄白或薄黄，脉弦。

治法：疏肝和胃，降逆止痛。

方药：柴胡疏肝散加减。

3. 脾胃虚寒证

证候：胃脘隐痛，绵绵不断，喜按喜暖，食生冷痛剧，进热食则舒，时呕清水，大便溏薄，或朝食暮吐，暮食朝吐，面色无华，神疲肢冷，舌淡而胖，有齿痕，苔白滑润，脉沉细或沉缓。

治法：温中散寒，健脾益气。

方药：理中汤合四君子汤加减。

4. 胃热伤阴证

证候：胃脘嘈杂灼热，痞满吞酸，食后痛胀，口干喜冷饮，五心烦热，便结尿赤，舌质红绛，舌苔黄糙或剥苔、无苔，脉细数。

治法：清热和胃，养阴润燥。

方药：玉女煎加减。

5. 瘀毒内阻证

证候：脘痛剧烈或向后背放射，痛处固定、拒按，上腹肿块，肌肤甲错，眼眶呈暗黑，舌质紫暗或瘀斑，舌下脉络紫胀，脉弦涩。

治法：理气活血，软坚消积。

方药：膈下逐瘀汤加减。

6. 痰湿阻胃证

证候：脘膈痞闷，呕吐痰涎，进食发噎不利，口淡纳呆，大便时结时溏，舌体胖大有齿痕，苔白厚腻，脉滑。

治法：燥湿健脾，消痰和胃。

方药：开郁二陈汤加减。

7. 气血两虚证

证候：神疲乏力，面色无华，少气懒言，动则气促，自汗，消瘦，舌苔薄白，舌质淡白，舌边有齿痕，脉沉细无力或虚大无力。

治法：益气养血，健脾和营。

方药：八珍汤加减。

第十九节 溃疡性结肠炎

溃疡性结肠炎是一种直肠和结肠慢性非特异性炎症性疾病，病变主要累及大肠黏膜和黏膜下层。主要表现为腹泻、腹痛和黏液脓血便。

本病与中医学中的“大瘕泻”相似，归属于中医学“泄泻”“肠风”等范畴。

一、西医病因病理

1. 病因

尚未完全明确，大多数学者认为本病的发病既有自身免疫机制的参与，又有遗传因素作为背景，感染和精神因素是诱发因素。

2. 病理

（1）病变主要位于直肠和乙状结肠，一般局限于大肠黏膜和黏膜下层。

（2）病变特点：弥漫性、连续性。

（3）镜检：可见黏膜及黏膜下层有淋巴细胞、浆细胞、嗜酸及中性粒细胞浸润。

二、中医病因病机

本病中医病因主要为先天禀赋不足、素体脾胃虚弱、饮食不节、情志失调以及感受外邪等，在这些病因的作用和影响下，发生脏腑功能失常，气机紊乱，湿热内蕴，肠络受损，久而由脾及肾，气滞血瘀，寒热错杂。

1. 湿热内蕴

饮食不节，湿热内生，壅滞肠中，气机不畅，传导失常；或湿热熏灼肠道，脂络受伤，气血瘀滞，化为脓血。

2. 脾胃虚弱

脾胃运化不健，乃致水反成湿，谷反成滞，湿滞不去，清浊不分，混杂而下，遂成泄泻。

3. 脾肾阳虚

先天禀赋不足，或年老体弱，命门火衰，或病久脾虚中寒，损及肾阳，致脾土失于温煦，运化失司，寒湿留滞。

4. 肝郁脾虚

七情内伤，肝失条达，横逆侮脾，失其健运。

5. 阴血亏虚

素体阴虚，感邪而病，病久伤阴，阴血不足，阴虚火旺。

6. 气滞血瘀

情志不畅，日久气机郁滞不通，肝气犯脾，气滞而致血瘀。

本病是以脾胃虚弱为本，以湿热蕴结、瘀血阻滞、痰湿停滞为标的本虚标实病证。病初与脾、胃、肠有关，后期涉及肾脏。

三、临床表现

（一）症状

1. 消化系统表现

（1）*腹泻和黏液脓血便*　腹泻主要与炎症导致大肠黏膜对水钠吸收障碍以及结肠运动功能失常有关；黏液脓血便是本病活动期的重要表现；大便次数及便血的程度反映病情轻重，粪质亦与病情轻重有关。

（2）*腹痛*　有“疼痛→便意→便后缓解”的规律，可伴腹胀、食欲不振、恶心及呕吐。若并发中毒性巨结肠或炎症波及腹膜，有持续性剧烈腹痛。

2. 全身症状

中、重型患者活动期常有低度至中度发热，高热多提示有合并症或为急性暴发型，重症或病情持续活动可出现衰弱、消瘦、贫血、低蛋白血症、水与电解质平衡紊乱等表现。

3. 肠外表现

（1）外周关节炎、结节性红斑、坏疽性脓皮病、巩膜外层炎、前葡萄膜炎、口腔复发性溃疡等，在结肠炎控制或结肠切除后可以缓解或恢复。

（2）强直性脊柱炎、原发性硬化性胆管炎及少见的淀粉样变性等，与溃疡性结肠炎共存，但与溃疡性结肠炎病情变化无关。

（二）体征

（1）*轻、中型*　左下腹有轻压痛，部分病人可触及痉挛或肠壁增厚的乙状结肠或降结肠。

（2）*重型和暴发型*　可有明显鼓肠、腹肌紧张、腹部压痛及反跳痛。

（3）*急性期或急性发作期*　常有低度或中度发热，重者可有高热及心动过速。

（4）*其他*　可有关节、皮肤、眼、口及肝、胆等肠外表现。

（三）临床分型

按病程、程度、范围及病期进行综合分型。

1. 据病程经过分型

（1）*初发型*　指无既往史的首次发作。

（2）*慢性复发型*　最多见，发作期与缓解期交替。

（3）*慢性持续型*　症状持续，间以加重的急性发作。

（4）*急性暴发型*　起病急，病情重，毒血症明显，可伴中毒性结肠扩张、肠穿孔、败血症等。

2. 据病情程度分型

（1）*轻型*　腹泻每日 4 次以下，便血轻或无，无发热，脉快，贫血无或轻，血沉正常。

（2）中型 介于轻型与重型之间，腹泻每日4次或以上，仅有轻微全身表现。

（3）重型 腹泻每日6次以上，有明显黏液血便，体温>37.7℃持续2天以上，脉搏>90次/分；血红蛋白≤75g/L，血沉>30mm/h，血清白蛋白<30g/L；体重短期内明显减轻。

3. 据病变范围分型

分为直肠炎、直肠乙状结肠炎、左半结肠炎（结肠脾曲以远）、广泛性结肠炎或全结肠炎（扩展至结肠脾曲以近或全结肠）。

4. 据病期分型

分为活动期和缓解期。

四、实验室检查及其他检查

1. 血液检查

可有轻、中度贫血。重症患者白细胞计数增高，红细胞沉降率加速。严重者血清白蛋白及钠、钾、氯降低。缓解期如有血清 α_2 球蛋白增加、γ 球蛋白降低常是病情复发的先兆。

2. 粪便检查

活动期有黏液脓血便，反复检查包括常规、培养、孵化等均无特异病原体发现，如阿米巴包囊、血吸虫卵等。

3. 纤维结肠镜检查

纤维结肠镜检查是最有价值的诊断方法，通过结肠黏膜活检，可明确病变的性质。病变多从直肠开始，呈连续性、弥漫性分布，表现为：①黏膜血管纹理模糊、紊乱，黏膜充血、水肿、易脆、出血及有脓性分泌物附着，亦常见黏膜粗糙，呈细颗粒状。②病变明显处可见弥漫性多发糜烂或溃疡。③慢性病变者可见结肠袋囊变浅、变钝或消失，假息肉及桥形黏膜等。

4. 钡剂灌肠检查

钡剂灌肠检查为重要的诊断方法。主要改变为：①黏膜粗乱和（或）颗粒样改变。②肠管边缘呈锯齿状或毛刺样，肠壁有多发性小充盈缺损。③肠管短缩，袋囊消失呈铅管样。重型或暴发型病例一般不宜做本检查，以免加重病情或诱发中毒性巨结肠。

5. 黏膜组织学检查

有活动期和缓解期的不同表现。

（1）活动期 ①固有膜内有弥漫性、慢性炎症细胞及中性粒细胞、嗜酸性粒细胞浸润。②隐窝有急性炎症细胞浸润，尤其是上皮细胞间有中性粒细胞浸润，及隐窝炎，甚至形成隐窝脓肿，可有脓肿溃入固有膜。③隐窝上皮增生，杯状细胞减少。④可见黏膜表层糜烂、溃疡形成和肉芽组织增生。

（2）缓解期 ①中性粒细胞消失，慢性炎症细胞减少。②隐窝大小、形态不规则，排列紊乱。③腺上皮与黏膜肌层间隙增大。④潘氏细胞化生。

6. 免疫学检查

IgG、IgM可稍有增加，抗结肠黏膜抗体阳性，T淋巴细胞与B淋巴细胞比率降低，血清总补体活性增高。

五、诊断与鉴别诊断

（一）诊断标准

符合以下3条，可诊断为溃疡性结肠炎：

1. 具有持续或反复发作腹泻和黏液血便、腹痛，伴有（或不伴）不同程度全身症状。

2. 排除细菌性痢疾、阿米巴痢疾、慢性血吸虫病、肠结核等感染性肠炎及克罗恩病、缺血性肠炎、放射性肠炎等。

3. 具有结肠镜检查特征性改变中至少1项及黏膜活检或具有X线钡剂灌肠检查征象中至少1项：

（1）结肠镜检查特征 ①黏膜血管纹理模糊、紊乱或消失，黏膜充血、水肿、易脆、出血和有脓性分泌物附着，亦常见黏膜粗糙，呈细颗粒状。②病变明显处可见弥漫性、多发性糜烂或溃疡。③缓解期患者可见结肠袋囊变浅、变钝或消失以及假息肉和桥形黏膜等。

（2）钡剂灌肠检查征象 ①黏膜粗乱和/或颗粒样改变。②肠管边缘呈锯齿状或毛刺样，肠壁有多发性小充盈缺损。③肠管短缩，袋囊消失呈铅管样。

（二）鉴别诊断

1. 慢性细菌性痢疾

有急性菌痢病史，粪便分离出痢疾杆菌，结肠镜检查取黏液脓性分泌物培养的阳性率较高，抗菌药物治疗有效。

2. 阿米巴肠炎

主要侵及右侧结肠，也可累及左侧。结肠溃疡较深，边缘潜行，溃疡间结肠黏膜正常。粪便或结肠镜溃疡处取活检，可发现阿米巴的包囊或滋养体。抗阿米巴治疗有效。

3. 大肠癌

多见于中年之后，肛门指检可触及包块，纤维结肠镜检、X线钡剂灌肠检查对鉴别有价值。

4. 克罗恩病

与溃疡性结肠炎同属炎症性肠病，为一种慢性肉芽肿性炎症。病变可累及胃肠道各部位，而以末段回肠及其邻近结肠为主，多呈节段性、非对称性分布。临床主要表现为腹痛、腹泻、瘘管、肛门病变和不同程度的全身症状。结肠镜检查可见非连续性的纵行溃疡，溃疡周围黏膜正常或呈鹅卵石样改变，活检病变肠壁可见黏膜固有层非干酪性肉芽肿及大量淋巴细胞聚集。

5. 血吸虫病

有疫水接触史，常有肝脾大，粪便检查可发现血吸虫卵，孵化毛蚴阳性。直肠镜检查在急性期可见黏膜黄褐色颗粒，活检黏膜压片或组织病理检查发现血吸虫卵。

6. 肠易激综合征

粪便可有大量黏液，但无脓血。X线钡剂灌肠及结肠镜检查无器质性病变。常伴有神经官能症。

六、西医治疗

（一）一般治疗

1. 休息

以减轻肠蠕动和症状，减少体力消耗。

2. 饮食和营养

给予流质或半流饮食，待病情好转后改为富营养少渣饮食；病情严重应禁食，并予完全胃肠外营养治疗。避免食用可疑不耐受食物（如鱼、虾、牛奶、花生等）；忌食辣椒、冰冻或生冷食品；戒除烟酒嗜好。

3. 心理治疗

对长期反复发作或持续不稳定的病人应给予心理治疗，使其保持心情舒畅安静，以减轻患者情绪变动对病情的影响。

（二）药物治疗

1. 活动期处理

（1）轻型UC　可选用柳氮磺胺吡啶制剂（简称SASP），或用相当剂量的5-氨基水杨酸制剂。

（2）中型UC　可用上述剂量水杨酸类制剂治疗，反应不佳者适当加量或改服糖皮质激素，常用泼尼松。

（3）重型UC　①激素：如患者尚未用过口服类固醇激素，可口服泼尼龙；已使用类固醇激素者，应静脉滴注氢化可的松或甲泼尼龙；未用过类固醇激素者亦可使用促肾上腺皮质激素静脉滴注。②抗生素：肠外应用广谱抗生素控制肠道继发感染，如氨苄青霉素、硝基咪唑及喹诺酮类制剂。③静脉类固醇激素使用7～10天后无效者，可考虑环孢素静脉滴注。④便血量大、Hb<90g/L和持续出血不止者应考虑输血。⑤应使患者卧床休息，适当输液，补充电解质，以防水及电解质平衡紊乱。

2. 缓解期处理

症状缓解后，应继续应用氨基水杨酸制剂维持治疗，一般至少3年。

（三）手术治疗

主要针对并发症，如完全性肠梗阻、瘘管与脓肿形成、急性穿孔或不能控制的大量出血等。

七、中医辨证论治

1. 湿热内蕴证

证候：腹泻，脓血便，里急后重，腹痛灼热，发热，肛门灼热，溲赤，舌红苔黄腻，脉滑数或濡数。

治法：清热利湿。

方药：白头翁汤加味。

2. 脾胃虚弱证

证候：大便时溏时泻，迁延反复，粪便带有黏液或脓血，食少，腹胀，肢体倦怠，神疲懒言，舌质淡胖或边有齿痕，苔薄白，脉细弱或濡缓。

治法：健脾渗湿。

方药：参苓白术散加减。

3. 脾肾阳虚证

证候：腹泻迁延日久，腹痛喜温喜按，腹胀，腰酸膝软，食少，形寒肢冷，神疲懒言，舌质淡或有齿痕，苔白润，脉沉细或尺弱。

治法：健脾温肾止泻。

方药：理中汤合四神丸加味。

4. 肝郁脾虚证

证候：腹泻前有情绪紧张或抑郁恼怒等诱因，腹痛即泻，泻后痛减，食少，胸胁胀痛，嗳气，神疲懒言，舌质淡，苔白，脉弦或弦细。

治法：疏肝健脾。

方药：痛泻要方加味。

5. 阴血亏虚证

证候：大便秘结或少量脓血便，腹痛隐隐，午后发热，盗汗，五心烦热，头晕眼花，舌红少苔，脉细数。

治法：滋阴养血，清热化湿。

方药：驻车丸。

6. 气滞血瘀证

证候：腹痛，腹泻，泻下不爽，便血色紫暗，胸胁胀满，腹内包块，面色晦暗，肌肤甲错，舌紫或有瘀点，脉弦涩。

治法：化瘀通络。

方药：膈下逐瘀汤加减。

第二十节　肝硬化

肝硬化是一种由多种病因引起的慢性肝病，以肝细胞广泛变性坏死，纤维组织弥漫性增生，再生结节形成导致肝小叶结构破坏和假小叶形成为特征的疾病。

本病与中医学中的“水臌”相类似，可归属于中医学“单腹胀”“鼓胀”等范畴。

一、西医病因与发病机制

1. 病因

我国以病毒性肝炎所致的肝硬化为主，西方国家以慢性酒精中毒多见。

（1）*病毒性肝炎*　我国主要为乙型，丙型和丁型也可发生，通常经过慢性肝炎阶段演变为肝硬化。甲型和戊型病毒性肝炎除重症外，一般不发展为肝硬化。

（2）*慢性酒精中毒*　长期大量饮酒（一般为每日摄取酒精80g达10年以上），乙醇及其中间代谢产物乙醛的毒性作用，引起慢性酒精性肝炎，发展为酒精性肝硬化。

（3）*非酒精性脂肪性肝炎*　约20%的非酒精性脂肪性肝炎可发展为肝硬化。

（4）*胆汁淤积*　慢性持续性肝内胆汁淤滞或肝外胆管阻塞，高浓度、高压力的胆酸和胆红素刺激，可引起肝细胞变性、坏死和肝纤维组织增生，形成肝硬化。

（5）*肝脏淤血*　慢性充血性心力衰竭、缩窄性心包炎、肝静脉阻塞综合征等，致肝脏长期淤血缺氧，肝细胞坏死和结缔组织增生，形成淤血性（心源性）肝硬化。

（6）其他　遗传代谢性疾病，工业毒物或药物中毒性、自身免疫性慢性肝炎致肝硬化，血吸虫病性肝硬化，隐源性肝硬化。

2. 发病机制

不论引起肝硬化的病因如何，其病理变化和演变过程基本相同，主要包括以下4个方面：

（1）肝细胞广泛变性、坏死，肝小叶纤维支架塌陷。

（2）残存肝细胞无序性排列再生，形成不规则结节状肝细胞团即再生结节。

（3）在炎症的刺激下，自汇管区和肝包膜有大量纤维结缔组织增生，形成纤维束，从汇管区向另一汇管区或向肝小叶中央静脉延伸扩展，形成纤维间隔，包绕再生结节或将残存肝小叶重新改建分割成假小叶。一旦假小叶形成，标志病变已进展至肝硬化。

（4）由于上述病理变化反复进行，假小叶越来越多，造成肝脏内血循环的紊乱，表现为血管床缩小、闭塞或扭曲，血管受再生结节的挤压；肝内门静脉小支、肝静脉小支和肝动脉小支三者之间失去正常关系，并相互之间出现交通吻合支等。这些严重的肝血循环障碍，不仅是造成门静脉高压的病理基础，而且更加重肝细胞的营养障碍，最终发展至晚期肝硬化。

二、中医病因病机

中医学认为，本病的形成多由酒食不节、情志失调、感染血吸虫、黄疸积聚等病迁延日久，引起肝、脾、肾亏损，气滞、血瘀、湿阻腹中所致。

1. 气滞湿阻

由于情志不畅，肝气郁结，横逆乘脾，脾运不健，湿阻中焦，浊气充塞。

2. 寒湿困脾

过食生冷，寒湿停滞中焦；或冒雨涉水，久居潮湿，寒湿内侵伤中，脾阳不振，寒湿停聚，水蓄不行。

3. 湿热蕴脾

感受湿热之邪；或过食辛辣肥甘；或嗜酒无度，酿成湿热，内蕴脾胃，湿热互结，浊水停聚。

4. 肝脾血瘀

肝气郁结，日久气滞血瘀，或湿热、寒湿停聚中焦，久则肝脾俱伤，气血凝滞。瘀血阻于肝脾脉络，血不利为水则致水气内聚。

5. 脾肾阳虚

脾肾久病，耗气伤阳，阳气不运，水寒之气不行。

6. 肝肾阴虚

久病失调，阴液亏虚；或情志内伤，阳亢耗阴；或房事不节，肾精耗损。肝肾阴虚，津液不能输布，水液停聚中焦，血瘀不行。

本病病变脏腑在肝，与脾、肾密切相关；初起在肝、脾，久则及肾。基本病机为肝、脾、肾三脏功能失调，气滞、血瘀、水停腹中；病机特点为本虚标实。本病晚期水湿郁而化热蒙闭心神，引动肝风，迫血妄行，出现神昏、痉厥、出血等危象。

三、临床表现与并发症

（一）肝功能代偿期

临床症状较轻，且缺乏特异性，体征多不明显，可有肝大及质地改变，部分有脾肿大、肝掌和蜘蛛痣。肝功能正常或有轻度异常。

（二）肝功能失代偿期

1. 肝功能减退的临床表现

（1）全身症状　一般情况与营养状况较差，消瘦乏力，精神不振，严重者卧床不起，皮肤粗糙，面色晦暗、黝黑呈肝病面容，部分有不规则低热和黄疸。

（2）消化道症状　常见食欲减退，厌食，勉强进食后上腹饱胀不适，恶心呕吐，腹泻等。上述症状的产生与胃肠道淤血、水肿、炎症，消化吸收障碍和肠道菌群失调有关。

（3）出血倾向及贫血　出血是由于肝功能减

退合成凝血因子减少，脾功能亢进和毛细血管脆性增加等原因造成。2/3患者有轻到中度贫血，系营养缺乏、肠道吸收障碍、胃肠道出血和脾功能亢进等因素引起。

（4）*内分泌紊乱* 肝功能减退时，对内分泌激素灭活作用减弱，主要有雌激素、醛固酮及抗利尿激素增多。由于雄、雌激素平衡失调，男性患者常有性欲减退、睾丸萎缩、毛发脱落及乳房发育等；女性患者有月经不调、闭经、不孕等。蜘蛛痣及肝掌的出现一般认为与雌激素增多有关。醛固酮增多使远端肾小管对钠重吸收增加，抗利尿激素增多使集合管对水分吸收增加，钠、水潴留使尿量减少和浮肿，对腹水的形成和加重也起重要促进作用。糖皮质激素减少，可引起皮肤色素沉着，尤其是面部黝黑。

2. 门静脉高压症的临床表现

（1）*脾肿大* 主要由于门静脉压增高后脾脏慢性淤血，脾索纤维组织增生所致。

（2）*侧支循环的建立和开放* 临床上三大重要的侧支开放为食管下段与胃底静脉曲张、腹壁静脉曲张、痔静脉曲张。

（3）*腹水* 是肝硬化代偿功能减退最突出的体征。提示已属失代偿期。其发生机制比较复杂，最基本因素是门静脉高压、肝功能障碍、血浆胶体渗透压降低等。

（三）并发症

1. 上消化道出血

上消化道出血是肝硬化最常见的并发症。多由食管下端、胃底静脉曲张破裂所致，多为突发的大量呕血或黑便，常引起失血性休克或诱发肝性脑病。

2. 肝性脑病

肝性脑病是肝硬化最严重的并发症，亦是最常见的死亡原因。主要临床表现为性格行为失常、意识障碍、昏迷。慢性肝性脑病以低蛋白血症及高血氨为主要特征。正常人空腹静脉血氨为40～70μg/dL。

3. 感染

自发性腹膜炎是常见且严重的并发症。肝硬化失代偿期由于免疫功能低下，以及门体静脉间侧支循环的建立，增加了病原微生物进入人体的机会，故易并发细菌感染。自发性腹膜炎多为革兰阴性杆菌引起，表现为发热、腹痛、腹部压痛和反跳痛，腹水迅速增长，严重者可引发脓毒性休克。

4. 原发性肝癌

肝硬化易并发肝癌，10%～25%的肝癌是在肝硬化基础上发生的。当患者出现肝区疼痛、肝大、血性腹水、无法解释的发热时要考虑此病。

5. 肝肾综合征

肝肾综合征指发生在严重肝病基础上的肾衰竭，但肾脏本身并无器质性损害，又称功能性肾衰竭。主要见于合并顽固腹水的晚期肝硬化或急性肝功能衰竭的患者。其临床特征为自发性少尿或无尿、氮质血症、稀释性低钠血症和低尿钠。此时，肾脏无器质性病变，故亦称为功能性肾功能衰竭。

6. 电解质和酸碱平衡紊乱

常见的电解质紊乱有低钠血症、低钾低氯血症与代谢性碱中毒。

四、实验室检查及其他检查

1. 血常规

在代偿期多正常，失代偿期有不同程度的贫血。脾功能亢进时，白细胞及血小板计数均见减少，后者减少尤为明显。

2. 尿常规

代偿期一般无明显变化，失代偿期有时可有蛋白、管型和血尿。有黄疸时可出现胆红素，并有尿胆原增加。

3. 肝功能试验

（1）*血清酶学* 转氨酶升高与肝脏炎症、坏死相关。GGT及ALP也可有轻至中度升高。

（2）*蛋白质代谢* 肝功能受损时，白蛋白与球蛋白比值（A/G）降低或倒置。

（3）*凝血酶原时间* 肝功能代偿期多正常，

失代偿期则有不同程度延长。

（4）胆红素代谢　失代偿期血清胆红素半数以上增高，有活动性肝炎或胆管阻塞时，直接胆红素可以增高。

4. 腹水检查

腹水呈淡黄色漏出液，外观透明。如并发腹膜炎时，其透明度降低，比重增高，利凡他试验阳性，白细胞数增多，腹水培养可有细菌生长。腹水呈血性应高度怀疑癌变，应做细胞学检查。

5. 影像学检查

（1）X线检查　食管静脉曲张时，呈现虫蚀状或蚯蚓状充盈缺损，以及纵行黏膜皱襞增宽。胃底静脉曲张时，可见菊花样缺损。

（2）CT和MRI检查　早期肝大，晚期缩小，肝左、右叶比例失调，右叶萎缩，左叶代偿性增大，肝表面不规则，脾肿大，腹水等。

（3）超声检查　B型超声检查可显示肝大小、外形改变和脾肿大，门静脉高压时门静脉主干内径增宽，有腹水时可在腹腔内见到液性暗区。彩色多普勒可显示肝内血流动力学改变。

6. 内镜检查

纤维胃镜可直接观察食管及胃底静脉曲张的程度与范围，其准确率较X线高。在并发上消化道出血时，急诊胃镜可查明出血部位，并进行治疗。

7. 腹腔镜检查

可直接观察肝脏表面、色泽、边缘及脾脏情况，并可在直视下进行有选择性的穿刺活检。

8. 肝活组织检查

有确诊价值，尤其适用于代偿期肝硬化的早期诊断、肝硬化结节与小肝癌鉴别及鉴别诊断有困难的其他情况者。

五、诊断与鉴别诊断

（一）肝硬化诊断依据

1. 主要指征

①内镜或食道吞钡X线检查发现食管静脉曲张。②B超提示肝回声明显增强、不均、光点粗大；或肝表面欠光滑，凹凸不平或呈锯齿状；或门静脉内径>13mm；或脾脏增大，脾静脉内径>8mm。③腹水伴腹壁静脉怒张。④CT显示肝外缘结节状隆起，肝裂扩大，尾叶/右叶比例>0.05，脾大。⑤腹腔镜或肝穿刺活组织检查诊为肝硬化。以上除⑤外，其他任何一项结合次要指征，可以确诊。

2. 次要指征

①化验：一般肝功能异常（A/G倒置、蛋白电泳A降低、γ-G升高、血清胆红素升高、凝血酶原时间延长等），或HA、PⅢP、MAO、ADA、LN增高。②体征：肝病面容（脸色晦暗无华），可见多个蜘蛛痣，色暗，肝掌，黄疸，下肢水肿，肝脏质地偏硬，脾大，男性乳房发育。以上化验及本征所列，不必悉具。

（二）病因诊断依据

1. 肝炎后肝硬化

病毒性肝炎标志物有助于鉴别诊断，或有明确重症肝炎史。

2. 酒精性肝硬化

需有长期大量嗜酒史（每天80g，10年以上）。

3. 血吸虫性肝纤维化

需有慢性血吸虫史。

4. 其他病因引起的肝硬化

需有相应的病史及诊断，如长期右心衰或下腔静脉阻塞、长期使用损肝药物、自身免疫性疾病、代谢障碍性疾病等。

对代偿期患者的诊断常不容易，因临床表现不明显，对怀疑者应定期追踪观察，必要时进行肝穿刺活组织病理检测才能确诊。

（三）鉴别诊断

1. 肝、脾肿大的鉴别

与血液病、代谢性疾病的肝、脾肿大相鉴别，必要时做肝活检。

2. 腹腔积液的鉴别

如结核性腹膜炎、慢性肾小球肾炎、缩窄性心包炎、腹内肿瘤、卵巢癌等。肝硬化腹腔积液为漏出液，合并自发性腹膜炎为渗出液，以中性粒细胞增多为主；结核性腹膜炎为渗出液，腺苷脱氨酶（ADA）增高；肿瘤性腹腔积液比重介于渗出液和漏出液之间，腹腔积液 LDH/血液 LDH>1，可找到肿瘤细胞。腹腔积液检查不能明确诊断时，可行腹腔镜检查，常有助于鉴别。

3. 肝硬化并发症的鉴别诊断

如上消化道出血、自发性腹膜炎、肝性脑病、肝肾综合征等。

六、西医治疗

1. 一般治疗

（1）休息　代偿期宜适当减少活动，可参加轻体力工作；失代偿期应卧床休息。

（2）饮食　食用高热量、高蛋白、富含维生素、易消化食物，禁酒，避免食用粗糙、坚硬食物；肝功严重损坏或有肝性脑病先兆者应限制或禁食蛋白；慎用巴比妥类镇静药，禁用损害肝脏药物；腹水者应少盐或无盐。

（3）支持治疗　病情重，可适当静脉补充营养。

2. 药物治疗

（1）保护肝细胞的药物：水飞蓟素等。

（2）维生素类药物。

（3）慎用损伤肝脏药物，避免不必要、疗效不明确的药物，减轻肝脏负担。

（4）肝硬化应酌情抗病毒治疗。

3. 腹水的治疗

（1）限制钠、水的摄入。

（2）利尿剂：临床常用醛固酮拮抗剂螺内酯与呋塞米联合应用。两者用药比例为 5∶2，宜从小剂量开始。利尿剂使用以体重每天下降不超过 0.5kg 为宜。

（3）提高血浆胶体渗透压：每周定期、少量、多次静脉输注白蛋白、血浆或新鲜血液。

（4）放腹水同时补充白蛋白：对于难治性腹水患者，可采用放腹水加输注白蛋白疗法。

（5）腹水浓缩回输：适用于难治性腹水，特别适用于肝硬化腹水伴肾功能不全者。

（6）手术治疗：腹腔-颈静脉引流，经颈静脉肝内门体分流术、脾切除等。

4. 并发症的治疗

（1）上消化道出血　参见上消化道出血。

（2）肝性脑病　主要是减少氨的来源，减少氨产生，增加排出如使用导泻、降氨药，调节水电解质平衡，应避免使用镇静剂等。

（3）肝肾综合征　①早期预防和消除诱发肝肾衰竭的因素。②避免使用损害肾脏的药物。③静脉输入右旋糖酐、白蛋白或浓缩腹水回输，提高有效循环血容量，改善肾血流。④使用血管活性药物，能改善血流量，增加肾小球滤过率，降低肾小管阻力。

（4）自发性腹膜炎　一旦诊断成立，应早期、联合、足量的抗感染药物治疗。应优先选用针对革兰阴性杆菌并兼顾革兰阳性球菌的抗感染药物，并根据细菌培养结果调整药物。抗菌治疗要早期、联合、足量使用。

七、中医辨证论治

1. 气滞湿阻证

证候：腹大胀满，按之软而不坚，胁下胀痛，饮食减少，食后胀甚，得嗳气或矢气稍减，小便短少，舌苔薄白腻，脉弦。

治法：疏肝理气，健脾利湿。

方药：柴胡疏肝散合胃苓汤加减。

2. 寒湿困脾证

证候：腹大胀满，按之如囊裹水，甚则颜面微浮，下肢浮肿，怯寒懒动，精神困倦，脘腹痞胀，得热则舒，食少便溏，小便短少，舌苔白滑或白腻，脉缓或沉迟。

治法：温中散寒，行气利水。

方药：实脾饮加减。

3. 湿热蕴脾证

证候：腹大坚满，脘腹撑急，烦热口苦，渴不欲饮，或有面目肌肤发黄，小便短黄，大便秘结或溏滞不爽，舌红，苔黄腻或灰黑，脉弦滑数。

治法：清热利湿，攻下逐水。

方药：中满分消丸合茵陈蒿汤加减。

4. 肝脾血瘀证

证候：腹大胀满，脉络怒张，胁腹刺痛，面色晦暗黧黑，胁下癥块，面颈胸壁等处可见红点赤缕，手掌赤痕，口干不欲饮，或大便色黑，舌质紫暗，或有瘀斑，脉细涩。

治法：活血化瘀，化气行水。

方药：调营饮加减。

5. 脾肾阳虚证

证候：腹大胀满，形如蛙腹，朝宽暮急，神疲怯寒，面色苍黄或白，脘闷纳呆，下肢浮肿，小便短少不利，舌淡胖，苔白滑，脉沉迟无力。

治法：温肾补脾，化气利水。

方药：附子理中汤合五苓散加减。

6. 肝肾阴虚证

证候：腹大胀满，甚或青筋暴露，面色晦滞，口干舌燥，心烦失眠，牙龈出血，时或鼻衄，小便短少，舌红绛少津，少苔或无苔，脉弦细数。

治法：滋养肝肾，化气利水。

方药：一贯煎合膈下逐瘀汤加减。

第二十一节　原发性肝癌

原发性肝癌指肝细胞或肝内胆管细胞发生的癌肿，是我国常见的恶性肿瘤之一，其死亡率在消化系统恶性肿瘤中列第三位，仅次于胃癌和食管癌。

本病归属于中医学“肝积”“肥气”“鼓胀”“癖黄”等范畴。

一、西医病因病理

（一）病因

1. 病毒性肝炎

在我国，慢性病毒性肝炎是原发性肝癌最主要的病因。原发性肝癌患者中约1/3有慢性肝炎史。

2. 肝硬化

原发性肝癌合并肝硬化者占50%~90%。

3. 黄曲霉素

粮油、食品受黄曲霉素B_1污染严重的地区，肝癌的发病率较高。

4. 饮用水污染

蓝绿藻产生藻类毒素污染水源，与肝癌发病可能有关。

5. 遗传因素

肝癌的家族聚集现象是否与遗传有关，还待进一步研究。

6. 其他

如接触化学致癌物、华支睾肝吸虫感染等。

（二）病理

1. 大体形态分型

①块状型：最多见。②结节型。③弥漫型：此型最少见。④小癌型。

2. 细胞分型

①肝细胞型。②胆管细胞型。③混合型。

3. 转移途径

（1）肝内转移　肝癌最早在肝内发生转移。

（2）肝外转移　①血行转移：最常见的转移部位是肺。②淋巴转移：最常转移到肝门淋巴结。③种植转移少见。

二、中医病因病机

中医学认为，本病主要由情志郁结、饮食所伤、病后体虚、黄疸等经久不愈，以致肝脾受损，脏腑失和，气机阻滞，瘀血内停，凝聚日久，积而成块。

1. 气滞血瘀

情志不畅，肝气失于条达，阻于胁络，肝郁日久，气滞血瘀，脉络不和，积而成块。

2. 湿热瘀毒

外感湿热疫毒，或酒食所伤，湿热内生，蕴结肝胆，阻滞气机，气滞血瘀，积块乃成。

3. 肝肾阴虚

久病失调，阴液亏虚，或情志内伤，阳亢阴耗。肝肾阴虚，津液不能输布，水液停聚中焦，血瘀不行，积而成块。

本病病位主要在肝，易损及脾土。基本病机为正气亏虚，邪毒凝结于内。本病初起，气滞血瘀，邪气壅实，正气未虚，病理性质多属实；日久病势渐深，正气耗伤，可转为虚实夹杂之证；病至后期，气血衰少，体质羸弱，则往往转以正虚为主。

三、临床表现

1. 肝区疼痛

肝区疼痛是肝癌最常见的症状，多呈持续性胀痛或钝痛。

2. 肝大

肝呈进行性增大，质地坚硬，表面凹凸不平，有大小不等的结节或巨块，边缘钝而不整齐，常有不同程度压痛。

3. 黄疸

一般出现在晚期，可因肝细胞损害而引起，也可因癌块压迫或侵犯肝门附近的胆管，或癌组织和血块脱落引起胆道梗阻所致。

4. 肝硬化征象

可有脾大、腹水、门静脉侧支循环形成等表现。

5. 全身表现

有进行性消瘦、发热、食欲不振、乏力、营养不良和恶病质等。

6. 转移灶症状

胸腔转移以右侧多见，可有胸水征；骨骼或脊柱转移，可有局部压痛或神经受压症状；颅内转移癌可有神经定位体征。

7. 并发症

（1）肝性脑病　是最严重的并发症，见于肝癌终末期，约1/3的肝癌患者因此而死亡。

（2）上消化道出血　由肝癌并发肝硬化引起，有15%的肝癌患者因此而死亡。

（3）肝癌结节破裂出血　约有10%的肝癌患者因此而致死。

（4）继发性感染　因长期消耗或因放射、化学治疗而致白细胞减少，抵抗力下降，加之长期卧床等因素，易并发各种感染，如肺炎、败血症、肠道感染等。

四、实验室检查及其他检查

1. 肿瘤标记物检测

甲胎蛋白（AFP）目前仍是原发性肝癌特异性的标记物和主要诊断指标，现已广泛用于肝细胞癌的普查、诊断、疗效判断和预测复发。

2. 超声显像

B型超声显像是目前肝癌筛查的首选检查方法。

3. 电子计算机X线体层显像（CT）

CT是肝癌诊断的重要手段。可显示直径2cm以上的肿瘤，如结合肝动脉造影（CTA）或造影时肝动脉内注射碘油对1cm以下肿瘤的检出率可达80%以上，因此是目前诊断小肝癌和微小肝癌的最佳方法。

4. 磁共振显像（MRI）

能清楚显示肝细胞癌内部结构特征，对显示子瘤和瘤栓有价值。

5. 肝动脉造影

常用于诊断小肝癌，有一定创伤性，不列为首选。

6. 肝穿刺活检

在超声或CT引导下用细针穿刺病变部位，吸取病变组织进行病理学检查，阳性者即可确诊。

五、诊断与鉴别诊断

（一）诊断依据

1. 非侵入性诊断标准

（1）影像学标准　两种影像学检查均显示有>2cm 的肝癌特征性占位病变。

（2）影像学结合 AFP 标准　一种影像学检查显示有>2cm 的肝癌特征性占位病变，同时伴有 AFP≥400μg/L（排除活动性肝炎、妊娠、生殖系胚胎源性肿瘤及转移性肝癌）。

2. 组织学诊断标准

肝组织学检查证实原发性肝癌。对影像学尚不能确定诊断的≤2cm 的肝内结节应通过肝穿刺活检证实原发性肝癌的组织学特征。

（二）鉴别诊断

1. 继发性肝癌

肝外癌灶转移至肝者，一般病情发展较缓慢，症状较轻，AFP 检测除少数原发癌在消化道的病例可呈阳性外，一般为阴性。但确诊的关键仍在于病理检查和找到肝外原发癌的证据。

2. 肝硬化

若肝硬化病例有明显的肝大、质硬的大结节，或肝萎缩变形而影像学检查又发现占位性病变，肝癌的可能性很大。

3. 活动性肝病

肝病（急、慢性肝炎）活动时血清 AFP 往往呈短期升高，应定期多次测定血清 AFP 和 ALT 进行分析。

4. 肝脓肿

一般有明显的炎症表现，肿大的肝脏表面平滑无结节，触痛明显，白细胞计数升高，超声检查可探得肝内液性暗区。

5. 肝非癌性占位性病变

肝血管瘤、多囊肝、包虫病等可用 CT、放射性核素血池扫描、MRI、超声等检查帮助诊断。

六、西医治疗

肝癌早期以手术切除为主，中晚期宜采用包括手术、化疗、介入、中医药、生物免疫调节等综合疗法。在确定治疗方案前，必须对疾病分期、个体差异、手术范围等进行综合评价。

1. 外科治疗

外科治疗手段主要是肝切除和肝移植手术。一般认为，对于局限性肝癌，如果患者不伴有肝硬化，则应首选肝切除术；如果合并肝硬化，肝功能失代偿（Child-Pugh C 级），且符合移植条件，应该首选肝移植术。尽管外科手术是首选治疗方法，但由于确诊时大部分患者已达中晚期，多数失去手术机会。据统计，仅约 20%的肝癌患者适合手术。

2. 介入治疗

介入治疗是肝癌的主要治疗方法，经导管动脉灌注化学治疗和栓塞治疗是应用最多的介入治疗方法。目前认为，早、中期肝癌患者应列为介入治疗的主要对象，待介入治疗后可酌情行外科手术切除。

3. 局部消融治疗

指在影像技术引导下局部直接杀灭肿瘤的一类治疗手段，目前以射频、微波消融和无水酒精注射最为常用。通常适用于单发肿瘤，最大直径≤5cm；或肿瘤数目≤3 个，且最大直径≤3mm；无血管、胆管和邻近器官侵犯，以及远处转移；肝功能分级为 Child-Pugh A 或 B 级，或经内科保肝治疗达到该标准。

4. 靶向治疗

近年来，分子靶向药物的临床应用为肝癌的治疗带来了新突破。索拉非尼是一种口服的多靶点、多激酶抑制剂，既可通过抑制血管内皮生长因子受体（VEGFR）和血小板衍生生化因子受体（PDGFR）阻断肿瘤血管生成，又可通过阻断 Raf/MEK/ERK 信号传导通路，抑制肿瘤细胞增殖，发挥双重抑制、多靶点阻断的抗 HCC 作用。

七、中医辨证论治

1. 气滞血瘀证

证候：两胁胀痛，腹部结块，推之不移，脘

腹胀闷，纳呆乏力，嗳气泛酸，大便不实，舌质红或暗红，有瘀斑，苔薄白或薄黄，脉弦或涩。

治法：疏肝理气，活血化瘀。

方药：逍遥散合桃红四物汤加减。

2. 湿热瘀毒证

证候：胁下结块坚实，痛如锥刺，脘腹胀满，目肤黄染，日渐加深，面色晦暗，肌肤甲错，或高热烦渴，口苦咽干，小便黄赤，大便干黑，舌质红有瘀斑，苔黄腻，脉弦数或涩。

治法：清利湿热，化瘀解毒。

方药：茵陈蒿汤合鳖甲煎丸加减。

3. 肝肾阴虚证

证候：腹大胀满，积块膨隆，形体羸瘦，潮热盗汗，头晕耳鸣，腰膝酸软，两胁隐隐作痛，小便短赤，大便干结，舌红少苔或光剥有裂纹，脉弦细或细数。

治法：养阴柔肝，软坚散结。

方药：滋水清肝饮合鳖甲煎丸加减。

第二十二节 急性胰腺炎

急性胰腺炎是多种病因导致胰酶在胰腺内被激活后引起胰腺组织自身消化、水肿、出血甚至坏死的炎症反应。临床表现以急性上腹痛、恶心、呕吐、发热和血胰酶高等为特点。急性胰腺炎一般分为轻型急性胰腺炎和重症急性胰腺炎两个类型。

本病归属于中医学“腹痛”“胃脘痛”“结胸”“胁痛”等范畴。

一、西医病因病理

（一）病因

1. 胆道系统疾病

以胆管结石最为常见，胆道炎症时，细菌毒素释放出激肽，可通过胆胰间淋巴管交通支激活胰腺消化酶引起急性胰腺炎。此外，胆管蛔虫，Oddi括约肌水肿、痉挛，纤维狭窄，畸形，肿瘤等均可造成胆总管下端及胰管梗阻，从而导致慢性胰腺炎。

2. 大量饮酒和暴饮暴食

长期酗酒可刺激胰液内蛋白含量增加，形成蛋白“栓子”阻塞胰管。同时，酒精可刺激十二指肠黏膜使乳头发生水肿，妨碍胰液排出。暴饮暴食使短时间内大量食糜进入十二指肠，引起乳头水肿和Oddi括约肌痉挛，同时刺激大量胰液和胆汁分泌，由于其排泄不畅，引发急性胰腺炎。

3. 感染

很多传染病可并发胰腺炎，症状多不明显，原发病愈合后，胰腺炎自行消退，常见的有腮腺炎、病毒性肝炎、传染性单核细胞增多症、伤寒、败血症等。

4. 外伤与手术

外伤与手术是急性胰腺炎的常见原因，只有在创伤严重或损伤主胰管后方可能引起慢性胰腺炎。

5. 营养障碍

低蛋白饮食可导致慢性胰腺炎，多见于东南亚、非洲及拉丁美洲各国。近年发现高脂摄入与胰腺炎发病间存在相关性，动物实验亦证明，高脂摄入使胰腺敏感而易发生慢性胰腺炎。欧美、日本的病人常因高脂摄入而发病。

6. 遗传因素

遗传性胰腺炎较少见，属染色体显性遗传。精神、遗传、过敏和变态反应、糖尿病昏迷和尿毒症也是引起急性胰腺炎的因素。

7. 药物和毒物

有些药物和毒物可直接损伤胰腺组织，如硫唑嘌呤、肾上腺皮质激素、四环素、噻嗪类利尿药、L-天门冬酰胺酶、有机磷杀虫剂等。

（二）病理

1. 急性水肿型

大体检查可见胰腺水肿、分叶模糊、质脆，胰腺周围有少量脂肪坏死，病变累及部分或整个胰腺。镜下可见间质水肿、充血、散在点状脂肪坏死和炎症细胞浸润，无明显胰实质坏死和出血。

2. 急性坏死型

大体检查可见胰腺红褐色或灰褐色，分叶结构消失，并有新鲜出血区。较大范围的脂肪坏死灶，散落在胰腺及胰腺周围组织，称为钙皂斑。病程较长者可并发假性囊肿、脓肿或瘘管形成。组织学检查胰腺组织的坏死主要为凝固性坏死，细胞结构消失。坏死灶被炎性细胞浸润。常见淋巴管炎、静脉炎、血栓形成及出血坏死。

由于胰液外溢和血管损害，部分病例可有心包积液、化学性腹水和胸水，易继发细菌感染。发生急性呼吸窘迫综合征时可见肺水肿、肺出血和肺透明膜形成，也可见肾小管坏死、肾小球病变、脂肪栓塞和弥散性血管内凝血等病理变化。

二、中医病因病机

本病病因主要为情志内伤、饮食不节、寄生虫或结石阻于胆道等，导致湿热瘀毒阻滞中焦，脾胃升降失常，肝胆疏泄不利，发为本病。

1. 肝郁气滞

情志不畅，肝失疏泄，肝气郁滞，日久化火化瘀。

2. 湿热瘀毒

暴饮暴食，嗜酒过度，伤及脾胃，运化失职，湿热内结。

急性胰腺炎病位在脾、胃、肝、胆，可涉及心、肺、肾、脑、肠，属里实热证。酒食不节，虫石内积，积滞生湿热；或情志不畅，肝气郁结，横犯脾胃，肝脾气滞；或外邪侵袭，内传中焦，邪热内结。继而热毒炽盛，气滞血瘀，气滞、湿热、瘀毒互结，可入营入血，侵扰心神，或热盛阴竭阳亡，产生厥脱危证。后期则正虚邪恋，出现气血阴阳之不足。

三、临床表现

急性胰腺炎常发生在饱食、脂餐或饮酒后，部分可无诱因。其临床表现和病情轻重取决于病因、病理类型和诊治是否及时。

（一）症状

1. 腹痛

腹痛为本病的主要表现和首发症状，突然起病，程度轻重不一，可为钝痛、刀割样痛、钻痛或绞痛，呈持续性，可有阵发性加剧，不能为一般胃肠解痉药缓解，进食可加剧。疼痛部位多在中上腹，可向腰背部呈带状放射，取弯腰抱膝位可减轻疼痛。水肿型腹痛 3~5 天即可缓解。坏死型病情变化较快，腹痛持续时间长，甚至全腹痛。极少数年老体弱患者可无腹痛或轻微腹痛。

2. 恶心、呕吐、腹胀

多在起病后出现，有时较频繁，吐出食物和胆汁，呕吐后腹痛不减轻。同时出现腹胀，甚至麻痹性肠梗阻。

3. 发热

多数患者有中度以上发热，持续 3~5 天。持续发热一周以上不退或逐日升高、白细胞升高者应怀疑有继发感染。

4. 低血压或休克

重度胰腺炎常发生。患者烦躁不安、皮肤苍白、湿冷等，有极少数休克可突然发生，甚至发生猝死。

5. 水、电解质、酸碱平衡及代谢紊乱

多有轻重不等的脱水、低血钾，呕吐频繁者可有代谢性碱中毒。重症者尚有代谢性酸中毒、低钙血症，部分伴血糖升高，偶可发生糖尿病酮症酸中毒或高渗性昏迷。

（二）体征

1. 轻症急性胰腺炎

患者腹部体征较轻，往往与主诉腹痛程度不十分相符，可有腹胀和肠鸣音减少，无肌紧张和

反跳痛。

2. 重症急性胰腺炎

患者上腹或全腹压痛明显，并有腹肌紧张、反跳痛，肠鸣音减弱或消失，可出现移动性浊音，并发脓肿时可扪及有明显压痛的腹部肿块，伴麻痹性肠梗阻且有明显腹胀，腹水多呈血性。少数患者两胁腹部呈暗灰蓝色，称 Grey-Turner 征，脐周围皮肤青紫，呈 Cullen 征。

（三）并发症

1. 局部并发症

（1）胰腺脓肿　常于起病 2～3 周后出现。此时患者高热伴中毒症状，腹痛加重，可扪及上腹部包块，白细胞计数明显升高。穿刺液为脓性，培养有细菌生长。

（2）胰腺假性囊肿　多在起病 3～4 周后形成。体检常可扪及上腹部包块，大的囊肿可压迫邻近组织产生相应症状。

2. 全身并发症

常有急性呼吸衰竭、急性肾衰竭、心力衰竭、消化道出血、胰性脑病、败血症及真菌感染、高血糖等并发症。

四、实验室及其他检查

1. 多有白细胞增多及中性粒细胞核左移。

2. 血清（胰）淀粉酶在起病后 2～12 小时开始升高，48 小时开始下降，持续 3～5 天，血清淀粉酶超过正常值 3 倍可确诊为本病。淀粉酶的高低不一定反应病情轻重。胰源性腹水和胸水中淀粉酶亦可升高。

3. 血清脂肪酶 24～72 小时开始升高，持续 7～10 天，其敏感性和特异性均优于淀粉酶。

4. CRP 有助于评估与检测急性胰腺炎的严重性，在胰腺坏死时 CRP 明显升高。

5. 常见暂时性血糖升高，持久的空腹血糖高于 10mmol/L 反映胰腺坏死，提示预后不良。暂时性低钙血症常见于重症急性胰腺炎，其程度与临床严重程度平行，其值低于 1.5mmol/L 提示预后不良。

6. 影像学检查显示：①X 线腹部平片可排除其他急腹症，如内脏穿孔等，“哨兵袢”和“结肠切割征”为胰腺炎的间接指征，弥漫性模糊影，腰大肌边缘不清提示存在腹腔积液，可发现肠麻痹或麻痹性肠梗阻。②腹部 B 超应作为常规初筛检查，急性胰腺炎 B 超可见胰腺肿大，胰内及胰周围回声异常，亦可了解胆囊和胆道情况，后期对脓肿及假性囊肿有诊断意义，但因患者腹胀常影响其观察。③CT 显像对急性胰腺炎的严重程度及附近器官是否受累提供帮助。

五、诊断与鉴别诊断

（一）诊断

1. 胆石症、大量饮酒和暴饮暴食等病史及典型的临床表现，如上腹痛或恶心呕吐，伴有上腹部压痛或腹膜刺激征。

2. 血清、尿液或腹腔穿刺液有淀粉酶含量增加。

3. 图像检查（超声、CT）显示有胰腺炎症或手术所见胰腺炎病变。

4. 能除外其他类似临床表现的病变。

（二）鉴别诊断

1. 胆石症和急性胰腺炎

常有胆绞痛病史，疼痛位于右上腹，多在进食油腻后加重，常反射到右肩部，可伴发热、黄疸、墨菲征阳性。B 超和 X 线胆道造影有助于鉴别。

2. 胃及十二指肠溃疡穿孔

有较典型溃疡病史，腹痛突然加剧，腹肌紧张，肝浊音消失，肠音消失，腹平片可见膈下游离气体可资鉴别。

3. 急性肾绞痛

肾绞痛为阵发性绞痛，间歇期可有胀痛，以腰部为重，并向腹股沟部与睾丸部放射，如有血尿、尿频、尿急，则更有助于鉴别。

4. 冠心病或心肌梗死

冠心病患者可有冠心病病史，胸前区有压迫

感，腹部体征不明显等，心电图、血清心肌酶有助于鉴别。

5. 急性肠梗阻

腹痛为阵发性，腹胀，呕吐，肠鸣音亢进，有气过水声，无排气，可见肠型。腹部X线可见液气平面。

六、西医治疗

（一）轻症急性胰腺炎的治疗

1. 低脂流质食物

开始宜少量进食，如无不适可稍许逐渐增加。病情较重、腹痛胀甚者应禁食并可进行胃肠减压，以减少胰液分泌，腹痛等症状缓解后可试进少量低脂流食。

2. 止痛药物

腹痛较剧者可予哌替啶。

3. 静脉输液

积极补充血容量，维持水、电解质和酸碱平衡，注意维持热能供应。

4. 抗生素

我国急性胰腺炎发生多与胆道疾病有关，故临床上习惯应用抗生素，如疑合并感染，则必须应用。

5. 抑酸治疗

应用H_2受体拮抗剂或质子泵抑制剂静脉给药。

（二）重症胰腺炎的治疗

1. 内科治疗

（1）*监护*　如有条件应转入ICU。针对器官衰竭及代谢紊乱采取相应的措施。

（2）*维持水、电解质平衡，保持血容量*　应积极补充液体及电解质（如钠、钾、钙、镁等离子），维持有效血容量。重症者常伴休克，应予白蛋白、新鲜血浆或血浆代用品。

（3）*营养支持*　在禁食、胃肠减压的同时首先给予全胃肠外营养，如无肠梗阻，应尽早进行空肠插管，过渡到肠内营养。

（4）*抗菌药物*　应常规应用抗生素，应遵循“降阶梯”策略，选择针对革兰阴性菌和厌氧菌为主、脂溶性强、可有效通过血胰屏障的药物，以喹诺酮或亚胺培南为佳，并联合应用对厌氧菌有效的药物，病程后期应注意真菌感染，必要时行经验型抗真菌感染。

（5）*抑制胰酶分泌*　目前多选用生长抑素。

（6）*抑制胰酶活性*

2. 内镜下Oddi括约肌切除术

适应于胆源性胰腺炎合并胆道梗阻或胆道感染者。

3. 外科治疗

（1）*腹膜灌洗*　用以清除腹腔内的大量渗液，其中含有胰蛋白酶及多种有毒物质，以减少这些物质进入血循环。

（2）*手术适应证*　①胰腺坏死合并感染。②胰腺囊肿。③胰腺假性囊肿。④胆道梗阻或感染。⑤诊断未明确。

七、中医辨证论治

1. 肝郁气滞证

证候：上腹或近两胁处胀痛、窜痛持续不断，阵阵加剧，按之痛重，恶心呕吐，大便不畅，发热，口苦纳呆，舌质淡红或暗红，苔薄，脉弦。

治法：疏肝利胆，行气止痛。

方药：柴胡疏肝散合清胰汤加减。

2. 肝胆湿热证

证候：上腹疼痛，绞痛、窜痛或牵引肩背，脘腹胀满拒按，常有口苦口干，恶心呕吐，不欲进食，身目发黄，尿色黄，大便秘结或不畅。舌质红润或红暗，苔黄腻，脉弦滑或弦数。

治法：清热化湿，疏肝利胆。

方药：清胰汤合龙胆泻肝汤加减。

3. 热毒内结证

证候：高热不退，神志昏迷，或谵妄狂躁。腹痛拒按，持续不解，腹肌强直，口干唇燥，面目红赤，或全身深黄，皮肤瘀斑，齿龈出血，大便秘结，小便黄赤，舌红，苔燥黄或灰黑，脉细数。

治法：清热泻火解毒。

方药：黄连解毒汤加减。

第二十三节　慢性肾小球肾炎

慢性肾小球肾炎是由多种原因引起的、不同病理类型组成的原发于肾小球的一组疾病。该组疾病起病方式各异、病情迁延、病变进展缓慢、病程绵长，并以蛋白尿、血尿、水肿及高血压为其基本临床表现，常伴有不同程度的肾功能损害。本病可发生于不同年龄、性别，但以青壮年男性居多。

本病与中医学的“石水”相似，可归属于“水肿”“虚劳”“腰痛”“尿血”等范畴。

一、西医病因病理

1. 病因

急性链球菌感染后肾炎迁延不愈，病程超过1年以上者可转为慢性肾炎，但仅占15%～20%。大部分慢性肾炎并非由急性肾炎迁延所致。其他细菌及病毒（如乙型肝炎病毒等）感染亦可引起慢性肾炎。

2. 病理

慢性肾炎病理改变是双肾一致性的肾小球改变。常见的病理类型有系膜增生性肾小球肾炎（包括IgA和非IgA系膜增生性肾小球肾炎）、膜增生性肾小球肾炎、膜性肾病及局灶性节段性肾小球硬化。

二、中医病因病机

慢性肾炎主因先天禀赋不足或劳倦过度、饮食不节、情志不遂等引起肺、脾、肾虚损，气血阴阳不足所致，又常因外感风、寒、湿、热之邪而发病。

1. 脾肾亏虚

水湿内侵，脾气受困或肾虚封藏失职，精微下泄，日久成劳。脾肾阳虚，命门不固，开合失司，水液内停，泛溢肌肤而发病。

2. 肺肾气虚

肺气虚不能通调水道，上源失调，肾气虚不能气化，下源失和，水液内聚为患。

3. 肝肾阴虚

肝肾阴亏则风阳上亢，阴虚内热则灼伤络脉而发病。

4. 气阴两虚

久病气阴两伤，气虚则津液不布，清气不升，气化失司，水液内停；阴亏则虚热内生，灼伤络脉。

5. 湿邪内蕴

脾气虚，不能运化水湿，湿浊内停，或肺不布津，泛于肌肤，水湿、瘀血日久化浊，或阻于脾胃，或上犯清窍，或下迫二窍，湿从热化，变生多证。

6. 瘀血内阻

肝失疏泄，气机失畅，日久引起血瘀水停，或久病入络，络脉瘀阻，脉络不通而发病。

本病病位在肾，与肺、脾相关，其病理基础在于脏腑的虚损。为本虚标实之证，本虚常见肺肾脾气虚、脾肾阳虚、肝肾阴虚和气阴两虚；标实则以湿、瘀、浊为多。正气亏虚为内因，常因外感风、寒、湿、热之邪而诱发。由此内外互因，以致气血运行失常，三焦水道受阻，继而形成瘀血、湿热、水湿、湿浊等内生之邪，其内生之邪（尤其是湿热和瘀血）又成为重要的致病因素，损及脏腑，使病情缠绵难愈。

三、临床表现

慢性肾炎多数起病隐匿，进展缓慢，病程较

长。其临床表现呈多样性，但以蛋白尿、血尿、高血压、水肿为基本临床表现，可有不同程度的肾功能减退。病情时轻时重、迁延难愈，渐进性发展为慢性肾衰竭。

1. 症状

早期患者可有疲倦乏力、腰部酸痛、食欲不振等，多数患者有水肿，一般不严重，有的患者无明显临床症状。

2. 体征

（1）*水肿*　轻者仅有面部、眼睑等组织松弛部位水肿，晨起比较明显，进而可发展至足踝、下肢，重者则全身水肿，甚至有胸（腹）水。尿量变化与水肿和肾功能情况有关，水肿期间尿量减少，部分肾功能明显减退，浓缩功能障碍者常有夜尿增多或多尿。

（2）*高血压*　血压可正常或轻度升高，大多数慢性肾炎患者迟早会发生高血压。患者可有眼底出血、渗出，甚至视神经乳头水肿。持续高血压的程度与预后密切相关，易导致心、肾功能不全。

（3）*贫血*　水肿明显时，有轻度贫血。若肾功能损害，可呈中度以上贫血。

四、实验室检查及其他检查

1. 尿液检查

尿蛋白一般在1～3g/d，尿沉渣可见颗粒管型和透明管型。血尿一般较轻或完全没有，但在急性发作期，可出现镜下血尿甚至肉眼血尿。

2. 肾功能检查

肾功能不全时，主要表现为肾小球滤过率（GFR）下降，肌酐清除率（Ccr）降低。

五、诊断与鉴别诊断

（一）诊断

1. 起病缓慢，病情迁延，临床表现可轻可重，或时轻时重。随着病情发展，可有肾功能减退、贫血、电解质紊乱等情况的出现。

2. 有水肿、高血压、蛋白尿、血尿及管型尿等表现中的一种（如血尿或蛋白尿）或数种。临床表现多种多样，有时可伴有肾病综合征或重度高血压。

3. 病程中可有肾炎急性发作，常因感染（如呼吸道感染）诱发，发作时有类似急性肾炎的表现。可自动缓解或病情加重。

（二）鉴别诊断

1. 原发性高血压肾损害

多见于中老年患者，高血压病在先，继而出现蛋白尿，且为微量至轻度蛋白尿，镜下可见少量红细胞及管型，肾小管功能损害（尿浓缩功能减退，夜尿增多）早于肾小球功能损害，常伴有高血压的心脑并发症。肾穿刺有助于鉴别。

2. 慢性肾盂肾炎

多见于女性患者，有反复尿路感染病史，多次尿沉渣或尿细菌培养阳性，肾功能损害以肾小管为主，影像学检查可见双肾非对称性损害，呈肾间质性损害影像学征象。

3. Alport综合征（遗传性肾炎）

常起病于青少年（多在10岁以前），患者有肾（血尿、轻至中度蛋白尿及进行性肾功能损害）、眼（球形晶状体等）、耳（神经性耳聋）异常，并有阳性家族史（多为性连锁显性遗传）。

4. 急性肾小球肾炎

有前驱感染并以急性发作起病的慢性肾炎需与此病相鉴别。慢性肾炎急性发作病情多在短期内（数日）急骤恶化，血清C_3一般无动态变化。

5. 继发性肾病

狼疮性肾炎、紫癜性肾炎、糖尿病肾病等继发性肾病均可表现为水肿、蛋白尿等症状，与慢性肾炎表现类似。但继发性肾病通常均存在原发性疾病的临床特征及实验室检查结果，如狼疮性肾炎多见于女性，常有发热、关节痛、皮疹、抗核抗体阳性等；紫癜性肾炎常有皮肤紫癜、关节痛、腹痛等症状；糖尿病肾病则有长期糖尿病病史、血糖升高，肾脏组织病理检查有助于鉴别。

六、西医治疗

1. 积极控制高血压和减少尿蛋白

（1）*治疗原则*　①力争把血压控制在理想水

平，即蛋白尿≥1g/d，血压控制在125/75mmHg以下；蛋白尿<1g/d，血压控制可放宽到130/80mmHg以下。②选择具有延缓肾功能恶化、保护肾功能作用的降血压药物。

(2) 降压药物选择　①有水钠潴留容量依赖性高血压患者可选用噻嗪类利尿药（如氢氯噻嗪）或酮固酮受体阻断剂（可选用螺内脂、依普利酮）。②对肾素依赖性高血压应首选血管紧张素转换酶抑制剂（ACEI），如贝那普利。或用血管紧张素Ⅱ受体拮抗剂（ARB），如氯沙坦或缬沙坦。③心率较快的中、青年患者或合并心绞痛患者，可选用β受体阻滞剂，如阿替洛尔或美托洛尔。④老年患者，以及合并糖尿病、冠心病患者，选用钙离子拮抗剂，如氨氯地平或硝苯地平控释片。⑤若高血压难以控制可以选用不同类型降压药联合应用。

近年来研究证实，ACEI在降低全身性高血压的同时，可降低肾小球内压，减少尿蛋白，减轻肾小球硬化，延缓肾功能衰竭，因此ACEI可作为慢性肾炎患者控制高血压的首选药物。近年来的临床研究显示，ARB/CCB单片复方制剂对慢性肾病微量蛋白尿亦有较好的效果。但肾功能不全的患者在应用ACEI及ARB时应注意防止高钾血症，血肌酐>350μmol/L的非透析治疗患者不宜使用。少数患者应用此类药物有持续性干咳的不良反应。ARB具有与ACEI相似的作用，但不引起持续干咳。CCB及醛固酮受体阻断剂均有减少尿蛋白排泄的作用。CCB在降低全身血压的同时，降低肾小球内压力。醛固酮受体阻断剂减少尿蛋白排泄的机制尚不明确，可能与抗类作用有关。

2. 限制蛋白及磷的摄入量

低蛋白及低磷饮食可减轻肾小球内高压、高灌注及高滤过状态，延缓肾小球硬化。对无肾功能减退者蛋白质的摄入量以0.8g/(kg·d)为宜。肾功能不全氮质血症时蛋白质摄入量应限制在0.5~0.8g/(kg·d)，其中高生物效价的动物蛋白应占1/3或更多，如鸡蛋、牛奶、瘦肉等。在低蛋白饮食时，可适当增加糖类含量，同时适当辅以必需氨基酸，以补充体内必需氨基酸的不足，防止负氮平衡。另外，对于高血压患者应限制盐的摄入量（<3g/d）。

3. 血小板解聚药

对系膜毛细血管性肾小球肾炎有一定的降尿蛋白作用。如大剂量双嘧达莫（300~400mg/d）或小剂量阿司匹林（40~80mg/d）。

4. 避免对肾有害的因素

劳累、感染、妊娠和应用肾毒性药物（如氨基糖苷类抗生素等）均可能引起肾损伤，导致肾功能下降或进一步恶化，应尽量予以避免。

七、中医辨证论治

1. 本证

(1) 脾肾气虚证

证候：腰脊酸痛，神疲乏力，或浮肿，纳呆或脘胀，大便溏薄，尿频或夜尿多，舌质淡，有齿痕，苔薄白，脉细。

治法：补气健脾益肾。

方药：异功散加味。

(2) 肺肾气虚证

证候：颜面浮肿或肢体肿胀，疲倦乏力，少语懒言，自汗出，易感冒，腰脊酸痛，面色萎黄，舌淡，苔白，脉细弱。

治法：补益肺肾。

方药：玉屏风散合金匮肾气丸加减。

(3) 脾肾阳虚证

证候：全身浮肿，面色苍白，畏寒肢冷，腰脊冷痛，神疲，纳少，便溏，遗精，阳痿，早泄，或月经失调，舌质嫩淡胖，边有齿痕，脉沉细或沉迟无力。

治法：温补脾肾。

方药：附子理中丸或济生肾气丸加减。

(4) 肝肾阴虚证

证候：目睛干涩或视物模糊，头晕耳鸣，五心烦热或手足心热，口干咽燥，腰膝酸痛，遗精，或月经失调，舌红少苔，脉弦细或细数。

治法：滋养肝肾。

方药：杞菊地黄丸加减。

（5）气阴两虚证

证候：面色无华，少气乏力，或易感冒，午后低热，或手足心热，腰酸痛，或见浮肿，口干咽燥或咽部暗红，咽痛，舌质红，少苔，脉细或弱。

治法：益气养阴。

方药：参芪地黄汤加减。

2. 标证

（1）水湿证

证候：颜面或肢体浮肿，舌苔白或白腻，脉缓或沉缓。

治法：利水消肿。

方药：五苓散合五皮饮加减。

（2）湿热证

证候：面浮肢肿，身热汗出，口干不欲饮，胸脘痞闷，腹部胀满，纳差，尿黄短少，便溏，舌红，苔黄腻，脉滑数。

治法：清热利湿。

方药：三仁汤加减。

（3）血瘀证

证候：面色黧黑或晦暗，腰痛固定或呈刺痛，肌肤甲错，肢体麻木，舌质紫暗或有瘀斑，脉细涩。

治法：活血化瘀。

方药：血府逐瘀汤加减。

（4）湿浊证

证候：纳呆，恶心或呕吐，口中黏腻，脘胀或腹胀，身重困倦，浮肿尿少，精神萎靡，舌苔腻，脉沉细或沉缓。

治法：健脾化湿泄浊。

方药：胃苓汤加减。

第二十四节　肾病综合征

肾病综合征（nephrotic syndrome，NS）为一组常见于肾小球疾病的临床症候群。临床特征为：①大量蛋白尿（≥3.5g/24h）。②低白蛋白血症（≤30g/L）。③水肿。④高脂血症。其中“大量蛋白尿”和“低蛋白血症”为NS的最基本的特征。

本病与中医学中的“肾水”相似，可归属于“水肿”“腰痛”“虚劳”等范畴。

一、西医病因与病理生理

（一）病因

根据病因可分为原发性和继发性两大类。

1. 原发性NS

以微小病变型肾病、系膜增生性肾炎、膜性肾病、系膜毛细血管性肾炎及肾小球局灶节段性硬化5种临床病理类型最为常见；原发性肾小球疾病中的急性肾炎、急进性肾炎、慢性肾炎等均可在疾病过程中出现NS。

2. 继发性NS

病因很多，常见有糖尿病肾病、肾淀粉样变性、系统性红斑狼疮肾炎、新生物（实体瘤、白血病及淋巴瘤）、药物及感染等。

（二）病理生理

1. 蛋白尿

NS时蛋白尿产生的基本原因包括电荷屏障和孔径屏障的变化，特别是电荷屏障受损时，肾小球滤过膜对血浆蛋白（多以白蛋白为主）的通透性增加，致使原尿中蛋白含量增多，当远超过近曲小管回吸收量时，则形成大量蛋白尿。

2. 低蛋白血症

NS时尿丢失大量蛋白，原尿中部分白蛋白在近曲小管上皮细胞中被分解（每日可达10g），胃肠道水肿时，蛋白质的摄入及吸收能力下降，同时肝脏合成白蛋白的增加程度常不足以代偿尿蛋白的丢失而导致低蛋白血症。

3. 水肿

NS 时血浆蛋白浓度及胶体渗透压降低，血管内的水分和电解质进入组织间隙，导致水肿的形成。

4. 高脂血症

NS 患者血浆胆固醇（TC）、甘油三酯（TG）、低和极低密度脂蛋白（LDL 和 VLDL）浓度增加，其发生与肝脏合成脂蛋白增加及脂蛋白分解和利用减少有关。

二、中医病因病机

本病以水肿为特征，是全身气化功能障碍的一种表现，由于外感风寒或风热之邪内舍于肺，或痈疡疮毒内犯，或久居湿地，或素体脾虚及烦劳过度等导致脏腑功能失调，特别是导致肺失通调，脾失转输，肾失开合，终致膀胱气化无权，三焦水道失畅，水液停聚而成本病。日久可致湿热、瘀血兼夹为病。

1. 风水相搏

肺失宣降，水液不能敷布，以致风遏水阻，风水相搏，泛溢肌肤而成本病。

2. 疮毒浸淫

疮毒内归脾肺，脾失运化，肺失宣降，三焦水道失畅，水液溢于肌肤而成本病。

3. 水湿浸渍

湿邪内侵，脾为湿困，运化失司，水湿不运，泛于肌肤而成本病。

4. 湿热内蕴

湿热内蕴，充斥内外，影响水液代谢而发病。

5. 脾虚湿困

脾失健运，不能运化水湿，泛溢于肌肤而发病。

6. 阳虚水泛

肾阳虚衰，不能化气行水，致水湿上泛而成本病。

本病的发病是由脏腑功能失调、水液代谢失常所致。主要表现为肺、脾、肾三脏功能失调，以阴阳气血不足特别是阳气不足为病变之本，以水湿、湿热、风邪、疮毒、瘀血等为病变之标，为虚实夹杂之证。病位在肺、脾、肾，以肾为本。因外邪而致水肿者，病变部位多责之于肺；因内伤而致水肿或感受外邪日久不愈者，病变多责之于脾、肾。阳水以标实为主，阴水以本虚为主；早期多为实证，日久则虚实夹杂。若病势迅猛或日久不愈可见浊毒内留，出现侮肝、犯肺、攻心、上脑等危重证候。

三、临床表现与并发症

原发性 NS 常无明显病史，部分病人有上呼吸道感染等病史；继发性 NS 常有明显的原发病史。临床常见“三高一低”（高度水肿、大量蛋白尿、高脂血症、低蛋白血症）经典的 NS 症状，但也有非经典的 NS 患者，仅有大量蛋白尿、低蛋白血症，而无明显水肿，常伴高血压。此类患者病情较重，预后较差。

1. 主要症状

水肿，纳差，乏力，肢节酸重，腰痛，甚至胸闷气喘、腹胀膨隆等。

2. 体征

（1）*水肿*　患者水肿常渐起，最初多见于踝部，呈凹陷性，晨起时眼睑、面部可见水肿。随病情进展，水肿发展至全身，可出现胸腔、腹腔、阴囊甚至心包腔的大量积液。

（2）*高血压*　20%~40%成年 NS 病人有高血压，水肿明显者约半数有高血压。部分病人为容量依赖型，随水肿消退而血压恢复正常；肾素依赖型高血压主要与肾脏基础病变有关。

（3）*低蛋白血症与营养不良*　长期持续性大量蛋白尿导致血浆蛋白降低，白蛋白下降尤为明显。病人出现毛发稀疏干枯、皮肤苍白、肌肉萎缩等营养不良表现。

3. 并发症

（1）*感染*　与蛋白质营养不良、免疫功能紊乱及应用糖皮质激素治疗有关。常见感染好发部位的顺序为呼吸道→泌尿道→皮肤。

（2）血栓、栓塞性并发症　与血液浓缩（有效血容量减少）、高黏状态、抗凝和纤溶系统失衡，以及血小板功能亢进、应用利尿剂和糖皮质激素等有关。其中以肾静脉血栓最为常见。此外，肺血管血栓、栓塞，下肢静脉、下腔静脉、冠状血管血栓和脑血管血栓也不少见。

（3）急性肾衰竭　有效血容量不足而致肾血流量下降，诱发肾前性氮质血症，可呈少尿、尿钠减少伴血容量不足的临床表现，经扩容、利尿后可得到恢复。另有急性肾实质性肾衰竭，常见于50岁以上患者，表现为少尿甚或无尿，扩容、利尿无效。

（4）脂肪代谢紊乱　高脂血症可促进血栓、栓塞并发症的发生，还将增加心血管系统并发症，并可促进肾小球硬化和肾小管-间质病变的发生，促进肾脏病变的慢性进展。

（5）蛋白质营养不良　长期低蛋白血症可以导致严重的负氮平衡和蛋白质-热量营养不良，主要表现为肌肉萎缩、儿童生长发育障碍；金属结合蛋白丢失可使微量元素缺乏、钙磷代谢障碍，内分泌素结合蛋白不足可诱发内分泌紊乱；药物结合蛋白减少可影响某些药物的药代动力学（使血浆游离药物浓度增加、排泄加速），影响药物疗效。

四、实验室检查及其他检查

1. 尿常规及24小时尿蛋白定量

尿蛋白定性多为+++～++++，定量>3.5g/24h。

2. 血清蛋白测定

血清蛋白≤30g/L。

3. 血脂测定

血清胆固醇（TC）、甘油三酯（TG）、低和极低密度脂蛋白（LDL和VLDL）浓度增加，高密度脂蛋白（HDL）可以增加、正常或减少。

4. 肾功能测定

肾功能多数正常（肾前性氮质血症者例外）或肾小球滤过功能减退。

5. 肾B超、双肾ECT

此项理化检查有助于本病的诊断。

6. 肾活检

肾活检是确定肾组织病理类型的唯一手段。

五、诊断与鉴别诊断

（一）诊断

原发性NS的诊断主要依靠排除继发性NS。诊断要点包括：①大量蛋白尿（>3.5g/24h）。②低蛋白血症（血浆白蛋白≤30g/L）。③明显水肿。④高脂血症。其中，“大量蛋白尿”和“低蛋白血症”为诊断NS的必备条件。

（二）鉴别诊断

1. 系统性红斑狼疮性肾炎

好发于青、中年女性，伴有发热、皮疹及关节痛，尤其是面部蝶形红斑最具诊断价值。免疫学检查可检测出多种自身抗体。

2. 过敏性紫癜性肾炎

好发于青少年，有典型的皮肤紫癜，可伴有关节痛、腹痛及黑便，多在皮疹出现后1～4周出现血尿和/或蛋白尿。

3. 糖尿病肾病

多发生于糖尿病10年以上的病人，早期可发现尿微量白蛋白排出增加，以后逐渐发展成大量蛋白尿、NS。眼底检查可见微动脉瘤。

4. 乙型肝炎病毒相关性肾炎

应有乙型肝炎病毒抗原阳性，肾活检证实乙型肝炎病毒或其抗原沉积才能确诊。

六、西医治疗

（一）治疗原则

最好能根据病理类型施治。治疗时不应仅以减少或消除尿蛋白为目的，还应重视保护肾功能，减缓肾功能恶化的趋势与程度，预防并发症的发生。

（二）一般治疗

1. 休息。

2. 饮食治疗。应给予正常量0.8~1.0g/（kg·d）的优质蛋白饮食；脂肪的摄入，宜少进富含饱和脂肪酸（动物油脂）的饮食，多食富含多聚不饱和脂肪酸（如植物油、鱼油）及富含可溶性纤维（如燕麦、米糠及豆类）的饮食，减轻高脂血症；水肿时应低盐（<3g/d）饮食。

（三）对症治疗

1. 利尿消肿

对NS患者利尿治疗的原则是不宜过快、过猛，以免造成有效血容量不足，加重血液高黏倾向，诱发血栓、栓塞并发症。常用药物有：

（1）噻嗪类利尿剂　常用氢氯噻嗪。长期服用应防止低钾、低钠血症。

（2）潴钾利尿剂　可与噻嗪类利尿剂合用，常用氨苯蝶啶或醛固酮拮抗剂螺内酯。长期服用需防止高钾血症，肾功能不全者慎用。

（3）襻利尿剂　常用呋塞米（速尿），或布美他尼（丁尿胺），口服或静脉注射。在渗透性利尿剂治疗之后应用效果更好，谨防低钠血症及低钾、低氯血症性碱中毒的发生。

（4）渗透性利尿剂　常应用不含钠的右旋糖酐40（低分子右旋糖酐）或淀粉代血浆（706代血浆）。对少尿患者（尿量<400mL/d）慎用，可引起管型，形成阻塞肾小管，并可诱发“渗透性肾病”，导致急性肾衰。

（5）提高血浆胶体渗透压　采用血浆或血浆白蛋白等静脉输注，如接着用呋塞米加于葡萄糖溶液中缓慢静脉滴注，效果更佳。对严重低蛋白血症、高度浮肿而又少尿的患者和伴有心脏病的患者慎用。

2. 减少尿蛋白

血管紧张素转换酶抑制剂（如卡托普利）、血管紧张素Ⅱ受体拮抗剂（如氯沙坦）、长效二氢吡啶类钙拮抗药（如氨氯地平）等，均可通过其有效地控制高血压而显示出不同程度的减少尿蛋白的作用。此外，血管紧张素转换酶抑制剂、血管紧张素Ⅱ受体拮抗剂、醛固酮受体阻断剂可有不依赖于降低全身血压的减少尿蛋白作用。

（四）免疫调节治疗

1. 糖皮质激素

（1）使用原则和方案：①起始足量：常用药物为泼尼松1mg/（kg·d），口服8周，必要时可延长至12周。②缓慢减药：足量治疗后每1~2周减原用量的10%，当减至20mg/d左右时症状易反复，应更加缓慢减量。③长期维持：最后以最小有效剂量（10mg/d）作为维持量，再服半年至1年或更长。激素可采取全日量顿服或在维持用药期间两日量隔日一次顿服，以减轻激素的副作用。

（2）根据患者对糖皮质激素的治疗反应，可将其分为“激素敏感型”（用药8~12周NS缓解）、“激素依赖型”（激素减药到一定程度即复发）和“激素抵抗型”（激素治疗无效）。

2. 细胞毒药物

这类药物可用于“激素依赖型”或“激素抵抗型”的患者，协同激素治疗。若无激素禁忌，一般不作为首选或单独治疗用药。

（1）环磷酰胺　国内外最常用的细胞毒药物。应用剂量为每日每千克体重2mg，分1~2次口服；或200mg加入生理盐水注射液20mL内，隔日静脉注射。累计量达6~8g后停药。主要副作用为骨髓抑制及中毒性肝损害，并可出现性腺抑制（尤其男性）、脱发、胃肠道反应及出血性膀胱炎。

（2）环孢素　能选择性抑制T辅助细胞及T细胞毒效应细胞，作为二线药物用于治疗激素及细胞毒药物无效的难治性NS。因有肝、肾毒性，并可致高血压、高尿酸血症、多毛、牙龈增生等不良反应和停药后易复发等，限制其临床广泛使用。

（3）他克莫司　抑制T细胞活化以及T辅助细胞依赖B细胞的增生作用。用于难治性NS。

（4）麦考酚吗乙酯　选择性抑制T、B淋巴细胞增殖及抗体形成。广泛用于肾移植后排异反应，不良反应相对小。

七、中医辨证论治

1. 风水相搏证

证候：起始眼睑浮肿，继则四肢、全身亦肿，皮肤光泽，按之凹陷易回复，伴发热、咽痛、咳嗽、小便不利等症，舌苔薄白，脉浮。

治法：疏风解表，宣肺利水。

方药：越婢加术汤加减。

2. 湿毒浸淫证

证候：眼睑浮肿，延及全身，身发痈疡，恶风发热，小便不利，舌质红，苔薄黄，脉浮数或滑数。

治法：宣肺解毒，利湿消肿。

方药：麻黄连翘赤小豆汤合五味消毒饮。

3. 水湿浸渍证

证候：全身水肿，按之没指，伴有胸闷腹胀，身重困倦，纳呆，泛恶，小便短少，舌苔白腻，脉濡缓。

治法：健脾化湿，通阳利水。

方药：五皮饮合胃苓汤。

4. 湿热内蕴证

证候：浮肿明显，肌肤绷急，腹大胀满，胸闷烦热，口苦，口干，大便干结，小便短赤，舌红苔黄腻，脉沉数或濡数。

治法：清热利湿，利水消肿。

方药：疏凿饮子加减。

5. 脾虚湿困证

证候：浮肿，按之凹陷不易回复，腹胀纳少，面色萎黄，神疲乏力，尿少色清，大便或溏，舌质淡，苔白腻或白滑，脉沉缓或沉弱。

治法：温运脾阳，利水消肿。

方药：实脾饮加减。

6. 肾阳衰微证

证候：面浮身肿，按之凹陷不起，心悸，气促，腰部冷痛酸重，小便量少或增多，形寒神疲，面色灰滞，舌质淡胖，苔白，脉沉细或沉迟无力。

治法：温肾助阳，化气行水。

方药：济生肾气丸合真武汤。

第二十五节　尿路感染

尿路感染是由各种病原体入侵泌尿系统引起的尿路炎症。细菌是尿路感染中最多见的病原体（多指大肠杆菌），其他如病毒、支原体、霉菌及寄生虫等也可以引起尿路感染。根据感染部位，可将本病分为上尿路感染（肾盂肾炎）和下尿路感染（膀胱炎）。上尿路感染又按肾小管功能受损害及组织解剖变化的情况分为急性和慢性。本病可发生于所有人群，女性患者约为男性的10倍，尤其以育龄期妇女最为常见。

本病归属于中医学“淋证”（热淋、劳淋等）“腰痛”“虚劳”等范畴。

一、西医病因与发病机制

1. 病原体

革兰阴性菌属引起的泌尿系感染约占75%，阳性菌属约占25%。革兰阴性菌属中以大肠杆菌最为常见，约占80%；革兰阳性菌属中以葡萄球菌最为常见。尿路感染可由一种也可由多种细菌引起，偶可由真菌、病毒引起。

2. 易感因素

①尿路梗阻。②尿路损伤。③尿路畸形。④女性尿路解剖生理特点：尿道口与肛门接近，尿道直而宽；女性在月经期或发生妇科疾病时，阴道、尿道黏膜改变而利于致病菌侵入。⑤机体

抵抗力下降：全身性疾病使机体抵抗力下降，尿路感染的发病率较高。⑥遗传因素。

细菌进入膀胱后并非都引起尿路感染。当尿路通畅时，尿液可将绝大部分细菌冲走；男性在排尿终末时排泄于后尿道的前列腺液对细菌有杀灭作用；尿路黏膜可通过其分泌有机酸和 IgG、IgA 及吞噬细胞的作用，起到杀菌效果；尿液 pH 值低，含有高浓度尿素和有机酸，尿过于低张或高张，都不利于细菌生长。

3. 感染途径

①上行感染：为尿路感染的主要途径，约占尿路感染的 95%，常见的病原菌为大肠杆菌。②血行感染：体内局部感染灶的细菌入血而引发，较少见，不足 3%，常见的病原菌有金黄色葡萄球菌、沙门菌属等。③直接感染：细菌从邻近器官的病灶直接入侵肾脏导致的感染。④淋巴道感染：盆腔和下腹部的器官感染时，细菌从淋巴道感染泌尿系统，极为罕见。

二、中医病因病机

尿路感染主要与湿热毒邪蕴结膀胱及脏腑功能失调有关。外阴不洁，秽浊之邪入侵膀胱；饮食不节，损伤脾胃，蕴湿生热；情志不遂，气郁化火或气滞血瘀；年老体弱、禀赋不足、房事不节及久淋不愈引起脾肾亏虚等，均可导致本病的发生。

1. 膀胱湿热

湿热蕴结膀胱，邪气壅塞，气化失司，水道不利，故发为淋证。热伤血络则见尿血，发为血淋。

2. 肝胆郁热

肝失条达，气机郁结化火，疏泄不利，水道通调受阻，膀胱气化失司；或气郁化火，气火郁于下焦，均可引起小便滞涩，余沥不尽，发为淋证。

3. 脾肾亏虚，湿热屡犯

脾肾亏虚，复感微邪，即可发病，或遇劳即发，而成劳淋。

4. 肾阴不足，湿热留恋

湿热久稽，肾阴受损，膀胱气化不利，而呈虚实夹杂之肾虚膀胱湿热之候。

本病病位在肾与膀胱，与肝、脾密切相关。病机为湿热蕴结下焦，肾与膀胱气化不利。本病以肾虚为本，膀胱湿热为标，早期以实为主，表现为膀胱湿热或肝胆郁热，日久则虚实夹杂，湿热与脾肾亏虚并见，迁延日久可进展为癃闭、关格。

三、临床表现

（一）膀胱炎

占尿路感染的 60% 以上。主要表现为尿频、尿急、尿痛、排尿困难、下腹部疼痛等，部分患者迅速出现排尿困难。一般无全身症状，少数患者可有腰痛、发热，体温多在 38℃以下。多见于中青年妇女。

（二）肾盂肾炎

1. 急性肾盂肾炎

本病可见于任何年龄，育龄期妇女最多见，起病急骤。

（1）全身症状　高热、寒战、头痛、周身酸痛、恶心、呕吐，体温多在 38℃以上，热型多呈弛张热，亦可呈间歇热或稽留热。

（2）泌尿系统症状　尿频、尿急、尿痛、排尿困难、下腹疼痛、腰痛等患者多有腰酸痛或钝痛，少数还有剧烈的腹部阵发性绞痛，沿输尿管向膀胱方向放射。

（3）体格检查　体检时在肋腰点（腰大肌外缘与第 12 肋交叉点）有压痛，肾区叩击痛。

2. 慢性肾盂肾炎

泌尿系统及全身表现均不太典型，半数以上患者有急性肾盂肾炎病史，可间断出现尿频、排尿不适、腰酸痛等，部分患者有不同程度的低热以及肾小管功能受损表现（夜尿增多、低比重尿等）。病情持续可进展为慢性肾衰竭。感染严重时可呈急性肾盂肾炎表现。

（三）无症状性菌尿

患者无尿路感染的症状，尿常规可无明显异

常，但尿培养有真性细菌。

（四）并发症

1. 肾乳头坏死

肾盂肾炎的严重并发症之一，多见于严重的肾盂肾炎伴有糖尿病或尿路梗阻时发生，可并发革兰阴性杆菌败血症，或导致急性肾衰。其主要临床表现为高热、剧烈腰痛和血尿等，可有坏死组织脱落从尿中排出，发生肾绞痛。

2. 肾周围脓肿

多因严重肾盂肾炎直接扩展而来，其致病菌多为革兰阴性杆菌，患者多有糖尿病、尿路结石等易感因素。除原有肾盂肾炎症状加剧外，多有明显的单侧腰痛，向健侧弯腰时疼痛加重。

四、实验室检查及其他检查

1. 尿常规检查

可有白细胞尿、血尿、蛋白尿。尿沉渣镜检白细胞>5/HP 称为白细胞尿。

2. 尿白细胞排泄率

准确留取 3 小时尿液，立即进行尿白细胞计数，所得白细胞数按每小时折算，正常人白细胞计数 $<2\times10^5/h$，白细胞计数 $>3\times10^5/h$ 为阳性，介于（2~3）$\times10^5/h$ 为可疑。

3. 尿涂片细菌检查

清洁中段尿沉渣涂片，用高倍镜检查，若每个视野下可见 1 个或更多细菌，提示尿路感染。检出率达 80%~90%。

4. 尿细菌培养

可采用清洁中段尿、导尿及膀胱穿刺尿做细菌培养，其中膀胱穿刺尿培养结果最可靠。中段尿细菌定量培养 $\geq10^5/mL$，称为真性菌尿，可确诊尿路感染；尿细菌定量培养 $10^4\sim10^5/mL$，为可疑阳性，需复查；如 $<10^4/mL$，可能为污染。耻骨上膀胱穿刺尿细菌定性培养有细菌生长，即为真性菌尿。

5. 亚硝酸盐还原试验

此法诊断尿路感染的敏感性在 70%以上，特异性在 90%以上。

6. 血常规

急性肾盂肾炎时血白细胞常升高，中性粒细胞增多，核左移。

7. 肾功能

慢性肾盂肾炎肾功能受损时可出现肾小球滤过率（GFR）下降，血肌酐（Cr）升高等。

8. 影像学检查

如 B 超、X 线腹平片、静脉肾盂造影（IVP）、排尿期膀胱输尿管反流造影、逆行性肾盂造影等，目的是了解尿路情况，及时发现有无尿路结石、梗阻、反流、畸形等导致尿路感染反复发作的因素。尿路感染急性期不宜做静脉肾盂造影，可做 B 超检查。

五、诊断与鉴别诊断

（一）尿路感染的诊断

典型的尿路感染有尿路刺激征、感染中毒症状、腰部不适等，结合尿液改变和尿液细菌学检查，诊断不难。实验室诊断标准如下：

①正规清洁中段尿（要求尿停留在膀胱中 4~6 小时以上）细菌定量培养，菌落数 $\geq10^5/mL$。

②清洁离心中段尿沉渣白细胞数 >10/HP，有尿路感染症状。

具备以上①、②两项可以确诊。如无②项，则应再做尿菌计数复查，如仍 $\geq10^5/mL$，且两次的细菌相同者，可以确诊。

③做膀胱穿刺尿培养，细菌阳性（不论菌数多少）。

④做尿菌培养计数有困难者，可用治疗前清晨清洁中段尿（尿停留于膀胱 4~6 小时以上）正规方法的离心尿沉渣革兰染色找细菌，细菌>1 个/油镜视野，有尿路感染症状。

具备③、④任一项均可确诊。

⑤尿细菌数在 $10^4\sim10^5/mL$ 者应复查，如仍为 $10^4\sim10^5/mL$，需结合临床表现来诊断或做膀胱穿刺尿培养来确诊。

（二）尿路感染的定位诊断

1. 根据临床表现定位

上尿路感染（急性肾盂肾炎）常有发热、寒战，甚至出现毒血症症状，伴明显腰痛、输尿管点和（或）肋脊点压痛、肾区叩击痛等；下尿路感染（膀胱炎）则常以膀胱刺激征为突出表现，一般少有发热、腰痛等。

2. 根据实验室检查定位

出现下列情况提示上尿路感染：

（1）膀胱冲洗后尿细菌培养阳性。

（2）尿沉渣镜检有白细胞管型，并排除间质性肾炎、狼疮性肾炎等疾病。

（3）尿 NAG 升高、尿 β_2-MG 升高。

（4）尿渗透压降低。

3. 慢性肾盂肾炎的诊断

反复发作的尿频、尿急、尿痛 1 年以上，多次尿细菌培养为阳性，影像学检查见肾外形不规则或肾盂肾盏变形，并有持续性肾小管功能损害。

（三）尿路感染的鉴别诊断

1. 急性发热性疾病

伤寒病、流感等均有寒战、高热等，容易与急性肾盂肾炎混淆。通过肾区压痛和叩击痛的症状以及尿常规和尿细菌学检查，多可鉴别。

2. 肾结核

鉴别要点在于尿细菌学检查。若尿路感染经积极合理的抗菌治疗后，其症状及小便变化不能消除者，应考虑为结核。肾结核多并发生殖道结核或有其他器官结核病史，血尿多与尿路刺激征同时发生，而膀胱炎时，血尿常为终末血尿且抗菌药物治疗有效。尿结核菌阳性，或结核菌素试验和静脉肾盂造影等有助于诊断。

3. 肾小球肾炎

肾盂肾炎尿蛋白量<2g/24h，若尿蛋白量>3g/24h 多为肾小球病变。此外，仔细询问病史，若病人有尿路刺激症状及有间歇脓尿或菌尿史、小管功能受损先于小球功能受损等，也有助于肾盂肾炎的诊断。肾活体组织检查有助于确诊。

4. 尿道综合征

有明显的排尿困难、尿频，但无发热等全身症状，血常规检查白细胞不增高，亦无真性细菌尿。

六、西医治疗

（一）一般治疗

休息，多饮水，勤排尿。

（二）抗感染治疗

1. 急性膀胱炎

（1）*单剂量疗法*　常用羟氨苄青霉素 3.0g，环丙沙星 0.75g，氧氟沙星 0.4g，复方新诺明 5 片（每片含 SMZ 0.4g，TMP 0.08g），阿莫西林 3.0g，一次顿服。

（2）*3 日疗法*　可选用磺胺类、喹诺酮类、半合成青霉素或头孢类等抗生素，任选一种药物，连用 3 天，约 90%的患者可治愈。目前更推荐此法，与单剂量疗法相比，3 日疗法更有效；耐药性并无增高；可减少复发，增加治愈率。

2. 肾盂肾炎

（1）*病情较轻者*　可在门诊以口服药物治疗，疗程 10~14 天。常用药物有喹诺酮类如氧氟沙星、环丙沙星，半合成青霉素类如阿莫西林，头孢菌素类如头孢呋辛等。治疗 14 天后，通常 90%可治愈。如尿菌仍阳性，应参考药敏试验选用有效抗生素继续治疗 4~6 周。

（2）*严重感染全身中毒症状明显者*　需住院治疗，应静脉给药。常用药物如氨苄西林、头孢噻肟钠、头孢曲松钠、左氧氟沙星等，必要时联合用药。氨基糖苷类抗生素肾毒性大，应慎用。

3. 无症状性菌尿　是否治疗目前有争议，一般认为有下述情况者应予治疗：①妊娠期无症状性菌尿。②学龄前儿童。③曾出现有症状感染者。④肾移植、尿路梗阻及其他尿路有复杂情况者。根据药敏结果选择有效抗生素，主张短疗程用药，如治疗后复发，可选长程低剂量抑菌疗法。

七、中医辨证论治

1. 膀胱湿热证

证候：小便频数，灼热刺痛，色黄赤，小腹拘急胀痛，或腰痛拒按，或见恶寒发热，或见口苦，大便秘结，舌质红，苔薄黄腻，脉滑数。

治法：清热利湿通淋。

方药：八正散加减。

2. 肝胆郁热证

证候：小便不畅，少腹胀满疼痛，小便灼热刺痛，有时可见血尿，烦躁易怒，口苦口黏，或寒热往来，胸胁苦满，舌质暗红，可见瘀点，脉弦或弦细。

治法：疏肝理气，清热通淋。

方药：丹栀逍遥散合石苇散加减。

3. 脾肾亏虚，湿热屡犯证

证候：小便淋沥不已，时作时止，每于劳累后发作或加重，尿热，或有尿痛，面色无华，神疲乏力，少气懒言，腰膝酸软，食欲不振，口干不欲饮水，舌质淡，苔薄白，脉沉细。

治法：健脾补肾。

方药：无比山药丸加减。

4. 肾阴不足，湿热留恋证

证候：小便频数，滞涩疼痛，尿黄赤混浊，腰膝酸软，手足心热，头晕耳鸣，四肢乏力，口干口渴，舌质红少苔，脉细数。

治法：滋阴益肾，清热通淋。

方药：知柏地黄丸加减。

第二十六节　慢性肾衰竭

慢性肾衰竭（CRF）是常见的临床综合征。它发生在各种原发或继发性慢性肾脏病的基础上，缓慢地出现肾功能减退而致衰竭。临床以代谢产物和毒素潴留，水、电解质和酸碱平衡紊乱以及某些内分泌功能异常等表现为特征。

本病归属于中医学“癃闭”“关格”“溺毒”“肾劳”等范畴。

一、西医病因与发病机制

（一）病因

慢性肾衰的病因主要有糖尿病肾病、高血压肾小动脉硬化、原发性与继发性肾小球肾炎、肾小管间质病变（慢性肾盂肾炎、慢性尿酸性肾病、梗阻性肾病、药物性肾病等）、肾血管病变、遗传性肾病（如多囊肾、遗传性肾炎）等。在发达国家，糖尿病肾病、高血压肾小动脉硬化、原发性肾小球肾炎是导致慢性肾衰的前三位病因；发展中国家的病因排序是原发性肾小球肾炎、糖尿病肾病、高血压肾小动脉硬化。

（二）发病机制

1. 慢性肾衰进展的发病机制

①肾单位高滤过。②肾单位高代谢。③肾组织上皮细胞表型转化。④血管紧张素Ⅱ（Ang Ⅱ）促进血压升高并诱导细胞增生等。⑤细胞因子-生长因子促进细胞外基质增多。⑥蛋白尿可引起肾小管损害、间质炎症及纤维化。⑦细胞凋亡，肾脏固有细胞减少。

2. 尿毒症症状的发生机制

①尿毒症毒素的作用：小分子（MW<500）毒性物质以尿素的量最多，占“非蛋白氮”的80%或更多，其他如胍类（甲基胍、琥珀胍酸等）、各种胺类、酚类等也占有其重要地位。中分子（MW500～5000）物质主要与尿毒症脑病、某些内分泌紊乱、细胞免疫低下等可能有关。甲状旁腺激素（PTH）属于中分子物质一类，可引起肾性骨营养不良、软组织钙化等。大分子（MW>5000）物质如核糖核酸酶（RNase）、β_2-微球蛋白（主要是糖基化β_2-MG）、维生素 A 等

也具有某些毒性。②体液因子如红细胞生成素（EPO）、骨化三醇的缺乏，可分别引起肾性贫血和肾性骨病。③营养素如蛋白质和某些氨基酸的缺乏等可引起营养不良、消化道症状、免疫功能降低等。

二、中医病因病机

由于感受外邪、饮食不当、劳倦过度、药毒伤肾、劳伤久病等导致肾元虚衰，湿浊内蕴而发病。脾肾亏虚为本，湿浊内蕴为标，脾虚则运化无权，肾虚则开合失司，日久气损及阳，阳损及阴，最后导致肾气衰败，不能分清泌浊，浊毒内停壅滞、瘀血阻滞。

1. 脾肾两虚

脾虚运化无力，则水湿内聚或外溢；肾虚气化失司，或失于固摄，则小便量少或频数，或精微下泄。若素体阳虚，或久病脾肾俱损，或过用苦寒，导致脾肾阳虚，脾失制水，肾不主水，而水停饮溢，形寒肢冷，小便不利。

2. 气阴两虚

气阴俱亏，则面色无华，神疲乏力；虚火内扰，潮热盗汗，烦热，或灼伤络脉而见尿血。

3. 肝肾阴虚

肝肾阴亏，水不涵木，肝阳上亢，阳化风动，肝风内扰，则头晕目眩，耳鸣健忘；阴虚生内热，则五心烦热、盗汗。

4. 阴阳两虚

阳虚则不能温养，不能运化水湿，水液内停，湿浊中阻，而成肾劳、关格之证。

5. 湿浊内蕴

湿热内阻，升降失司，清阳不升，浊阴不降，则恶心呕吐或小便不利。

6. 水气泛溢

肺脾肾亏虚，气化功能不足，开合升降失司，则水液内停，泛溢肌肤而为肿，行于胸腹之间，而成胸水、腹水。

7. 瘀血阻络　久病入络，或气虚血瘀，或湿阻致瘀，而见水瘀互结，或络脉瘀阻。

本病病位主要在肾，涉及肺、脾（胃）、肝等脏腑。其基本病机是肾元虚衰，湿浊内蕴，为本虚标实之证。本虚以肾元亏虚为主；标实见水气、湿浊、湿热、血瘀、肝风之证。发病初起脾肾亏虚及湿浊并见，日久累及多脏。如水湿、浊毒之邪凌心射肺，则见胸闷、心悸、气促，甚则不能平卧；如肾病及肝，肝肾阴虚，虚风内生，则见手足搐动，甚则抽搐；若肾病及心，邪陷心包，则见神志不清；若正不胜邪，则见阴盛阳衰，阴阳离决等危证。

三、临床表现

在慢性肾衰竭的不同阶段，其临床表现也各不相同。在 CRF 的代偿期和失代偿早期，患者可以无任何症状，或仅有乏力、腰酸、夜尿增多等轻度不适；少数患者可有食欲减退、代谢性酸中毒及轻度贫血。CRF 中期以后，上述症状更趋明显。在晚期尿毒症时，可出现急性心衰、严重高钾血症、消化道出血、中枢神经系统障碍等，甚至有生命危险。

（一）水、电解质代谢紊乱

1. 代谢性酸中毒

食欲不振、呕吐、虚弱无力、呼吸深长等。

2. 水钠代谢紊乱

水钠潴留可表现为不同程度的皮下水肿和/或体腔积液，易出现血压升高、左心功能不全和脑水肿。低血容量主要表现为低血压和脱水。

3. 钾代谢紊乱

高钾血症或低钾血症。严重高钾血症（血清钾>6.5mmol/L）需及时治疗抢救。

4. 钙磷代谢紊乱

主要表现为钙缺乏和磷过多。

（二）蛋白质、糖类、脂肪和维生素的代谢紊乱

CRF 患者蛋白质代谢紊乱一般表现为蛋白质代谢产物蓄积（氮质血症），糖代谢异常主要表现为糖耐量减低和低血糖症两种情况。慢性肾衰患者中高脂血症相当常见，其中多数患者表现为轻到中度高甘油三酯血症。维生素代谢紊乱相当

常见，如血清维生素 A 水平增高、维生素 B_6 及叶酸缺失等。

（三）心血管系统表现

心血管病变是慢性肾衰竭患者的主要并发症之一和最常见的死因。尤其是进入终末期肾病阶段，则死亡率进一步增高（占尿毒症死因的45%~60%）。

1. 高血压和左心室肥厚。

2. 心力衰竭，是尿毒症患者最常见死亡原因。

3. 尿毒症性心肌病。

4. 心包病变。

5. 血管钙化和动脉粥样硬化。

（四）呼吸系统症状

体液过多或酸中毒时均可出现气短、气促，严重酸中毒可致呼吸深长。体液过多、心功能不全可引起肺水肿或胸腔积液。由尿毒症毒素诱发的肺泡毛细血管渗透性增加、肺充血可引起“尿毒症肺水肿”，此时肺部 X 线检查可出现“蝴蝶翼”征，及时利尿或透析可迅速改善上述症状。

（五）胃肠道症状

主要表现有食欲不振、恶心、呕吐、口腔有尿味。消化道出血也较常见，其发生率比正常人明显增高，多是由于胃黏膜糜烂或消化性溃疡，尤以前者为最常见。

（六）血液系统表现

CRF 患者血液系统异常主要表现为肾性贫血和出血倾向。大多数患者一般均有轻、中度贫血，其原因主要是红细胞生成素缺乏，故称为肾性贫血。

（七）神经肌肉系统症状

早期症状可有疲乏、失眠、注意力不集中等。其后会出现性格改变、抑郁、记忆力减退、判断力降低。尿毒症时常有反应淡漠、谵妄、惊厥、幻觉、昏迷、精神异常等。

（八）内分泌功能紊乱

①肾脏本身内分泌功能紊乱：如 1，25-$(OH)_2$ 维生素 D_3、红细胞生成素不足和肾内肾素-血管紧张素Ⅱ过多。②外周内分泌腺功能紊乱：大多数患者均有继发性甲旁亢（血 PTH 升高），部分患者（大约 1/4）有轻度甲状腺素水平降低；其他如胰岛素受体障碍、性腺功能减退等也相当常见。

（九）骨骼病变

肾性骨营养不良（即肾性骨病）相当常见，包括纤维囊性骨炎（高转化性骨病）、骨生成不良、骨软化症（低转化性骨病）及骨质疏松症。

四、实验室检查及其他检查

1. 肾功能检查

血尿素氮（BUN）、血肌酐（Scr）上升，Scr > 133μmol/L，内生肌酐清除率（Ccr）< 80mL/min，二氧化碳结合力下降，血尿酸升高。

2. 尿常规检查

蛋白尿、血尿、管型尿或低比重尿。

3. 血常规检查

不同程度的贫血。

4. 电解质检查

高钾、高磷、低钙等。

5. B 超检查

多数可见双肾明显缩小、结构模糊。

五、诊断与 CKD 分期

（一）诊断要点

慢性肾衰竭的诊断是 Ccr < 80mL/min，Scr > 133μmol/L，有慢性原发或继发性肾脏疾病病史。

（二）CKD 分期

CKD 分期

分期	特征	GFR（ml/min·1.73m²）
1	GFR 正常或升高	≥90
2	GFR 轻度降低	60～89
3a	GFR 轻到中度降低	45～59
3b	GFR 中到重度降低	30～44
4	GFR 重度降低	15～29
5	ESRD（终末期肾病）	<15 或透析

六、西医治疗

（一）早、中期慢性肾衰竭的防治对策和措施

1. 及时、有效地控制高血压

透析前 CRF（GFR≤10mL/min）患者的血压，一般应当控制在 120～130/75～80mmHg 或以下。

2. ACEI 和 ARB 的独特作用

血管紧张素转换酶抑制剂（ACEI）和血管紧张素Ⅱ受体Ⅰ拮抗剂（ARB）具有良好降压作用，还有其独特的减低高滤过、减轻蛋白尿的作用。

3. 严格控制血糖

严格控制血糖，使糖尿病患者空腹血糖控制在 5.0～7.2mmol/L（睡前6.1～8.3mmol/L），糖化血红蛋白（HbA1c）<7%，可延缓患者 CRF 进展。

4. 控制蛋白尿

将患者蛋白尿控制在<0.5g/24h，或明显减轻微量白蛋白尿。

5. 饮食治疗

应用低蛋白、低磷饮食，单用或加用必需氨基酸或 α-酮酸（EAA/α-KA），可能具有减轻肾小球硬化和肾间质纤维化的作用。

6. 其他

积极纠正贫血、减少尿毒症毒素蓄积、应用他汀类降脂药、戒烟等。

（二）CRF 的营养治疗

1. 饮食治疗

（1）限制蛋白饮食　蛋白质的摄入量宜根据 GFR 作适当调整。GFR 为10～20mL/min 者，每日蛋白质限制在 0.6g/kg，GFR 大于 20mL/min 者，可加 5g。一般认为 GFR 降至 50mL/min 以下时，需进行蛋白质限制，其中 50%～60%必须是富含必需氨基酸的蛋白质（即高生物价优质蛋白），如鸡蛋、鱼、瘦肉、牛奶等。

（2）高热量摄入　热量每日至少需要 125.6kJ/kg（30kcal/kg），消瘦或肥胖者酌情加减。可多食入植物油和食糖，觉饥饿可食甜薯、芋头、马铃薯等。食物应富含 B 族维生素、维生素 C 和叶酸等。

（3）其他　给予低磷饮食，每日不超过 600mg。此外，除有水肿、高血压和少尿者要限制食盐，有尿少、水肿、心力衰竭者应严格控制进水量，尿量每日少于 1000mL 者要限制钾的摄入，其他一般不需特别限制。

2. 必需氨基酸（EAA）的应用

如果 GFR≤10mL/min 时，必须加用 EAA 或 EAA 及其 α-酮酸混合制剂。α-酮酸在体内与氨结合成相应的 EAA，EAA 在合成蛋白质过程中可以结合一部分尿素，故可减少血中尿素氮的水平。

（三）CRF 的药物治疗

1. 纠正酸中毒和水、电解质紊乱

（1）纠正代谢性中毒　代谢性酸中毒的处理，主要为口服碳酸氢钠（$NaHCO_3$），轻者 1.5～3.0g/d 即可，中、重度患者 3～15g/d，必要时可静脉输入。

（2）水钠紊乱的防治　一般 NaCl 摄入应 6～

8g/d。有明显水肿、高血压者，钠摄入量一般为2～3g/d，个别严重病例可限制为1～2g/d。也可根据需要应用袢利尿剂（呋塞米、布美他尼等）。噻嗪类利尿剂及潴钾利尿剂对CRF患者（Scr>220μmol/L）不宜应用，因此时疗效甚差。对严重肺水肿急性左心衰竭者，常需及时给予血液透析或持续性血液滤过，以免延误治疗时机。

（3）高钾血症的防治

1）积极预防高钾血症的发生：①当GFR<25mL/min（或Scr>309.4～353.6μmol/L）时，即应适当限制钾的摄入。②当GFR<10mL/min或血清钾水平>5.5mmol/L时，则应更严格地限制钾摄入。③对已有高钾血症的患者，还应采取更积极的措施：积极纠正酸中毒，除口服碳酸氢钠外，必要时（血钾>6mmol/L）可静脉给予（静滴或静注）碳酸氢钠10～25g，根据病情需要4～6小时后还可重复给予。

2）袢利尿剂：最好静脉或肌内注射呋塞米40～80mg，必要时将剂量增至100～200mg/次，静脉注射。

3）葡萄糖-胰岛素溶液输入（葡萄糖4～6g中，加胰岛素1U）。

4）降钾树脂：增加肠道钾排出，其中以聚苯乙烯磺酸钙更为适用。

5）对严重高钾血症（血钾>6.5mmol/L），且伴有少尿、利尿效果欠佳者，应及时给予血液透析治疗。

2. 高血压的治疗。血管紧张素转化酶抑制剂（ACEI）、血管紧张素Ⅱ受体拮抗剂（ARB）、Ca^{2+}通道拮抗剂、袢利尿剂、β受体阻滞剂、血管扩张剂等均可应用，以ACEI、ARB、Ca^{2+}拮抗剂的应用较为广泛。ACEI及ARB有使钾升高及一过性血肌酐升高的作用，在选用和应用过程中，应注意检测相关指标。透析前慢性肾衰患者的血压应<130/80mmHg，但维持透析患者血压一般不超过140/90mmHg即可。

3. 贫血的治疗和rHuEPO的应用。Hb<100～110g/L或Hct<30%～33%，即可开始应用rHuEPO治疗。影响rHuEPO疗效的主要原因是功能性缺铁。因此，在应用rHuEPO时，应同时重视补充铁剂。口服肾性贫血药物罗沙司他（受瑞卓）已经用于临床。

4. 低钙血症、高磷血症和肾性骨病的治疗。当GFR<30mL/min时，除限制磷摄入外，可应用磷结合剂口服，以碳酸钙较好。对明显低钙血症患者，可口服骨化三醇。

5. 防治感染。

6. 高脂血症的治疗。

7. 口服吸附疗法和导泻疗法。口服氧化淀粉或活性炭制剂、口服大黄制剂或甘露醇（导泻疗法）等，均是应用胃肠道途径增加尿毒症毒素的排出。这些疗法主要应用于透析前慢性肾衰患者，对减轻患者氮质血症起到一定辅助作用，但不能依赖这些疗法作为治疗主要手段。

（四）尿毒症的替代治疗

当慢性肾衰患者GFR为6～10mL/min（Scr>707μmol/L）并有明显尿毒症临床表现，经治疗不能缓解时，则应进行透析治疗。对糖尿病肾病，可适当提前（GFR 10～15mL/min）安排透析。血液透析（简称血透）和腹膜透析（简称腹透）的疗效相近，但各有其优缺点，在临床应用上可互为补充。透析疗法仅可部分替代肾的排泄功能（对小分子溶质的清除仅相当于正常肾脏的10%～15%），而不能代替其内分泌和代谢功能。患者通常应先做一个时期透析，待病情稳定并符合有关条件后，可考虑进行肾移植术。

1. 血液透析

血透治疗一般每周做3次，每次4～6小时。

2. 腹膜透析

持续性不卧床腹膜透析疗法（CAPD），每日将透析液输入腹腔，并交换4次（6小时一次），每次约2L。CAPD是持续地进行透析，使尿毒症毒素持续地被清除，血容量不会出现明显波动，故患者也感觉较舒服。CAPD在保存残存肾功能方面优于血透，费用也较血透低。CAPD尤其适用于老人、心血管功能不稳定者、糖尿病患者、小儿患者或做动静脉内瘘有困难者。

3. 肾移植

成功的肾移植会恢复正常的肾功能（包括内分泌和代谢功能），可使患者几乎完全康复。要在ABO血型配型和HLA配型合适的基础上，选择供肾者。肾移植需长期使用免疫抑制剂，以防排斥反应，常用的药物为糖皮质激素、环孢素、麦考酚吗乙酯等。

七、中医辨证论治

1. 本虚证

（1）脾肾气虚证

证候：倦怠乏力，气短懒言，纳呆腹胀，腰酸膝软，大便溏薄，口淡不渴，舌淡有齿痕，苔白，脉沉细。

治法：补气健脾益肾。

方药：六君子汤加减。

（2）脾肾阳虚证

证候：面色萎黄或黧黑晦暗，下肢浮肿，按之凹陷难复，神疲乏力，纳差便溏或五更泄泻，口黏淡不渴，腰膝酸痛或腰部冷痛，畏寒肢冷，夜尿频多清长，舌淡胖嫩，齿痕明显，脉沉弱。

治法：温补脾肾。

方药：济生肾气丸加减。

（3）气阴两虚证

证候：面色少华，神疲乏力，腰膝酸软，口干唇燥，饮水不多，或手足心热，大便干燥或稀，夜尿清长，舌淡有齿痕，脉沉细。

治法：益气养阴，健脾补肾。

方药：参芪地黄汤加减。

（4）肝肾阴虚证

证候：头晕头痛，耳鸣眼花，两目干涩或视物模糊，口干咽燥，渴而喜饮或饮水不多，腰膝酸软，大便易干，尿少色黄，舌淡红少津，苔薄白或少苔，脉弦或细弦。

治法：滋肾平肝。

方药：杞菊地黄汤加减。

（5）阴阳两虚证

证候：浑身乏力，畏寒肢冷，或手足心热，口干欲饮，腰膝酸软，或腰部酸痛，大便稀溏或五更泄泻，小便黄赤或清长，舌胖润有齿痕，舌苔白，脉沉细。

治法：温扶元阳，补益真阴。

方药：金匮肾气丸或全鹿丸加减。

2. 标实证

（1）湿浊证

证候：恶心呕吐，胸闷纳呆，或口淡黏腻，口有尿味。

治法：和中降逆，化湿泄浊。

方药：小半夏加茯苓汤加减。

（2）湿热证

证候：中焦湿郁化热，常见口干口苦，甚则口臭，恶心频频，舌苔黄腻。下焦湿热可见小溲黄赤或溲解不畅，尿频、尿急、尿痛等。

治法：中焦湿热宜清化和中；下焦湿热宜清利湿热。

方药：中焦湿热以黄连温胆汤加减；下焦湿热以四妙丸加减。

（3）水气证

证候：面、肢浮肿或全身浮肿，甚则有胸水、腹水。

治法：利水消肿。

方药：五皮饮或五苓散加减。

（4）血瘀证

证候：面色晦暗或黧黑或口唇紫暗，腰痛固定或肢体麻木，舌紫暗或有瘀点瘀斑，脉涩或细涩。

治法：活血化瘀。

方药：桃红四物汤加减。

（5）肝风证

证候：头痛头晕，手足蠕动，筋惕肉瞤，抽搐痉厥。

治法：镇肝息风。

方药：天麻钩藤饮加减。

第二十七节　缺铁性贫血

缺铁性贫血（iron deficiency anemia，IDA）是指体内贮存铁缺乏，影响血红蛋白合成所引起的一种小细胞低色素性贫血。其特点是骨髓、肝、脾等器官组织中缺乏可染色性铁，血清铁浓度、运铁蛋白饱和度和血清铁蛋白降低。本病与中医“血劳”相似，可归属于“萎黄”“黄胖”“虚劳”等范畴。

一、西医病因病理

1. 损失过多

慢性失血占缺铁原因的首位，是引起缺铁性贫血的主要原因。常见于消化道出血（男性最常见），如消化性溃疡、消化道肿瘤、钩虫病、痔疮等；月经过多（每月出血量>40mL）是女性缺铁最多见的原因；还可见于阵发性睡眠性血红蛋白尿（PNH）、人工心脏瓣膜引起的机械性溶血等，均可因长期尿内失铁而致贫血。

2. 需铁量增加而摄入量不足

生长期婴幼儿、青少年，以及月经期、妊娠期或哺乳期妇女需铁量增加。

3. 铁的吸收不良

游离铁主要在十二指肠及小肠上1/4段黏膜吸收，吸收不良可导致缺铁性贫血。如胃大部切除术及胃-空肠吻合术后，由于食物迅速通过胃至空肠，不经过十二指肠，影响了正常铁的吸收；萎缩性胃炎因长期缺乏胃酸，导致铁的吸收不良；长期腹泻不但影响铁吸收，且随着大量肠上皮细胞脱落而失铁。

缺铁使血红蛋白合成减少，引起低色素性贫血；由于含铁酶的活性降低，引起脂类、蛋白质及糖类在幼红细胞内合成障碍及成熟红细胞的内部缺陷，红细胞寿命缩短，易在脾内破坏；体内含铁酶类的缺乏，引起肌肉、脑、心、肝、肾脏等多脏器的活力降低，组织细胞内线粒体肿胀，临床上出现肌肉疲劳，神经、循环及消化系统等功能紊乱。

二、中医病因病机

中医学认为，本病的形成多由先天禀赋不足、饮食不节、长期失血、劳倦过度、妊娠失养、病久虚损、虫积等引起脾胃虚弱及血少气衰所致。

缺铁性贫血病位在脾、胃，与肝、肾相关。脾胃虚弱，运化失常，虫积及失血导致气血生化不足，是本病发生的基本病机。本病多属虚证，但也有虚实夹杂之证。

三、临床表现

缺铁性贫血多数起病缓慢，常见于4个月以上婴儿、儿童及20~50岁生育期妇女（大多为经产妇）。临床表现分为两类：一类为贫血本身的表现，另一类为组织中含铁酶类减少引起细胞功能紊乱而产生的症状和体征。

1. 贫血本身的表现

皮肤和黏膜苍白，疲乏无力，头晕耳鸣，眼花，记忆力减退，严重者可出现眩晕或晕厥，活动后心悸、气短，甚至心绞痛、心力衰竭。尚有食欲减退、恶心呕吐、腹胀、腹泻等消化道症状。

2. 组织缺铁症状

（1）精神和行为改变　疲乏、烦躁和头痛在缺铁的妇女中较多见；缺铁可引起患儿发育迟缓和行为改变，如烦躁、易激惹、注意力不集中等。

（2）消化道黏膜病变　口腔炎、舌炎、唇炎、胃酸分泌缺乏及萎缩性胃炎，常见食欲减退、腹胀、嗳气、便秘等。部分患者有异食癖。

（3）外胚叶组织病变　皮肤干燥，毛发干枯脱落，指甲缺乏光泽、脆薄易裂，甚至反甲等。

四、实验室及其他检查

1. 血象

男性血红蛋白（Hb）<120g/L，女性 Hb<110g/L，孕妇 Hb<100g/L；红细胞平均体积（MCV）<80fL，红细胞平均血红蛋白浓度（MCHC）<32%，红细胞平均血红蛋白量（MCH）<27pg。网织红细胞计数大多正常，亦可减低或轻度升高。

2. 骨髓象

红细胞系增生活跃。骨髓铁染色显示骨髓小粒可染铁消失，铁粒幼红细胞消失或减少（<15%）。骨髓铁染色可反映体内铁贮存情况，是诊断缺铁较为敏感和可靠的方法。

3. 血清铁、总铁结合力及铁蛋白

缺铁性贫血时血清铁浓度常<8.95μmol/L，总铁结合力>64.44μmoL/L，转铁蛋白饱和度<15%。

4. 红细胞内游离原卟啉（FEP）

缺铁性贫血时，红细胞内游离原卟啉浓度增高，>0.9μmol/L（50μg/dL）。

五、诊断与鉴别诊断

1. 诊断

（1）小细胞低色素性贫血，男性 Hb<120g/L，女性 Hb<110g/L，孕妇 Hb<100g/L，MCV<80fL，MCH<27pg，MCHC<32%。

（2）有明确的缺铁病因和临床表现。

（3）血清铁浓度常<8.95μmol/L，总铁结合力>64.44μmol/L。

（4）转铁蛋白饱和度<15%。

（5）血清铁蛋白<12μg/L。

（6）骨髓铁染色显示骨髓小粒可染铁消失，铁粒幼红细胞<15%。

（7）红细胞内游离原卟啉>0.9μmol/L。

（8）铁剂治疗有效。

符合第 1 条和第 2~8 条中任何两条以上者，可诊断为缺铁性贫血。

2. 鉴别诊断

（1）*地中海贫血*　有家族史，网织红细胞增高达 5%以上，血清铁蛋白及骨髓可染铁均增多，血红蛋白电泳异常，HbF 及 HbA_2均升高，而缺铁性贫血 HbF 正常，HbA_2反而减少。

（2）*慢性病性贫血*　慢性炎症、感染或肿瘤等引起的铁代谢异常性贫血。多为正色素小细胞性贫血，偶见低色素小细胞性贫血，血清铁蛋白和骨髓铁增多。血清铁、血清转铁蛋白饱和度、总铁结合力减低。

（3）*铁粒幼细胞性贫血*　是由于血红蛋白在幼红细胞线粒体内的合成发生障碍而引起的铁失利用性贫血。较罕见，多见于中年和老年人。外周血片上可见双型性贫血表现（有的红细胞为正色素性，有的为低色素性）。血清铁增高，而总铁结合力降低，铁饱和度增高。骨髓铁染色可见典型的环状铁粒幼细胞。

六、西医治疗

1. 病因治疗

病因治疗相当重要，因为缺铁性贫血是多种疾病的一个症状表现，不能只顾补铁治疗，而忽略其基础疾病的治疗。如防治寄生虫病、驱除钩虫等；积极治疗慢性失血；积极治疗慢性胃肠疾病；改变偏食习惯；婴幼儿及时添加辅食；对生长期儿童、孕妇及哺乳期妇女宜给予含铁较多的食物。

2. 铁剂治疗

（1）*口服铁剂*　是治疗缺铁性贫血的主要方法。

1）硫酸亚铁片：疗效较好，安全，且价格低廉，但有胃肠道副作用，成人 0.3g/次，每日 3 次，儿童用成人量的一半，于进食或饭后服用。

2）多糖铁复合物：其效果与硫酸亚铁片相当，每次 150mg，每日 2 次。

3）富马酸亚铁片：含铁量较高，奏效较快，每次 0.2g，每日 3 次。

口服铁剂要先从小剂量开始，渐达足量。进餐时或饭后吞服，可减少恶心、呕吐、上腹部不

适等胃肠道不良反应。口服铁剂有效者3~4天后网织红细胞开始升高，1周后血红蛋白开始上升，一般2个月可恢复正常。贫血纠正后仍要继续治疗3~6个月以补充体内应有的贮存铁。

（2）注射铁剂　只有口服铁剂消化道反应严重，不能耐受者，口服铁剂不能奏效者，需要迅速纠正缺铁者等，才使用注射铁剂。可用右旋糖酐铁或山梨醇枸橼酸铁。右旋糖酐铁，首次25~50mg，如观察1小时后无不良反应，可给足量治疗，以后每日100mg，静脉滴注100~200mg加生理盐水或5%葡萄糖至100mL，滴注时间30min左右；山梨醇枸橼酸铁，每日用量不超过100mg，每日1次，直至总需要量。

3. 辅助治疗

（1）输血或输入红细胞，仅适用于严重病例，血红蛋白在60g/L以下，症状明显者。

（2）缺铁患者多伴有维生素E的缺乏，因此用铁剂疗效不显著者，可加用维生素E。

（3）适当补充高蛋白及含铁丰富的饮食，促进康复。

七、中医辨证论治

1. 脾胃虚弱证

证候：面色萎黄，口唇色淡，爪甲无泽，神疲乏力，食少便溏，恶心呕吐，舌质淡，苔薄腻，脉细弱。

治法：健脾和胃，益气养血。

方药：香砂六君子汤合当归补血汤加减。

2. 心脾两虚证

证候：面色苍白，倦怠乏力，头晕目眩，心悸失眠，少气懒言，食欲不振，毛发干脱，爪甲脆裂，舌淡胖，苔薄，脉濡细。

治法：益气补血，养心安神。

方药：归脾汤或八珍汤加减。

3. 脾肾阳虚证

证候：面色苍白，形寒肢冷，腰膝酸软，神倦耳鸣，唇甲淡白，或周身浮肿，甚则腹水，大便溏薄，小便清长，男子阳痿，女子经闭，舌质淡或有齿痕，苔白腻，脉沉细。

治法：温补脾肾。

方药：八珍汤合无比山药丸加减。

4. 虫积证

证候：面色萎黄少华，腹胀，善食易饥，恶心呕吐，或有便溏，嗜食生米、泥土、茶叶等，神疲肢软，气短头晕，舌质淡，苔白，脉虚弱。

治法：杀虫消积，补益气血。

方药：化虫丸合八珍汤加减。

第二十八节　再生障碍性贫血

再生障碍性贫血简称再障（aplastic anemia，AA），是由多种病因引起的骨髓造血功能衰竭，而出现以全血细胞减少为主要表现的一组病证。根据患者的病情、血象、骨髓象及预后，可分为重型（SAA）和非重型（NSAA）。主要表现为骨髓造血功能低下、全血细胞减少和贫血、出血、感染等。

本病与中医的“髓劳”相似，可归属于“虚劳”“血虚”“血证”等范畴。

一、西医病因、发病机制、病理

1. 病因

再障有先天性和后天性两种。先天性再障是常染色体遗传性疾病，最常见的是范科尼（Fanconi）贫血，伴有先天性畸形。后天性再障约半数以上原因不明，称为原发性再障，能查明原因者称为继发性再障。继发性再障的发病与下列因素有关：

（1）药物因素　是最常见的发病因素，占首位。与剂量有关的药物：各种抗肿瘤药，如阿糖胞苷、甲氨蝶呤、氮芥类、白消安、环磷酰胺、柔红霉素等，抗甲状腺药，如甲基硫脲嘧啶等。与剂量关系不大的药物：氯霉素、解热镇痛药如保泰松，其次是磺胺药、有机砷及抗癫痫药。

（2）化学毒物　苯及其衍生物最多见。有报道认为，杀虫剂、农药、染发剂等可引起再障。长期与苯接触比一次大剂量接触苯更具危险性，慢性苯中毒时苯主要固定于骨髓，苯的骨髓毒性作用是其代谢产物所致，代谢产物可作用于造血干细胞，抑制其 DNA 和 RNA 的合成，并能损害染色体。

（3）电离辐射　放射性核素、X 线、γ 射线或中子射线。

（4）病毒感染　肝炎病毒。

（5）免疫因素　胸腺瘤、系统性红斑狼疮和类风湿关节炎等可继发再障。

（6）其他因素　阵发性睡眠性血红蛋白尿（PNH）与再障关系相当密切。25%PNH 患者可伴有再障，15%再障可发生于 PNH 患者，两者都是造血干细胞疾病，称为再障-阵发性睡眠性血红蛋白尿综合征（AA-PNH 综合征）。此外，再障可发生在妊娠期，亦可继发于慢性肾功能衰竭等。

2. 发病机制

（1）造血干细胞减少或有缺陷　包括量和质的异常。AA 患者骨髓具有自我更新及长期培养启动能力的“类原始细胞”较正常人明显减少，减少程度与病情相关。

（2）骨髓造血微环境缺陷　骨髓活检除发现造血细胞减少外，还有骨髓脂肪化，静脉窦壁水肿、出血，毛细血管坏死。

（3）免疫机制异常　外周血及骨髓淋巴细胞比例增高，T 细胞亚群失衡，T 细胞分泌的造血负调控因子（IFN-γ、TNF）明显增多，髓系细胞凋亡亢进。

3. 病理

（1）再障的骨髓病变

1）骨髓增生低下：主要是造血组织减少，全身红骨髓总容量减少，代以脂肪组织。

2）非造血细胞增多：指淋巴细胞、浆细胞、组织嗜碱细胞和网状细胞增多。

3）血浆渗出：骨髓内有血浆渗出，呈现浆液性炎症结果，导致骨髓实质疏松，造血细胞间可有纤维蛋白的血浆成分，致使造血细胞核浓缩、溶解和破裂。

4）红细胞有质的异常：超微结构观察发现慢性再障成熟细胞有异型，可存在代偿性增生灶，幼红细胞增生伴成熟障碍，增生部位可能有无效性红细胞生成。

5）无效性红细胞生成：是指外周血血红蛋白总量少于骨髓血红蛋白合成总量，又不能以失血解释者。

6）急性与慢性再障的区别：急性再障骨髓病变发展迅速而广泛；慢性再障则呈渐进性向心性萎缩，先累及髂骨，然后是棘突与胸骨。

（2）骨髓以外脏器的病变

1）内脏出血：除皮肤黏膜出血外还有内脏出血，多见于脑、心、胃、肠、肺。

2）并发各种感染：以革兰阴性杆菌为主，如大肠杆菌、绿脓杆菌及金黄色葡萄球菌等。细菌可从皮肤、黏膜、胃肠道等途径侵入。

3）机体防御功能减退：与粒细胞、单核细胞减少及淋巴组织的萎缩有关。

4）含铁血黄素沉着：反复输血者可见含铁血黄素沉着，甚至发生继发性血色病。

二、中医病因病机

中医认为，再障的发生主要因先天不足，七情妄动，外感六淫，饮食不节，邪毒外侵，或大病久病之后，伤及脏腑气血，元气亏损，精血虚少，气血生化不足而致。本病多为虚证，也可见虚中夹实。阴阳虚损为本病的基本病机。病变部位在骨髓，发病脏腑为心、肝、脾、肾，肾为根本。

三、临床表现

再障主要表现为贫血、感染和出血。贫血多

呈进行性；出血以皮肤黏膜多见，严重者有内脏出血；容易感染，引起发热。可伴随有头晕，乏力，心悸，气短，食欲减退，出虚汗，低热等。体检时均有贫血面容，睑结膜、甲床及黏膜苍白，皮肤可见出血点及紫癜。贫血重者，可有心率加快，心尖部可闻及收缩期吹风样杂音，一般无肝脾肿大。按病程经过分为急性与慢性两型。

1. 急性型再障（重型再障Ⅰ型）

起病急，进展迅速，常以出血和感染发热为首发主要表现。60%以上有内脏出血，主要表现为消化道出血、血尿、女性月经过多、眼底出血和颅内出血。颅内出血是本病的主要死亡原因。

2. 慢性型再障

起病和进展缓慢，以贫血为首起和主要表现。

四、实验室及其他检查

1. 血象

多呈全血细胞减少。急性型血红蛋白可低于20~30g/L，网织红细胞<0.5%，绝对值$<15\times10^9/L$，白细胞数（1.0~2.0）$\times10^9/L$，中性粒细胞绝对值$<0.5\times10^9/L$，淋巴细胞>60%，血小板常低于$20\times10^9/L$。慢性型血红蛋白30~50g/L，网织红细胞大于1%，但绝对值均低于正常，白细胞数（2.0~3.0）$\times10^9/L$，中性粒细胞绝对值$<1.0\times10^9/L$，淋巴细胞50%~60%，血小板（20~50）$\times10^9/L$。

2. 骨髓象

急性型呈多部位增生减低（低于正常的50%）或重度减低（低于正常的25%）。慢性型由于造血组织呈向心性萎缩及灶性增生，不同部位的骨髓象常不一致。骨髓小粒镜检非造血细胞和脂肪细胞增多，一般在60%以上。

3. 骨髓活检

再障患者行骨髓穿刺不易获得骨髓成分，而骨髓活检对估计增生情况优于骨髓涂片，再障患者红骨髓显著减少，被脂肪组织所代替，并可见非造血细胞分布在间质中，三系细胞均减少，巨核细胞多有变性。

五、诊断、分型标准与鉴别诊断

1. 诊断

（1）全血细胞减少，网织红细胞绝对值减少，淋巴细胞比例增高。

（2）一般无肝、脾肿大。

（3）骨髓检查显示至少一部位增生减低或重度减低（如增生活跃，巨核细胞应明显减少），骨髓小粒成分中应见非造血细胞增多（有条件者应做骨髓活检等检查）。

（4）能除外其他引起全血细胞减少的疾病，如阵发性睡眠性血红蛋白尿（PNH）、骨髓增生异常综合征中的难治性贫血、急性造血功能停滞、骨髓纤维化、急性白血病、恶性组织细胞病等。

（5）一般抗贫血药物治疗无效。

2. 分型标准

（1）重型再障（SAA）　临床表现为发病急，贫血呈进行性加剧，常伴严重感染及内脏出血。血象具备下述三项中的两项：①网织红细胞绝对值$<15\times10^9/L$。②中性粒细胞$<0.5\times10^9/L$。③血小板$<20\times10^9/L$。骨髓象显示骨髓增生广泛重度减低。

（2）非重型再障（NSAA）　指达不到SAA诊断标准的AA。

3. 鉴别诊断

注意与阵发性睡眠性血红蛋白尿、骨髓增生异常综合征及低增生性白血病等相鉴别。

六、西医治疗

1. 一般治疗

防止患者与任何对骨髓造血有毒性的物质接触；禁用对骨髓有抑制作用的药物；注意休息，避免过劳；防止交叉感染，注意皮肤及口腔卫生。

2. 支持疗法

支持疗法包括控制感染、止血、输血。严重贫血血红蛋白<60g/L的患者，可输入浓集红细胞。

3. **刺激骨髓造血功能的药物**

（1）雄激素　为治疗再障的首选药物。其作用机制是刺激肾脏产生更多的红细胞生成素（EPO），并加强造血干细胞对EPO的反应性，促使造血干细胞的增殖和分化。丙酸睾酮：每次50~100mg，每日1次，肌注；司坦唑（康力龙）：每次2~4mg，每日3次，口服。

（2）免疫调节剂　左旋咪唑治疗再障有效。

（3）免疫抑制剂　抗胸腺球蛋白和抗淋巴细胞球蛋白、环孢素A、大剂量丙种球蛋白。

（4）骨髓移植（BMT）　为治疗造血干细胞缺陷引起急性再障的最佳方法，且能根治。

七、中医辨证论治

中医治疗慢性再障以滋肾阴、温肾阳或阴阳双补为主，兼顾健脾、活血化瘀；急性再障多以清热凉血解毒法施治。

1. **肾阴虚证**

证候：面色苍白，唇甲色淡，心悸乏力，颧红盗汗，手足心热，口渴思饮，腰膝酸软，出血明显，便结，舌质淡，舌苔薄，或舌红少苔，脉细数。

治法：滋阴补肾，益气养血。

方药：左归丸合当归补血汤加减。

2. **肾阳亏虚证**

证候：形寒肢冷，气短懒言，面色苍白，唇甲色淡，大便稀溏，面浮肢肿，出血不明显，舌体胖嫩，舌质淡，苔薄白，脉细无力。

治法：补肾助阳，益气养血。

方药：右归丸合当归补血汤加减。

3. **肾阴阳两虚证**

证候：面色苍白，倦怠乏力，头晕心悸，手足心热，腰膝酸软，畏寒肢冷，齿鼻衄血或紫斑，舌质淡，苔白，脉细无力。

治法：滋阴助阳，益气补血。

方药：左归丸、右归丸合当归补血汤加减。

4. **肾虚血瘀证**

证候：心悸气短，周身乏力，面色晦暗，头晕耳鸣，腰膝酸软，皮肤紫斑，肌肤甲错，胁痛，出血不明显，舌质紫暗，有瘀点或瘀斑，苔薄，脉细或涩。

治法：补肾活血。

方药：六味地黄丸或金匮肾气丸合桃红四物汤加减。

5. **气血两虚证**

证候：面白无华，唇淡，头晕心悸，气短乏力，动则为甚，舌淡，苔薄白，脉细弱。

治法：补益气血。

方药：八珍汤。

6. **热毒壅盛证**

证候：壮热，口渴，咽痛，鼻衄，齿衄，皮下紫癜、瘀斑，心悸，舌红而干，苔黄，脉洪数。

治法：清热凉血，解毒养阴。

方药：清瘟败毒饮加减。

第二十九节　急性白血病

急性白血病（acute leukemia，AL）是造血干细胞的恶性克隆性疾病，发病时骨髓中异常的原始细胞（白血病细胞）大量增殖并浸润各种器官、组织，正常造血受抑制。主要表现为肝脾和淋巴结肿大、贫血、出血及继发感染等。

国际上常用的法美英FAB分类法将急性白血病分为急性淋巴细胞白血病（acute lymphocytic leukemia，ALL）及急性髓细胞白血病（acute myelogenous leukemia，AML）两大类。这两类还可分成多种亚型。

中医学古代文献中无白血病病名记载，可归属于“急劳”“热劳”“血证”“瘟毒”“虚劳”

“癥积”病证范畴。

一、西医病因与发病机制

人类白血病的病因及发病机制尚未阐明。其发病可能与生物、物理、化学等因素有关。

1. 生物因素

主要是病毒和免疫功能异常。成人T细胞白血病、淋巴瘤（ATL）是由人类T淋巴细胞病毒Ⅰ型（HTLV-Ⅰ）所致。

2. 物理因素

包括X射线、γ射线等电离辐射。

3. 化学因素

苯、抗肿瘤药中的烷化剂可致白血病。

4. 遗传因素

唐氏综合征、先天性再生障碍性贫血、Bloom综合征及先天性免疫球蛋白缺乏症等患者白血病发病率均较高，表明白血病与遗传因素有关。

5. 其他血液病

某些血液病最终可能发展为白血病，如骨髓增生异常综合征、淋巴瘤、多发性骨髓瘤、阵发性睡眠性血红蛋白尿等。

二、中医病因病机

中医认为，白血病的主要病因为热毒和正虚，病性为本虚标实。正气亏虚为本，温热毒邪为标，多以标实为主。病位在骨髓，表现在营血，与肾、肝、脾有关。白血病的成因与正气不足，邪毒内陷血脉，阻碍气血生化；或因有害物质伤及营血、肾精，累及骨髓，气血生化失常等。以发热、出血、血亏、骨痛、肿块等为临床特征。病性多属虚实夹杂，病情危重，预后差。

三、临床表现

起病急缓不一。发病急者可以是突然高热，类似感冒，也可以是严重的出血。缓慢者常因面色苍白、皮肤紫癜、月经过多或拔牙后出血难止而就医才发现。

1. 正常骨髓造血功能受抑制表现

（1）*贫血* 是首发表现，呈进行性发展。半数患者就诊时已有重度贫血。

（2）*发热* 为早期表现，可低热，亦可高达39～40℃或以上，伴有畏寒、出汗等，高热往往提示有感染。

（3）*出血* 可发生在全身各部，以皮肤瘀点及瘀斑、鼻出血、牙龈出血、月经过多为多见。眼底出血可致视力障碍。有资料表明，急性白血病死于出血者占62.24%，其中87%为颅内出血。

2. 白血病细胞增殖浸润表现

（1）淋巴结和肝脾肿大。

（2）骨骼和关节疼痛，常有胸骨下端局部压痛。

（3）眼球突出、复视或失明。

（4）可使牙龈增生、肿胀；可出现蓝灰色斑丘疹或皮肤粒细胞肉瘤，局部皮肤隆起、变硬，呈紫蓝色皮肤结节。

（5）中枢神经系统白血病（CNSL）常发生在缓解期，以急性淋巴细胞白血病最常见，儿童患者尤甚。临床上轻者表现为头痛、头晕；重者有呕吐、颈项强直，甚至抽搐、昏迷。

（6）睾丸出现无痛性肿大，多见于急性淋巴细胞白血病化疗缓解后的男性幼儿或青年，是仅次于CNSL的白血病髓外复发的根源。

此外，白血病可浸润其他组织器官，肺、心、消化道、泌尿生殖系统等均可受累。

四、实验室及其他检查

1. 血象

贫血程度轻重不等，但呈进行性加重，晚期一般有严重贫血，多为正常细胞性贫血。大多数患者白细胞增多，超过$10\times10^9/L$以上者称为白细胞增多性白血病。低者可$<1.0\times10^9/L$，称为白细胞不增多性白血病。血涂片分类检查可见数量不等的原始和幼稚细胞，约50%的患者血小板低于$60\times10^9/L$，晚期血小板往往极度减少。

2. 骨髓象

具有决定性诊断价值。WHO 分类将骨髓原始细胞≥20%定为 AL 的诊断标准。多数病例骨髓象有核细胞显著增生，以原始细胞为主，而较成熟中间阶段细胞缺如，并残留少量成熟粒细胞，形成所谓“裂孔”现象。Auer 小体仅见于 AML，有独立诊断意义。

3. 细胞化学

主要用于协助形态学鉴别各类白血病。

4. 免疫学检查

根据白血病细胞表达的系列相关抗原，确定其系列来源。

5. 染色体和基因改变

白血病常伴有特异的染色体和基因改变。

6. 血液生化改变

特别在化疗期间，血清尿酸浓度增高，尿中尿酸排泄量增加，甚至出现尿酸结晶。患者发生 DIC 时可出现凝血机制障碍。出现中枢神经系统白血病时，脑脊液压力增高，白细胞数增多，蛋白质增多，而糖定量减少。涂片中可找到白血病细胞。

五、诊断与鉴别诊断

1. 诊断

根据临床表现、血象和骨髓象特点，诊断一般不难。由于白血病类型不同，治疗方案及预后亦不尽相同，因此诊断成立后，应进一步分型。

2. 鉴别诊断

（1）骨髓增生异常综合征（MDS） 该病除病态造血外，外周血中有原始和幼稚细胞，全血细胞减少和染色体异常，易与白血病相混淆。但骨髓中原始细胞小于 20%。

（2）某些感染引起的白细胞异常 如传染性单核细胞增多症，血象中出现异形淋巴细胞，但形态与原始细胞不同，血清中嗜异性抗体效价逐步上升，病程短，可自愈。百日咳、传染性淋巴细胞增多症、风疹等病毒感染时，血象中淋巴细胞增多，但淋巴细胞形态正常，预后较好，多可自愈。

（3）巨幼细胞贫血 巨幼细胞贫血有时可与红白血病混淆。但前者骨髓中原始细胞不增多，幼红细胞 PAS 反应常为阴性，予以叶酸、维生素 B_{12} 治疗有效。

（4）急性粒细胞缺乏症恢复期 在药物或某些感染引起的粒细胞缺乏症的恢复期，骨髓中原、幼粒细胞明显增加。但该症多有明确病因，血小板正常，原、幼粒细胞中无 Auer 小体及染色体异常。短期内骨髓成熟粒细胞恢复正常。

六、西医治疗

1. 一般治疗

（1）高白细胞血症紧急处理 当循环血液中白细胞 $>100\times10^9/L$ 时，患者可产生白细胞淤滞症，表现为呼吸困难，甚至呼吸窘迫，低氧血症，反应迟钝，颅内出血等，可增加死亡率和髓外白血病的复发率。因此，当白细胞 $>100\times10^9/L$ 时，应立即使用血细胞分离机清除过高白细胞，同时予以化疗和水化，预防并发症。

（2）防治感染

（3）纠正贫血 严重贫血可输浓集红细胞或全血。

（4）控制出血 如果因血小板计数过低而引起出血，输注浓集血小板悬液是较有效措施。如果出血系 DIC 所引起（如 M_3），应立即给予适当的抗凝治疗。

（5）防治高尿酸血症肾病

（6）维持营养

2. 抗白血病治疗

第一阶段为诱导缓解治疗，化学治疗是此阶段白血病治疗的主要方法。目的是达到完全缓解（CR）并延长生存期。所谓完全缓解，即：①白血病的症状和体征消失。②血象 Hb≥100g/L（男）或 90g/L（妇女及儿童），中性粒细胞绝对值 $\geq1.0\times10^9/L$，血小板 $\geq100\times10^9/L$，外周血白细胞分类中无白血病细胞。③骨髓象，原粒细胞

+早幼粒细胞（原单核细胞+幼单核细胞或原淋巴细胞+幼淋巴细胞）≤5%，无 Auer 小体，红细胞及巨核细胞系列正常，无髓外白血病。理想的 CR 为初诊时免疫学、细胞遗传学和分子生物学异常标志消失。

第二阶段是达到 CR 后进入缓解后治疗。主要方法是化疗和造血干细胞移植（HSCT）。

七、中医辨证论治

在诱导缓解期，中医药治疗可减少化疗的毒副作用，增强机体对化疗的耐受性，促进造血功能的恢复和减轻胃肠道反应。完全缓解或在骨髓移植后应以中药扶正培本为主，注意益气养阴，扶正减毒，使化疗对机体的损伤得到恢复，增强机体的免疫功能，清除体内残留白血病细胞，提高白血病缓解率和无病生存率。

1. 热毒炽盛证

证候：壮热，口渴多汗，烦躁，头痛面赤，身痛，口舌生疮，咽喉肿痛，面颊肿胀疼痛，或咳嗽，咳黄痰，皮肤、肛门疖肿，便秘尿赤，或见吐血、衄血、便血、尿血、斑疹，或神昏谵语，舌质红绛，苔黄，脉大。

治法：清热解毒，凉血止血。

方药：黄连解毒汤合清营汤加减。

2. 痰热瘀阻证

证候：腹部积块，颌下、腋下、颈部有痰核，单个或成串，痰多，胸闷，头重，纳呆，发热，肢体困倦，心烦口苦，目眩，骨痛，胸部刺痛，口渴而不欲饮，舌质紫暗，或有瘀点、瘀斑，舌苔黄腻，脉滑数或沉细而涩。

治法：清热化痰，活血散结。

方药：温胆汤合桃红四物汤加减。

3. 阴虚火旺证

证候：皮肤瘀斑，鼻衄，齿龈出血，发热或五心烦热，口苦口干，盗汗，乏力，体倦，面色晦滞，舌质红，苔黄，脉细数。

治法：滋阴降火，凉血解毒。

方药：知柏地黄丸合二至丸加减。

4. 气阴两虚证

证候：低热，自汗，盗汗，气短，乏力，面色不华，头晕，腰膝酸软，手足心热，皮肤瘀点、瘀斑，鼻衄，齿衄，舌淡有齿痕，苔少或苔薄，脉沉细。

治法：益气养阴，清热解毒。

方药：五阴煎加减。

5. 湿热内蕴证

证候：发热，有汗而热不解，头身困重，腹胀纳呆，关节酸痛，大便不爽或下利不止，肛门灼热，小便黄赤而不利，舌红，苔黄腻，脉滑数。

治法：清热解毒，利湿化浊。

方药：葛根芩连汤加减。

第三十节　慢性髓细胞白血病

慢性髓细胞白血病（acute myelogenous leukemia，CML）是一种发生在多能造血干细胞上的恶性骨髓增生性疾病（获得性造血干细胞恶性克隆性疾病），主要涉及髓系。其临床特点是外周血粒细胞显著增多并有不成熟性，在受累的细胞系中可找到 Ph 染色体和 BCR-ABL 融合基因。病程较缓慢，脾脏肿大。包括慢性期（chronic phase，CP）、加速期（accelerated phase，AP）、急变期（blastic phase or blast crisis，BP/BC）。

一、西医病因与发病机制

见“急性白血病”一节。

二、中医病因病机

见“急性白血病”一节。

三、临床表现

慢性髓细胞白血病国内比较多见，可发生于任何年龄，但以中年人居多，男性多于女性。起病缓慢，早期可无自觉症状，往往在偶然情况下发现血象异常或脾肿大而被确诊。

1. 慢性期（CP）

CP 一般持续 1～4 年。患者有乏力、低热、多汗或盗汗、体重减轻等代谢亢进表现。由于脾大而自觉左上腹坠胀感，常以脾脏肿大为最显著体征。往往就医时脾脏已达脐平面上下，质地坚实，表面光滑，无压痛，脾梗死时可有明显压痛，并有摩擦音。肝脏明显肿大较少见。部分患者胸骨中下段压痛。当白细胞显著增高时，可有眼底充血及出血。白细胞极度增高时，可发生白细胞淤滞症。

2. 加速期（AP）

常有发热、虚弱、进行性体重下降、骨骼疼痛，逐渐出现贫血和出血。脾持续或进行性肿大。对原来治疗有效的药物无效。AP 可持续几个月到数年。

3. 急变期（BP/BC）

为 CML 的终末期，临床与 AL 类似。多数为急粒变，少数为急淋变或急单变，偶有巨核细胞及红细胞等类型的急性变。急性变预后极差，患者往往在数月内死亡。

四、实验室及其他检查

1. 慢性期

（1）血象　白细胞数明显增高，常超过 20×10^9/L，可达 100×10^9/L 以上。血片中粒细胞显著增多，可见各阶段粒细胞，以中性中幼、晚幼和杆状核粒细胞居多，原始（Ⅰ+Ⅱ）细胞＜10%，嗜酸性及嗜碱性粒细胞增多，后者有助于诊断。血小板多在正常水平，部分患者增多；晚期血小板逐渐减少，并出现贫血。

（2）中性粒细胞碱性磷酸酶（NAP）测定　活性减低或呈阴性反应。治疗有效时 NAP 活性可以恢复，疾病复发时又下降，合并细菌感染时可略升高。

（3）骨髓　骨髓增生明显至极度活跃，以粒细胞为主，粒红比例明显增高，其中中性中幼、晚幼及杆状核粒细胞明显增多，原始细胞小于 10%。嗜酸性和嗜碱性粒细胞增多。红细胞相对减少。巨核细胞增多或正常，后期减少。

（4）细胞遗传学及分子生物学改变

（5）血液生化　血清及尿中尿酸浓度增高。血清乳酸脱氢酶增高。

2. 加速期

外周血或骨髓原始细胞≥10%，外周血嗜碱性粒细胞>20%，不明原因的血小板进行性减少或增加。

3. 急变期

外周血中原粒+早幼粒细胞>30%，骨髓中原始细胞或原淋+幼淋或原单+幼单>20%，原粒+早幼粒细胞>50%，出现髓外原始细胞浸润。

五、诊断与鉴别诊断

1. 诊断

凡有不明原因的持续性白细胞数增高，根据典型的血象、骨髓象改变，脾肿大，Ph 染色体阳性，BCR-ABL 融合基因阳性即可做出诊断。Ph 染色体尚可见于 1%的 AML、5%的儿童 ALL 及 25%的成人 ALL，应注意鉴别。

2. 鉴别诊断

（1）其他原因引起的脾大　血吸虫病、慢性疟疾、黑热病、肝硬化、脾功能亢进等均有脾大。但各病均有各自原发病的临床特点，并且血象及骨髓象无 CML 的典型改变。Ph 染色体及 BCR-ABL 融合基因均阴性。

（2）骨髓纤维化　原发性骨髓纤维化脾大显

著，血象中白细胞增多，并出现幼粒细胞等，易与 CML 混淆。但骨髓纤维化外周血白细胞数一般比 CML 少，多不超过 30×10^9/L，且波动不大。NAP 阳性。此外，幼红细胞持续出现于外周血中，红细胞形态异常，特别是泪滴状红细胞易见。Ph 染色体及 BCR-ABL 融合基因阴性。多次多部位骨髓穿刺干抽，骨髓活检网状纤维染色阳性。

（3）*类白血病反应*　常并发于严重感染、恶性肿瘤等基础疾病，并有相应原发病的临床表现。白细胞数可达 50×10^9/L，粒细胞胞浆中常有中毒颗粒和空泡。嗜酸性粒细胞和嗜碱性粒细胞不增多。NAP 反应强阳性，Ph 染色体及 BCR-ABL 融合基因阴性。血小板和血红蛋白大多正常。原发病控制后，白细胞恢复正常。

六、西医治疗

CML 治疗应着重于慢性期早期，避免疾病转化，力争细胞遗传学和分子生物学水平的缓解，一旦进入加速期或急变期则预后很差。

1. 白细胞淤滞症

紧急处理见急性白血病，应并用羟基脲和别嘌呤醇。

2. 化学治疗

化疗虽可使大多数 CML 患者的血象及异常体征得到控制，但中位生存期（40 个月左右）并未延长。化疗时宜保持每日尿量在 2500mL 以上和尿液碱化，加用别嘌呤醇 100mg，每 6 小时一次，防止高尿酸血症肾病，至白细胞数正常后停药。

（1）*羟基脲*　为细胞周期特异性抑制 DNA 合成的药物，起效快，但持续时间短。为当前首选化疗药物。

（2）*白消安（马利兰）*　作用于早期祖细胞，起效慢且后作用长，剂量不易掌握。用药过量往往造成严重骨髓抑制，且恢复较慢。个别患者即使剂量不大也可出现骨髓抑制，应提高警惕。长期用药可出现皮肤色素沉着、精液缺乏及停经、肺纤维化等，现已较少使用。

（3）*其他药物*　Ara-C、高三尖杉酯碱、靛玉红、异靛甲、二溴卫茅醇、6-MP、美法仑、6TG、环磷酰胺，砷剂及其他联合化疗亦有效，但多在上述药物无效时才考虑使用。

3. 其他治疗

（1）*干扰素-α*　剂量为 300 万～500 万 U/（m^2·d）皮下或肌肉注射，每周 3～7 次，持续用数月至数年不等。IFN-α 起效较慢，对白细胞显著增多者，宜在第 1～2 周并用羟基脲或小剂量 Ara-C。

（2）*甲磺酸伊马替尼*　分子靶向治疗能特异性阻断 ATP 在 ABL 激酶上的结合位置，使酪氨酸残基不能磷酸化，从而抑制 BCR-ABL 阳性细胞的增殖。

（3）*异基因造血干细胞移植*　目前认为是根治 CML 的标准治疗。骨髓移植应在 CML 慢性期待血象及体征控制后尽早进行。常规移植患者年龄以 45 岁以下为宜。

4. CML 晚期的治疗

CML 晚期患者对药物耐受性差，缓解率低且缓解期很短。

七、中医辨证论治

慢性髓细胞白血病乃邪毒久恋血分，因毒致瘀，因而在整个治疗过程中，自始至终要贯穿着“解毒”“祛瘀”。基本法则为清热解毒，活血化瘀。晚期患者元气衰败，以调补正气为主，解毒祛瘀为辅。中医辨证治疗对化疗有增效减毒的作用。

1. 阴虚内热证

证候：低热，多汗或盗汗，头晕目眩，虚烦，面部潮红，口干口苦，消瘦，手足心热，皮肤瘀斑或鼻衄、齿衄，舌质光红，苔少，脉细数。

治法：滋阴清热，解毒祛瘀。

方药：青蒿鳖甲汤加减。

2. 瘀血内阻证

证候：形体消瘦，面色晦暗，胸骨按痛，胁下积块，按之坚硬、刺痛，皮肤瘀斑，鼻衄、齿衄、尿血或便血，舌质紫暗，苔薄，脉细涩。

治法：活血化瘀。

方药：膈下逐瘀汤加减。

3. 气血两虚证

证候：面色萎黄或苍白，头晕眼花，心悸，疲乏无力，气短懒言，自汗，食欲减退，舌质淡，苔薄白，脉细弱。

治法：补益气血。

方药：八珍汤加减。

4. 热毒壅盛证

证候：发热甚或壮热，汗出，口渴喜冷饮，衄血发斑或便血、尿血，身疼骨痛，左胁下积块进行性增大，硬痛不移，倦怠神疲，消瘦，舌红，苔黄，脉数。

治法：清热解毒为主，佐以扶正祛邪。

方药：清营汤合犀角地黄汤加减。

第三十一节　原发免疫性血小板减少症

原发免疫性血小板减少症（immune thrombocytopenia，ITP）是一组免疫介导的血小板过度破坏所致的出血性疾病。以广泛皮肤黏膜及内脏出血、血小板减少、骨髓巨核细胞发育成熟障碍、血小板生存时间缩短及血小板膜糖蛋白特异性自身抗体出现等为特征。

本病属中医“血证”“阴阳毒”“发斑”“肌衄”“葡萄疫”“紫癜”“紫斑”等范畴，部分严重病例并发脑出血，可归属“中风”范畴。

一、西医病因及发病机制

1. 感染

细菌或病毒感染与特发性血小板减少性紫癜发病有密切关系。约80%的急性ITP患者，在发病前2周左右有上呼吸道感染史。

2. 免疫因素

感染不能直接导致ITP发病，免疫因素的参与可能是ITP发病的重要原因。

3. 肝脾的作用

外周血的血小板1/3滞留于脾。体外培养证实，脾是ITP患者血小板相关抗体（PAIg）的产生部位，与PAIg或免疫复合物结合之血小板，其表面性状发生改变，在通过脾时易在脾窦中滞留，增加了血小板在脾的滞留时间及被单核-巨噬细胞系统吞噬、清除的可能性，肝在血小板的破坏中有与脾类似的作用。

4. 其他因素

鉴于ITP在女性多见，且多发于40岁以前，推测本病发病可能与雌激素有关。

二、中医病因病机

本病病因多为外感热毒之邪和内伤脏腑、气血阴阳失调，导致血不循经，溢于脉外。病机有血热伤络、阴虚火旺、气不摄血及瘀血之不同。病位在血脉，与心、肝、脾、肾关系密切。病理性质有虚实之分，热盛迫血为实，阴虚火旺、气不摄血为虚。若病久不愈，导致瘀血阻滞，则表现为虚实夹杂。

三、临床表现

1. 急性型

半数以上发生于儿童。80%以上在发病前1~2周有上呼吸道感染史，特别是病毒感染史。起病急骤，部分患者可有畏寒、寒战、发热。全身皮肤出现瘀点、瘀斑，可有血疱及血肿形成。鼻出血、牙龈出血、口腔黏膜及舌出血常见，损伤及注射部位可渗血不止或形成大片瘀斑。当血小板低于$20\times10^9/L$时，可有内脏出血，如呕血、黑便、咯血、血尿、阴道出血等。颅内出血可致意识障碍，是致死的主要原因。

2. 慢性型

主要见于青年和中年女性。起病隐匿，一般无前驱症状，多为皮肤、黏膜出血，如瘀点、瘀斑，外伤后出血不止，鼻出血、牙龈出血亦常见。

四、实验室及其他检查

1. 血小板

急性型血小板多在20×10^9/L以下，慢性型常在50×10^9/L左右。血小板平均体积偏大，易见大型血小板。出血时间延长，血块收缩不良。血小板功能一般正常。

2. 骨髓象

①急性型骨髓巨核细胞数量轻度增加或正常，慢性型骨髓巨核细胞显著增加。②巨核细胞发育成熟障碍，急性型者尤甚，表现为巨核细胞体积变小，胞浆内颗粒减少，幼稚巨核细胞增加。③产板型巨核细胞显著减少（<30%）。

3. PAIg及血小板相关补体（PAC_3）

80%以上ITP患者PAIg及PAC_3阳性。

4. 其他

90%以上患者血小板生存时间明显缩短。

五、诊断及鉴别诊断

1. 诊断

（1）广泛出血累及皮肤、黏膜及内脏。

（2）至少2次检查血小板计数减少。

（3）脾不大或轻度大。

（4）骨髓巨核细胞增多或正常，有成熟障碍。

（5）排除其他继发性血小板减少症。

2. 鉴别诊断

本病确诊应排除继发性血小板减少症，如再生障碍性贫血、白血病、系统性红斑狼疮、药物性免疫性血小板减少等。

六、治疗

1. 一般治疗

出血严重者应注意休息。血小板低于20×10^9/L者，应严格卧床，避免外伤。注意止血药的应用及局部止血。

2. 糖皮质激素

糖皮质激素是治疗本病的首选药物，近期有效率约为80%。作用机制：①减少PAIg生成及减轻抗原抗体反应。②抑制单核-巨噬细胞系统对血小板的破坏。③改善毛细血管通透性。④刺激骨髓造血及血小板向外周血的释放。常用泼尼松，每天30~60mg，分次或顿服，病情严重者用等效量地塞米松或甲泼尼龙静脉滴注，好转后改口服。待血小板升至正常或接近正常后，逐步减量（每周5mg递减），最后以每天5~10mg维持治疗，持续3~6个月。

3. 脾切除

脾切除是治疗本病的有效方法之一。适应证：①正规糖皮质激素治疗3~6个月无效。②泼尼松维持量每日需大于30mg。③有糖皮质激素使用禁忌证。④^{51}Cr扫描脾区放射指数增高。禁忌证：①年龄小于2岁。②妊娠期。③因其他疾病不能耐受手术。切脾治疗有效率为70%~90%，无效者对糖皮质激素的需要量亦可减少。近年有学者以脾动脉栓塞替代脾切除，亦有良效。

4. 免疫抑制剂治疗

不宜首选。适应证：①糖皮质激素或切脾疗效不佳者。②有使用糖皮质激素或切脾禁忌证者。③与糖皮质激素合用以提高疗效及减少糖皮质激素的用量。常用药物有长春新碱、环磷酰胺、硫唑嘌呤、环孢素、吗替麦考酚酯等。

5. 其他治疗

达那唑为合成雄性激素，与糖皮质激素有协同作用。作用机制与免疫调节及抗雌激素有关。氨肽素口服，报道有效率可达40%。

6. 急症处理

适用于：①血小板低于 $10\times10^9/L$ 者。②出血严重、广泛者。③疑有或已发生颅内出血者。④近期将实施手术或分娩者。

常选用的方法有：①血小板悬液输注，可根据病情重复使用。②静脉注射丙种球蛋白。③血浆置换，可有效清除患者血浆中的PAIg。④大剂量甲泼尼龙，可通过抑制单核-巨噬细胞系统对血小板的破坏而发挥治疗作用。

七、中医辨证论治

中医辨证以血热等实证居多，治疗上以清为主。

1. 血热妄行证

证候：皮肤紫癜，色泽新鲜，起病急骤，紫斑以下肢最为多见，形状不一，大小不等，有的甚至互相融合成片，发热，口渴，便秘，尿黄，常伴有鼻衄、齿衄，或有腹痛，甚则尿血、便血，舌质红，苔薄黄，脉弦数或滑数。

治法：清热解毒，凉血止血。

方药：十灰散加减。

2. 阴虚火旺证

证候：紫斑较多，颜色紫红，下肢尤甚，时发时止，头晕目眩，耳鸣，低热颧红，心烦盗汗，齿衄鼻衄，月经量多，舌红少津，脉细数。

治法：滋阴降火，清热止血。

方药：茜根散或玉女煎加减。

3. 气不摄血证

证候：斑色暗淡，多散在出现，时起时消，反复发作，过劳则加重，可伴神情倦怠，心悸，气短，头晕目眩，食欲不振，面色苍白或萎黄，舌质淡，苔白，脉弱。

治法：益气摄血，健脾养血。

方药：归脾汤加减。

4. 瘀血内阻证

证候：肌衄，斑色青紫，鼻衄，吐血，便血，血色紫暗，月经有血块，毛发枯黄无泽，面色黧黑，下睑色青，舌质紫暗或有瘀斑、瘀点，脉细涩或弦。

治法：活血化瘀止血。

方药：桃红四物汤加减。

第三十二节 甲状腺功能亢进症

甲状腺功能亢进症（简称甲亢）是指甲状腺腺体本身产生甲状腺激素过多，引起甲状腺毒症，以Graves病最为常见。Graves病是一种自身免疫性疾病，主要临床表现有高代谢症候群、弥漫性甲状腺肿、眼征和胫前黏液性水肿。

本病与中医学的“瘿气”相似，可归属于“瘿病”“心悸”“瘿瘤”等范畴。

一、西医病因与发病机制

Graves病（GD）的病因和发病机制尚未完全阐明。

一般认为，本病主要是在遗传的基础上，因精神刺激、感染等应激因素而诱发的器官特异性自身免疫疾病。由于遗传基因的缺陷，受某些因素的诱发，特异性抑制性T淋巴细胞功能降低，导致辅助性T淋巴细胞和B淋巴细胞功能增强，产生针对甲状腺的自身抗体。

二、中医病因病机

本病中医病因主要为情志失调和体质因素，体质因素是内因，情志失调是发病的主要诱因。二者相合引起肝郁气滞，疏泄失常，气滞痰凝，壅于颈前，气郁化火，耗气伤阴。

1. 气滞痰凝

情志内伤，肝郁气滞，脾虚酿生痰湿，痰浊壅阻，凝结颈前。

2. 肝火旺盛

肝郁气滞，脾虚生痰，痰气交阻，郁而化火，壅结颈前。

3. 阴虚火旺

痰气郁滞，易于化火，病久火热内盛，耗伤阴津，虚火上炎。

4. 气阴两虚

痰气交阻，郁而化火，久之耗气伤阴，终致气阴两虚。

本病基本病机为气滞痰凝，气郁化火，耗气伤阴。本病初起多属实，以气滞痰凝、肝火旺盛为主；病久阴损气耗，多以虚为主，表现为气阴两虚之证；亦可致气血运行不畅、血脉瘀滞之实证。病位在颈前，与肝、肾、心、胃等脏腑关系密切。

三、临床表现

1. 临床特点

女性的患病率显著高于男性，以20~40岁的中青年多见，起病缓慢，仅少数急性起病。

2. 症状

（1）高代谢综合征　怕热多汗，皮肤温暖湿润，体重锐减，疲乏无力。

（2）精神神经系统　神经过敏，时有幻觉，甚而发生亚躁狂症。也有部分患者表现为寡言、抑郁。舌、手伸出时可有细震颤，腱反射亢进。

（3）心血管系统　心悸，胸闷，气促，稍活动后更加剧，严重者可导致甲亢性心脏病。

（4）消化系统　食欲亢进，易饥多食，大便次数增多，甚至可出现慢性腹泻。

（5）肌肉骨骼系统　肌肉软弱无力，可伴有周期性麻痹。

（6）生殖系统　常见月经减少，甚至闭经；男性患者则常出现阳痿，偶见乳房发育。

3. 体征

（1）甲状腺肿　甲状腺一般呈弥漫性肿大，双侧对称，质地不等，可随吞咽运动上下移动。甲状腺左右叶上下极可有震颤并伴有血管杂音。

（2）眼征　非浸润性突眼和浸润性突眼。

（3）皮肤及肢端表现　胫前黏液性水肿。

（4）心脏　心律失常以早搏最为常见，阵发性或持续性心房纤颤或心房扑动、房室传导阻滞等也可发生。收缩压上升，舒张压降低，脉压差增大。

4. 特殊的临床表现及类型

（1）甲状腺危象　常见诱因有感染、手术、创伤、精神刺激等。临床表现为高热、大汗、心动过速（140次/分以上）、烦躁、焦虑不安、谵妄、恶心、呕吐、腹泻，严重者可有心衰、休克即昏迷等。

（2）甲状腺毒症性心脏病　表现为心脏扩大、心律失常或心力衰竭。甲亢控制后心脏可恢复正常。

（3）淡漠型甲亢　主要表现为明显消瘦、心悸、乏力、震颤、头晕、昏厥、神经质或神志淡漠、腹泻、厌食，可伴有心房颤动和肌病等。

（4）亚临床甲亢　其特点是血 T_3、T_4 正常，TSH 降低。本症可能是本病早期或经药物、手术或放射碘治疗控制后的暂时性临床表现，但也可持续存在。

（5）其他　①T_3 甲状腺毒症。②妊娠期甲状腺功能亢进症。③胫前黏液性水肿。④Greaves眼病。

四、实验室检查及其他检查

1. 血清甲状腺激素的测定

血清游离甲状腺素（FT_4）和游离三碘甲状腺原氨酸（FT_3）：直接且准确地反映甲状腺功能状态，敏感性和特异性明显优于 TT_4、TT_3。

2. 血清 TSH 测定

较 T_3、T_4 灵敏度高，是反映甲状腺功能最有价值的指标，对亚临床型甲亢和亚临床型甲减的诊断及治疗监测均有重要意义。

3. 甲状腺摄^{131}I 率测定

正常值：3 小时为 5%～25%，24 小时为 20%～45%，高峰在 24 小时出现。甲亢时甲状腺摄^{131}I 率增高，3 小时大于 25%，24 小时大于 45%，且高峰前移。

4. 甲状腺抗体检查

TRAb 已成为诊断 GD 的第一线指标，对随访疗效、判断能否停药及治疗后复发的可能性等有一定的指导意义。GD 患者甲状腺球蛋白抗体（TgAb）、甲状腺过氧化酶抗体（TPOAb）等测定均可呈阳性，但滴度不如桥本甲状腺炎高，如长期持续阳性且滴度较高提示有进展为自身免疫性甲减的可能。

5. 影像学检查

超声、CT、放射性核素检查有一定的诊断价值。

五、诊断与鉴别诊断

（一）诊断

临床表现为怕热、多汗、易激动、易饥多食、消瘦、手颤、腹泻、心动过速及眼征、甲状腺肿大等，在甲状腺部位听到血管杂音和触到震颤具有诊断意义。对一些轻症或临床表现不典型的病例，常需借助实验室检查，才能明确诊断。在确诊甲亢的基础上，排除其他原因所致的甲亢，结合患者眼征、弥漫性甲状腺肿、TRAb 或 TSAb 阳性，即可诊断为 GD。

（二）鉴别诊断

1. 亚急性甲状腺炎

发病与病毒感染有关。甲状腺肿大、触痛。白细胞正常或升高，血沉增高 TGAb、TPOAb 正常或轻度升高。

2. 慢性淋巴细胞性甲状腺炎

该病发病与自身免疫有关，多见于中年女性，甲状腺弥漫性肿大，峡部明显，质地较坚实。TGAb、TPOAb 阳性且滴度较高。本病常可逐渐发展成甲减。

3. 多结节性毒性甲状腺肿、甲状腺腺瘤及恶性肿瘤

鉴别的主要手段是甲状腺 B 超和甲状腺放射性核素扫描，高分辨力的超声对甲状腺结节诊断，尤其是结节良恶性的鉴别有较大的诊断价值。

4. 单纯性甲状腺肿

除甲状腺肿大外，无甲亢的症状和体征，血清 T_3、T_4水平正常。

5. 神经官能症

神经官能症的患者由于植物神经调节紊乱，也可出现心悸、气短、易激动、手颤、乏力、多汗等症状，但无突眼，甲状腺不肿大，血清 T_3、T_4水平正常。

6. 其他部分不典型患者

常以心脏症状为主，如早搏、心房纤颤或充血性心力衰竭等，易被误诊为心脏疾病；以低热、多汗为主要表现者，需与结核病鉴别；老年甲亢的临床表现多不典型，常有淡漠、厌食等症，且消瘦明显，应与癌症相鉴别；甲亢伴有肌病时，应与家族性周期性麻痹和重症肌无力鉴别。

六、西医治疗

1. 一般治疗。休息，解除精神压力，避免精神刺激和劳累过度。加强支持疗法，忌食辛辣及含碘丰富的食物，少喝浓茶、咖啡。

2. 抗甲状腺药物治疗。分为硫脲类和咪唑类，药物有丙基硫氧嘧啶（PTU）、甲基硫氧嘧啶（MTU）、甲巯咪唑（他巴唑）、卡比马唑（甲亢平）。其作用机理主要为抑制甲状腺激素的合成，其中丙基硫氧嘧啶还有抑制 T_4 在周围组织中转化为 T_3 的作用。主要不良反应是白细胞减少。

3. 辅助药物治疗。β 受体阻滞剂能改善交感神经兴奋性增高的表现。碘化物可抑制甲状腺激素的释放。仅用于甲亢危急抢救和甲亢手术前准备。

4. ^{131}I 放射性治疗。甲减为主要并发症。

5. 手术治疗。外科手术是治疗甲状腺功能亢进症的有效手段之一，手术的方式主要是甲状腺次全切除术。主要并发症是手术损伤导致甲状旁腺功能减退和喉返神经损伤，还有伤口出血、感染等。

6. 甲状腺危象的治疗。首先针对诱因治疗，如控制感染等；抑制甲状腺素的合成与释放，常首选丙基硫氧嘧啶600mg口服，以后每6小时给予200mg，待症状缓解后逐步减至一般治疗量；还可联合使用碘剂。使用普萘洛尔以减轻交感神经兴奋症状和抑制 T_4 转化为 T_3；氢化可的松50～100mg，加入5%～10%葡萄糖中静滴，6～8小时1次；予以物理降温。

七、中医辨证论治

1. 气滞痰凝证

证候：颈前肿胀，烦躁易怒，胸闷，两胁胀满，善太息，失眠，月经不调，腹胀便溏，舌质淡红，舌苔白腻，脉弦或弦滑。

治法：疏肝理气，化痰散结。

方药：逍遥散合二陈汤加减。

2. 肝火旺盛证

证候：颈前肿胀，眼突，烦躁易怒，易饥多食，手指颤抖，恶热多汗，面红烘热，心悸失眠，头晕目眩，口苦咽干，大便秘结，月经不调，舌质红，舌苔黄，脉弦数。

治法：清肝泻火，消瘿散结。

方药：龙胆泻肝汤加减。

3. 阴虚火旺证

证候：颈前肿大，眼突，心悸汗多，手颤，易饥多食，消瘦，口干咽燥，五心烦热，急躁易怒，失眠多梦，月经不调，舌质红，舌苔少，脉细数。

治法：滋阴降火，消瘿散结。

方药：天王补心丹加减。

4. 气阴两虚证

证候：颈前肿大，眼突，心悸失眠，手颤，消瘦，神疲乏力，气短汗多，口干咽燥，手足心热，纳差，大便溏薄，舌质红或淡红，舌苔少，脉细或细数无力。

治法：益气养阴，消瘿散结。

方药：生脉散加减。

第三十三节　甲状腺功能减退症

甲状腺功能减退症（简称甲减）是由多种原因导致甲状腺激素（TH）合成、分泌或生物效应不足所引起的代谢率减低的全身性疾病。临床特点有易疲劳、怕冷、反应迟钝、抑郁、心动过缓、厌食等全身性低代谢表现。其病理特征是黏多糖在组织和皮肤堆积，严重时表现为黏液性水肿。临床甲减的患病率为1%左右，女性较男性多见。

本病与中医学“瘿劳”相类似，可归属于“瘿病”等范畴。

一、西医病因与发病机制

病因及发病机制病因复杂，90%以上为原发性，垂体性和下丘脑性约占10%，其他少见。发病机制随病因和类型不同而异。成人甲减的主要病因有：

1. 自身免疫损伤

此为最常见的原因，多见于自身免疫性甲状腺炎，包括桥本甲状腺炎、萎缩性甲状腺炎、产后甲状腺炎等。

2. 甲状腺破坏

如131治疗、甲状腺大部或全部切除后等。

3. 慢性碘过量

少数高碘地区也可发生甲状腺肿和甲减，自身免疫性甲状腺炎的发病率也明显上升。亦可由服用含碘药物引起，如胺碘酮等。

4. 抗甲状腺药物应用

如硫脲类、咪唑类等。

二、中医病因病机

本病多由于先天不足，久病伤肾，情志内伤，饮食不节等，致正气内伤，阴阳失衡，脏腑功能失调而发病。

1. 先天不足，禀赋薄弱

肾为先天之本，主骨生髓。先天禀赋不足，则肾精亏虚，致五脏形体失养，脑髓失充，故见形体发育迟缓，智力发育迟滞，严重者可出现“五迟”“五软”的表现。

2. 饮食不节，脾失健运

忧愁思虑、饮食不节，损伤脾土，或外感邪气，耗伤中气，以致脾失健运，水湿内停，而出现纳呆腹胀、面浮肢肿。气血生化乏源，则倦怠乏力、少气懒言、语声低微等。

3. 久病伤肾，肾气衰微

久病伤肾，或素体虚弱，致肾精亏损，肾气虚衰，肾阳不足，致形体失温，脑髓失充，见神疲短气、畏寒肢冷、智能下降等。肾阳不足，可致心阳亏虚，心失所养，可见心慌心悸、胸闷气短。病久渐至阳气衰竭，而见嗜睡、神昏等危重情况。

本病乃由先天不足，后天久病失调，脏气亏虚，正虚邪留而致。本虚是本病的基本病机，气血阴阳皆虚，尤以气虚、阳虚为甚，病变日久，正虚留邪，可出现虚实夹杂之证。病位在颈前，与肾、脾、心、肝相关。

三、临床表现

甲状腺功能减退症的临床表现取决于起病年龄。成年型甲减主要影响代谢及脏器功能，发生于胎儿或婴幼儿时，大脑和骨髓的生长发育受阻，患儿身材矮小、智力低下。成年型甲状腺功能减退症中年女性多见，男女之比为1∶（5～10）。多数起病隐匿，进展缓慢。

1. 一般表现

易疲劳，怕冷，少汗，动作缓慢，食欲减退而体重增加，记忆力减退，智力低下，反应迟钝，嗜睡，精神抑郁。典型黏液性水肿的临床表现为表情淡漠，面色苍白，眼睑浮肿，唇厚舌大，全身皮肤干燥增厚、粗糙多脱屑，毛发脱落，指甲增厚变脆、多裂纹，踝部可出现非凹陷性浮肿。

2. 肌肉与骨关节

肌肉无力，肌强直、痉挛、疼痛，肌肉进行性萎缩。关节也常疼痛，偶有关节腔积液。

3. 心血管系统

心肌收缩力降低，心动过缓，心输出量下降。左室扩大，心包积液，致心浊音界扩大、心音减弱。本病易并发冠心病，但因心肌耗氧量减少，心绞痛在甲减时减轻。

4. 消化系统

厌食、腹胀、便秘常见，甚则发生麻痹性肠梗阻或黏液水肿性巨结肠。

5. 血液系统

由于甲状腺激素缺乏和肠道吸收障碍，可致各种类型贫血。

6. 内分泌系统

性欲减退，男性阳痿，女性多有月经过多或闭经、不孕、溢乳等。

7. 黏液性水肿昏迷

老年人多见，死亡率高，诱因为严重躯体疾病、中断TH替代治疗、寒冷、感染、手术和使用麻醉、镇静药等。临床表现为嗜睡，低温（<35℃），呼吸徐缓，心动过缓，血压下降，四肢肌肉松弛，反射减弱或消失，甚至昏迷、休克，心肾功能不全而危及生命。

四、实验室检查及其他检查

1. 甲状腺功能检查

血清 TSH 增高、FT_4降低是诊断原发性甲减的必备指标；TT_3和 FT_3可在正常范围，严重甲减时降低；只有 TSH 升高而 T_3、T_4正常，为亚临床甲减。

2. 甲状腺自身抗体

如甲状腺微粒体抗体、甲状腺球蛋白抗体等增高，表明甲减由自身免疫性甲状腺炎所致。

3. 其他检查

患者可有轻、中度贫血，血清总胆固醇升高，血清心肌酶 CK、LDH 可升高。心电图可见低电压，心脏彩超可见心包积液。

五、诊断与鉴别诊断

（一）诊断

本病可有甲状腺手术、放射治疗或抗甲状腺药物应用史，有自身免疫性甲状腺炎或垂体疾患。诊断的主要依据是甲状腺功能检查，如 FT_4降低，TSH 明显升高为原发性甲减；亚临床期仅 TSH 升高；FT_4降低，TSH 正常，考虑为继发性甲减。TRH 兴奋试验可助鉴别。

（二）鉴别诊断

1. 水肿

主要与特发性水肿相鉴别，甲状腺功能测定有助鉴别。

2. 贫血

与其他疾病引起的贫血相鉴别。

3. 低 T_3综合征

常见于慢性肝、肾疾病伴血浆蛋白低下者，主要表现血清 TT_3、FT_3水平减低，血清 T_4、TSH 水平正常。

4. 蝶鞍增大

应排除垂体瘤引起的垂体性甲减，有高泌乳素血症者应除外催乳素瘤。垂体瘤症候群与功能试验和 X 线检查等常有助于鉴别。

六、西医治疗

1. 甲状腺激素补充或替代

不论何种甲减均需要，永久性者需终身服用。

左甲状腺素（L-T_4）为首选药。该药半衰期 7 天，作用时间较长而稳定。起始量 25～50μg/d，每 1～2 周增加 25μg/d，直到达到最佳疗效，长期替代治疗维持量一般为 50～200μg/d，每日晨间服药 1 次。患缺血性心脏病者起始量宜小，调整剂量宜慢，防止诱发和加重心脏病。

补充甲状腺激素，重建下丘脑-垂体-甲状腺轴的平衡，一般需要 4～6 周。治疗初期为 4～6 周测定激素指标。治疗达标后，每 6～12 个月复查甲状腺激素指标。同时监测体重、心脏各项参数，避免药物过量加重绝经期后骨质疏松，增加中老年人心房纤颤的风险。

2. 亚临床甲减的处理

亚临床甲减引起的血脂异常，可以促进动脉粥样硬化的发生发展。部分亚临床甲减可发展为临床甲减。目前认为，高胆固醇血症患者，血清 TSH>10mU/L，需要给予 L-T_4治疗。

3. 对症治疗

有贫血者补充铁剂、维生素 B_{12}、叶酸等。胃酸不足者给予稀盐酸。但所有对症治疗的措施都必须在替代疗法的基础上进行，才可获效。

4. 黏液性水肿昏迷的治疗

（1）即刻补充 TH，首选左三碘甲腺原氨酸（L-T3）静脉注射，首次 40～120μg，以后每 6 小时 5～15μg，至病人清醒后改为口服；或首次静注 L-$T_4$300μg，以后每日注射 50μg，病人清醒后改口服。如无注射剂可以 T_3片剂每次 20～30μg，每 4~6 小时 1 次，或 T_4片剂（量同前），经胃管给药，清醒后口服。有心脏病者，起始量为一般用量的 1/5～1/4。

（2）氢化可的松，每天 200~300mg，静脉滴注，病人清醒及血压稳定后减量。

（3）保温，供氧，保持呼吸道通畅，必要时行气管切开。

(4) 根据需要补液，但补液量不宜过多。

(5) 控制感染，防治休克，治疗原发病。

七、中医辨证论治

1. 脾肾气虚证

证候：神疲乏力，少气懒言，反应迟钝，纳呆腹胀，面色萎黄，腰膝酸软，小便频数，大便溏，舌质淡，脉沉弱。

治法：益气健脾补肾。

方药：四君子汤合大补元煎加减。

2. 脾肾阳虚证

证候：神疲乏力，少气懒言，畏寒肢冷，腰膝酸软，性欲淡漠，男子阳痿，女子闭经或不孕，舌质淡暗，苔白，脉沉细而缓。

治法：温补脾肾。

方药：以脾阳虚为主者，附子理中丸加减；肾阳虚为主者，右归丸为主。

3. 心肾阳虚证

证候：形寒肢冷，面浮肢肿，心悸胸闷，腰膝酸软，阳痿闭经，舌质淡暗，苔白，脉迟缓。

治法：温补心肾，利水消肿。

方药：真武汤合苓桂术甘汤加减。

4. 阳气衰微证

证候：嗜睡、昏睡，甚至昏迷，肢软体凉，呼吸微弱，舌质淡，脉迟微弱，甚至脉微欲绝。

治法：益气回阳救逆。

方药：四逆加人参汤。可同时应用大剂量参附注射液。

第三十四节　糖尿病

糖尿病是由于胰岛素缺乏和（或）胰岛素生物作用障碍导致的一组以长期高血糖为主要特征的代谢性疾病。临床特征为多尿、多饮、多食及消瘦，同时伴有脂肪、蛋白质、水和电解质等代谢障碍，且可以并发眼、肾、神经、心脑血管等多脏器和组织的慢性损害，引起其功能障碍及衰竭。病情严重或应激时可发生急性代谢紊乱，如糖尿病酮症酸中毒、高渗高血糖综合征而危及生命。

本病可归属于中医学“消渴病”，并发症可归于“虚劳”“胸痹”“中风”“雀目”“疮痈”和“脱疽”等范畴。

一、西医病因与发病机制

（一）西医病因

1. 1 型糖尿病（type 1 diabetesmellitus，T_1DM）

绝大多数 T_1DM 是自身免疫性疾病，遗传因素和环境因素（病毒感染、化学毒性物质和饮食因素等）共同参与其发病过程。某些外界因素作用于有遗传易感性的个体，激活 T 淋巴细胞介导的一系列自身免疫反应，引起选择性胰岛 B 细胞破坏和功能衰竭，体内胰岛素分泌不足进行性加重，导致糖尿病。

2. 2 型糖尿病（type 2 diabetesmellitus，T_2DM）

T_2DM 也是复杂的遗传因素和环境因素（增龄、现代生活方式、营养过剩、体力活动不足、子宫内环境以及应激、化学毒物等）共同作用的结果。在遗传因素和上述环境因素共同作用下所引起的肥胖，特别是中心性肥胖，与胰岛素抵抗和 T_2DM 的发生有密切关系。

3. 特殊类型糖尿病

不同的单基因缺陷导致胰岛 B 细胞功能缺陷等。

4. 妊娠期糖尿病（gestational diabetes mellitus，GDM）

个体素质及内外环境因素的影响。

（二）发病机制

1. 1 型糖尿病

1 型糖尿病是以胰岛 B 细胞破坏、胰岛素分泌缺乏为特征的自身免疫性疾病。目前认为，其发生发展可分为 6 个阶段：①遗传学易感性。②启动自身免疫反应。③免疫学异常。④进行性胰岛 B 细胞功能丧失。⑤临床糖尿病。⑥发病后数年，胰岛 B 细胞完全破坏。

2. 2 型糖尿病

2 型糖尿病其发病与胰岛素抵抗和胰岛素分泌的相对性缺乏有关，两者皆呈不均一性。其发生发展可分为 4 个阶段：①遗传易感性。②高胰岛素血症和/或胰岛素抵抗。③糖耐量减低（impaired glucose tolerance，IGT）。④临床糖尿病。

二、中医病因病机

病因主要包括禀赋不足、饮食失节、情志失调、劳欲过度或外感热邪等。

1. 阴虚燥热

肺阴不足，肺热炽盛，耗液伤津而口干舌燥，烦渴多饮；治节失职，津液失布则尿频量多。胃热炽盛，则多食易饥，大便干燥；耗伤津血，肌肉失养，则形体消瘦。禀赋不足，阴精亏虚，或肝郁化火，下竭肾精，肾失开合固摄，水谷精微直趋下泄，尿多味甜。

2. 气阴两虚

燥热伤津耗气，而致气阴两虚。

3. 阴阳两虚

肾阴日损，肾阳亦衰，肾失固摄，肾气独沉，故小便频数，浑浊如膏；下元衰惫，约束无权，而饮一溲一；水谷之精微随尿下注，无以充养周身肌肤，则身体羸瘦；肾失气化，津不上承，故口渴饮少；肾中精气亏虚，耳轮焦干，腰膝酸软，面色黧黑；命门火衰，宗筋弛缓，则形寒肢冷，阳痿不举。

4. 痰瘀互结

肝郁脾虚，失于健运，痰湿内生。痰湿内阻，阻滞气机，血行瘀滞，痰瘀互结。痰瘀阻滞气机，则胸闷、脘痞、腹胀；痰瘀痹阻形体肌肉、四肢筋脉，则肢体酸胀、沉重或刺痛。

5. 脉络瘀阻

久病入络，致脉络瘀阻，血行郁滞，则面色晦暗，唇紫，舌有瘀斑，舌下青筋紫暗；血瘀胸中，不通则痛，则胸中闷痛；瘀阻形体四肢，则肢体麻木或刺痛，甚则趾节枯干焦黑而成脱疽。

消渴病的主要病位在肺、胃、肾，而以肾为关键。如肺燥阴虚，津液失于输布，则胃失濡润；胃热偏盛，则上灼肺津，下耗肾阴；肾阴不足，阴虚火旺，上炎肺胃，终致肺燥、胃热、肾虚三焦同病，多饮、多食、多尿三者并见。

本病基本病机为阴津亏损、燥热偏胜；以阴虚为本，燥热为标，两者互为因果，阴虚燥热，可变证百出。如因肺失滋养并发肺痨；肝肾精血不能上承于耳目，则并发白内障、雀目、耳聋；燥热内结，营阴被灼，脉络瘀阻，蕴毒成脓，则发为疮疖痈疽；阴虚燥热，炼液成痰，痰瘀阻络，或血溢脉外，发为中风偏瘫；阴损及阳，脾肾衰败，水湿潴留，饮溢肌肤，则发为水肿等。病情迁延日久可致气阴两虚，阴阳俱虚；亦可因阴虚津亏，血液黏滞或气虚无力运血而致脉络瘀阻。

三、临床表现与并发症

（一）临床表现

1. 代谢紊乱症状群：“三多一少”，即多尿、多饮、多食和体重减轻。可有皮肤瘙痒，尤其外阴瘙痒。血糖升高较快时可致视力模糊。

2. 反应性低血糖及昏迷：因进食后胰岛素分泌高峰延迟，餐后 3~5 小时血浆胰岛素水平不适当地升高而引起低血糖。

3. 急、慢性并发症或伴发病。

（二）分类

1. 1 型糖尿病

（1）自身免疫性 T_1DM（1A 型）　可以是轻度非特异性症状、典型“三多一少”症状或昏迷，取决于病情发展阶段。

1）起病：多数青少年患者起病较急，症状较明显；可出现糖尿病酮症酸中毒（diabetic ketoacidosis，DKA），危及生命；某些成年患者，起病缓慢，早期临床表现不明显，可经历一段或长或短的糖尿病不需胰岛素治疗的阶段（有称“成人隐匿性自身免疫性糖尿病”）。一般很快进展到糖尿病需用胰岛素控制血糖或维持生命。

2）特点：这类患者很少肥胖，但肥胖不排除本病可能性；血浆基础胰岛素水平低于正常，葡萄糖刺激后胰岛素分泌曲线低平；胰岛B细胞自身抗体检查可以阳性。

（2）特发性 T_1DM（1B型）

1）起病：通常急性起病。

2）特点：临床上表现为糖尿病酮症甚至酸中毒；胰岛B细胞功能明显减退甚至衰竭；胰岛B细胞自身抗体检查阴性；病因和发病机制有异质性，诊断时需排除单基因突变糖尿病和其他类型糖尿病。

2. 2型糖尿病

本病为一组异质性疾病，包含许多不同病因者；常有家族史。

1）起病：可发生在任何年龄，但多见于成人，常在40岁以后起病；多数发病缓慢，症状相对较轻。

2）特点：很少自发性发生DKA，但在感染等应激情况下也可发生DKA；T_2DM 的葡萄糖调节受损（impaired glucose regulation，IGR）和糖尿病早期不需胰岛素治疗的阶段一般较长；临床上大都有“代谢综合征”（肥胖症、血脂异常、脂肪肝、高血压、冠心病、IGT或 T_2DM 等疾病常同时或先后发生，并伴有高胰岛素血症）；有的早期患者以“反应性低血糖”为首发临床表现。

3. 某些特殊类型糖尿病

（1）青年人中的成年发病型糖尿病（maturity-onset diabetes of the young，MODY）　是一组高度异质性的单基因遗传病。主要临床特征：①有三代或以上家族发病史，且符合常染色体显性遗传规律。②发病年龄小于25岁。③无酮症倾向，至少5年内不需用胰岛素治疗。

（2）线粒体基因突变糖尿病　最早发现的是线粒体tRNA亮氨酸基因3243位点发生A→G点突变，引起胰岛B细胞氧化磷酸化障碍，抑制胰岛素分泌。其临床特点为：①母系遗传。②发病早，B细胞功能逐渐减退，自身抗体阴性。③身材多消瘦（BMI<24）。④常伴神经性耳聋或其他神经肌肉表现。

4. 妊娠期糖尿病（GDM）

妊娠过程中初次发现的任何程度的糖耐量异常，均可认为是GDM。GDM不包括妊娠前已知的糖尿病患者，后者称为“糖尿病合并妊娠”。GDM妇女分娩后血糖可恢复正常，但有若干年后发生 T_2DM 的高度危险性。此外，GDM患者中可能存在各种类型糖尿病，因此，应在产后6周复查，确认其归属及分型，并长期追踪观察。

（三）并发症

1. 急性并发症

（1）糖尿病酮症酸中毒（DKA）　是因各种诱因使体内胰岛素缺乏引起糖、脂肪、蛋白质代谢紊乱，出现以高血糖、高酮血症、代谢性酸中毒为主要表现的临床综合征。表现为烦渴、尿多、乏力、恶心呕吐、精神萎靡或烦躁、神志恍惚、嗜睡、昏迷，严重酸中毒时出现深大呼吸，呼吸有烂苹果味。

（2）高渗高血糖综合征　是因高血糖引起的血浆渗透压增高，以严重脱水和进行性意识障碍为特征的临床综合征。表现为烦渴、多尿，严重者出现脱水症状群，如皮肤干燥、口干、脉速、血压下降、休克、神志障碍、昏迷等。实验室检查血糖明显升高（>33.3mmol/L），血浆渗透压明显升高，血酮、尿酮正常。

2. 感染性并发症

（1）皮肤化脓性感染　糖尿病患者常发生疖、痈等皮肤化脓性感染，可反复发生，有时可引起败血症或脓毒血症。

（2）*真菌感染* 皮肤真菌感染如股癣、体癣常见；真菌性阴道炎和巴氏腺炎是女性患者常见并发症，多为白色念珠菌感染所致。

（3）*肺结核* 糖尿病合并肺结核的发生率较非糖尿病高。

（4）*泌尿道感染* 肾盂肾炎和膀胱炎多见于女性患者，反复发作可转为慢性。

3. 慢性并发症

（1）*大血管病变* 主要侵犯主动脉、冠状动脉、脑动脉、肾动脉、肢体外周动脉等。

1）糖尿病性冠心病：发病率是非糖尿病人的2~3倍。

2）糖尿病性脑血管病：其中脑出血少见，脑梗死居多，以多发性病灶和中、小脑梗死为特点，少数呈现短暂性脑缺血发作。

3）糖尿病下肢动脉硬化闭塞症：早期仅感下肢困倦、无力、感觉异常、麻木、膝以下发凉，继之出现间歇性跛行、静息痛，严重时发生下肢溃疡、坏疽。

（2）*微血管病变*

1）糖尿病肾病：是糖尿病肾衰竭的主要原因，是 T_1DM 的主要死因，在 T_2DM 其严重性仅次于心脑血管疾病。美国糖尿病协会（ADA）推荐筛查和诊断微量白蛋白尿采用测定即时尿标本的白蛋白/肌酐比率（2012 年），<30μg/mg、30~299μg/mg 和≥300μg/mg 分别为正常、微量白蛋白尿和大量白蛋白尿。糖尿病肾损害的发生、发展可分为 5 期：Ⅰ期为糖尿病初期，肾体积增大，肾小球入球小动脉扩张，肾血浆流量增加，肾小球内压增加，肾小球滤过率（GFR）明显升高。Ⅱ期肾小球毛细血管基底膜增厚，尿白蛋白排泄率（UAER）多数正常，可间歇性增高（如运动后、应激状态），GFR轻度增高。Ⅲ期为早期肾病，出现微量白蛋白尿，即 UAER 持续在 20~200μg/min（正常<10μg/min），GFR 仍高于正常或正常。Ⅳ期为临床肾病，尿蛋白逐渐增多，UAER>200μg/min，即尿白蛋白排出量>300mg/24h，相当于尿蛋白总量>0.5g/24h，GFR 下降，可伴有水肿和高血压，肾功能逐渐减退。Ⅴ期为尿毒症，多数肾单位闭锁，UAER 降低，血肌酐升高，血压升高。

2）糖尿病性视网膜病变：视网膜改变可分为6期，分属两大类：①背景性视网膜病变：Ⅰ期见微血管瘤、小出血点；Ⅱ期出现硬性渗出；Ⅲ期出现棉絮状软性渗出。②增殖性视网膜病变：Ⅳ期见新生血管形成、玻璃体积血；Ⅴ期出现纤维血管增殖、玻璃体机化；Ⅵ期出现牵拉性视网膜脱离、失明。当出现增殖性视网膜病变时，常伴有糖尿病肾病及神经病变。

3）糖尿病心肌病：心脏微血管病变和心肌代谢紊乱可引起心肌广泛灶性坏死，诱发心力衰竭、心律失常、心源性休克和猝死。

（3）*神经系统并发症*

1）周围神经病变：通常为对称性，下肢较上肢严重，病情缓慢。临床表现为肢端感觉异常，分布如袜子或手套状，伴麻木、针刺、热灼、疼痛，后期可出现运动神经受累，肌力减弱甚至肌肉萎缩和瘫痪。

2）自主神经病变：临床表现为瞳孔改变（缩小且不规则、光反射消失、调节反射存在），排汗异常（无汗、少汗或多汗），胃排空延迟（胃轻瘫）、腹泻（饭后或午夜）、便秘，直立性低血压、持续心动过速、心搏间距延长，以及残尿量增加、尿失禁、尿潴留、阳痿等。

3）中枢神经系统并发症：神志改变；缺血性脑卒中；脑老化加速及老年性痴呆危险性增高等。

（4）*糖尿病足* 又称糖尿病性肢端坏疽。表现为下肢疼痛、感觉异常和间歇性跛行，皮肤溃疡、肢端坏疽。

（5）*其他* 糖尿病还可引起视网膜黄斑病、白内障、青光眼等其他眼部并发症；皮肤病也很常见。

四、实验室检查及其他检查

(一) 糖代谢异常严重程度或控制程度的检查

1. 尿糖

尿糖阳性只是提示血糖值超过肾糖阈(大约10mmol/L),因而尿糖阴性不能排除糖尿病可能;并发肾脏病变时,肾糖阈升高,虽然血糖升高,但尿糖阴性;妊娠期肾糖阈降低时,虽然血糖正常,尿糖可阳性。

2. 血糖

血糖升高是诊断糖尿病的主要依据。

3. 葡萄糖耐量(OGTT)

当血糖高于正常范围而又未达到诊断糖尿病标准时,须进行OGTT。OGTT应在清晨空腹进行,成人口服75g无水葡萄糖或82.5g含一分子水的葡萄糖,溶于250~300mL水中,5~10分钟内饮完,空腹及开始饮葡萄糖水后2小时测静脉血浆葡萄糖。儿童服糖量按每千克体重1.75g计算,总量不超过75g。

4. 糖化血红蛋白(GHbA1)和糖化血浆白蛋白

GHbA1是葡萄糖或其他糖与血红蛋白的氨基发生非酶催化反应(一种不可逆的蛋白糖化反应)的产物,其量与血糖浓度呈正相关。GHbA1有a、b、c三种,以GHbA1c(A1c)最为主要。由于红细胞在血循环中的寿命约为120天,因此A1c反映患者近8~12周总的血糖水平,为糖尿病控制情况的主要监测指标之一。血浆蛋白(主要为白蛋白)同样也可与葡萄糖发生非酶催化的糖化反应而形成果糖胺,其形成的量与血糖浓度相关,正常值为1.7~2.8mmol/L。由于白蛋白在血中浓度稳定,其半衰期为19天,故果糖胺反映患者近2~3周内总的血糖水平,为糖尿病患者近期病情监测的指标。

(二) 胰岛B细胞功能检查

1. 血浆胰岛素和C-肽测定

(1) 血浆胰岛素 血浆胰岛素正常参考值:早晨空腹基础水平为35~145pmol/L(5~20mU/L),餐后30~60分钟胰岛素水平上升至高峰,为基础值的5~10倍,3~4小时恢复到基础水平。T_1DM病人胰岛素分泌绝对减少,空腹及餐后胰岛素值均低于正常,进餐后胰岛素分泌无增加;T_2DM病人胰岛素测定可以正常或呈高胰岛素血症结果。

(2) C-肽水平 与血浆胰岛素测定意义相同,且不受外源胰岛素影响,故能较准确反映胰岛B细胞功能,特别是糖尿病病人接受胰岛素治疗时更能够精确判断细胞分泌胰岛素的能力。

2. 其他检测B细胞功能的方法

(1) 葡萄糖-胰岛素释放试验 可了解胰岛素释放第一时相。

(2) 胰升糖素-C肽刺激试验 反映B细胞储备功能等,可根据患者的具体情况和检查目的而选用。

(三) 并发症检查

根据病情需要选用血脂、肝肾功能等常规检查,急性严重代谢紊乱时的酮体、电解质、酸碱平衡检查,心、肝、肾、脑、眼科以及神经系统的各项辅助检查等。

(四) 有关病因和发病机制的检查

GADA、ICA及IA-2抗体的联合检测;胰岛素敏感性检查等。1型糖尿病自身抗体多阳性。

五、诊断与鉴别诊断

(一) 诊断

1. 糖尿病诊断以静脉血浆血糖异常作为依据,应注意单纯空腹正常不能排除糖尿病,应加验餐后血糖,必要时进行OGTT。目前我国采用1999年WHO糖尿病标准。

2. 空腹血糖(FPG)≥7.0mmol/L。空腹的定义是至少8小时未摄入热量。

3. OGTT 2小时血糖≥11.1mmol/L。试验应按照世界卫生组织(WHO)的标准进行,用75g无水葡萄糖溶于水作为糖负荷。

4. 有高血糖的典型症状或高血糖危象，随机血糖≥11.1mmol/L。

5. 如无明确的高血糖症状，结果应重复检测确认。

（二）鉴别诊断

1. 与其他原因所致的尿糖阳性鉴别

（1）肾性糖尿　因肾糖阈降低所致，尿糖阳性，但血糖及 OGTT 正常。

（2）甲状腺功能亢进症、胃空肠吻合术后　因糖类在肠道吸收快，可引起进食后 0.5～1 小时血糖过高，出现糖尿，但 FPG 和 2 小时 PG 正常。

（3）弥漫性肝病　葡萄糖转化为肝糖原功能减弱，肝糖原贮存减少，进食后 0.5～1 小时血糖过高，出现糖尿，但 FPG 偏低，餐后 2～3 小时血糖正常或低于正常。

（4）急性应激状态　急性应激状态下胰岛素拮抗激素（如肾上腺素、促肾上腺皮质激素、肾上腺皮质激素和生长激素）分泌增加，可使糖耐量减低，出现一过性血糖升高、尿糖阳性，应激过后可恢复正常。

（5）药物对糖耐量的影响　有服用噻嗪类利尿药、呋塞米、糖皮质激素、口服避孕药、阿司匹林、吲哚美辛、三环类抗抑郁药等药物史。停药后可恢复。

2. 继发性糖尿病

（1）胰腺炎、胰腺癌、肢端肥大症（或巨人症）、皮质醇增多症、嗜铬细胞瘤　可分别引起继发性糖尿病或糖耐量异常，但均有相应疾病的症状和体征。

（2）长期服用大量肾上腺皮质激素　可引起类固醇糖尿病，服药史可资鉴别。

六、西医治疗

（一）糖尿病教育

对糖尿病患者来说，应通过教育达到下列目的：①认识自己所患糖尿病的类型及其并发症；②正确掌握饮食治疗和调整食谱的基本技能；③认识控制不良的严重后果及控制的重要性；④能自行观察病情，自我监测血糖、血压，并能初步调整饮食和药物；⑤能自己注射胰岛素，并初步调整剂量；⑥能识别、预防和及时处理低血糖；⑦能主动与医护人员配合，定期复查。

（二）饮食治疗

1. 总热量的制订

（1）计算标准体重　标准体重（kg）= 身高（cm）－105。

（2）计算每日所需总热量　①成人休息状态下每千克标准体重 105～125kJ（25～30kcal）。②轻体力劳动 125.5～146kJ（30～35kcal）。③中度体力劳动 146～167kJ（35～40kcal）。④重体力劳动 167kJ（40kcal）。儿童、孕妇、乳母、营养不良和消瘦，以及伴有消耗性疾病者酌情增加；肥胖者酌减，使病人恢复至标准体重的±5%左右。

2. 合理分配三大营养物质

糖尿病病人每日饮食中三大营养物质占全日总热量的比例：糖类含量占 50%～60%，蛋白质占 15%，脂肪约占 30%。糖尿病肾病患者蛋白量酌减；儿童、孕妇、营养不良或伴有消耗性疾病者蛋白量酌增。三餐分配：1/5、2/5、2/5 或 1/3、1/3、1/3；也可分四餐：1/7、2/7、2/7、2/7。

提倡食用粗制米、面和一定量杂粮，严格限制或避免蔗糖、葡萄糖、蜜糖及其制品。限制食物的脂肪量，少食动物脂肪，尽量用植物油代替。

3. 补充治疗

没有明确的证据显示糖尿病人群维生素或矿物质的补充是有益的。不建议常规补充抗氧化剂，如维生素 E、维生素 C 和胡萝卜素，因为缺乏有效性和安全性的证据。

4. 酒精

成年糖尿病患者，如果想饮酒，每日饮酒量应适度。

（三）体育锻炼

应进行有规律的合适运动。T_1DM 病人餐后运动量不宜过大，时间不宜过长。

①应鼓励糖尿病或糖尿病前期的所有儿童每天至少 60 分钟的体力活动。②成年糖尿病患者应该每周至少进行 150 分钟中等强度有氧运动（最大心率的 50%～70%），每周至少 3 天，不能连续超过两天不运动。③鼓励无禁忌证的 2 型糖尿病患者每周进行至少两次耐力锻炼。

（四）自我监测血糖

成人的血糖目标：①已有证据显示，AIC 降低到 7%左右或以下可减少糖尿病微血管并发症。如果在诊断糖尿病后立即良好控制血糖，可以减少远期大血管疾病。多数非妊娠成人合理的 AIC 控制目标是<7%。②部分无明显低血糖或其他治疗副作用的患者，建议更严格的 AIC 目标（<6.5%）或许也是合理的。这些患者或许包括那些糖尿病病程较短、预期寿命较长和无明显心血管疾病的患者。③对于有严重低血糖病史、预期寿命有限、有晚期微血管或大血管病并发症、有较多的伴发病以及尽管实施了糖尿病自我管理教育（DSME）、适当的血糖监测、应用了包括胰岛素在内的多种有效剂量的降糖药物，而血糖仍难达标者的病程较长的糖尿病患者，较宽松的 AIC 目标是合理的。

每 2～3 个月定期查糖化血红蛋白，了解血糖总体控制情况，调整治疗。每年 1～2 次全面复查，了解血脂以及心、肾、神经和眼底情况。

（五）口服药治疗

1. 磺脲类

主要作用机理为促进胰岛素释放，增强靶组织细胞对胰岛素的敏感性，抑制血小板凝集，减轻血液黏稠度。

（1）适应证　T_2DM 经饮食及运动治疗后不能使病情获得良好控制的病人。

（2）禁忌证　T_1DM、T_2DM 合并严重感染、DKA、高渗性昏迷、进行大手术、肝肾功能不全，以及合并妊娠的病人。

（3）使用方法　极小剂量开始，于餐前 30 分钟口服，老年人尽量用短、中效药物，以免发生低血糖。代表药为格列喹酮、格列美脲等。

（4）不良反应　低血糖，恶心、呕吐、消化不良，胆汁淤积性黄疸，肝功能损害，贫血，皮肤过敏，体重增加，心血管系统疾患等。

2. 双胍类

主要作用机理为增加周围组织对葡萄糖的利用，抑制葡萄糖从肠道吸收，增加肌肉内葡萄糖的无氧酵解，抑制糖原的异生，增加靶组织对胰岛素的敏感性。

（1）适应证　如果没有禁忌证，且能够耐受，二甲双胍是 2 型糖尿病起始治疗的首选药物。尤其是无明显消瘦的患者以及伴血脂异常、高血压或高胰岛素血症的患者，作为一线用药，可单用或联合其他药物。T_1DM 与胰岛素联合应用可能减少胰岛素用量和血糖波动。

（2）禁忌证　肝、肾、心、肺功能减低以及高热患者；慢性胃肠病、慢性营养不良、消瘦者不宜使用；T_1DM 不宜单独使用；T_2DM 合并急性代谢紊乱、严重感染、外伤、大手术者，及孕妇、哺乳期妇女等；对药物过敏或严重不良反应者；酗酒者；肌酐清除率<60mL/min 时，不宜使用。

（3）使用方法　二甲双胍每次 250～500mg，每天 2～3 次，每天最大剂量不超过 2g，餐中服用减少不良反应

（4）不良反应　胃肠道反应、皮肤过敏反应、乳酸性酸中毒。

3. α-糖苷酶抑制剂

主要作用机理为延缓小肠葡萄糖吸收，降低餐后血糖。

（1）适应证　空腹血糖正常而餐后血糖高者。

（2）禁忌证　胃肠道功能障碍，严重肝肾功能不全，儿童，孕妇，哺乳期妇女。

（3）使用方法　小剂量开始，于餐中第一口服。代表药为阿卡波糖、伏格列波糖。

(4) 不良反应　胃肠道反应。

4. 噻唑烷二酮

主要作用机理为增强靶组织对胰岛素的敏感性，减少胰岛素抵抗。

(1) 适应证　使用其他降糖药物效果不佳的 T_2DM 患者，特别是胰岛素抵抗患者。

(2) 禁忌证　T_1DM，儿童，孕妇，哺乳期妇女，有心脏病、心力衰竭倾向或肝脏病。

(3) 使用方法　小剂量开始，每日 1 次或 2 次。代表药为罗格列酮和吡格列酮。

(4) 不良反应　水肿、体重增加。

5. 格列奈类

主要作用机理为改善早相胰岛素分泌。

(1) 适应证　T_2DM 早期餐后高血糖阶段，或以餐后高血糖为主的老年患者。

(2) 禁忌证　同磺脲类。

(3) 使用方法　小剂量开始，于餐前或进餐时口服。代表药为瑞格列奈、那格列奈和米格列奈。

(4) 不良反应　同磺脲类。

（六）胰岛素治疗

1. 适应证

①T_1DM 替代治疗。②T_2DM 患者经饮食及口服降糖药治疗未获得良好控制。③T_2DM 糖尿病无明显诱因出现体重显著下降者，应该尽早使用胰岛素治疗。④新诊断的 T_2DM，GHbA1c>9%或空腹血糖>11. 1mmol/L，首选胰岛素。⑤糖尿病酮症酸中毒、高血糖高渗压综合征和乳酸性酸中毒伴高血糖者。⑥各种严重的糖尿病其他急性或慢性并发症。⑦糖尿病手术、妊娠和分娩。⑧某些特殊类型糖尿病。

2. 常用类型

①根据来源不同：动物胰岛素、人胰岛素、人胰岛素类似物。②根据作用时间：短效胰岛素、中效胰岛素、长效胰岛素和预混胰岛素。

3. 使用原则及方法

①胰岛素治疗应在综合治疗基础上进行。②胰岛素剂量取决于血糖水平、B 细胞功能缺陷程度、胰岛素抵抗程度、饮食和运动状况等，一般从小剂量开始，根据血糖情况逐渐调整。③力求模拟生理性胰岛素分泌模式（持续性基础分泌和进餐后胰岛素分泌迅速增加）。④强化治疗后空腹血糖仍较高，其原因有：黎明现象，指夜间血糖控制良好，黎明出现血糖升高，可能与清晨皮质醇等激素分泌不平衡有关；Somogyi 现象，指夜间有低血糖未被察觉，导致体内胰岛素拮抗激素增加，继发晨起血糖升高。故夜间多次测定血糖，有助于鉴别早晨高血糖原因。

4. 不良反应

主要不良反应是低血糖反应，其他包括过敏反应、胰岛素性水肿、屈光不正、注射部位脂肪营养不良等。

（七）其他

DPP-Ⅳ 抑制剂、SGLT-2 抑制剂、GLP-1 受体激动剂越来越受到临床关注；胰岛移植和胰岛细胞移植多用于 T_1DM 患者。

（八）并发症的治疗

1. 急性并发症

(1) 糖尿病酮症酸中毒

1）补液：恢复血容量为首要的治疗措施，必须立即进行。在治疗开始应快速补充生理盐水，具体用量及速度因人而异。如无心功能不全，在前 2 小时输入 1000～2000mL 液体，以后根据血压、心率、尿量及末梢循环情况，决定补液量和速度。一般每 4～6 小时补液 1000mL。第 1 个 24 小时补液 4000～5000mL，如严重脱水者应达 6000～8000mL，但高龄、心功能不全者，则应减慢补液速度或在中心静脉压监护下调整滴速。

2）胰岛素治疗：采用小剂量胰岛素治疗方案，即 0. 1U/（kg · h）持续滴注（应另建输液途径）。每 1～2 小时查血糖 1 次，当血糖降至 13. 9mmol/L，改用 5%葡萄糖液，并按每 2～4g 葡萄糖加 1 单位短效胰岛素滴注，使血糖水平稳定在较安全范围后过渡到常规皮下注射。

3）纠正酸碱平衡失调：中等度以下的酸中毒

不必补碱，因使用胰岛素后，抑制酮体产生，酸中毒即可逐渐纠正。严重的酸中毒可抑制呼吸中枢，降低胰岛素的敏感性，应适当补碱。当二氧化碳结合力降至4.5~6.7mmol/L，给予5%碳酸氢钠100~125mL直接推注或稀释成等渗溶液静脉滴注。

4）补钾：本症患者均有不同程度缺钾（因呕吐、多尿等）。但治疗前因血液浓缩、酸中毒时，钾从细胞内转移至细胞外，故血钾可正常，甚至明显增高。治疗后因补充血容量、注射胰岛素、纠正酸中毒，血钾可迅速下降。如不注意及时补钾，可引起心律失常，甚至心跳骤停。因此，必需定时监测血钾、心电图和尿量，及时调整补钾量和速度。

5）去除诱因和处理并发症：如感染、休克、心功能不全、肾功能不全、脑水肿等应积极处理，严密观察病情变化。

（2）高血糖高渗综合征　治疗与酮症酸中毒相似，补液、小剂量胰岛素滴注、补钾等。

2. 慢性并发症

（1）糖尿病患者血压应控制在130/80mmHg以下；如尿蛋白排泄量达到1g/24h，血压应控制低于125/75mmHg，首选血管紧张素转换酶抑制剂（ACEI）或血管紧张素Ⅱ受体阻滞剂（ARB），常需多种降压药物联合应用。

（2）调脂治疗的首要目标是LDL-C<2.6mmol/L，首选他汀类药物；TG>4.5mmol/L，应首选贝特类药物，以减少急性胰腺炎的风险。阿司匹林可用于冠心病二级预防。

（3）早期糖尿病肾病应用ACEI或ARB除可降低血压外，还可减轻微量白蛋白尿；减少蛋白质摄入量对早期肾病及肾功能不全的防治均有利，临床肾病（Ⅳ期）要以优质蛋白为主，GFR下降后进一步加用复方α-酮酸。尽早给予促红细胞生成素（EPO）纠正贫血，治疗维生素D-钙磷失衡。尽早进行透析治疗，注意残余肾功能的保存。

（4）糖尿病视网膜病变可使用羟苯磺酸钙，应由专科医生对糖尿病视网膜病变定期进行检查，必要时尽早应用激光光凝治疗，争取保存视力。

（5）周围神经病变通常在综合治疗的基础上，采用甲钴胺、前列腺素类似物、醛糖还原酶抑制剂、肌醇以及对症治疗等可改善症状。

（6）糖尿病足强调注意预防，防止外伤、感染，积极治疗血管病变和末梢神经病变。

七、中医辨证论治

1. 阴虚燥热证

（1）上消（肺热伤津证）

证候：烦渴多饮，口干舌燥，尿频量多，多汗，舌边尖红，苔薄黄，脉洪数。

治法：清热润肺，生津止渴。

方药：消渴方加减。

（2）中消（胃热炽盛证）

证候：多食易饥，口渴多尿，形体消瘦，大便干燥，苔黄，脉滑实有力。

治法：清胃泻火，养阴增液。

方药：玉女煎加减。

（3）下消（肾阴亏虚证）

证候：尿频量多，浑浊如脂膏，或尿有甜味，腰膝酸软，乏力，头晕耳鸣，口干唇燥，皮肤干燥，瘙痒，舌红少苔，脉细数。

治法：滋阴固肾。

方药：六味地黄丸加减。

2. 气阴两虚证

证候：口渴引饮，能食与便溏并见，或饮食减少，精神不振，四肢乏力，体瘦，舌质淡红，苔白而干，脉弱。

治法：益气健脾，生津止渴。

方药：七味白术散加减。

3. 阴阳两虚证

证候：小便频数，浑浊如膏，甚则饮一溲一，面色黧黑，耳轮焦干，腰膝酸软，形寒畏冷，阳痿不举，舌淡苔白，脉沉细无力。

治法：滋阴温阳，补肾固涩。

方药：金匮肾气丸加减。

4. 痰瘀互结证

证候：“三多”症状不明显，形体肥胖，胸

脘腹胀，肌肉酸胀，四肢沉重或刺痛，舌暗或有瘀斑，苔厚腻，脉滑。

治法：活血化瘀祛痰。

方药：平胃散合桃红四物汤加减。

5. 脉络瘀阻证

证候：面色晦暗，消瘦乏力，胸中闷痛，肢体麻木或刺痛，夜间加重，唇紫，舌暗或有瘀斑，或舌下青筋紫暗怒张，苔薄白或少苔，脉弦或沉涩。

治法：活血通络。

方药：血府逐瘀汤加减。胸闷痛甚加檀香、砂仁、薤白；肢痛甚加全蝎、乌梢蛇搜风通络止痛。

6. 并发症

（1）疮痈

证候：消渴易并发疮疡痈疽，反复发作或日久难愈，甚则高热神昏，舌红，苔黄，脉数。

治法：清热解毒。

方药：五味消毒饮合黄芪六一散加减。

（2）白内障、雀目、耳聋

证候：初期视物模糊，渐至昏蒙，直至失明；或夜间不能视物，白昼基本正常；也可出现暴盲。或见耳鸣、耳聋，逐渐加重。

治法：滋补肝肾，益精养血。

方药：杞菊地黄丸、羊肝丸、磁朱丸加减。

八、预防

预防工作分为三级：一级预防是避免糖尿病发病；二级预防是及早检出并有效治疗糖尿病；三级预防是延缓和/或防治糖尿病的发病。提倡合理饮食，经常运动，防治肥胖。

第三十五节　血脂异常

血脂异常通常指血清中胆固醇（TC）、甘油三酯（TG）、低密度脂蛋白胆固醇（LDL-C）水平升高，高密度脂蛋白胆固醇（HDL-C）水平降低。血脂必须与蛋白质结合以脂蛋白形式存在，才能在血液循环中运转，故血脂异常表现为脂蛋白异常血症。临床上常见形体肥胖、肢体沉重、乏力、消化不良甚至眩晕、心慌及胸闷等。

本病可归属于中医学“脂浊”范畴。

一、西医病因

人体内血浆脂蛋白代谢可分为外源性和内源性代谢途径。外源性代谢途径是指饮食摄入的胆固醇（TC）和甘油三酯（TG）在小肠中合成乳糜微粒（CM）及其代谢过程；内源性代谢途径是指由肝脏合成极低密度脂蛋白（VLDL），然后转变为中密度脂蛋白和低密度脂蛋白（LDL），低密度脂蛋白被肝脏或其他器官代谢的过程。此外，还有一个胆固醇逆转运途径，即高密度脂蛋白（HDL）将胆固醇从周围组织转运到肝脏进行代谢再循环。从发病方式来看，血脂异常可分为两类：原发性血脂异常和继发性血脂异常。

1. 原发性血脂异常

其发病机制尚未明确，通常认为与脂代谢相关基因缺陷和获得性因素有关。

（1）部分由先天性基因缺陷所致，表现为家族性高胆固醇血症。

（2）获得性因素：高脂肪、高胆固醇、高脂肪酸饮食；体重增加；增龄；不良的生活习惯（高糖膳食、吸烟等）。

2. 继发性血脂异常

由于某些全身性疾病或药物所引起的血浆TC或TG升高，伴或不伴血浆高密度脂蛋白-胆固醇（HDL-C）浓度降低。

（1）全身系统性疾病：糖尿病、甲状腺功能减退、肾病。肝胆系统疾病如胆道结石、胆汁性肝硬化等。

（2）药物：如糖皮质激素、噻嗪类利尿剂、β受体阻滞剂等。

（3）雌激素缺乏等。

二、中医病因病机

中医认为，本病病因多为素体肥胖，加之饮食不节，恣食肥甘，过逸少动，情致不畅或年老体衰，先天禀赋不足等，致脾胃虚弱，脾气亏虚则水谷精微运化转输无力，水谷精微失于输布，化为膏脂和水湿，湿浊日久又能滋生湿热，酝酿生痰；或素体肝肾亏虚，脾病及肾，肾阳虚衰，水液失于蒸腾气化，水湿内停，泛于肌肤，阻滞经络；或土壅木郁，肝失疏泄，气滞血瘀等，痰浊、湿热、瘀血等结成膏脂，聚集体内。痰浊膏脂淤积，致血脂升高而发为此病。

本病病位在脾、肾、肝；多为本虚标实。本虚指脏腑亏虚，标实是痰浊瘀血，病变多延及全身脏腑经脉。其主要病机是肝脾肾亏虚，痰浊瘀血，阻滞经脉，而致膏脂布化失度。

三、临床表现

血脂异常可见于不同年龄、性别的人群，某些家族性血脂异常可发生于婴幼儿。血脂异常的临床表现主要包括：

1. 黄色瘤、早发性角膜环和脂血症眼底病变

由于脂质局部沉积所引起，其中以黄色瘤较为多见。黄色瘤是一种异常的局限性皮肤隆起，颜色可为黄色、橘黄色或棕红色，多成结节、斑块或丘疹形状，质地一般柔软，最常见的是眼睑周围扁平黄色瘤。早发性角膜环可出现于40岁以下，多伴有血脂异常。严重的高甘油三酯血症可产生脂血症眼底病变。

2. 动脉粥样硬化

脂质在血管内皮沉积引起动脉粥样硬化，引起早发性和进展迅速的心脑血管和周围血管病变。某些家族性血脂异常可见于青春期前发生冠心病，甚至心肌梗死。

四、实验室检查

无论有无临床表现，血脂异常主要依据患者血脂水平做出诊断。根据《中国成人血脂异常防治指南（2016修订版）》可进行如下检查。

1. 血脂

血清TC或TG水平增高。

（1）血清胆固醇　TC <5.20mmol/L为合适范围；TC 5.2～6.19mmol/L为边缘升高；TC≥6.2mmol/L为升高。

（2）甘油三酯　TG≥2.3mmol/L为升高。

2. 脂蛋白

LDL-C水平升高，HDL-C水平降低。

（1）低密度脂蛋白-胆固醇　LDL-C 3.4～4.09mmol/L为边缘升高；≥4.1mmol/L为升高。

（2）高密度脂蛋白-胆固醇　HDL-C < 1.0mmol/L为降低。

五、诊断

1. 病史

原发性血脂异常者部分有家族史。继发性血脂异常者常有糖尿病、肾病、肝胆系统疾病史或不良饮食习惯及引起高脂血症的药物应用史。

2. 体征

①形体肥胖。②出现黄斑瘤、腱黄瘤、皮下结节状黄色瘤。③高脂血症性眼底病变、角膜环。

3. 辅助检查

无论有无临床表现，血脂异常主要依据患者血脂水平做出诊断。（具体标准见实验室检查）

六、西医治疗

（一）治疗原则

临床上对继发性血脂代谢异常的治疗，主要是治疗基础疾病，基础疾病得到控制或治愈，继发的血脂代谢异常，也会得到控制和治愈。原发性血脂代谢异常的治疗，首先包括饮食控制、增加运动、戒烟限酒等，疗效不明显者，可应用药物或其他治疗。

（二）控制目标

根据ASCVD危险程度决定干预措施是防治血脂异常的核心策略。LDL-C升高是导致

ASCVD 发病的关键因素，将降低 LDL-C 作为首要干预靶点。符合下列任意条件者，可直接列为高危或极高危人群。极高危：ASCAD 患者。高危：LDL-C≥4.9mmol/L 或 TC≥6.2mmol/L；糖尿病患者 1.8mmol/L≤LDL-C<4.9 mmol/L 或 3.1 mmol/L≤TC<7.2mmol/L。

目标值：1. 极高危者 LDL-C<1.8 mmol/L；2. 高危者 LDL-C<2.6 mmol/L；3. 中危和低危者 LDL-C<3.4 mmol/L。4. LDL-C 基线值较高不能达目标值者，LDL-C 至少降低 50%。极高危患者 LDL-C 基线在目标值以内者，LDL-C 仍应降低 30%左右。

（三）生活方式干预

血脂异常明显受饮食及生活方式的影响，饮食治疗和戒烟、限酒、控制体重等是治疗血脂异常的基础措施。

1. 饮食治疗 建议每日摄入胆固醇小于 300 mg，脂肪摄入应优先选择富含多不饱和脂肪酸的食物（如深海鱼、鱼油、植物油）。选择使用富含膳食纤维和低升糖指数的碳水化合物替代饱和脂肪酸，其中添加糖摄入不应超过总能量的 10%。

2. 增加运动 建议每周 5~7 天、每次 30 min 中等强度代谢运动。对于 ASCVD 患者应先进行运动负荷试验，充分评估其安全性后，再进行身体活动。

（四）药物治疗

他汀类药物能显著降低心血管事件风险，他汀类药物是血脂异常药物治疗的基石。一般高 TC 血症首选他汀类。高 TG 血症首选贝特类。混合性高脂血症。如果以 TC 和 LDL-C 增高为主，首选他汀类。以 TG 增高为主，首选贝特类。单药效果不佳时可考虑联合用药。

1. HMG-CoA 还原酶抑制剂（他汀类） 能够抑制胆固醇合成限速酶 HMG-CoA 还原酶，减少胆固醇合成，继而上调细胞表面 LDL 受体，加速血清 LDL 分解 代谢。他汀类药物适用于高胆固醇血症、混合性高脂血症和 ASCVD 患者。起始宜应用中等强度他汀类药物，根据个体调脂疗效和耐受情况，适当调整剂量，若胆固醇水平不能达标，与其他调脂药物联合使用。中等强度他汀类药物（每日剂量可降低 LDL-C 25%~50%）：阿托伐他汀（10~20mg）、瑞舒伐他汀（5~10mg）、普伐他汀（40mg）、辛伐他汀（20~40mg）。高强度他汀类药物（每日剂量可降低 LDL-C≥50%）：阿托伐他汀（40~80mg）、瑞舒伐他汀（20mg）。

他汀类药物多晚上一次服用，取得预期疗效后应继续长期应用。主要不良反应为肝功能异常转氨酶升高，升高达正常值上限 3 倍以上及合并总胆红素升高患者，应减量或停药。少数患者出现肌痛、肌炎和横纹肌溶解，患者有肌肉不适乏力，且连续检测肌酸激酶呈进行性升高时，应减少他汀类剂量或停药。

2. 贝特类 通过激活过氧化物酶体增殖物激活受体增强脂蛋白脂酶的作用，而降低血清 TG 水平和升高 HDL-C 水平。常用的贝特类药物有：非诺贝特片每次 0.1 g，每日 3 次；苯扎贝特每次 0.2 g，每日 3 次。常见不良 反应与他汀类药物类似，包括肝脏、肌肉和肾毒性等

3. 胆固醇吸收抑制剂 与小肠壁上特异的转运蛋白结合，选择性地强效抑制小肠胆固醇和植物甾醇的吸收，与他汀类联合应用，可有效降低 LDL-C 水平。常用药物：依折麦布 10mg，每天一次，安全性和耐受性良好。其不良反应轻微且多为一过性，主要表现为头疼和消化道症状，与他汀类联用也可发生转氨酶增高和肌痛等副作用。禁用于妊娠期和哺乳期。

4. 普罗布考 通过进入 LDL 颗粒核心中，影响脂蛋白代谢使 LDL 易通过非受体途径被清除。普罗布考常用剂量为每次 0.5g，每日 2 次。主要适用于高胆固醇血症，尤其是 黄色瘤患者，有减轻皮肤黄色瘤的作用 。常见不良反应为 胃肠道反应，也可引起头晕、头痛、失眠、皮疹等。

5. 胆酸螯合剂 胆酸螯合剂为碱性阴离子交

换树脂，可阻断肠道内胆汁酸中胆固醇的重吸收。常用药物：考来烯胺每次 5 g，每日 3 次；考来替泊每次 5 g，每日 3 次；与他汀类联用，可明显提高调脂疗效。常见不良反应有胃肠道不适、便秘和影响某些药物的吸收。

6. 烟酸类 烟酸也称作维生素 B3，属人体必需维生素。大剂量时具有降低 TC、LDL-C 和 TG 以及升高 HDL-C 的作用。缓释片常用量为每次 1~2 g，每日 1 次。从小剂量 0.375~0.5 g/d 开始，睡前服用；4 周后逐渐加量至最大常用剂量。最常见的不良反应是颜面潮红，其他有肝脏损害、高尿酸血症、高血糖、棘皮症和消化道不适等。

7. 高纯度鱼油制剂 鱼油主要成份为 n-3 脂肪酸即 ω-3 酸 脂肪酸。常用剂量为每次 0.5~1.0 g，每日 3 次，主要用于治疗高 TG 血症 。不良反应少见。

七、中医辨证论治

1. 胃热滞脾证

证候：多食，消谷善饥，形体壮实，脘腹胀满，面色红润，心烦头晕，口干口苦，胃脘灼痛、嘈杂，得食则缓，舌红，苔黄腻，脉弦滑。

治法：清胃泄热。

方药：保和丸合小承气汤加减。

2. 气滞血瘀证

证候：胸部憋气或胸部刺痛，固定不移，动则尤甚，舌质紫暗，或有瘀斑，舌苔薄白，脉弦。

治法：活血祛瘀，行气止痛。

方药：血府逐瘀汤合失笑散加减。

3. 痰浊中阻证

证候：形体肥胖，肢体困重，食少纳呆，腹胀纳呆，胸腹满闷，头晕神疲，大便溏薄，舌体胖，边有齿痕，苔白腻，脉滑。

治法：健脾化痰降浊。

方药：导痰汤加减。

4. 肝肾阴虚证

证候：头目胀痛，视物昏眩，耳鸣健忘，口苦咽干，五心烦热，腰膝酸软，颧红盗汗，舌红，苔少，脉细数。

治法：滋养肝肾。

方药：杞菊地黄汤加减。

5. 脾肾阳虚证

证候：畏寒肢冷，腰膝腿软，面色淡白，大便溏薄，腹胀纳呆，耳鸣眼花，腹胀不舒，舌淡胖，苔白滑，脉沉细。

治法：温补脾肾。

方药：附子理中汤加减。

6. 肝郁脾虚证

证候：精神抑郁或心烦易怒，肢体倦怠乏力，口干口苦，胸胁闷痛，脘腹胀满吐酸，纳食不香，月经不调，舌红，苔白，脉弦细。

治法：疏肝解郁，健脾和胃。

方药：逍遥散加减。

第三十六节 高尿酸血症与痛风

痛风（gout）是由多种原因引起的嘌呤代谢紊乱和（或）尿酸排泄障碍所导致的一种晶体性关节炎。临床表现为高尿酸血症，特征性急、慢性关节炎反复发作，痛风石，间质性肾炎，尿酸性尿路结石等，严重者可出肾功能不全。本病以中年人为最多见，40~50 岁是发病的高峰，男性发病率多于女性。

本病可归属于中医学“痹证”范畴。

一、西医病因与发病机制

（一）西医病因

痛风分为原发性和继发性两大类。

1. 原发性痛风

有一定的家族遗传性。与肥胖、糖尿病、胰岛素抵抗、血脂异常、动脉硬化和冠心病等关系密切。

2. 继发性痛风

发生于其他疾病过程中，如肾脏病、血液病，或由于服用某些药物、肿瘤放化疗等多种原因引起尿酸生成增多，或排出减少所致。

（二）发病机制

高尿酸血症及痛风的发生主要是尿酸排泄减少或生成增多，有时两种机制同时存在。体液中的尿酸处于过饱和状态，可导致尿酸盐结晶、沉积，而引起反应性关节炎等痛风的组织学改变，并可形成痛风石疾病。

二、中医病因病机

内因为先天不足，正气亏虚，腠理不密，卫外失固；外因为风、寒、湿、热之邪，乘虚侵袭人体经络、肌肉、筋脉，致气血运行不畅，不通则痛。此外还有诱因，常为受寒劳累，或饮食不节、酗酒厚味，或遭受外伤等。

1. 风寒湿阻

风寒湿热，侵袭人体，以致风、寒、湿邪侵袭人体，留注肌肉、筋骨、关节、经络，气血运行不畅，不通则痛而发为本病。

2. 风湿热郁

风热之邪与湿相并，郁而化热，均可导致风、寒、湿、热之邪痹阻肌肉、筋骨、关节、经络而发病。

3. 痰瘀痹阻

病久耗伤气血，损伤阴液，气虚血瘀，津聚痰凝，痰瘀互结，经络痹阻，出现关节肿大，强直畸形，屈伸不利。

4. 肝肾亏虚

正气亏虚，卫外失固，风、寒、湿、热之邪内侵肌肉、筋骨、关节，邪气留恋，气血凝滞，脉络痹阻而成。

本病病位在四肢关节，与肝、脾、肾相关。基本病机为正气不足，外邪侵袭机体，经脉痹阻，不通则痛。早期病性多属实，常见湿热蕴结；久病不愈则脉络瘀阻，津液凝聚，痰浊瘀血闭阻经络；邪留日久则脏腑受损，出现虚实夹杂之证。本病的急性期多为湿热蕴结，恢复期则多为寒湿阻络。后期可内损脏腑，并发有关脏腑病证，尤以肾气受损多见。肾元受损，气化失司，则水湿内停，外溢肌肤，而成水肿。湿浊内停，郁久化热，湿热煎熬，可成石淋。若肾气衰竭，水毒潴留，可为肾劳之证。

三、临床表现

痛风患者中95%为男性，初次发作年龄一般为40岁以后，但近年来有年轻化趋势；女性患者大多出现在绝经期后。部分有痛风家族史，多有漫长的高尿酸血症史。按照痛风的自然病程可分为无症状期、急性期、间歇期、慢性期。

1. 无症状期

仅有持续性或波动性高尿酸血症而无临床症状。

2. 急性关节炎期

通常是首发症状。多于春秋季节发病，典型发作起病急骤，凌晨关节疼痛惊醒、进行性加重、剧痛如刀割样或咬噬样，疼痛于24~48小时达到高峰。踇趾及第一跖趾关节最易受累，其次依次为踝、足跟、膝、腕、指、肘等关节。首次发作多为单关节炎，偶有双侧同时或先后受累；60%~70%首发于第一跖趾关节。局部红、肿、热、痛，功能受限，触痛明显。可伴有发热、头痛、恶心、心悸、寒战、不适及白细胞升高、血沉增快等全身表现。

3. 痛风石及慢性关节炎期

痛风石（tophi）是痛风的特征性临床表现，常见于耳轮、跖趾、指间和掌指关节，常为多关节受累，且多见于关节远端，表现为关节肿胀、僵硬、畸形及周围组织的纤维化和变性。

4. 肾脏病变

（1）*痛风性肾病*　是由尿酸盐结晶沉积于肾

组织引起的慢性间质性炎症。早期可出现间歇性蛋白尿，随着病程进展，出现持续性蛋白尿，夜尿增多、等渗尿，晚期可出现高血压、氮质血症等肾功能不全表现；大量尿酸结晶沉积于肾小管、集合管、肾盂、输尿管，造成广泛严重的尿路阻塞，表现为少尿、无尿、急性肾功能衰竭，尿中可见大量尿酸结晶和红细胞。

（2）*尿酸性尿路结石* 较小者呈沙砾状随尿排出，可无感觉。较大者梗阻尿路，引起肾绞痛、血尿、肾盂肾炎、肾盂积水等。纯尿酸结石，X线常不显影，少部分与草酸钙、磷酸钙等混合可显示结石阴影。

四、实验室检查及其他检查

1. 血尿酸测定

正常男性 150～380μmol/L（2.5～6.4mg/dL）；女性 100～300μmol/L（1.6～5.0mg/dL）。

2. 尿尿酸测定

低嘌呤饮食 5 天后，24 小时尿尿酸>3.6mmol（600mg），为尿酸生成过多；如<3.6mmol 而血尿酸≥416μmol/L，为尿酸排泄减少。

3. 滑囊液检查

急性关节炎期，行关节穿刺抽取滑液，在偏振光显微镜下，滑液中或白细胞内有负性双折光针状尿酸盐结晶，阳性率约为90%。穿刺或活检痛风石内容物，可发现同样形态的尿酸盐结晶。本项检查具有确诊意义，为痛风诊断的“金标准”。

4. X 线检查

急性期可见软组织肿胀；慢性期可见关节间隙狭窄、关节面不规则、痛风石沉积，典型者骨质呈类圆形穿凿样或虫噬样缺损、边缘呈尖锐的增生钙化，为尿酸盐侵蚀骨质所致。严重者出现脱位、骨折。

5. 超声检查

X 线检查对尿酸性结石不能显影，但超声检查对尿酸性结石及混合性结石均能显影。

五、诊断与鉴别诊断

（一）诊断标准

1. 男性和绝经后女性血尿酸>420μmol/L（7.0mg/dL）、绝经前女性>350μmol/L（5.8mg/dL）可诊断为高尿酸血症。

2. 中老年男性如出现特征性关节炎表现、尿路结石或肾绞痛发作，伴有高尿酸血症应考虑痛风。关节液穿刺或痛风石活检证实为尿酸盐结晶可做出诊断。X 线检查、CT 或 MRI 扫描对明确诊断具有一定的价值。急性关节炎期诊断有困难者，秋水仙碱试验性治疗有诊断意义。

（二）鉴别诊断

1. 继发性高尿酸血症或痛风

具有以下特点：

（1）儿童、青少年、女性和老年人更多见。

（2）高尿酸血症程度较重。

（3）40%的患者 24 小时尿尿酸排出增多。

（4）肾脏受累多见，痛风肾、尿酸结石发生率较高，甚至发生急性肾衰竭。

（5）痛风性关节炎症状往往较轻或不典型。

（6）有明确的相关用药史。

2. 关节炎

（1）*类风湿关节炎* 青、中年女性多见，四肢近端小关节常呈对称性梭形肿胀畸形，晨僵明显。血尿酸不高，类风湿因子阳性，X 线片出现凿孔样缺损少见。

（2）*化脓性关节炎与创伤性关节炎* 前者关节囊液可培养出细菌；后者有外伤史。两者血尿酸水平不高，关节囊液无尿酸盐结晶。

（3）*假性痛风* 系关节软骨钙化所致，多见于老年人，膝关节最常受累。血尿酸正常，关节滑囊液检查可发现有焦磷酸钙结晶或磷灰石，X 线可见软骨呈线状钙化或关节旁钙化。

3. 肾结石

高尿酸血症或不典型痛风可以肾结石为最先表现，继发性高尿酸血症者尿路结石的发生率更高。纯尿酸结石能被X线透过而不显影，所以对尿路平片阴性而B超阳性的肾结石患者应常规检查血尿酸并分析结石的性质。

六、西医治疗

（一）一般治疗

1. 控制饮食

应避免高嘌呤食物。严格戒饮各种酒，每日饮水应在2000mL以上。

2. 避免诱因

避免暴食酗酒、受凉受潮、过度疲劳、精神紧张，穿鞋要舒适，防止关节损伤，慎用影响尿酸排泄的药物等。

3. 防治伴发疾病

同时治疗伴发的血脂异常、糖尿病、高血压病、冠心病、脑血管病等。

（二）急性期治疗

急性发作时应卧床休息，抬高患肢，避免关节负重，并立即给予抗炎药物治疗。

1. 秋水仙碱

此为治疗痛风急性发作的特效药，可抑制炎性细胞趋化，对制止炎症、止痛有特效。静脉给药可产生严重的不良反应，如骨髓抑制、肾衰竭、弥散性血管内溶血、肝坏死、癫痫样发作甚至死亡，国内极少静脉给药。肾功能不全者应慎用。

2. 非甾体抗炎药（NSAID）

包括吲哚美辛、萘普生、布洛芬、保泰松等。最常见的副作用是胃肠道症状，可能加重肾功能不全，影响血小板功能等。活动性消化性溃疡者禁用。

3. 糖皮质激素

主要用于秋水仙碱和非甾体抗炎药无效或不能耐受者。

（三）发作间歇期和慢性期治疗

应从小剂量开始，逐渐加至治疗量，起效后改为维持量。

1. 促进尿酸排泄药

本类药主要抑制肾小管对尿酸盐的重吸收，从而促进尿酸排泄。常用的药物有丙磺舒、磺吡酮及苯溴马隆等。服药期间宜大量饮水，保持尿量在2000mL以上，并服用碳酸氢钠每日3～6g，碱化尿液。

2. 抑制尿酸合成药

主要有别嘌醇。副作用主要是：胃肠道反应、皮疹、药物热、骨髓抑制、肝肾功能损害等。肾功能不全者，应减量使用。

3. 其他治疗

关节活动障碍者，可进行理疗或体疗。

（四）肾脏病变的治疗

在积极控制血尿酸水平的基础上，碱化尿液，多饮多尿。对于痛风性肾病，在使用利尿剂时，应避免运用影响尿酸排泄的噻嗪类利尿剂如速尿、利尿酸等，可选择螺内酯（安体舒通）等。或选用碳酸酐酶抑制剂乙酰唑胺，既利尿又可碱化尿液。降压可用血管紧张素转化酶抑制剂，避免使用减少肾脏血流量的β受体阻滞剂和钙拮抗剂。

七、中医辨证论治

1. 风寒湿阻证

证候：肢体关节疼痛，屈伸不利，或呈游走性疼痛，或疼痛剧烈，痛处不移，或肢体关节重着，肿胀疼痛，肌肤麻木，阴雨天加重，舌苔薄白，脉弦紧或濡缓。

治法：祛风散寒，除湿通络。

方药：蠲痹汤加减。

2. 风湿热郁证

证候：关节红肿热痛，痛不可触，遇热痛甚，得冷则舒，病势较急，兼发热，口渴，心烦，汗出不解，舌质红，苔黄或黄腻，脉滑数。

治法：清热除湿，祛风通络。

方药：白虎加桂枝汤加减。

3. 痰瘀痹阻证

证候：关节肿痛，反复发作，时轻时重，甚至关节肿大，僵直畸形，屈伸不利，或皮下结节，破溃流浊，舌质紫暗或有瘀点、瘀斑，苔白腻或厚腻，脉细涩。

治法：化痰祛瘀，通络止痛。

方药：桃红饮加减。

4. 肝肾亏虚证

证候：关节肿痛，反复发作，缠绵不愈，或关节呈游走性疼痛，或酸楚重着，麻木不仁，甚则僵直畸形，屈伸不利，腰膝酸痛，神疲乏力，舌质淡，苔白，脉细或细弱。

治法：补益肝肾，祛风通络。

方药：独活寄生汤加减。

八、预防与调护

1. 参加体育锻炼，减轻体重，增强体质，增加抗病能力。

2. 避免过度劳累、紧张，穿鞋要舒适，勿使关节损伤。

3. 改善居住环境，避免湿冷。

4. 患者应多饮水，使每日尿量不小于2000mL，以有利于体内尿酸的排泄。

5. 控制饮食，避免暴饮暴食及辛辣的食物。米、面、水果、多数蔬菜、奶、蛋均属低嘌呤食物，可作为主要食品，而动物内脏、鱼子、鱼、海米、蟹黄、肉类、花生米、扁豆、豌豆、菠菜、芹菜、菜花等食品含嘌呤及嘌呤前体较多，应加以限制。严格禁止饮酒。

第三十七节 类风湿关节炎

类风湿关节炎是一种以侵蚀性关节炎为主要表现的全身性自身免疫性疾病。

本病与中医学的“痹症”相似，属于“痛痹”“痛风”“历节”“历节病”“白虎历节病”等范畴。

一、西医病因病理

（一）病因

类风湿关节炎是一种抗原驱动、T细胞介导及遗传相关的自身免疫病。感染和自身免疫反应是类风湿关节炎的中心环节，而遗传、神经内分泌和环境因素增加了患者的易感性。

1. 感染因素

已经证明，一些病毒和细菌微生物可通过其体内的抗原性蛋白或多肽片段介导患者的自身免疫反应。

2. 遗传因素

本病有一定遗传倾向，分子生物学检测发现，RA病人中的HLA-DR4阳性率明显高于正常人群，且其表达量与病情严重程度呈正比。

3. 其他因素

内分泌、寒冷、潮湿、疲劳、外伤、吸烟及精神刺激均可能诱导易感个体发生类风湿关节炎。

（二）病理

类风湿关节炎的基本病理改变为滑膜炎。滑膜与软骨连接处，滑膜细胞增生显著，新生血管尤为丰富，形成许多绒毛突入关节腔内，覆于软骨表面，称为血管翳。它可阻断软骨从关节腔滑液中吸取营养，并释放金属蛋白酶类，是造成关节骨质破坏的病理学基础。血管炎可以发生在关节外的任何组织，类风湿结节是血管炎的一种表现，常见于关节伸侧受压部位的皮下组织，但也可见于肺。

二、中医病因病机

正气虚弱是本病发病的内在因素，凡禀赋不足、劳逸失度、情志失调、饮食所伤等均易受外邪侵袭；感受风寒湿热之邪，是本病发病的外在因素，疾病日久不愈，邪气内陷脏腑，可导致肝肾不足、气血亏损等正虚邪恋之候。

1. 禀赋不足，肾精亏虚

先天不足，骨失所养，外邪乘虚而入；或房劳过度，肾精不足；或病久阴血暗耗，阴虚血少，成为发病的内在基础。

2. 湿热痹阻

湿热内蕴，痰瘀阻滞，湿热痰瘀相互蕴结，阻于经脉，气血瘀滞，阻遏气机，终致湿热痰瘀痹阻经络，流注骨节，出现骨节强直，身体屈曲，甚至畸形等表现。

3. 阴虚内热

湿热伤阴，阴虚血热湿热内生，蕴结为毒，攻注骨节，热与血结，或邪热灼伤血脉，或热伤阴津，血脉干涩，均可导致血瘀。

4. 寒热错杂

由于居住潮湿、涉水冒雨、冷热交错等原因，风寒湿邪乘虚侵入，痹阻经络，流于关节。风寒湿邪，留恋不去，郁闭阳气日久，可郁而化热化火，变生热毒，阻滞血脉，流注关节而发病。

5. 痰瘀互结，经脉痹阻

邪痹经脉，络道阻滞，影响气血津液运行输布，血滞为瘀，津停为痰，致痰瘀互结，流注关节，经脉痹阻。

6. 肝肾亏损，邪痹筋骨

痹病日久，耗伤气血，损及肝肾，肝主筋，肾主骨，肝肾亏虚，筋骨失荣。

本病多因禀赋不足、感受外邪引起关节、经络的痹阻，不通而痛。病位在关节、经络，与肝、肾有关。急性期以标实为主，多为寒湿、湿热、痰浊、瘀血内阻，缓解期以肝肾不足为主，或虚实夹杂。

三、临床表现

（一）临床特点

多以缓慢、隐袭方式发病。受累关节以腕关节、掌指关节和近端指间关节最常见，其次为足、膝、踝、肘、肩、颈、颞颌及髋关节。

（二）关节表现

1. 晨僵

经夜间休息后，晨起时受累关节出现较长时间的僵硬、胶黏着样感觉，一般持续 1 小时以上。其持续时间长短反映滑膜炎症的严重程度。

2. 疼痛与压痛

疼痛及压痛往往是出现最早的表现。最常出现的部位为腕、掌指关节、近端指间关节，其次是趾、膝、踝、肘、肩等关节。多呈对称性、持续性，但时轻时重。疼痛的关节往往伴有压痛。

3. 肿胀

呈对称性，以腕、掌指关节、近端指间关节、膝关节最常受累。

4. 关节畸形

多见于较晚期患者，可为关节骨质破坏造成的纤维性强直或骨性强直，也可为关节周围肌腱、韧带受损，肌肉痉挛或萎缩，致使关节不能保持正常位置，而出现关节脱位或半脱位。常见的有手指关节的尺侧偏斜、鹅颈样畸形、纽扣花畸形等。

5. 关节功能障碍

美国风湿病学会将其分为 4 级：①Ⅰ级：能照常进行日常生活和工作。②Ⅱ级：能生活自理，并参加一定工作，但活动受限。③Ⅲ级：仅能生活自理，不能参加工作和其他活动。④Ⅳ级：生活不能自理。

（三）关节外表现

1. 类风湿结节

类风湿结节是本病较特异的皮肤表现，多在关节的隆突部位及皮肤的受压部位，常提示疾病处于活动阶段。

2. 类风湿血管炎

重症患者可见出血性皮疹，或指（趾）端坏疽、皮肤溃疡、巩膜炎等。但本病的血管炎很少累及肾脏。

3. 肺

多伴有咳嗽、气短症状，并有 X 线片异常改变。

4. 心脏

可伴发心包炎、心肌炎和心内膜炎。通过超声心动图检查可发现约30%患者有心包积液，但多无临床症状。极少数患者出现心包填塞。

5. 神经系统

除因类风湿血管炎和类风湿结节造成脑脊髓实质及周围神经病变外，还可因颈椎脱位造成脊髓、脊神经根以及椎动脉受压，引发相应的临床症状、体征，故神经系统表现复杂多样。

6. 其他

可伴发有发热、乏力、贫血，以及口干、眼干等表现。

四、实验室检查及其他检查

1. 血象

有轻度至中度贫血。活动期血小板可增高，白细胞总数及分类大多正常。

2. 炎性标志物

血沉和C反应蛋白（CRP）常升高，并且与疾病的活动度相关。

3. 自身抗体

检测自身抗体有利于RA与其他炎性关节炎如银屑病关节炎、反应性关节炎和退行性关节炎的鉴别。

（1）类风湿因子（RF）　70%患者IgM型RF阳性，其滴度一般与本病的活动性和严重性呈比例。

（2）抗瓜氨酸化蛋白抗体（ACPA）　是一类针对含有瓜氨酸表位自身抗原的抗体统称，包括抗核周因子（APF）、抗角蛋白抗体（AKA）、抗聚角蛋白微丝蛋白抗体（AFA）、抗环瓜氨酸肽抗体（抗CCP）等，其中抗CCP抗体敏感性和特异性较高，对早期诊断有一定意义，尤其是血清RF阴性、临床症状不典型的患者。

4. 关节滑液

正常人关节腔内滑液不超过3.5mL，类风湿关节炎时滑液增多，微混浊，黏稠度降低，呈炎性特点，滑液中白细胞升高。

5. 关节影像学检查

（1）X线平片　对RA诊断、关节病变分期、病变演变的监测均很重要。初诊至少应摄手指及腕关节的X线片，早期可见关节周围软组织肿胀影、关节端骨质疏松（Ⅰ期）；进而关节间隙变窄（Ⅱ期）；关节面出现虫蚀样改变（Ⅲ期）。晚期可见关节半脱位和关节破坏后的纤维性和骨性强直（Ⅳ期）。

（2）CT及MRI　它们对诊断早期RA有帮助。

五、诊断与鉴别诊断

（一）诊断

典型病例按美国风湿病学会1987年修订的分类标准，共7项：①晨僵持续至少1小时（≥6周）。②3个或3个以上关节肿胀（≥6周）。③腕关节或掌指关节或近端指间关节肿胀（≥6周）。④对称性关节肿胀（≥6周）。⑤类风湿皮下结节。⑥手和腕关节的X线片有关节端骨质疏松和关节间隙狭窄。⑦类风湿因子阳性（该滴度在正常的阳性率<5%）。

上述7项中，符合4项即可诊断为类风湿关节炎。

（二）鉴别诊断

1. 骨关节炎

本病特点：①发病年龄多在50岁以上。②主要累及膝、髋等负重关节和手指远端指间关节。③关节活动后疼痛加重，经休息后明显减轻。④血沉轻度增快，RF阴性。⑤X线显示关节边缘呈唇样骨质增生或骨疣形成。

2. 痛风性关节炎

本病特点：①患者多为中年男性。②关节炎的好发部位为第一跖趾关节。③高尿酸血症。④关节附近或皮下可见痛风结节。⑤血清自身抗体阴性。

3. 强直性脊柱炎

本病特点：①青年男性多见，起病缓慢。②主要侵犯骶髂关节及脊柱，或伴有下肢大关节的非对称性肿胀和疼痛。③X 线片可见骶髂关节侵蚀、破坏或融合。④ 90%~95%患者 HLA-B27 阳性而 RF 为阴性。⑤有家族发病倾向。

4. 系统性红斑狼疮

早期出现手部关节炎时，须与 RA 相鉴别。本病特点：①X 线检查无关节骨质改变。②多为女性。③常伴有面部红斑等皮肤损害。④多数有肾损害或多脏器损害。⑤血清抗核抗体和抗双链 DNA 抗体显著增高。

六、西医治疗

（一）一般治疗

强调患者教育及整体和规范治疗的理念。包括营养支持、适度休息、急性期关节制动、恢复期关节功能锻炼、配合适当物理治疗等。

（二）药物治疗

主要包括非甾体抗炎药（NSAIDs）、改善病情的抗风湿药（DMARDs）、糖皮质激素、植物药制剂和生物制剂。

1. 非甾体抗炎药（NSAIDs）

此类药物主要是抑制环氧化酶（COX）活性，减少前列腺素合成而具抗炎、止痛、退热及减轻关节肿胀的作用，是临床最常用的 RA 治疗药物，能有效缓解症状，但不能控制病情进展，不应单独使用。常用 NSAIDs 类药物有：①布洛芬。②萘普生。③双氯芬酸：50mg，2 次/日。

近年的研究发现，环氧化酶有两种异构体，即 COX-1 和 COX-2。选择性 COX-2 抑制剂与传统 NSAIDs 类药物相比，胃肠道不良反应明显减少，但可能增加心血管事件的发生率。常用药物：①塞来昔布：100mg，2 次/日。②依托考昔：120mg，1 次/日。

用药应遵循个体化原则，一种药物服用两周以上，疗效仍不明显者，可改用另外一种 NSAIDs 类药物，不宜联合应用。由于同时抑制胃黏膜合成生理性前列腺素，所以常有胃肠道不良反应如腹痛，严重者可致出血、穿孔，故临床使用时宜合用保护胃黏膜药物。活动性溃疡禁用，心血管病、肝病、肾病慎用。经治疗关节肿痛及晨僵消失后，可停用非甾体抗炎药物。

2. 改善病情的抗风湿药（DMARDs）及免疫抑制剂

改善病情的抗风湿药（DMARDs）及免疫抑制剂一般起效缓慢，对疼痛的缓解作用较差，但能延缓或阻止关节的侵蚀及破坏。

（1）*甲氨蝶呤（MTX）* 常用剂量 7.5~20mg，每周 1 次，一次口服、肌内注射或静脉注射。疗程至少半年。因为该药疗效肯定，费用低，所以是目前治疗 RA 的首选药之一。主要不良反应为骨髓抑制，用药期间应定期做血常规检查。

（2）*柳氮磺吡啶（SSZ）* 常用剂量每日 1.5~3.0g，分两次服用。宜从小剂量每日 500mg 开始。不良反应有恶心、食欲下降、皮疹。对磺胺过敏者禁用。

（3）*来氟米特（LEF）* 常用剂量 10~20mg，1 次/日。不良反应有腹泻、肝酶增高、皮疹、白细胞下降等。服药期间应定期查血常规和肝功能。

（4）*抗疟药（antimalarials）* 氯喹 250mg，1 次/日；羟氯喹 200mg，1~2 次/日。长期服用可引起视网膜病变，严重者可致失明，服药半年左右应查眼底。

（5）*青霉胺（DP）* 开始剂量 125mg，2~3 次/日，如无不良反应，每 2~4 周剂量加倍，每日剂量可达 250~500mg。用药过程中如症状有改善，可改用小量维持，疗程约 1 年。该药毒副作用较多，大剂量时尤需密切观察。

（6）*金制剂（gold salt）* 口服制剂为金诺芬，每日剂量 6mg，分两次服，3 个月后起效，常见的不良反应有腹泻、瘙痒等。适于早期或轻型患者。

（7）*环孢素 A（cyclosporin A，CysA）* CysA 的主要优点为很少有骨髓抑制，可用于病情较重或病程长及有预后不良因素的 RA 患者。常用剂量 1~3mg/（kg·d）。主要不良反应有高血压、肝肾毒性、胃肠道反应、齿龈增生及多毛等。不良反应的严重程度、持续时间与剂量和血药浓度有关。服药期间应查血常规、血肌酐和血压等。

3. 糖皮质激素

糖皮质激素（简称激素）能迅速改善关节肿痛和全身症状。在重症 RA 伴有心、肺或神经系统等受累的患者，可给予短效激素，其剂量依病情严重程度而定。针对关节病变，如需使用，通常为小剂量激素（泼尼松≤7.5mg/d），仅适用于少数 RA 患者。激素可用于以下几种情况：①伴有血管炎等关节外表现的重症 RA。②不能耐受 NSAIDs 的 RA 患者作为"桥梁"治疗。③其他治疗方法效果不佳的 RA 患者。④伴局部激素治疗指征（如关节腔内注射）。激素治疗 RA 的原则是小剂量、短疗程。使用激素必须同时应用 DMARDs。在激素治疗过程中，应补充钙剂和维生素 D。

关节腔注射激素有利于减轻关节炎症状，但过频的关节腔穿刺可能增加感染风险，并可发生类固醇晶体性关节炎。

4. 植物药制剂

（1）雷公藤总苷　对缓解关节肿痛有效，是否减缓关节破坏尚乏研究。每日剂量30~60mg，分 3 次服。病情缓解后逐步减量。本药长期使用对性腺有一定毒性。对未婚未育患者慎用。

（2）白芍总苷　常用剂量为600mg，每日2~3 次。对减轻关节肿痛有效。其不良反应较少，主要有腹痛、腹泻、纳差等。

（3）青藤碱　常用剂量 20~60mg，每日 3 次。可减轻关节肿痛，常见不良反应有皮肤瘙痒、皮疹和白细胞减少等。

5. 生物制剂

可治疗 RA 的生物制剂主要包括肿瘤坏死因子（TNF）-α 拮抗剂、白细胞介素（IL）1 和 IL-6 拮抗剂、抗 CD20 单抗以及 T 细胞共刺激信号抑制剂等。

（三）外科治疗

急性期采用滑膜切除术，可使病情得到一定缓解，但容易复发，必须同时应用 DMARDs 药物治疗。晚期患者关节畸形、失去功能者，可采用关节成形术或关节置换术，改善关节功能，有利于提高患者生活质量。

七、中医辨证论治

1. 活动期

（1）湿热痹阻证

证候：发热，口苦，饮食无味，纳呆或有恶心，泛泛欲吐，关节肿痛以下肢为重，全身困乏无力，下肢沉重酸胀，浮肿或有关节积液，舌苔黄腻，脉滑数。

治法：清热利湿，祛风通络。

方药：四妙丸加减。

（2）阴虚内热证

证候：午后或夜间发热，盗汗或兼自汗，口干咽燥，手足心热，关节肿胀疼痛，小便赤涩，大便秘结，舌质干红，少苔，脉细数。

治法：养阴清热，祛风通络。

方药：丁氏清络饮加减。

（3）寒热错杂证

证候：低热，关节灼热疼痛，或有红肿，形寒肢凉，阴雨天疼痛加重，得温则舒，舌质红，苔白，脉弦细或数。

治法：祛风散寒，清热化湿。

方药：桂枝芍药知母汤加减。

2. 缓解期

（1）痰瘀互结证

证候：关节肿痛且变形，屈伸受限，或肌肉刺痛，痛处不移，皮肤失去弹性，按之稍硬，肌肤紫暗，面色黧黑，或有皮下结节，肢体顽麻，舌质暗红或有瘀点、瘀斑，苔薄白，脉弦涩。

治法：活血化瘀，祛痰通络。

方药：身痛逐瘀汤合指迷茯苓丸加减。

（2）肝肾亏损证

证候：形体消瘦，关节变形，肌肉萎缩，骨节烦疼、僵硬，活动受限，筋脉拘急，或筋惕肉瞤，腰膝酸软无力，眩晕，心悸气短，指甲淡白，舌淡苔薄，脉细弱。

治法：益肝肾，补气血，祛风湿，通经络。

方药：独活寄生汤加减。

第三十八节　系统性红斑狼疮

系统性红斑狼疮（SLE）是自身免疫介导的、以免疫性炎症为突出表现的弥漫性结缔组织病，是一种累及多系统、多器官，临床表现复杂，病程迁延反复的自身免疫性疾病。

本病与中医学的“蝶疮流注”相似，可归属于“阴阳毒”“虚劳”等范畴。

一、西医病因病理与发病机制

（一）病因

1. 遗传素质

SLE 存在遗传的易感性。

2. 环境因素

①阳光：紫外线使皮肤上皮细胞出现凋亡，新抗原暴露而成为自身抗原。②药物、化学试剂、微生物病原体等：某些化学药品（如肼苯哒嗪、青霉胺、磺胺类等）、某些食物成分（如苜蓿芽）等都可能诱发 SLE。

3. 雌激素

SLE 以女性占绝对多数，男∶女为 1∶(8～10)；育龄期、妊娠期发病率明显增加。

（二）病理

坏死性血管炎是造成多系统损害的病理学基础。

1. 受损器官的特征性改变是：

（1）苏木紫小体（细胞核受抗体作用变性为嗜酸性团块）。

（2）洋葱皮样病变，即小动脉周围有显著向心性纤维增生，明显表现于脾中央动脉，以及心瓣膜的结缔组织反复发生纤维蛋白样变性，而形成赘生物。

2. 本病患者几乎都有肾组织病变。WHO 将狼疮肾炎分型如下：①正常或轻微病变型。②系膜病变型。③局灶增殖型。④弥漫增殖型。⑤膜性病变型。⑥肾小球硬化型。

（三）发病机制

免疫系统紊乱贯穿 SLE 的整个发病过程，自身抗体可以与循环中的自身抗原形成免疫复合物而致病。免疫复合物的形成和沉积是 SLE 发病的主要机制。

二、中医病因病机

本病因先天禀赋不足，肝肾阴亏，精血不足，加之情志内伤，劳倦过度，六淫侵袭，阳光曝晒，瘀血阻络，血脉不通，皮肤受损，渐及关节、筋骨、脏腑而致。

1. 先天不足

肾阴亏耗，外邪乘虚而入，“邪入于阴则痹”，血脉闭阻不通。病久阴血暗耗，阴损及阳，阴阳两虚致病情加重。

2. 六淫外伤

六淫之中，风、寒、暑、湿、燥、火，外能伤肤损络，内及营血、脏腑。

3. 瘀血阻络

真阴不足，水亏火旺，复受外感，郁而化热，血热则瘀，阻塞脉络。

本病病位在经络、血脉，与心、脾、肾密切相关，可累及肝、肺、脑、皮肤、肌肉、关节等。其性质是本虚标实，心脾肾阳虚、血虚为本，郁热、火旺、瘀滞、积饮为标。基本病机是素体虚弱，真阴不足，热毒内盛，痹阻脉络，内侵脏腑。

三、临床表现

1. 全身症状

活动期患者常伴有发热，以长期低、中度热多见。合并感染时可见持续高热。同时多伴有疲乏、不适等症状。

2. 皮肤与黏膜

鼻梁和双颧颊部呈蝶形分布的红斑是SLE特征性改变；SLE口或鼻黏膜溃疡常见。

3. 关节和肌肉

患者常有对称性多关节疼痛、肿胀，通常不引起骨质破坏。激素治疗中的SLE病人出现髋关节区域或膝关节隐痛不适，需考虑激素引发的缺血性股骨头坏死。SLE可出现肌痛和肌无力，少数可有肌酶谱的增高。

4. 肾

狼疮肾炎是SLE最常见和严重的临床表现，可为无症状性蛋白尿和/或血尿、高血压，甚至肾病综合征、急进性肾炎综合征等，病情可逐渐进展，晚期发生尿毒症，个别患者首诊即为慢性肾衰竭。肾衰竭是SLE死亡的常见原因。

5. 心血管

常出现心包炎、心肌炎、心律失常，重症SLE可伴有心功能不全，提示预后不良。

6. 肺

约35%的患者有胸腔积液，多为中小量、双侧性。患者可发生狼疮肺炎、肺间质性病变。

7. 神经系统

轻者仅有偏头痛、性格改变、记忆力减退或轻度认知障碍；重者可表现为脑血管意外、昏迷、癫痫持续状态等。

8. 消化系统

患者有不同程度的食欲减退、恶心、呕吐、腹痛腹泻、便血等症状。活动期SLE可出现肠系膜血管炎，其表现类似急腹症，易被误诊。血清转氨酶常升高，仅少数出现严重肝损害和黄疸。

9. 血液系统

活动期约半数患者有贫血，以及白细胞减少和（或）血小板减少，短期内出现重度贫血常是自身免疫性溶血所致。血小板减少常引起女性患者月经过多，低于$20\times10^9/L$时，易出现皮肤黏膜及内脏出血。

10. 其他

眼部受累包括结膜炎、葡萄膜炎、眼底改变、视神经病变等。SLE患者妊娠会使病情加重或复发。抗磷脂抗体阳性者可出现异常妊娠，如流产、早产等。

四、实验室检查及其他检查

1. 一般检查

血沉增高；活动期SLE的血细胞一系或多系减少；尿中可见蛋白、红细胞、白细胞、管型等。

2. 自身抗体

①抗核抗体（ANA）敏感性为95%，但特异性差。②抗双链DNA（dsDNA）抗体特异性高达95%，敏感性仅70%，对确诊SLE和判断狼疮的活动性参考价值大，本抗体滴度高者常有肾损害。③抗Sm抗体特异性高，但敏感性较低。

3. 补体

CH50、C_3、C_4降低，有助于SLE的诊断，提示疾病处于进展期，常伴有严重的系统损害。

4. 免疫病理检查

①狼疮带试验（LBT）：皮肤狼疮带试验对SLE的特异性较高。②肾活检：主要对狼疮肾炎的诊断、治疗和预后判断有价值。

5. 影像学检查

头颅MRI、CT对发现患者脑部的梗死性或出血性病灶可提供帮助；高分辨率CT有助于早期肺间质性病变的发现。超声心动图对心包积液，心肌、心瓣膜病变，肺动脉高压等有较高敏感性。

五、诊断与鉴别诊断

（一）诊断

普遍采用美国风湿病学会（ACR）1997 年推荐的 SLE 分类标准。①颧部红斑。②盘状红斑。③光过敏。④口腔溃疡。⑤关节炎。⑥浆膜炎。⑦肾脏病变。⑧神经系统病变，癫痫发作或精神症状。⑨血液系统异常：溶血性贫血或血白细胞减少或淋巴细胞绝对值减少或血小板减少。⑩免疫学异常：狼疮细胞阳性，或抗 dsDNA 或抗 Sm 抗体阳性，或梅毒血清试验假阳性。⑪抗核抗体阳性。

上述 11 项中，符合 4 项或 4 项以上者，在除外感染、肿瘤和其他结缔组织病后，即可诊断为 SLE。其敏感性和特异性分别为 95%和 85%。上述标准中，免疫学异常和高滴度抗核抗体更具有诊断意义。

（二）鉴别诊断

1. 类风湿关节炎

SLE 合并关节病变的关节疼痛、肿胀、晨僵等均较类风湿关节炎轻且持续时间短，少有骨质侵蚀，不遗留关节畸形，且多伴有特征性的皮疹，以及肾脏、血液、中枢神经等多系统的损害，脏器受累多且重，一般无类风湿结节。

2. 肾小球肾炎与肾病综合征

SLE 除肾脏损害外，往往具有多系统和多脏器受累的表现，且抗核抗体、抗双链 DNA 抗体、抗 Sm 抗体、LE 细胞和 LBT 试验等均呈阳性。必要时可进行肾活检鉴别。

3. 原发性血小板减少性紫癜

多有骨髓巨核细胞增多或正常，血小板生存时间缩短，PAIg、PAC3 阳性，对脾切除治疗有效，而抗核抗体、抗双链 DNA 抗体、抗 Sm 抗体等均为阴性，与 SLE 不难鉴别。

4. 药物性狼疮

由于长期应用某些药物所致，可引起类似 SLE 表现，其特点为：①发病年龄较大。②肺、胸膜、心包受累较多，皮肤、肾、神经系统受累少。③抗dsDNA 或抗 Sm 抗体多为阴性，血清补体大多正常。④相关药物停用后病情可自行缓解。

六、西医治疗

（一）一般治疗

急性活动期卧床休息，缓解期病情稳定患者可适当工作，但要避免过劳；避免日晒或其他紫外线照射；预防感染，及时发现和治疗感染；注意避免可能诱发狼疮的药物或食物；正确认识疾病，调节不良情绪。

（二）药物治疗

1. 轻型 SLE 的治疗

轻型 SLE 患者是指轻度活动性，但症状轻微，如疲倦、关节痛、肌肉痛、皮疹等，而无重要脏器损伤者。对症治疗无效时，及早服用小剂量糖皮质激素治疗。

2. 重型 SLE 的治疗

重型 SLE 活动程度较高，病情较严重，患者每有发热、乏力、多汗等全身症状，实验室检查有明显异常。

（1）*糖皮质激素*　对病情不甚严重者，可用强的松或强的松龙每日 1mg/kg，晨起顿服。继续服至 6~8 周，病情改善和稳定后，逐渐减量，每 1~2 周减原用量 10%，要求是足量缓减。如未见效，宜及早加用细胞毒药物。

激素冲击疗法：用于急性暴发性危重 SLE，如急进性肾衰竭、NP-SLE 的癫痫发作或明显精神症状、严重溶血性贫血等。

（2）*免疫抑制剂*　活动程度较严重的 SLE，应同时给予大剂量激素和免疫抑制剂，后者常用的是环磷酰胺（CTX）或硫唑嘌呤。加用免疫抑制剂有利于更好地控制 SLE 活动，减少 SLE 暴发，以及减少激素的需要量。目前普遍采用标准环磷酰胺冲击疗法。不良反应为白细胞减少、胃肠反应、脱发、肝损害及出血性膀胱炎等。

3. 狼疮危象

通常需要大剂量甲泼尼龙冲击治疗，针对受

累脏器的对症治疗和支持治疗，以帮助患者渡过危象。后续的治疗可按照重型 SLE 的原则，继续诱导缓解和维持巩固治疗。

4. 妊娠生育

患者无重要脏器损害、病情稳定 1 年以上，细胞毒免疫抑制剂（环磷酰胺、甲氨蝶呤等）停用半年以上，泼尼松维持量<10mg/d，可以妊娠。有习惯性流产史或抗磷脂抗体阳性者，应加服低剂量阿司匹林 50~100mg/d。

七、中医辨证论治

1. 气营热盛证

证候：高热，满面红赤，皮肤红斑，咽干，口渴喜冷饮，尿赤而少，关节疼痛，舌红绛，苔黄，脉滑数或洪数。

治法：清热解毒，凉血化斑。

方药：清瘟败毒饮加减。

2. 阴虚内热证

证候：长期低热，手足心热，面色潮红而有暗紫斑片，口干咽痛，渴喜冷饮，目赤齿衄，关节肿痛，烦躁不寐，舌质红少苔或苔薄黄，脉细数。

治法：养阴清热。

方药：玉女煎合增液汤加减。

3. 热郁积饮证

证候：胸闷胸痛，心悸怔忡，时有微热，咽干口渴，烦热不安，红斑皮疹，舌红苔厚腻，脉滑数，濡数，偶有结代。

治法：清热蠲饮。

方药：葶苈大枣泻肺汤合泻白散加减。

4. 瘀热痹阻证

证候：手足瘀点累累，斑疹斑块暗红，两手白紫相继，两腿青斑如网，脱发，口糜，口疮，鼻衄，肌衄，关节肿痛疼痛，小便短赤，有蛋白尿、血尿，低热，烦躁多怒，苔薄舌红，舌光红刺或边有瘀斑，脉细弦或涩数。

治法：清热凉血，活血散瘀。

方药：犀角地黄汤加减。

5. 脾肾两虚证

证候：神疲乏力，畏寒肢冷，时而午后烘热，口干，小便短少，两腿浮肿，进而腰股俱肿，腹大如鼓，舌胖、舌偏红或偏淡均有，苔薄白或薄腻，脉弦细或细弱。

治法：滋肾填精，健脾利水。

方药：济生肾气丸加减。

6. 气血两亏证

证候：心悸怔忡，健忘失眠，多梦，面色不华，肢体麻木，舌质淡，苔薄白，脉细缓。

治法：益气养血。

方药：八珍汤加减。

7. 脑虚瘀热证

证候：身灼热，肢厥，神昏谵语，或昏愦不语，或痰壅气粗，舌謇，舌鲜绛，脉细数。

治法：清心开窍。

方药：清宫汤送服或鼻饲安宫牛黄丸或至宝丹。

8. 瘀热伤肝证

证候：低热绵绵，口苦纳呆，两胁胀痛，月经提前，经血暗紫带块，烦躁易怒，或黄疸、肝脾肿大，皮肤红斑、瘀斑，舌质紫暗或有瘀斑，脉弦。

治法：疏肝清热，凉血活血。

方药：茵陈蒿汤合柴胡疏肝散加减。

八、预防

1. 及时有效地控制感染，阻断引起不正常的免疫反应。

2. 慎用某些诱发药物，以避免本病的发作。

3. 疾病未得到控制时，不宜妊娠。妊娠期患者症状一般较平时有所减轻，激素只需减至最低有效剂量，但需密切注意分娩后病情突然恶化。

4. 避免日光暴晒及紫外线照射。

5. 内热重的患者，宜食凉性食物。忌吃温性食物，以免诱发或加重病情。

第三十九节　脑梗死

Ⅰ动脉硬化性脑梗死

脑梗死是指各种原因所致脑部血液供应障碍，导致脑组织缺血、缺氧性坏死，出现相应神经功能缺损。脑梗死的临床常见类型有脑血栓形成、脑栓塞和腔隙性梗死等。脑梗死约占全部脑卒中的80%，以半身不遂、口眼㖞斜、语言不利为临床特征。

脑血栓形成（cerebral thrombosis，CT）是脑梗死中最常见的类型，通常指脑动脉的主干或其皮层支因动脉粥样硬化及各类动脉炎等血管病变，导致血管的管腔狭窄或闭塞，并进而发生血栓形成，造成脑局部供血区血流中断，脑组织缺血、缺氧，软化坏死，出现相应的神经系统症状和体征。

本病属于中医学的“中风”“眩晕”“头痛”“厥证”等范畴。

一、西医病因病理

（一）病因

1. 动脉管腔狭窄和血栓形成

最常见的是动脉粥样硬化斑导致管腔狭窄和血栓形成。主要发生在管径>500μm的供血动脉，以脑部的大动脉、中动脉的分叉处以及弯曲处多见，管腔狭窄达80%以上才能影响脑血流量。

2. 血管痉挛

常见于蛛网膜下腔出血、偏头痛、子痫和颅外伤等病人。尚有一些病因不明的脑梗死，部分病例有高水平的抗磷脂抗体等伴发的高凝状态。

（二）病理

闭塞血管内可见血栓形成或栓子、动脉粥样硬化或血管炎等改变。病理分期为：

1. 超早期（1~6小时）

病变区脑组织常无明显改变，可见部分血管内皮细胞、神经细胞和星形胶质细胞肿胀，线粒体肿胀空化，属可逆性。

2. 急性期（6~24小时）

缺血区脑组织苍白，轻度肿胀，神经细胞、星形胶质细胞和血管内皮细胞呈明显缺血性改变。

3. 坏死期（24~48小时）

可见大量神经细胞消失，胶质细胞坏死，中性粒细胞、单核细胞、巨噬细胞浸润，脑组织明显水肿；如病变范围大可向对侧移位，甚至形成脑疝。

4. 软化期（3天~3周）

病变区液化变软。

5. 恢复期（3~4周后）

液化坏死的脑组织被吞噬、清除，胶质细胞增生，毛细血管增多，小病灶形成胶质瘢痕，大病灶形成中风囊，此期可持续数月至两年。

二、中医病因病机

多因年老正衰，劳倦内伤，或饮食不节，损伤脾胃，或情志不遂，以致脏腑功能失调，气血逆乱，风夹痰瘀，扰于脑窍，窜犯经络发为中风。

1. 肝阳暴亢，风火上扰

平素肝旺易怒，或肝肾阴虚，肝阳偏亢，复因情志相激，肝失条达，气机不畅，气郁化火，风火相扇，冲逆犯脑。

2. 风痰瘀血，痹阻脉络

年老体衰或劳倦内伤，脏腑功能失调，内生痰浊瘀血，适逢肝风上窜之势，或外风引动内风，皆使风夹痰瘀，窜犯经络。

3. 痰热腑实，风痰上扰

饮食不节，嗜好膏粱厚味及烟酒之类，脾胃受伤，运化失司，痰热互结，腑气壅结，痰热夹风阳之邪，上扰清窍，神机失灵。

4. 气虚血瘀，脉络不畅

平素体弱，或久病伤正，正气亏虚，无力行血，血行不畅，瘀滞脑络。

本病的病位在脑，与心、肾、肝、脾密切相关。其病机归纳起来不外虚（阴虚、气虚）、火（肝火、心火）、风（肝风、外风）、痰（风痰、湿痰）、气（气逆）、血（血瘀）六端，其中以肝肾阴虚、气血衰少为致病之本，风、火、痰、气、瘀为发病之标，且两者常互为因果，或兼见同病。本病系本虚标实、上盛下虚之证，其基本病机为阴阳失调，气血逆乱，上犯于脑。

三、临床表现

（一）一般特点

动脉粥样硬化所致者以中、老年人多见；动脉炎所致者以中青年多见。常在安静或休息状态下发病。神经系统局灶性症状及体征多在发病后10余小时或1~2天内达到高峰。神经系统定位体征因脑血管闭塞部位及梗死范围不同而表现各异。

（二）临床类型

1. 根据症状和体征的演进过程分类

（1）*完全性卒中*　发病后神经功能缺失症状较重较完全，常于数小时内（<6小时）达到高峰。病情一般较严重。多为颈内动脉或大脑中动脉主干等较大动脉闭塞所致，约占30%。

（2）*进展性卒中*　指发病后神经功能缺失症状在48小时内逐渐进展或呈阶梯式加重，直至病人完全偏瘫或意识障碍。

（3）*缓慢进展性卒中*　起病后1~2周症状仍逐渐加重，常与全身或局部因素所致的脑灌流减少、侧支循环代偿不良、血栓向近心端逐渐扩展等有关。

（4）*可逆性缺血性神经功能缺失*　指发病后神经缺失症状较轻，持续24小时以上，但可于3周内恢复，不留后遗症。多数发生于大脑半球卵圆中心。

2. 根据梗死的特点分类

（1）*大面积脑梗死*　通常是颈内动脉主干、大脑中动脉主干或皮层支的完全性卒中，患者表现为病灶对侧完全性偏瘫、偏身感觉障碍及向病灶对侧的凝视麻痹，可有头痛和意识障碍，并呈进行性加重。

（2）*分水岭脑梗死*　是指相邻血管供血区之间分水岭区或边缘带（border zone）的局部缺血。一般认为，分水岭梗死多由于血流动力学障碍所致；典型者发生于颈内动脉严重狭窄或闭塞伴全身血压降低时。临床常呈卒中样发病，多无意识障碍，症状较轻，恢复较快。

（3）*出血性脑梗死*　是由于脑梗死供血区内动脉坏死后血液漏出继发出血，常发生于大面积脑梗死之后。

（4）*多发性脑梗死*　是指两个或两个以上不同的供血系统脑血管闭塞引起的梗死，多为反复发作脑梗死的后果。

（三）不同动脉闭塞的症状和体征

1. 颈内动脉闭塞

可出现病灶侧单眼一过性黑蒙，偶可为永久性视力障碍（因眼动脉缺血），或病灶侧Horner征这一特征性病变；常见症状有对侧偏瘫、偏身感觉障碍和偏盲等（大脑中动脉或大脑中、前动脉缺血）；主侧半球受累可有失语症。

2. 大脑中动脉闭塞

大脑中动脉闭塞是血栓性梗死的主要血管，发病率最高，占脑血栓性梗死的70%~80%。

（1）*主干闭塞*　“三偏征”为特征，即病灶对侧中枢性面舌瘫及偏瘫，偏身感觉障碍和同向偏盲或象限盲。上下肢瘫痪程度基本相等；可有不同程度的意识障碍；主侧半球受累可出现失语症，非主侧半球受累可见体象障碍。

（2）*皮层支闭塞*　上分支闭塞时可出现病灶

对侧偏瘫和感觉缺失，面部及上肢重于下肢，Broca 失语（主侧半球）和体象障碍（非主侧半球）；下分支闭塞时常出现 Wernicke 失语、命名性失语和行为障碍等，而无偏瘫。

（3）*深穿支闭塞* 对侧中枢性上下肢均等性偏瘫，可伴有面舌瘫；对侧偏身感觉障碍，有时可伴有对侧同向性偏盲；主侧半球病变可出现皮质下失语。

3. 大脑前动脉闭塞

（1）*主干闭塞* 发生于前交通动脉之前可无任何症状；发生于前交通动脉之后可有对侧中枢性面舌瘫及偏瘫，以面舌瘫及下肢瘫为重，伴轻度感觉障碍；旁中央小叶受损有尿潴留或尿急；额极与胼胝体受累有精神障碍如淡漠、反应迟钝、欣快、始动障碍和缄默等，额叶病变常有强握与吮吸反射；主侧半球病变可见上肢失用，Broca 失语少见。

（2）*皮层支闭塞* 以对侧下肢远端为主的中枢性瘫，可伴感觉障碍；对侧肢体短暂性共济失调、强握反射及精神症状。

（3）*深穿支闭塞* 对侧中枢性面舌瘫及上肢近端轻瘫。

4. 大脑后动脉闭塞

此型在临床上比较少见。闭塞部位在发出交通动脉以前不出现症状。丘脑膝状动脉闭塞见丘脑综合征，表现为对侧感觉障碍，以深感觉为主，有自发性疼痛、感觉过度、轻偏瘫，共济失调和不自主运动，可有舞蹈、手足徐动症和震颤等锥体外系症状；大脑后动脉阻塞引起枕叶梗死可出现对侧同向偏盲，瞳孔反应保持，视神经无萎缩；优势半球胼胝体部的损害可引起失读症。

5. 椎-基底动脉闭塞

基底动脉主干闭塞常引起广泛的脑桥梗死，可突发眩晕、呕吐、共济失调，迅速出现昏迷、面部与四肢瘫痪、去脑强直、眼球固定、瞳孔缩小、高热、肺水肿、消化道出血，甚至呼吸及循环衰竭而死亡。椎-基底动脉的分支闭塞，可导致脑干或小脑不同水平的梗死，表现为各种病名的综合征。体征的共同特点是下列之一：①交叉性瘫痪。②双侧运动和/或感觉功能缺失。③眼的协同运动障碍。④小脑功能的缺失不伴同侧长束征。⑤孤立的偏盲或同侧盲。另可伴失语、失认、构音障碍等。常见的综合征有：

（1）*基底动脉尖综合征* 出现以中脑病损为主要表现的一组临床综合征，临床表现包括：①眼球运动及瞳孔异常，一侧或双侧动眼神经部分或完全麻痹，眼球上视不能（上丘受累）及一个半综合征，瞳孔光反应迟钝而调节反应存在，类似 Argyll-Robertson 瞳孔（顶盖前区病损）。②意识障碍，一过性或持续数天，或反复发作（中脑和/或丘脑网状激活系统受累）。③对侧偏盲或皮质盲。④严重记忆障碍（颞叶内侧受累）。

有卒中危险因素的中老年人，突然发生意识障碍又较快恢复，无明显运动、感觉障碍，但有瞳孔改变、动眼神经麻痹、垂直注视障碍，应想到该综合征；如有皮质盲或偏盲、严重记忆障碍则更支持；CT 及 MRI 见中脑、双侧丘脑、枕叶、颞叶病灶即可确诊。

中脑支闭塞出现 Weber 综合征、Benedit 综合征；脑桥支闭塞出现 Millard-Gubler 综合征（外展、面神经麻痹，对侧肢体瘫痪）、Foville 综合征（同侧凝视麻痹、周围性面瘫，对侧偏瘫）。

（2）*小脑后下动脉或椎动脉闭塞综合征* 或称延髓背外侧综合征（Wallenberg 综合征），是脑干梗死中最常见的类型。主要表现：①眩晕、呕吐、眼球震颤（前庭神经核）。②交叉性感觉障碍（三叉神经脊束核及对侧交叉的脊髓丘脑束受损）。③同侧 Horner 征（交感神经下行纤维受损）。④吞咽困难和声音嘶哑（舌咽、迷走神经受损）。⑤同侧小脑性共济失调（绳状体或小脑受损）。

（3）*闭锁综合征* 双侧脑桥基底部梗死，病人意识清楚，四肢瘫痪，不能讲话和吞咽，仅能以目示意。

6. 小脑梗死

常有眩晕、恶心、呕吐、眼球震颤、共济失调、站立不稳和肌张力降低等，可有脑干受压及颅内压增高症状。

四、实验室检查及其他检查

1. 颅脑 CT

多数于发病后 24 小时内 CT 不显示密度变化，24~48 小时后逐渐显示与闭塞血管供血区一致的低密度梗死灶，如梗死灶体积较大则可有占位效应。

2. 颅 MRI

与 CT 相比，MRI 具有显示病灶早的特点，能早期发现大面积脑梗死，清晰显示小病灶及后颅凹的梗死灶，病灶检出率 95%。功能性 MRI 如弥散加权 MRI 可于缺血早期发现病变，发病后半小时即可显示梗死灶。

3. 血管造影

DSA 或 MRA 可显示血管狭窄和闭塞的部位，可显示动脉炎、Moyamoya 病、动脉瘤和血管畸形等。

4. 脑脊液检查

通常 CSF 压力、常规及生化检查正常，大面积脑梗死压力可增高，出血性脑梗死 CSF 可见红细胞。

5. 其他检查

（1）*彩色多普勒超声（TCD）*　可发现颈动脉及颈内动脉的狭窄、动脉粥样硬化斑或血栓形成。

（2）SPECT　能早期显示脑梗死的部位、程度和局部脑血流改变，PET 能显示脑梗死灶局部脑血流、氧代谢及葡萄糖代谢，并监测缺血半暗带及对远隔部位代谢的影响。

五、诊断与鉴别诊断

（一）诊断依据

1. 起病较急，多于安静状态下发病。

2. 多见于有动脉硬化、高血压病、糖尿病及心脏病病史的中老年人。

3. 有颈内动脉系统和/或椎-基底动脉系统体征和症状，如偏瘫、偏身感觉障碍、失语、共济失调等，部分可有头痛、呕吐、昏迷等全脑症状，并在发病后数小时至几天内逐渐加重。

4. 头颅 CT、MRI 发现梗死灶，或排除脑出血、瘤卒中和炎症性疾病等。

（二）临床分型（OCSP 分型）

牛津郡社区卒中研究分型（OCSP）不依赖影像学结果，常规 CT、MRI 尚未能发现病灶时就可根据临床表现迅速分型，并提示闭塞血管和梗死灶的大小和部位，临床简单易行，对指导治疗、评估预后有重要价值。OCSP 临床分型标准如下：

1. 完全前循环梗死（TACI）

多为 MCA 近段主干，少数为颈内动脉虹吸段闭塞引起的大片脑梗死，表现为三联征：

（1）完全大脑中动脉（MCA）综合征表现：大脑较高级神经活动障碍（意识障碍、失语、失算、空间定向力障碍等）。

（2）同向偏盲。

（3）对侧三个部位（面、上肢与下肢）较严重的运动和/或感觉障碍。

2. 部分前循环梗死（PACI）

是 MCA 远段主干、各级分支或 ACA 及分支闭塞引起的中、小梗死，有以上三联征中的两个，或只有高级神经活动障碍，或感觉运动缺损较 TACI 局限。

3. 后循环梗死（POCI）

为椎-基底动脉及分支闭塞引起的大小不等的脑干、小脑梗死，表现为各种不同程度的椎-基底动脉综合征：①同侧脑神经瘫痪及对侧感觉运动障碍。②双侧感觉运动障碍。③双眼协同活动及小脑功能障碍，无长束征或视野缺损等。

4. 腔隙性梗死（LACI）

大多是基底节或脑桥小穿通支病变引起的小腔隙灶，表现为腔隙综合征，如纯运动性轻偏瘫、纯感觉性脑卒中、共济失调性轻偏瘫、手笨拙-构音不良综合征等。

（三）鉴别诊断

1. 脑出血

比较而言，脑出血起病更急，常有头痛、呕吐、打哈欠等颅内压增高症及不同程度的意识障碍，血压增高明显，典型者不难鉴别。但大面积梗死与脑出血、一般脑梗死与轻型脑出血临床症状相似，鉴别困难，往往需要做 CT 等检查才能鉴别。

2. 脑栓塞

起病急骤，一般临床症状常较重，常有心脏病史，特别是有心房纤颤、感染性心内膜炎、心肌梗死或有其他易产生栓子的疾病时应考虑脑栓塞。

3. 颅内占位病变

某些硬膜下血肿、颅内肿瘤、脑脓肿等发病也较快，出现偏瘫等症状，类似梗死临床表现，应注意有无高颅内压的症状及体征，CT 及 MRI 检查则可鉴别。

六、西医治疗

脑血栓形成具有起病急、病变进展快、神经病损重的特点，急性期及早实施正确的治疗，可显著提高临床疗效。目前多采用中西医结合综合治疗，具体的治疗原则应考虑以下几点：①超早期治疗，尽早发现，及时就诊，迅速处理，力争超早期溶栓治疗。②基于脑梗死后的缺血及再灌注损伤的病理改变进行综合脑保护治疗。③采取个体化的综合治疗方案，即要考虑个体因素。中医的辨证论治在体现个体化治疗方面显示了一定优势，故应采用中西医结合药物治疗与其他疗法并举的多元化治疗措施。有条件者可组建由多学科医师参与的“卒中单元”，将急救、治疗和康复融为一体，使个体治疗更具特点。④整体化观念。治疗脑血栓要考虑脑与心脏及其他器官功能的相互影响，如脑心综合征、多脏器衰竭等，重症病例要积极防治并发症，采取对症支持疗法。⑤对卒中的危险因素及时给予预防性干预措施，最终达到挽救生命、降低病残率及预防复发的目的。⑥中医药综合治疗如针刺、按摩等康复方法显示了很大优势，积极应用有助于神经功能恢复。

（一）一般治疗

包括维持生命功能、处理并发症等基础治疗。

1. 卧床休息，监测生命体征，加强皮肤、口腔、呼吸道及排便的护理，起病 24～48 小时仍不能进食者，应予鼻饲饮食。

2. 吸氧与呼吸支持：合并低氧血症患者（血氧饱和度<92%或血气分析提示缺氧）应给予吸氧，气道功能严重障碍者应给予气道支持（气管插管或切开）及辅助呼吸。

3. 心脏监测与心脏病变处理：脑梗死后 24 小时内应常规进行心电图检查，必要时进行心电监护。

4. 体温控制：对体温升高的患者应明确发热原因，如存在感染应给予抗生素治疗。对体温>38℃的患者应给予退热措施。

5. 血压控制：发病后 24 小时内血压持续升高，收缩压≥200mmHg 或舒张压≥110mmHg，或伴有严重心功能不全、主动脉夹层、高血压脑病，可予谨慎降压治疗，并严密观察血压变化，必要时可静脉使用短效药物（如拉贝洛尔、尼卡地平等），最好应用微量输液泵，避免血压降得过低。准备溶栓者，应使收缩压<180mmHg、舒张压<100mmHg。

6. 血糖控制：约 40%的患者存在脑卒中后高血糖，对预后不利。目前公认应对脑卒中后高血糖进行控制。如超过 11.1mmol/L，宜给予胰岛素治疗。血糖低于 2.8mmol/L 时给予 10%～20%葡萄糖口服或注射治疗。

7. 脑水肿高峰期为发病后 2～5 天，可根据临床表现或颅内压监测，给予 20% 甘露醇 250mL，6～8 小时 1 次，静脉滴注；亦可用速尿 40mg 或 10%白蛋白 50mL，静脉注射。

（二）溶栓治疗

以迅速恢复梗死区血流灌注，减轻神经元损

伤。溶栓应在起病6小时内的治疗时间窗内进行才有可能挽救缺血半暗带。

1. 常用溶栓药物及其使用

常用尿激酶（UK）、重组的组织型纤溶酶原激活剂（rt-PA）。①尿激酶常用量100万~150万U，加入5%葡萄糖或0.9%生理盐水中静脉滴注，30分钟滴完，剂量应根据病人的具体情况来确定；也可采用DSA监视下超选择性介入动脉溶栓。②rt-PA每次用量为0.9mg/kg，总量≤90mg，先静脉推注10%（1分钟），其余剂量连续静滴，60分钟滴完。

2. 适应证

①年龄18~80岁。②发病4.5小时以内（rt-PA）或6小时内（尿激酶）。③脑功能损害的体征持续存在超过1小时，且比较严重。④CT排除颅内出血，且无早期大面积脑梗死影像学改变。

3. 禁忌证

①既往有颅内出血，包括可疑蛛网膜下腔出血；近3个月有头颅外伤史；近3周内有胃肠或泌尿系统出血。近两周内进行过大的外科手术；近1周内有不可压迫部位的动脉穿刺。②近3个月有脑梗死或心肌梗死史，但陈旧小腔隙未遗留神经功能体征者除外。③严重心、肾、肝功能不全或严重糖尿病者。④体检发现有活动性出血或外伤（如骨折）的证据。⑤已口服抗凝药，且INR>1.5；48小时内接受过肝素治疗（APTT超出正常范围）。⑥血小板计数<100×10^9/L，血糖<2.7mmol/L（50mg）。⑦血压：收缩压>180mmHg，或舒张压>100mmHg。⑧妊娠。⑨不合作。

4. 溶栓治疗时的注意事项

（1）将患者收入ICU或者卒中单元进行监测。

（2）定期进行神经功能评估，第1小时内30分钟1次，以后每小时1次，直至24小时。

（3）患者出现严重的头痛、急性血压增高、恶心或呕吐，应立即停用溶栓药物，紧急进行头颅CT检查。

（4）血压的监测：溶栓的最初2小时内15分钟1次，随后6小时内为30分钟1次，以后每小时1次，直至24小时。如果收缩压≥180mmHg或舒张压≥100mmHg，应增加血压监测次数，并给予降压药物。

（5）给予抗凝药、抗血小板药物前应复查颅脑CT。

（6）鼻饲管、导尿管及动脉内测压管应延迟安置。

5. 溶栓并发症

①脑梗死病灶继发出血：UK有诱发出血的潜在危险，应监测凝血时间及凝血酶原时间。②致命的再灌注损伤及脑组织水肿。③再闭塞，可达10%~20%。

（三）抗凝治疗

1. 常用药物

①肝素100mg，溶于5%葡萄糖溶液或生理盐水500mL中，静脉滴注，每分钟20滴，8~12小时1次，共3天。②低分子肝素4000U，脐周或臂深部皮下注射，每日1次，不影响凝血机制，较安全，可用于进展性卒中的最初1~2天，溶栓治疗后短期应用防止再闭塞。

2. 抗凝治疗注意事项

抗凝治疗剂量宜个体化，治疗期间应监测凝血时间和凝血酶原时间，备有维生素K、鱼精蛋白等拮抗剂，以便处理可能的出血并发症。抗凝治疗应以脑出血、活动性内脏出血以及亚急性心内膜炎为绝对禁忌证，舒张压大于100mmHg的高血压患者应慎用。

（四）脑保护治疗

包括采用钙离子通道阻滞剂、镁离子、抗兴奋性氨基酸递质、自由基清除剂（过氧化物歧化酶、维生素E和C、甘露醇、激素如21-氨基类固醇、巴比妥盐类、谷胱甘肽等）、酶的抑制剂、抑制内源性毒性产物（金钠多、可拉瑞啶）、神经营养因子、神经节苷脂、腺苷与纳洛酮和亚低温治疗等。

（五）降纤治疗

药物有降纤酶（Defibrase）、巴曲酶、安克洛酶和蚓激酶等；发病后3小时内给予安克洛酶可改善病人预后。

（六）抗血小板聚集治疗

发病后48小时内给予阿司匹林每日100~300mg，可降低死亡率和复发率，进行溶栓及抗凝治疗时不要同时应用，以免增加出血的风险。

（七）其他

1. 血管扩张剂

可导致脑内盗血及加重脑水肿，宜慎用或不用。

2. 神经细胞营养剂

选择适当的神经细胞营养剂，临床常用的神经细胞营养剂包括三类：影响能量代谢如ATP、细胞色素C、胞磷胆碱、辅酶A、辅酶Q_{10}等；影响氨基酸及多肽类如γ-氨基丁酸、脑活素、爱维治等；影响神经递质及受体如溴隐亭、麦角溴烟酯等。最新的临床及实验研究证明，脑卒中急性期不宜使用影响能量代谢的药物，这类药物可使本已缺血缺氧的脑细胞耗氧增加，加重脑缺氧及脑水肿，应在脑卒中亚急性期（病后2~4周）使用。

（八）手术治疗和介入治疗

如颈动脉内膜切除术、颅内外动脉吻合术、开颅减压术、脑室引流术等对急性脑梗死病人有一定疗效（大面积脑梗死和小脑梗死而有脑疝征象者，宜行开颅减压治疗）。

（九）高压氧治疗

可增加脑组织供氧，清除自由基水平，提高脑组织氧张力，并具有抗脑水肿、提高红细胞变形能力、控制血小板聚集率、降低血黏度和减弱脑血栓形成等作用。

（十）康复治疗

其原则是在一般和特殊疗法的基础上，对病人进行体能和技能训练，以降低致残率，增进神经功能恢复，提高生活质量，在病人生命体征平稳后即尽早进行。

（十一）预防性治疗

尽早干预。抗血小板聚集剂阿司匹林、氯吡格雷用于防治缺血性脑血管病已受到全球普遍关注，并在临床广泛应用，有肯定的预防作用。国内临床试验证实，阿司匹林的适宜剂量为每日70~150mg，氯吡格雷为每日75mg。注意适应证的选择，有胃病及出血倾向者慎用。

七、中医辨证论治

1. 肝阳暴亢，风火上扰证

证候：平素头晕头痛，耳鸣目眩，突然发生口眼㖞斜，舌强语謇，或手足重滞，甚则半身不遂，或伴麻木等症，舌质红，苔黄，脉弦。

治法：平肝潜阳，活血通络。

方药：天麻钩藤饮加减。

2. 风痰瘀血，痹阻脉络证

证候：肌肤不仁，手足麻木，突然口眼㖞斜，语言不利，口角流涎，舌强语謇，甚则半身不遂；或兼见手足拘挛，关节酸痛，恶寒发热；舌苔薄白，脉浮数。

治法：祛风化痰通络。

方药：真方白丸子加减。

3. 痰热腑实，风痰上扰证

证候：半身不遂，舌强语謇或不语，口眼㖞斜，偏身麻木，口黏痰多，腹胀便秘，头晕目眩，舌红，苔黄腻或黄厚燥，脉弦滑。

治法：通腑泄热，化痰理气。

方药：星蒌承气汤加减。

4. 气虚血瘀证

证候：肢体不遂，软弱无力，形体肥胖，气短声低，面色萎黄，舌质淡暗或有瘀斑，苔薄厚，脉细弱或沉弱。

治法：益气养血，化瘀通络。

方药：补阳还五汤加减。

5. 阴虚风动证

证候：突然发生口眼㖞斜，舌强语謇，半身不遂；平素头晕头痛，耳鸣目眩，膝酸腿软，舌红，苔黄，脉弦细而数或弦滑。

治法：滋阴潜阳，镇肝息风。

方药：镇肝熄风汤加减。

6. 脉络空虚，风邪入中证

证候：手足麻木，肌肤不仁或突然口眼㖞斜，语言不利，口角流涎，甚则半身不遂；或兼见恶寒发热，肌体拘急，关节酸痛，舌苔薄白，脉浮弦或弦细。

治法：祛风通络，养血和营。

方药：大秦艽汤加减。

7. 痰热内闭清窍证

证候：突然昏仆，口噤目张，气粗息高，或两手握固，或躁扰不宁，口眼㖞斜，半身不遂，昏不知人，颜面潮红，大便干结，舌红，苔黄腻，脉弦滑数。

治法：清热化痰，醒神开窍。

方药：首先灌服（或鼻饲）至宝丹或安宫牛黄丸以辛凉开窍，继以羚羊角汤加减。

8. 痰湿壅闭心神证

证候：突然昏仆，不省人事，牙关紧闭，口噤不开，痰涎壅盛，静而不烦，四肢欠温，舌淡，苔白滑而腻，脉沉。

治法：辛温开窍，豁痰息风。

方药：涤痰汤加减。

9. 元气败脱，心神涣散证

证候：突然昏仆，不省人事，目合口开，鼻鼾息微，手撒肢冷，汗多不止，二便自遗，肢体软瘫，舌痿，脉微欲绝。

治法：益气回阳，救阴固脱。

方药：立即用大剂参附汤合生脉散加减。

Ⅱ脑栓塞

脑栓塞（cerebral embolism）是指各种栓子随血流进入颅内动脉系统，使血管腔急性闭塞引起相应供血区脑组织缺血、坏死及脑功能障碍。由栓塞造成的脑梗死也称为栓塞性脑梗死（embolic infarction），约占脑梗死的15%，在青年人脑梗死中高达30%。

本病属于中医学的“中风”“眩晕”“头痛”“厥证”等范畴。

一、西医病因

脑栓塞依据栓子的来源分为三类。

1. 心源性

最常见，占脑栓塞的60%～75%，最多见的直接原因是慢性心房纤颤，造成心房附壁血栓脱落，约占心源性栓子的半数以上。在青年人中，风湿性心脏病仍是并发脑栓塞的重要原因；感染性心内膜炎时瓣膜上的炎性赘生物脱落，心肌梗死或心肌病的附壁血栓等亦常引起。

2. 非心源性

主动脉弓及其发出的大血管的动脉粥样硬化斑块和附着物脱落是较常见的原因。其他较少见的有：肺静脉血栓或血凝块、肺部感染、败血症可引起脑栓塞，长骨骨折或手术时脂肪栓和气栓、血管内诊断治疗时的血凝块或血栓脱落、癌性栓子、寄生虫虫卵栓子、异物栓子、肾病综合征高凝状态亦可引起脑栓塞。

3. 来源不明

约30%脑栓塞不能确定原因。

二、临床表现

取决于栓子的性质和数量、栓塞的部位、侧支循环的状况、栓子的变化过程、心脏功能与其他并发症等因素。

（一）病史

任何年龄均可发病，但以青壮年多见。多在活动中突然发病（也可于安静时发病，约1/3发生于睡眠中），常无前驱表现，症状多在数秒至数分钟内发展到高峰，是发病最急的脑卒中，且多表现为完全性卒中。

（二）症状和体征

（1）*意识障碍*　50%～60%患者起病时有意识障碍，但持续时间短，颈内动脉或大脑中动脉主干的大面积脑栓塞可发生严重脑水肿、颅内压增高、昏迷及抽搐发作；椎-基底动脉系统栓塞也可迅速发生昏迷。

（2）*局限性神经缺失症状* 与栓塞动脉供血区的功能相对应。约4/5脑栓塞累及大脑中动脉主干及其分支，出现失语、偏瘫、单瘫、偏身感觉障碍和局限性癫痫发作等，偏瘫多以面部和上肢为重，下肢较轻；约1/5发生在椎-基底动脉系统，表现为眩晕、复视、共济失调、交叉瘫、四肢瘫、发音及吞咽困难等；较大栓子偶可栓塞在基底动脉主干，造成突然昏迷、四肢瘫或基底动脉尖综合征。

（3）*原发疾病表现* 如风湿性心脏病、冠心病和严重心律失常、心内膜炎等；部分病例有心脏手术史、长骨骨折、血管内治疗史等。

（4）*脑外多处栓塞证据* 如皮肤、球结膜、肺、肾、脾、肠系膜等栓塞和相应的临床症状和体征。

三、实验室检查及其他检查

1. 头颅CT及MRI

可显示梗死灶呈多发，见于两侧，或病灶大，呈以皮质为底的楔形，绝大多数位于大脑中动脉支配区，且同一大脑中动脉支配区常见多个、同一时期梗死灶，可有缺血性梗死和出血性梗死的改变，出现出血性梗死更支持脑栓塞的诊断。一般于24~48小时后可见低密度梗死区，故应定期复查。MRI可发现颈动脉及主动脉狭窄，判断程度，显示栓塞血管的部位。

2. 脑脊液

压力正常，大面积栓塞时可增高；出血性梗死者脑脊液可呈血性或镜下可见红细胞；亚急性细菌性心内膜炎等感染性脑栓塞脑脊液白细胞增高，一般可达$200×10^6$/L，早期以中性粒细胞为主，晚期以淋巴细胞为主；脂肪栓塞者脑脊液可见脂肪球。

3. 其他检查

①应常规作心电图检查，可发现心肌梗死、风心病、心律失常病变的证据。②超声心动图检查可证实心源性栓子的存在。③颈动脉超声检查可评价颈动脉管腔狭窄、血流及颈动脉斑块，对颈动脉源性脑栓塞有提示意义。④血管造影时能见到栓塞性动脉闭塞有自发性消失趋势。

四、诊断

1. 无前驱症状，突然发病，病情进展迅速且多在几分钟内达高峰。

2. 局灶性脑缺血症状明显，伴有周围皮肤、黏膜和/或内脏和肢体栓塞症状。

3. 明显的原发疾病和栓子来源。

4. 脑CT和MRI能明确脑栓塞的部位、范围、数目及性质（出血性与缺血性）。

五、西医治疗

1. 大面积脑栓塞，以及小脑梗死可发生严重的脑水肿，或继发脑疝，应积极进行脱水、降颅压治疗，若颅内高压难以控制或有脑疝形成，需进行大颅瓣切除减压。

2. 大脑中动脉主干栓塞者，若在发病的3~6小时时间窗内，可争取溶栓治疗，也可立即施行栓子摘除术。气栓应采取头低位、左侧卧位。如系减压病应立即行高压氧治疗，可使气栓减少，脑含氧量增加，气栓常引起癫痫发作，应严密观察，及时进行抗癫痫治疗。脂肪栓可用扩容剂、血管扩张剂、5%碳酸氢钠注射液250mL静脉滴注，每日2次。感染性栓塞需选用有效足量的抗生素抗感染治疗。

3. 防止栓塞复发，房颤病人尽可能恢复正常心律，如不能则应采取预防性抗凝治疗以预防形成新的血栓再栓塞，防止栓塞的部位继发性血栓扩散，促使血栓溶解。可选用华法林或抗血小板聚集药物阿司匹林、氯吡格雷等，治疗中要定期监测凝血功能，并随时调整剂量，防止并发颅内或身体其他部位的出血。

4. 部分心源性脑栓塞患者发病后2~3小时内，用较强的血管扩张剂如罂粟碱静滴可收到意想不到的满意疗效；亦有用烟胺羟丙茶碱（脉栓通、烟酸占替诺）治疗发病1周内的轻、中度脑梗死病例收到较满意疗效者。

六、中医辨证论治

参见本节“动脉硬化性脑梗死”。

七、预后

急性期病死率为5%～15%，多因脑水肿导致脑疝，伴发出血或感染性并发症，或心功能衰竭而死亡。心肌梗死所致的脑栓塞预后较差且易复发，存活者50%～60%可再栓塞。10%～20%脑栓塞病人可能在病后10天内发生第二次栓塞，再发时病死率更高。存活的脑栓塞病人多遗留有严重后遗症。

八、预防

主要是预防各种原发病的发生，如已发生原发病，应尽早积极治疗，以杜绝栓子的产生。

第四十节　脑出血

脑出血（intracerebral hemorrhage，ICH）是指原发性非外伤性脑实质内出血，又称原发性或自发性脑出血。常形成大小不等的脑内血肿，有时穿破脑实质形成继发性脑室内出血和/或蛛网膜下腔出血。起病急骤，主要临床表现为头痛、呕吐、意识障碍、偏瘫、偏身感觉障碍和偏盲等。

本病属于中医学的“中风”“眩晕”“头痛”和“厥证”等范畴。

一、西医病因病理

（一）病因

1. 高血压合并小动脉硬化，是脑出血最常见病因。
2. 脑动脉粥样硬化。
3. 继发于脑梗死的出血。
4. 先天性脑血管畸形或动脉瘤。
5. 血液病（如白血病、再生障碍性贫血、血小板减少性紫癜和血友病等）。
6. 抗凝或溶血栓治疗。
7. 其他：如脑动脉炎、淀粉样血管病或肿瘤侵袭血管壁破裂出血、原因不明的特发性出血等。

（二）病理

脑出血80%位于大脑半球，主要发生在基底节区（大脑中动脉的深穿支-豆纹动脉破裂），其次是脑叶的白质、脑桥及小脑。出血灶一般在2～8cm，绝大多数为单灶，仅18%～27%为多灶。基底节区的出血按其与内囊的关系可分为：①外侧型，出血位于壳核、带状核和外囊附近。②内侧型，出血位于内囊内侧和丘脑附近。③混合型，为外侧型和内侧型扩延的结果。脑桥出血多发生于被盖部与基底部交接处，小脑出血好发于小脑半球。

病理检查可见出血侧半球肿胀、充血，血液可流入蛛网膜下腔或破入脑室系统；出血灶呈大而不规则空腔，中心充满血液或血块，周围是坏死组织，有瘀点状出血性软化带；血肿周围组织受压，水肿明显，血肿较大时引起颅内压增高，可使脑组织和脑室移位、变形，甚至形成脑疝。脑疝是各类脑出血最常见的直接致死原因，主要有小脑幕疝、中心疝、枕骨大孔疝。急性期过后，血块溶解，含铁血黄素被巨噬细胞清除，被破坏的脑组织渐被吸收，胶质纤维增生。出血灶小者形成瘢痕，大者形成中风囊。

二、中医病因病机

与动脉硬化性脑梗死形成相似，可参考第三十九节。

三、临床表现

1. 病史

发病年龄常在50～70岁，多数有高血压史。起病常突然而无预兆。多在活动或情绪激动时发病，症状常在数小时内发展至高峰。

2. 症状体征

急性期常见的主要表现有头痛、头晕、呕吐、意识障碍、肢体瘫痪、失语、大小便失禁等。发病时常有显著的血压升高，一般在180/110mmHg以上，体温升高（发病后即刻高热为丘脑体温调节中枢受损所致，体温逐渐升高并呈弛张型者，多为合并感染，低热则为吸收热），尤其是脑桥出血常引起高热。可因出血部位及出血量不同而临床症状不一，常见的有以下几类：

（1）基底节区（内囊区）出血　占全部脑出血的70%，其中以壳核出血最为常见，占全部的50%～60%，丘脑出血占全部的20%。临床常见以下几类：

①壳核出血：表现为突发病灶对侧偏瘫、偏身感觉障碍和同向偏盲，双眼球向病灶对侧同向凝视不能，主侧半球可有失语、失用。

②丘脑出血：突发对侧偏瘫、偏身感觉障碍和同向偏盲（表现为上视障碍，或凝视鼻尖），但其上下肢瘫痪为均等，深浅感觉障碍以深感觉障碍明显；意识障碍多见且较重，出血波及下丘脑或破入第三脑室可出现昏迷加深，瞳孔缩小，去皮质强直等；累及丘脑中间腹侧核可出现运动性震颤、帕金森综合征；累及优势侧丘脑可有丘脑性失语；可伴有情感改变（欣快、淡漠或无欲状），视听幻觉及定向、记忆障碍。

③尾状核头出血：较少见，与蛛网膜下腔出血相似，仅有脑膜刺激征而无明显瘫痪，可有对侧中枢性面舌瘫。

（2）脑叶出血　占5%～10%。

①额叶出血：前额痛、呕吐、痫性发作较多见；对侧偏瘫、共同偏视、精神障碍；优势半球出血时可出现运动性失语。

②顶叶出血：偏瘫较轻，而偏侧感觉障碍显著；对侧下象限盲；优势半球出血时可出现混合性失语。

③颞叶出血：表现为对侧中枢性面舌瘫及以上肢为主的瘫痪；对侧上象限盲；优势半球出血时可出现感觉性失语或混合性失语；可有颞叶癫痫、幻嗅、幻视。

④枕叶出血：对侧同向性偏盲，并有黄斑回避现象，可有一过性黑蒙和视物变形；多无肢体瘫痪。

（3）脑桥出血　占脑出血的8%～10%。轻症或早期检查时可发现单侧脑桥损害的体征，如出血侧的面神经和外展神经麻痹及对侧肢体弛缓性偏瘫（交叉性瘫痪），头和双眼凝视瘫痪侧。重症脑桥出血多很快波及对侧，患者迅速出现昏迷、四肢瘫痪，大多呈弛缓性，少数呈去大脑强直，双侧病理征阳性，双侧瞳孔极度缩小呈针尖样，但对光反应存在；持续高热，明显呼吸障碍，眼球浮动，呕吐咖啡样胃内容物等。病情迅速恶化，多数在24～48小时内死亡。

（4）小脑出血　约占脑出血的10%。多数表现为突发眩晕，频繁呕吐，枕部头痛，一侧肢体共济失调而无明显瘫痪，可有眼球震颤，一侧周围性面瘫，但无肢体瘫痪为其常见的临床特点。重症大量出血者呈进行性颅内压迅速增高，发病时或发病后12～24小时内出现昏迷及脑干受压症状，多在48小时内因急性枕骨大孔疝而死亡。

（5）脑室出血　分原发性与继发性。继发性系指脑实质出血破入脑室者，如壳核出血常侵入内囊和破入侧脑室，丘脑出血常破入第三脑室或侧脑室，脑桥或小脑出血则可直接破入蛛网膜下腔或第四脑室。原发性者少见，占脑出血的3%～5%。小量出血者表现为头痛、呕吐、脑膜刺激征；大量出血者表现为突然昏迷，出现脑膜刺激征、四肢弛缓性瘫痪，可见阵发性强直性痉挛或去大脑强直状态，自主神经功能紊乱较突出，面部充血多汗，预后极差。

四、实验室检查及其他检查

1. CT 检查

CT 是诊断脑出血安全有效的方法，为临床上脑出血疑诊病例的首选检查；可显示血肿的部位、大小，是否有占位效应，是否破入脑室、蛛网膜下腔，周围脑组织受损情况，及有无梗阻性脑积水等，故对脑出血确诊和指导治疗均有肯定意义。

2. MRI 检查

急性期对幕上及小脑出血的诊断价值不如 CT，但对脑干出血优于 CT。

3. 数字减影脑血管造影（DSA）

脑血管造影只在考虑手术清除血肿或需排除其他疾病时方才进行。

4. 脑脊液检查

压力一般均增高，多呈洗肉水样均匀血性。有明显颅内压增高者，腰穿因有诱发脑疝的危险，仅在不能进行头颅 CT 检查且临床无明显颅内压增高表现时进行；怀疑小脑出血禁行腰穿。

5. 出血量的估算

临床可采用简便易行的多田公式，根据 CT 影像估算出血量。方法如下：出血量=0.5×最大面积长轴（cm）×最大面积短轴（cm）×层面数。

五、诊断

典型脑出血的诊断要点：

1. 50 岁以上，多有高血压病史，在体力活动或情绪激动时突然起病，发病迅速。

2. 早期有意识障碍及头痛、呕吐等颅内压增高症状，并有脑膜刺激征及偏瘫、失语等局灶症状。

3. 头颅 CT 示高密度阴影。

六、西医治疗

急性期的治疗原则：保持安静，防止继续出血；积极抗脑水肿，降低颅压；调整血压，改善循环；加强护理，防治并发症。

（一）内科治疗

1. 一般治疗

（1）*卧床休息*　一般应卧床休息 2～4 周，避免情绪激动及血压升高。

（2）*保持呼吸道通畅*　昏迷患者应将头歪向一侧，以利于口腔分泌物及呕吐物流出，并可防止舌根后坠阻塞呼吸道，随时吸出口腔内的分泌物和呕吐物，必要时行气管切开。

（3）*吸氧*　有意识障碍、血氧饱和度下降或有缺氧现象（PO_2<60mmHg 或 PCO_2>50mmHg）的患者应给予吸氧。

（4）*鼻饲*　昏迷或有吞咽困难者在发病第 2～3 天即应鼻饲。

（5）*对症治疗*　过度烦躁不安的患者可适量用镇静药；便秘者可选用缓泻剂。于头部和颈部大血管处放置冰帽、冰袋或冰毯以降低脑部温度和新陈代谢，有利于减轻脑水肿和降低颅内压等。

2. 维持水电解质平衡和加强营养

维持中心静脉压 5～12mmHg（或肺楔压在 10～14mmHg）水平。注意防止低钠血症，以免加重脑水肿。每日补钠 50～70mmol/L，补钾 40～50mmol/L，糖类 13.5～18g。

3. 控制脑水肿

降低颅内压，应立即使用脱水剂，可快速静脉滴注 20%甘露醇 125～250mL，每 6～8 小时 1 次，疗程 7～10 天。利尿剂常用呋塞米每次 40mg，每日 2～4 次，静脉注射，常与甘露醇合用。亦可使用甘油、10%血清白蛋白等。

4. 控制高血压

根据患者年龄、病前血压水平、病后血压情况及颅内压高低，确定最适当的血压水平。血压≥200/110mmHg 时，在降颅压的同时可慎重平稳降血压治疗，使血压维持在略高于发病前水平或180/105mmHg左右；收缩压在170~200mmHg或舒张压在100~110mmHg，暂时尚可不必使用降压药，先脱水降颅压，并严密观察血压情况，必要时再用降压药。血压降低幅度不宜过大，一般主张维持在150~160/90~100mmHg为宜，否则可能造成脑低灌注。收缩压<165mmHg或舒张压<95mmHg，不需降血压治疗。

5. 止血药和凝血药

对脑出血并无效果，但如合并消化道出血或有凝血障碍时，仍可使用。常用的有6-氨基己酸、抗血纤溶芳酸、凝血酶、仙鹤草素等。

6. 并发症的防治

（1）*感染* 合并意识障碍的老年患者易并发肺部感染，或因尿潴留或导尿等易合并尿路感染，可给予预防性抗生素治疗。

（2）*应激性溃疡* 预防可用 H_2 受体阻滞剂或质子泵抑制剂，并可用氢氧化铝凝胶；一旦出血应按上消化道出血的常规进行治疗。

（3）*抗利尿激素分泌异常综合征（又称稀释性低钠血症）* 可发生于约10%的脑出血病人。每日水摄入量应限制在800~1000mL，每日补钠9~12g；低钠血症宜缓慢纠正，否则可导致脑桥中央髓鞘溶解症。

（4）*痫性发作* 以全面性发作为主，频繁发作者可静脉缓慢推注安定10~20mg，或苯妥英钠15~20mg/kg控制发作。

（5）*中枢性高热* 宜先行物理降温，效果不佳者可用多巴胺能受体激动剂如溴隐亭，也可用硝苯呋海因。

（6）*下肢深静脉血栓形成* 勤翻身、被动活动或抬高瘫痪肢体可预防，一旦发生，应进行肢体静脉血流图检查，并给予普通肝素。

（二）手术治疗

手术治疗目的在于清除血肿，解除脑疝，挽救生命和争取神经功能的恢复。符合以下情况者，可做手术治疗：

1. 昏迷不深，瞳孔等大，偏瘫，经内科治疗后病情进一步恶化，颅内压继续增高伴脑干受压的体征，如心率徐缓、血压升高、呼吸节律变慢、意识水平下降或出现出血侧瞳孔扩大者。

2. 脑叶出血血肿超过40mL，有中线移位或明显颅内压增高者。

3. 小脑出血血肿超过15mL或直径超过3cm，蚓部血肿>6mL，有脑干或第四脑室受压，第三脑室及侧脑室扩大，或出血破入第四脑室者。

4. 脑室出血致梗阻性脑积水，应尽早手术治疗（发病后6~24小时内）。

对已出现双侧瞳孔散大、去大脑强直或有明显生命体征改变者或脑桥出血者不宜手术。

七、中医辨证论治

参见第三十九节。

第四十一节　癫　痫

癫痫（epilepsy）是慢性反复发作性短暂脑功能失调综合征，以脑神经元异常过度放电引起突发的短暂的中枢神经系统功能失常、反复痫性发作为特征，是发作性意识丧失的常见原因。由于异常放电神经元的位置不同，放电和扩散的范围不等，患者发作可表现为感觉、运动、意识、精神、行为、自主神经功能障碍或兼而有之。

本病属中医学“痫证”“羊痫风”等范畴。

一、西医病因与发病机制

（一）病因

1. 遗传

家系调查结果显示，特发性癫痫近亲中患病率为2%~6%，明显高于一般人群的0.5%~1%。特发性癫痫具有不同的遗传方式，如儿童期失神癫痫为常染色体显性遗传，婴儿痉挛症为常染色体隐性遗传。

2. 先天性疾病

①皮质发育障碍如灰质异位、巨脑畸形等。②脑穿通畸形。③脑积水。④脑性瘫痪。⑤脑面部血管瘤病等均可引起癫痫。⑥结节性硬化症常以癫痫为主要临床症状。

3. 遗传代谢性疾病

如苯丙酮尿酸症、神经节苷脂沉积症、线粒体脑病等。

4. 中枢神经系统感染

包括细菌性、病毒性、寄生虫性颅内感染。

5. 脑血管疾病

如出血性脑卒中、脑栓塞等。

6. 其他颅脑疾病

颅脑外伤、脑脱髓鞘疾病、脑肿瘤及围生期损伤。

7. 全身性疾病

心血管疾病（高血压脑病等）、急性肾功能衰竭、慢性肾功能衰竭、肺性脑病、代谢及内分泌障碍（胰岛细胞瘤致低血糖等）、电解质紊乱（低血钙等）、缺氧（一氧化碳中毒等）及中毒等。

（二）影响发作的因素

1. 年龄

60%~80%的癫痫首次发作出现在20岁之前。各年龄组癫痫常见病因不同。多种特发性癫痫外显率与年龄有密切关系，如婴儿痉挛症多在1岁内起病，儿童失神癫痫多在6~7岁起病，肌阵挛癫痫多在青少年期起病。

2. 内分泌

内环境变化、电解质失调及代谢改变可影响癫痫阈值，如妊娠早期发作（妊娠性癫痫）。

3. 睡眠

癫痫发作与睡眠-觉醒周期有密切关系，如GTCS常在晨醒时发作，婴儿痉挛症多在醒后和睡前发作。

4. 脑功能状态

正常大脑在不同功能状态下致痫敏感性不同，如提高警觉性和注意力可防止惊吓性癫痫发作。

5. 其他

疲劳、缺觉、饥饿、便秘、饮酒、闪光和感情冲动等都可诱发。

（三）发病机制

癫痫的发病机制非常复杂，至今尚未能完全了解其全部机制，但发病的一些重要环节已被探知。

1. 痫性放电的起始

神经元异常放电是癫痫发病的电生理基础。神经元异常放电可能由于各种病因导致离子通道蛋白和神经递质或调质异常，出现离子通道结构和功能改变，引起离子异常跨膜运动所致。在癫痫发病机制中，关于神经元异常放电起源需区分两个概念：①癫痫病理灶（lesion）：是癫痫发作的病理基础，指脑组织形态或结构异常直接或间接导致痫性放电或癫痫发作，CT或MRI通常可显示病理灶，有的需要在显微镜下才能发现；②致痫灶（seizure focus）：是脑电图出现一个或数个最明显的痫性放电部位，痫性放电可因病理灶挤压、局部缺血等导致局部皮质神经元减少和胶质增生所致。研究表明直接导致癫痫发作并非癫痫病理灶而是致痫灶。单个病理灶（如肿瘤、血管畸形等）的致痫灶多位于病理灶边缘，广泛癫痫病理灶（如颞叶内侧硬化及外伤性瘢痕等）的致痫灶常包含在病理灶内，有时可在远离癫痫病理灶的同侧或对侧脑区。

2. 痫性放电的传播

异常高频放电反复通过突触联系和强直后易化作用诱发周边及远处的神经元同步放电，从而引起异常电位的连续传播。异常放电局限于大脑皮质的某一区域时，表现为部分发作；若异常放电在局部反馈回路中长期传导，表现为部分性发作持续状态；若异常放电通过电场效应和传导通路，向同侧其他区域甚至一侧半球扩散，表现为Jackson发作；若异常放电不仅波及同侧半球同时扩散到对侧大脑半球，表现为继发性全面性发作；若异常放电的起始部分在丘脑和上脑干，并仅扩及脑干网状结构上行激活系统时，表现为失神发作；若异常放电广泛投射至两侧大脑皮质并当网状脊髓束受到抑制时则表现为全身强直-阵挛性发作。

3. 痫性放电的终止

目前机制尚未完全明了，可能机制为脑内各层结构的主动抑制作用，即癫痫发作时，癫痫灶内产生巨大突触后电位，后者激活负反馈机制，使细胞膜长时间处于过度去极化状态，抑制异常放电扩散，同时减少癫痫灶的传入性冲动，促使发作放电的终止。

二、中医病因病机

痫病的发生，大多由于七情失调，先天因素，脑部外伤，饮食不节，劳累过度，或患他病之后，造成脏腑失调，痰浊阻滞，气机逆乱，风阳内动，而尤以痰邪作祟最为重要。

1. 风痰闭阻

惊恐伤肾，气机逆乱，脏腑受损，易致阴不敛阳而化热生风；脾气受损，运化失常，则痰浊内聚，痰浊随气逆或风动上窜，蒙闭清窍，则可突然昏仆。

2. 痰火扰神

肝火偏旺，火动生风，风动痰升，闭阻脑窍，则猝倒叫吼，不省人事。

3. 瘀阻脑络

产伤、跌仆撞击、中风等因素损伤脑络，瘀血内停，气血不畅，脑神失养，则神明遂失，突然昏仆，神识昏蒙。

4. 心脾两虚

饮食不节，思虑、劳倦过度，或患他病之后，造成脏腑失调，气血两亏，脑失所养；脾虚不能运化，聚湿生痰，痰浊蒙闭脑窍，则可突然昏仆，神不守舍。

5. 心肾亏虚

先天不足，肾精亏虚，后天失养，脾失运化，脏腑功能失调，精血亏耗，心脑失养，聚湿生痰，蒙闭清窍，则可发为痫证。

本病的基本病机为脏腑失调，痰浊阻滞，气机逆乱，风痰内动，蒙蔽清窍。病理因素主要有风、火、痰、瘀，又以痰为重要。本病的病位在脑，涉及肝、脾、心、肾诸脏，其中肝、脾、肾的损伤是痫病发生的主要病理基础。病理性质属于本虚标实，本虚为脏腑受损，标实为风、火、痰、瘀，四者并非孤立致病，多是互相结合、互相影响而发病。风阳夹痰，痰瘀郁而化热，风热痰瘀上蒙清窍，流窜经络等，而使本病变化更为错综复杂。此外，由于痫病昏仆、抽搐发作，特别容易耗气伤神，故长期反复发作者，常容易出现神志淡漠、面色少华、健忘等心脾两虚、心神失养的症状，并且使痫病更易反复。

三、临床表现

（一）部分性发作

临床和脑电图的起始改变提示神经元激活限于一侧大脑半球某一部分。

1. 单纯部分性发作

发作时程较短，持续数秒至数分钟，发作起始与结束均较突然，意识不丧失。以下运动性和感觉性单纯部分性发作相当于通常所称的局限性癫痫。

（1）部分性运动性发作　一侧口角、眼睑、手指或足趾、足部肌肉的发作性抽搐，由对侧运动皮质相应区神经元异常放电所引起。抽搐可局限于起始的部位，也可从初始部位很快地扩延至同侧肢体的邻接部位或肢体远端，称为杰克逊（Jackson）癫痫。一次严重的发作后可出现抽动肢体的暂时性瘫痪或无力，称Todd瘫痪。局限运动性发作连续数小时或数天，称为部分性癫痫持续状态（epilepsia partialis continua）。

（2）*感觉性发作* 发作放电发生在与感觉有关的皮质区可引起对侧身体局限部位的感觉异常，多为针刺感、麻木感、触电感等，有的表现为发作性眩晕或简单视幻觉、听幻觉或嗅幻觉。

（3）*自主神经症状的发作* 如烦渴、欲排尿、出汗、面部及全身皮肤发红、呕吐、腹痛等，很少单独出现，病灶在杏仁核、岛回或扣带回。

（4）*精神症状的发作* 表现为各种类型遗忘症、情感异常、错觉。精神症状可单独发作，但常为复杂部分性发作或全面性强直-阵挛发作的先兆。

2. 复杂部分性发作

占成人癫痫发作的50%以上，以往称精神运动性发作或颞叶发作，以意识障碍与精神症状为突出表现。患者在发作时突然与外界失去接触，进行一些无意识的动作，称发作期自动症。如咂嘴、咀嚼、吞咽、舔舌、流涎、抚摸衣扣或身体某个部位，或机械地继续其发作前正在进行的活动，如行走、骑车或进餐等，有的突然外出、无理吵闹、唱歌、脱衣裸体、爬墙跳楼等。每次发作持续达数分钟或更长时间后，神志逐渐清醒；清醒后对发作经过无记忆。部分患者发作开始时可能先出现简单部分性发作的嗅幻觉或精神症状，使患者意识到自己又将发作。EEG 示一侧或两侧颞区慢波，杂有棘波或尖波。

3. 部分性发作继发全面性发作

部分性发作都可转为全身性发作，病人意识丧失，全身强直-阵挛，症状与原发性全身性发作相同。病人常有发作后记忆丧失而忘却先出现的部分性发作症状。若观察到发作时单侧肢体抽搐、双眼向一侧偏斜、失语或发作后的局灶体征（Todd 瘫痪）等，提示病人的发作为部分性发作开始。可表现强直-阵挛发作，强直性发作或阵挛性发作，脑电图迅速扩展为全面性异常。

（二）全面性发作

意识障碍常为最早表现，临床症状及脑电图均示大脑半球开始即为双侧受累，抽搐为双侧性的，脑电图变化双侧同步。

1. 全面性强直-阵挛发作（GTCS）

GTCS 即大发作，为最常见的发作类型之一，以意识丧失和全身对称性抽搐为特征。

（1）*强直期* 病人突然意识丧失，跌倒在地，全身肌肉强直性收缩；喉部痉挛，发出叫声；强直期持续 10~20 秒后，在肢端出现细微的震颤。

（2）*阵挛期* 震颤幅度增大并延及全身成为间歇性痉挛，即进入阵挛期。本期持续 30 秒钟至 1 分钟，最后一次强烈阵挛后，抽搐突然终止，所有肌肉松弛。在以上两期中，可见心率加快，血压增高，汗液、唾液和支气管分泌物增多，瞳孔散大、对光反射消失等自主神经征象；呼吸暂时中断，深、浅反射消失，病理反射征阳性。

（3）*惊厥后期* 呼吸首先恢复，心率、血压、瞳孔等恢复正常，肌张力松弛，意识恢复。自发作开始到意识恢复历时 5~10 分钟；清醒后常感到头昏、头痛、全身乏力和无力，对抽搐全无记忆；不少患者发作后进入昏睡。

2. 失神发作

以意识障碍为主。单纯型仅有意识丧失，复合型则伴有简短的强直、阵挛或自动症、自主神经症状。

（1）*典型失神发作* 通常称小发作，见于 5~14 岁的儿童。表现为意识短暂丧失，失去对周围的知觉，但无惊厥。病人突然终止原来的活动或中断谈话，面色变白，双目凝视，手中所持物件可能失握跌落，有时眼睑、口角或上肢出现不易觉察的颤动，无先兆和局部症状；一般持续 3~15 秒，事后对发作全无记忆。发作终止立即清醒。发作 EEG 呈双侧对称 3Hz 棘-慢综合波。

（2）*不典型失神发作* 意识障碍发生及休止缓慢，但肌张力改变较明显；EEG 示较慢而不规则的棘-慢波或尖-慢波。

3. 强直性发作

突然发生的肢体或躯干强直收缩，其后不出现阵挛期，时间较 GTCS 短。EEG 示低电位 10Hz 多棘波，振幅逐渐增高。

4. 肌阵挛发作

见于任何年龄，突然、短暂和快速的某一肌肉或肌肉群收缩，表现为身体一部分或全身肌肉突然、短暂的单次或重复跳动。EEG 为多棘-慢波。

5. 失张力发作

表现为部分或全身肌肉张力的突然丧失而跌倒在地上，但不发生肌肉的强直性收缩，持续数秒至 1 分钟，并很快恢复正常，可有短暂意识丧失。EEG 示多棘-慢波或低电位快活动。

（三）癫痫持续状态

癫痫持续发作或癫痫状态，传统定义认为“癫痫连续发作之间意识尚未完全恢复又频繁再发，总时间超过 30 分钟，或癫痫发作持续 30 分钟以上未自行停止”。目前观点认为，如果患者出现强直阵挛性发作持续 5 分钟以上即有可能发生神经元损伤，对于 GTCS 的患者若发生持续时间超过 5 分钟就该考虑癫痫持续状态的诊断，并须用抗癫痫药物紧急处理。癫痫持续状态是神经内科的常见急症。

病人始终处于昏迷状态，随反复发作而间歇期越来越短，体温升高，昏迷加深。如不及时采取紧急措施终止发作，病人将因衰竭而死亡。突然停用抗癫痫药物和全身感染是引起持续状态的重要原因，继发性癫痫的持续状态较原发性者为多。

四、实验室检查及其他检查

1. 脑电图（EEG）检查

脑电图上出现棘波、尖波、棘-慢复合波等痫性发作波形对癫痫的诊断具有重要参考价值。然而其更重要的意义是区分发作的类型：局限性发作为局限部位的痫性波形；GTCS 强直期呈低电压快活动，10Hz 以上，逐渐转为较慢、较高的尖波；阵挛期为与节律性肌收缩相应的爆发尖波和与停止肌收缩相应的慢波；失神发作可见各导程同步发生短暂 3Hz 的棘-慢波放电，背景电活动正常。

由于病人做脑电图检查时一般已无发作，上述典型波形已不显示，仅部分呈现短促、零落的痫性电活动，此时可采用诱发方法，如过度换气、闪光刺激、剥脱睡眠、使用药物等，则痫性电活动发生率可提高 80%左右。此外，24 小时动态脑电图连续描记能更进一步获得脑电图异常放电的资料。

2. 影像学检查

磁共振波谱检查能较好地诊断癫痫。包括 CT 和 MRI，可确定脑结构异常或病变，对癫痫及癫痫综合征诊断和分类有帮助，有时可做出病因诊断，如颅内肿瘤、灰质异位等。MRI 较敏感，特别是冠状位 Flair 相能较好地显示海马病变。其他如 SPECT、PET 通过测定脑组织内放射性核素的聚集或摄取量来显示病灶，有较好的敏感性。

五、诊断与鉴别诊断

（一）诊断

1. 癫痫的临床诊断

主要根据癫痫患者的发作病史，特别是可靠目击者所提供的详细的发作过程和表现，辅以脑电图痫性放电即可诊断。

2. 脑电图

脑电图是诊断癫痫最常用的一种辅助检查方法，40% ~ 50% 癫痫病人在发作间歇期的首次 EEG 检查可见棘波、尖波或棘-慢波、尖-慢波等痫性放电波形。癫痫发作患者出现局限性痫样放电提示局限性癫痫，普遍性痫样放电提示全身性癫痫，但是少数病人可多次检查 EEG 始终正常。

3. 神经影像学检查

可确定脑结构性异常或损害，脑磁图、SPECT、PET 等可帮助确定癫痫灶的定位。

（二）鉴别诊断

1. 晕厥

为脑血流灌注短暂全面下降，缺血缺氧所致意识瞬时丧失和跌倒，多有见血、直立、疼痛刺激等诱因，起病和恢复都较缓慢，发病前常先有头晕、胸闷、心慌、黑蒙等症状，清醒后常有肢体发冷、乏力等，平卧后可逐渐恢复。

2. 基底动脉型偏头痛

因意识障碍应与失神发作鉴别，但其发生缓慢，程度较轻，意识丧失前常有梦样感觉；偏头痛为双侧，多伴有眩晕、共济失调、双眼视物模糊或眼球运动障碍，脑电图可有枕区棘波，EEG 正常。

3. 假性癫痫发作

假性癫痫发作又称癔病性发作，多在情绪波动后发作，症状有戏剧性，表现为双眼上翻、手足抽搐和过度换气，一般不会发生自伤或尿失禁。强烈的自我表现，精神刺激后发作，发作中哭叫、出汗和闭眼等为其特点，暗示治疗可终止发作。脑电图系统监测对其鉴别很有意义。

4. 低血糖症

血糖水平<2mmol/L 可产生局部癫痫样抽动或四肢强直发作，伴意识丧失，常见于胰岛 β 细胞瘤或长期服降糖药的 2 型糖尿病患者，病史有助于诊断。

六、西医治疗

（一）药物治疗

在没有诱因情况下半年内出现 2 次癫痫发作的病人，必须给予正规抗痫药物治疗。单次发作的病人是否应开始长期药物治疗，要根据病人具体情况如发作类型、年龄、诱因、既往病史、家族史、有否阳性体征、EEG、有否脑结构性改变、突然意识丧失可能招致的危险等资料进行全面考虑后作出决定。

1. 抗癫痫药物的选择

根据癫痫发作类型选择用药。

（1）GTCS 首选药物为苯妥英钠、卡马西平，次选丙戊酸钠。

（2）典型失神发作及肌阵挛发作首选丙戊酸钠，次选乙琥胺、氯硝西泮；非典型失神发作首选乙琥胺或丙戊酸钠，次选氯硝西泮。

（3）部分性发作和继发全面性发作首选卡马西平，其次为苯妥英钠、丙戊酸钠或苯巴比妥。

（4）儿童肌阵挛发作首选丙戊酸钠，其次为乙琥胺或氯硝西泮。

2. 传统抗癫痫药物的临床使用

①苯妥英钠起始 200mg/d，维持 300～500mg/d。②苯巴比妥起始剂量 30mg/d，维持剂量 60～90mg/d。③卡马西平起始 200mg/d，维持 600～1200mg/d。④乙琥胺起始 500mg/d，维持 750～1500mg/d。⑤丙戊酸钠起始 200mg/d，维持 600～1800mg/d。⑥氯硝西泮 1mg/d，逐渐加量。

3. 新型抗癫痫药物的临床使用

①托吡酯起始 25mg/d，维持 200～400mg/d。②拉莫三嗪起始 25mg/d，维持 100～300mg/d。③加巴喷丁起始 300mg/d，维持 1200～3600mg/d。④非氨酯起始 400mg/d，维持 1800～3600mg/d。⑤氨己烯酸起始 250mg/d，维持 500～3000mg/d。

4. 用药原则

①根据发作类型选择有效、安全、易购和价廉的药物。②口服药量均自常量低限开始，逐渐调整至能控制发作而又不出现严重毒、副作用为宜。③单药治疗是癫痫用药的重要原则，单个药物治疗数周，血清药浓度已达到该药“治疗范围”浓度而无效或发生病人不能耐受的副作用，应考虑更换药物或与他药合并治疗。但需注意更换新药时不可骤停原药。④癫痫是一种需长期治疗的疾病，患者应树立信心。特发性癫痫在控制发作 1～2 年后，非特发性癫痫在控制发作 3～5 年后才减量或停药，部分患者终身服药。停药应根据癫痫类型、发作控制情况综合考虑，通常在 1～2 年逐渐减量，直至停用。

（二）神经外科治疗

1. 手术治疗的适应证

（1）难治性癫痫：患病时间较长，并经正规抗痫药治疗两年以上无效或痫性发作严重而频繁。

（2）癫痫灶不在脑的主要功能区，且手术易于到达；术后不会遗留严重神经功能障碍。

（3）脑器质性病变所致的癫痫，可经手术切除病变者。

2. 常用方法

前颞叶切除术，选择性杏仁核、海马切除术，癫痫病灶切除术，大脑半球切除术等。脑立体定向毁损术等方法对难治性癫痫有一定的疗效。

3. 手术治疗的禁忌证

（1）相对禁忌证　内科或神经系统进行性疾病、严重行为障碍影响术后康复、增加手术病残或死亡率、活动性精神病（与发作无关）、智商小于70仅可做局部切除。

（2）绝对禁忌证　特发性全面性癫痫和不影响生活的轻微发作患者。

（三）癫痫持续状态的处理

1. 治疗原则

从速控制发作是治疗的关键。

（1）选用速效抗癫痫药物静脉给药，首次用药必须足量，发作控制不良时应重复给药。

（2）顽固性病例应多种药物联合应用。

（3）控制发作后给予足够维持量，清醒后改用口服药，并进一步查明病因。

2. 药物治疗

（1）地西泮：为首选药物。常用10mg缓慢静脉注射，每分钟不超过2mg，但作用持续时间短，需5~10分钟重复应用。或用地西泮静脉点滴维持，将50~100mg地西泮加入5%葡萄糖氯化钠注射液500mL中静脉滴注，以每小时50~100mL速度为宜。因安定对呼吸有抑制作用，甚至引起呼吸停顿，故使用时应密切观察呼吸和血压，并准备抢救呼吸的手段。

（2）苯妥英钠：为长作用抗痫药，用于地西泮控制发作后防止复发。可引起血压急剧下降及心律失常，应密切观察血压和心电图，心功能不全、心律失常、冠心病及高龄患者慎用或不用。

（3）苯巴比妥钠：肌注对大部分病人有效，一般用量为8~9mg/kg。该药一般不静注，因其对呼吸中枢抑制作用较强。该药作用慢，持续时间长，与地西泮并用效果较好。

（4）异戊巴比妥钠：0.5g溶于注射用水10~20mL中缓慢静注。该药对呼吸中枢的抑制作用较苯巴比妥钠为轻，对有明显肝肾功能不全者两药均应慎用。

（5）氯硝西泮：药效是地西泮的5倍，首次剂量3mg静脉注射后数分钟奏效，对各型癫痫状态均有效。需注意对呼吸及心脏抑制作用较强。

（6）10%水合氯醛25~30mL加等量植物油保留灌肠，适用于肝功能不全或不宜使用苯巴比妥类患者。

3. 全身麻醉

发作难以控制者，必要时在心电和呼吸监护下行全身麻醉，达到惊厥和痫性电活动都消失的程度。

4. 支持和对症治疗

吸氧、吸痰，保持呼吸道通畅，必要时行气管切开及辅助人工呼吸；做好舌咬伤、摔伤和骨折的防护；预防脑水肿和继发感染；高热可物理降温，维持水、电解质平衡等。

5. 维持用药

癫痫持续状态完全控制后，应定时定量维持用药。一般肌注苯巴比妥钠0.1~0.2g，根据用药情况可6~8小时1次，连续3~4天；病人清醒后改口服抗痫药。

七、中医辨证论治

本病是一种反复发作性病证，其病情的轻重与病程的长短、正气的盛衰、病邪的深浅有关，故辨证时必须辨清邪之深浅、正气之盛衰。初发者，正气未衰，病邪不盛，故发作持续时间短，休止期长。反复发作者，正气渐衰，痰瘀愈结愈深，其病愈发愈频，更耗正气，互为因果，其病愈加深重。所以在治疗方面首先应辨明标本虚实。发作期以邪实为主，治疗应重在豁痰息风、开窍定痫；间歇期则多见本虚或虚实夹杂，当以调和脏腑阴阳、平顺气机为主，常用健脾化痰、补益肝肾、育阴息风、活血通络等法，以标本同治，杜其生痰动风之源。

发作期

1. 阳痫

证候：突然仆倒，不省人事，面色潮红，牙关紧闭，两目上视，四肢抽搐，口吐涎沫；或喉中痰鸣或发怪叫，移时苏醒如常人，发病前常有眩晕、头昏、胸闷、乏力，舌质红，苔黄腻，脉弦数或弦滑。

治法：急以开窍醒神，继以泻热涤痰息风。

方药：黄连解毒汤合定痫丸加减。

2. 阴痫

证候：突然昏仆，不省人事，面色暗晦萎黄，手足清冷，双眼半开半闭，僵卧拘急，或颤动，抽搐时发，口吐涎沫，一般口不啼叫，或声音小，平素常有神疲乏力，恶心泛呕，胸闷纳差，舌质淡，苔白而厚腻，脉沉细或沉迟。

治法：温阳除痰，顺气定痫。

方药：五生丸合二陈汤加减。

休止期

1. 肝火痰热证

证候：平素性情急躁，心烦失眠，口苦咽干，时吐痰涎，大便秘结，发作则昏仆抽搐，口吐涎沫，舌红，苔黄，脉弦滑数。

治法：清肝泻火，化痰息风。

方药：龙胆泻肝汤合涤痰汤加减。

2. 脾虚痰湿证

证候：痫病日久，神疲乏力，眩晕时作，面色不华，胸闷痰多，或恶心欲呕，纳少便溏，舌淡胖，苔白腻，脉濡弱。

治法：健脾和胃，化痰息风。

方药：醒脾汤加减。

3. 肝肾阴虚证

证候：痫病日久，头晕目眩，两目干涩，心烦失眠，腰膝酸软，舌质红少苔，脉细数。

治法：补益肝肾，育阴息风。

方药：左归丸加减。

4. 瘀阻清窍证

证候：发则猝然昏仆，抽搐，或单见口角、眼角、肢体抽搐，颜面口唇青紫，舌质紫暗或有瘀斑，脉涩或沉弦。

治法：活血化瘀，通络息风。

方药：通窍活血汤加减。

第四十二节　帕金森病

帕金森病（Parkinson disease，PD）又称震颤麻痹（paralysis agitans），由英国医生 James Parkinson（1817）首先描述。PD 是发生在中老年人锥体外系的进行性变性疾病，主要病变是中脑黑质，特别是致密部多巴胺（DA）能神经元变性。

本病属中医学“颤证”“颤病”“震颤”“振掉”“痉病”和“肝风”等范畴。

一、西医病因与发病机制

（一）病因

本病的病因迄今未明，故称原发性帕金森病，发病机制十分复杂，可能与下列因素有关：

1. 遗传因素

10%PD 患者有家族史，呈不完全外显率的常染色体显性遗传或隐性遗传。迄今已有 13 个位点（PARK1-13）的基因突变被证实与常染色体显性和隐性遗传性帕金森病有关。

2. 年龄因素

流行病学调查显示，PD 的发病与年龄有明显的关系。PD 主要见于中老年人，40 岁前发病少见。

3. 环境因素

流行病学调查显示，长期接触杀虫剂、除草

剂或某些工业化学品等可能是 PD 发病的危险因素。

（二）发病机制

含色素的神经元变性、缺失，尤以黑质致密部 DA 能神经元为著。类似改变也可见于蓝斑、中缝核、迷走神经背核等部位，但程度较轻。

二、中医病因病机

1. 年老体弱

帕金森病多发于老年人，“年四十而阴气自半”，兼加劳顿、色欲之消耗，而致阴精虚少，形体衰败，致使筋脉失濡，肌肉拘挛，发为震颤、僵直。

2. 五志过极

五志过极皆能化火，火热内盛，耗伤阴精，阳亢风动而为本病；思虑太过，损伤脾胃，运化失司，气血生化乏源而致肢体失养，或化生痰浊，阻于筋脉。

3. 饮食不节

嗜食肥甘厚味，损伤脾胃，痰浊内生，痰阻经脉；或喜食辛辣之品，化热伤阴，阴虚阳亢，虚风内动而发本病。

4. 先天禀赋不足

禀赋不足，肾精亏虚，髓海失充，筋脉失荣而发为本病。

本病的基本病机为肝风内动，筋脉失养。其病位在筋脉，与肝、肾、脾等脏关系密切。病理因素为风、火、痰、瘀。病理性质总属本虚标实。本为气血阴阳亏虚，其中以阴津精血亏虚为主，标为风、火、痰、瘀为患。标本之间密切联系。病久则虚实寒热转化不定，而成寒热错杂、虚实夹杂之证。风以阴虚生风为主，也有阳亢风动或痰热化风者。痰或因脾虚不能运化水湿而成，或热邪煎熬津液所致。痰邪多与肝风或热邪兼夹为患，闭阻气机，致使肌肉筋脉失养，或化热生风致颤。火有实火、虚火之分。虚火为阴虚生热化火，实火为五志过极化火，火热耗灼阴津，扰动筋脉不宁。

三、临床表现

大部分 PD 患者在 60 岁以后发病，起病隐袭，缓慢发展，逐渐加剧。初发症状以震颤最多，其次为步行障碍、肌强直和运动迟缓。症状常自一侧上肢开始，逐渐波及同侧下肢、对侧上肢及下肢，常成“N”字形进展，亦有自一侧下肢开始者。症状出现先后因人而异。

1. 临床特征

（1）*震颤*　典型表现是静止性震颤，常为首发症状，多由一侧上肢远端开始，拇指与屈曲的食指间呈“搓丸样”（pill-rolling）动作，安静或休息时出现或明显，随意运动时减轻或停止，紧张时加剧，入睡后消失。

（2）*肌强直*　表现为屈肌和伸肌张力同时增高，被动运动时关节始终保持增高的阻力，类似弯曲软铅管的感觉，故称“铅管样强直”；部分患者因伴有震颤，检查时可感到在均匀的阻力中出现断续停顿，如同转动齿轮感，称为“齿轮样强直”。

（3）*运动迟缓*　主要表现为随意动作减少，如起床、翻身、步行、方向变换等运动迟缓；面部表情肌活动减少，常常双眼凝视，瞬目减少，呈现“面具脸”；手指做精细动作如扣纽扣、系鞋带等困难；书写时字越写越小，呈现“小写征”。

（4）*姿势步态异常*　四肢、躯干、颈部肌强直可使患者出现特殊的屈曲体姿，表现为头部前倾，躯干俯屈，上肢肘关节屈曲，腕关节伸直，前臂内收，下肢之髋及膝关节均略为弯曲。早期走路时下肢拖曳，随病情进展呈小步态，步伐逐渐变小变慢，启动困难，行走时上肢的前后摆动减少或完全消失；站立时呈屈曲体姿，步态障碍甚为突出。转弯时，平衡障碍特别明显。晚期患者自坐位、卧位起立困难，慌张步态。

2. 其他症状

（1）Myerson 征：反复叩击眉弓上缘产生持

续眨眼反应。

（2）眼睑阵挛（闭合眼睑轻度颤动）或眼睑痉挛（眼睑不自主闭合）。

（3）口、咽和腭肌运动障碍致讲话缓慢、发音弱、流涎，严重时吞咽困难。

（4）脂颜和多汗。

（5）消化道蠕动障碍致顽固性便秘。

（6）部分患者晚期出现轻度认知功能减退和视幻觉，通常不严重。抑郁症常见。

四、实验室检查及其他检查

1. 血常规、脑脊液检查、尿常规及血液生化等检查均无异常。

2. CT、MRI 检查无特征性所见。

3. 脑电图的基础波形稍呈慢波化。

4. 尿中多巴胺的代谢产物高香草酸（HVA）减少。

5. 基因检测 DNA 印迹技术、PCR、DNA 序列分析等在少数家族性 PD 患者可能会发现基因突变。

6. 正电子发射断层扫描（PET）或单光子发射计算机断层（SPECT）可发现 PD 患者脑内多巴胺转运载体（DAT）功能显著降低，且疾病早期即可发现，故对 PD 的早期诊断、鉴别诊断及病情进展监测均有一定的价值。

五、诊断与鉴别诊断

（一）诊断

1. 中老年发病，缓慢进行性病程。

2. 四项主症（静止性震颤、肌强直、运动迟缓、姿势步态异常）中至少具备两项，前两项至少具备其中之一；症状不对称。

3. 左旋多巴治疗有效。

4. 患者无眼外肌麻痹、小脑体征、直立性低血压、锥体系损害和肌萎缩等。

PD 临床诊断与死后病理证实符合率为 75%～80%。

（二）鉴别诊断

1. 继发性 PD

有明确病因可寻，如感染、药物、中毒、动脉硬化和外伤等。如脑炎后帕金森综合征、药物或中毒性帕金森综合征、动脉硬化性帕金森综合征。

2. 抑郁症

不具有 PD 的肌强直和震颤，抗抑郁剂治疗有效，可资鉴别。

3. 特发性震颤

震颤以姿势性或运动性为特征，发病年龄早，饮酒或用心得安后震颤可显著减轻，无肌强直和运动迟缓，1/3 患者有家族史。

4. 肝豆状核变性

发病年龄小，有肝损害和角膜 K-F 环，血清铜、铜蓝蛋白、铜氧化酶活性降低，尿铜增加。

六、西医治疗

疾病早期无需特殊治疗，可鼓励患者进行适度活动和体育锻炼，若疾病影响患者日常生活和工作能力则需要治疗。本病以药物治疗为主，恢复纹状体 DA 与 Ach 递质的平衡。但只能改善症状，不能阻止病情发展，需终生服药。

（一）药物治疗

1. 治疗原则

治疗方案个体化；从小剂量开始，缓慢递增；尽量以较小剂量取得较满意疗效。

2. 常用药物

（1）抗胆碱能药物　对震颤和强直有效，但对运动迟缓疗效较差，适用于年龄较轻震颤突出的患者。常用药物有苯海索（安坦）、丙环定（开马君）、苯托品及环戊丙醇等。前列腺肥大、青光眼患者禁用；老年人慎用，可影响记忆功能。

（2）金刚烷胺　可促进神经末梢释放 DA 和减少 DA 再摄取，轻度改善 PD 症状，如运动减少、强直和震颤等，早期轻症患者可单独或与苯海索（安坦）合用。肾功能不全、癫痫、严重胃溃疡和肝病患者慎用，哺乳期妇女禁用。

（3）*左旋多巴及复方左旋多巴* 是治疗PD最基本、最有效的药物。作为DA合成前体可透过血脑屏障，被脑DA能神经元摄取，脱羧转变成DA，改善PD的临床症状，对运动减少有特殊疗效。临床上使用的复方L-Dopa有标准剂、控释剂和水溶剂等不同剂型。L-Dopa类禁忌证：闭角型青光眼，精神病，活动性消化道溃疡应慎用。

（4）*DA受体激动剂*

①非麦角类DA受体激动剂：无麦角副作用，用于早期或进展期帕金森病，症状波动和运动障碍发生率低，但意识模糊、幻觉及直立性低血压发生率较高，年轻患者早期可单用，中晚期患者与复方L-Dopa合用。常用药物为普拉克索、罗匹尼罗等。

②麦角类DA受体激动剂：副作用与左旋多巴类似，常见错觉和幻觉，可出现胸膜肺纤维化、多瓣膜心脏病及缩窄性心包炎等严重副作用，应定期监测心肺功能。禁忌证：精神病史患者。近期心肌梗死、严重周围血管病和活动性消化性溃疡慎用。常用的麦角类DA受体激动剂有溴隐亭、培高利特（培高利特已被FDA禁用）。

（5）*单胺氧化酶B抑制剂* 抑制神经元内DA分解代谢，增加脑内DA含量，与复方L-Dopa合用有协同作用，减少约1/4的L-Dopa用量，延缓开关现象出现。常用药物为思吉宁，宜在早、中午服用，不宜傍晚后应用，以免引起失眠。有胃溃疡者慎用。

（6）*儿茶酚-邻位-甲基转移酶抑制剂* 抑制L-Dopa在外周代谢，维持L-Dopa血浆浓度稳定，加速通过血脑屏障，阻止神经胶质内DA降解，增加脑内DA含量。与美多巴合用可增强疗效，减少症状波动反应，单独使用无效。应注意肝脏毒副作用。常用药物为恩托可朋、答是美等。

（二）外科治疗

近年来利用微电极记录和分析细胞放电的特征，可以精确定位引致震颤和肌强直的神经元，达到细胞功能定位的水平，使手术治疗的疗效和安全性大为提高。目前常用的手术方法如下：

1. 苍白球、丘脑底核毁损或切除术

丘脑手术对震颤有效，苍白球手术对运动迟缓有效。弥漫性脑血管病为手术禁忌证。

2. 脑深部电刺激（DBS）

刺激靶点主要是苍白球和丘脑底核，原理是纠正基底节过高的抑制性输出以改善症状。适应证是药物治疗失效、不能耐受或出现运动障碍（异动症）的患者，对年龄较轻，症状以震颤、强直为主且偏于一侧者效果较好，但术后仍需应用药物治疗。

（三）细胞移植及基因治疗

这是有较好前景的治疗方法，但存在一些问题。技术还不成熟，不能应用于临床。

（四）康复治疗

康复治疗作为辅助手段对改善症状也可起到一定作用。

七、中医辨证论治

（一）治疗原则

本病的初期，本虚之象并不明显，常见风火相煽、痰热壅阻之标实证，治疗当以清热、化痰、息风为主；病程较长，年老体弱，其肝肾亏虚、气血不足等本虚之象逐渐突出，治疗当滋补肝肾、益气养血、调补阴阳为主，兼以息风通络。由于本病多发于中老年人，多在本虚的基础上导致标实，因此治疗更应重视补益肝肾，治病求本。

（二）辨证论治

1. 风阳内动

证候：肢体颤动粗大，程度较重，不能自制，头晕耳鸣，面赤烦躁，易激动，心情紧张时颤动加重，伴有肢体麻木，口苦而干，语言迟缓不清，流涎，尿赤，大便干，舌质红，苔黄，脉弦。

治法：镇肝息风，舒筋止颤。

方药：天麻钩藤饮合镇肝熄风汤加减。

若肝火偏盛、焦虑心烦，加龙胆草、夏枯草；痰多者，加竹沥、天竺黄；眩晕耳鸣者，加知母、黄柏、牡丹皮；心烦失眠，加炒枣仁、柏子仁、丹参；颤动不止，加僵蚕、全蝎。

2. 痰热风动

证候：头摇不止，肢麻震颤，重则手不能持物，头晕目眩，胸脘痞闷，口苦口黏，甚则口吐痰涎，舌体胖大，有齿痕，舌质红，舌苔黄腻，脉弦滑数。

治法：清热化痰，平肝息风。

方药：导痰汤合羚角钩藤汤加减。

若痰湿内聚，胸闷恶心、咯吐痰涎、苔厚腻、脉滑者，加煨皂角、白芥子；震颤较重，加珍珠母、生石决明、全蝎；心烦易怒者，加天竺黄、牡丹皮、郁金；胸闷脘痞，加瓜蒌皮、厚朴、苍术；肌肤麻木不仁，加地龙、丝瓜络、竹沥；神识呆滞，加石菖蒲、远志。

3. 气血亏虚

证候：头摇肢颤，面色白，表情淡漠，神疲乏力，动则气短，心悸健忘，眩晕，纳呆，舌体胖大，舌质淡红，舌苔薄白滑，脉沉濡无力或沉细弱。

治法：益气养血，濡养筋脉。

方药：人参养荣汤加减。

若血虚心神失养，心悸、失眠、健忘，加炒枣仁、柏子仁；肢体颤抖、疼痛麻木，加鸡血藤、丹参、桃仁、红花。

4. 髓海不足

证候：头摇肢颤，持物不稳，腰膝酸软，失眠心烦，头晕，耳鸣，善忘，老年患者常兼有神呆、痴傻，舌质红，舌苔薄白，或红绛无苔，脉象细数。

治法：填精补髓，育阴息风。

方药：龟鹿二仙膏加减。

若肢体颤抖、眩晕较著，加天麻、全蝎、石决明；若阴虚火旺，兼见五心烦热、躁动失眠、便秘溲赤，加黄柏、知母、丹皮、玄参；若肢体麻木、拘急强直，加木瓜、僵蚕、地龙，重用白芍、甘草。

5. 阳气虚衰

证候：头摇肢颤，筋脉拘挛，畏寒肢冷，四肢麻木，心悸懒言，动则气短，自汗，小便清长或自遗，大便溏，舌质淡，舌苔薄白，脉沉迟无力。

治法：补肾助阳，温煦筋脉。

方药：地黄饮子加减。

若大便稀溏者，加干姜、肉豆蔻；若心悸者，加远志、柏子仁。

第四十三节　有机磷杀虫药中毒

有机磷杀虫药在生产、使用过程中如有不当，可使人体中毒，即有机磷杀虫药中毒。有机磷杀虫药根据毒性程度可分为以下4类：

剧毒类：甲拌磷（3911）、内吸磷（1059）、对硫磷（1605）、特普（TEPP）等。

高毒类：甲基对硫磷、甲胺磷、谷硫磷、三硫磷、氧乐果、敌敌畏（DDVP）等。

中毒类：乐果、乙硫磷、二嗪农、敌百虫等。

低毒类：马拉硫磷、氯硫磷、杀螟松、稻瘟净等。

一、西医病因病理

有机磷杀虫药在体内迅速与胆碱酯酶结合成磷酸化胆碱酯酶，使胆碱酯酶失去催化乙酰胆碱水解的能力，造成乙酰胆碱大量积聚，引起中枢神经和胆碱能神经兴奋，并由过度兴奋转入抑制。大量乙酰胆碱与胆碱能神经突触后膜的乙酰胆碱毒蕈碱受体结合，产生毒蕈碱样症状。在运动神经肌肉接头中蓄积，与突触后膜的乙酰胆碱烟碱受体结合，产生烟碱样症状。

二、中医病因病机

中医认为“中毒”属不内外因致病。急性中毒是毒物进入人体内，使气血顿生逆乱，阴阳失调，壅遏气机，阻闭脏腑、清窍所致，若治疗不及，则殆及生命。慢性中毒是毒物进入人体内逐渐引起的脏腑气血失和，其性属阴证且系痼疾。

三、临床表现

1. 急性中毒表现

急性中毒发病时间与毒物品种、剂量和侵入途径密切相关。口服中毒5~20分钟后发病；呼吸道吸入约30分钟后发病；皮肤吸收中毒，一般在接触2~6小时后出现症状。一旦中毒症状出现后，病情即迅速发展。

（1）主要症状和体征

①毒蕈碱样症状：又称为M样症状。主要是副交感神经末梢兴奋所致。这组症状出现最早，表现为平滑肌痉挛和腺体分泌增加。临床表现先有苍白、皮肤湿冷、多汗、恶心、呕吐、腹痛，还有流泪、流涕、流涎、腹泻、尿频、大小便失禁、心跳减慢和瞳孔缩小、支气管痉挛、呼吸道分泌物增多、咳嗽、气急，严重者出现肺水肿。

②烟碱样症状：又称为N样症状。乙酰胆碱在横纹肌神经肌肉接头处过度蓄积和刺激使运动神经终板兴奋。表现为横纹肌肌束颤动至全身肌肉抽搐，肌无力至全身瘫痪，血压升高或陡降，心率缓慢或增快等，最后可因呼吸肌麻痹而死亡。

③中枢神经系统症状：中枢神经系统受乙酰胆碱刺激后有头晕、头痛、疲乏、共济失调、烦躁不安、谵妄，严重者抽搐、昏迷，可因中枢性呼吸衰竭而死亡。

（2）迟发性多发性神经病　急性中毒一般无后遗症，少数重度中毒患者在症状消失后2~3周可出现迟发性神经病，主要累及肢体末端，且可出现下肢瘫痪、四肢肌肉萎缩等神经系统症状。少数严重患者留有癔症性瘫痪、精神抑郁、一过性狂躁、癫痫样发作等精神症状。

（3）中间型综合征　在急性中毒症状缓解后和迟发性神经病发病前，一般在急性中毒后24~96小时突然发生死亡，称“中间型综合征”。

（4）局部损害　敌敌畏、敌百虫、对硫磷、内吸磷接触皮肤后可引起过敏性皮炎，出现局部瘙痒、烧灼感、红肿，甚则出现水疱和剥脱性皮炎。有机磷杀虫药进入眼部可引起结膜充血和瞳孔缩小等局部损害。

此外，乐果、倍硫磷和马拉硫磷口服中毒后，经急救临床症状好转，可在数日至一周后突然再次昏迷，甚至发生肺水肿或突然死亡。症状复发可能是残留在皮肤、毛发和胃肠道的有机磷杀虫药重新吸收，或解毒药停用过早，或其他尚未阐明的机制所致。

2. 慢性中毒表现

多见于生产工人，由于长期少量接触有机磷杀虫药所致。症状多为神经衰弱综合征，如头痛、头昏、恶心、食欲缺乏、乏力、容易出汗。部分患者可出现毒蕈碱样或烟碱样症状，如瞳孔缩小、肌肉纤维颤动等。

四、实验室及其他检查

1. 全血胆碱酯酶活力测定

测定全血胆碱酯酶活力是诊断有机磷杀虫药中毒的特异性指标，对中毒程度、疗效判断和预后估计均极为重要。以正常人全血胆碱酯酶活力均值为100%，急性有机磷杀虫药中毒时，胆碱酯酶活力降至50%~70%为轻度中毒，30%~50%为中度中毒，30%以下为重度中毒。慢性有机磷杀虫药中毒时，胆碱酯酶活力在50%以下，但酶活力下降与症状轻重并不完全一致，有时酶活力已有明显抑制但症状却可能很轻微。

2. 呕吐物或胃内容物的有机磷浓度测定

具有诊断意义。

3. 尿中有机磷杀虫药分解产物测定

可作为毒物接触与吸收的指标。如敌百虫中毒时，尿中三氯乙醇含量增高；对硫磷、甲基对硫磷、氯硫磷、苯硫磷、异氯磷毒物吸收后，尿中有对硝基酚排出。

五、诊断与鉴别诊断

（一）诊断

1. 急性中毒

可根据有机磷杀虫药接触史结合临床呼出气多有大蒜刺激性气味、瞳孔针尖样缩小、大汗淋漓、腺体分泌增多、肌纤维颤动和意识障碍等中毒表现，结合实验室检查即可做出诊断。病情严重程度可分为三级：①轻度中毒：以 M 样症状为主，可有轻微的中枢神经系统症状，表现为头晕、头痛、乏力、恶心、呕吐、多汗、胸闷、视力模糊、瞳孔缩小；胆碱酯酶活力 50%～70%。②中度中毒：M 样症状加重，并出现 N 样症状，表现有肌纤维颤动、轻度呼吸困难、流涎、腹痛、腹泻、步态蹒跚、意识清楚或模糊；胆碱酯酶活力 30%～50%。③重度中毒：除 M、N 样症状外，合并肺水肿、抽搐、昏迷、呼吸肌麻痹和脑水肿等；胆碱酯酶活力 30%以下。

2. 慢性中毒

主要根据长期少量接触有机磷杀虫药史，且全血胆碱酯酶活力下降至 50%以下，便可确诊。

（二）鉴别诊断

1. 与急性胃肠炎、细菌性食物中毒、中暑和脑炎等鉴别

这几种病也常出现头晕、头痛、无力、恶心、呕吐和腹泻等症状，如同时具有接触有机磷杀虫药史时，则易误诊误治而导致不良后果，甚至有的病人死于阿托品中毒。其与有机磷杀虫药中毒的鉴别要点是这几种病均不出现瞳孔缩小、多汗、流涎、肌颤等症状，胆碱酯酶活力测定可以鉴别。

2. 与其他种类杀虫药中毒相鉴别

目前广泛使用的农业杀虫药主要为有机磷类、氨基甲酸酯类、拟除虫菊酯类和有机氮类。其他种类杀虫药中毒与有机磷杀虫药中毒的鉴别要点，除接触杀虫药种类不同外，临床表现也不同，有机磷杀虫药中毒者呼出气、体表或呕吐物一般有蒜味；而拟除虫菊酯类中毒无此特征；杀虫脒中毒多以嗜睡、发绀和出血性膀胱炎为主要表现，而无毒蕈碱样表现。全血胆碱酯酶活力测定亦可资鉴别。

六、治疗

（一）治疗思路

急性中毒者应立即离开中毒现场，迅速清除毒物，同时应争取时间及早期给予足量的胆碱酯酶复活药和抗胆碱药，最好给予由这两类药组成的急救复方如解磷定注射液或苯克磷注射液。应重视对症治疗，时刻保持呼吸道通畅。必要时可用换血疗法。恢复期患者可结合中医治疗，根据气血阴阳虚衰的不同情况，辨证施治，以促进康复。

（二）西医治疗

1. 急性中毒

（1）迅速清除毒物　应迅速脱离现场，去除污染的衣物，用大量清水或肥皂水清洗皮肤、毛发和指甲。口服中毒者应及时彻底洗胃，洗胃液常用清水、1∶5000 高锰酸钾（对硫磷禁用）、2%碳酸氢钠（敌百虫忌用）。洗胃后再给硫酸镁导泻。眼部污染可用生理盐水或 2%碳酸氢钠连续冲洗，洗净后涂眼药膏。在迅速清除毒物的同时，尽可能及早应用有机磷特效解毒药缓解中毒症状。

（2）抗毒药的使用　使用原则是早期、足量、联合、重复用药。

1）抗毒蕈碱药：阿托品能拮抗乙酰胆碱对副交感神经和中枢神经系统的作用，消除和减轻毒蕈碱样症状和中枢神经系统症状，并能兴奋呼吸中枢，对抗呼吸中枢的抑制。阿托品对

烟碱样症状无作用，也不能使抑制的胆碱酯酶活性复能。由于有机磷杀虫药中毒患者对阿托品的耐受量显著增加，用量可远远超过常规剂量，但是阿托品在体内代谢较快，而有机磷对酶抑制作用又较持久，所以要反复给药，直到“阿托品化”（瞳孔扩大、颜面潮红、口干、皮肤干燥、心率加快、肺部湿啰音消失），再减为维持量，24~48 小时后停药观察。在阿托品应用过程中应密切观察患者全身反应和瞳孔大小，随时调整用药剂量与给药时间。若患者出现瞳孔明显散大、神志模糊、狂躁不安、抽搐、昏迷和尿潴留等，提示阿托品中毒，应停药观察。

2）胆碱酯酶复活剂：常用氯解磷定（PAM-Cl）、碘解磷定（PAM-I）及双复磷（DMO_4）等吡啶醛肟类化合物。该类化合物的肟基与磷原子有较强的亲和力，因而可夺取磷酸胆碱酯酶中的磷形成化合物，使其与胆碱酯酶的酯解部位分离，从而恢复乙酰胆碱酯酶活性。胆碱酯酶复活剂对各类有机磷中毒的疗效不尽相同，对 1605、1059、3911 中毒疗效好；对敌百虫、敌敌畏中毒疗效差；对乐果、马拉硫磷中毒疗效不显；对二嗪农、谷硫磷无效且有不良反应；对急性中毒迁延过久或慢性中毒者均无疗效。胆碱酯酶复活剂对已老化的磷酸化胆碱酯酶无复活作用，因此应及早给药，一般认为中毒 48 小时以后给复活剂疗效不佳。氯解磷定水溶性大，有效基团含量高，不良反应小，可有短暂眩晕、视觉模糊或复视，使用方便，静注和肌注均可，为当前首选药而取代最早使用于临床的解磷定。提倡阿托品与胆碱酯酶复活剂合用，可取长补短，并可减少阿托品用量。

3）对症治疗：有机磷杀虫药中毒的主要死因是肺水肿、呼吸肌麻痹或呼吸中枢衰竭。休克、急性脑水肿、心肌损害及心跳骤停等亦是重要死因。因此，对症治疗应以维持正常呼吸功能为重点，例如保持呼吸道通畅、给氧，必要时应用机械呼吸、注射呼吸兴奋剂以防治呼吸衰竭。肺水肿一般在应用足量阿托品后可较快消退。必要时可用地塞米松、呋塞米、西地兰等药物。重度中毒持续昏迷 12 小时以上者，容易发生脑水肿，故昏迷达 4 小时以上者即应注射甘露醇及地塞米松等；中毒性心肌损害者，可给予能量合剂、地塞米松及抗心律失常药物。抽搐者，可注射地西泮 5~10mg（注意其呼吸抑制的不利影响）和可乐定 15~30mg，每日 2 次，并有助于防止中间综合征和心血管并发症。

2. 慢性中毒

主要为对症治疗，脱离接触有机磷杀虫药，可短程、小剂量使用阿托品，待症状、体征基本消失，胆碱酯酶活性恢复，需 2~4 周。

（三）中医辨证论治

中医辨证论治适用于中毒的恢复期治疗。各类中毒总属毒邪伤正所致，其起病有急、缓，病位在脏腑、经络，病性有虚、实之分，治疗以扶正解毒为主。应根据不同情况，灵活辨证、立法、选方。

七、预防与调护

普及安全使用杀虫药知识的宣传教育。加强杀虫药生产过程中的防护工作，搞好杀虫药保管，专车运输，专库贮存，不要将杀虫药和粮食、种子、副食品、饲料等放在一起。喷洒有机磷杀虫药时，应严格遵守操作规程，做到穿长袖褂、长裤和鞋袜，戴口罩、风镜和帽子，站在上风处喷洒操作。使用杀虫药时绝不吸烟或进食。喷洒完杀虫药，须先用肥皂或碱水、后用清水洗涤皮肤，用盐水漱口；换下的衣服也须彻底清洗。但在喷洒敌百虫后，只宜用 1∶5000 高锰酸钾溶液或清水冲洗。不食用喷洒杀虫药时间不久的蔬菜、瓜果。对作业工人在就业前进行体检，凡有肝、肾、心、肺器质性疾病患者，严重皮肤病、精神病、癫痫和对有机磷过敏者，妊娠及哺乳期妇女，均不宜进行有机磷作业。对作业工人定期体检并测定全血胆碱酯酶，发现慢性中毒者，早期脱离接触，积极治疗。急性中毒经抢救好转后，在恢复期应继续中西医结合康复治疗，密切观察，防止反复。急性中毒者治愈后3个月内，不得再接触有机磷，以防再度中毒。

第四十四节　病毒性肝炎

病毒性肝炎是由多种肝炎病毒引起的，以肝脏损害为主的一组全身性传染病。中医对于病毒性肝炎的认识，散见于黄疸、胁痛、郁证、鼓胀及癥积等病证中。

一、西医病因病理

1. 传播途径

（1）甲型肝炎　甲型肝炎病毒主要从肠道排出，通过日常生活接触而经口传染。

（2）乙型肝炎　乙型肝炎的传播途径主要有三种。①母婴围产期传播：主要系分娩时接触母血或羊水和产后密切接触引起。②医源性传播：通过输血、血浆、血制品或使用污染病毒的注射器针头、针灸用针、采血用具而传播。③密切接触传播：通过性接触传播或通过破损的皮肤黏膜造成的密切接触传播。

（3）丙型肝炎　主要通过输血而引起，本病约占输血后肝炎的70%以上。

（4）丁型肝炎　传播途径与乙型肝炎基本相同，静脉注射禁品、男性同性恋和经常应用血制品或肾透析患者，为本病的高危人群。

（5）戊型肝炎　主要通过被污染水源，经粪-口途径而感染。

2. 病理解剖

基本病变以肝损害为主，肝外器官可有一定损害。各型肝炎的基本病理改变表现为弥散性的肝细胞变性、坏死及凋亡，同时伴有不同程度的炎症细胞浸润，间质增生和肝细胞再生。

3. 病理生理

（1）黄疸　黄疸以肝细胞性黄疸为主。由于胆小管壁上的肝细胞坏死，导致管壁破裂，胆汁反流入血窦。

（2）肝性脑病　肝性脑病产生因素是多方面的，主要有以下观点。血氨及其他毒性物质的贮积；支链氨基酸/芳香氨基酸比例失调；假性神经递质假说如羟苯乙醇胺等某些胺类物质由于肝衰竭不能被清除，通过血-脑脊液屏障，取代正常的神经递质，从而导致脑病。利尿引起的低钾和低钠血症、消化道大出血、高蛋白饮食、合并感染、使用镇静剂、大量放腹水等都可诱发肝性脑病。

（3）出血　肝细胞坏死使多种凝血因子合成减少，肝硬化脾功能亢进使血小板减少，重型肝炎时DIC导致凝血因子和血小板消耗等因素可引起出血。

（4）急性肾功能不全　又称肝肾综合征。在重型肝炎或肝硬化时，由于内毒素血症、肾血管收缩、肾缺血、前列腺素E_2减少、有效血容量下降等因素导致肾小球滤过率和肾血流量降低，从而引起急性肾功能不全。

（5）腹水　重型肝炎和肝硬化时，由于肾皮质缺血，肾素分泌增多，刺激肾上腺皮质分泌过多的醛固酮，导致水钠潴留。利钠激素的减少也导致水钠潴留。水钠潴留是早期腹水产生的主要原因，而门脉高压、低蛋白血症和肝淋巴液生成增多则是后期腹水的主要原因。

二、中医病因病机

中医学认为，肝炎形成是由湿热疫毒隐伏，正气不能抗邪所致，其病变不仅涉及肝，且多乘胃、克脾、累肾。其病初期为肝气郁结，血行缓滞，气机受阻，脏腑功能失调，病变日久脾胃亦受损。然湿热瘀结，又使病深难解，亦可因肝脾功能失调，运化失职，呈现肝阴不足，肾阴亦亏，肾阴不足，肝阴亦虚。如此反复，气郁而湿滞，湿滞郁久化热，热郁而生痰，痰结而血不行。慢性肝炎后期，由于湿热血瘀相搏，气难行，血难生，病变日趋深化，肝脾功能日衰，从而影响人体津液的正常输布，血流壅滞，络脉瘀阻，形成痞块，结于肋下，谓之肝脾肿大。且出现全身瘀血征象，如皮下瘀斑、肢体血缕、红掌、肌肤甲错、舌质紫暗、有瘀点、脉弦涩等。气血水相因，癥积鼓胀相继而成。慢性病毒性肝炎，多表示正气已衰而湿热未清，余邪未尽。

三、临床表现

病毒性肝炎按病原学分为甲型肝炎、乙型肝炎、丙型肝炎、丁型肝炎、戊型肝炎、非甲-非戊型肝炎（未定型）。按临床表现将病毒性肝炎分为急性肝炎（包括急性黄疸型肝炎和急性无黄疸型肝炎）、慢性肝炎（分为轻、中、重三度）、重型肝炎（包括急性、亚急性、慢性三型）、淤胆型肝炎、肝炎肝硬化（静止型和活动型）。

1. 潜伏期

甲型肝炎2~6周，平均4周。乙型肝炎1~6个月，平均3个月。丙型肝炎2周~6月，平均40天。丁型肝炎未确定，可能与乙型肝炎相同。戊型肝炎2~9周，平均6周。

2. 临床经过

（1）*急性肝炎*　各型病毒均可引起。甲、戊型转为慢性少见，成年急性乙型肝炎约10%转为慢性，丙型超过50%，丁型约70%转为慢性。急性丙型肝炎：临床表现一般较轻，多无明显症状或症状很轻，无黄疸型占2/3以上。多数病例无发热，血清ALT呈轻中度升高，即使是急性黄疸型病例，血清总胆红素一般不超过52μmol/L。急性丁型肝炎：可与HBV感染同时发生（同时感染）或继发于HBV感染者中（重叠感染），其临床表现部分取决于HBV感染状态。同时感染者HBV复制是短暂的，因此，丁型肝炎病毒（HDV）的复制受到影响，其临床表现与急性乙型肝炎相似，大多数表现为黄疸型，有时可见双峰型ALT升高，分别表示HBV和HDV感染，极少数发展为重型肝炎。戊型肝炎：与甲型肝炎相似，但黄疸前期较长，平均10天，症状较重，自觉症状至黄疸出现后4~5天方可缓解，病程较长。HBV慢性感染者重叠戊型肝炎时病情较重，死亡率增高。一般认为戊型肝炎无慢性化过程，也无慢性携带状态。

1）急性黄疸型肝炎：临床经过的阶段性较为明显，可分为三期，总病程2~4个月。

①黄疸前期：甲、戊型肝炎起病较急，可有畏寒、发热，约80%患者有发热，体温在38~39℃之间，一般不超过3天。乙、丙、丁型肝炎起病相对较缓，仅少数有发热。此期主要症状有全身乏力、食欲减退、恶心、呕吐、厌油、腹胀、肝区痛、尿色加深等。肝功能改变主要为丙氨酸氨基转移酶（ALT）升高。本期持续1~21天，平均5~7天。

②黄疸期：自觉症状好转，发热消退，尿黄加深，巩膜和皮肤出现黄疸，1~3周内黄疸达高峰。肝功能检查ALT和胆红素升高，尿胆红素阳性。本期持续2~6周。

③恢复期：症状逐渐消失，黄疸消退，肝、脾回缩，肝功能逐渐恢复正常。本期持续2周至4个月，平均1个月。

2）急性无黄疸型肝炎：除无黄疸外，其他临床表现与黄疸型肝炎相似。无黄疸型肝炎起病较缓慢，症状较轻，主要表现为全身乏力，食欲下降，恶心，腹胀，肝区痛，肝大，有轻压痛及叩击痛等。恢复较快，病程大多在3个月内。

（2）*慢性肝炎*　急性肝炎病程超过半年，或原有乙型、丙型、丁型肝炎或HBsAg携带史而因同一病原再次出现肝炎症状、体征及肝功能异常者。慢性肝炎仅见于乙、丙、丁三型肝炎。

轻度：病情较轻，可反复出现乏力，头晕，食欲减退，厌油，尿黄，肝区不适，睡眠不佳，肝稍大有轻触痛，可有轻度脾大。

中度：症状、体征、实验室检查居于轻度和重度之间。

重度：有明显或持续的肝炎症状，如乏力、纳差、腹胀、尿黄、便溏等，伴肝病面容、肝掌、蜘蛛痣、脾大，ALT和（或）天门冬氨酸氨基转移酶（AST）反复或持续升高，白蛋白降低或A/G比值异常，丙种球蛋白明显升高。凡A≤32g/L，胆红素（TBil）>正常上限5倍，血浆凝血酶原活动度（PTA）60%～40%，胆碱酯酶（Che）<2500U/L，四项中有一项者，可诊断为重度慢性肝炎。

（3）*重型肝炎（肝衰竭）*　是病毒性肝炎中最严重的一种类型，占全部肝炎的0.2%～0.5%，病死率高。所有肝炎病毒均可引起重型肝炎，甲型、丙型少见。重型肝炎发生的病因及诱因复杂，包括重叠感染（如乙型肝炎重叠戊型肝炎）、妊娠、HBV前C区突变、过度疲劳、精神刺激、饮酒、应用肝损药物、合并细菌感染、有其他并发症（如甲状腺功能亢进、糖尿病）等。

1）急性重型肝炎：又称暴发型肝炎，发病多有诱因。以急性黄疸型肝炎起病，但病情发展迅猛，2周内出现极度乏力，严重消化道症状，出现神经、精神症状，表现为嗜睡、性格改变、烦躁不安、昏迷等，体检可见扑翼样震颤及病理反射，有肝性脑病，黄疸急剧加深，胆酶分离，肝浊音界进行性缩小，有出血倾向，PTA小于40%，血氨升高，出现中毒性鼓肠、肝臭、急性肾衰竭（肝肾综合征）。本型病死率高。病程不超过3周。

2）亚急性重型肝炎：又称亚急性肝坏死。以急性黄疸型肝炎起病，15天至24周出现极度乏力、食欲缺乏、频繁呕吐、腹胀等中毒症状，黄疸进行性加深，胆红素每天上升≥17.1μmol/L或大于正常值10倍，明显腹胀，有肝性脑病，有明显出血现象，凝血酶原时间显著延长，凝血酶原活动度小于40%。本型病程较长，常超过3周，有的达数月。

3）慢性重型肝炎：临床表现同亚急性重型肝炎，但有如下发病基础：①慢性肝炎或肝硬化病史；②慢性HBV携带史；③无肝病史，无HBsAg携带史，但有慢性肝病体征（如肝掌、蜘蛛痣等）、影像学改变（如脾脏增厚等）及生化检测改变者（如A/G比值下降或倒置，丙种球蛋白升高）；④肝穿刺检查支持慢性肝炎；⑤慢性乙型或丙型肝炎，或慢性HBsAg携带者重叠甲型、戊型或其他肝炎病毒感染时要具体分析，应除外由甲型、戊型或其他肝炎病毒引起的急性或亚急性重型肝炎。

（4）*淤胆型肝炎*　是以肝内淤胆为主要表现的一种特殊临床类型，又称为毛细胆管炎型肝炎。急性淤胆型肝炎起病类似急性黄疸型肝炎，但自觉症状较轻。黄疸较深，持续3周以上，甚至持续数月或更长。有皮肤瘙痒，大便颜色变浅，肝大。肝功能检查血清胆红素明显升高，以直接胆红素为主，PTA>60%，γ-谷氨酸转氨酶（γ-GT或GGT）、碱性磷酸酶（ALP或AKP）、总胆汁酸（TBA）、胆固醇（CHO）等升高。在慢性肝炎或肝硬化基础上发生上述表现者，为慢性淤胆型肝炎，其发生率较急性者多，预后较差。

（5）*肝炎肝硬化*　根据肝脏炎症情况分为活动型与静止型两型。①活动性肝硬化：有慢性肝炎活动的表现，ALT升高，乏力及消化道症状明显，黄疸，白蛋白下降，伴有腹壁、食管静脉曲张，腹水，肝缩小，质地变硬，脾进行性增大，门静脉、脾静脉增宽等门脉高压征表现。②静止性肝硬化：无肝脏炎症活动的表现，症状轻或无特异性，可有上述体征。

根据肝组织病理及临床表现分为代偿性肝硬化和失代偿性肝硬化：①代偿性肝硬化，指早期肝硬化，属Child-Pugh A级。A>35g/L，TBil<35μmol/L，PTA>60%。可有门脉高压征，但无腹水、肝性脑病或上消化道大出血。②失代偿性肝硬化，指中晚期肝硬化，属Child-Pugh B、C级。有明显肝功能异常及失代偿征象，如A<35g/L，A/G<1.0，TBil>35μmol/L，PTA<60%。可有腹

水、肝性脑病或门脉高压引起的食管、胃底静脉明显曲张或破裂出血。未达到肝硬化诊断标准，但肝纤维化表现较明显者，称肝炎肝纤维化。主要根据组织病理学做出诊断，B超及血清学指标如透明质酸（HA）、Ⅲ型前胶原肽（PⅢP）、Ⅳ型胶原（C-Ⅳ）、层粘连蛋白（LN）等可供参考。

四、实验室及其他检查

1. 血常规

急性肝炎初期白细胞总数正常或略高，一般不超过 $10\times10^9/L$，黄疸期白细胞总数正常或稍低，淋巴细胞相对增多，偶可见异型淋巴细胞。重型肝炎时白细胞可升高，红细胞下降，血红蛋白下降。肝炎肝硬化伴脾功能亢进者可有血小板、红细胞、白细胞减少的“三少现象”。

2. 尿常规

尿胆红素和尿胆原的检测是早期发现肝炎的简易有效方法，同时有助于黄疸的鉴别诊断。

3. 肝功能检查

（1）*血清酶测定*

①丙氨酸转氨酶（ALT）：是目前临床上反映肝细胞功能的最常用指标。急性肝炎时 ALT 明显升高，AST/ALT 常小于1。慢性肝炎和肝硬化时 ALT 轻度或中度升高或反复异常，AST/ALT 常大于1，比值越高，则预后愈差。

②天门冬氨酸转氨酶（AST）：肝病时血清 AST 升高，与肝病严重程度呈正相关。急性肝炎时如果 AST 持续高水平，有转为慢性肝炎的可能，心肌及其他脏器细胞受损时，AST 亦升高。

③γ-谷氨酰转肽酶（γ-GT）：肝炎和肝癌患者可显著升高，在胆管阻塞的情况下更明显，γ-GT 活性变化与肝脏病理改变有良好的一致性。

④碱性磷酸酶（ALP 或 AKP）：ALP 测定主要用于肝病和骨病的临床诊断。当肝内或肝外胆汁排泄受阻时，肝组织表达的 ALP 不能排出体外而回流入血，导致血清 ALP 活性升高。

（2）*血清蛋白*　主要由白蛋白（A），α_1、α_2、β 及 γ 球蛋白组成。前4种主要由肝细胞合成，γ 球蛋白主要由浆细胞合成。在急性肝炎时，血清蛋白质和量可在正常范围内。慢性肝炎中度以上、肝硬化、重型肝炎时出现白蛋白下降，γ 球蛋白升高，白/球（A/G）下降甚至倒置。

（3）*胆红素*　急性或慢性黄疸型肝炎时血清胆红素升高，活动性肝硬化时亦可升高且消退缓慢，重型肝炎常超过 171μmol/L。一般情况下，肝损程度与胆红素含量呈正相关。直接胆红素在总胆红素中的比例尚可反映淤胆的程度。

（4）*凝血酶原活动度（PTA）*　PTA 高低与肝损程度成反比。<40%是诊断重型肝炎的重要依据，亦是判断重型肝炎预后的敏感指标。

（5）*甲胎蛋白（AFP）*　AFP 含量的检测是筛选和早期诊断肝细胞癌（HCC）的常规方法。肝炎活动和肝细胞修复时 AFP 有不同程度的升高，应进行动态观察。急性重型肝炎 AFP 升高时，提示有肝细胞再生，为预后良好的标志。

（6）*胆汁酸*　血清中胆汁酸含量很低，当肝炎活动时胆汁酸升高，检测胆汁酸有助于鉴别胆汁淤积和高胆红素血症。

4. 病原学检查

（1）*甲型肝炎*

①抗 HAV-IgM：抗 HAV-IgM 在发病后数天即可阳性，是早期诊断甲型肝炎最简便而可靠的血清学标志，在流行病学上是新近感染的证据。

②抗 HAV-IgG：出现稍晚，于2～3个月达到高峰，持续多年或终身。在急性后期和恢复期可有抗 HAV-IgM 和抗 HAV-IgG 同时阳性。

（2）*乙型肝炎*

①HBsAg 与抗 HBs：只要 HBsAg 阳性就可诊断 HBV 感染。HBsAg 阴性不能排除 HBV 感染。抗 HBs 为保护性抗体，阳性表示对 HBV 有免疫力，见于乙型肝炎恢复期、过去感染及乙肝疫苗接种后。

②HBeAg 与抗 HBe：HBeAg 的存在表示病毒复制活跃且有较强的传染性。

③HBcAg 与抗 HBc：HBcAg 存在于细胞核，

外周血中一般方法不能检出，抗 HBc 总抗体为 IgG 型抗体，只要感染过 HBV，无论病毒是否被清除，此抗体多为阳性。

④HBV DNA：是病毒复制和具有传染性的直接标志。检测 HBV DNA 目前已成为临床上最常用的手段，HBV DNA 定量对于判断病毒复制程度、传染性大小、抗病毒药物疗效等有重要意义。

（3）丙型肝炎

①抗 HCV-IgM 和抗 HCV-IgG：HCV 抗体不是保护性抗体，是 HCV 感染的标志。抗 HCV-IgM 阳性提示现症 HCV 感染，抗 HCV IgG 阳性提示现症感染或既往感染。

②HCV RNA：HCV RNA 阳性是病毒感染和复制的直接标志。HCV RNA 尚可进行基因分型，基因分型在流行病学和抗病毒治疗等方面有一定意义。

（4）丁型肝炎

①HDVAg、抗 HDV-IgM 及抗 HDV-IgG：HDVAg 阳性是诊断急性 HDV 感染的直接证据。抗 HDV-IgM 阳性是现症感染的标志。当感染处于 HDVAg 和抗 HDV-IgG 之间的窗口期时，可仅有抗 HDV-IgM 阳性。高滴度抗 HDV-IgG 提示感染的持续存在，低滴度提示感染静止或终止。

②HDV RNA：血清或肝组织中 HDV RNA 是诊断 HDV 感染最直接的依据。

（5）戊型肝炎

①抗 HEV-IgM 和抗 HEV-IgG：抗 HEV-IgM 阳性是近期 HEV 感染的标志。急性肝炎病人抗 HEV-IgM 阳性，可诊断为戊型肝炎。抗 HEV-IgG 在急性期滴度较高，恢复期则明显下降。

②HEV RNA：采用 RT-PCR 法在粪便和血液标本中检测到 HEV RNA 可明确诊断。

5. 影像学检查

B 超有助于鉴别阻塞性黄疸、脂肪肝及肝内占位性病变，对肝硬化有较高的诊断价值。

6. 肝组织病理检查

肝组织病理检查是明确诊断、衡量炎症活动度、纤维化程度及评估疗效的金标准。还可在肝组织中原位检测病毒抗原或核酸，以助确定病毒复制状态。

五、诊断与鉴别诊断

（一）诊断

1. 流行病学资料

（1）甲型肝炎　病前是否去过甲肝流行区，有无进食未煮熟海产品及饮用污染水史。多发生于冬春季，儿童多见。

（2）乙型肝炎　患者是否有输血、不洁注射史，是否有与 HBV 感染者接触史，家庭成员有无 HBV 感染者，特别是婴儿母亲是否 HBsAg 阳性等有助于乙型肝炎的诊断。

（3）丙型肝炎　有输血及血制品、静脉吸毒、血液透析、多个性伴侣、母亲为 HCV 感染等病史的肝炎患者应怀疑丙型肝炎。

（4）丁型肝炎　同乙型肝炎，我国以西南部感染率较高。

（5）戊型肝炎　基本同甲型肝炎，暴发以水传播为多见，多累及成年人。

2. 临床诊断

（1）急性肝炎　起病较急，常有畏寒、发热、乏力、头痛、纳差、恶心、呕吐等急性感染或黄疸前期症状，肝大，质偏软，ALT 显著升高。黄疸型肝炎血清胆红素 $>17\mu mol/L$，尿胆红素阳性。黄疸型肝炎的黄疸前期、黄疸期、恢复期三期经过明显，病程 6 个月以内。

（2）慢性肝炎　病程超过半年或发病日期不明确而有慢性肝炎症状、体征、实验室检查改变者。常有乏力、厌油、肝区不适等症状，可有肝病面容、肝掌、蜘蛛痣、胸前毛细血管扩张、肝大质偏硬、脾大等体征。

（3）重型肝炎　主要表现为极度疲乏；严重消化道症状如频繁呕吐、呕逆；黄疸迅速加深，出现胆酶分离现象；肝脏进行性缩小；出血倾向；PTA<40%；皮肤、黏膜出血；出现肝性脑病、肝肾综合征、腹水等严重并发症。急性黄疸型肝炎病情迅速恶化，2 周内出现肝性

脑病或其他重型肝炎表现者，为急性重型肝炎；15 天至 24 周出现上述表现者为亚急性重型肝炎；在慢性肝炎或肝硬化基础上出现的重型肝炎为慢性重型肝炎。

（4）淤胆型肝炎　起病类似急性黄疸型肝炎，黄疸持续时间长，症状轻，有肝内梗阻的表现，注意排除其他原因引起的肝内外梗阻。

（5）肝炎肝硬化　多有慢性肝炎病史。有乏力、腹胀、尿少、肝掌、蜘蛛痣、脾大、腹水、下肢水肿、胃底和食管下段静脉曲张、白蛋白下降、A/G 倒置等肝功能受损和门脉高压表现。

3. 病原学诊断

（1）甲型肝炎　有急性肝炎临床表现，并具备下列任何一项均可确诊为甲型肝炎：抗 HAV-IgM 阳性；抗 HAV-IgG 急性期阴性，恢复期阳性；粪便中检出 HAV 颗粒或抗原或 HAV RNA。

（2）乙型肝炎　有以下任何一项阳性，可诊断为现症 HBV 感染：血清 HBsAg；血清 HBV DNA；血清抗 HBc-IgM；肝组织 HBcAg 和（或）HBsAg，或 HBV DNA。

（3）丙型肝炎　抗 HCV 阳性或 HCV RNA 阳性，可诊断为丙型肝炎。无任何症状和体征，肝功能和肝组织学正常者为无症状 HCV 携带者。

（4）丁型肝炎　具备急、慢性肝炎临床表现，有现症 HBV 感染，同时血清 HDVAg 或抗 HDV-IgM 或高滴度抗 HDV-IgG 或 HDV RNA 阳性，或肝内 HDVAg 或 HDV RNA 阳性，可诊断为丁型肝炎。低滴度抗 HDV-IgG 有可能为过去感染。不具备临床表现，仅血清 HBsAg 和 HDV 血清标记物阳性时，可诊断为无症状 HDV 携带者。

（5）戊型肝炎　具备急性肝炎临床表现，同时血 HEV RNA 阳性，或粪便 HEV RNA 阳性或检出 HEV 颗粒，可确诊为戊型肝炎。抗 HEV-IgG 高滴度，或由阴性转为阳性，或由低滴度到高滴度，或由高滴度到低滴度甚至阴转，均可诊断为 HEV 感染。抗 HEV-IgM 阳性，可作为诊断参考，但需排除假阳性。

（二）鉴别诊断

1. 其他原因引起的黄疸

（1）溶血性黄疸　常有药物或感染等诱因，表现为贫血、腰痛、发热、血红蛋白尿、网织红细胞升高，黄疸大多较轻，主要为间接胆红素升高。

（2）肝外梗阻性黄疸　常见病因有胆囊炎、胆石症、胰头癌、壶腹周围癌、肝癌、胆管癌、阿米巴肝脓肿等。有原发病症状、体征，肝功能损害轻，以直接胆红素升高为主。影像学证实有肝内外胆管扩张。

2. 其他原因引起的肝炎

（1）其他病毒所致的肝炎　如巨细胞病毒感染、传染性单核细胞增多症等。应根据原发病的临床特点和病原学、血清学检查结果进行鉴别。

（2）感染中毒性肝炎　如肾病综合征、出血热、恙虫病、伤寒、钩端螺旋体病、阿米巴肝病、急性血吸虫病、华支睾吸虫病等。主要根据原发病的临床特点和实验室检查加以鉴别。

（3）药物性肝损害　有使用肝损害药物的历史，停药后肝功能可逐渐恢复。肝炎病毒标志物阴性。

（4）酒精性肝病　有长期大量饮酒的历史，肝炎病毒标志物阴性。

（5）自身免疫性肝炎　主要有原发性胆汁性胆管炎（PBC）和自身免疫性慢性活动性肝炎（ACAH）。PBC 主要累及肝内胆管，ACAH 主要破坏肝细胞。诊断主要依靠自身抗体的检测。

（6）脂肪肝及妊娠期急性脂肪肝　脂肪肝大多继发于肝炎后或身体肥胖者。血中甘油三酯多增高，B 超有较特异的表现。妊娠急性脂肪肝多以急性腹痛起病或并发急性胰腺炎，黄疸深，有严重低血糖及低蛋白血症，尿胆红素阴性。

六、西医治疗

1. 治疗思路

保证足够的休息、营养为主，辅以适当药物，避免饮酒、过劳和应用损害肝脏药物。

2. 治疗方法

（1）急性肝炎

1）一般治疗：饮食宜清淡，进易消化食物，适当补充维生素，蛋白质摄入争取达到每日1～1.5g/kg，热量不足者应静脉补充葡萄糖。

2）病原治疗：急性肝炎一般为自限性，多可完全康复，一般不采用抗病毒治疗。急性丙型肝炎则例外，早期应用抗病毒药可减少转慢率。可选用干扰素或长效干扰素，疗程至少26周，应同时加用利巴韦林治疗，剂量800～1000mg/d。

3）对症治疗：以药物对症及恢复肝功能为主，药物不宜太多，以免加重肝脏负担。具体参见慢性肝炎部分。

（2）慢性肝炎　根据病人具体情况采用综合性治疗方案，包括合理的休息和营养、心理平衡、改善和恢复肝功能、调节机体免疫、抗病毒、抗纤维化等治疗。

1）一般治疗

①适当休息：症状明显或病情较重者应卧床休息，卧床可增加肝脏血流量，有助于恢复。病情轻者以活动后不觉疲乏为度。

②合理饮食：适当的高蛋白、高热量、高维生素易消化食物有利于肝脏修复，不必过分强调高营养，以防发生脂肪肝。避免饮酒。

③心理平衡：嘱病人要有正确的疾病观，对肝炎治疗应有耐心和信心。切勿乱投医，以免延误治疗。

2）病原治疗：目的是抑制病毒复制，减少传染性；改善肝功能；减轻肝组织病变；提高生活质量；减少或延缓肝硬化和HCC的发生。符合适应证者应尽可能进行抗病毒治疗。

①干扰素（IFN）：可用于慢性乙型肝炎和丙型肝炎抗病毒治疗，它主要通过诱导宿主产生细胞因子起作用，在多个环节抗病毒，包括阻止病毒进入细胞，降解病毒mRNA，抑制病毒蛋白转录，抑制病毒增强子活性，抑制病毒包装等。干扰素疗效与病例选择有明显关系，以下是有利于提高干扰素疗效的因素：肝炎处于活动期，ALT升高；病程短；女性；HBV DNA滴度低；HCV非1b基因型；组织病理有活动性炎症存在等。

IFN-α治疗慢性乙型肝炎：适应证：有HBV复制（HBeAg阳性及HBV DNA阳性）同时ALT异常者。有下列情况之一者不宜用IFN-α：a. 血清胆红素>正常值上限2倍；b. 失代偿性肝硬化；c. 有自身免疫性疾病；d. 有重要器官病变（严重心、肾疾患，糖尿病，甲状腺功能亢进或低下，以及神经精神异常等）。治疗方案（成年人）：每次3～5MU，推荐剂量为每次5MU，每周3次，皮下或肌肉注射，疗程4～6个月，根据病情可延长至1年。不良反应：a. 类流感综合征，通常在注射后2～4小时发生，可给予解热镇痛剂等对症处理，不必停药。b. 骨髓抑制，表现为粒细胞及血小板计数减少，一般停药后可自行恢复。当白细胞计数<3.0×10^9/L或中性粒细胞<1.5×10^9/L，或血小板<40×10^9/L时，应停药。血象恢复后可重新恢复治疗，但需密切观察。c. 神经精神症状，如焦虑、抑郁、兴奋、易怒、精神病。出现抑郁及精神症状应停药。d. 失眠、轻度皮疹、脱发，视情况可不停药。e. 诱发自身免疫性疾病，如甲状腺炎、血小板减少性紫癜、溶血性贫血、风湿性关节炎、1型糖尿病等，亦应停药。

IFN-α治疗丙型肝炎：适应证：血清HCV RNA阳性，伴ALT升高者。联合利巴韦林可提高疗效。治疗方案：IFN-α每次3MU，3次/周，或长效干扰素1次180μg，1次/周。疗程4～6个月，无效者停药，有效者可继续治疗至12个月。疗程结束后随访6～12个月。利巴韦林每天0.8～1.2g，分4次口服，疗程3～6个月。用药期间少数病例可发生溶血性贫血。孕妇禁用，用药期间及治疗结束后至少6个月应避孕。

②拉米呋啶：是一种逆转录酶抑制剂，具有较强的抑制HBV复制的作用，可使HBV DNA水平下降或阴转，ALT复常，改善肝组织病变。其作用机制是竞争性抑制HBV DNA聚合酶，参与

到 HBV DNA 合成过程中阻止新链合成。拉米呋啶虽然可抑制病毒复制，但与其他抗病毒药一样，不能清除细胞核内共价闭合环状 DNA（cccDNA），停药后 cccDNA 又启动病毒复制循环。

适合治疗对象：慢性乙型肝炎患者，年龄大于 12 岁，ALT 高于正常，胆红素低于 50μmol/L，并有 HBV 活动性复制（HBeAg 阳性，HBV DNA 阳性；HBeAg 阴性，HBV DNA 阳性者），考虑有前 C 区变异情况也适于治疗。剂量为每日 100mg，顿服。疗程至少 1 年，然后根据疗效来决定继续服药或停药。

3）免疫调节：如胸腺肽或胸腺素、转移因子、特异性免疫核糖核酸等。胸腺肽，每日 100～160mg，静脉滴注，3 个月为一疗程。胸腺肽 α_1 为合成肽，每次 16mg，皮下注射，每周 3 次，疗程 6 个月。

4）抗肝纤维化：主要有丹参、冬虫夏草、桃仁提取物、γ 干扰素等。丹参抗纤维化作用有较一致共识，研究显示其能提高肝胶原酶活性，抑制Ⅰ、Ⅲ、Ⅳ型胶原合成。γ 干扰素在体外试验中抗纤维化作用明显，有待更多临床病例证实。

5）对症治疗：①非特异性护肝药：维生素类（B 族、C 族）、还原型谷胱甘肽、肝泰乐、肌苷、氨基酸等；②降酶药：甘草提取物（甘草甜素、甘草酸苷等）、五味子类（联苯双酯等）、山豆根类（苦参碱等）、垂盆草、齐墩果酸等有降转氨酶作用；③退黄药物：丹参注射液、茵栀黄注射液、门冬氨酸钾镁、前列腺素 E_1、腺苷蛋氨酸、苯巴比妥、皮质激素等。应用皮质激素需慎重，肝内淤胆严重，症状较轻，其他退黄药物无效，无禁忌证时可选用。

（3）重型肝炎　原则是以支持和对症疗法为基础的综合性治疗，促进肝细胞再生，预防和治疗各种并发症。对于难以保守恢复的病例，有条件时可采用人工肝支持系统，争取行肝移植术。

1）一般支持疗法：患者应绝对卧床休息，实施重症监护，密切观察病情，防止院内感染。尽可能减少饮食中的蛋白质，以控制肠内氨的来源。进食不足者，可静脉滴注 10%～25% 葡萄糖注射液，每日热量 8000kJ 左右，液体量 1500～2000mL。补充足量维生素 B、C 及 K。输注新鲜血浆、白蛋白或免疫球蛋白以加强支持治疗。注意维持电解质及酸碱平衡。禁用对肝、肾有损害的药物。

2）促进肝细胞再生

①肝细胞生长因子（HGF）：临床上应用的 HGF 主要来自动物（猪、牛等）的乳肝或胎肝，为小分子多肽类物质。静脉滴注 160～200mg/d，疗程一个月或更长，可能有一定疗效。

②胰高血糖素-胰岛素（GI）疗法：胰高血糖素 1mg 和胰岛素 10U 加入 10% 葡萄糖注射液 500mL，缓慢静脉滴注，1 次/天，疗程 14 天。其疗效尚有争议。滴注期间应观察有无呕吐、心悸、低血糖等不良反应，并及时处理。

3）并发症的防治

①肝性脑病：低蛋白饮食；保持大便通畅，可口服乳果糖；口服诺氟沙星抑制肠道细菌等措施减少氨的产生和吸收。静脉用雅博司、乙酰谷酰胺、谷氨酸钠、精氨酸、门冬氨酸钾镁有一定的降血氨作用。纠正假性神经递质可用左旋多巴，左旋多巴在大脑转变为多巴胺后可取代羟苯乙醇胺等假性神经递质，从而促进苏醒。静脉滴注 0.2～0.6g/d。维持支链/芳香氨基酸平衡可用氨基酸制剂。出现脑水肿表现者可用 20% 甘露醇和呋塞米（速尿）快速滴注，必要时可两者合用，但需注意水电解质平衡。治疗肝性脑病的同时，应积极消除其诱因。

②上消化道出血：预防出血可使用组胺 H_2 受体拮抗剂（如雷尼替丁、法莫替丁、西咪替丁）或质子泵抑制剂（奥美拉唑）；补充维生素 K、C；输注凝血酶原复合物、新鲜血液或血浆、浓缩血小板、纤维蛋白原等；降低门静脉压力，如应用心得安等。出血时可口服凝血酶或去甲肾上腺素或云南白药，应用垂体后叶素、立止血、生长抑素、安络血。必要时在内镜下直接止血

（血管套扎、电凝止血、注射硬化剂等）。肝硬化门脉高压引起的出血还可采用手术治疗。出血抢救时应消除患者紧张情绪。出血是其他严重并发症常见诱因。

③继发感染：重型肝炎患者极易合并感染，部分来自院内感染，因此必须加强护理，严格消毒隔离。感染多发生于胆道、腹膜、呼吸系、泌尿系等。一旦出现，应及早应用抗菌药物，根据细菌培养结果及临床经验选择抗菌药。胆系及腹膜感染以革兰阴性杆菌多见，常选用头孢菌素类，或喹诺酮类。腹膜感染者尚可试用腹腔内注射抗菌药。肺部感染怀疑革兰阳性球菌可选用去甲万古霉素。厌氧菌可用甲硝唑。严重感染可选用强效广谱抗生素如头孢拉啶、头孢曲松，或联合用药，但要警惕二重感染的发生。有真菌感染时，可选用氟康唑。

④肝肾综合征：避免肾损药物，避免引起血容量降低的各种因素。目前对肝肾综合征尚无有效治疗方法，可试用多巴胺、立其丁、呋塞米等，大多不宜透析治疗。

4）人工肝支持系统：非生物型人工肝支持系统已应用于临床，主要作用是清除患者血中毒性物质及补充生物活性物质，治疗后可使血胆红素明显下降，凝血酶原活动度升高，但部分病例几天后又恢复到原水平。非生物型人工肝支持系统对早期重型肝炎有较好疗效，对于晚期重型肝炎亦有助于争取时间让肝细胞再生或为肝移植做准备。由于肝细胞培养不易，生物型人工肝研究进展缓慢。近期有单位将分离的猪肝细胞应用于生物型人工肝，其效果及安全性有待评估。

5）肝移植：已在我国多家医疗单位开展，并已取得可喜的成效，为重型肝炎终末期患者带来希望。核苷类似物抗病毒药的应用，可明显降低移植肝的 HBV 再感染。肝移植是末期丙型肝炎患者的主要治疗手段，术后 5 年生存率可达 30%～40%。由于肝移植价格昂贵，获供肝困难，有排异反应，常继发感染（如巨细胞病毒）等，阻碍了其广泛应用。

（4）淤胆型肝炎　早期治疗同急性黄疸型肝炎，黄疸持续不退时，可加用泼尼松40～60mg/d 口服，或静脉滴注地塞米松 10～20mg/d，2 周后如血清胆红素显著下降，则逐步减量。

（5）肝炎肝硬化　可参照慢性肝炎和重型肝炎的治疗，有脾功能亢进或门脉高压明显时可选用手术或介入治疗。

（6）慢性乙型和丙型肝炎病毒携带者　可照常工作，但应定期检查，随访观察，并动员其做肝穿刺活检，以便进一步确诊和做相应治疗。

七、中医辨证论治

1. 急性黄疸型肝炎

（1）阳黄

证候：尿黄，身目俱黄，色泽鲜明，恶心，厌油，纳呆，口干苦，头身困重，胸脘痞满，乏力，大便干，小便黄赤；苔黄腻，脉弦滑数。

治法：清热解毒，利湿退黄。

方药：茵陈蒿汤合甘露消毒丹加减。

（2）阴黄

证候：身目发黄，色泽晦暗，形寒肢冷，大便溏薄；舌质淡，舌体胖，苔白滑，脉沉缓无力。

治法：健脾和胃，温化寒湿。

方药：茵陈术附汤加减。

2. 急性无黄疸型肝炎

（1）湿阻脾胃证

证候：脘闷不饥，肢体困重，怠惰嗜卧，或见浮肿，口中黏腻，大便溏泄；舌淡有齿痕，苔腻，脉濡缓。

治法：清热利湿，健脾和胃。

方药：茵陈五苓散加减。

（2）肝郁气滞证

证候：胁肋胀痛，胸闷不舒，善太息，情志抑郁，不欲饮食，或口苦喜呕，头晕目眩，舌淡红，苔白滑。妇女月经不调，痛经，或经期乳房作胀。

治法：疏肝理气。

方药：柴胡疏肝散加减。

3. 慢性病毒性肝炎

（1）湿热中阻证

证候：右胁胀痛，脘腹满闷，恶心厌油，身目黄或不黄，小便黄赤，大便黏滞臭秽；舌红，苔黄腻，脉弦滑数。

治法：清利湿热，凉血解毒。

方药：茵陈蒿汤合甘露消毒丹加减。

（2）肝郁脾虚证

证候：胁肋胀满，精神抑郁、性急，面色萎黄，纳食减少，口淡乏味，脘腹痞胀，大便溏薄；舌淡苔白，脉沉弦。

治法：疏肝解郁，健脾和中。

方药：逍遥散加减。

（3）肝肾阴虚证

证候：头晕耳鸣，两目干涩，咽干，失眠多梦，五心烦热，腰膝酸软，女子经少或经闭；舌红体瘦少津或有裂纹，脉细数。

治法：养血柔肝，滋阴补肾。

方药：一贯煎加减。

（4）脾肾阳虚证

证候：畏寒喜暖，少腹腰膝冷痛，食少便溏，食谷不化，甚则滑泻失禁，下肢浮肿；舌质淡胖，脉沉无力或迟。

治法：健脾益气，温肾扶阳。

方药：附子理中汤合五苓散或四君子汤合肾气丸加减。

（5）瘀血阻络证

证候：面色晦暗或见赤缕红斑，肝脾肿大，质地较硬，或有蜘蛛痣、肝掌，女子行经腹痛，经水色暗有块；舌质暗紫或有瘀斑，脉沉细或细涩。

治法：活血化瘀，散结通络。

方药：膈下逐瘀汤加减。

4. 重型肝炎

（1）毒热炽盛证

证候：病势凶险，高热烦渴，或渴不欲饮，胸腹胀满，黄疸迅速加深，烦躁不安，神昏谵语，皮肤瘀斑；舌红绛，苔黄腻，脉弦数。

治法：清热解毒，凉血救阴。

方药：神犀丹加减。

（2）脾肾阳虚，痰湿蒙闭证

证候：黄疸色不鲜，面色㿠白，神疲倦怠，口中黏腻，喉中有痰声，腰膝冷痛，腹胀尿少，便溏；舌淡胖，脉濡细。

治法：健脾温肾，化痰开窍。

方药：茵陈四逆汤合菖蒲郁金汤加减。

（3）气阴两虚，脉络瘀阻证

证候：极度乏力，面色黧黑，黄疸晦暗，皮肤花纹瘀斑，两胁胀痛，尿少甚或无尿；舌质暗红或绛，苔少或薄白，脉弦细涩。

治法：益气救阴，活血化瘀。

方药：生脉饮合桃红四物汤加减。

第四十五节　乳腺增生病

乳腺增生病又称慢性囊性乳腺病、纤维囊性乳腺病，是指乳腺间质的良性增生。增生可发生于腺管周围，并伴有大小不等的囊肿形成。也可发生在腺管内，表现为上皮的乳头样增生，伴乳管囊性扩张。另一类型是小叶实质增生。本病是妇女的常见病之一，多发生于30~50岁妇女，临床特点是乳房胀痛、乳房肿块及乳头溢液。属中医“乳癖”范畴。

一、西医病因病理

本病症状常与月经周期有密切关系，且患者多有较高的流产率，其发病与卵巢功能失调有关。可能是黄体酮的减少及雌激素的相对增多，二者比例失衡，使月经前的乳腺增生变化加剧，疼痛加重，时间延长，月经后的“复旧”也不完全，日久形成了乳腺增生病。其主要病理改变是导管、腺泡以及间质不同程度的增生。病理类型可分为乳痛症型（生理性的单纯性乳腺上皮增生症）、普通型腺病小叶增生症型、纤维腺病型、纤维化型和囊肿型（即囊肿性乳腺上皮增生症），各型之间的病理改变都有不同程度的移行。

二、中医病因病机

本病多因肝气不疏、冲任失调，致使乳房气滞血瘀，痰瘀凝结而成。

1. 肝气不疏

女性乳头属肝，乳房属胃。情志内伤，郁怒伤肝，忧思伤脾，以致肝气不疏，脾失健运，又肝气不疏亦可克伐脾土，致水湿失运、痰浊内生，从而致使痰气互结于乳房而发病。

2. 冲任失调

冲为血海，任主胞胎，冲任又隶属于肝肾。生育过多或多次堕胎等伤肾伤血，以致肝肾两亏，冲任失调。冲任失和，下不能通盛胞宫而致月经失调，上不能滋养乳房而致气血凝滞，痰瘀凝结而成本病。

三、临床表现

（一）症状

1. 乳房肿块

（1）*好发部位*　好发于外上象限，也可局限于乳房的任何象限或分散于整个乳房。可出现于一侧或双侧乳房。

（2）*肿块性质*　多发性，呈结节状，形态不规则，大小不等，质韧而不硬，与皮肤和深部组织之间无粘连，推之能移，但与周围组织分界不清楚。肿块在月经来潮后，可能有所缩小、变软。

（3）*腋窝淋巴结*　不肿大。少数乳内肿块发生恶变时，可迅速增大、变硬。

2. 乳房胀痛

（1）*疼痛程度*　轻者不被患者所介意，重者可影响工作和生活，也有的为乳房刺痛或灼痛。疼痛有时可向同侧腋下或肩背部放射。

（2）*胀痛特点*　具有周期性，常发生或加重于月经前期，部分患者缺乏周期性，但不能否定本病的存在。

3. 乳头溢液

（1）5%~15%的患者可有乳头溢液，多为单侧性、自溢性。

（2）病因病理：乳房内大小不等的结节状肿块，实际上是一个个大小不同、囊状扩张的乳管，乳头溢液即来自这些囊肿。若病变与大导管相通，或导管内有多发性乳头状增生及乳头状瘤病，常可出现乳头溢液。

（3）溢液性质：多呈黄绿色、棕色或血性，偶为无色浆液。

4. 其他症状

常伴有胸闷不舒，心烦易怒，失眠多梦，疲乏无力，腰膝酸软，经期紊乱，经量偏少等表现。

（二）体征

乳房内可扪及多个形态不规则的肿块，多呈片块状、条索状或颗粒状结节，也可各种形态混合存在。乳房脂肪较多的患者，其片块状肿块常扪摸不清，而在小乳房则可扪摸清楚。肿块为厚薄不等的片块状，表面一般平滑，有的可扪及许多小结节，呈砂粒状隆起，质地中等，或软而有韧性。结节状肿块常为圆形、椭圆形或梭形，表面光滑或稍感毛糙，中等硬度。各种形态的肿块边界都不甚清楚，与皮肤及深部组织无粘连，推之能活动，多有压痛。

四、实验室及其他检查

1. X线钼钯摄片为边缘模糊不清的阴影，或有条索状组织穿越其间。

2. B超为不均匀的低回声区以及无回声囊肿。

3. 切除（或切取）活检是最确切的诊断。

五、诊断与鉴别诊断

（一）诊断

1. 患者多为中青年妇女，常伴有月经不调。

2. 乳房胀痛，有周期性，常发生或加重于月经前期，经后可减轻或消失，也可随情志的变化而加重或减轻。

3. 双侧或单侧乳房内有肿块，常为多发性，呈数目不等、大小不一、形态不规则的结节状，质韧而不硬，推之能移，有压痛。

4. 部分病人可有乳头溢液，呈黄绿色、棕色或血性，少数为无色浆液。

5. 钼靶X线乳房摄片、B型超声波检查、分泌物涂片细胞学检查、活体组织病理切片检查等均有助于诊断。

（二）鉴别诊断

1. 乳房纤维腺瘤

多见于20～30岁妇女；多为单个发病，少数属多发性；肿块多为圆形或卵圆形，表面光滑，边缘清楚，质地坚韧，活动，常在检查时的手指下滑脱；生长缓慢。

2. 乳腺导管扩张症

常发生于45～52岁的中老年妇女；常在乳头、乳晕及其附近部位出现细小的结节，乳头常溢出棕黄色或血性分泌物，有时可挤出粉渣样分泌物。

3. 乳腺癌

本病早期应注意与乳腺囊性增生病的结节状肿块鉴别。乳腺癌早期的肿块多为单发性，质地坚硬，活动性差，无乳房胀痛；主要应依据活体组织病理切片检查进行鉴别。

六、治疗

（一）治疗思路

1. 本病为中青年女性的多发病，目前西医尚无确切有效的治疗方法。乳房胀痛严重，肿块较多、较大者，可酌情使用维生素E及激素类药物。

2. 少数患者可发生癌变，确诊后应密切观察、随访。疑有癌变可能的患者应及时手术治疗。

3. 治疗过程中还应疏导情志，并配合药物局部外敷、针灸、激光照射、磁疗等方法。

4. 中医采用疏肝解郁、化痰散结、行气活血、调理冲任的方法治疗，疗效比较好。临床上在本病确诊后若可排除癌变，应及时内服中药治疗。

（二）西医治疗

1. 药物治疗

（1）*维生素类药物*　可口服维生素B_6与维生素E，或口服维生素A。

（2）*激素类药物*　对软化肿块、减轻疼痛有一定疗效。但应用激素治疗时，有可能进一步扰乱人体激素之间的细微平衡，不宜常规应用，仅在疼痛严重而影响工作或生活时，才考虑应用。常可选用黄体酮、达那唑、丙酸睾丸素等。

2. 手术治疗

对可疑病人，应及时进行活体组织切片检查；如发现有癌变，应及时行乳癌根治手术。若病人有乳癌家族史，或切片检查发现上皮细胞增生活跃，宜及时施行单纯乳房切除手术。

（三）中医治疗

1. 肝郁气滞证

证候：乳房胀痛或有肿块，一般月经来潮前疼痛加重和肿块稍肿大，行经后好转；常伴有情绪抑郁，心烦易怒，失眠多梦，胸胁胀满；舌质淡红，苔薄白，脉细涩。

治法：疏肝理气，散结止痛。

方药：逍遥散加减。

2. 痰瘀凝结证

证候：乳中结块，多为片块状，边界不清，质地较韧，乳房刺痛或胀痛；舌边有瘀斑，苔薄白或薄而微黄，脉弦或细涩。

治法：活血祛瘀，软坚化痰。

方药：失笑散合开郁散加减。

3. 气滞血瘀证

证候：乳房疼痛及肿块没有随月经周期变化的规律性，乳房疼痛以刺痛为主，痛处固定，肿块坚韧；伴有经行不畅，经血量少，色暗红，夹有血块，少腹疼痛；舌质淡红，边有瘀点或瘀斑，脉涩。

治法：行气活血，散瘀止痛。

方药：桃红四物汤合失笑散加减。

4. 冲任失调证

证候：乳房肿块表现突出，结节感明显，经期前稍有增大变硬，经后可稍有缩小变软，乳房胀痛较轻微，或有乳头溢液；常可伴有月经紊乱，量少色淡，腰酸乏力等；舌质淡红，苔薄白，脉弦细或沉细。

治法：调理冲任，温阳化痰，活血散结。

方药：二仙汤加减。

第四十六节　急性乳腺炎

急性乳腺炎又称急性乳房炎，是乳房的急性化脓性感染。大多数发生在产后哺乳期的最初3~4周内，尤其以初产妇为多见。临床特点是乳房结块，红肿热痛。中医称为“乳痈”。发生于哺乳期的称“外吹乳痈”，发生于妊娠期的称“内吹乳痈”，发生于非哺乳非妊娠期的称“非哺乳妊娠期乳痈”或“不乳儿乳痈”，临床以外吹乳痈为最多见。本节主要介绍哺乳期急性乳腺炎。

一、西医病因病理

本病的发病原因主要有乳汁淤积和细菌入侵两个方面。致病菌以金黄色葡萄球菌为主，少数可为链球菌感染。感染的途径有以下两种：

1. 乳儿含乳头而睡，或婴儿患口腔炎等有利于细菌直接侵入乳管，上行到腺小叶。腺小叶中若有乳汁潴留，使得细菌容易在局部大量繁殖，继而扩散到乳腺实质。金黄色葡萄球菌常引起乳房脓肿，感染可沿乳腺纤维间隔蔓延，形成多房性脓肿。

2. 细菌直接由乳头表面的破损、皲裂侵入，沿淋巴管蔓延到腺叶或小叶间的脂肪、纤维组织，引起蜂窝组织炎。金黄色葡萄球菌感染时，常引起深部脓肿，而链球菌感染则常常引起弥漫性蜂窝组织炎。

二、中医病因病机

本病多因妇女产后乳头损伤、外邪入侵，乳汁过多，情志内伤，饮食不节等导致乳汁蓄积，乳络阻塞，气血凝滞，热毒蕴结而成。毒盛时可化腐成脓。

1. 肝气郁结

产妇精神紧张，或心情不畅，暴怒忧郁，以致肝气不畅而郁结，致使乳汁分泌不畅，壅滞成块，闭阻乳络而成乳痈。

2. 乳汁淤积

是最常见的病因。初产妇乳头较易损伤，或乳头畸形影响充分哺乳，或哺乳方式不当，或乳汁过多，或断乳不当，均可导致乳汁淤积，乳络阻塞，壅积化热而成乳痈。

3. 胃热壅盛

产后气血亏虚，脾胃失于濡养，运化乏力，加之产妇饮食不节，过用膏粱厚味进补，损伤脾胃，运化失司，阳明积热，胃热壅盛，导致气血凝滞、乳络闭阻而发病。

4. 邪毒外侵

产后体虚，汗出受风；或露胸哺乳，外感风邪；或乳儿含乳而睡，热气吹入乳头乳窍；或乳头损伤，毒邪入侵，均可使乳络阻塞，化热成痈。

三、临床表现

1. 症状

（1）*乳房肿胀疼痛*　初起时患乳肿大，胀痛或触痛，翻身或吮乳时痛甚。疼痛部位多在乳房的外下象限。乳汁排泄不畅。病情发展到成脓阶段时，患部疼痛加剧，呈持续性搏动性疼痛或刺痛。脓成溃破后脓流通畅，则逐渐肿消痛止；若脓流不畅，肿势不消，疼痛不减，多为有袋脓现象，或脓液波及其他乳腺叶而引起病变。

（2）*发热*　初起时可出现恶寒发热，化脓时可有高热、寒战。若感染严重，并发败血症者，常可在突然的剧烈寒战后出现高达40～41℃的发热。

（3）*其他症状*　初起时可出现骨节酸痛、胸闷、呕吐、恶心等症状。化脓时可有口渴、纳差、小便黄、大便干结等症状。

2. 体征

初起时患部压痛，结块或有或无，皮色微红或不红。化脓时患部肿块逐渐增大，结块明显，皮肤红热水肿，触痛显著，拒按。脓已成时肿块变软，按之有波动感。若病变部位较深，则皮肤发红及波动感均不甚明显。已溃者创口流脓黄白而稠厚，若脓肿向乳管内穿破，可自乳头流出脓液。患侧腋下常可扪及肿大的淋巴结，并有触痛。

四、实验室及其他检查

1. 血常规检查

白细胞总数及中性粒细胞比例明显增高，白细胞总数常高于10.0×10^9/L，中性粒细胞常可达75%～85%。

2. 患部穿刺抽脓

病变部位较深者，必要时应在局麻下行穿刺抽脓，以确定脓肿的存在。

3. B型超声波检查

脓肿部位较深者，可明确脓肿的位置，有利于准确切开排脓。

五、鉴别诊断

1. 炎性乳癌

好发于年轻妇女，多见于妊娠期或哺乳期；局部症状显著，发病后患乳迅速增大，常累及整个乳房的1/3或1/2以上，甚至可增大2～3倍；患部皮肤水肿、潮红、发热、轻触痛，但无明显肿块可扪及，患侧腋窝常常出现转移性肿大的淋巴结；病变可迅速波及对侧乳房，全身炎症反应较轻；血液白细胞总数及中性粒细胞比例无明显升高；抗炎治疗无效；针吸细胞学检查可查到癌细胞。本病病情严重，发展较快，甚至数月内死亡。

2. 乳腺导管扩张症

多有先天性乳头凹陷畸形，乳头孔有粉刺样或油脂样物溢出；在急性期，其表现类似急性乳腺炎。主要表现为乳房红肿疼痛、乳头溢液（浆液或脓液）、乳头内陷、乳房肿块与皮肤粘连，溃后疮口经久不敛或愈合又复发，形成多个通向乳头孔的瘘管。本病与急性乳腺炎的鉴别主要有3点：①抗炎治疗无效；②乳腺导管造影显示乳腺导管扩张；③乳头或乳晕下触到增粗的导管。

3. 哺乳期外伤性乳房血肿

有乳房外伤史；局部可见红肿热痛，偶可触及边缘不清的肿块；局部穿刺吸出物为血液。

六、治疗

（一）治疗思路

急性乳腺炎是一种急性化脓性感染，根据其病因和病变过程，可分为急性炎症期、脓肿形成期和溃后期三个阶段，分别宜采用相应的方法治疗。急性炎症期，应积极选用青霉素等抗生素控制炎症的发展；脓肿形成后，主要的措施是及时切开排脓，同时内服清热解毒、托里透脓的中药；溃后期除积极换药、清创外，还可应用九一丹、五五丹等提脓祛腐中药，内服清热解毒、托里透脓汤剂。由于乳汁淤积是本病发生发展的主要因素，乳汁是细菌的良好培养基，在治疗过程中，始终要注重促使乳汁排出通畅，控制炎症的发展。

（二）一般治疗

1. 患乳暂停哺乳，用吸乳器定时吸出乳汁，促使乳汁排出通畅，勿使淤积。

2. 用胸罩托起乳房，患部行湿热敷，每次20~30分钟，每日3~4次。应用淡盐温开水清洁乳头。

（三）西医治疗

1. 应用足量广谱抗菌药物。可选用青霉素、红霉素、头孢类抗生素等。

2. 脓肿形成后，宜及时切开排脓。切开引流时应注意以下各点：①为避免手术损伤乳管而形成乳瘘，切口应以乳头为中心，循乳管方向作放射状切口，至乳晕处为止。深部或乳房后脓肿，可沿乳房下缘作弧形切口，经乳房后间隙引流，既有利于引流排脓，又可避免损伤乳管。乳晕下脓肿，应沿乳晕边缘作弧形切口。②若炎症明显而波动感不明显者，应在压痛最明显处进行穿刺，及早发现深部脓肿。③切开后，应以手指探入脓腔，轻轻分离多房脓肿的房间隔膜，以利引流。④为有利于引流通畅，可在探查脓腔时，找到脓腔的最低部位，另作切口作对口引流。

3. 感染非常严重，或脓肿切开引流损伤乳管者，可终止乳汁分泌。其方法可选用：①己烯雌酚：每次口服1~2mg，3次/日，共5~7日；②苯甲酸雌二醇：每次肌肉注射2mg，每日1次，至乳汁分泌停止为止。

（四）中医治疗

1. 内治法

（1）肝胃郁热证

证候：乳房肿胀疼痛，皮肤微红或不红，结块或有或无，乳汁排泄不畅，患部微热触痛；可伴有畏寒发热，头痛，胸闷不舒，骨节酸痛，口渴；舌质淡红或红，苔薄黄，脉弦或浮数。

治法：疏肝清胃，通乳散结。

方药：瓜蒌牛蒡汤加减。

（2）热毒炽盛证

证候：肿块逐渐增大，皮肤焮红灼热，疼痛剧烈，呈持续性搏动性疼痛，壮热不退，口渴喜饮，患部拒按；若肿块中央变软，按之应指，为脓已成；或见局部漫肿痛甚，发热，穿刺抽得脓液；或溃后脓出不畅，红肿疼痛不消，发热不退，有袋脓现象或传囊之变；同侧腋窝淋巴结肿痛；舌质红，苔黄腻，脉弦数或滑数。

治法：清热解毒，托里透脓。

方药：五味消毒饮合透脓散。

（3）正虚毒恋证

证候：溃后乳房肿痛逐渐减轻，但疮口脓水不断，收口迟缓，或乳汁从疮口流出，形成乳漏；伴有面色少华、易疲劳、饮食欠佳、低热不退等；舌质淡，苔薄，脉细。

治法：益气活血养营，清热托毒。

方药：托里消毒散加减。

2. 外治

（1）敷贴法　取芒硝60g，溶解于100mL开水中，用厚纱布蘸药液外敷于患处，每次20~30分钟，每日2~3次，用于早期炎症。

金黄散或玉露散用温开水调成糊状，外敷患部，每日换药1次。用于未成脓或溃后周围坚肿不消者。

（2）祛腐生肌法　切开排脓或自溃后，脓腐较多者，先用九一丹、五五丹等掺于小盐水纱条上，插入脓腔内引流换药，去除脓腐。待脓腐已净时，改用生肌玉红膏、生肌膏等外用，以生肌长皮。

七、预防与调护

1. 孕妇若有乳头内陷，可经常挤捏提拉矫正之；或用小酒杯叩吸；或将核桃壳边缘磨光后叩在乳头上，再用绷带缩紧，使乳头绽露。采用上述方法无效者，需行手术纠正。

2. 妊娠5个月后，应坚持经常用温热水或75%酒精擦洗乳头，以清洁皮肤。

3. 哺乳妇女要注意保持乳头清洁卫生，常用淡盐开水清洗乳头，若有乳头破损，应暂停直接哺乳，及时治疗。

4. 乳母要养成良好的哺乳习惯，定时哺乳，每次哺乳时，要使乳汁吸尽、排空，避免露胸当风。

5. 注意小儿口腔卫生，及时治疗口腔炎。注意不要让小儿含着乳头睡觉。

6. 断乳时，应先逐渐减少哺乳次数，然后再行断乳。

第四十七节　急性阑尾炎

急性阑尾炎可发生于任何年龄，青壮年多见，男性发病率高于女性。急性阑尾炎是外科最常见的疾病，居各类急腹症发病之首。本病的特点是转移性右下腹疼痛，伴恶心、呕吐、发热、右下腹压痛等。属中医“肠痈”范畴。

一、西医病因病理

1. 病因

（1）*阑尾腔梗阻学说*　由于阑尾管腔细长，开口狭小，多种原因均易导致阑尾腔梗阻。

（2）*细菌感染学说*　阑尾炎的病理过程为细菌感染性炎症，致病菌多为各种革兰阴性杆菌及厌氧菌。机体抵抗能力低下时，阑尾腔内的细菌直接侵入损伤黏膜，或经过血液循环到达阑尾发生炎症。

（3）*神经反射学说*　阑尾炎的发病与神经系统的活动密切相关。神经调节失调导致消化道功能障碍，包括血液供应障碍和运动功能障碍，导致管腔梗阻加重，组织抵抗力减弱，为细菌感染创造了条件。

以上三种因素在急性阑尾炎的发病过程中，可相继出现，并互相影响，互为因果。

2. 病理

（1）*急性单纯性阑尾炎*　炎症局限于阑尾黏膜及黏膜下层，逐渐扩展至肌层、浆膜层。阑尾轻度肿胀，浆膜充血，有少量纤维素性渗出物。阑尾壁各层均有水肿和中性粒细胞浸润，黏膜上有小溃疡形成。

（2）*化脓性阑尾炎（蜂窝组织炎性阑尾炎）*　炎症发展到阑尾壁全层，阑尾显著肿胀，浆膜充血严重，附着纤维素渗出物，并与周围组织或大网膜粘连，腹腔内有脓性渗出物。此时阑尾壁各层均有大量中性粒细胞浸润，壁内形成脓肿，黏膜坏死脱落或形成溃疡，腔内充满脓液。

（3）*坏疽或穿孔性阑尾炎*　阑尾壁全层坏死，变薄而失去组织弹性，局部呈暗紫色或黑色，可局限在一部分或累及整个阑尾，极易破溃穿孔，阑尾腔内脓液黑褐色而带有明显臭味，阑尾周围有脓性渗出。穿孔后感染扩散，可引起弥散性腹膜炎或门静脉炎、败血症等。

（4）*阑尾周围脓肿*　化脓或坏疽的阑尾，被大网膜或周围肠管粘连包裹，脓液局限于右下腹，而形成阑尾周围脓肿或炎性肿块。

二、中医病因病机

1. 饮食不节

由于暴饮暴食，嗜食膏粱厚味，或恣食生冷，致脾胃功能受损，导致肠道功能失调，传导失司，糟粕积滞，生湿生热，遂致气血瘀滞，积于肠道而成痈。

2. 寒温不适

由于外感六淫之邪，外邪侵入肠中，导致经络阻塞，气血凝滞，郁久化热而成。

3. 情志不畅

由于郁闷不舒，致肝气郁结，气机不畅，肠道传化失职，易生食积，痰凝瘀积壅塞而发病。

4. 暴急奔走或跌仆损伤

由于劳累过度，或饱食后暴急奔走、跌仆损伤，致气血瘀滞，败血浊气壅遏肠中而成痈。

中医学认为急性阑尾炎病在肠腑，属里、

热、实证。因饮食不节、过食油腻生冷或寒温不适、情志失调等，致肠道传化失司，气机痞塞，瘀血停聚，湿热内阻，血肉腐败而成肠痈。其总的病机为气滞、血瘀、湿阻、热壅，进而热毒炽盛，结于阳明或侵入营血，严重者可致阴竭阳脱之危候。

三、临床表现

（一）症状

1. 转移性右下腹疼痛

70%～80%的急性阑尾炎病人具有这种典型的腹痛。腹痛多起始于上腹部或脐周围，呈阵发性疼痛并逐渐加重，数小时甚至1～2天后，疼痛转移至右下腹部。当炎症波及阑尾浆膜时，刺激体神经所支配的壁层腹膜，而出现定位痛，引起阑尾所在的右下腹呈持续性疼痛，可阵发性加剧并逐渐加重。

腹痛的性质和程度，与阑尾炎病理类型有一定的关系。单纯性阑尾炎多呈隐痛或钝痛，程度较轻；梗阻化脓性阑尾炎一般为阵发性剧痛或胀痛；坏疽性阑尾炎开始多为持续性跳痛，程度较重，而当阑尾坏疽后，即变为持续性剧痛。

2. 胃肠道症状

发病初期常伴有恶心、呕吐，呕吐物多为食物，并多数伴有便秘、食欲减退。盆腔位阑尾炎刺激直肠可有腹泻和里急后重感。

3. 全身症状

早期一般并不明显，体温正常或轻度升高，可有头晕、头痛、乏力、汗出、口干、尿黄、脉数等症状。当体温升高至38～39℃，应注意到阑尾有化脓、坏疽穿孔的可能性。少数坏疽性阑尾炎或导致门静脉炎时，可有寒战高热，体温高达40℃以上。

（二）体征

1. 压痛

右下腹局限性显著压痛，是阑尾炎最重要的体征。压痛点通常在麦氏点，可随阑尾位置和阑尾尖端的部位发生变化。即使在早期，疼痛仍处于反射痛阶段，阑尾处也可有局限性压痛。随着炎症的逐渐加重，压痛范围也随之扩大。

2. 反跳痛（Blumberg 征）

将手指放在右下腹阑尾部位或腹部其他象限，逐渐缓慢地压迫至深部，然后迅速抬手放松，如果患者感到该区腹内剧痛，则为反跳痛阳性。在化脓性阑尾炎时即可出现，是炎症波及壁层腹膜的表现，可随炎症的加剧而加重。

3. 腹肌紧张

急性单纯性阑尾炎多无腹肌紧张，轻型化脓性阑尾炎可出现轻度腹肌紧张，严重化脓、坏疽穿孔性阑尾炎可出现显著腹肌紧张。

4. 右下腹包块

当出现阑尾周围脓肿时，右下腹可触及痛性包块，边界不清且固定。

5. 其他

以下检查方法可协助进行阑尾炎的定性、定位诊断：

（1）结肠充气试验（Rovsing 征）　一手按压左下腹降结肠，另一手沿结肠逆向挤压，出现右下腹疼痛为阳性，提示存在阑尾炎。

（2）腰大肌试验（Psoas 征）　患者左侧卧位，医生用左手扶住患者右髋部，右手将右下肢向后过伸，出现右下腹疼痛为阳性，提示炎性阑尾贴近腰大肌，多见于盲肠后位阑尾炎。

（3）闭孔内肌试验（Obturator 征）　患者仰卧，将右髋和右膝屈曲90°，并内旋髋关节，以拉紧右侧闭孔内肌，出现右下腹疼痛为阳性，提示炎性阑尾位置较低，贴近闭孔内肌，为盆腔位阑尾炎。

（4）直肠指诊　直肠右侧前上方触痛，提示炎性阑尾位置较低。如有灼热、压痛、饱满或波动感，提示盆腔脓肿。

（5）经穴触诊　阑尾穴压痛，尤以右侧明显而多见。60%～80%的急性阑尾炎患者会出现阑尾穴压痛。

四、实验室及其他检查

1. 血常规

多数患者白细胞升高，中性粒细胞比例不同程度升高。白细胞计数常在（10~15）$\times10^9$/L之间，出现阑尾穿孔合并腹膜炎或门静脉炎时，白细胞计数可达20×10^9/L以上。

2. 尿常规

阑尾炎刺激输尿管、膀胱，部分患者尿中可出现少量红细胞与白细胞，应注意与泌尿系疾病相鉴别。

3. 其他辅助检查

钡灌肠、超声显像、CT检查、放射性核素扫描等，对不典型的阑尾炎在诊断有困难时，可参考使用。

五、诊断与鉴别诊断

（一）诊断

根据转移性右下腹疼痛的病史，以及右下腹局限性压痛的典型阑尾炎的特点，一般即可做出诊断。

（二）特殊类型急性阑尾炎

1. 小儿急性阑尾炎

发病率较成人低，多与上呼吸道感染、肠炎同时发生，病情较严重且进展较快。压痛范围一般较广而不局限，腹肌紧张不明显，易出现阑尾穿孔及其他严重并发症。患者高热、恶心呕吐出现早而频繁，常可引起脱水与酸中毒。

2. 老年人急性阑尾炎

老年人对痛觉迟钝、反应性差，症状、体征通常不典型，转移性右下腹痛常不明显，腹膜刺激征多不显著。有时炎症较重，但白细胞计数、中性粒细胞比例仍在正常范围。阑尾坏疽穿孔和其他并发症的发生率都较高。由于临床表现和病理变化往往不相符合，容易延误诊治，尤应提高警惕。

3. 妊娠期急性阑尾炎

临床较常见。特点是随着妊娠的月数增加，阑尾压痛点不固定，压痛、腹肌紧张均不明显。穿孔后由于胀大子宫的影响，腹膜炎症不易局限，炎症刺激子宫可导致早产或流产。

4. 异位急性阑尾炎

症状、体征多不典型，有盲肠后、盆腔内、腹膜外、左下腹、肝下等不同部位的阑尾炎。

（三）鉴别诊断

1. 胃十二指肠溃疡穿孔

多有上消化道溃疡病史，突然出现上腹部剧烈疼痛并迅速波及全腹。部分病人穿孔后，胃肠液可沿升结肠旁沟流至右下腹，出现类似急性阑尾炎的转移性右下腹痛，可出现休克，腹膜刺激征明显，多有肝浊音界消失，肠鸣音消失。X线检查示膈下游离气体。必要时可行诊断性腹腔穿刺。

2. 急性胃肠炎

多有饮食不洁史，临床表现与急性阑尾炎相似，腹部压痛部位不固定，肠鸣音亢进，无腹膜刺激征。大便常规检查有脓细胞、未消化食物。

3. 急性肠系膜淋巴结炎

腹痛常与上呼吸道感染并发，或腹痛前有头痛、发热、咽痛或其他部位淋巴结肿痛病史，早期即可有高热，白细胞数增高。腹痛相对较轻且较广泛，压痛相对较轻且较广泛，部位较阑尾点为高且接近内侧，在肠系膜区域内有时可触及肿大淋巴结。

4. 右肺下叶大叶性肺炎或右侧胸膜炎

右下腹反射性疼痛，常伴右侧胸痛及呼吸道症状。右下腹压痛和肌紧张，体温升高，腹部无固定性显著压痛点。胸部听诊可闻及啰音、摩擦音、呼吸音减弱等。胸部X线检查有鉴别意义。

5. 急性胆囊炎、胆石症

右上腹持续性疼痛，阵发性加剧，可伴有右肩部放射痛，部分病人可出现黄疸。当发生高位阑尾炎时，腹痛位置较高，或胆囊位置较低，腹痛点比正常降低时，应注意鉴别。腹膜刺激征以右上腹为甚，墨菲（Murphy）征阳性，必要时可借助超声波和X线等检查。

6. 右侧输尿管结石

突然出现剧烈绞痛，向会阴部及大腿内侧放射。可伴有尿频、尿急、尿痛或肉眼血尿等症状，多无发热。腹部体征不明显，肾区叩击痛。X线片可见阳性结石。

7. 异位妊娠破裂

有停经史。有急性失血症状和下腹疼痛症状，妇科检查阴道内有血液，阴道后穹隆穿刺有血。

六、治疗

（一）治疗思路

一般可分为手术疗法和非手术疗法两类，原则上应强调以手术治疗为主。急性单纯性阑尾炎或阑尾周围脓肿者，采用中药治疗效果较好。六腑以通为用，通腑泄热是治疗肠痈的大法，及早应用清热解毒、活血化瘀法可缩短疗程。

（二）西医治疗

1. 诊断明确的急性阑尾炎，尤其是老年人、小儿、妊娠期急性阑尾炎，一般主张及早手术治疗。主要方法为阑尾切除术。

2. 腹腔渗液严重，或腹腔已有脓液的急性化脓性或坏疽性阑尾炎，应同时行腹腔引流。

3. 阑尾周围脓肿如有扩散趋势，可行脓肿切开引流。

4. 较大和脓液多的阑尾周围脓肿，除药物治疗外，可进行脓肿穿刺抽脓，或在合适的位置放入引流管，以减少脓肿的张力，改善血液循环，并能进行冲洗或局部应用抗生素，利于脓肿的消散吸收。

（三）中医治疗

1. 内治法

（1）瘀滞证

证候：转移性右下腹痛，呈持续性、进行性加剧，右下腹局限性压痛或拒按；伴恶心纳差，可有轻度发热；苔白腻，脉弦滑或弦紧。

治法：行气活血，通腑泄热。

方药：大黄牡丹汤合红藤煎剂加减。气滞重者加青皮、枳实、厚朴；瘀血重者加丹参、赤芍；恶心者加法半夏、竹茹。

（2）湿热证

证候：腹痛加剧，右下腹或全腹压痛、反跳痛，腹皮挛急，右下腹可摸及包块；壮热，恶心纳差，便秘或腹泻；舌红，苔黄腻，脉弦数或滑数。

治法：通腑泄热，利湿解毒。

方药：复方大柴胡汤加减。湿重者加藿香、佩兰、薏苡仁；热甚者加黄连、黄芩、生石膏；右下腹包块加炮山甲、皂刺。

（3）热毒证

证候：腹痛剧烈，全腹压痛、反跳痛，腹皮挛急；高热不退或恶寒发热，恶心纳差，便秘或腹泻；舌红绛，苔黄厚，脉洪数或细数。

治法：通腑排毒，养阴清热。

方药：大黄牡丹汤合透脓散加减。若持续性高热或寒热往来，热在气分者加白虎汤，热在血分者加犀角地黄汤；腹胀加青皮、厚朴；腹痛剧烈者加延胡索、木香；口干舌燥加生地黄、玄参、天花粉；大便秘结加甘遂末1g，冲服。

2. 外敷药物

常用双柏散（大黄、侧柏叶各2份，黄柏、泽兰、薄荷各1份，研成细末），以水蜜调成糊状热敷右下腹，每日1次。或用消炎散（芙蓉叶、大黄、黄芩、黄连、黄柏、泽兰叶、冰片，共研细末），以黄酒或75%酒精调成糊状，按照炎症范围大小敷于患处，每日2次。

3. 针刺

取足三里、上巨虚、阑尾穴，配合右下腹压痛最明显处的阿是穴，每日2次，强刺激，每次留针30~60分钟。加用电针可提高疗效。

4. 中药灌肠

采用通里攻下、清热化瘀的中草药煎剂200mL或通腑泄热灌肠合剂（大黄、龙胆草、山栀子、芒硝、莱菔子、忍冬藤、虎杖）250mL作保留灌肠，每日2次。能充分发挥中药的局部和整体的治疗作用，抗炎消肿，并能促进肠蠕动，预防肠粘连和并发症的发生。

七、预防与调护

1. 卧床休息或半坐卧位。

2. 初期可根据食欲、病情，给予清淡饮食。

3. 养成良好的排便习惯，避免饮食不节及食后剧烈运动。

4. 保守治疗症状消失后，仍需坚持服药。

第四十八节　肠梗阻

肠梗阻是以肠内容物不能正常顺利通过肠道为特征的疾病，是外科常见急腹症之一，具有病因复杂、病情严重、发展迅速等特点，并可引起一系列局部和全身的病理变化，若处理不当可危及生命。属中医“关格”“腹痛”“肠结”的范畴。

一、西医病因病理

1. 局部病理生理改变

（1）肠蠕动变化　机械性肠梗阻表现为梗阻上段肠管的蠕动增强。麻痹性肠梗阻则肠蠕动减弱或消失。

（2）肠腔膨胀、积气积液　梗阻进一步发展，这些气体、液体不能顺利通过肠道，以及肠黏膜吸收功能障碍，造成梗阻上段肠管大量积液和积气，肠管随之逐渐扩张，肠壁变薄，梗阻以下肠管则塌陷空虚。

（3）肠壁充血水肿、通透性增加　若梗阻进一步发展，肠内压力逐渐增高，压迫肠壁血管，致肠壁静脉回流受阻，引起肠壁充血水肿。由于血运障碍，肠壁通透性增高，肠壁出现小出血点，并有血性渗出液渗入肠腔和腹腔。

（4）肠壁坏死穿孔　当出现动脉血运受阻，血栓形成，肠管可发生缺血坏死、溃破及穿孔。

2. 全身病理生理改变

（1）体液丧失　是肠梗阻主要的病理生理改变。肠梗阻时，由于不能进食且频繁呕吐，大量的液体潴留在肠腔，以及肠壁静脉回流受阻，使肠壁水肿和血浆渗出于肠腔或腹腔内，同时正常的再吸收功能丧失，可迅速导致严重缺水、血容量减少和血液浓缩，甚至出现休克。

（2）电解质紊乱和酸碱平衡失调　液体大量丢失的同时，也带来大量电解质的丢失和酸碱平衡失调。其变化可因梗阻部位的不同而有区别。一般低位的小肠梗阻丧失的液体多为碱性或中性，钠、钾离子的丢失较氯离子为多，在低血容量和缺氧情况下，酸性代谢产物增加，加之缺水、少尿，可引起严重的代谢性酸中毒。大量的钾离子丢失可加重肠麻痹，并可引起肌无力、心律失常等。

（3）感染和中毒　梗阻肠腔内的细菌数量明显增加，并产生多种毒素，通过变薄或坏死穿孔的肠壁渗入腹腔，引起严重的腹膜炎，导致全身感染中毒，甚至因休克及重要器官功能衰竭而死亡。

二、中医病因病机

本病多因饮食不节、寒邪凝滞、热邪郁闭、气血瘀阻、燥屎内结等多种因素，导致肠道通降功能失常，肠腑传化障碍，水谷精微不升，浊气不降而积于肠内，引起肠梗阻。

1. 饮食不节

由于暴饮暴食，嗜食膏粱厚味，或过食油腻，致湿邪食滞交阻，使肠道气机，失其疏利，通降功能失常，壅滞上逆而引起。

2. 寒邪凝滞

寒邪凝滞肠间，血不得散，导致肠管气血痞结，通降功能失常，壅滞上逆。

3. 热邪郁闭

由于外邪侵入肠中，导致经络阻塞，气血凝滞，瘀积日久，化热化火，热邪郁闭肠腑，或肠腑瘀久化热，伤阴损阳而致。

4. 气血瘀阻

气血运行于周身，循环全身而不息，若情志不畅，郁怒伤肝，气机逆乱，致脏腑功能失调，络脉瘀滞而成。

5. 燥屎内结

过食辛辣厚味，致肠胃积热；或热性病后，余热留恋，津液不足，致肠道燥热；或病后、产后及年老体弱，气血亏虚，气虚则大肠传导无力，血虚则津枯不能润肠，因而大肠干枯，燥屎内结，致肠腑气血痞结，肠腑传化障碍，食下之水谷精微不升，浊气不降，积于肠内而成。

6. 蛔虫聚团

由于蛔虫堵塞肠道，引起肠腑通过障碍，气机逆乱而成。

总之，本病的病机演变可有痞结—瘀结—疽结三个阶段。病之初为肠腑气机不利，滞塞不通，痰饮水停，呈现痛、吐、胀、闭四大症状；病变进展，肠腑瘀血阻滞，痛有定处，胀无休止，甚至瘀积成块或血不归经而致呕血、便血；进一步发展则气滞血瘀，郁久而化热生火，热与瘀血瘀积不散，热甚肠坏，血肉腐败，热毒炽盛，邪实正虚，正不克邪而产生亡阴亡阳之厥证。

三、临床表现

（一）症状

痛、吐、胀、闭是各类肠梗阻共同的四大症状。

1. 腹痛

单纯性机械性肠梗阻一般呈阵发性剧烈腹痛，这类疼痛的特点是：

（1）每次疼痛发作均由轻到重，之后逐渐减轻或消失，间歇一段时间后再度发作。

（2）腹痛发作时，可感到有气体下降到某一部位时突然停止，此时腹痛最为剧烈，如果有气体通过，则腹痛立即减轻或消失。

（3）腹痛发作时，可出现肠型或肠蠕动波型，病人自觉似有包块移动。

（4）腹痛时，可听到肠鸣音亢进、气过水声或金属音。

绞窄性肠梗阻往往出现剧烈的持续性腹痛伴有阵发性加重；麻痹性肠梗阻多呈持续性胀痛。

2. 呕吐

在肠梗阻早期，即可出现反射性呕吐，此后呕吐随梗阻部位的高低而有所不同。高位肠梗阻呕吐出现早而频，呕吐物为食物、胃液、胆汁、胰液等；低位肠梗阻时，呕吐出现晚而少，吐出物为带臭味的粪样物；结肠梗阻时，呕吐到晚期才出现。如为绞窄性肠梗阻，呕吐物呈棕色或血性；麻痹性肠梗阻时，呕吐多呈溢出性。

3. 腹胀

其程度与梗阻部位有关。高位肠梗阻腹胀不明显；低位肠梗阻及麻痹性肠梗阻则全腹膨胀。因肠扭转或腹内疝等引起闭袢性梗阻时，腹胀常不对称。

4. 停止排气排便

完全性梗阻发生后，排气排便即停止。不完全性肠梗阻，可有少量的排气排便，但梗阻症状不能缓解。结肠癌梗阻或某些绞窄性肠梗阻，可排出少量的黏液血便。

（二）体征

1. 全身情况

单纯性肠梗阻的早期一般无明显变化。梗阻晚期有脱水表现，出现唇干舌燥、全身虚弱乏力、眼窝内陷、皮肤弹性消失、尿少。严重脱水或绞窄性肠梗阻，可出现休克表现。

2. 腹部体征

（1）望诊　腹部膨胀，高位梗阻多在上腹部；低位小肠梗阻多在中腹部；麻痹性肠梗阻多呈全腹均匀膨胀；闭袢性肠梗阻可出现不对称膨胀；机械性肠梗阻多可见肠型及肠蠕动波。

（2）触诊　单纯性肠梗阻可有不定位的轻压痛；绞窄性肠梗阻则出现压痛、反跳痛、肌紧张等腹膜刺激征。癌肿引起梗阻时，常可触及质硬而不平滑的肿块。

（3）叩诊　肠胀气时一般呈鼓音；当绞窄性肠梗阻时，腹腔有渗液，可出现移动性浊音。

（4）听诊　肠鸣音亢进，呈高调金属音或气过水声；麻痹性肠梗阻时，则肠鸣音减弱或消失。

3. 直肠指检

应作为常规检查，不能忽视。直肠肿瘤引起肠梗阻时，可触及直肠内肿物；肠套叠、绞窄性肠梗阻时，指套可染有血迹。

四、实验室及其他检查

1. 实验室检查

（1）血液　严重失水，血液浓缩时，血红蛋白及红细胞压积升高；肠绞窄伴腹膜炎时，白细胞总数及中性粒细胞比例升高。血钾、钠、氯离子及二氧化碳结合力、血气分析等测定能判断电解质、酸碱平衡紊乱情况。

（2）尿液　脱水时尿量减少，尿比重升高。

（3）呕吐物及粪便检查　如有大量红细胞或潜血试验阳性，多表示肠管有血运障碍或出血性的病变。

2. X 线检查

腹部立位 X 线透视或平片检查，是肠梗阻常用的检查方法。肠管的气液平面，是肠梗阻特有的 X 线表现。

五、诊断与鉴别诊断

1. 诊断

典型的肠梗阻具有痛、吐、胀、闭四大症状，腹部可见肠型及肠蠕动波，肠鸣音亢进，可出现全身脱水等体征；结合腹部 X 线检查，明确诊断并不困难。

2. 机械性与动力性肠梗阻的鉴别

机械性肠梗阻具有上述典型的症状及体征，早期腹胀不明显。麻痹性肠梗阻则腹胀显著，多无阵发性腹部绞痛，肠鸣音减弱或消失，常继发于腹腔内严重感染、腹膜后出血、腹部大手术后等，X 线检查可显示大、小肠全部均匀胀气。而机械性肠梗阻的胀气限于梗阻以上的肠管，即使晚期并发肠绞窄和肠麻痹，结肠也不会全部胀气。

3. 单纯性与绞窄性肠梗阻的鉴别

绞窄性肠梗阻的肠管存在血运障碍，若不及时手术处理，必导致肠坏死、腹膜炎而出现感染性休克，危及生命。单纯性肠梗阻多考虑采用非手术治疗。当肠梗阻有下列临床表现时，应考虑到绞窄性肠梗阻的可能。

（1）腹痛发作急骤，剧烈，呈持续性并有阵发性加重。

（2）呕吐出现早而频繁，呕吐物为血性或肛门排出血性液体，或腹穿抽出血性液体。

（3）早期出现脉率加快，体温升高，白细胞增高，甚至出现休克。

（4）腹膜刺激征明显且固定，肠鸣音由亢进变为减弱，甚至消失。

（5）腹胀不对称，有局部隆起或可触及孤立胀大的肠袢。

（6）X 线检查可见孤立胀大的肠袢，位置固定，不随时间而改变，或肠间隙增宽，提示有腹腔积液。

（7）经积极非手术治疗后，症状体征无明显改善。

4. 高位肠梗阻与低位肠梗阻的鉴别

高位小肠梗阻的特点是呕吐发生早而频繁，腹胀不明显；低位小肠梗阻的特点是腹胀明显，呕吐出现晚而次数少，并可吐出粪样物。结肠梗阻与低位小肠梗阻的临床表现相似，通过 X 线检查有助于鉴别诊断。

5. 完全性肠梗阻与不完全性肠梗阻的鉴别

完全性肠梗阻呕吐频繁，如为低位梗阻腹胀明显，完全停止排气排便。不完全性肠梗阻呕吐与腹胀都较轻或无呕吐，尚有少量排气排便。

6. 肠梗阻病因的鉴别

肠梗阻的病因，应根据患者年龄、病史、体征、X线检查等多方面进行分析。新生婴儿以肠道先天性畸形最多见，2岁以下小儿则肠套叠多见，3岁以上儿童以蛔虫团堵塞所致的肠梗阻居多，老年人则以肿瘤及粪块堵塞常见。临床上最为常见的是粘连性肠梗阻，多发生在以往有过腹部手术、损伤或炎症病史的患者。嵌顿或绞窄性腹外疝也是常见的肠梗阻原因。肠系膜血管栓塞病人的动脉栓塞，可能由于左心瓣膜病变，心内膜炎的血栓、赘生物脱落，或主动脉粥样钙化斑脱落引起；静脉血栓形成可因腹腔手术或创伤造成。麻痹性肠梗阻，以弥漫性腹膜炎为其主要原因。

六、治疗

（一）治疗思路

肠梗阻的治疗原则是解除局部的梗阻和纠正因梗阻所引起的全身生理紊乱。具体的治疗方法要根据梗阻的病因、性质、部位、发展趋势和病人的全身情况而定。但不论采用手术疗法还是非手术疗法，纠正水、电解质和酸碱平衡的紊乱，积极防治感染和有效的胃肠减压，是治疗肠梗阻的基础疗法。

（二）非手术治疗

1. 适应证

（1）单纯性粘连性肠梗阻。

（2）动力性肠梗阻。

（3）蛔虫团、粪便或食物团堵塞所致的肠梗阻。

（4）肠结核等炎症引起的不完全性肠梗阻、肠套叠早期。

2. 方法

（1）*禁食与胃肠减压*　是治疗肠梗阻的重要方法之一。通过禁食及胃肠减压，吸出胃肠内的气体和液体，降低肠腔内压力，减轻腹胀，减少肠腔内的细菌和毒素，改善肠壁血液循环，从而使局部和全身症状减轻。

（2）*纠正水、电解质和酸碱平衡紊乱*　也是一项极为重要的措施。输液的量和种类需根据病人的呕吐情况、腹胀情况、脱水征象、血液浓缩程度、尿量及比重，并结合血清钾、钠、氯和二氧化碳结合力、血气分析等结果而定。最常用的是静脉输注葡萄糖等渗盐水，酌情补充必要的电解质，对高位肠梗阻出现频繁呕吐者，补钾尤为重要。代谢性酸中毒者，应用碱剂纠正。病程较长的单纯性肠梗阻和绞窄性肠梗阻，应输血浆或全血，以补充丧失至腹腔或肠腔内的血浆和血液，维持有效的血液循环。

（3）*防治感染和毒血症*　抗生素的应用对于防治细菌感染、减少毒素的产生有一定作用，尤其对绞窄性肠梗阻更为重要。

（4）*灌肠疗法*　能加强通里攻下的作用，常用肥皂水500mL灌肠。肠套叠者可用空气或钡剂灌肠，既可用于明确诊断，亦是有效的复位方法。

（5）*颠簸疗法*　适用于早期肠扭转的病人。病人取胸膝位，充分暴露腹部，医生站立在病床一侧，双手轻置于病人腹部两侧，由上而下或左右震荡，幅度由小渐大，以病人能耐受为度，每次5~10分钟，根据情况反复进行。

（6）*其他*　如穴位注射阿托品，嵌顿疝的手法复位回纳，腹部推拿按摩等。

在治疗期间，需严密观察，如症状、体征不见好转或反有加重，即应进行手术治疗。

（三）手术治疗

1. 适应证

（1）绞窄性肠梗阻。

（2）有腹膜刺激征或弥漫性腹膜炎征象的各型肠梗阻。

（3）应用非手术疗法后，经6~8小时观察，病情不见好转，或腹痛、腹胀加重，肠鸣音减弱或消失，脉搏加快，血压下降或出现腹膜刺激征者。

（4）肿瘤及先天性肠道畸形等不可逆转的器质性病变引起的肠梗阻。

2. 方法

（1）解除梗阻病因　如粘连松解术、束带切断术、肠套叠和肠扭转复位术等。

（2）切除病变肠管行肠吻合术　对已有坏死的肠管、肠道肿瘤或判断已无生机的肠管，予以切除行肠吻合术。

（3）短路手术　如不能切除病变的肠管，则可将梗阻近、远两侧肠袢做侧侧吻合手术，以恢复肠腔的通畅。

（4）肠造口术或肠外置术　对一般情况极差的病人，或局部病变不能切除的低位结肠梗阻，可行肠造口术，暂时解除梗阻。如已有肠坏死，宜切除坏死肠段，并将断端处置做造口术，待以后二期手术再解决结肠病变。原因是结肠内细菌多，特别是左半结肠，且血液供应不如小肠丰富，行一期结肠吻合容易引起愈合不良而发生肠瘘。

（四）中医治疗

1. 内治法

（1）气滞血瘀证

证候：腹痛阵作，胀满拒按，恶心呕吐，无排气排便；舌质淡红，苔薄白，脉弦或涩。

治法：行气活血，通腑攻下。

方药：桃仁承气汤加减。若气滞较甚者加炒莱菔子、乌药、川楝子行气止痛；血瘀重者加赤芍、牛膝、当归活血祛瘀；如口渴，去桂枝，加山栀清热泻火。

（2）肠腑热结证

证候：腹痛腹胀，痞满拒按，恶心呕吐，无排气排便；发热，口渴，小便黄赤，甚者神昏谵语；舌质红，苔黄燥，脉洪数。

治法：活血清热，通里攻下。

方药：复方大承气汤加减。

（3）肠腑寒凝证

证候：起病急骤，腹痛剧烈，遇冷加重，得热稍减，腹部胀满，恶心呕吐，无排气排便；脘腹怕冷，四肢畏寒；舌质淡红，苔薄白，脉弦紧。

治法：温中散寒，通里攻下。

方药：温脾汤加减。

（4）水结湿阻证

证候：腹痛阵阵加剧，肠鸣辘辘有声，腹胀拒按，恶心呕吐，口渴不欲饮，无排气排便，尿少；舌质淡红，苔白腻，脉弦缓。

治法：理气通下，攻逐水饮。

方药：甘遂通结汤加减。

（5）虫积阻滞证

证候：腹痛绕脐阵作，腹胀不甚，腹部有条索状团块，恶心呕吐，呕吐蛔虫，或有便秘；舌质淡红，苔薄白，脉弦。

治法：消导积滞，驱蛔杀虫。

方药：驱蛔承气汤加减。

2. 外治法

中药大承气汤水煎至200～300mL，从肛管缓慢注入或滴入作保留灌肠，能加强通里攻下作用。

3. 其他治疗

（1）针刺疗法　体针取足三里、内庭、天枢、中脘、曲池、合谷为主穴。呕吐加内关；腹痛加内关、章门；痉挛者耳穴取神门、大肠、胃、小肠。得针感后强刺激，留针30～60分钟，4～6小时1次。

（2）推拿按摩　病人仰卧，术者双手掌涂上滑石粉，轻而有力地紧贴腹壁按摩。先按顺时针或逆时针方向短时间进行，然后按病人自觉舒服乐于接受的方向继续进行。如疼痛反而加剧，应立即改变推拿方向。

第四十九节　胆石症

胆石症包括胆囊结石和胆管结石，常与胆道感染有关；其临床表现因结石部位不同和是否合并感染而存在差异，是外科常见病和多发病。其特点是胆囊结石发病率逐年上升，女性多于男性，胆固醇结石多于胆色素结石。属于中医“胆胀”“胁痛”“结胸”“黄疸”等范畴。

一、西医病因病理

1. 胆石分类和化学组成

根据胆石的构成成分比例不同，可分为胆固醇结石、胆色素结石和混合结石三类。

2. 病因

病因复杂。胆固醇结石和胆色素结石成因截然不同。

（1）*胆固醇结石*　均在胆囊内形成。目前认为胆固醇结石的形成原因是：

1）胆汁内胆固醇浓度过高，或胆汁酸盐和卵磷脂含量相对减少，不足以转运胆汁中的胆固醇。

2）胆汁中胆固醇成核过程异常，使溶解状态的胆固醇析出、成核。

3）胆囊切除后，胆固醇结石不再复发，说明胆囊在胆固醇结石形成中的重要性。研究表明，胆固醇结石病人的胆囊对胆汁内水、电解质吸收功能增加，使胆汁浓缩；胆囊黏膜分泌黏糖蛋白增加，促进成核过程；胆囊收缩运动减弱，使胆汁蓄积在胆囊内，提供胆固醇结石形成的时间和场所。

（2）*胆色素结石*　主要发生在肝内、外胆道，胆道感染和梗阻是胆色素结石形成的主要原因。值得注意的是，胆道蛔虫症是胆道感染的重要原因，蛔虫残体又可作为胆结石核心，在胆色素结石形成中起重要作用。

3. 病理

肝外胆管结石的病理变化主要为合并感染的病理变化。肝内胆管结石的病理改变主要有胆管炎症、梗阻、扩张和肝实质的病理改变。这些病理特殊性改变常与感染有关。胆管炎症使胆管壁纤维化、增厚、萎缩造成胆管狭窄，导致胆道感染、结石形成和胆道梗阻。梗阻的近端明显扩张积存大量结石，结石形成、感染和梗阻造成相应的肝段、肝叶萎缩，甚至严重的纤维化。

二、中医病因病机

1. 情志不遂，饮食失节，或蛔虫上扰，肝胆气机不畅，肝失疏泄，郁久化热，湿热蕴蒸于肝胆，湿热浊毒与胆汁互结，日久而成砂石，阻塞胆道而发病。

2. 久病耗阴，劳欲过度，或由于各种原因引起精血亏损，水不养木，肝阴不足，疏泄失常，累及胆腑，精汁通降不畅，久积成石。

3. 若郁久化热，可致胆汁溢于肌肤而发黄；热积不散，热毒炽盛而致热扰营血，可出现神昏谵语之症。

4. 由于胆石系胆汁久瘀，经久煎熬而成；砂石又可阻塞胆道，从而由病理产物转为致病因素，致使胆石为病缠绵反复，难以彻底治愈。

三、临床表现

1. 胆囊结石

胆囊结石分为静止性结石和有症状结石。前者主要在体格检查、手术或尸体解剖时偶然发现；后者只有少数人出现，常表现为急性或慢性胆囊炎的临床表现。主要表现为胆绞痛，常见诱因为高脂肪饮食、暴饮暴食，过度疲劳等，伴有恶心、呕吐等消化系统症状。体格检查可有上腹部压痛及 Murphy 征阳性。

2. 肝外胆管结石

多数病人平时无症状，或仅有上腹部不适。

当结石造成胆管梗阻时，可出现腹痛或黄疸，如继发胆管炎时，可出现典型的夏柯（Charcot）三联征，即腹痛，寒战、高热和黄疸的临床表现。体格检查多数无阳性体征，发作时仅有剑突下和右上腹部深压痛。如合并有胆管炎时，可有不同程度的腹膜炎体征，并有肝区叩击痛，可触及肿大的胆囊，有触痛。

3. 肝内胆管结石

不合并感染时，主要表现为肝区持续性闷胀痛；如合并感染，可表现为急性胆管炎的临床表现，寒战、高热和腹痛及黄疸。一侧肝内胆管结石可无黄疸，出现黄疸多表示双侧肝内胆管受累。体格检查一般无阳性体征，有时可能触及肝脏肿大或不对称的肝，肝区有压痛和叩击痛，有并发症时可出现相应的体征。

四、诊断与鉴别诊断

（一）诊断

1. 胆囊结石

有典型的胆绞痛病史，右上腹有轻度压痛，提示胆囊结石可能。影像学检查可确诊。B 超阳性率可高达 95%。

2. 肝外胆管结石

当出现典型的胆绞痛发作，伴有黄疸时，除考虑胆囊结石外，需考虑肝外胆管结石的可能，主要依靠影像学检查。根据结石的部位和是否合并感染的不同，临床表现存在差异。结石位于肝总管，则触不到胆囊；结石在胆总管，可触到肿大的胆囊。合并胆道感染时，有寒战、高热及右上腹和剑突下压痛，出现腹膜刺激征者较少。B 超可见到扩张的肝内、外胆管及结石影像。CT、MRI 和 ERCP 检查可有助于诊断。

3. 肝内胆管结石

其临床症状取决于结石的部位、范围、炎症轻重和梗阻程度，常有典型的胆石梗阻和急性胆管炎的病史。如不合并感染，常有肝区、胸背部的深在而持续性的疼痛。如肝内胆管结石脱落，成为继发肝外胆管结石，其临床症状和体征同肝外胆管结石的表现，肝区可有叩击痛。合并感染时，临床表现和体征同胆管炎，影像学可确定诊断。

（二）鉴别诊断

1. 胃十二指肠溃疡

溃疡病多有反复发作病史，男性多于女性；胆石症多有胆绞痛发作诱因，如饱食、高脂肪性食物、暴饮暴食、过度疲劳等，女性多于男性。临床表现相似，鉴别存在困难。胃镜和 B 超可提供鉴别诊断。

2. 传染性肝炎

传染性肝炎常有肝炎接触病史及食欲不振、全身乏力等症状。肝脏可有肿大并触痛，很少有全身感染症状。胆石症一般有胆道感染病史，常有胆绞痛，寒战、高热症状，右上腹常有压痛阳性体征。黄疸鉴别：胆石性梗阻引起黄疸，以直接胆红素增高为主；肝炎引起黄疸，直接、间接胆红素均可升高，ALT、AST 增高显著。血常规检查，肝炎周围血白细胞一般不高，有时淋巴细胞增高；胆石性梗阻多伴有不同程度感染，白细胞和中性粒细胞增高，B 超、CT 等影像学检查可见肝内外胆管扩张及结石影像。

3. 壶腹周围癌

主要鉴别其梗阻性黄疸。壶腹周围癌引起的梗阻性黄疸，多为无痛性、进行性、加重性黄疸，病程较长，黄疸无波动，常伴有皮肤瘙痒，全身进行性消瘦等特点。如果梗阻完全，大便可呈陶土色。胆石梗阻多先有腹痛或出现胆道感染症状后，出现黄疸，黄疸呈波动性，完全梗阻少，病人的一般情况较好，病程短。一般影像学检查如 B 超、CT、MRCP 和 ERCP 等可帮助鉴别诊断。

五、治疗

（一）治疗思路

六腑以通为用，疏肝利胆、清热利湿、通里攻下、活血解毒是主要治法。急性发作期，应以攻邪为主，通降为先。若病情危重者，应选择手术和中西医结合治疗。

（二）西医治疗

1. 胆囊结石

（1）手术治疗　胆囊切除术适用于有症状和（或）有并发症的胆囊结石，腹腔镜胆囊切除术（LC）为其首选。没有腹腔镜条件的，也可小切口胆囊切除或常规胆囊切除术。对于静止性结石，一般不需积极手术治疗，可观察和随诊。但对于胆囊结石较大（≥3cm），伴有胆囊息肉（>1cm）、胆囊壁增厚明显、钙化或瓷性胆囊和胆囊结石时间较长（>10年）等，易引起恶变，或失去胆囊功能等，都可考虑手术治疗。

（2）非手术治疗　主要适用于胆囊结石伴有急性期炎症、胆囊内结石较小（<0.5cm）或全身基础病不能耐受手术等。主要措施包括解痉，止痛，消炎利胆，应用抗生素，纠正水、电解质紊乱及酸碱平衡失调等。

2. 肝外胆管结石

手术治疗是肝外胆管结石的主要方法。手术尽量取尽结石，解除梗阻，术后保持胆汁引流通畅。

（1）非手术治疗　适用于肝内外胆管结石直径<1cm，或合并有严重心、肺、脑等严重疾病不能耐受手术者，也可作为手术前的准备治疗。具体治疗措施同胆囊结石非手术治疗。

（2）手术治疗

1）胆总管切开取石、T管引流术：方法有开腹或腹腔镜手术。适用于单纯胆总管结石、胆道上下端通畅无狭窄或其他病变者。若伴有胆囊结石和胆囊炎，可同时行胆囊切除术。

2）胆肠吻合术：适用于胆总管远端炎症狭窄造成的梗阻无法解除、胆总管扩张、胆胰汇合部异常，胰液直接流入胆管或胆管病变切除后无法再吻合时，常用Roux-en-Y吻合术式。

（3）其他治疗　对于手术后残留结石，可经T管窦道胆道镜取石。也可经皮经肝穿刺胆道（PTCS）以及经十二指肠镜Oddi括约肌切开取石（EST）等。对于较大结石，也可经上述途径导入激光、超声波、电力液压碎石探头直接接触胆石粉碎。

3. 肝内胆管结石

手术为主要治疗方法，治疗原则同肝外胆管结石治疗。

手术治疗包括胆管切开取石、胆肠吻合术和肝脏切除术。肝内胆管结石术后，最常见的为残留结石，有20%~40%，因此对残留结石的后续治疗极为重要。治疗措施包括术后经引流管窦道胆道镜取石，激光、超声、微爆破碎石，经引流管溶石，体外震波碎石和中药排石等方法。

（三）中医治疗

1. 内治法

（1）肝郁气滞证

证候：右上腹间歇性绞痛或闷痛，有时可向右肩背部放射，右上腹有局限性压痛；伴低热、口苦，食欲减退；舌质淡红，苔薄白或微黄，脉弦紧。

治法：疏肝利胆，理气开郁。

方药：金铃子散合大柴胡汤加减。

（2）肝胆湿热证

证候：右上腹有持续性胀痛，多向右肩背部放射，右上腹肌紧张，有压痛，有时可摸到肿大之胆囊；伴高热，恶寒，口苦咽干，恶心呕吐，不思饮食，部分病人出现身目发黄；舌质红，苔黄腻，脉弦滑或弦数。

治法：疏肝利胆，清热利湿。

方药：茵陈蒿汤合大柴胡汤加减。

（3）肝胆脓毒证

证候：右上腹硬满灼痛，痛而拒按，或可触及肿大的胆囊；黄疸日深，壮热不止；舌质红绛，苔黄燥，脉弦数。

治法：泻火解毒，养阴利胆。

方药：茵陈蒿汤合黄连解毒汤加减。

（4）肝阴不足证

证候：胁肋隐痛，绵绵不已，可向右肩背部放射，遇劳加重；口干咽燥，心中烦热，两目干涩，头晕目眩；舌红少苔，脉弦细。

治法：滋阴柔肝，养血通络。

方药：一贯煎加减。

2. 外治法

可选用芒硝30g，生大黄60g，均研细末，大蒜头1个，米醋适量，共捣成糊状，布包外敷于胆囊区。

3. 针灸疗法

（1）体针　取阳陵泉、胆囊穴、中脘、太冲、胆俞等穴，每次选2~3穴，用泻法或平补平泻法，每次留针30分钟，每日2次。

（2）耳针　选用交感、神门、肝、胆、十二指肠，针刺或耳穴敷贴。

（3）耳穴压豆法　用耳穴探测仪探查耳穴压痛点后敷贴王不留行籽，每日按压数次。

六、预防与调护

1. 调节饮食，避免过食肥甘厚味。

2. 进行总攻疗法或估计有结石排出时，应留大便查石，最好对结石进行成分鉴定。

3. 结石发作绞痛、并发感染时，宜观察血压、脉搏、体温，特别是腹痛情况变化，以便及时更改治疗方法。

4. 手术取石病人按一般外科术后护理。

第五十节　良性前列腺增生症

前列腺增生症又称良性前列腺增生症、前列腺肥大，是老年男性的常见病。发病率随年龄增长而增加，多于50~70岁发病。主要临床表现为尿频、排尿困难、尿潴留，重者可出现肾衰竭。本病属中医“癃闭”“精癃”等范畴。

一、西医病因病理

1. 病因

目前仍不十分明确。一般认为与体内性激素水平紊乱有关，年龄老化与有功能的睾丸，是公认的两个发病基础。

2. 病理

前列腺增生始发于内层，先在前列腺段尿道黏膜下腺体内出现纤维结节、基质增生，随后发生腺上皮增生。增生组织将前列腺组织向外周挤压，被压迫的组织发生退行性变，形成前列腺包膜。增大的腺体在后尿道、膀胱颈部隆起，或突入膀胱内，使尿道受压，尿道变窄、伸长，膀胱颈部变小或呈唇状突起，导致排尿受阻，进而引起后尿道以上部位的病变。初期膀胱壁肌肉代偿性增厚，膀胱小梁形成，输尿管膀胱壁段延长僵硬，导致输尿管排空障碍。随着病情进展，膀胱颈部梗阻不能解除，逼尿肌无法代偿，张力减退，残余尿增多。尿潴留可导致膀胱壁变薄，形成无力性膀胱。膀胱内尿液逆流入上尿路，使上尿路压力增高，可造成输尿管、肾盂积水，最终发展为肾衰竭、尿毒症。膀胱结石也是常见的并发症。

二、中医病因病机

本病多因年老体弱，气血亏虚，阳气不足所致。气虚则血行缓慢，日久成瘀；阳虚及阴，虚火煎熬津液成痰，痰瘀互结，阻滞尿路，致排尿困难，小便滴沥不尽。

本病的发生与肺、脾、肾、膀胱、三焦密切相关。肺失清肃，不能通调水道、输布津液，则水湿内停，上窍不通，下窍亦塞。脾肾气虚，不能运化水湿，致痰湿凝聚，阻滞尿道。饮食不节，或外感湿热之邪，水湿停滞，郁而化热，下注膀胱，致膀胱气化不利，三焦瘀阻。肾阳亏虚，无力气化，膀胱传送无力，致小便不畅，点滴而下。

三、临床表现

多在50岁之后出现症状。症状的轻重取决

于病变发展的速度、梗阻的程度、是否合并感染、结石，与前列腺本身的增生程度无关。

（一）症状

1. 尿频

早期表现为尿频，尤其夜尿次数明显增多，每夜2次以上。

2. 排尿困难

进行性排尿困难是前列腺增生最重要的症状。轻度梗阻表现为排尿等待、中断、尿后滴沥不尽。梗阻加重则出现排尿费力、尿流变细、射程缩短，最终呈滴沥状排尿。

3. 血尿

前列腺增大使腺体黏膜表面小血管和毛细血管充血、张力增大。当膀胱收缩或扩张时，血管张力改变，可发生镜下血尿或肉眼血尿。当黏膜血管扩张破裂时，可出现大出血，血块阻塞尿道或充满膀胱。膀胱颈部充血或并发炎症、结石时，也可出现血尿。

4. 尿潴留

（1）*急性尿潴留*　表现为下腹部疼痛、膀胱区膨胀。由于气候变化、饮酒、劳累等诱因，使前列腺和膀胱颈部充血、水肿，导致排尿困难加重，尿液突然完全不能排出。

（2）*慢性尿潴留*　残余尿随梗阻加重而增多，过多的残余尿使膀胱失去收缩能力，逐渐发生尿潴留。此时可并发充溢性尿失禁，即膀胱过度充盈，使少量尿液从尿道口溢出。

尿潴留常损害肾功能，严重者可导致肾衰竭。

5. 其他症状

膀胱出口梗阻可导致膀胱结石、膀胱炎。排尿不畅，长期靠增加腹压排尿，可引发痔疮、便血、脱肛等，还可形成腹外疝。

（二）体征

1. 直肠指检

直肠指检时可于直肠前壁触及增生的前列腺。正常前列腺表面光滑、柔软、界限清楚，中央可触及纵向浅沟，横径4cm，纵径3cm，前后径2cm，重约20g。临床按前列腺增生情况分为三度：

Ⅰ度：前列腺大小为正常的1.5~2倍，质地中等，中央沟变浅，重量为20~25g。

Ⅱ度：前列腺大小为正常的2~3倍，质地中等，中央沟极浅，重量为25~50g。

Ⅲ度：前列腺大小为正常的3~4倍，质地硬韧，中央沟消失，重量为50~70g。

2. 触诊

严重尿潴留时，耻骨上可触及肿大的包块。梗阻引起严重肾积水时，上腹部两侧可触及肿大的肾脏。

四、实验室及其他检查

1. 尿流率检查

可判断下尿路有无梗阻及梗阻的程度。

2. 尿流动力学检查

可鉴别逼尿肌、尿道括约肌失调和不稳定膀胱逼尿肌引起的排尿困难，还有助于确定手术适应证及判断手术后的疗效。

3. 血清前列腺特异抗原（PSA）测定

排除前列腺癌。

4. B超

观察前列腺，测定残余尿。

5. 膀胱镜检查

观察后尿道、膀胱颈形态及腔内前列腺增生情况。

五、诊断与鉴别诊断

1. 诊断

男性50岁后出现进行性尿频、排尿困难，应考虑前列腺增生的可能。有的患者可出现急性尿潴留、充溢性尿失禁、血尿。结合其他体征、直肠指检、实验室检查可明确诊断。

2. 鉴别诊断

前列腺增生应与神经源性膀胱、膀胱结石、尿路狭窄、膀胱颈痉挛、前列腺癌及膀胱癌相鉴别。

六、治疗

（一）治疗思路

治疗的目的在于改善排尿症状，减轻并发症，保护肾功能。前列腺增生未引起梗阻的患者无须治疗；梗阻较轻、不能耐受手术治疗的患者，可选择非手术疗法，或姑息性手术。梗阻严重、符合手术适应证的患者，应及早手术治疗。

（二）西医治疗

1. 一般治疗

戒烟禁酒，不吃辛辣刺激性食物。气候变化时避免受凉，预防感染，保持心态平和，适当多饮水，不憋尿。

2. 药物治疗

（1）5α还原酶抑制剂　目前较为公认的药物是非那雄胺。

（2）α受体阻滞剂　常用药物有特拉唑嗪、阿夫唑嗪、坦索罗辛。

（3）植物药　常用药物有太得恩。

3. 手术治疗

前列腺增生患者出现严重梗阻时，应考虑手术治疗。

（1）开放性手术　包括经耻骨上前列腺摘除术、耻骨后前列腺摘除术、经会阴前列腺摘除术等。

（2）非开放性腔内手术　包括经尿道前列腺电切术（TURP）、等离子双级切除术等。

（三）中医治疗

1. 湿热下注证

证候：小便频数，排尿不畅，甚或点滴而下，尿黄而热，尿道灼热或涩痛；小腹拘急胀痛，口苦而黏，或渴不欲饮；舌红，苔黄腻，脉弦数或滑数。

治法：清热利湿，通闭利尿。

方药：八正散加减。

2. 气滞血瘀证

证候：小便不畅，尿线变细，或尿液点滴而下，或尿道闭塞不通，小腹拘急胀痛；舌质紫暗或有瘀斑，脉弦或涩。

治法：行气活血，通窍利尿。

方药：沉香散加减。

3. 脾肾气虚证

证候：尿频不爽，排尿无力，尿线变细，滴沥不畅，甚者夜间遗尿；倦怠乏力，气短懒言，食欲不振，面色无华，或气坠脱肛；舌淡，苔白，脉细弱无力。

治法：健脾温肾，益气利尿。

方药：补中益气汤加减。

4. 肾阳衰微证

证候：小便频数，夜间尤甚，排尿无力，滴沥不爽，或闭塞不通；神疲倦怠，畏寒肢冷，面色㿠白；舌淡，苔薄白，脉沉细。

治法：温补肾阳，行气化水。

方药：济生肾气丸加减。

5. 肾阴亏虚证

证候：小便频数不爽，滴沥不尽，尿少热赤，神疲乏力，头晕耳鸣，五心烦热，腰膝酸软，咽干口燥；舌红，苔少或薄黄，脉细数。

治法：滋补肾阴，清利小便。

方药：知柏地黄丸加减。

第五十一节　下肢动脉硬化性闭塞症

动脉硬化性闭塞症是一种由于大、中动脉硬化、内膜出现斑块，从而引发动脉狭窄、闭塞而导致下肢慢性缺血改变的周围血管常见疾病。本病是全身性疾病，多发生于大中动脉，临床以下肢慢性缺血性改变为主。临床特点为下肢发凉、麻木、间歇性跛行、皮色苍白或潮红紫暗、肢端营养不良等。属于中医“脱疽”范畴。

一、西医病因病理

1. 病因

目前本病的病因和发病机制尚未完全清楚，但是高血压、高脂血症、吸烟、糖尿病、肥胖等是其高危因素。

2. 病理

其发病机制目前有如下三种学说：

（1）*血管内膜损伤及平滑肌细胞增殖学说*　这一理论认为，高血压、血流动力学改变、血栓形成、激素或化学物质刺激、免疫复合物、细菌病毒、糖尿病及低氧血症等，可损伤动脉内膜，继而刺激平滑肌细胞向内膜移行，随后发生增殖。增殖时细胞生长因子释放，导致内膜增厚及细胞外基质和脂质积聚。

（2）*脂质浸润学说*　脂质增多和代谢紊乱与动脉硬化有十分密切的关系，可导致脂质浸润并在动脉壁沉积，而发生动脉狭窄或闭塞。

（3）*血流动力学说*　血流冲击时，在动脉分叉部位形成切力，或某些特殊的解剖部位，由于切力影响，引起血管内皮细胞破坏、脱屑及平滑肌增殖，对动脉壁形成慢性损伤；同时还可引起血流分层和淤滞，促使动脉斑块形成，动脉中膜变性或钙化，使腔内继发血栓，导致管腔狭窄、闭塞。严重者引发肢端坏死。

二、中医病因病机

中医学认为本病与饮食失节、脏腑亏虚、经脉瘀阻有密切关系。

饮食膏粱厚味，致油甘肥腻之物太过，久之瘀于脉道；又由于年老体衰、脏腑亏虚，心、脾、肾功能失司而致病。劳倦思虑过度伤于心，心血耗伤，血脉不畅，则脉道不通，渐致脉道闭阻；脾主四肢及运化，脾气虚则不得散精，气血难达四末；肾藏精生髓主骨，肾气虚衰，精气不足，卫外不固，易受寒湿之邪侵袭，寒凝血瘀而致经脉闭塞。经脉闭塞则气血凝滞。因气血不通，肢体失于濡养，故见疼痛、手足发冷、四肢麻木，甚或坏疽等。

三、临床表现

1. 症状

（1）早期的症状主要是肢体发凉、沉重无力。

（2）病情进一步加重则出现肢体酸痛麻木、间歇性跛行、刺痛、烧灼感。继而出现静息痛。

2. 体征

（1）*皮肤温度下降*　根据病变闭塞部位的不同，其皮肤温度由大腿股部至足部均可降低，但通常在远端足趾处其皮温明显下降。

（2）*皮肤颜色变化*　有闭塞的动脉血供不足时，根据其病程的长短、侧支循环情况，可有皮肤苍白、潮红、青紫、发绀等改变。初期一般呈苍白，如时间久者可出现潮红，青紫等。

（3）*肢体失营养*　主要表现为肌萎缩、皮肤萎缩变薄、骨质疏松、发脱落、趾甲增厚变形、坏疽或溃疡。坏疽以足趾远端为最常见。

（4）*动脉搏动减弱或消失*　根据闭塞部位，可触及胫后动脉、足背动脉及腘动脉、股动脉搏动减弱或消失。

四、实验室及物理检查

1. 一般检查

心电图、心功能、眼底检查及血脂、血糖检查。通过一般检查，可判定患者的动脉硬化和高脂血症的情况，以及是否患有糖尿病等。

2. 无创伤性血管检查

超声多普勒肢体血流检查或光电容积血流描记（PPG）检查。

3. 踝肱指数（ABI）

踝肱指数即踝压（踝部胫前或胫后动脉收缩压）与同侧肱压相比，踝肱指数<0.9（正常在0.9~1.3）。

4. 影像学检查

数字减影（DSA）动脉造影和磁共振血管造影（MRA）检查。

五、诊断与鉴别诊断

（一）诊断

1. 45岁以上发病，男性多见，常伴有高血压病、冠心病、糖尿病或脑血管硬化疾病等。

2. 可有眼底动脉硬化及血胆固醇、甘油三酯、β-脂蛋白增高。

3. X线检查可有高血压心脏病改变及动脉钙化斑点。

4. 心电图检查有冠状动脉供血不足、心律失常、陈旧性心梗等。

5. 超声多普勒肢体血流检查提示动脉内管腔狭窄或闭塞，动脉腔内有硬化斑块形成。

6. 磁共振血管造影（MRA）或数字减影（DSA）检查可直观地显示动脉闭塞改变。

7. 肢体远端缺血改变，如皮肤颜色苍白、潮红，皮温降低，足背及胫后动脉搏动减弱或消失等。

（二）鉴别诊断

1. 血栓闭塞性脉管炎

多见于青壮年；一般不伴有冠心病、高血压、高脂血症、糖尿病和其他动脉病变；受累血管为中小动静脉；可见游走性浅静脉炎表现；受累动脉无钙化改变，且在动脉造影中呈节段性闭塞，病变段的近、远侧血管壁光滑。

2. 大动脉炎

好发于10~20岁女性；病变主要累及主动脉弓头臂动脉起始部，其次是腹主动脉和主要分支。髂、股动脉闭塞或狭窄少见；起病缓慢，多伴风湿症状。

六、治疗

（一）治疗原则

药物治疗原则是降血脂，改善血压，改善血液高凝状态，促进侧支循环形成。手术原则是建立旁路血流、动脉内膜剥脱和截肢术。随着现代科技及腔内血管技术发展，动脉球囊扩张术、支架置入等已经运用于临床。糖尿病患者要注意基础血糖、血压及血脂的调整。

（二）西医治疗

1. 药物治疗

（1）*降血脂* 根据不同的情况选用他汀类药物及烟酸等。

（2）*扩血管* 可选用丁咯地尔、前列地尔（PGE_1）、贝前列素钠、占替诺等药物。上述药物可扩张血管，促进侧支循环形成。

（3）*抗凝祛聚* 可选用阿司匹林、潘生丁、安步乐克（沙格雷酯）、华法林等药物，以上药物可防止血小板聚集。在治疗本病的手术后也常规应用抗凝药物，如肝素皮下或静脉给药。

（4）*去纤溶栓* 溶栓药有尿激酶，降纤药有降纤酶、蕲蛇酶、东菱巴曲酶等，根据纤维蛋白原和优球蛋白溶解时间调节用量。

（5）*凝血酶抑制剂* 如诺保思泰（阿加曲班）也可用于本病的治疗。

（6）*其他* 如抗生素应用、体液补充等对症治疗。

2. 手术疗法

（1）*经皮腔内血管成形术（PTA）* 适用于单处或多处短段狭窄者。

（2）*动脉旁路转流术* 可选择术式有主髂或股动脉旁路术、腋腹动脉旁路术、双侧股动脉旁路术、股腘（胫）动脉旁路术。

（3）*动脉内膜剥膜术* 主要适用于短段的主髂动脉闭塞。

（4）*截肢（趾）术* 局部坏疽严重时可行截肢（趾）术。

（三）中医治疗

1. 内治法

（1）*寒凝血脉证*

证候：肢体肢端发凉、冰冷，肤色苍白，肢体疼痛；舌质淡，苔白，脉沉迟或弦细。

治法：温经散寒，活血化瘀。

方药：阳和汤加减。

（2）*血瘀脉络证*

证候：肢体发凉麻木、刺痛，夜间静息疼痛，病位有瘀点或瘀斑，皮色潮红或紫红色；舌有瘀点、瘀斑，或舌质红绛、紫暗，脉弦涩或沉细。

治法：活血化瘀，通络止痛。

方药：桃红四物汤加减。

（3）热毒蕴结证

证候：肢体坏疽或呈干性或伴脓出，局部红肿疼痛，或伴瘀点瘀斑，可有发热，恶寒，严重者神志失常；舌质红绛，舌苔初白腻、黄腻，久之黄燥或黑苔，脉滑数、弦数或洪数。

治法：清热解毒，利湿通络。

方药：四妙勇安汤加减。

（4）脾肾阳虚证

证候：年老体弱，全身怕冷，肢体发凉，肌肉枯萎，神疲乏力，足跟及腰疼痛，阳痿，性欲减退，食少纳呆，膀胱胀满；舌质淡，苔白，脉沉细。

治法：补肾健脾，益气活血。

方药：八珍汤合右归丸加减。

2. 外治法

（1）未溃者　可用当归、桑枝、威灵仙、苏木等适量活血化瘀通络之药物水煎熏洗，注意水温不要太高。

（2）已溃者　可外用生肌玉红膏、紫草油、冲和膏、黄连膏等，以达祛腐生肌之功效。

3. 针灸治疗

针刺肩髃、合谷、曲池、足三里、阳陵泉、三阴交等穴位，可同时使用电疗仪。还可在曲池、内关、外关、足三里或三阴交等穴位注射丹参注射液等。

七、预防与调护

1. 保护肢体，避免外伤及寒冻。

2. 严格禁烟，清淡饮食，避免肥甘厚腻之品。

3. 控制糖尿病及高血压。

4. 保持乐观情绪，适当运动。

第五十二节　下肢深静脉血栓形成

下肢深静脉血栓形成是指血液在静脉内不正常凝结，阻塞静脉腔，导致下肢静脉回流障碍。本病为较常见的周围血管疾病，发病率较高，临床上以下肢肿胀、疼痛为其特点，多有长期卧床、产后、腹部手术等病史。如果未予及时治疗，将导致慢性下肢静脉功能不全，严重地影响生活和工作。本病属于中医学“股肿”的范畴。

一、西医病因病理

1846年，威尔啸（Virchow）提出了静脉血栓形成的三大因素，即静脉损伤、血流缓慢和血液高凝状态。

（1）静脉损伤　手术、外伤、骨折、化学药物等一些因素可以直接导致血管壁损伤。当静脉损伤时，内膜下层及胶原裸露，使静脉壁电荷改变，易致血小板黏附；创伤时，内皮细胞功能损害，可释放生物活性物质，启动内源性凝血系统，易于形成血栓。由于静脉壁电荷改变或内皮细胞损害时，凝血系统启动而血小板黏附、聚集形成血栓。

（2）血流缓慢　久病卧床、手术中生理性反应、术后肢体制动、久坐状态或血管受压狭窄等情况，均可引起肢体血流缓慢。由于血流缓慢导致瓣膜窦内形成涡流；瓣膜局部缺氧，引起白细胞黏附因子表达，白细胞黏附促使血栓形成。另外，血液正常的轴流受破坏，使血小板和白细胞向血管壁边流动，增加了血小板和白细胞的聚集及黏附机会，而形成血栓。

（3）血液高凝状态　妊娠、产后、长期服用避孕药、肿瘤组织裂解产物、大面积烧伤等因素，均可使血液呈高凝状态。此时，血小板数增高，凝血因子含量增加，抗凝血因子活性降低而形成血栓。

（4）血栓形态　典型的血栓包括头、颈、尾三部分。头为白血栓（包括纤维素、成层的血小板和白细胞、极少的红细胞）；颈为混合血栓（白血栓和红血栓混合体）；尾部为红血栓（血小板和白细胞散在分布于红细胞和纤维素的网状块内）。

（5）血栓转归　血栓可向远、近端滋长和蔓延，其后在纤维蛋白原溶解酶的作用下，血栓可溶解消散，有时裂解的小栓子会随血入肺，引发肺栓塞。当血栓形成后，不能完全溶解和消散时，在静脉内可形成裂隙，称不完全再通；同时静脉瓣膜可受到破坏，引发倒流性疾病，继发下肢深静脉瓣膜功能不全。

二、中医病因病机

久卧、久坐、产后伤气、手术外伤等，均可造成气血运行不畅，“气为血帅”，气不畅则血行缓慢，以致瘀血阻于脉道，脉络滞塞不通，营血回流受阻，水津外溢，流注下肢而发病。瘀而滞塞不通则痛，水津外溢则现股肿，瘀久化热可致患肢皮肤郁热，气虚不能统摄脉络，故可见表浅脉络怒张。

三、临床表现

根据血栓发生部位分成中央型、周围型和混合型三种类型。

1. 中央型

发生于髂股静脉部位的血栓形成。

（1）症状　患肢沉重、胀痛或酸痛，可有股三角区疼痛。在初期时，由于病情轻、症状不明显而未加注意，所以往往被忽略或发现晚。

（2）体征　起病急，全下肢肿胀明显，患侧髂窝股三角区有疼痛和压痛；胫前可有压陷痕，患侧浅静脉怒张，可伴发热，肢体皮肤温度可升高。左侧多于右侧。

2. 周围型

股腘静脉以及小腿端深静脉处血栓形成。

（1）症状　大腿或小腿肿痛、沉重、酸胀，发生在小腿深静脉者疼痛明显，不能踏平行走。

（2）体征　股静脉为主的大腿肿胀，程度不是很重，皮温一般升高不明显，皮肤颜色正常或稍红。局限于小腿深静脉者，小腿剧痛，不能行走，行走则疼痛加重，往往呈跛行，腓肠肌压痛明显，Homans 征阳性（即仰卧时双下肢伸直，将踝关节过度背屈，会引发腓肠肌紧张性疼痛）。

3. 混合型

全下肢深静脉血栓形成。

（1）症状　全下肢沉重、酸胀、疼痛，股三角及腘窝和小腿肌肉疼痛。

（2）体征　下肢肿胀，股三角、腘窝、腓肠肌处压痛明显。如果体温升高和脉率加速不明显、皮肤颜色变化不显著者称股白肿。如果病情严重，肢体肿胀明显，影响了动脉供血时，则足背及胫后动脉搏动减弱或消失，肢体皮肤青紫，皮温升高，称股青肿。后者可发生肢体坏疽。

4. 并发症及后遗症

（1）并发症　下肢深静脉血栓形成后，可向其远、近端蔓延，进一步加重回流障碍。如血栓波及下腔静脉，则可引发双侧下肢回流障碍。血栓脱落，随血流回流至肺动脉处，可引发肺栓塞，肺栓塞可致死。

（2）后遗症　下肢静脉血栓形成后，可破坏静脉瓣膜，遗留深静脉瓣膜功能不全综合征。本病早期管腔闭塞；而中期可出现部分再通；后期可全部再通，也可再次形成血栓。

四、实验室及其他检查

1. 超声多普勒（Doppler）检查

双功彩色多普勒超声可从影像、声音来对下肢深静脉血栓形成进行诊断，可看到管腔内血栓回声、管径大小、形态、血流情况、静脉最大流出率等，是无创检查中较理想的方法。

2. 放射性核素检查

其原理是放射性物质被新鲜血栓所大量摄取，比较正常血流即可判断有无血栓形成。

3. 数字减影血管造影（DSA）检查

这是一种有创检查方法，可分为逆行和顺行静脉造影。本法可直接看到静脉的中断、充盈缺损和侧支循环或再通的情况。临床多采用顺行造影。

4. 凝血系列指标检查

包括出凝血时间、凝血酶原时间及纤维蛋白原等测定。在溶栓治疗期间，应注意凝血指标的测定。

五、诊断与鉴别诊断

1. 诊断

（1）发病急骤，患肢胀痛，股三角区或小腿有明显压痛，Homans 征可呈阳性。

（2）患肢广泛性肿胀，可有广泛性浅静脉怒张。

（3）患肢皮肤可呈暗红色，温度升高。

（4）慢性期具有下肢回流障碍和静脉逆流征，即活动后肢体凹陷性肿胀，浅静脉怒张或曲张，出现营养障碍表现，如色素沉着、淤积性皮炎、溃疡等。

（5）多普勒肢体血流检查或静脉造影显现静脉回流障碍。

（6）排除动脉栓塞、淋巴管炎、盆腔肿瘤、淋巴水肿及肾病性、心源性水肿等疾病。

2. 鉴别诊断

（1）心源性水肿　①具有心衰征象或肺心病史。②心源性水肿呈双侧表现。

（2）淋巴水肿　①有感染、手术、外伤、肿瘤等疾病史。②发病多自足踝部向上逐渐发展。③皮肤增厚，毛孔变粗，指压凹陷不明显。

六、治疗

（一）治疗思路

血液高凝、血流缓慢和血管损伤是本病的原因，所以抗凝、祛聚和溶栓是治疗本病的三大原则。中医主要以活血化瘀、清热利湿为主要治法。中西医两种治疗方法可有机结合，互相弥补不足，治疗上取长补短。中药治疗对于消除肿胀、缓解疼痛、促进侧支循环建立、改善肢体血运情况等有较好的作用。

（二）西医治疗

1. 非手术疗法

（1）一般处理　卧床，抬高患肢，适当活动，离床活动时应用弹力袜或弹力绷带保护患肢。

（2）溶栓疗法　病程不超过 72 小时的患者，可给予尿激酶（UK）静脉滴注。需监测凝血系列指标，特别是纤维蛋白原测定和优球蛋白溶解时间测定，以此来调整用药量。此外，还可用链激酶（SK）等溶栓药物。

（3）抗凝疗法　是治疗本病的一种重要方法。常用药物有肝素和华法林（香豆素衍化物类）。肝素的给药途径采用静脉和皮下或肌肉注射。以上药物应用时应注意个体差异，必须进行凝血指标监测。

（4）祛聚疗法　常用的药物有阿司匹林、双嘧达莫（潘生丁）等，作用为稀释血液，降低血液黏稠度，防止血小板凝聚。

（5）祛纤疗法　目的在于祛纤、降低血黏度。常用药物有巴曲酶等。

2. 手术疗法

主要采取 Fogarty 导管取栓术。髂股静脉血栓形成，病程不超过 48 小时者，或出现股青肿时，应选择手术疗法。其方法为将 Fogarty 导管由一侧大隐静脉分支插入至下腔静脉后，充气囊阻断静脉回流，由患肢股静脉再插入另一 Fogarty 导管达血栓近侧后，充盈第二导管气囊，缓缓回拉带出血栓，再拉出第一根导管，使血流恢复。术后要辅用抗凝、祛聚疗法。

（三）中医治疗

1. 内治法

（1）湿热蕴阻，气滞血瘀证

证候：患肢肿胀，皮色苍白或紫绀，扪之灼热，腿胯部或小腿部疼痛，固定不移，发热；舌质紫暗或略红，边有瘀斑，苔腻，脉数。

治法：理气活血，清热利湿。

方药：桃红四物汤合萆薢渗湿汤加减。

（2）气虚血瘀，寒湿凝滞证

证候：患肢肿胀久不消退，沉重麻木，皮色发紫，或皮色苍白，青筋露出，按之不硬，无明显凹陷；舌淡有齿痕，苔薄白，脉沉涩。

治法：益气活血，通阳利水。

方药：补阳还五汤合阳和汤加减。

2. 专病专方

中成药可选用具有活血化瘀作用的一类药物，如血府逐瘀丸、大黄䗪虫丸等。针剂有脉络宁、复方丹参注射液、川芎嗪注射液等。

3. 外治法

中后期可选用活血化瘀消肿之中药如透骨草、当归、姜黄、红花、苏木、土茯苓等熏洗。

七、预防与调护

1. 术后或卧床的患者可在床上垫高下肢后做下肢活动，或早期下床活动，以促进肢体循环。

2. 患病后前2周应卧床休息，患肢略屈曲抬高，发病1个月内不做剧烈活动，防止血栓脱落而引发并发症。

3. 发病后期可应用弹力袜或弹力绷带，促进下肢回流。

第五十三节　直肠癌

直肠癌系指直肠起始部到齿状线之间的癌，是消化道常见的恶性肿瘤。直肠癌在消化道癌中居第二位。我国直肠癌发病率呈上升趋势，其特点是沿海地区比西部地区发病率高；城市比农村发病率高；男性发病率比女性高；青年人（小于30岁）直肠癌的发病率高；低位直肠癌所占比例高，在直肠癌中低位直肠癌约占75%，而且绝大多数癌肿可通过直肠指诊触及。本病属中医“脏毒”“肠蕈”“积聚”“锁肛痔”等范畴。

一、西医病因病理

1. 病因

（1）饮食因素　高脂肪、高蛋白饮食可使粪便中的致癌物质3-甲基胆蒽及有致癌作用的氨基酸增多，从而诱发结肠、直肠癌。同时少纤维的食物导致肠道内粪便停留时间延长，导致致癌物质在肠内与肠黏膜接触时间增多。

（2）癌前病变　结、直肠腺瘤性息肉，腺瘤，绒毛状腺瘤，家族性腺瘤性息肉病癌变率为25%~75%。

（3）直肠慢性炎症　如溃疡性结肠炎，因慢性炎性刺激，使肠道黏膜反复破坏与增生修复，可导致癌变。

（4）遗传因素　大量资料表明，直肠癌多系遗传不稳定和抑癌基因突变而形成。直肠癌的易感人群中，遗传因素表现为结肠、直肠癌家族成员中发病率较一般人高3~4倍。

2. 大体分型

（1）溃疡性　肿瘤表面形成较深的溃疡，边缘隆起，形状为圆形或椭圆形，向四周浸润，易出血。由于分化程度较低，恶性程度高，转移早，预后较差。

（2）隆起型　又称肿块型、髓样癌或菜花型癌。肿瘤突出，呈结节状、息肉状或菜花状隆起，边界不清，向四周浸润少，预后较好。

（3）狭窄型　又称硬癌或浸润型癌，癌组织向肠壁各层弥漫浸润，使局部肠壁增厚，表面无溃疡和隆起，肠腔变窄，分化程度低，转移早而预后差。

（4）胶样型　肿瘤外形各异，可呈隆起、溃疡或弥漫浸润，但外观及切面均呈透明胶冻状。

二、中医病因病机

忧思抑郁，脾胃不和，湿热蕴结，日久化毒，乘虚下注，浸润肠道，气滞血瘀，湿毒瘀滞凝结，而成肿瘤；或饮食不洁，久泻久痢，损伤脾胃，运化失司，湿热内生，热毒蕴结，流注大肠，蕴毒积聚，结而为肿。总之，湿热下注，火毒内蕴，结而为肿是病之标；正气不足，脾肾两亏乃病之本。

三、临床表现

直肠癌早期常无明显特异性症状；当癌肿溃烂形成溃疡或感染时才出现出血、黏液血便等症状，因而容易发生漏诊或误诊。

1. 排便习惯改变

排便习惯改变是常见早期症状。排便次数增多或便意频数、里急后重、肛门下坠感或排便不尽感等直肠刺激症状，有时伴有轻微腹痛。

2. 出血

出血也是最常见的早期症状。癌表面黏膜被粪便或异物擦伤所引起，易误诊为痔疮出血。

3. 脓血便

当供应癌肿生长的血液不能满足肿瘤生长速度时，肿瘤发生出血坏死、溃烂，继发感染则出现脓血便或里急后重等直肠炎症状，易误诊为肠炎或痢疾。

4. 大便变细或变形

是病至后期癌肿增大，使肠腔狭窄引起的症状。当出现肠管部分内容物通过障碍时，则有腹痛、腹胀、肠鸣音亢进等不全性肠梗阻表现。

5. 转移征象

当肿瘤侵犯膀胱、前列腺时，可有尿频、尿痛、血尿等表现。骶前神经受侵犯，可出现骶尾部持续性剧烈疼痛。直肠癌晚期或有肝转移时可出现肝大、黄疸、腹水、贫血、消瘦、浮肿及恶病质等。

四、实验室及其他检查

1. 大便潜血检查

此为大规模普查或对高危人群结、直肠癌初筛的手段，阳性者再进一步做检查。无症状大便潜血阳性者，癌肿发现率在1%以上。

2. 内镜检查

根据需要可做直肠镜、乙状结肠镜、纤维结肠镜或电子肠镜检查。直肠镜或乙状结肠镜检查可在门诊常规进行，不必做肠道特殊准备，操作简单方便。由于直肠、结肠癌有5%～10%为多发癌，故诊断为直肠癌时，尚需做纤维结肠镜或电子结肠镜检查，避免发生漏诊。内镜检查除可肉眼做出诊断外，还可取组织做病理学检查。

3. 影像学检查

（1）钡剂或气钡灌肠X线检查　主要用于排除结肠、直肠多发癌或息肉病，对直肠癌诊断意义不大。

（2）腹部或腔内B超检查　直肠、结肠癌可同时有肝转移，术前腹部B超应列为常规检查。腔内B超检查可检测出癌肿浸润肠壁的深度及有无邻近器官受累，便于术前对其严重程度进行评估。

（3）CT检查　是术前常规的检查方法，目的主要在于了解肝脏、腹腔、盆腔脏器状况，为手术方案提供依据。

（4）肿瘤标记物　癌胚抗原（CEA）主要用于预测直肠癌的预后和监测复发，对早期结肠、直肠癌诊断价值不大。结肠、直肠癌病人血清CEA水平与Dukes分期呈正相关，Dukes A期病人血清CEA阳性率可达25%，D期可达85%左右。

4. 其他检查

根据需要做膀胱镜检查、阴道检查或腹股沟淋巴结检查。

五、诊断

直肠癌临床诊断不困难，通常根据病史、体

检、直肠指诊、影像学及内镜检查，95%以上的病人可做出准确诊断。直肠指诊是诊断直肠癌的最重要方法，对有便血、黏液便、大便习惯改变及大便变形者，均应做直肠指诊。检查时应注意癌肿部位、大小、范围、固定程度、与周围器官关系、距肛缘的距离等。

六、治疗

（一）治疗思路

直肠癌的主要治疗方法仍是手术切除、化疗辅以中药的综合疗法。手术时应充分考虑病人的生活质量，手术方式应权衡利弊，尽可能保留排便、排尿及性功能。从解剖学角度，直肠分为上段直肠和下段直肠。临床上将距齿状线5cm以内的直肠癌称为低位直肠癌，距齿状线5～10cm者称为中位直肠癌，距齿状线10cm以上者称为高位直肠癌，这种分类方式对直肠癌手术方式的选择有重要价值。

（二）西医治疗

1. 手术治疗

无手术禁忌证、可以切除的直肠癌，应尽可能早期实施根治术，切除范围应包括肿瘤病变、足够的肠管、被侵犯的邻近器官、四周可能被浸润的组织、全直肠系膜淋巴结。不能实施根治术者，亦应做缓解症状的减症手术（姑息性切除）。有肝转移者，如能切除应同时切除肝转移癌。

2. 放射治疗

可在术前施行，作为提高疗效的辅助疗法。术前放疗可提高手术切除率，术后放疗用于手术不能达到目的、术后局部复发或晚期的病人。

3. 化疗

可在术前、术中和术后应用。给药方式有动脉灌注、门静脉注入、术中肠腔灌注给药及温热灌注化疗等。化疗时机、剂量因人而异。常用方案为5-FU加左旋咪唑或亚叶酸钙或联合铂类。

（三）中医治疗

1. 脾虚湿热证

证候：腹胀，气短，乏力，食欲不振，腹痛拒按，面黄，便稀溏，或便下脓血，里急后重；舌胖嫩，苔黄腻，脉细数或滑数。

治法：清热利湿，理气健脾。

方药：四妙散合白头翁汤加减。

2. 湿热瘀毒证

证候：腹胀，腹痛或窜痛，拒按，矢气胀减，腹内包块，便下黏液脓血或里急后重，排便困难；舌质红有瘀斑，苔黄，脉弦数。

治法：清热解毒，通腑化瘀，攻积祛湿。

方药：木香分气丸加减。

3. 脾肾寒湿证

证候：黏液血便，形体消瘦，面色㿠白，肠鸣腹泻，泻后痛减，腹痛喜热，形寒肢冷；舌淡，苔白，脉细。

治法：祛寒胜湿，健肺温肾。

方药：参苓白术散合吴茱萸汤加减。

4. 肾阳不固，痰湿凝聚证

证候：腹痛，腹胀，腹部包块，纳呆，气短乏力，痰多，形体消瘦，腰膝酸软，四肢沉重，脓血黏液便，甚至脱肛；舌淡胖，苔白滑腻，脉细濡。

治法：益肺补肾，祛湿化痰。

方药：导痰汤加减。

第五十四节　湿　疹

湿疹是一种具有渗出倾向的炎症性皮肤病。其特点是皮损对称分布，多形损害，剧烈瘙痒，有湿润倾向，反复发作，易成慢性等。根据病程可分为急性、亚急性、慢性三类。本病相当于中医的“湿疮”，属中医文献的“浸淫疮”“血风疮”范畴。根据其发病部位不同，名称亦不相同，发于耳部的称“旋耳疮”，发于手部的称“病疮”，发于乳头的称“乳头风”，发于脐部的称“脐疮”，发于阴囊部的称“肾囊风”。

一、西医病因病理

湿疹的病因较复杂，多由于体内外因素相互作用所致。外在因素如生活环境、气候条件等均可影响湿疹的发生。内在因素如过敏体质、新陈代谢障碍、内分泌和消化道功能紊乱、神经精神功能障碍、失眠、过度疲劳、精神紧张、过劳、情绪变化、病灶感染、肠寄生虫病等。

从发病机理上看，湿疹主要是由复杂的内外激发因子引起的一种迟发型变态反应。患者可能具有一定的素质，受遗传因素支配，故在特定的人群中发生，但又受健康情况及环境条件的影响。患者的敏感性很强，斑贴试验时可对许多物质发生阳性反应，除去某些致敏因子，湿疹病变不会很快消失。

二、中医病因病机

本病总由禀赋不耐，风湿热之邪客于肌肤而成。由于禀赋不耐，饮食失节，或过食辛辣刺激、荤腥动风之物，脾胃受损，失其健运，湿热内生，又兼外受风邪，内外两邪相搏，风湿热邪浸淫肌肤所致。急性者以湿热为主，亚急性者多与脾虚湿恋有关；慢性者则多因血虚风燥，湿热蕴阻。病久耗伤阴血，血虚生风生燥，乃致肌肤失养，形成皮肤干燥、肥厚、脱屑。发于胸、腹、阴部者，多为肝经湿热；营养异常、代谢障碍则为脾虚湿热蕴阻；发于下肢者，常由经脉弛缓、青筋暴露，气血运行不畅，湿热蕴阻，肤失濡养所致。

三、临床表现

湿疹皮损多样，形态各异，病因复杂，表现不一。可发生于任何部位，甚则泛发全身，但大多发生在人体的屈侧、折缝处，如耳后、肘窝、乳房下、阴囊、肛门周围等。根据病程和皮损特点，一般可分为急性、亚急性、慢性三类。

1. 急性湿疹

急性发病，皮损多为密集的粟粒大小的丘疹、丘疱疹，基底潮红，由于搔抓，丘疹、丘疱疹或水疱顶端抓破后流滋、糜烂及结痂，皮损中心较重，外周有散在丘疹、红斑、丘疱疹。病变常为片状或弥漫性，无明显边界。皮损呈多形性，常有红斑、潮红、丘疹、丘疱疹、水疱、脓疱、流滋、结痂等数种皮损共存。可发生在身体的任何部位，亦可泛发全身，但常发于头面、耳后、手足、阴囊、外阴、肛门等，多呈对称分布。急性湿疹如不转化为慢性，1～2个月后可脱去痂皮而愈。因搔抓继发感染可形成糜烂、渗液、化脓，可并发毛囊炎、局部淋巴结炎等。

2. 亚急性湿疹

常由于急性湿疹未能及时治疗，致病程迁延所致。皮损较急性湿疹轻，以丘疹、结痂、鳞屑为主，仅有少量水疱及轻度糜烂。

3. 慢性湿疹

由急性和亚急性湿疹处理不当、长期不愈或反复发作而成。部分病人一开始即表现为慢性湿疹的症状。皮损表现为皮肤肥厚粗糙、浸润，色暗红或紫褐色，有不同程度的苔藓样变。皮损表面常附有鳞屑伴抓痕、血痂、色素沉着，部分皮损可出现新的丘疹或水疱，抓破后有少量流滋。皮损多局限于某一部位，如小腿、手足、肘窝、腋窝、外阴、肛门等处。发生于手足及关节部位者，常易出现皲裂，自觉疼痛，影响活动。患者自觉瘙痒，呈阵发性，夜间或精神紧张、饮酒、食辛辣发物时瘙痒加剧。病程较长，反复发作，时轻时重。

四、实验室及其他检查

血液中嗜酸性粒细胞比例可增加。

五、诊断与鉴别诊断

1. 诊断

主要根据病史、皮损特点及病程诊断。

（1）急性湿疹　本病起病较快。皮损呈多形性，对称分布，以头、面、四肢远端、阴囊等处多见，可泛发全身。自觉灼热、剧烈瘙痒。可发展成亚急性或慢性湿疹。

（2）亚急性湿疹　常由急性湿疹病程迁延所致。皮损渗出较少，以丘疹、丘疱疹、结痂、鳞屑为主。有轻度糜烂，颜色较暗红。自觉瘙痒剧烈。

（3）慢性湿疹　常由急性湿疹或亚急性湿疹长期不愈转化而来。皮损多局限于某一部位，边界清楚，有明显的肥厚浸润，表面粗糙，或呈苔藓样变，颜色褐红或褐色，常伴有丘疱疹、痂皮、抓痕。常反复发作，时轻时重，有阵发性瘙痒。

2. 鉴别诊断

（1）接触性皮炎　与急性湿疹相鉴别。本病有接触过敏物病史；常见于暴露部位或接触部位；皮损以红斑、水疱或大疱为主，边界清楚；去除病因后很快痊愈，不复发。

（2）药物性皮炎　与急性湿疹相鉴别。发病突然，皮损广泛而多样。一般发病前有明确的服药史。

（3）神经性皮炎　与慢性湿疹相鉴别。本病多发于颈、肘、尾骶部，常不对称。有典型的苔藓样变，无多形性皮损，无渗出。

六、治疗

（一）治疗思路

湿疹是一种变态反应性疾病，西医治疗以消炎止痒、镇静为主。中医治疗急性湿疹以清热利湿为主，慢性者以养血润肤为主。外治宜用温和的药物，以止痒、抗菌、消炎、收敛为主。

（二）西医治疗

1. 全身治疗

（1）抗组胺类药物　如扑尔敏、赛庚啶、息斯敏、西替利嗪、氯雷他定等，必要时可两种配合或交替使用。

（2）镇静剂　如5%溴化钠、冬眠灵等。

（3）非特异性脱敏疗法　急性或亚急性泛发性湿疹时，可静脉注射10%葡萄糖酸钙或10%硫代硫酸钠。维生素C静脉注射或片剂口服。

（4）皮质类固醇激素　皮损广泛，多种疗法效果不明显者，可考虑应用皮质类固醇激素。一旦病情被控制后即应酌情减量撤除。

（5）抗生素应用　继发感染者应根据药敏试验选用有效抗生素，常用的有青霉素、大环内酯类抗生素、喹诺酮类抗生素。

2. 局部治疗

（1）急性湿疹　急性红肿，有大量浆液或脓液、或多或少痂皮的糜烂面和溃破面，宜用药湿敷，如醋酸铅、3%硼酸溶液、高锰酸钾溶液等；急性红肿，有丘疹、水疱，甚至脓疱疹，但无糜烂面或溢液，则采用干燥疗法，如用炉甘石洗剂或粉剂外搽。

（2）亚急性湿疹　炎症不显著或稍有溢液，宜用糊剂，如3%～5%糠馏油糊剂或含有2%～5%的硫黄煤焦油糊剂，3%黑豆馏油等。

（3）慢性湿疹　以止痒、抑制表皮细胞增生、促进真皮炎症浸润吸收为原则。常用药物有5%～10%复方松馏油软膏、10%～20%黑豆馏油软膏、皮质类固醇激素乳剂等。

（三）中医治疗

1. 内治法

（1）湿热浸淫证

证候：发病急，皮损潮红灼热，瘙痒无休，抓破渗液流脂水；伴身热，心烦，口渴，大便干，尿短赤；舌质红，苔黄或黄腻，脉滑或数。

治法：清热利湿。

方药：萆薢渗湿汤合三妙丸加减。

（2）脾虚湿蕴证

证候：发病缓慢，皮损潮红，瘙痒，抓后糜烂渗出，可见鳞屑；伴有纳少，腹胀便溏；舌淡胖，苔白或腻，脉弦缓。

治法：健脾利湿。

方药：除湿胃苓汤加减。

（3）血虚风燥证

证候：病程久，皮损色暗或色素沉着，剧痒，或皮损粗糙肥厚；伴口干不欲饮、纳差、腹胀；舌质淡，苔白，脉弦细。

治法：养血润肤，祛风止痒。

方药：当归饮子加减。

2. 外治疗法

（1）急性湿疹　初期仅有潮红、丘疹，或少数水疱而无渗液时，外治宜清热利湿，避免刺激，可选用苦参、黄柏、地肤子、荆芥等煎汤温洗以清热止痒。或用10%黄柏溶液、炉甘石洗剂外搽。

若水疱糜烂、渗出明显时，外治宜收敛、消炎，促进表皮恢复，可选用黄柏、生地榆、马齿苋、野菊花等煎汤外洗；或10%黄柏溶液、三黄洗剂等外洗、湿敷；或用青黛散麻油调敷。

后期滋水减少时，可选用黄连软膏、青黛膏外搽。

（2）亚急性湿疹　外治以消炎、止痒、干燥、收敛为治疗原则，可用三黄洗剂、氧化锌油、10%生地榆氧化锌油、2%冰片外搽。

（3）慢性湿疹　可选用青黛膏、5%硫黄软膏、2%冰片等外搽。

七、预防与调护

1. 急性湿疹忌用热水烫洗，忌用肥皂等刺激物洗患处。

2. 湿疹患者应忌食辛辣、鱼、虾等发物，亦应忌食香菜、韭菜、姜、葱、蒜等辛香之品。

3. 应避免搔抓。

4. 急性湿疹或慢性湿疹急性发作期间，应暂缓预防注射及接种疫苗。

第五十五节　荨麻疹

荨麻疹是一种常见的皮肤黏膜过敏性疾病，是由于各种因素致使皮肤、黏膜小血管扩张及渗透性增加而出现的局限性水肿反应。其临床特点是皮肤上出现瘙痒性风团，发无定处，骤起骤退，消退后不留任何痕迹。相当于中医的“瘾疹”，俗称“风疹块”。

一、西医病因病理

1. 免疫性荨麻疹

（1）Ⅰ型变态反应　是抗原与IgE作用于肥大细胞与嗜碱性粒细胞，使它们脱颗粒而使组胺及其他血管活性物质释放，引起毛细血管扩张，通透性增加，平滑肌痉挛，腺体分泌增加等，从而形成风团，出现消化道、呼吸道等症状。

（2）Ⅱ型变态反应　如输血反应，IgE不参与，为IgG和IgM与抗原在红细胞上起反应。当全部补体被激活导致血管内溶血时，补体C3和C5的活动碎片C3a和C5a可使肥大细胞释放组胺，从而形成风团。

（3）Ⅲ型变态反应　如血清病型荨麻疹，往往抗原偏多，使形成的抗原抗体复合物沉积于血管壁，在补体参与下，这些沉积物损伤肥大细胞而释放组胺及多种血管活性物质，同时中性粒细胞释放溶酶体酶也起着重要作用。

2. 非免疫性荨麻疹

由于某些生物的、化学的及物理的因素直接作用于肥大细胞与嗜碱性粒细胞，使其释放组胺而发病。某些物质如细菌毒素、蛇毒、大红虾等，亦可由非免疫方式活化补体而引起组胺释放而发病。

3. 其他影响因素

饮酒、发热、受冷、运动、情绪紧张能加剧

荨麻疹的形成。这是由于上述因素直接作用于小血管和通过内源性激素的改变，而作用于肥大细胞释放介质所致。

二、中医病因病机

先天禀赋不足，卫外不固，风邪乘虚侵袭所致；或表虚不固，风寒、风热外袭，客于肌表，致使营卫失调而发；或肠胃湿热，复感风邪，内不得疏泄，外不得透达，郁于皮毛腠理之间而发；或平素体弱，气血不足，血虚生风生燥，或病久气血耗伤，易感风邪，风邪与气血搏结于皮肤而发。

三、临床表现

本病可以发生于任何年龄和季节。发病突然，在皮肤上出现大小形态不一的鲜红或白色的风团，少数患者也可仅有水肿性红斑。可因搔抓刺激使风团互相融合成片，有时在风团表面出现水疱。消退迅速，不留痕迹，以后又不断成批发生，时隐时现，可泛发全身。自觉灼热，瘙痒剧烈。部分患者可有怕冷、发热等症状。如侵犯消化道黏膜，可伴有恶心呕吐、腹痛腹泻等症状；发生于咽喉者，可引起喉头水肿和呼吸困难，甚至可以发生晕厥。荨麻疹型血管炎患者的皮损可发生于任何部位，但以面部、上肢和躯干部最多见，反复发作风团，有时为多形红斑样皮损，其上可见微细紫癜，皮损消退后遗留紫癜、鳞屑或色素沉着。

根据病程长短，可分为急性和慢性两种。急性者骤发速愈，一般经 1 周左右可以痊愈；慢性者病程在 1～2 个月或以上，反复发作，迁延数月，甚至数年。

四、实验室及其他检查

1. 血液检查嗜酸性粒细胞比例升高。

2. 梅毒血清试验、冷球蛋白和冷纤维蛋白原、冷溶血素和冰块试验对冷荨麻疹诊断有帮助。

3. 血沉、抗核抗体与血清补体测定、直接免疫荧光检查，对有补体活化参与所致的荨麻疹诊断有帮助。

4. 血原虫、丝虫、尿液常规及培养、大便找虫卵或寄生虫等对荨麻疹的诊断有帮助。

五、诊断与鉴别诊断

1. 诊断

突然发作，皮损为大小不等、形状不一的风团及水肿性斑块。皮疹时隐时现，发无定处，剧烈瘙痒，消退后不留痕迹。部分病人可有腹痛、腹泻、发热、关节痛等症状。严重者可有呼吸困难，甚至窒息。

2. 鉴别诊断

（1）*接触性皮炎*　有明确接触史；皮损多局限于接触部位；有红斑、肿胀、丘疹、水疱、糜烂、渗出等，但以单一皮损为主；如不接触致敏物，一般不再复发。

（2）*多形性红斑*　损害多在手足背、颜面、耳等处；为红斑、水疱，呈环形；时轻时重，不易消退。

六、治疗

（一）治疗思路

本病的根本治疗是去除病因，如病因不明，可对症治疗，以内治为主，外治以止痒、消肿为主。

（二）西医治疗

1. 全身治疗

（1）*抗组胺类药物*　一般可选用扑尔敏、赛庚定、苯海拉明或息斯敏。慢性荨麻疹可选用安太乐，冷性荨麻疹可选用安替根等。

（2）*肾上腺皮质激素*　急性严重或顽固性病例可选用氢化可的松、氟美松等。一般不用于慢性荨麻疹。

（3）*拟交感神经药*　0.1%肾上腺素等用于严重的急性荨麻疹、喉头水肿及过敏性休克。

（4）*维生素类*　维生素 C、P 常与抗组胺类药同用，口服维生素 K 或维生素 B_{12} 对慢性荨麻疹有效。

（5）其他　组胺球蛋白及肽酶可治疗慢性荨麻疹。

2. 局部治疗

外搽止痒洗剂如荷酚液、1%麝香草酚、2%碳酸等。

（三）中医治疗

1. 内治法

（1）风寒束表证

证候：皮疹色白，遇风寒加重，得暖则减；恶寒怕冷，口不渴；舌质淡红，苔薄白，脉浮紧。

治法：疏风散寒，调和营卫。

方药：麻黄桂枝各半汤加减。

（2）风热犯表证

证候：风团鲜红，灼热剧痒，遇热加重，得冷则减；伴有发热，恶寒，肿痛；舌质红，苔薄白或薄黄，脉浮数。

治法：疏风清热止痒。

方药：消风散加减。

（3）胃肠湿热证

证候：皮疹色红片大，瘙痒剧烈；伴腹痛，恶心呕吐，神疲纳呆，大便秘结或泄泻；舌质红，苔黄腻，脉弦滑数。

治法：疏风解表，通腑泄热。

方药：防风通圣散加减。

（4）血虚风燥证

证候：反复发作，迁延日久，午后或夜间加重；心烦易怒，口干，手足心热；舌质淡红少津，苔薄白，脉沉细。

治法：养血祛风，润燥止痒。

方药：当归饮子加减。

2. 外治法

（1）香樟木、蚕沙各 30～60g，或凌霄花、艾叶、冬瓜皮等，任选 2～3 味适量煎水外洗。

（2）炉甘石洗剂外搽。

3. 针刺疗法

皮疹发于上半身者，取穴曲池、内关；发于下半身者，取穴血海、足三里、三阴交；发于全身者，配风市、风池、大肠俞等。耳针取穴肝区、脾区、肾上腺、皮质下、神门等。

七、预防与调护

1. 禁用或禁食某些致机体过敏的药物或食物，避免接触致敏物品，积极防治某些肠道寄生虫病。

2. 忌食鱼腥虾蟹、海味、辛辣、葱、韭、酒等。

3. 注意气温变化，自我调摄寒温，加强体育锻炼。

第五十六节　甲状腺腺瘤

甲状腺腺瘤是最常见的甲状腺良性肿瘤。本病多发生于 40 岁以下的妇女，约占甲状腺疾病的 60%，有恶变倾向，恶变率在 10%左右。临床特点是颈前无痛性肿块，质地柔韧，随吞咽动作上下移动，生长缓慢。本病属中医“肉瘿”范畴。

一、西医病因病理

病因不明，可能与慢性促甲状腺素的刺激及缺碘、摄入致甲状腺肿物质等因素有关。按形态学可分为滤泡状腺瘤和乳头状腺瘤两种。一般呈单发结节状肿物，偶可多发。

1. 滤泡状腺瘤

多见，约占甲状腺腺瘤的 90%，发生于滤泡上皮细胞，呈圆形或卵圆形结节状肿物，直径2~5cm，有完整包膜，表面光滑，生长缓慢。合并出血时瘤体可迅速增大。

2. 乳头状腺瘤

少见，瘤体较小，直径为1~2cm，有完整包膜。由滤泡上皮细胞发生，常形成囊腔，囊腔内形成乳头状结构，故又称甲状腺乳头状囊腺瘤，有恶变可能，应注意与乳头状腺癌区分。

二、中医病因病机

1. 肝郁气滞

情志抑郁或恼怒伤肝，致肝郁气滞，疏泄失司，肝旺侮土，脾失健运，痰浊内生，气痰互结，积于喉下，发为肉瘿。

2. 痰凝血瘀

体虚外邪侵入或痰气互结于喉下，脉络受阻，日久致气血运行不畅，瘀滞喉下，发为本病。

3. 肝肾亏虚

颈部为任脉所主，督脉之络所辖。任督之脉系于肝肾，痰气互结于此，久则耗损气血，伤及肝肾之阴。反之，肝肾不足，肝失所养，肝旺气滞，侮土生痰，痰气互结于喉下，发为本病。

三、临床表现

多以颈前无痛性肿块为首发症状，常偶然发现。颈部出现圆形或椭圆形结节，质韧有弹性，表面光滑，边界清楚，无压痛，多为单发，随吞咽上下移动。多数病人无任何症状。腺瘤生长缓慢，当乳头状囊性腺瘤因囊壁血管破裂发生囊内出血时，肿瘤可在短期内迅速增大，局部出现胀痛，触痛，因张力较大，肿瘤质地较硬。肿物较大时可有压迫感，有时可压迫气管移位，但很少造成呼吸困难，罕见喉返神经受压表现。可引起甲亢及发生恶性变。

四、诊断与鉴别诊断

根据典型的临床表现诊断不难，应与以下疾病进行鉴别：

1. 结节性甲状腺肿

与结节性甲状腺肿的单发结节较难鉴别。甲状腺腺瘤见于非单纯性甲状腺肿流行地区，多年保持单发；结节性甲状腺肿的单发结节经过一段时间后可演变为多发结节，超声波检查提示包膜完整者多为腺瘤，而结节性甲状腺肿的单发结节包膜常不完整。

2. 甲状舌骨囊肿

青少年多见，肿块位于颈中线，呈半球形或球形，有囊性感，伸舌时肿块内缩。

3. 甲状腺癌

可发生于任何年龄；早期多为单发结节，病史短，进展快，结节硬，表面不光滑，不能随吞咽动作上下移动；甲状腺扫描为冷结节，穿刺抽吸细胞学检查能帮助确定癌的诊断。

五、治疗

（一）西医治疗

手术治疗的应用是因为甲状腺腺瘤有引起甲亢（发生率约为20%）和恶变（发生率约为10%）的可能，原则上应早期切除，行包括腺瘤的患侧甲状腺大部或部分切除。切除标本必须立即行冰冻切片检查，以判定有无恶变。

（二）中医治疗

1. 内治

（1）肝郁气滞证

证候：颈部肿块不红、不热、不痛；伴烦躁易怒，胸胁胀满；舌苔白，脉弦。

治法：疏肝解郁，软坚化痰。

方药：逍遥散合海藻玉壶汤加减。

（2）痰凝血瘀证

证候：颈部肿物疼痛，坚硬；气急气短，吞咽不利；舌质暗红有瘀斑，脉细涩。

治法：活血化瘀，软坚化痰。

方药：海藻玉壶汤合神效瓜蒌散加减。

（3）肝肾亏虚证

证候：颈部肿块柔韧；常伴性情急躁，易

怒，口苦，心悸，失眠，多梦，手颤，月经不调；舌红，苔薄，脉弦。

治法：养阴清火，软坚散结。

方药：知柏地黄丸合海藻玉壶汤加减。

2. 针灸疗法

（1）取定喘穴，隔日针刺1次。

（2）沿甲状腺腺瘤周围针刺，强刺激，不留针，1日或隔日1次，连针15~30日。

第五十七节 排卵障碍性异常子宫出血

异常子宫出血（AUB）指与正常月经的周期频率、规律性、经期长度、经期出血量中的任何一项不符，源自子宫腔的异常出血。排卵障碍性异常子宫出血（AUB-O）属于AUB9个类型疾病之一，是指由于下丘脑-垂体-卵巢轴功能异常引起的异常子宫出血，包括稀发排卵、无排卵及黄体功能不足，含盖中医学的崩漏及月经不调。

一、西医病因与发病机制

1. 病因

当机体受到内部和外部各种因素如精神紧张、情绪变化、营养不良、代谢紊乱及环境、气候骤变等影响时，可通过大脑皮质和中枢神经系统引起下丘脑-垂体-卵巢轴功能调节或靶细胞效应异常，导致异常子宫出血。

2. 发病机制

（1）无排卵性异常子宫出血

不同时期AUB病理生理变化：无排卵性异常子宫出血一般发生在青春期和绝经过渡期，也可发生在育龄期。各种原因引起的无排卵均可导致子宫内膜受单一雌激素作用而无孕酮对抗，引起雌激素突破性出血；或在单一雌激素的持久刺激下，子宫内膜持续增生，若有一批卵泡闭锁或因大量雌激素对FSH负反馈作用，雌激素突然下降，子宫内膜剥脱出血，即雌激素撤退性出血。

（2）排卵性异常子宫出血　较无排卵性异常子宫出血少见，多发生于生育期妇女。患者有排卵，但黄体功能异常。常见有以下两种类型：

1）黄体功能不足。

2）子宫内膜不规则脱落。

（3）子宫内膜病理改变

1）无排卵性异常子宫出血：根据血内雌激素含量和作用时间的长短以及子宫内膜对雌激素反应的敏感程度的不同，子宫内膜可出现不同程度的增生性变化，少数可呈萎缩性改变。

2）排卵性异常子宫出血

①排卵性月经过多：子宫内膜于经前呈分泌反应，少数有高度分泌反应。

②黄体功能不足：分泌期内膜腺体分泌不良，内膜活检显示分泌反应落后2日。

③子宫内膜不规则脱落：黄体发育良好但萎缩过程延长。月经期第5~6天，仍能见呈分泌反应的子宫内膜，常表现为混合型子宫内膜。

④排卵期出血：子宫内膜呈早期分泌反应，部分可能有晚期增生期变化。

二、中医病因病机

无排卵性异常子宫出血可参照“崩漏”辨证论治，排卵性异常子宫出血归于“月经不调”范畴。

（一）崩漏

崩漏发病机制主要是冲任损伤，不能制约经血，胞宫蓄溢失常，经血非时而下。常见的病因有血热、肾虚、脾虚、血瘀等。

1. 肾虚

先天不足，天癸初至，肾气不足；或因绝经前后肾气渐衰；或多产房劳，损伤肾气，以致封藏失职，冲任失摄，经血妄行。若偏于肾阴虚者，为元阴不足，虚火妄动，血不守舍；偏于肾阳虚者，为命门火衰，不能固摄冲任，而为崩漏。

2. 脾虚

素体脾虚，或忧思不解，或饮食劳倦，损伤脾气，气虚下陷，统摄无权，冲任不固，致成崩漏。

3. 血热

素体阴虚，或久病、失血以致阴伤，阴虚水亏，虚火内炽，扰动血海，故经血非时妄行；或素体阳盛，忿怒抑郁，郁久化火，或感受热邪，或过服辛辣助阳之品，酿成实热。热扰冲任，扰动血海，迫血妄行，致成崩漏。

4. 血瘀

经期产后，余血未尽，又感寒、热、湿邪，邪与血结，瘀阻冲任，血不循经而妄行，发为崩漏。

综上所述，崩漏病因虽有肾虚、脾虚、血热、血瘀等，但由于损血耗气，日久均可以转化为气血两虚或气阴两伤，或阴阳俱虚。无论病起何脏，“四脏相移，必归脾肾”，“五脏之伤，穷必伤肾”，以致肾脏受累。可见崩漏发病机制复杂，常是因果相干，气血同病，多脏受累。

（二）月经不调

主要病机是脏腑、气血失调，引起冲任二脉损伤，胞宫藏泻失常。常见病因不外虚实两端，虚者包括肾虚、脾虚、血虚、虚热，实者包括肝郁、血瘀、血热、血寒、湿热、痰湿等。

三、临床表现

月经周期紊乱、经期长短不一、经量不定或增多，甚至大量出血。出血量多或时间长时常继发贫血，大量出血可导致休克。

四、实验室及其他检查

1. 血液测定

全血细胞计数、凝血功能检查，以了解贫血程度和排除血液系统病变。

2. 尿妊娠试验或血 hCG 检测

有性生活者，应除外妊娠相关疾病。

3. 盆腔 B 超检查

了解子宫大小、形态、宫腔内有无赘生物、子宫内膜厚度等，明确有无宫腔内占位病变及其他生殖道器质性病变等。

4. 基础体温测定

了解有无排卵及黄体功能。基础体温单相提示无排卵；黄体功能不足时显示双相型，高温相 9~11 天；子宫内膜不规则脱落时虽呈双相型但下降缓慢。

5. 刮宫或子宫内膜活组织检查

刮宫的作用一是止血，二是明确子宫内膜病理诊断。适用于年龄超过 35 岁，药物治疗无效或存在子宫内膜癌高危因素的异常子宫出血患者。为确定排卵和黄体功能应在经前或月经来潮 6 小时内刮宫；若怀疑子宫内膜不规则脱落，应在月经第 5~7 天刮宫；长期大量流血者可随时进行刮宫。

6. 宫腔镜检查

可直视下选择病变区域进行活检，诊断宫腔病变。

7. 激素测定

黄体中期测孕酮呈卵泡期水平为无排卵；在早卵泡期测定血 LH、FSH、PRL、E_2、T、TSH 水平，以了解无排卵的病因。

8. 宫颈细胞学检查

用于排除宫颈癌及癌前病变。

五、诊断与鉴别诊断

1. 诊断

（1）*病史*　详细了解异常子宫出血的类型、发病时间、病程经过、流血前有无停经史及其以往的治疗情况。注意患者的年龄、月经史、婚育史、避孕措施、激素类药物的使用情况；既往是否患有肝病、血液病、甲状腺功能亢进或减退等。

（2）*临床表现*　月经的周期、经期、经量异常。

(3) 体格检查 检查有无贫血、甲减、甲亢、多囊卵巢综合征及出血性疾病的阳性体征。妇科检查应排除阴道、宫颈及子宫器质性病变；注意出血来自宫颈表面还是宫颈管内。

2. 鉴别诊断

(1) 妊娠相关疾病 如异位妊娠、流产、滋养细胞疾病。

(2) 生殖器肿瘤 如子宫内膜癌、子宫颈癌、滋养细胞肿瘤、子宫肌瘤、卵巢肿瘤等。

(3) 生殖器感染 如急慢性子宫内膜炎、子宫肌炎等。

(4) 生殖道损伤 如阴道裂伤出血、阴道异物等。

(5) 全身性疾病 如血液病、肝病、甲状腺功能亢进或低下、肾上腺功能失调等。

(6) 性激素药物使用不当 如口服避孕药或口服其他激素类药引起的突破性或撤退性出血等。

六、西医治疗

(一) 治疗原则

出血期止血并纠正贫血，血止后调整周期预防子宫内膜增生和 AUB 突发，有生育要求者促排卵治疗。青春期以止血、调整周期为主；生育期以止血、调整周期和促排卵为主；绝经过渡期患者以止血、调整周期、减少经量、防止子宫内膜病变为原则。

(二) 一般治疗

贫血者应补充铁剂、维生素 C、蛋白质，严重贫血者需输血。流血时间长者，给予抗生素预防感染。出血期间应加强营养，避免过劳，保证充分休息。

(三) 药物治疗

药物治疗是排卵障碍性异常子宫出血的一线治疗。常采用性激素止血和调整月经周期。出血期可辅用促进凝血和抗纤溶药物，促进止血。

1. 无排卵性异常子宫出血

(1) 止血 根据出血量选择合适的制剂和使用方法。对大量出血患者，应在 8 小时内明显见效，24~48 小时内出血基本停止；若在 96 小时以上仍不止血，应修正诊断。

1）联合用药：性激素联合用药的止血效果优于单一药物。

2）雌激素：应用大剂量雌激素可使子宫内膜迅速生长，短期内修复创面而止血，用于大量急性出血而有明显贫血的青春期患者。需要注意大剂量雌激素止血禁用于血液高凝或有血栓性疾病史者。

3）孕激素：适用于体内有一定雌激素水平的患者，又称“药物刮宫”。常用药物及剂量根据临床出血量的多少而定。若服药仍不能按期止血者则应进一步查明原因。

4）雄激素：有对抗雌激素、抑制子宫内膜生长、增加子宫平滑肌及子宫血管张力的作用，从而改善盆腔出血，减少出血。适用于绝经过渡期出血量不多者。

(2) 调整月经周期

1）雌、孕激素序贯法：即人工周期，适用于青春期或生育期异常子宫出血内源性雌激素水平较低者。

2）雌、孕激素联合法：适用于生育期异常子宫出血内源性雌激素水平较高者或绝经过渡期异常子宫出血。

3）后半周期疗法：适用于青春期或绝经过渡期患者。可在月经周期后半周期（撤药性出血的第 16~25 天）服用甲羟孕酮每日 10mg，连用 10 天，连续 3 个周期为一个疗程。

4）宫内孕激素释放系统：通过在宫内放置含孕酮或炔诺酮的宫内节育器，使孕激素在局部直接作用于子宫内膜，有减少经量的作用。

(3) 促进排卵 有生育要求的无排卵不孕患者，可根据病因采取促排卵方案。

1）氯米芬：适用于有一定内源性雌激素水平的无排卵者，是最常用的促排卵药物。

2）促性腺激素：适用于低促性腺激素及氯米芬治疗失败者。常用 HMG/hCG 联合用药促排卵。HMG 或 FSH 一般每日剂量 75~150U，于撤药性出血 3~5 天开始，连续 7~12 天，待优势卵泡达成熟标准时，再使用 hCG5000~10000U 促排卵。并发症为多胎妊娠和卵巢过度刺激综合征。

3）促性腺激素释放激素（GnRH）：用脉冲皮下注射或静脉给药，适用于下丘脑性无排卵。

（4）手术治疗

1）刮宫术：适宜于急性大出血或存在子宫内膜癌高危因素的患者。

2）子宫内膜去除术：利用宫腔镜下电切割或激光切除，或电凝、热疗等方法。适宜于经量多的绝经过渡期和激素治疗无效且无生育要求的生育期患者。缺点是子宫内膜组织受到热效应破坏影响病理诊断。

3）子宫切除术：对年龄较大、无生育要求者及久治不愈、反复发作、出血多、伴有严重贫血者，在了解所有治疗异常子宫出血的可行方法后，可以由患者和家属知情选择接受子宫切除术。

2. 排卵性异常子宫出血

（1）黄体功能不足

1）促进卵泡发育：针对其发生原因，促进卵泡发育和排卵。卵泡期使用低剂量雌激素：可于月经第 5 天起每日口服妊马雌酮 0.625mg 或戊酸雌二醇 1mg，连续 5~7 天。氯米芬：可在月经第 3~5 天开始口服氯米芬 50mg，每日 1 次，共 5 天。

2）促进 LH 峰形成：在监测到卵泡成熟时，使用 hCG5000~10000U 一次或分两次肌注。

3）黄体功能刺激疗法：在基础体温上升后开始，隔日肌注 hCG 1000~2000U，共 5 次。

4）黄体功能替代疗法：一般选用天然黄体酮制剂，自排卵后开始每日肌内注射黄体酮 10mg，共 10~14 天。

5）口服避孕药：尤其适用于有避孕需求的患者。一般使用 3 个周期，病情反复者酌情延至 6 个周期。

（2）子宫内膜不规则脱落

1）孕激素：自排卵后第 1~2 日或下次月经前 10~14 天开始，每日口服甲羟孕酮 10mg，连服 10 天。有生育要求者可肌注黄体酮注射液。无生育要求者，可口服避孕药，从月经周期第 5 天起，每日 1 片，连服 21 天作为一周期。

2）绒促性素：用法同黄体功能不足。

七、中医辨证论治

（一）无排卵性异常子宫出血（崩漏）

崩漏的治疗，应根据病情的缓急轻重、出血的久暂，采用“急则治其标，缓则治其本”的原则，灵活运用“塞流”“澄源”“复旧”三法。

塞流：即止血。暴崩之际，急当止血防脱。首选补气摄血法，如用生脉散。若见四肢厥逆，脉微欲绝之证，则用参附汤回阳救逆，固脱止血，艾灸百会、大敦、隐白穴。

澄源：即辨证求因以治本。为治疗崩漏的重要阶段。血止或病缓时应针对病因施治，使崩漏得到根本上的治疗。塞流、澄源两法常同步进行。

复旧：即调理善后。是巩固崩漏治疗的重要阶段。临床多采用补肾、扶脾或疏肝之法。复旧更需兼顾澄源，并根据月经周期、冲任胞宫、阴阳气血的变化调整月经周期。

治崩三法既有区别，又有内在联系，临床应用不能截然分开，须结合具体病情灵活运用。塞流需澄源，澄源当固本，复旧要求因。

一般来讲，出血期以塞流、澄源为主；血止后以复旧为主，结合澄源。可根据不同年龄的复旧目标，按年龄阶段论治，或采用中药周期疗法。

1. 肾虚证

（1）肾阳虚证

证候：经来无期，出血量多，或淋漓不尽，色淡质清，腰痛如折，畏寒肢冷，面色晦暗或有暗斑，小便清长；舌淡暗，苔白润，脉沉迟无力。

治法：温肾固冲，止血调经。

方药：右归丸去肉桂，加艾叶炭、补骨脂、黄芪。

制附子　肉桂　熟地黄　山药　山茱萸　枸杞子　菟丝子　鹿角胶　当归　杜仲

（2）肾阴虚证

证候：经乱无期，出血量少或多，淋漓不净，色鲜红，质稠，头晕耳鸣，腰膝酸软，手足心热；舌质红，苔少，脉细数。

治法：滋补肾阴，固冲止血。

方药：左归丸去牛膝合二至丸。

熟地黄　山药　枸杞子　山茱萸　菟丝子　鹿角胶　龟甲胶　川牛膝 女贞子　墨旱莲

2. 脾虚证

证候：经血非时暴下不止，或淋漓不断，色淡质稀，神倦懒言，面色㿠白，不思饮食，或面浮肢肿；舌质淡胖，边有齿痕，苔薄白，脉缓无力。

治法：补气摄血，固冲调经。

方药：固本止崩汤合举元煎。

人参　黄芪　白术　熟地黄　当归　黑姜　升麻　炙甘草

3. 血热证

（1）虚热证

证候：经乱无期，量少淋漓不净或量多势急，血色鲜红，质稠，口燥咽干，心烦潮热，大便干结；舌红，少苔，脉细数。

治法：滋阴清热，止血调经。

方药：保阴煎合生脉散加阿胶。

生地黄　熟地黄　黄芩　黄柏　白芍　山药　续断　甘草　人参　麦冬　五味子

（2）实热证

证候：经血非时暴下不止，或淋漓日久不断，色深红，质稠，心烦面赤；舌红，苔黄，脉滑数。

治法：清热凉血，止血调经。

方药：清热固经汤加沙参、麦冬。

黄芩　焦栀子　生地黄　地骨皮　地榆　生藕节　阿胶　陈棕炭　龟甲　牡蛎　生甘草

4. 血瘀证

证候：经乱无期，量时多时少，时出时止，或淋漓不断，或经闭数月又忽然暴下继而淋漓，色紫暗有块，小腹疼痛拒按，块下痛减；舌紫暗或有瘀斑，苔薄白，脉涩。

治法：活血化瘀，止血调经。

方药：逐瘀止血汤。

生地黄　大黄　赤芍　牡丹皮　归尾　枳壳　桃仁　龟甲

（二）排卵性异常子宫出血（月经不调）

月经不调的治疗以补肾健脾，疏肝理气，调理气血为主；同时应根据月经周期各阶段阴阳气血的变化规律而灵活用药。

1. 排卵性月经过多（月经过多）

（1）气虚证

证候：经行量多，色淡红，质稀，肢倦神疲，气短懒言，面色㿠白，小腹空坠；舌淡，苔薄，脉缓弱。

治法：补气升提，固冲止血。

方药：安冲汤加升麻。

白术　生黄芪　生龙骨　生牡蛎　生地黄　生杭芍　海螵蛸　茜草　续断

（2）血热证

证候：经行量多，色深红或鲜红，质黏稠，口渴心烦，溲黄便结；舌红，苔黄，脉滑数。

治法：清热凉血，固冲止血。

方药：保阴煎加炒地榆。

（3）血瘀证

证候：经行量多，色紫暗，质稠，有血块，经行腹痛，块下痛减，或平时小腹胀痛；舌紫暗或有瘀点，脉涩。

治法：活血化瘀，固冲止血。

方药：桃红四物汤加三七、茜草、蒲黄。

当归　熟地黄　川芎　白芍　桃仁　红花

2. 黄体功能不足（月经先期）

（1）脾气虚证

证候：月经提前，或兼量多，色淡质稀，神疲肢倦，面色萎黄，气短懒言，小腹空坠，食少纳差；舌淡，脉缓弱。

治法：健脾益气，固冲调经。

方药：补中益气汤。

黄芪　白术　陈皮　升麻　柴胡　人参　甘草　当归

(2) 肾气虚证

证候：月经周期提前，量少，色淡暗，质稀薄，腰膝酸软，头晕耳鸣，夜尿频多；舌淡暗，苔薄白，脉沉细。

治法：补肾益气，固冲调经。

方药：固阴煎。

人参　熟地黄　山药　山茱萸　远志　炙甘草　五味子　菟丝子

(3) 阳盛血热证

证候：月经提前，量多，经色深红或紫红，质稠，面红赤，心烦口渴，溲黄便结；舌红苔黄，脉滑数。

治法：清热降火，凉血调经。

方药：清经散。

(4) 肝郁血热证

证候：月经提前，量或多或少，色深红或紫红，质稠有块，经行不畅，乳房或少腹胀痛，胸胁胀满，口苦咽干；舌红，苔薄黄，脉弦数。

治法：疏肝解郁，清热调经。

方药：丹栀逍遥散。

牡丹皮　栀子　当归　茯苓　白芍　白术　柴胡　炙甘草

(5) 阴虚血热证

证候：月经先期，量少，色鲜红，手足心热，咽干口燥，潮热盗汗，心烦失眠；舌红，少苔，脉细数。

治法：养阴清热，固冲调经。

方药：两地汤。

生地黄　玄参　白芍　麦冬　地骨皮　阿胶

3. 子宫内膜不规则脱落（经期延长）

(1) 气虚证

证候：经行时间延长，量多，色淡质稀，神倦嗜卧，气短懒言，肢软无力，小腹空坠，面色㿠白；舌质淡，苔薄白，脉缓弱。

治法：补气摄血，固冲调经。

方药：举元煎。

人参　黄芪　升麻　白术　炙甘草

(2) 虚热证

证候：经行时间延长，量少，色鲜红，质稍稠，口燥咽干，手足心热，两颧潮红，大便燥结；舌红，少苔，脉细数。

治法：养阴清热，凉血调经。

方药：两地汤合二至丸。

(3) 湿热蕴结证

证候：经行时间延长，量少，色深红，混杂黏液，质稠，平时带下量多、色黄臭秽，腰腹胀痛，小便短赤，大便黏滞；舌红，苔黄腻，脉滑数。

治法：清热利湿，止血调经。

方药：固经丸。

黄芩　龟甲　白芍　椿根皮　黄柏　香附　生地黄　白术

(4) 血瘀证

证候：经行时间延长，经量时多时少，经行不畅，色暗有块，小腹疼痛拒按，面色晦暗或有暗斑；舌质紫暗，或有瘀斑，脉弦涩。

治法：活血化瘀，固冲调经。

方药：桃红四物汤合失笑散。

4. 排卵期出血（经间期出血）

(1) 肾阴虚证

证候：经间期少量流血，色鲜红，质稠，腰膝酸软，头晕耳鸣，手足心热；舌红，少苔，脉细数。

治法：滋肾养阴，固冲止血。

方药：加减一阴煎。

生地黄　芍药　麦冬　熟地黄　知母　地骨皮　炙甘草

(2) 湿热证

证候：经间期少量阴道流血，色深红，质稠，平时带下量多，色黄，或赤白带下，质黏腻，或有臭气，小腹时痛，小便短赤；舌红，苔黄腻，脉滑数。

治法：清热除湿，凉血止血。

方药：清肝止淋汤去阿胶、红枣，加茯苓、炒地榆。

白芍 当归 生地黄 阿胶 牡丹皮 黄柏 牛膝 香附 红枣 黑豆

（3）脾气虚证

证候：经间期少量出血，色淡，质稀，神疲肢倦，气短懒言，食少腹胀；舌淡，苔薄，脉缓弱。

治法：健脾益气，固冲摄血。

方药：归脾汤。

白术 人参 黄芪 当归 甘草 茯苓 远志 酸枣仁 木香 龙眼肉 生姜 大枣

（4）血瘀证

证候：经间期少量出血，血色紫暗，有块，小腹疼痛拒按；舌紫暗或有瘀点，脉涩。

治法：活血化瘀，理血归经。

方药：逐瘀止血汤。

（三）稀发排卵（月经后期，月经过少）

参照“闭经”治疗。

八、预防与调护

1. 注意调节情志，避免过度精神刺激。

2. 重视饮食调养，勿过食辛辣、生冷食品。

3. 注意经期卫生。

4. 早期治疗月经先期、月经量多、经期延长等月经不调疾病，防止发生崩漏。

5. 出血期间避免重体力劳动，必要时卧床休息。禁止性生活。

第五十八节 闭 经

闭经为妇科常见的症状，包括无月经或月经停止。根据既往有无月经来潮，分为原发性和继发性两类。前者指年逾16岁第二性征已发育、月经尚未来潮，或年逾14岁第二性征未发育者；后者指已建立月经周期后，停经时间超过6个月，或按自身原有月经周期计算停经3个周期以上者。青春期前、妊娠期、哺乳期及绝经后的月经停闭属生理现象。按生殖轴病变和功能失调的部位分为下丘脑性、垂体性、卵巢性、子宫性以及下生殖道发育异常导致的闭经。WHO将闭经分为三型：Ⅰ型为无内源性雌激素产生，FSH水平正常或低下，PRL正常水平、无下丘脑-垂体器质性病变的证据；Ⅱ型为有内源性雌激素产生，FSH及PRL水平正常；Ⅲ型为FSH升高，提示卵巢功能衰竭。

一、西医病因与发病机制

1. 原发性闭经

多为遗传原因或先天发育缺陷引起，较少见。30%伴有生殖道异常。

2. 继发性闭经

下丘脑性闭经最常见，如精神应激、体重下降、运动和药物性闭经，颅咽管瘤。其次为垂体梗死、垂体肿瘤、空蝶鞍综合征引起的垂体性闭经；卵巢闭经主要有卵巢早衰、卵巢功能性肿瘤、多囊卵巢综合征；子宫性闭经主要有Asherman综合征、手术切除子宫或放疗。

二、中医病因病机

月经产生是脏腑、天癸、气血、冲任协调作用于胞宫的结果，肾、天癸、冲任、胞宫是产生月经的主要环节，其中任何一个环节出现异常都可导致血海不能满溢。究其原因不外虚实两端，虚者，多因肾气不足，冲任亏虚；或肝肾亏损，精血不足，或脾胃虚弱，气血乏源；或阴虚血燥，精亏血少，导致冲任血海空虚，源断其流，无血可下而闭经；实者，多为气血阻滞，或痰湿流注下焦，阻滞冲任，血海阻隔，经血不得下行而闭经。

1. 肾气亏虚

先天禀赋不足，精气未充，天癸亏乏不能应时泌至则冲脉不盛、任脉不通而闭经；或房事不节，日久伤及肾气，使冲任亏损；或体质虚弱，产育过多，肾气亏损，精血匮乏，源断其流，冲任失养，血海不足。

2. 气血虚弱

素体气血不足或思虑、饮食损伤脾胃，生化不足；或产后大出血、大病久病，或虫积噬血，耗伤气血，以致营血亏虚，冲任不充，血海空虚，无血可下。

3. 阴虚血燥

素体阴虚，或失血伤阴，或大病久病，或劳瘵骨蒸致营阴亏耗，虚火灼阴，血海干涸，发为闭经。

4. 气滞血瘀

七情所伤，肝失疏泄，气结则血滞，瘀阻冲任；或经行之际，感受寒邪，血受寒则凝，瘀阻冲任，血不得下，经水不行。

5. 痰湿阻滞

素体脾虚或饮食不节伤脾，脾虚运化失司，肾虚不能化气行水，水湿内停，聚湿生痰，或肥人多痰，痰湿阻滞冲任胞脉，血不得下行而闭经。

三、临床表现

女子已逾 16 岁，未有月经初潮；或已建立月经周期后，停经达 6 个月以上；或年龄超过 14 岁，第二性征未发育，注意有无周期性下腹胀痛、头痛及视觉障碍，有无溢乳、厌食、恶心，有无体重变化（增加或减轻）、畏寒或潮热，或阴道干涩等症状。

四、实验室与其他检查

1. 功能试验

孕激素试验，雌孕激素序贯试验，垂体兴奋试验等。

2. 激素测定

血生殖内分泌激素测定如六项激素，胰岛素、雄激素（血睾酮、硫酸脱氢表雄酮，尿门酮等）、OGTT、胰岛素释放试验等确定是否存在胰岛素抵抗、高雄激素血症或先天性 21-羟化酶功能缺陷等。库欣综合征可测定 24 小时尿皮质醇或 1mg 地塞米松抑制试验以排除。

3. 影像学检查

盆腔超声检查，子宫输卵管造影，CT 或 MRI 检查，静脉肾盂造影。

4. 宫腔镜检查

排除宫腔粘连。

5. 腹腔镜检查

6. 染色体检查

7. 其他

如基础体温测定、子宫内膜取样等。

五、诊断与鉴别诊断

1. 诊断

先寻找闭经原因，确定病变部位，然后再明确是何种疾病所引起。

（1）*病史* 详细询问月经史，包括初潮年龄、月经周期、经期、经量和闭经期限及伴随症状等。发病前有无导致闭经的诱因，已婚妇女需询问生育史及产后并发症史。原发性闭经应询问第二性征发育情况，了解生长发育史，有无先天缺陷或其他疾病及家族史。

（2）*体格检查* 检查全身发育状况，有无畸形，包括智力、身高、体重，第二性征发育情况，有无体格发育畸形，甲状腺有无肿大，乳房有无溢乳，皮肤色泽及毛发分布。测量身高、体重、四肢与躯干比例，五官特征。原发性闭经伴性征幼稚还应检查有无嗅觉缺失。观察精神状态、智力发育、营养和健康状况。妇科检查应注意内外生殖器发育，有无先天缺陷、畸形，已有性生活妇女可通过检查阴道及宫颈黏液了解体内雌激素水平。此外，还要观察腹股沟区有无肿块、第二性征如毛发分布、乳房发育是否正常，乳房有无乳汁分泌等。其中第二性征检查有助于鉴别原发性闭经的原因，多数解剖异常可通过体格检查发现，但无阳性体征仍不能排除有解剖异常。

2. 鉴别诊断

（1）妊娠　妊娠停经虽有停经史，但可有厌食、择食、恶心呕吐等早孕反应，乳头乳晕着色、乳房增大等妊娠体征，妇科检查宫颈着色、子宫增大变软，B超提示子宫增大、宫腔内可见胚芽、胎体及胎心搏动。闭经者停经前大部分有月经紊乱，继而闭经，无妊娠反应和其他妊娠变化。

（2）绝经过渡期停经　年龄进入绝经过渡期，月经正常或紊乱，继而闭经，可伴有烘热汗出、心悸心烦、失眠、心神不宁等围绝经期症状。妇科检查子宫大小正常或稍小，血清生殖内分泌激素可出现围绝经期变化。

六、西医治疗

1. 积极治疗全身性疾病，提高机体体质，供给足够营养，保持标准体重，同时对于应激或精神因素所致的闭经应耐心心理治疗，肿瘤或多囊卵巢综合征等引起的应进行特异性治疗。

2. 激素治疗、促排卵、溴隐亭、其他激素治疗。

3. 辅助生殖技术。

4. 手术治疗：针对病因采用相应手术治疗。

七、中医辨证论治

治疗原则应根据病证，虚者补而通之，实者泻而通之，虚实夹杂者当补中有通，攻中有养。切不可不分虚实概以活血理气通之。治疗目的不是单纯月经来潮，见经行即停药，而是恢复或建立规律性月经周期，或正常连续自主有排卵月经三个周期。

1. 肾气亏损证

证候：年逾16岁尚未行经，或月经初潮延迟，时有月经停闭，或月经周期建立后，由月经周期延后、量少渐至月经停闭，或体质虚弱，全身发育欠佳，第二性征发育不良，腰膝酸软，头晕耳鸣，倦怠乏力，夜尿频多；舌淡暗，苔薄白，脉沉细。

治法：补益肾气，养血调经。

方药：加减苁蓉菟丝子丸。

肉苁蓉　淫羊藿　菟丝子　覆盆子　枸杞子　熟地黄　当归　桑寄生　艾叶

2. 气血虚弱证

证候：月经周期延迟，量少，色淡红，质薄，渐至经闭不行，神疲肢倦，头晕眼花，心悸气短，面色萎黄；舌质淡，苔薄，脉缓弱或细弱。

治法：益气健脾，养血调经。

方药：人参养荣汤。

人参　黄芪　白术　茯苓　陈皮　炙甘草　熟地黄　当归　白芍　五味子　远志　肉桂

3. 阴虚血燥证

证候：月经周期延后，经量少，色红质稠，渐至月经停闭不行，五心烦热，颧红唇干，盗汗甚至骨蒸劳热，干咳或咳嗽唾血；舌质红，苔少，脉细数。

治法：养阴清热，养血调经。

方药：加减一阴煎。

生地黄　熟地黄　白芍　麦冬　知母　地骨皮　炙甘草

4. 气滞血瘀证

证候：月经停闭不行，胸胁、乳房胀痛，精神抑郁，少腹胀痛拒按，烦躁易怒；舌紫暗有瘀点，脉沉弦而涩。

治法：理气活血，祛瘀通经。

方药：血府逐瘀汤。

当归　川芎　生地黄　赤芍　桃仁　红花

柴胡　枳壳　甘草　桔梗　牛膝

5. 痰湿阻滞证

证候：月经延后，量少，色淡质黏腻，渐至月经停闭，形体肥胖，胸闷泛恶，神疲倦怠，纳少痰多，或带下量多，色白；舌苔白腻，脉滑。

治法：健脾燥湿化痰，活血通经。

方药：丹溪治湿痰方。

苍术　半夏　滑石　茯苓　白术　香附　川芎　当归

八、预防与调护

1. 正确处理产程，防止产后大出血。

2. 采取避孕措施，避免多次人流或刮宫。

3. 注意精神调摄，保持精神乐观，情绪稳定，避免暴怒、过度紧张和压力过大。

4. 饮食适宜，少食辛辣、生冷、油腻之品。

5. 经行之际，避免冒雨涉水，忌食生冷。

6. 适当参加体育活动，避免剧烈运动，保持适宜体重。

7. 不宜长期服用避孕药、减肥药等。

第五十九节　阴道炎症

阴道炎症是指阴道黏膜及黏膜下结缔组织的炎症，可伴随带下量、色、质的异常。为女性生殖器炎症中最常见的疾病。属中医“阴痒”“带下病”范畴。

一、西医病因与发病机制

正常阴道内存在多种微生物，这些微生物之间形成生态平衡并不致病。当各种原因导致阴道的酸碱平衡紊乱或免疫力下降时，相应的致病菌大量繁殖，引起阴道炎症。

1. 滴虫阴道炎

病原体为阴道毛滴虫。有直接传播、间接传播、医源性传播。

2. 外阴阴道假丝酵母菌病

假丝酵母菌为机会致病菌。感染途径为内源性传染、性交、衣物传染。

3. 细菌性阴道病

病原体为加德纳菌、厌氧菌及人型支原体，与频繁性交或反复阴道灌洗有关。

4. 萎缩性阴道炎

卵巢功能减退，阴道上皮糖原减少，抵抗力下降，致病菌过度繁殖。

二、中医病因病机

摄生不慎，感受湿热虫邪，或郁怒伤肝，肝热脾湿，流注下焦，损伤任带二脉，导致带下量多，浸渍阴部而致痒。

1. 肝经湿热

郁怒伤肝，肝郁化热，肝气犯脾，脾虚湿盛，湿热互结，损伤任、带二脉，出现带下量多，浸渍阴部，而发痒痛。

2. 湿虫滋生

素体脾虚湿盛，积久化热，流注下焦，损伤任带，湿热蕴积生虫，或外阴不洁，或久居阴湿之地，滋生湿虫，虫蚀阴中，而致阴痒。

三、临床表现

（一）滴虫阴道炎

1. 症状

带下量多，呈灰黄色稀薄泡沫状。阴道口及外阴瘙痒。

2. 体征

阴道黏膜点状充血，后穹隆有多量灰黄色稀

薄脓性分泌物，多呈泡沫状。

（二）外阴阴道假丝酵母菌病

1. 症状

带下量多，呈白色凝乳状或豆腐渣样。外阴及阴道奇痒。

2. 体征

阴道黏膜附有白色膜状物，擦去后见黏膜充血红肿。

（三）细菌性阴道病

1. 症状

分泌物增多，灰白色稀薄，匀质，有鱼腥臭味。伴轻度外阴瘙痒或烧灼感。

2. 体征

检查可见阴道黏膜无红肿、充血等炎症反应，分泌物易从阴道壁拭去。

（四）萎缩性阴道炎

1. 症状

阴道分泌物稀薄，呈淡黄色，外阴瘙痒，灼热，干涩感。

2. 体征

外阴、阴道潮红、充血，呈老年性改变，黏膜皱襞消失，萎缩、菲薄。

四、诊断与鉴别诊断

（一）各种阴道炎的诊断

1. 滴虫阴道炎

有不洁性交史或滴虫污染源接触史。带下量多，呈灰黄色稀薄泡沫状。阴道分泌物中找到滴虫即可确诊。

2. 外阴阴道假丝酵母菌病

有长期服用避孕药物及抗生素史，妊娠期妇女，有糖尿病史及不洁性接触史等。白带多，呈凝乳状或豆渣样。阴道分泌物镜检找到芽胞或假菌丝即可诊断。

3. 细菌性阴道病

灰白色、均质、稀薄、腥臭味白带。阴道 pH>4.5。胺臭味试验阳性，或分泌物加生理盐水见到>20%的线索细胞。

4. 萎缩性阴道炎

多见于自然绝经、人工绝经的妇女，或其他原因引起的雌激素水平不足者。主要症状为阴道分泌物增多及外阴瘙痒、灼热感。检查阴道分泌物 pH 值增高，雌激素水平明显低下。

（二）鉴别诊断

1. 对于血性白带和阴道壁肉芽组织及溃疡患者，应与生殖道恶性肿瘤相鉴别，需做宫颈刮片和分段诊刮术或行局部活组织检查。

2. 各种阴道炎症可从症状、分泌物特点，阴道黏膜改变、阴道 pH、胺试验及镜检病原体方面进行鉴别。

五、西医治疗

（一）滴虫阴道炎

1. 全身用药

甲硝唑片 400mg，2 次/日，连服 7 日。初次治疗可单次口服甲硝唑或替硝唑 2g。

2. 性伴侣的治疗

性伴侣应同时治疗。治愈前避免无保护性行为。

（二）外阴阴道假丝酵母菌病

1. 局部用药

克霉唑、咪康唑、制霉菌素栓等局部外用。

2. 全身用药

对未婚及不宜采用局部治疗者，可选用氟康唑口服。

（三）细菌性阴道病

1. 全身用药

首选甲硝唑，每次 400mg，2 次/日，口服，共 7 日。或替硝唑 2g，口服，1 次/日，连服 3 日。

2. 局部用药

甲硝唑栓或 2%克林霉素软膏。

（四）萎缩性阴道炎

1. 局部用药

雌三醇软膏；诺氟沙星栓。

2. 全身用药

口服替勃龙，或选用其他雌孕激素制剂连续联合用药。

六、中医辨证论治

1. 肝经湿热证

证候：带下量多，色白或黄，呈泡沫状或黄绿如脓，甚或杂有赤带，有臭味，外阴瘙痒。头晕目胀，心烦口苦，胸胁、少腹胀痛，尿黄便结；舌质红，苔黄腻，脉弦数。

治法：清热利湿，杀虫止痒。

方药：龙胆泻肝汤加苦参、百部、蛇床子。

龙胆草　山栀子　黄芩　车前子　木通　泽泻　生地黄　当归　甘草　柴胡

2. 湿虫滋生证

证候：阴部瘙痒，如虫行状，甚则奇痒难忍，灼热疼痛，带下量多，色黄呈泡沫状，或色白如豆渣状，臭秽，心烦少寐，胸闷呃逆，口苦咽干，小便黄赤；舌红，苔黄腻，脉滑数。

治法：清热利湿，解毒杀虫。

方药：萆薢渗湿汤加苦参、防风。

萆薢　生薏苡仁　黄柏　赤茯苓　牡丹皮　泽泻　通草 滑石

七、预防与调护

注意个人卫生，保持外阴清洁，做好经期、孕期、分娩期及产褥期卫生。避免穿着化纤内裤，并经常换洗内裤；内裤与袜子分开洗涤，避免重复感染；增强体质，加强营养。避免用刺激性强的药物冲洗阴道，杜绝接触感染源。定期进行妇科普查，发现病变及时治疗。

八、预后

本病经过及时治疗多可痊愈，预后良好，但易复发。若治疗不及时或不彻底，或病程迁延日久，可导致月经异常、癥瘕或不孕症等病证。若日久不愈，且五色带下、秽臭伴癥瘕或形瘦者，要注意排除宫颈及子宫内膜恶性变。对复发的患者可选择与初次治疗不同的药物。若未及时治疗，炎症可沿宫颈管上行感染，造成盆腔炎性疾病，亦可引起不良围产期结局。

第六十节　盆腔炎性疾病

盆腔炎性疾病（PID）指女性上生殖道及其周围组织感染引起的一组疾病，主要包括子宫内膜炎、输卵管炎、输卵管卵巢脓肿和盆腔腹膜炎。通常，PID可局限于某一个部位，也可同时累及几个部位，其中最常见的是输卵管炎和输卵管卵巢炎。PID多发生在性活跃期、有月经的妇女，而初潮前、绝经后或未婚者很少发生，如若发生盆腔炎也往往是邻近器官炎症的扩散。PID若未能得到及时、彻底治疗，可导致不孕、输卵管妊娠、慢性盆腔痛，形成盆腔炎性疾病后遗症。

根据临床特点，本病散见于中医“带下病”“热入血室”“妇人腹痛”“癥瘕”“不孕症”“产后发热”等病证。

一、西医病因与发病机制

（一）盆腔炎性疾病

1. 病原体

包括外源性病原体（如淋病奈瑟菌、沙眼衣原体）与内源性病原体（阴道的菌群，包括需氧菌及厌氧菌），常为混合感染。

2. 感染途径

（1）沿生殖器黏膜上行蔓延　淋病奈瑟菌、沙眼衣原体及葡萄球菌沿此途径扩散。

（2）经淋巴系统蔓延　是产褥感染、流产后感染及放置宫内节育器后感染的主要传播途径，多见于链球菌、大肠杆菌、厌氧菌感染。

（3）经血循环传播　为结核菌感染的主要途径。

（4）直接蔓延　腹腔其他脏器感染后，直接蔓延到内生殖器，如阑尾炎可引起右侧输卵管炎。

3. 高危因素

年龄（据美国资料，高发年龄15~25岁）、性活动、下生殖道感染、宫腔内手术操作后感染、性卫生不良、邻近器官炎症直接蔓延、盆腔炎性疾病再次急性发作。

4. 病理及发病机制

（1）急性子宫内膜炎及急性子宫肌炎。

（2）急性输卵管炎、输卵管积脓、输卵管卵巢脓肿。

（3）急性盆腔腹膜炎。

（4）急性盆腔结缔组织炎。

（5）败血症及脓毒败血症。

（6）肝周围炎（Fitz-Hugh-Curtis 综合征）。

（二）盆腔炎性疾病后遗症

若盆腔炎性疾病未得到及时正确的诊断和治疗，可能会发生盆腔炎性疾病后遗症。主要病理改变为组织破坏、广泛粘连、增生及瘢痕形成，导致：①输卵管阻塞、输卵管增粗。②输卵管卵巢粘连形成输卵管卵巢肿块。③若输卵管伞端闭锁、浆液性渗出物聚集形成输卵管积水；或输卵管积脓或输卵管卵巢脓肿的脓液吸收，被浆液性渗出物代替形成输卵管积水或输卵管卵巢囊肿。④盆腔结缔组织炎：可表现为主、骶韧带增生、变厚，若病变广泛，可使子宫固定。

二、中医病因病机

由于产后、流产后、宫腔操作，或经期卫生保健不当，邪毒乘虚侵袭，稽留于冲任及胞宫脉络，与气血相搏结，邪正交争，引起发热腹痛，邪毒炽盛则酿脓为腐，甚至热入血室。

1. 盆腔炎性疾病

（1）热毒炽盛　经期、产后、流产后，手术损伤，体弱胞虚，气血不足，房事不节，邪毒内侵，客于胞宫，滞于冲任，化热酿毒，致高热腹痛不宁。

（2）湿热瘀结　经行产后，余血未净，湿热内侵，与余血相搏，冲任脉络阻滞，瘀结不畅，则瘀血与湿热内结，滞于少腹，则腹痛带下日久，缠绵难愈。

2. 盆腔炎性疾病后遗症

（1）气滞血瘀　七情内伤，肝气郁结，或外感湿热之邪，余毒未清，滞留于冲任胞宫，气机不畅，瘀血内停，脉络不通。

（2）寒湿凝滞　素体阳虚，下焦失于温煦，水湿不化，寒湿内结，或寒湿之邪乘虚侵袭，与胞宫内余血浊液相结，凝结瘀滞。

（3）气虚血瘀　素体虚弱，或正气内伤，外邪侵袭，留注于冲任，血行不畅，瘀血停聚；或久病不愈，瘀血内结，日久耗伤，正气亏乏，气虚血瘀，胞脉瘀阻。

三、临床表现

1. 症状

可因炎症轻重及范围大小而有不同的临床表现。轻者无症状或症状轻微。常见症状为下腹痛、发热、阴道分泌物增多。腹痛为持续性，活动或性交后加重。若病情严重可有寒战、高热、头痛、食欲不振。月经期发病可出现经量增多，经期延长。若有腹膜炎，则出现消化系统症状，如恶心、呕吐、腹胀、腹泻等。若有脓肿形成，可有下腹部包块及局部压迫刺激症状；包块位于子宫前方可出现膀胱刺激症状，如排尿困难、尿频，若引起膀胱肌炎还可有尿痛等；包块位于子宫后方可有直肠刺激症状；若在腹膜外可致腹泻、里急后重感和排便困难。若有输卵管炎症的症状及体征并同时有右上腹疼痛者，应怀疑有肝周围炎。盆腔炎性疾病后遗症患者可出现盆腔炎反复发作、慢性盆腔痛、不孕症和异位妊娠。

2. 体征

差异较大，轻者无明显异常发现，或妇科检查仅发现宫颈举痛或宫体压痛或附件区压痛。严重病例呈急性病容，体温升高，心率加快，下腹部有压痛、反跳痛及肌紧张，甚至出现腹胀，肠鸣音减弱或消失。

阴道可见脓性臭味分泌物；宫颈充血、水肿。穹隆触痛明显；宫颈举痛；宫体稍大，有压痛，活动受限；子宫两侧压痛明显。若为单纯输卵管炎，可触及增粗的输卵管，压痛明显。若为输卵管积脓或输卵管卵巢脓肿，则可触及包块且压痛明显，不活动。宫旁结缔组织炎时，可扪及宫旁一侧或两侧片状增厚，或两侧宫底韧带高度水肿、增粗，压痛明显。

四、诊断与鉴别诊断

1. 诊断

盆腔炎性疾病的诊断标准（2015 年美国 CDC 诊断标准）：

（1）最低标准　子宫颈举痛或子宫压痛或附件区压痛。

（2）附加标准　体温超过 38.3℃；子宫颈异常黏液脓性分泌物或脆性增加；阴道分泌物湿片见到大量白细胞；红细胞沉降率升高；血 C-反应蛋白升高；实验室证实的子宫颈淋病奈瑟菌或衣原体阳性。

（3）特异标准　子宫内膜活检组织学证实子宫内膜炎；阴道超声或磁共振检查显示输卵管增粗、输卵管积液，伴或不伴有盆腔积液、输卵管卵巢肿块，腹腔镜检查发现 PID 征象。

最低诊断标准提示性活跃的女性或者具有性传播疾病的高危人群，若出现下腹痛，并可排除其他引起下腹痛的原因，妇科检查符合最低诊断标准，即可给予经验性抗生素治疗。

附加标准可增加诊断的特异性，多数盆腔炎性疾病患者有子宫颈黏液脓性分泌物，或阴道分泌物在 0.9%氯化钠溶液湿片中见到大量白细胞，若子宫颈分泌物正常且镜下看不到白细胞，盆腔炎性疾病的诊断需谨慎。

特异标准基本可诊断盆腔炎性疾病，但因检查有创或费用较高，该标准仅适用于一些有选择的病例。

在做出盆腔炎性疾病的诊断后，还需进一步明确病原体。

2. 鉴别诊断

应与急性阑尾炎、输卵管妊娠流产或破裂、卵巢囊肿蒂扭转或破裂等疾病相鉴别。

五、西医治疗

1. 药物治疗

主要为抗生素药物治疗。抗生素治疗可清除病原体，改善症状及体征，减少后遗症。经恰当的抗生素积极治疗，绝大多数 PID 能彻底治愈。抗生素的治疗原则：经验性、广谱、及时及个体化。

2. 手术治疗

主要用于抗生素控制不满意的输卵管卵巢脓肿或盆腔脓肿。

3. 盆腔炎性疾病后遗症的治疗

不孕患者，多需要辅助生殖技术助孕。慢性盆腔痛可对症处理或理疗。输卵管积水者需手术治疗。PID 反复发作者，在抗生素药物治疗基础上根据具体情况可选择手术治疗。

六、中医辨证论治

（一）盆腔炎性疾病

1. 热毒炽盛证

证候：高热恶寒，甚或寒战，头痛，下腹疼痛拒按，咽干口苦，精神不振，大便秘结，小便短赤，带下量多，色黄如脓，质稠，臭秽，月经量多或淋漓不净；舌质红，苔黄糙或黄腻，脉洪数或滑数。

治法：清热解毒，凉血化瘀。

方药：五味消毒饮合大黄牡丹皮汤。

金银花　野菊花　蒲公英　紫花地丁　紫背天葵　大黄　牡丹皮　桃仁　冬瓜仁　芒硝

若热毒已入营血，高热神昏，烦躁谵语，下

腹痛不减，斑疹隐隐，舌红绛，苔黄燥，脉弦细数，方宜清营汤加减。

若热入心包，症见壮热不退，神昏谵语，甚至昏迷，面色苍白，四肢厥冷，舌红绛，脉微而数，方宜安宫牛黄丸，或紫雪丹。

2. 湿热瘀结证

证候：下腹部疼痛拒按，或胀满，热势起伏，寒热往来，带下量多、色黄、质稠、臭秽，或经量增多，经期延长，淋漓不止，大便溏或燥结，小便短赤；舌红有瘀点，苔黄厚，脉弦滑。

治法：清热利湿，化瘀止痛。

方药：仙方活命饮加薏苡仁、冬瓜仁。

金银花　当归　赤芍　穿山甲　皂角刺　天花粉　贝母　防风　白芷　陈皮　乳香　没药　甘草

若少腹隐痛，或腹痛偶拒按，痛连腰骶，低热起伏，经行或劳累时加重，带下增多，色黄黏稠，胸闷纳呆、口干不欲饮，大便溏，或秘结，小便黄赤，舌胖大，色红，苔黄腻，脉弦数或滑数，方用银甲丸。

（二）盆腔炎性疾病后遗证

1. 寒湿瘀阻证

证候：少腹冷痛或坠胀疼痛，得温则舒，月经延后，量少色暗，有块，白带量多；舌质暗，苔白腻，脉沉迟。

治法：温经散寒，化瘀散结。

方药：少腹逐瘀汤。

小茴香　干姜　延胡索　没药　当归　川芎　肉桂　赤芍　蒲黄　五灵脂

2. 气滞血瘀证

证候：少腹胀痛或刺痛，带下量多，经行腹痛，血块排出则痛减，经前乳胀，情志抑郁；舌紫暗，舌边有瘀点或瘀斑，苔薄，脉弦涩。

治法：理气活血，消癥散结。

方药：膈下逐瘀汤。

当归　川芎　赤芍　桃仁　红花　枳壳　延胡索　五灵脂　乌药　香附　牡丹皮　甘草

3. 气虚血瘀证

证候：下腹部疼痛或结块，缠绵日久，痛连腰骶，经行加重，经血量多有块，带下量多，精神不振，疲乏无力，食少纳呆；舌体淡暗，舌边有瘀点、瘀斑，苔薄，脉弦涩无力。

治法：益气健脾，化瘀散结。

方药：理冲汤。

黄芪　党参　白术　山药　天花粉　知母　三棱　莪术　鸡内金

七、预防与调护

1. 注意性生活卫生，减少性传播疾病。
2. 及时治疗下生殖道感染。
3. 加强公共卫生宣教，注意经期、孕期及产褥期卫生。增强体质，提高机体抗病能力。
4. 严格掌握妇科手术指征，做好术前准备，术时注意无菌操作，预防感染。
5. 及时治疗盆腔炎性疾病，防止形成盆腔炎性疾病后遗症。

第六十一节　先兆流产

流产是指妊娠不足 28 周、胎儿体重不足 1000g 而终止者。其中流产发生于妊娠 12 周前者称早期流产，发生在妊娠 12 周至不足 28 周者称晚期流产。

先兆流产指妊娠 28 周前出现少量阴道流血，无妊娠物排出，随后出现阵发性下腹痛或腰背痛。妇科检查子宫颈口未开，胎膜未破，子宫大小与停经周数相符。

先兆流产表现为妊娠期间阴道少量流血，时出时止，或淋漓不断，而无腰酸、腹痛、小腹下坠者，中医称“胎漏”“胞漏”或“漏胎”。妊娠期出现腰酸、腹痛、小腹下坠，或伴有少量阴道流血者，中医称为“胎动不安”。

一、西医病因与发病机制

1. 遗传因素

胚胎染色体异常。

2. 母体因素

孕妇患传染病、全身感染、细菌毒素和病毒感染；严重贫血、心力衰竭、高血压、慢性肾炎等疾病；生殖器官畸形、盆腔肿瘤（子宫肌瘤、卵巢肿瘤等）；黄体功能不足、甲状腺功能亢进或低下、糖尿病等；创伤刺激（严重休克、子宫创伤、精神创伤）；酗酒、吸烟、过量饮咖啡及吸毒等；免疫功能异常。

3. 父亲因素

4. 环境因素

二、中医病因病机

1. 胎元因素

2. 母体因素

肾虚、血热、气血虚弱和血瘀导致冲任损伤，胎元不固。

三、临床表现

停经后有早孕反应，出现阴道少量流血，或时下时止，或淋漓不断，色红，持续数日或数周，无腹痛或有轻微下腹胀痛、腰痛及下腹坠胀感。宫口未开，胎膜未破，妊娠物尚未排出，子宫大小与停经周数相符。

四、实验室及其他检查

1. B 型超声检查

子宫大小与停经周数相符，宫内可见妊娠囊或胚胎，可观察到胎动和胎心搏动等，胚胎或胎儿存活。

2. 尿、血 hCG 测定

采用胶体金法 hCG 试纸检测尿液，可明确是否妊娠。血 β-hCG 动态测定，有助于妊娠的诊断及判断预后。

五、诊断与鉴别诊断

1. 诊断要点

有无停经史，有无阴道流血及腹痛。

2. 鉴别诊断

（1）流产不同类型的鉴别要点

流产不同类型的鉴别要点

流产类型	症状			妇科检查		辅助检查	
	出血	下腹痛	妊娠物排出	宫颈口	子宫大小	妊娠试验	B 超检查
先兆流产	少	无或轻	无	闭合	与孕周相符	+	胚胎存活
难免流产	中→多	加剧	无	扩张	相符或略小	+或-	胚胎堵在宫口
不全流产	少→多	减轻	部分排出	扩张或有物堵塞	小于孕周	+或-	排空或有
完全流产	少→无	无	全部排出	闭合	正常或稍大	+或-	宫内无妊娠物

（2）疾病鉴别

1）异位妊娠：有腹痛、停经、不规则阴道流血症状，妇科检查宫颈有举痛，附件可触及包块，压痛，B 超检查宫内无胚胎，宫外有包块或孕囊，尿妊娠试验阳性，后穹隆穿刺可抽出不凝血。

2）葡萄胎：停经后阴道不规则流血，恶心、呕吐较重，子宫大于孕周，血 hCG 检查明显升高，B 超检查可见“落雪状”改变。

3）排卵障碍性异常子宫出血：可引起阴道不规则流血，一般无停经史，无早孕反应，尿妊娠试验阴性，B 超检查无宫内外妊娠迹象。

4）子宫肌瘤：子宫增大但不均匀，子宫硬，一般无停经史，无早孕反应，尿妊娠试验阴性，可借助血 hCG 和 B 超检查鉴别。

六、西医治疗

适当休息，禁止性生活，黄体功能不全者，黄体酮肌注每日 1 次，每次 20mg；绒毛膜促性腺激素肌内注射，隔日 1 次，每次 2000U；也可口服维生素 E。甲状腺功能低下者，可口服小剂量甲状腺片。

经治疗症状不缓解或加重者，应进行 B 超及血 hCG 测定，根据情况给予相应处理。

七、中医辨证论治

1. 肾虚证

证候：妊娠期阴道少量流血，色淡红或淡暗，腰酸腹坠痛，头晕耳鸣，小便频数，夜尿多，或曾屡孕屡堕；舌淡苔白，脉沉滑尺弱。

治法：补肾益气，固冲安胎。

方药：寿胎丸加党参、白术。

菟丝子　桑寄生　续断　阿胶

2. 气血虚弱证

证候：妊娠期阴道少量流血，色淡红，质稀，小腹空坠隐痛，或腰酸，面色㿠白，头晕眼花，心悸气短，神疲肢倦，舌质淡，苔薄白，脉细滑无力。

治法：益气养血，固肾安胎。

方药：胎元饮。

人参　当归　杜仲　熟地黄　白术　芍药　炙甘草　陈皮

3. 血热证

证候：妊娠期阴道少量流血，色深红或鲜红，或腰腹坠胀作痛，心烦少寐，渴喜冷饮，手足心热，便秘溲赤，舌质红，苔黄，脉滑数。

治法：清热养血，固冲安胎。

方药：保阴煎。

生地黄　熟地黄　黄芩　黄柏　芍药　山药　续断　甘草

4. 血瘀证

证候：宿有癥疾，或孕后阴道下血，色暗红或红，甚则腰酸腹痛下坠。舌暗或边有瘀点，脉弦滑或沉弦。

治法：活血消癥，补肾安胎。

方药：桂枝茯苓丸合寿胎丸。

桂枝　茯苓　桃仁　赤芍　牡丹皮　菟丝子　续断　桑寄生　阿胶

5. 外伤

证候：妊娠期跌仆闪挫，或劳累过度，致阴道少量流血，腰酸，或伴小腹坠痛，舌质正常，脉滑无力。

治法：益气养血，固肾安胎。

方药：加味圣愈汤。

人参　黄芪　当归　熟地黄　川芎　白芍　杜仲　续断　砂仁

第六十二节　异位妊娠

受精卵在子宫体腔以外着床称为异位妊娠，俗称为宫外孕。两者稍有差别，后者仅指子宫以外的异常位置妊娠，不包括子宫颈妊娠和子宫残角妊娠。异位妊娠根据受精卵种植部位不同分为：输卵管妊娠、卵巢妊娠、腹腔妊娠、阔韧带妊娠、宫颈妊娠等。临床 95%的异位妊娠为输卵管妊娠，其中以输卵管壶腹部最多见，约占 78%，其次为峡部、伞部，间质部较少见。本节主要介绍输卵管妊娠。

一、西医病因与发病机理

1. 病因

（1）输卵管炎症：是异位妊娠的主要病因。

（2）输卵管妊娠史或手术史。

(3) 输卵管发育不良或功能异常。

(4) 与辅助生殖技术的应用有关。

(5) 避孕失败。

(6) 其他　子宫肌瘤或卵巢肿瘤压迫输卵管、输卵管子宫内膜异位症等。

2. 发病机制

(1) 输卵管妊娠结局

1) 输卵管妊娠流产：多见于输卵管壶腹部妊娠，多在妊娠8~12周发病。

2) 输卵管妊娠破裂：输卵管肌层血运丰富，如破裂可造成迅速、大量出血，处理不及时可发生休克，甚至危及生命。

3) 继发性腹腔妊娠：输卵管妊娠流产或破裂，胚囊排到腹腔偶尔存活，继续发育形成继发性腹腔妊娠。

4) 陈旧性宫外孕：输卵管妊娠流产或破裂，长期反复出血形成血肿不消散，机化变硬与周围粘连，称作陈旧性宫外孕。

(2) 子宫的变化　和正常妊娠一样，月经停止来潮，子宫增大变软，内膜亦受激素影响而发生蜕膜反应，蜕膜剥离可发生阴道流血。

二、中医病因病机

中医认为该病发病与少腹宿有瘀滞，冲任不畅，或先天肾气不足等有关。基本病机是少腹血瘀实证。

1. 胎阻胞络

素体肾气不足，或早婚房劳多产，损伤肾气，或经期产后摄生不慎，或手术损伤，外感湿热或寒湿，与血搏结，阻于胞络，通而不畅，胎元结成后不能运达子宫，种植于胞络之中。

2. 气虚血瘀

素体虚弱，或饮食劳倦伤脾，气虚运血无力，血行瘀滞，胎元种植于胞络之中，胎元失养而部分掉落，胞络损伤则血内溢。

3. 气陷血脱

胎元种植发育于胞络之中，胀破胞脉胞络则血内崩，气随血脱。

4. 瘀结成癥

发育于胞络之中的胎元全部掉落，胞络损伤则血内溢，但内溢之血不多而渐止，离经之血与堕胎不能及时消散，日久瘀结成癥。

三、临床表现

1. 症状

(1) 停经　多有6~8周停经史。20%~30%患者无明显停经史。

(2) 腹痛　为输卵管妊娠主要症状，占95%。输卵管妊娠破裂或流产时出现一侧下腹部撕裂样疼痛，常伴有恶心、呕吐。

(3) 阴道流血　占60%~80%。常为不规则阴道流血，色暗红或深褐、量少淋漓，一般不超过月经量，可伴有蜕膜管型或碎片排出。

(4) 晕厥与休克　急性腹腔内出血及剧烈腹痛导致。

(5) 腹部包块

2. 体征

(1) 一般情况　腹腔内出血多时呈贫血貌。失血性休克时，患者面色苍白，四肢湿冷，脉搏快而细弱，血压下降。体温一般正常或略低，腹腔内血液吸收时体温可略升高。

(2) 腹部检查　下腹有明显压痛、反跳痛，尤以患侧为著，但腹肌紧张较轻，内出血多时可出现移动性浊音。少数患者下腹部可触及包块。

(3) 盆腔检查　阴道内可有少量暗红色血液，后穹隆饱满、触痛，宫颈举痛或摆痛，子宫相当于停经月份或略大而软，宫旁可触及有轻压痛的包块。内出血多时，子宫有漂浮感。

四、实验室及其他检查

hCG值测定、孕酮测定、B型超声检查、腹腔镜检查、阴道后穹隆穿刺、诊断性刮宫等有助于诊断。

五、诊断与鉴别诊断

1. 诊断

输卵管妊娠未发生流产或破裂前，临床表现不明显，诊断较困难，应结合以下辅助检查，协助尽早诊断。

（1）*超声检查*　对诊断异位妊娠必不可少，阴道超声优于腹部超声。超声与血 β-hCG 结合对确诊帮助更大。

（2）*血 β-hCG 定量*　异位妊娠时，该值通常低于同期正常宫内妊娠。

（3）*血孕酮测定*　对预测异位妊娠意义不大。

（4）*阴道后穹隆穿刺*　适用于疑有腹腔内出血的患者，可抽出不凝血液。

（5）*腹腔镜检查*　不再是诊断的“金标准”。目前很少将腹腔镜作为检查手段，而更多作为手术治疗。

2. 鉴别诊断

应与流产、急性输卵管炎、急性阑尾炎、卵巢囊肿蒂扭转、黄体破裂相鉴别。

六、西医治疗

1. 手术治疗

分为保守手术和根治手术。前者保留患侧输卵管，后者切除患侧输卵管。手术治疗适应证：①生命体征不稳定或有腹腔内出血征象者；②病情有进展（如 hCG>3000U/L 或持续升高，有胎心搏动，附件区包块大）；③随诊不可靠者；④药物治疗禁忌或无效者；⑤持续性异位妊娠者。

2. 药物治疗

（1）*应用药物治疗的条件*　①无药物治疗禁忌；②输卵管妊娠未破裂；③妊娠囊直径<4cm；④hCG<2000U/L；⑤无明显内出血。

（2）*方法*　主要为化学药物治疗，常用甲氨蝶呤（MTX）。常用剂量 0.4mg/（kg·d），肌内注射，5 天一个疗程。或者单次给药 50mg/m² 体表面积，治疗第 4 天和第 7 天复查血 β-hCG，若下降<15%，重复剂量给药，而后每周复查。药物治疗未必均获成功，故治疗期间应随诊超声及检测血 β-hCG 水平。并要注意化学药物的毒副反应。如药物治疗无效或病情加重，甚至发生内出血，随时准备手术。

七、中医辨证论治

应用中医药治疗也要满足上述药物治疗的条件，病情急重者尚需要中西医结合治疗。异位妊娠辨证主要是少腹血瘀之实证，治疗始终以活血化瘀为主，遵循急则治标，缓则治本的原则，根据疾病不同时期遣方用药。

1. 未破损期——胎阻胞络证

证候：停经后可有早孕反应，或下腹一侧有隐痛，双合诊可触及一侧附件包块，质软，有压痛，尿妊娠试验阳性或弱阳性，脉弦滑。

治法：活血祛瘀，消癥杀胚。

方药：宫外孕Ⅱ号方加紫草、蜈蚣、水蛭、天花粉。

丹参　赤芍　桃仁　三棱　莪术

2. 已破损期

指输卵管妊娠流产或破裂者。临床有休克型、不稳定型及包块型。

（1）*休克型——气陷血脱证（多见于输卵管妊娠破裂）*

证候：停经后突发下腹一侧剧痛，面色苍白，四肢厥逆，或冷汗淋漓，恶心呕吐，血压下降或不稳定，烦躁不安，脉细数无力或芤，并有腹部及妇科检查的体征（详见诊断部分的有关内容）。

治法：回阳救逆，益气固脱。

方药：参附汤合生脉散加黄芪、柴胡、白术。

人参　制附花　麦冬　五味子

（2）*不稳定型——胎元阻络，气虚血瘀证（多见于输卵管妊娠流产）*

证候：停经后下腹一侧轻微疼痛反复发作，血 β-hCG 动态监测缓慢升高，B 超探及一侧附件混合性囊性占位，宫内未见孕囊，舌淡暗，苔薄白，脉细滑。

治法：益气化瘀，消癥杀胚。

方药：宫外孕Ⅰ号方加党参、黄芪、紫草、蜈蚣、天花粉。

赤芍　丹参　桃仁

（3）包块型——瘀结成癥证（指陈旧性宫外孕）

证候：输卵管妊娠破损日久，腹痛减轻或消失；血β-hCG持续下降或转阴，B超探及一侧附件混合性囊性占位，舌质暗，苔薄白，脉弦细或涩。

治法：活血化瘀，消癥散结。

方药：理冲汤加土鳖虫、水蛭、炙鳖甲。

党参　黄芪　白术　三棱　莪术　鸡内金　山药　知母　天花粉

八、预后转归

早期诊断，得到恰当治疗，预后较好；病情重，就诊不及时，可危及生命。输卵管妊娠后10%患者可再患输卵管妊娠，50%～60%患者继发不孕。

九、预防与调护

1. 减少宫腔手术及人工流产，避免产后及流产后感染。

2. 积极治疗盆腔炎性疾病及盆腔肿瘤等疾病。

3. 对有盆腔炎性疾病病史，或放置宫内节育器者，出现停经要警惕异位妊娠的发生。

4. 对疑诊异位妊娠患者，建议入院观察，尽量卧床休息，少活动，清淡饮食，保证大小便通畅。

第六十三节　产褥感染

产褥感染指分娩及产褥期内生殖道受病原体侵袭而引起的局部或全身的感染。发病率为6%。产褥病率是指分娩24小时以后的10日内，用口表每日测量体温4次，间隔时间4小时，有2次体温≥38℃。产褥病率常由产褥感染引起，但也可由生殖道以外感染如急性乳腺炎、上呼吸道感染、泌尿系统感染、血栓静脉炎等原因所致。本病散见于中医的“产后发热”“产后恶露不绝”“产后腹痛”“产后痉病”中。

一、西医病因与发病机制

1. 诱因

产妇体质虚弱、营养不良、孕期贫血、孕期卫生不良、胎膜早破、羊膜腔感染、慢性疾病、产科手术、产程延长、产前产后出血过多、多次宫颈检查等。

2. 病原体种类

（1）外源性　以性传播疾病的病原体为主，如支原体、衣原体、淋病奈瑟菌等。

（2）内源性　孕期及产褥期生殖道内寄生大量需氧菌、厌氧菌、假丝酵母菌及支原体等，以厌氧菌为主。许多非致病菌在特定环境下可致病，称为条件致病菌。

3. 感染途径

（1）外源性感染　通过消毒不严或被污染的衣物、用具、各种手术器械及临产前性生活等途径侵入机体。

（2）内源性感染　寄生于产妇生殖道的微生物，多数并不致病，当抵抗力降低和（或）病原体数量、毒力增加等感染诱因出现时，由非致病微生物转化为致病微生物而引起感染。内源性感染比外源性感染更重要。

二、中医病因病机

1. 感染邪毒

产时产创、出血，元气耗损，血室正开，如

接生不慎、护理不洁、不禁房事，邪毒乘虚侵入，稽留于冲任、胞脉，正邪交争而发热。

2. 热入营血

感染邪毒不解，火热炽盛，加之产后元气大伤，邪毒内陷，热入营血，与血搏结，损伤营阴，或迫血妄行。

3. 热陷心包

营分失治，热毒深陷，内闭心包。

三、临床表现

主要症状为发热、下腹疼痛、异常恶露。

1. 急性外阴、阴道、宫颈炎

局部伤口红肿，伤口裂开，有脓性分泌物，严重时出现低热。若向深部蔓延，可引起盆腔结缔组织炎。

2. 急性子宫内膜炎、子宫肌炎

若为子宫内膜炎，阴道内见大量脓性分泌物且有臭味。若为子宫肌炎，腹痛，恶露增多呈脓性，子宫压痛明显，子宫复旧不良，可伴发高热、寒战、头痛、白细胞明显增高等全身感染症状。

3. 急性盆腔结缔组织炎、急性输卵管炎

下腹痛，肛门坠胀，可伴寒战、高热、心率增加、头痛等全身症状。下腹部压痛明显、反跳痛、肌紧张；宫旁一侧或两侧结缔组织增厚、压痛、可触及炎性包块，严重时形成“冰冻骨盆”。

4. 急性盆腔腹膜炎及弥漫性腹膜炎

出现全身中毒症状，高热、恶心、呕吐、腹胀，下腹部出现明显压痛、反跳痛。可形成肠粘连，脓肿。急性期治疗不彻底，可发展成盆腔炎性疾病后遗症。

5. 血栓性静脉炎

常为单侧，多于产后 1～2 周，出现弛张热，下肢持续性疼痛，局部静脉压痛或触及硬索状，若静脉回流受阻，可引起下肢水肿，出现“股白肿”。彩色超声多普勒检查可协助诊断。病变轻时无明显阳性体征。

6. 脓毒血症及败血症

表现为持续高热、寒战、全身明显中毒症状，可危及生命。

四、实验室及其他检查

B 型超声、彩色超声多普勒、CT、磁共振等检测手段能对产褥感染形成的炎性包块、脓肿以及静脉血栓做出定位及定性诊断。血清 C 反应蛋白升高，有助于早期感染的诊断。

五、诊断与鉴别诊断

1. 诊断

（1）病史　详细询问病史及分娩经过，排除引起产褥病率的其他疾病。

（2）全身及局部体检　仔细检查腹部、盆腔及会阴伤口，确定感染部位和严重程度。

（3）确定病原体　病原体培养，分泌物涂片检查，病原体抗原和特异抗体检查。

2. 鉴别诊断

主要与上呼吸道感染、急性乳腺炎、泌尿系统感染相鉴别。

六、西医治疗

1. 支持疗法

加强营养，增强抵抗力，纠正贫血与电解质紊乱。

2. 处理感染灶

清除宫腔残留物，脓肿切开引流，采取半卧位以利于引流，或使炎病局限于盆腔。

3. 应用抗生素

按药敏试验选用广谱高效抗生素。中毒症状严重者，可短期加用肾上腺皮质激素，提高机体应激能力。

4. 抗凝治疗

对血栓性静脉炎者，在应用大量抗生素的同时，加用肝素钠、尿激酶，用药期间监测凝血功能。还可口服双香豆素、阿司匹林等。

5. 手术治疗

子宫感染严重，药物治疗无效，炎症继续扩散，出现不能控制的出血、脓毒血症或感染性休克时，应及时行子宫全切术，清除感染源，挽救患者生命。

七、中医辨证论治

1. 感染邪毒证

证候：产后高热寒战，小腹疼痛拒按，恶露量多或少，色紫暗如败酱，有臭气，心烦口渴，尿少色黄，大便燥结，舌红，苔黄而干，脉数有力。

治法：清热解毒，凉血化瘀。

方药：五味消毒饮合失笑散加味。

金银花　野菊花　蒲公英　紫花地丁　紫背天葵　蒲黄　五灵脂

若热瘀成脓，发热，腹痛拒按，大便不通者，用大黄牡丹汤清热逐瘀，排脓通腑。

2. 热入营血证

证候：产后高热汗出，心烦不安，皮肤斑疹隐隐，舌红绛，苔黄燥，脉弦细数。

治法：清营解毒，散瘀泄热。

方药：清营汤加味。

玄参　生地黄　麦冬　金银花　连翘　竹叶　丹参　黄连　犀角

3. 热入心包证

证候：产后高热不退，神昏谵语，甚至昏迷，面色苍白，四肢厥冷，舌红绛，脉微而数。

治法：凉血托毒，清心开窍。

方药：清营汤送服安宫牛黄丸或紫雪丹。

八、预防与调护

1. 注意孕期卫生，保持外阴清洁，妊娠晚期避免盆浴及性交，加强营养，增强体质。

2. 及时治疗急性外阴炎、阴道炎及宫颈炎。

3. 避免胎膜早破、滞产、产道损伤与产后出血。

4. 产时严格无菌操作，正确掌握手术指征。

5. 产后严密观察，对可能发生产褥感染者，可预防性应用抗生素。

第六十四节　子宫肌瘤

子宫肌瘤是女性生殖器最常见的良性肿瘤，多见于30~50岁妇女，20岁以下少见。

一、西医病因与发病机制

确切病因尚不清楚。相关因素有遗传因素、雌激素作用、孕激素作用。

1. 分类

（1）按生长部位分为宫体肌瘤和宫颈肌瘤。

（2）按与子宫肌壁的关系分为肌壁间肌瘤、浆膜下肌瘤和黏膜下肌瘤。

2. 肌瘤变性

肌瘤失去原有的典型结构称为肌瘤变性。常见有5种：

（1）玻璃样变　又称透明样变，最常见，肌瘤组织部分水肿变软，剖面旋涡状结构消失，代之以均匀透明样物质。

（2）囊性变　继玻璃样变后坏死、液化而形成多个囊腔，其间有结缔组织相隔，也可融合成大囊腔，腔内含清亮无色液体，凝固后呈胶冻状。

（3）红色样变　多发生于妊娠期或产褥期，可能为肌瘤内小血管退行性变引起血栓及溶血所致，是肌瘤的一种特殊类型坏死。患者可有急性腹痛、恶心、呕吐、发热，查体见肌瘤迅速增大、压痛等。

（4）肉瘤样变　发病率为0.4%~0.8%，多见于绝经后伴疼痛和出血的患者。

(5) 钙化　多见于蒂部细小、血供不足的浆膜下肌瘤以及绝经后妇女的肌瘤。

二、中医病因病机

1. 气滞血瘀

情志不遂，肝失疏泄，气机不畅，或暴怒伤肝，肝郁气滞，血行受阻，瘀滞冲任胞宫，日久为癥。

2. 痰湿瘀阻

饮食不节，嗜食肥甘，或肝郁犯脾，脾失健运，痰浊内生，痰湿阻滞冲任胞宫，与血搏结，渐积成癥。

3. 气虚血瘀

素体气虚，或大病久病耗伤气血，或劳倦过度耗伤中气，气虚血运无力，血行迟滞，瘀积冲任胞宫，日久成癥。

4. 肾虚血瘀

多产房劳，损伤肾气，血行无力，迟滞为瘀，瘀阻冲任胞宫，日久积而成癥。

5. 湿热瘀阻

经行、产后胞脉空虚，湿热之邪客于胞宫，与血搏结，或脾虚生湿，流注下焦，湿蕴化热，湿热之邪阻滞冲任胞宫，血行瘀阻，湿热瘀结，日久成癥。

三、临床表现

1. 常见症状

(1) 月经异常　最常见症状，表现为月经量多，经期延长，或不规则阴道流血。

(2) 下腹包块

(3) 带下量多

(4) 压迫症状　压迫膀胱出现尿频尿急；压迫肠道引起下腹坠胀、便秘；压迫宫颈部可出现排尿困难、尿潴留。

(5) 其他　浆膜下肌瘤蒂扭转可出现急性腹痛，肌瘤红色样变可有剧烈腹痛伴发热；长期出血可引起继发贫血等。

2. 体征

肌瘤大于孕3月子宫大小时，可在下腹部扪及实质性不规则肿块。妇科检查可发现子宫增大，表面不规则单个或多个结节或包块状突起，或触及单个球形肿块与子宫相连，质硬。

四、实验室及其他检查

B型超声是常用的辅助检查，能区分子宫肌瘤与其他盆腔肿块。MRI可准确判断肌瘤大小、数目和位置。如有需要，还可选择宫腔镜、腹腔镜、子宫输卵管造影术等协助诊断。

五、诊断与鉴别诊断

1. 诊断

根据病史、体征和辅助检查诊断多无困难。

2. 鉴别诊断

(1) 妊娠　有停经史，早孕反应，尿hCG及B超可鉴别。

(2) 卵巢肿瘤　一般无月经改变，B超可鉴别，难以鉴别时可在腹腔镜下明确。

(3) 子宫腺肌病　有继发性、渐进性痛经病史，子宫多呈均匀增大，但很少超过孕3月子宫大小，质硬，亦可有经量增多等症状，B超检查可鉴别。

(4) 子宫肥大症　多发生于经产妇，其子宫增大一般不超过孕2月子宫大小，外形规则、均匀、无结节，宫腔形态正常，B超有助于诊断。

(5) 盆腔炎性包块　子宫附件炎性包块与子宫紧密粘连，尤其是输卵管结核，有时也需与子宫肌瘤相鉴别。盆腔炎性包块往往有急性或亚急性生殖道感染史。妇检以双侧性肿块为多，固定且压痛，质地较肌瘤软，B超检查有助于鉴别。

六、西医治疗

1. 药物

适用于症状轻，近绝经年龄及全身情况不能

适应手术者。主要用药有、促性腺激素释放激素类似物、米非司酮。

2. 手术治疗

适用于肌瘤致月经过多，继发贫血；严重腹痛；压迫膀胱、直肠症状；造成不孕或反复流产；疑有肉瘤变。有肌瘤切除术、子宫切除术两种术式。

3. 其他治疗

适用于不能耐受或不愿手术者。有子宫动脉栓塞术、高能聚焦超声、子宫内膜切除术。

七、中医辨证治疗

1. 气滞血瘀证

证候：小腹包块坚硬，月经量少或多，经行不畅，精神抑郁，经前乳房胀痛，胸胁胀痛，或心烦易怒，小腹胀痛或刺痛；舌边有瘀点或瘀斑，苔薄，脉弦涩。

治法：行气活血，化瘀消癥。

方药：膈下逐瘀汤。

当归　川芎　赤芍　桃仁　红花　枳壳　玄胡　五灵脂　丹皮　乌药　香附　甘草

2. 痰湿瘀阻证

证候：小腹有包块，月经后期，量少不畅，或量多有块，色紫暗，质黏稠，带下量多，脘痞多痰，形体肥胖；舌胖紫暗，苔白腻，脉沉滑。

治法：化痰除湿，活血消癥。

方药：苍附导痰丸加丹参、水蛭。

茯苓　法半夏　陈皮　甘草　苍术　香附　胆南星　枳壳　生姜　神曲

3. 湿热瘀阻证

证候：小腹包块，疼痛拒按，经行量多，色红有血块，经期延长，腰骶酸痛，时有发热，带下量多，色黄而臭；舌红苔黄腻，脉滑数。

治法：清热利湿，活血消癥。

方药：大黄牡丹汤加红藤、败酱草、石见穿、赤芍。

大黄　牡丹皮　桃仁　冬瓜仁　芒硝

4. 气虚血瘀证

证候：小腹包块，小腹空坠，月经量多，经期延长，色淡质稀，有块，面色无华，神疲乏力，气短懒言，纳少便溏。舌淡暗，边尖有瘀点或瘀斑，脉细涩。

治法：益气养血，消癥散结。

方药：理冲汤加桂枝、山慈姑。

黄芪　党参　白术　山药　天花粉　知母　三棱　莪术　鸡内金

5. 肾虚血瘀证

证候：小腹包块，月经量多或少，色紫暗，有血块，腰酸膝软，头晕耳鸣，夜尿频多；舌淡暗，边有瘀点或瘀斑，脉沉涩。

治法：补肾活血，消癥散结。

方药：金匮肾气丸合桂枝茯苓丸。

地黄　山药　山萸肉　泽泻　茯苓　牡丹皮　桂枝　附子　赤芍 桃仁

第六十五节　小儿肺炎

肺炎系由不同病原体或其他因素所致的肺部炎症。临床以发热、咳嗽、气促、呼吸困难及肺部固定湿啰音为主要表现。发病季节以冬春二季为多发，寒冷地区发病率高。肺炎可发生在任何年龄，但以婴幼儿为多发。

一、临床表现

（一）轻症肺炎

轻症肺炎以呼吸系统症状为主，无全身中毒症状。

1. 症状

起病急，发病前多数有上呼吸道感染表现。以发热、咳嗽、气促为主要症状。热型不定，多为不规则发热，也可表现为弛张热或稽留热，新生儿及体弱儿可表现为不发热。咳嗽较频，早期为刺激性干咳，以后咳嗽有痰，痰色白或黄，新生儿、早产儿则表现为口吐白沫。气促多发生于发热、咳嗽之后，月龄<2个月，呼吸≥60次/分；月龄2~12个月，呼吸≥50次/分；1~5岁，呼吸≥40次/分。气促加重，可出现呼吸困难，表现为鼻翼扇动、点头呼吸、三凹征等。

2. 体征

肺部体征早期可不明显或仅有呼吸音粗糙，以后可闻及固定的中、细湿啰音；若病灶融合，出现肺实变体征，则表现为语颤增强、叩诊浊音、听诊呼吸音减弱或管状呼吸音。新生儿肺炎肺部听诊仅可闻及呼吸音粗糙或减低，病程中亦可出现细湿啰音或哮鸣音。

（二）重症肺炎

重症肺炎除呼吸系统受累外，其他系统亦受累，且全身中毒症状明显。

1. 循环系统

常见心肌炎和心力衰竭。心力衰竭的表现为：①心率突然加快，婴儿超过180次/分，幼儿超过160次/分；②呼吸突然加快，超过60次/分；③突然发生极度烦躁不安，明显发绀，皮肤苍白发灰，指（趾）甲微血管再充盈时间延长；④心音低钝，有奔马律，颈静脉怒张；⑤肝脏迅速增大；⑥颜面、眼睑或下肢水肿，尿少或无尿。具有前五项者即可诊断为心力衰竭（以上表现不包括新生儿）。重症革兰阴性杆菌感染还可发生微循环衰竭。

2. 神经系统

常见烦躁不安、嗜睡，或两者交替出现。继而出现昏迷，惊厥，前囟隆起，呼吸不规则，瞳孔对光反应迟钝或消失，及有脑膜刺激征。

3. 消化系统

常见食欲不振，呕吐，腹泻，腹胀等。重症肺炎可见中毒性肠麻痹，肠鸣音消失，腹胀严重时致使膈肌上升，压迫胸部，使呼吸困难加重。

二、实验室及其他检查

1. 外周血检查

（1）*血白细胞检查*　细菌性肺炎白细胞总数和中性粒细胞多增高，甚至可见核左移，胞浆有中毒颗粒；病毒性肺炎白细胞总数正常或降低，淋巴细胞增高，有时可见异型淋巴细胞。

（2）*C反应蛋白（CRP）*　细菌感染时，CRP浓度上升；非细菌感染时则上升不明显。

2. 病原学检查

（1）*细菌培养和涂片*　采取痰液、肺泡灌洗液、胸腔穿刺液或血液等进行细菌培养，可明确病原菌，同时应进行药物敏感试验。亦可做涂片染色镜检，进行初筛试验。

（2）*病毒分离*　应于起病7日内取鼻咽或气管分泌物标本做病毒分离，阳性率高，但需时间较长，不能做早期诊断。

（3）*病原特异性抗体检测*　发病早期血清中主要为IgM抗体，但持续时间较短；后期或恢复期抗体产生较多，以IgG为主，持续时间较长。因此，急性期特异性IgM测定有早期诊断价值；急性期与恢复期双份血清特异性IgG检测4倍以上增高或降低，对诊断有重要意义。

（4）*细菌或病毒核酸检测*　应用杂交或PCR技术，通过检测病原体特异性核酸（RNA或DNA）来发现相关的细菌或病毒，此法灵敏，可进行微量检测。

（5）*其他试验*　鲎珠溶解物试验有助于革兰阴性杆菌肺炎的诊断。

3. 血气分析

对重症肺炎有呼吸困难的患儿，可做PaO_2、$PaCO_2$及血pH值测定，以此了解缺氧、酸碱失衡的类型及程度，有助于诊断、治疗和判断预后。

4. X线检查

支气管肺炎可表现为点状或小斑片状肺实

质浸润阴影，以两肺下野、心膈角区及中内带较多；也可见小斑片病灶部分融合在一起成为大片状浸润影，甚至可类似节段或大叶肺炎的形态。肺不张可见均匀致密的阴影，占据一侧胸部、一叶或肺段，阴影无结构，肺纹理消失；肺气肿可见病侧肋间距较大，透明度增强；并发脓胸可见肋膈角变钝，积液多可见一片致密阴影，肋间隙增大，纵隔、心脏向健侧移位；肺大泡时则见完整的薄壁、多无液平面的大泡影。

三、诊断与鉴别诊断

1. 诊断

根据临床有发热、咳嗽、气促或呼吸困难，肺部有较固定的中、细湿啰音，一般不难诊断。胸片有斑片影，可协助诊断。确诊后，应进一步判断病情的轻重，有无并发症，并做病原学诊断，以指导治疗和评估预后。

2. 鉴别诊断

（1）*急性支气管炎*　以咳嗽为主，一般无发热或仅有低热，肺部听诊呼吸音粗糙或有不固定的干、湿啰音。

（2）*支气管异物*　吸入异物可继发感染引起肺部炎症。根据异物吸入史，突然出现呛咳及胸部X线检查可予以鉴别，支气管纤维镜检查可确定诊断。

（3）*肺结核*　婴幼儿活动性肺结核的临床症状及X线影像改变与支气管肺炎有相似之处，但肺部啰音常不明显。应根据结核接触史、结核菌素试验、血清结核抗体检测、X线胸片随访观察加以鉴别。

四、西医治疗

（一）病因治疗

根据不同病原选择药物。

1. 细菌感染

宜采用抗生素治疗。抗生素使用原则：

（1）根据病原菌选择敏感药物。

（2）早期治疗。

（3）选用渗入下呼吸道浓度高的药物。

（4）足量、足疗程。

（5）重症宜联合用药，经静脉给药。

根据不同的病原体选择抗生素，若肺炎球菌感染，首选青霉素或羟氨苄青霉素；若金黄色葡萄球菌感染，甲氧西林敏感者首选苯唑西林钠或氯唑西林钠，耐药者选用万古霉素或联用利福平；若流感嗜血杆菌感染，首选阿莫西林加克拉维酸（或加舒巴坦）；若大肠杆菌和肺炎杆菌感染，首选头孢曲松或头孢噻肟；若绿脓杆菌肺炎首选替卡西林加克拉维酸。肺炎支原体、衣原体感染，选用大环内酯类抗生素，如红霉素、罗红霉素、阿奇霉素等。用药时间应持续至体温正常后5~7天，临床症状基本消失后3天。肺炎支原体肺炎至少用药2~3周，以免复发。葡萄球菌肺炎疗程宜长，一般于体温正常后继续用药2周，总疗程≥6周。

2. 病毒感染

目前尚无理想的抗病毒药物，临床可选用三氮唑核苷（病毒唑），每日10mg/kg，肌注或静脉滴注，亦可超声雾化吸入，对合胞病毒、腺病毒有效。干扰素抑制病毒在细胞内复制，早期使用疗效好。

（二）对症治疗

1. 氧疗

凡有呼吸困难、喘憋、口唇发绀、面色苍白等低氧血症表现者，应立即给氧。多采取鼻前庭给氧，氧流量为0.5~1L/min，氧浓度不超过40%，氧气宜湿化，以免损伤气道纤毛上皮细胞和使痰液变黏稠。缺氧严重者可用面罩给氧，氧流量为2~4L/min，氧浓度为50%~60%。若出现呼吸衰竭，则需用人工呼吸器。

2. 保持呼吸道通畅

及时清除鼻咽分泌物和吸痰，使用祛痰剂，雾化吸入；喘憋严重者选用支气管解痉剂；保证液体摄入量，有利于痰液排出。

3. 腹胀的治疗

低钾血症引起者及时补钾。若中毒性肠麻痹，应禁食，胃肠减压，用酚妥拉明每次 0.5mg/kg，加入 10%葡萄糖液 20~30mL 中静滴。

4. 肺炎合并心力衰竭的治疗

主要是镇静、给氧，增强心肌收缩力，减慢心率，增加心搏出量，减轻心脏负荷。

（三）糖皮质激素的应用

糖皮质激素可减少炎性渗出，解除支气管痉挛，改善血管通透性，降低颅内压，改善微循环。适应证：①中毒症状明显；②严重喘憋；③伴有脑水肿、中毒性脑病；④伴有感染中毒性休克、呼吸衰竭等；⑤胸膜有渗出者。可用琥珀酸氢化可的松每日 5~10mg/kg 或用地塞米松每日 0.1~0.3mg/kg 静脉点滴，疗程 3~5 天。

（四）并存症和并发症的治疗

对并存佝偻病、营养不良者，应给予针对相应疾病的治疗。对并发脓胸、脓气胸者，应及时抽脓、抽气。对年龄小、中毒症状重，或脓液黏稠，经反复穿刺抽脓不畅者，或张力性气胸都宜考虑胸腔闭式引流。

五、中医辨证论治

（一）常证

1. 风寒闭肺

证候：恶寒发热，无汗，呛咳气急，痰白而稀，口不渴，咽不红，舌质不红，舌苔薄白或白腻，脉浮紧，指纹浮红。

治法：辛温宣肺，化痰止咳。

方药：华盖散加减。常用麻黄、杏仁、甘草、桑白皮、紫苏子、赤茯苓、陈皮等。

2. 风热闭肺

证候：发热恶风，微有汗出，咳嗽气急，痰多，痰黏稠或黄，口渴咽红，舌红，苔薄白或黄，脉浮数。重证则见高热，咳嗽微喘，气急鼻扇，喉中痰鸣，面赤，便干尿黄，舌红，苔黄，脉滑数，指纹浮紫或紫滞。

治法：辛凉宣肺，化痰止咳。

方药：银翘散合麻杏石甘汤加减。常用银花、连翘、豆豉、牛蒡子、荆芥、薄荷、桔梗、生甘草、竹叶、芦根、麻黄、石膏、杏仁等。

3. 痰热闭肺

证候：发热，烦躁，咳嗽喘促，气急鼻扇，喉间痰鸣，口唇青紫，面赤口渴，胸闷胀满，泛吐痰涎，舌质红，舌苔黄腻，脉弦滑。

治法：清热涤痰，开肺定喘。

方药：五虎汤合葶苈大枣泻肺汤加减。常用麻黄、杏仁、石膏、甘草、细茶、葶苈子、大枣等。

4. 毒热闭肺

证候：高热持续，咳嗽剧烈，气急鼻扇，喘憋，涕泪俱无，鼻孔干燥，面赤唇红，烦躁口渴，小便短黄，大便秘结，舌红而干，舌苔黄，脉滑数。

治法：清热解毒，泻肺开闭。

方药：黄连解毒汤合麻杏石甘汤加减。常用黄芩、黄连、黄柏、山栀、麻黄、石膏、杏仁、甘草等。

5. 阴虚肺热

证候：病程较长，干咳少痰，低热盗汗，面色潮红，五心烦热，舌质红乏津，舌苔花剥、少苔或无苔，脉细数。

治法：养阴清肺，润肺止咳。

方药：沙参麦冬汤加减。常用沙参、麦冬、玉竹、甘草、桑叶、白扁豆、天花粉等。

6. 肺脾气虚

证候：咳嗽无力，喉中痰鸣，低热起伏不定，面白少华，动辄汗出，食欲不振，大便溏，舌质偏淡，舌苔薄白，脉细无力。

治法：补肺健脾，益气化痰。

方药：人参五味子汤加减。常用人参、白术、茯苓、五味子、麦冬、炙甘草、生姜、大枣。

（二）变证

1. 心阳虚衰

证候：突然面色苍白，口唇青紫，呼吸困难，或呼吸浅促，额汗不温，四肢厥冷，烦躁不安，或神萎淡漠，肝脏迅速增大，舌质略紫，苔薄白，脉细弱而数，指纹青紫，可达命关。

治法：温补心阳，救逆固脱。

方药：参附龙牡救逆汤加减。常用人参、附子、龙骨、牡蛎、白芍、炙甘草。

2. 邪陷厥阴

证候：壮热烦躁，神昏谵语，四肢抽搐，口噤项强，两目窜视，舌质红绛，指纹青紫，可达命关，或透关射甲。

治法：平肝息风，清心开窍。

方药：羚角钩藤汤合牛黄清心丸加减。常用羚羊角、桑叶、川贝、生地黄、钩藤、菊花、白芍、生甘草、竹茹、茯神等。

第六十六节　小儿腹泻病

小儿腹泻，或称腹泻病，是一组由多病原、多因素引起的消化道疾病，临床以大便次数增多和大便性状改变为特点。本病一年四季均可发生，夏秋季节尤其易于发病，不同季节发生的腹泻，临床表现有所不同。6个月~2岁婴幼儿发病率高，是造成小儿营养不良、生长发育障碍和死亡的主要原因之一。

一、临床表现

（一）腹泻的共同临床表现

1. 胃肠道症状

大便次数增多，每日数次至数十次，多为黄色水样或蛋花样大便，含有少量黏液，少数患儿也可有少量血便。食欲低下，常有呕吐，严重者可吐咖啡色液体。

2. 其他症状

重型腹泻除较重的胃肠道症状外，常有较明显的脱水、电解质紊乱和全身中毒症状。

（1）*脱水*　由于吐泻丢失体液和摄入量不足，使体液总量尤其是细胞外液量减少，导致不同程度脱水。患儿表现为皮肤黏膜干燥，弹性下降，眼窝、囟门凹陷，尿少、泪少，甚则出现四肢发凉等末梢循环改变。由于腹泻患儿丧失的水和电解质的比例不尽相同，可造成等渗、低渗、高渗性脱水，以前两者多见。

（2）*代谢性酸中毒*　发生的原因有吐泻丢失大量碱性物质；进食量少，热卡不足，肠吸收不良，机体得不到正常能量供应导致脂肪分解增加，产生大量酮体；脱水时血容量减少，血液浓缩，血流缓慢，组织缺氧致乳酸堆积；脱水使肾血流量亦不足，其排酸、保钠功能低下使酸性代谢产物滞留体内。患儿可出现精神不振、口唇樱红、呼吸深大等症状，但小婴儿症状很不典型。

（3）*低钾血症*　胃肠液中含钾较多，吐泻导致大量钾盐丢失；进食少，摄入钾不足等均可致体内缺钾。但脱水酸中毒时钾由细胞内转移到细胞外，血清钾大多正常。当脱水酸中毒被纠正，排尿后钾排出增加、大便继续失钾以及输入葡萄糖消耗钾等因素使血钾迅速下降，随即出现不同程度的缺钾症状。表现为精神不振、无力、腹胀、心律不齐等。

（4）*低钙和低镁血症*　腹泻患儿进食少，吸收不良，从大便丢失钙、镁，可使体内钙、镁减少，活动性佝偻病和营养不良患儿更多见，脱水、酸中毒纠正后易出现低钙症状（手足搐搦和惊厥）；极少数久泻和营养不良患儿输液后出现震颤、抽搐，用钙治疗无效时应考虑低镁血症的可能。

（二）几种常见类型肠炎的临床特点

1. 轮状病毒肠炎

轮状病毒是秋、冬季小儿腹泻最常见的病原，故轮状病毒肠炎又称秋季腹泻。呈散发或小流行，经粪-口传播，也可以气溶胶形式经呼吸道感染而致病。潜伏期1~3天，多发生在6~24个月的婴幼儿。起病急，常伴发热和上呼吸道感染症状，病初即有呕吐，常先于腹泻；大便次数多，量多，水分多，黄色水样便或蛋花样便带少量黏液，无腥臭味，常并发脱水、酸中毒及电解质紊乱。大便镜检有少量白细胞。感染后 1~3 天即有大量病毒自大便中排出，最长可达 6 天。血清抗体一般在感染后 3 周上升。病毒较难分离，有条件可直接用电镜或免疫电镜检测病毒，或用大便乳胶凝集试验检测病毒抗原，或 PCR 及核酸探针技术检测病毒基因。本病为自限性疾病，病程 3 ~ 8 天，少数病程较长。

2. 产毒性细菌引起的肠炎

潜伏期 1~2 天，起病较急。轻症仅大便次数稍增，性状轻微改变；重症腹泻频繁，量多，呈水样或蛋花样，混有黏液，伴呕吐，常发生脱水、电解质和酸碱平衡紊乱。镜检无白细胞，本病为自限性疾病，病程 3~7 天，亦可较长。

3. 侵袭性细菌引起的肠炎

常见的侵袭性细菌有侵袭性大肠杆菌、空肠弯曲菌、耶尔森菌、鼠伤寒杆菌等。潜伏期长短不一。起病急，腹泻频繁，大便呈黏冻状，带脓血。常伴恶心、呕吐、高热、腹痛和里急后重，可出现严重的中毒症状，如高热、意识改变，甚至出现休克。大便镜检有大量白细胞和数量不等的红细胞，大便细菌培养可找到相应的致病菌。

4. 出血性大肠杆菌肠炎

大便次数增多，开始为黄色水样便，后转为血水便，有特殊臭味；大便镜检有大量红细胞，常无白细胞。临床常伴腹痛。个别病例可伴发溶血性尿毒综合征和免疫性血小板减少症。

5. 抗生素诱发的肠炎

长期应用广谱抗生素可使肠道菌群失调，肠道内耐药的金黄色葡萄球菌、绿脓杆菌、变形杆菌、某些梭状芽孢杆菌和白色念珠菌大量繁殖而引起肠炎。多见于营养不良、免疫功能低下，或长期应用肾上腺皮质激素患儿，婴幼儿病情多较重。金黄色葡萄球菌肠炎的典型大便为暗绿色，量多带黏液，少数为血便。大便镜检有大量脓细胞和成簇的革兰阳性球菌，培养有葡萄球菌生长，凝固酶阳性。真菌性肠炎多为白色念珠菌所致，大便次数增多，黄色稀便，泡沫较多，带黏液，有时可见豆腐渣样细块（菌落）。大便镜检有真菌孢子和菌丝。

二、实验室及其他检查

1. 大便常规检查

大便显微镜检查，注意有无脓细胞、白细胞、红细胞及吞噬细胞，有无虫卵、寄生虫、真菌孢子和菌丝。

2. 血常规检查

病毒性肠炎白细胞总数一般不增高，细菌性肠炎白细胞总数可增高或不增高，50%以上的患儿有杆状核增高，杆状核>10%，有助于细菌感染的诊断。

3. 大便培养

对确定腹泻病原有重要意义，一次粪便培养阳性率较低，需多次培养，新鲜标本立即培养可提高阳性检出率。

4. 大便乳胶凝集实验

对某些病毒性肠炎有诊断价值，如轮状病毒、肠道腺病毒等，有较好敏感性和特异性，对空肠弯曲菌肠炎的诊断有帮助。

5. 血生化检查

对腹泻较重的患儿，应及时检查 pH、二氧化碳结合力、碳酸氢根、血钠、血钾、血氯、血渗透压等，对诊断及治疗有重要意义。

6. 其他

对迁延性和慢性腹泻者，必要时做乳糖、蔗糖或葡萄糖耐量试验等。

三、诊断与鉴别诊断

1. 诊断

根据发病季节、病史（包括喂养史和流行病学资料）、临床表现和大便性状易于做出临床诊断。必须判定有无脱水（程度和性质）、电解质紊乱和酸碱失衡；同时注意寻找病因，一般大便无或偶见少量白细胞者，为侵袭性细菌以外的病因（如病毒、非侵袭性细菌、寄生虫等肠道内、外感染或喂养不当）引起的腹泻，多为水泻，有时伴脱水症状；大便有较多白细胞者，常由各种侵袭性细菌感染所致。

2. 鉴别诊断

（1）生理性腹泻　多见于6个月以内婴儿，外观虚胖，常有湿疹，生后不久即出现腹泻，除大便次数增多外，无其他症状，食欲好，不影响生长发育。近年来发现此类腹泻可为乳糖不耐受的一种特殊类型，添加辅食后，大便即转为正常。

（2）导致小肠消化吸收功能障碍的各种疾病　如乳糖酶缺乏、葡萄糖-半乳糖吸收不良、失氯性腹泻、原发性胆酸吸收不良、过敏性腹泻等，可根据各病特点进行鉴别。

（3）细菌性痢疾　常有流行病学接触史，便次多，量少，脓血便伴里急后重，大便镜检有较多脓细胞、红细胞和吞噬细胞，大便细菌培养有痢疾杆菌生长可确诊。

（4）坏死性肠炎　中毒症状较严重，腹痛，腹胀，频繁呕吐，高热，大便糊状呈暗红色，渐出现典型的赤豆汤样血便，常伴休克，腹部X线摄片呈小肠局限性充气扩张，肠间隙增宽，肠壁积气等。

四、西医治疗

（一）饮食疗法

腹泻时应注意进行饮食调整，减轻胃肠道负担，但是由于肠黏膜的修复及蛋白丢失导致机体对蛋白质需求增加，故控制饮食应适当，以保证机体生理的需要量，补充疾病消耗，利于疾病的恢复。母乳喂养的患儿可继续母乳喂养；混合喂养或人工喂养的患儿，用稀释牛奶或奶制品喂养，逐渐恢复正常饮食；儿童则采用半流质易消化饮食，然后恢复正常饮食。有严重呕吐者可暂时禁食4~6小时，但不禁水，待病情好转，再由少到多，由稀到稠逐渐恢复正常饮食；病毒性肠炎多有继发性双糖酶缺乏，可采用去乳糖饮食，如用去乳糖配方奶粉或去乳糖豆奶粉。有些患儿在应用无双糖饮食后腹泻仍不改善，需要考虑蛋白过敏引起的过敏性腹泻，改用其他种类饮食。腹泻停止后，继续给予营养丰富的饮食，并每日加餐一次，共两周。

（二）液体疗法

主要是纠正水、电解质紊乱及酸碱失衡。脱水往往是急性腹泻死亡的主要原因，合理的液体疗法是降低病死率的关键。治疗小儿腹泻常用的液体疗法有口服补液法和静脉补液法。

1. 口服补液

世界卫生组织推荐的口服补液盐（ORS）可用于预防和纠正腹泻轻、中度脱水而无明显周围循环障碍者。轻度脱水50~80mL/kg，中度脱水80~100mL/kg，少量频服，8~12小时将累积损失量补足。脱水纠正后维持补液，将ORS液加等量水稀释使用。新生儿和有明显呕吐、腹胀、休克、心肾功能不全或其他严重并发症的患儿，不宜采用口服补液。使用过程中如发现眼睑浮肿可改白开水口服。

2. 静脉补液

适用于中度以上脱水，病情重、呕吐腹泻剧烈或腹胀患儿。静脉补液首先要根据脱水的程度和性质制定“三定”，即定量（输液总量）、定性（溶液种类）、定速（输液速度），然后根据患儿具体病情适当调整方案。

第1天补液：

（1）定量　包括补充累积损失、生理需要及继续损失的液体总量。根据脱水的程度确定，轻度脱水时90~120mL/kg，中度脱水时120~150mL/kg，重度脱水时150~180mL/kg。对少数营养不良，肺、心、肾功能不全的患儿应根据具体病情再做详细计算。

（2）定性　溶液中电解质溶液与非电解质溶液的比例应根据脱水的性质而定。等渗性脱水用1/2张含钠液，低渗性脱水用2/3张含钠液，高渗性脱水用1/3张含钠液。如临床判断脱水性质有困难，可先按等渗脱水处理。

（3）定速　输液的速度主要取决于脱水的程度和继续损失的量和速度。原则上是先快后慢，有重度脱水或有休克表现需尽快补充血容量，可用等渗含钠液 20mL/kg，在 30~60 分钟内快速输入。累积损失量（扣除扩容液量）应在 8~12 小时补完，每小时 8~10mL/kg；在脱水基本纠正后，补充继续损失量和生理需要量时速度宜减慢，于 12~16 小时内补完，约每小时 5mL/kg；若吐泻缓解，可酌情减少补液量或改为口服补液。

（4）纠正酸中毒　治疗重点应是纠正引起代谢性酸中毒的原发病及尽早恢复肾循环和肾功能。轻度酸中毒能随脱水的改善而得到纠正，不需另给碱性药物。对重度酸中毒可根据临床症状结合血气测定结果用 1.4%碳酸氢钠进行纠正。

（5）钾的补充　低钾的纠正一般可按 10%氯化钾每日 1~3mL/kg 计算，浓度一般不超过 0.3%（新生儿常用 0.15%~0.2%）。每日静脉滴入的总量不应少于 8 小时，切忌将钾盐静脉直接推注。因细胞内钾浓度恢复正常要有一个过程，一般静脉补钾要持续 4~6 天。患儿能口服或缺钾不严重时，可用口服方法，剂量同静脉注射。患儿若能恢复原来饮食的半量时，即可考虑停止钾的补充。一般情况下，补钾的原则是见尿补钾，因为无尿时补钾则钾潴留在体内，有引起高钾可能。

（6）其他电解质的补充　在补液过程中，如出现手足搐搦（尤多见于营养不良、佝偻病患儿），可由静脉缓慢推入 10%葡萄糖酸钙 5~10mL（用等量葡萄糖溶液稀释）。如用钙剂后搐搦不见缓解反而加重，考虑低镁的可能，或经血镁测定证实时，可给 25%硫酸镁，每次 0.1mg/kg，每日 2~3 次，深部肌肉注射，症状消失后停用。

第 2 天及以后的补液量：

根据继续损失和生理需要量补充。病情明显缓解者，可改为口服补液。若腹泻仍频繁或呕吐者，应继续采用静脉补液。生理需要量则按每日 60~80mL/kg 计算，用 1/3 张含钠液补充，能口服则减量；继续损失的补充原则为丢失多少补多少，一般给 1/3~1/2 张含钠液；同时仍需注意继续补钾和纠正酸中毒。

3. 药物治疗

（1）控制感染　病毒性及非侵袭性细菌所致，一般不用抗生素，应合理使用液体疗法，选用微生态制剂和肠黏膜保护剂。但对重症患儿、新生儿、小婴儿和免疫功能低下的患儿应选用抗生素。根据大便培养和药敏试验结果进行调整。黏液、脓血便患者多为侵袭性细菌感染，针对病原选用第三代头孢菌素类、氨基糖苷类抗生素。婴幼儿选用氨基糖苷类和其他有明显副作用的药物时应慎重。

（2）微生态疗法　长期腹泻者大多与肠道功能及肠道菌群失调有关，故切忌滥用抗生素，可用微生态疗法。微生态制剂有助于恢复肠道正常菌群的生态平衡，抑制病原菌的定植和侵袭，有利于控制腹泻。常用的有双歧杆菌、嗜乳酸杆菌、粪链球杆菌、需氧芽孢杆菌等菌制剂。如肠道菌群严重紊乱，应选用两种以上的菌制剂进行治疗。

（3）肠黏膜保护剂　与肠道黏液蛋白相互作用可增强其屏障功能，同时能吸附病原体和毒素，阻止病原微生物的攻击，维持肠细胞的吸收和分泌功能，如蒙脱石粉。

（4）补锌治疗　世界卫生组织（WHO）/联合国儿童基金会建议，对于急性腹泻患儿，应每日给予元素锌 20mg（超过 6 个月的患儿），6 个月以下婴儿每日 10mg，疗程10~14 天。

注意避免用止泻剂，由于它具有抑制胃肠动力的作用，从而增加细菌繁殖和毒素吸收，感染性腹泻应用时很危险。

4. 迁延性和慢性腹泻病的治疗

主要是积极寻找病程迁延的原因，针对病因治疗；同时实施液体疗法、营养治疗和药物疗法。

（1）液体疗法　预防和治疗脱水，纠正电解质紊乱，调节酸碱平衡。

（2）营养治疗　此类患儿多有营养障碍，因此继续饮食是十分必要的。应继续母乳喂养；人工喂养者应调整饮食，6 个月以下小儿，用牛奶加等量米汤或水稀释，或用酸奶，也可用奶-谷类混合物，每日喂6次，以保证足够的热量；6个月以上的可用已习惯的日常饮食，应由少到多，由稀到稠；双糖不耐受患儿宜采用去双糖饮食，如豆浆或去乳糖配方奶粉。少数严重病例不能耐受口服营养物质，可采用静脉营养。

（3）*药物疗法* 抗生素应慎用，仅用于分离出特异病原的患儿，并要依据药物敏感试验结果选用。注意补充微量元素与维生素，同时给予微生态疗法和肠黏膜保护剂。

五、中医辨证论治

（一）常证

1. 风寒泻

证候：大便清稀，夹有泡沫，臭气不甚，肠鸣腹痛，或伴恶寒发热，鼻流清涕，咳嗽，舌质淡，苔薄白，脉浮紧，指纹淡红。

治法：疏风散寒，化湿和中。

方药：藿香正气散加减。常用药物大腹皮、白芷、紫苏、茯苓、半夏、白术、陈皮、厚朴、桔梗、藿香、甘草等。

2. 湿热泻

证候：大便水样，或如蛋花汤样，泻下急迫，量多次频，气味秽臭，或泻下不爽，腹痛时作，食欲不振，或伴呕恶，神疲乏力，或发热烦闹，口渴，小便短黄，舌质红，苔黄腻，脉滑数，指纹紫。

治法：清肠解热，化湿止泻。

方药：葛根黄芩黄连汤加减。常用药物葛根、黄芩、黄连等。

3. 伤食泻

证候：大便稀溏，夹有乳凝块或食物残渣，气味酸臭，或如败卵，脘腹胀满，便前腹痛，腹痛拒按，泻后痛减，嗳气酸馊，或有呕吐，不思乳食，夜卧不安，舌苔厚腻，或微黄，脉滑实，指纹滞。

治法：消食化滞，运脾和胃。

方药：保和丸加减。常用药物山楂、神曲、莱菔子、半夏、陈皮、茯苓、连翘等。

4. 脾虚泻

证候：大便稀溏，色淡不臭，多于食后作泻，时轻时重，神疲倦怠，面色萎黄，腹胀纳呆，舌淡苔白，脉缓弱，指纹淡。

治法：健脾益气，助运止泻。

方药：参苓白术散加减。常用药物人参、白术、茯苓、山药、薏苡仁（炒）、桔梗、甘草、白扁豆、莲子肉、砂仁、大枣等。

5. 脾肾阳虚泻

证候：久泻不止，大便清稀，澄澈清冷，完谷不化，或见脱肛，形寒肢冷，面色㿠白，精神萎靡，睡时露睛，舌淡苔白，脉细弱，指纹色淡。

治法：温补脾肾，固涩止泻。

方药：附子理中汤合四神丸加减。常用药物人参、白术、炮姜、炙甘草、附子、肉豆蔻、补骨脂、五味子、吴茱萸、大枣等。

（二）变证

1. 气阴两伤

证候：泻下过度，质稀如水，心烦不安或精神不振，啼哭少泪，目眶及囟门凹陷，皮肤干燥或枯瘪，口渴引饮，小便短少，甚至无尿，唇红而干，舌红少津，苔少或无苔，脉细数。

治法：益气养阴。

方药：人参乌梅汤加减。常用药物人参、莲子（炒）、炙甘草、乌梅、木瓜、山药等。

2. 阴竭阳脱

证候：泻下不止，次频量多，面色青灰或苍白，精神萎靡，表情淡漠，哭声微弱，啼哭无泪，少尿或无尿，四肢厥冷，舌淡无津，脉沉细欲绝。

治法：回阳固脱。

方药：生脉散合参附龙牡救逆汤加减。常用药物人参、麦冬、五味子、附子、龙骨、牡蛎等。

第六十七节 急性肾小球肾炎

急性肾小球肾炎（AGN）是指一组病因不一，临床表现为急性起病，多有前期感染，以血尿为主，伴不同程度的蛋白尿、水肿、高血压或肾功能不全为特点的肾小球疾患。可分为急性链球菌感染后肾小球肾炎（APSGN）和非链球菌感染后肾小球肾炎。小儿时期以前者占绝大多数。本节内容主要介绍APSGN，该病任何年龄皆可发病，5~14岁为多见，2岁以下少见。男女发病比例约为2∶1。预后一般良好，多数在半年内恢复正常，少数尿轻微改变持续1年左右。

一、临床表现

（一）前驱感染

发病前1~3周有上呼吸道或皮肤等前驱感染。经1~3周无症状的间歇期而急性起病。

（二）典型表现

起病时可有低热、疲倦乏力、食欲不振、恶心呕吐、咳嗽等，肾炎症状主要表现为水肿、血尿和高血压。

1. 浮肿少尿

浮肿为早期最常见的症状，自颜面眼睑开始，1~2日渐及全身，呈非凹陷性。少数亦可有胸水、腹水，浮肿时尿量减少，多在1周后随尿量增多而水肿消退。

2. 血尿

几乎所有病例都有镜下血尿，50%~70%病例有肉眼血尿。中性或碱性尿呈鲜红色或洗肉水样，酸性尿呈浓茶样。肉眼血尿通常在1~2周转为镜下血尿。镜下血尿一般持续1~3个月，少数病例可延续半年或更久。

3. 少尿

水肿时尿量减少，肉眼血尿严重者可伴排尿困难。

4. 蛋白尿

可有不同程度的蛋白尿，多数<3g/d，约20%可达肾病水平。

5. 高血压

病程早期30%~80%患儿有高血压。在1~2周后随尿量增多血压可逐渐下降，少数可迁延1~2个月。

（三）严重表现

1. 严重的循环充血

由于水钠潴留，血容量增加而出现循环充血。表现为呼吸急促、肺部闻及湿啰音，严重者可出现呼吸困难、颈静脉怒张、胸闷及频咳，吐粉红色泡沫痰，两肺满布湿啰音，甚至出现心界扩大、肝大及压痛，水肿加剧。症状和体征与急性心力衰竭相似，而发病机理并非真正心肌泵血功能衰竭。但血压增高加重心脏负担和引起心肌受损时，也可能发展为真正的心力衰竭。

2. 高血压脑病

由于血压骤升，脑血管痉挛，导致脑组织缺血、缺氧、血管渗透性增高而发生脑水肿。常见于病程早期，血压在150~160/100~110mmHg以上，并有剧烈头痛、恶心呕吐、视力障碍、惊厥、昏迷等临床表现。

3. 急性肾功能衰竭

常发生于疾病初期，由于尿量减少可表现为暂时血尿素氮增高，不同程度的高钾血症及代谢性酸中毒，一般持续3~5日或1周以上，随尿量增加而好转。少数严重病例可持续数周不恢复，预后较差。

（四）非典型表现

1. 无症状性急性肾炎

患儿仅有血尿或血补体C_3降低而无临床症状。

2. 肾外症状性急性肾炎

以水肿和（或）高血压起病，严重者有高

血压脑病或循环充血症状，而尿改变轻微或无改变，但有链球菌前驱感染和血补体 C_3 明显降低。

3. 以肾病综合征表现的急性肾炎

患儿起病或在病程中出现大量蛋白尿、低蛋白血症和高胆固醇血症，水肿严重并部分转变为凹陷性。此类患儿肾活检病理改变类似典型病例；亦有报告此型患者肾小球毛细血管袢免疫物质沉积较一般患者为多。预后较差。

二、实验室及其他检查

1. 尿常规检查

血尿，尿镜检除见多少不等的红细胞外，可见白细胞、颗粒管型、细胞管型等。尿蛋白多在（+）～（+++）之间，且与血尿的程度相平行。

2. 血常规检查

白细胞计数可增高或正常；血沉加快。

3. 肾功能检查

血尿素氮和肌酐可增高，肌酐清除率降低，随利尿消肿多数迅速恢复正常。

4. 血清补体检查

急性期绝大多数患儿总补体（CH_{50}）及 C_3、C_5～C_9下降，90%以上于病后 8 周前恢复。

5. 抗链球菌抗体检查

上呼吸道链球菌感染者，抗链球菌溶血素 O（ASO）滴度升高，一般于 10～14 天后开始上升，3～5 周达高峰，半数患儿半年后恢复正常。皮肤感染后 APSGN 者 ASO 升高不明显，抗脱氧核糖核酸和抗透明质酸酶滴度升高。

三、诊断与鉴别诊断

1. 诊断

根据急性起病，1～3 周前有链球菌感染史（上呼吸道或皮肤感染），典型表现为浮肿、高血压和血尿，不同程度蛋白尿，急性期血清 ASO 滴度升高，总补体及 C_3暂时性下降，可临床诊断为急性肾炎。

2. 鉴别诊断

（1）其他病原体感染后肾炎　细菌、病毒、支原体等多种病原体可引起急性肾炎。可从原发感染灶及各自临床特点相区别。

（2）IgA 肾病　以血尿为主要症状，表现为反复发作的肉眼血尿，多在上呼吸道感染 24～48 小时出现，多无水肿、高血压，血清 C_3正常，肾脏组织活检可确诊。

（3）继发性肾炎　因过敏性紫癜性肾炎、狼疮性肾炎、乙型肝炎病毒相关性肾炎等一些继发性肾炎也可以急性起病，故应注意排除。

（4）原发性肾病综合征　具有肾病综合征表现的急性肾炎需与原发性肾病综合征鉴别。若患儿呈急性起病，有明确的链球菌感染的证据，血清 C_3降低，肾活检病理为毛细血管内增生性肾炎者有助于急性肾炎的诊断。

（5）慢性肾炎急性发作　既往肾炎史不详，无明显前期感染，除有肾炎症状外常有贫血，肾功能异常，低比重尿或固定低比重尿，尿改变以蛋白增多为主。

四、西医治疗

（一）休息

急性期必须卧床休息 2～3 周，待肉眼血尿消失，水肿减退，血压正常后方可下床轻微活动。血沉正常后可上学，3 个月内应避免剧烈的体力活动。当尿沉渣细胞绝对计数正常后恢复正常活动。

（二）饮食

有水肿、高血压者应限盐及限水；有氮质血症者应限制蛋白摄入；尿少尿闭时，应限制高钾食物。

（三）防治感染

有链球菌感染灶者应用青霉素 10～14 天，以彻底清除体内病灶中残余细菌，减轻抗原抗体反应。

（四）利尿

水肿、尿少、高血压时可口服氢氯噻嗪，每

日1～2mg/kg，分2次口服；明显循环充血患者可用呋塞米，每次1mg/kg静脉注射，每日1～2次。

（五）降压

凡经休息、限水、限盐、利尿而血压仍高者，或血压迅速升高至140mmHg/90mmHg（18.5/12kPa），且有明显自觉症状时，应给予降压。①卡托普利，为血管紧张素转换酶抑制剂，剂量自每日0.3～0.5mg/kg起，最大剂量每日5～6mg/kg，分3次口服，作用较快，15分钟即见效，与硝苯地平交替使用降压效果更佳；②硝苯地平（心痛定），开始剂量为每日0.25mg/kg，最大剂量为每日1mg/kg，分3次口服或舌下含服。

（六）严重并发症的治疗

1. 高血压脑病

选用降压效力强而迅速的药物。首选硝普钠，对伴肺水肿者尤宜，起效快，但维持时间短，停用后5分钟作用消失，须维持静滴，小儿可给5～20mg溶于100mL葡萄糖液中以每分钟1μg/kg速度开始静滴，视血压调整，输液瓶及输液管均应黑纸包裹避光。对持续抽搐者可应用地西泮每次0.1～0.3mg/kg，总量不超过10mg，静脉注射，利尿剂有协助降压的效果，宜采用速效有力的利尿剂和脱水剂。

2. 急性严重循环充血

严格卧床休息，限制水钠摄入量，使用强利尿剂（如呋塞米或利尿酸静脉注射或滴注）。必要时加用酚妥拉明或硝普钠以减轻心脏前后负荷，经上述治疗仍未能控制者可行腹膜透析、血液滤过或血液透析，以及时迅速缓解循环的过度负荷。

3. 急性肾功能衰竭

急性肾功能衰竭是急性肾炎的主要死亡原因。治疗原则是保持水、电解质及酸碱平衡，严格控制24小时入液量，供给足够热量，防止并发症，促进肾功能的恢复。

五、中医辨证论治

（一）常证

1. 风水相搏

证候：起病迅速，头面眼睑先肿，继而四肢及全身水肿，皮肤光亮，压之凹陷，随手即起，尿少或有血尿，常有发热，恶风，咳嗽，肢痛，苔薄白，脉浮。

治法：疏风宣肺，利水消肿。

方药：麻黄连翘赤小豆汤合五苓散加减。常用麻黄、连翘、赤小豆、杏仁、桑白皮、生姜、大枣、甘草等。

2. 湿热内侵

证候：浮肿或轻或重，尿少色赤，皮肤生疮或咽喉肿痛，头身困重，脘闷纳呆，口渴口苦，心烦，大便秘结或溏而不爽，或伴发热，舌红，苔黄腻，脉滑数。

治法：清热利湿，凉血止血。

方药：五味消毒饮合小蓟饮子加减。常用金银花、野菊花、蒲公英、紫花地丁、紫背天葵子、生地黄、小蓟、滑石、木通、蒲黄、藕节、淡竹叶、当归、栀子、炙甘草等。

3. 气虚邪恋

证候：水肿不著，身倦乏力，面色萎黄，纳少便溏，自汗出，易于感冒，或有镜下血尿，舌淡红，苔白腻，脉缓弱。

治法：健脾益气，兼化湿浊。

方药：参苓白术散加减。常用人参、白术、茯苓、甘草、薏苡仁、桔梗、山药、白扁豆、莲子肉、砂仁、大枣等。

4. 阴虚邪恋

证候：水肿不著，血尿迁延，时轻时重，神倦头晕，手足心热，盗汗，或有反复咽红，舌红少苔，脉细数。

治法：滋阴补肾，兼清余热。

方药：知柏地黄丸合二至丸加减。常用知母、黄柏、熟地黄、山药、山萸肉、茯苓、泽泻、丹皮、女贞子、墨旱莲等。

（二）变证

1. 水凌心肺

证候：全身浮肿，尿少或无尿，咳嗽气急，心悸，胸闷，烦躁不能平卧，口唇青紫，四末不温，指甲发绀，舌苔白或白腻，脉细数无力。

治法：泻肺逐水，温阳扶正。

方药：己椒苈黄丸合参附汤加减。常用防己、椒目、葶苈子、大黄、人参、附子、生姜、大枣等。

2. 邪陷心肝

证候：面目肢体浮肿，尿少色赤，头痛眩晕，视物模糊，口苦烦躁，甚或神昏抽搐，舌红，苔黄糙，脉弦。

治法：平肝泻火，清心利水。

方药：龙胆泻肝汤合羚角钩藤汤加减。常用龙胆草、黄芩、栀子、泽泻、木通、车前子、当归、柴胡、生地黄、羚羊角、桑叶、川贝、钩藤、菊花、白芍、生甘草、竹茹、茯神等。

3. 水毒内闭

证候：全身浮肿，尿少或尿闭，头晕，头痛，恶心呕吐，纳差，畏寒肢冷，神疲无力，嗜睡，甚或昏迷，舌质淡胖，苔腻，脉弦或数。

治法：辛开苦降，解毒利尿。

方药：温胆汤合附子泻心汤加减。常用半夏、陈皮、甘草、竹茹、枳实、生姜、大黄、黄芩、黄连、附子等。

第六十八节　过敏性紫癜

过敏性紫癜又称亨-舒综合征（HSP），是一种以小血管炎为主要病变的全身性血管炎性综合征，以皮肤紫癜、关节肿痛、腹痛、便血及血尿、蛋白尿为主要临床表现。各年龄均可发病，常见发病年龄为2~8岁，男孩发病率高于女孩，一年四季均有发病，以春秋两季多见。

一、临床表现

发病一般较急，多数病儿在发病前1~3周有上呼吸道感染史，多以皮肤紫癜为首发症状，一般在1~4周内渐呈现一组典型的临床综合征。主要症状和体征有：

1. 皮肤紫癜

病程中反复出现皮肤紫癜为本病特点。多见于下肢、臀部，部分累及上肢、躯干，面部少见。典型皮疹初为小型荨麻疹或紫红色斑丘疹，高出皮肤，此后红斑中心发生点状出血，颜色加深，呈棕褐色，并可融合成片，压之不褪色，重症患儿大片融合成大疱伴出血性坏死。皮疹无压痛，不痒或微痒，分批出现，新旧并存，呈对称性分布。一般4~6周消退，不留痕迹，也可迁延数周或数月。有时发病早期手臂、足背、眼周、前额、头皮及会阴部出现血管神经性水肿，肿胀处可有压痛。

2. 消化道症状

约2/3患儿出现消化道症状，以脐周或下腹部绞痛伴呕吐为主。约半数病儿大便潜血试验阳性，部分病儿出现便血，甚至呕血。少数患儿可并发肠套叠、肠梗阻、肠穿孔及出血性小肠炎，需外科手术治疗。如果腹痛在皮肤症状之前出现，易被误诊为外科急腹症，甚至错行开腹手术。

3. 关节症状

近1/3病例出现多发性大关节肿痛，以膝、踝受累多见，肘、腕次之，可单发也可多发，呈游走性、对称性，常反复发作，关节腔内为浆液性渗出积液，数日后消失，不留畸形。

4. 肾脏症状

30%~60%患儿出现肾脏损害的临床表现。多在皮疹出现后1个月出现，也可出现于皮疹消退后或疾病静止期。肾脏症状轻重不一，多数患儿出现血尿和蛋白尿，少数重症患儿伴浮肿及高血压，为紫癜性肾炎。少数呈肾病综合征表现。肾脏病变轻重与预后关系密切，多数病儿肾脏病变能完全恢复，少数患儿在几年后发展为慢性肾炎，偶有发生急性肾功能衰竭，死于尿毒症。

5. 其他表现

中枢神经系统病变是本病潜在危险之一，偶可发生颅内出血、惊厥、昏迷、失语等。

二、实验室及其他检查

1. 血常规检查

白细胞正常或增加，嗜酸性粒细胞可增高；血小板计数正常或升高；出血和凝血时间正常，血块收缩试验正常。部分患儿毛细血管脆性试验阳性。血沉轻度增快。

2. 尿常规检查

肾脏受累时可出现镜下血尿及蛋白尿，重症有肉眼血尿。

3. 大便常规检查

有消化道症状，如腹痛患儿，大便潜血试验可阳性。

4. 免疫学检查

约半数病人IgA水平升高，IgG、IgM水平升高或正常，补体C_3、C_4正常或升高。抗核抗体及RF阴性。

5. 其他

腹部超声检查有利于早期诊断肠套叠；头颅MRI对有中枢神经系统症状患儿可予确诊；肾脏症状较重和迁延患儿可行肾穿刺以了解病情，并给予相应治疗。

三、诊断与鉴别诊断

1. 诊断

主要依靠典型的皮肤紫癜，或同时伴腹痛、便血、关节肿痛、肾损害等表现来进行诊断。

2. 鉴别诊断

以单一症状起病的初期需与以下疾病鉴别：

（1）免疫性血小板减少症　皮肤、黏膜可见出血点及瘀斑，不高出皮肤，分布在全身各处，血小板计数减少，出血时间延长，骨髓中成熟巨核细胞减少。

（2）细菌感染　如脑膜炎双球菌菌血症、败血症及亚急性细菌性心内膜炎均可出现紫癜样皮疹，这些疾病的紫癜一开始即为瘀血斑，其中心部位可有坏死。起病急骤，全身中毒症状重，血培养阳性。

（3）急腹症　在皮疹出现前发生腹痛等症状应与急腹症鉴别。儿童期出现急性腹痛者，要考虑过敏性紫癜的可能，此时应仔细寻找典型皮肤紫癜，注意关节、腹部、肾脏的综合表现。

（4）其他　肾脏症状明显时应与链球菌感染后肾小球肾炎、IgA肾病等相鉴别；有关节症状者应注意与风湿性关节炎鉴别。

四、西医治疗

（一）对症治疗

有腹痛时应用654-2、阿托品等解痉药物；有消化道症状时应限制粗糙饮食，大剂量维生素C、钙剂及抗组胺药可降低过敏反应强度，缓解部分病人腹痛症状；有消化道出血时应禁食并考虑输血，可静脉滴注西咪替丁，每日20～40mg/kg。

（二）肾上腺皮质激素与免疫抑制剂

激素的使用对缓解严重的血管神经水肿、关节痛、腹痛有效。一般采用短程用药，在急性发作症状明显时服用泼尼松，每日1～2mg/kg，分次口服1～2周，或甲基泼尼松龙每日5～10mg/kg，分2次静滴，症状缓解后逐渐减量停药。若并发肾炎且经激素治疗无效者，可考虑联合用免疫抑制剂如硫唑嘌呤、环磷酰胺（冲击或口服）或雷公藤多苷片以抑制严重免疫损伤，有利于保护残存肾功能。

（三）抗凝治疗

阿司匹林每日3～5mg/kg，每日1次口服；潘生丁每日2～3mg/kg，分次口服，可阻止血小板聚集和血栓形成，改善微循环。以过敏性紫癜肾炎为主要表现时可选用肝素钠，每次120～150U/kg，每天1次静脉滴注，连用5天。

五、中医辨证论治

1. 风热伤络

证候：起病较急，紫癜以下肢和臀部为多，呈对称性，颜色鲜红，呈丘疹或红斑，大小形态不一，可融合成片，或有痒感，伴发热恶风，咳嗽咽痛，舌质红，苔薄黄，脉浮数。

治法：祛风清热，凉血安络。

方药：银翘散加减。常用金银花、连翘、豆豉、牛蒡子、荆芥、薄荷、桔梗、生甘草、竹叶、芦根等。

2. 血热妄行

证候：起病急骤，面赤咽干，皮肤瘀点瘀斑密集或成片，或伴关节肿痛，或伴腹痛，便血尿血，或有发热，大便干燥，舌质红绛，苔黄燥，脉弦数。

治法：清热解毒，凉血止血。

方药：犀角地黄汤加减。常用犀角、生地黄、丹皮、芍药等。

3. 湿热痹阻

证候：皮肤紫癜多见于关节周围，尤以膝踝关节为主，关节肿胀灼痛，影响肢体活动，偶见腹痛、尿血，舌质红，苔黄腻，脉滑数或弦数。

治法：清热利湿，通络止痛。

方药：四妙散加减。常用黄柏、苍术、牛膝、薏苡仁等。

4. 阴虚火旺

证候：起病缓慢，时发时隐，或紫癜已退，仍有腰背酸软，五心烦热，潮热盗汗，头晕耳鸣，尿血，便血，舌质红，少苔，脉细数。

治法：滋阴降火，凉血止血。

方药：知柏地黄丸加减。常用防己、黄芪、白术、甘草、生姜、大枣等。

5. 气虚血瘀

证候：病情反复发作，斑疹紫暗，腹痛绵绵，神疲倦怠，面色少华，纳少，舌淡边尖有瘀点瘀斑，苔薄白，脉细弱。

治法：补中益气，化瘀止血。

方药：补中益气汤加减。常用黄芪、人参、白术、炙甘草、当归、陈皮、升麻、柴胡、生姜、大枣等。

第六十九节　水　痘

水痘系由水痘-带状疱疹病毒引起的小儿常见急性传染病，临床特征为发热，皮肤黏膜分批出现瘙痒性斑、丘、疱疹及结痂，且上述各期皮疹可同时存在。全年均可发生，以冬春季节多见，多为散发性，但偏僻地区偶可暴发，城市可每2～3年发生周期性流行。发病年龄6～9岁多见。水痘患者为其主要传染源，通过空气飞沫或接触病人疱疹内的疱浆可传播，人群对水痘普遍易感。感染水痘后可获得持久的免疫力，但以后可以发生带状疱疹。水痘的潜伏期为10～21天，结痂后病毒消失，传染期为自发疹前24小时至病损结痂，约10天。

一、临床表现

（一）典型水痘

潜伏期10～20天，平均14天。临床上可分为前驱期和出疹期。前驱期可无症状或仅有轻微症状，可见低热或中等程度发热、头痛、全身不适、乏力、食欲减退、咽痛、咳嗽等，持续1～2天即迅速进入出疹期。

皮疹特点：

1. 初为红斑疹，数小时后变为深红色丘疹，再经数小时发展为疱疹。位置表浅，形似露珠水滴，椭圆形，3～5mm 大小，壁薄易破，周围有红晕。疱液初透明，数小时后变为混浊，若继发化脓性感染则成脓疱，常因瘙痒使患者烦躁不安。

2. 皮疹呈向心分布，先出现于头面、躯干，继为四肢，四肢远端、手掌及足底均较少。部分患者鼻、咽、口腔、结膜和外阴等处黏膜可发疹，黏膜疹易破，形成溃疡而疼痛。

3. 水痘皮疹先后分批陆续出现，每批历时1～6天，皮疹数目为数个至数百个不等。同一时期常可见斑、丘、疱疹和结痂同时存在。

4. 疱疹持续 2～3 天后从中心开始干枯结痂，再经 1 周痂皮脱落，一般不留疤痕，若继发感染则脱痂时间延长，甚至可能留有疤痕。

（二）重症水痘

免疫功能低下者易形成播散性水痘，表现为高热及全身中毒症状重，皮疹多而密集，易融合成大疱型或呈出血性，或伴有血小板减少而发生暴发性紫癜。此外，重症水痘还可出现水痘肺炎、水痘脑炎、横贯性脊髓炎、水痘肝炎、心肌炎及肾炎等并发症。若多脏器受病毒侵犯，病死率极高。

（三）先天性水痘

妊娠早期感染水痘可能引起胎儿先天畸形（如肢体萎缩、头小畸形、白内障等）；若发生水痘后数天分娩亦可发生新生儿水痘。该型水痘易发生弥漫性水痘感染，呈出血性，并累及肺和肝，病死率高。

二、实验室及其他检查

1. 血常规检查

白细胞总数正常或稍低。

2. 疱疹刮片

刮取新鲜疱疹基底组织涂片，瑞氏染色见多核巨细胞，苏木素-伊红染色可见细胞核内包涵体。

3. 病毒分离

将疱疹液直接接种于人胚纤维母细胞，分离出病毒再做鉴定，仅用于非典型病例。

4. 血清学检测

检测水痘病毒特异性 IgM 抗体或双份血清特异性 IgG 抗体 4 倍以上升高可协助诊断。

三、诊断与鉴别诊断

1. 诊断

典型水痘根据流行病学资料、临床表现，尤其皮疹形态、分布特点，不难做出诊断。非典型病例需靠实验室检测进行确诊。

2. 鉴别诊断

（1）丘疹样荨麻疹　本病多见于婴幼儿，系皮肤过敏性疾病，皮疹多见于四肢，可分批出现，为红色丘疹，顶端有小水疱，壁较坚实，痒感显著，周围无红晕，不结痂。

（2）手足口病　本病皮疹多以疱疹为主，疱疹出现的部位以口腔、臀部、手掌、足底为主，疱疹分布以离心性为主。

四、西医治疗

（一）对症治疗

皮肤瘙痒可局部应用炉甘石洗剂。

（二）抗病毒治疗

对重症或有并发症或免疫功能受损的患者应及早使用抗病毒药。首选阿昔洛韦（无环鸟苷，ACV）每次 10mg/kg 静脉滴注，每 8 小时一次，疗程 7～10 天。一般应在皮疹出现后 24 小时内开始应用。此外，早期应用 α-干扰素可促进疾病恢复。

继发皮肤细菌感染时加用抗菌药物。糖皮质激素对水痘病程有不利影响，可导致病毒播散，应禁用。

五、中医辨证治疗

1. 邪郁肺卫

证候：无热或微热，鼻塞流涕，偶有轻咳，24 小时左右出小红疹，数小时到 1 天后，大多变成椭圆形疱疹，疹壁薄，疱浆清亮，根盘微红晕，痘疹稀疏，多见于躯干、颜面及头皮，舌质淡，苔薄白，脉浮数。

治法：疏风清热，解毒利湿。

方药：银翘散加减。常用金银花、连翘、豆豉、牛蒡子、荆芥、薄荷、桔梗、生甘草、竹叶、芦根。

2. 毒炽气营

证候：壮热烦躁，口渴引饮，面赤唇红，口舌生疮，痘疹密布，疹色紫暗，疱浆混浊，甚至出现出血性皮疹，大便干结，小便黄赤，舌质红绛，舌苔黄糙而干，脉洪数。

治法：清气凉营，化湿解毒。

方药：清胃解毒汤加减。常用升麻、黄连、丹皮、生地黄、黄芩、石膏等。

第七十节　流行性腮腺炎

流行性腮腺炎是由腮腺炎病毒所引起的急性呼吸道传染病，临床以腮腺肿胀、疼痛为主要特征。腮腺炎病毒除侵犯腮腺外，还可能累及其他腺体和器官，引起脑膜炎、脑膜脑炎、睾丸炎、卵巢炎和胰腺炎等。本病一年四季都有发生，冬春两季较易流行。早期患者及隐性感染者均为传染源。其传播途径主要通过直接接触或飞沫传播。任何年龄均可发病，尤以5~15岁儿童为多，能在儿童集体中流行。感染后具有持久免疫力。

一、临床表现

（一）典型临床表现

潜伏期为2~3周。常无前驱期症状，腮腺肿大多是疾病的首发体征，通常先于一侧肿大，继之累及对侧。腮腺肿胀以耳垂为中心，向前、后、下发展，边缘不清，触之有弹性感及触痛，表面皮肤不红，张口、咀嚼困难，当进食酸性食物促使唾液腺分泌时疼痛加剧。腮腺导管口（位于上颌第二磨牙旁的颊黏膜处）在早期常有红肿。腮肿1~3天达高峰，1周左右逐渐消退。有时颌下腺或舌下腺可以同时受累。不典型病例可无腮腺肿胀而以单纯睾丸炎或脑膜脑炎的症状出现，也有仅见颌下腺、舌下腺肿胀者。

（二）并发症

流行性腮腺炎是全身性疾病，病毒常侵犯中枢神经系统及其他腺体而出现症状。甚至某些并发症可不伴有腮腺肿大而单独出现。

1. 脑膜脑炎

较为常见。一般发生在腮腺炎发病后4~5天，个别患儿脑膜脑炎先于腮腺炎。其临床表现及脑脊液改变与其他病毒性脑炎相似。一般预后良好。重症患儿有高热、谵妄、抽搐、昏迷，可能留有神经系统后遗症甚至引起死亡。

2. 生殖器并发症

睾丸炎是男孩最常见的并发症，多为单侧。多数在腮腺肿大开始消退时，患儿又出现发热、头痛，睾丸明显肿胀疼痛，可并发附睾炎。30%~50%的病例发生不同程度萎缩，但很少引起不育症。卵巢炎的发生率比睾丸炎小，临床可见腰部酸痛、下腹疼痛和压痛，目前未见影响生育的报道。

3. 胰腺炎

常发生于腮腺肿大数日后。表现为上腹疼痛和压痛，伴有体温骤然上升、恶心和呕吐等症。由于单纯腮腺炎即可引起血、尿淀粉酶升高，故不宜作为诊断依据。检测血脂肪酶升高有助于胰腺炎的诊断。

4. 其他并发症

如心肌炎、乳腺炎、甲状腺炎、关节炎、肝炎等，部分患儿遗留耳聋。

二、实验室及其他检查

1. 血清和尿液中淀粉酶测定

90%患儿发病早期有血清淀粉酶和尿淀粉酶增高，有助于该病的诊断。无腮腺肿大的脑膜炎患儿，血淀粉酶和尿淀粉酶也可升高。故测定淀粉酶可与其他原因引起的腮腺肿大或其他病毒性脑膜炎相鉴别。血脂肪酶增高，有助于胰腺炎的诊断。

2. 血清学检查

（1）抗体检查　ELISA法检测血清中腮腺炎病毒的IgM抗体可作为近期感染的诊断依据。

（2）病原检查　近年来有应用特异性抗体或单克隆抗体来检测腮腺炎病毒抗原，可作早期诊断。应用PCR技术检测腮腺炎病毒RNA，可大大提高可疑患者的诊断率。

3. 病毒分离

应用患儿的唾液、血、尿或脑脊液，可分离出腮腺炎病毒。

三、诊断与鉴别诊断

1. 诊断

主要根据流行病学史、接触史以及腮腺肿大疼痛的临床表现，诊断一般不困难。对疑似病例需根据血清学检查或病毒分离确诊。

2. 鉴别诊断

（1）化脓性腮腺炎　中医名发颐。多为一侧腮腺肿大，局部疼痛剧烈拒按，红肿灼热明显，挤压腮腺时有脓液自腮腺管口流出。无传染性。白细胞总数和中性粒细胞百分数明显增高。

（2）其他病毒性腮腺炎　流感病毒、副流感病毒、肠道病毒中的柯萨奇A组病毒等均可以引起腮腺炎，对再次发生病毒性腮腺炎的病例，需根据血清学检查和病毒分离进行鉴别。

（3）急性淋巴结炎　耳前、颈部、颌下淋巴结炎，有时易与腮腺炎、颌下腺炎相混淆，应注意鉴别。淋巴结发炎时，局部疼痛较重，肿胀的淋巴结边缘清楚，质地较硬，不以耳垂为中心，局部红肿灼热明显，腮腺管口无红肿，常有头面或口咽部感染灶，周围血象白细胞总数及中性粒细胞增高。

四、西医治疗

对高热患儿可采用物理降温或使用解热药；严重头痛和并发睾丸炎者可酌情使用止痛药。合并睾丸炎时，用丁字带托住阴囊。对并发脑膜脑炎、心肌炎的患儿，可短期应用氢化可的松，每日5mg/kg，静脉滴注。合并胰腺炎时应禁食，静脉输液加用抗生素，也可使用干扰素。

五、中医辨证论治

（一）常证

1. 邪犯少阳

证候：轻微发热，一侧或双侧耳下腮部或颌下漫肿疼痛，边缘不清，触之痛甚，咀嚼不便，或有咽红，舌质红，舌苔薄白或薄黄，脉浮数。

治法：疏风清热，散结消肿。

方药：柴胡葛根汤加减。常用柴胡、天花粉、干葛、黄芩、桔梗、连翘、牛蒡子、石膏、甘草、升麻等。

2. 热毒蕴结

证候：高热不退，多见两侧腮部肿胀疼痛，坚硬拒按，张口、咀嚼困难，口渴引饮，烦躁不安，或伴头痛，咽红肿痛，食欲不振，呕吐，便秘溲赤，舌质红，舌苔黄，脉滑数。

治法：清热解毒，软坚散结。

方药：普济消毒饮加减。常用黄芩、黄连、陈皮、甘草、玄参、柴胡、桔梗、连翘、板蓝根、马勃、牛蒡子、薄荷、僵蚕、升麻等。

（二）变证

1. 邪陷心肝

证候：在腮部尚未肿大或腮肿后4~5天，壮热不退，头痛项强，嗜睡，严重者昏迷，惊厥，抽搐，舌质绛，舌苔黄，脉数。

治法：清热解毒，息风开窍。

方药：清瘟败毒饮加减。常用石膏、生地黄、犀角、黄连、栀子、桔梗、黄芩、知母、赤芍、玄参、芦根、钩藤、僵蚕、生甘草等。

2. 毒窜睾腹

证候：腮部肿胀渐消，男性多有一侧或两侧睾丸肿胀疼痛，女性多有一侧或两侧少腹疼痛，伴有发热、呕吐，舌质红，舌苔黄，脉数。

治法：清肝泻火，活血止痛。

方药：龙胆泻肝汤加减。常用龙胆草、黄芩、栀子、泽泻、木通、车前子、当归、柴胡、甘草、生地黄等。

第七十一节　手足口病

手足口病是由感受手足口病时邪（柯萨奇病毒A组）引起的发疹性传染病，临床以手足肌肤、口咽部发生疱疹为特征。少数患儿可出现中枢神经系统、呼吸系统损害，个别重症患儿病情进展快，易发生死亡。

一、临床表现

1. 病前1~2周有手足口病接触史。

2. 潜伏期2~7天，多数患儿突然起病，于发病前1~2天或发病的同时出现发热，多在38℃左右，可伴头痛、咳嗽、流涕、口痛、纳差、恶心、呕吐、泄泻等症状。一般体温越高，病程越长，则病情越重。

3. 主要表现为口腔及手足部发生疱疹。口腔疱疹多发生在硬腭、颊部、齿龈、唇内及舌部，破溃后形成小的溃疡，疼痛较剧，年幼儿常表现出烦躁、哭闹、流涎、拒食等。

在口腔疱疹出现1~2天后可见皮肤斑丘疹，呈离心性分布，以手足部多见，并很快变为疱疹，疱疹呈圆形或椭圆形扁平凸起，如米粒至豌豆大，质地较硬，多不破溃，内有浑浊液体，周围绕以红晕，其数目少则几个，多则百余个。少数患儿臂、腿、臀等部位也可出现，但躯干及颜面部极少。疱疹一般7~10天消退，疹退后无瘢痕及色素沉着。

二、实验室及其他检查

1. 血常规检查

白细胞计数正常，淋巴细胞和单核细胞比值相对增高。

2. 病原学检查

取咽部分泌物、疱疹液及粪便，进行肠道病毒（CoxA16、EV71等）特异性核酸检测阳性，或分离出相关肠道病毒。

3. 血清学检查

急性期与恢复期血清CoxA16、EV71等肠道病毒抗体有4倍以上升高。

三、诊断与鉴别诊断

1. 诊断

（1）病前1~2周有手足口病接触史。潜伏期多为2~10天，平均3~5天。

（2）急性起病，发热，口腔黏膜出现散在疱疹，手、足和臀部出现斑丘疹、疱疹，疱疹周围可有炎性红晕，疱内液体较少。可伴有咳嗽、流涕、食欲不振等症状。部分病例仅表现为皮疹或疱疹性咽峡炎。

（3）当患儿出现持续高热不退，精神差，呕吐，肢体抖动，倦怠乏力，呼吸、心率增快，出冷汗，末梢循环不良时即为重症病例。

（4）病原学检查：取咽部分泌物、疱疹液及粪便，进行肠道病毒（CoxA16、EV71等）特异性核酸检测，结果呈阳性，或分离出相关肠道病毒。

（5）血清学检查：急性期与恢复期血清CoxA16、EV71等肠道病毒抗体有4倍以上升高。

2. 鉴别诊断

（1）水痘　由感受水痘时毒所致。多在冬

春季节发病，以6~9岁小儿多见。皮肤黏膜分批出现斑丘疹、疱疹、结痂。疱疹多呈椭圆形，较手足口病稍大，呈向心性分布，以躯干、头面多，四肢少，疱壁薄，易破溃结痂，在同一时期、同一部位斑丘疹、疱疹、结痂三形并见为其特点。

（2）疱疹性咽峡炎　夏秋季节发病率高，多见于5岁以下小儿。起病较急，常突发高热、咽痛、流涕、头痛，体检可见软腭、悬雍垂、舌腭弓、扁桃体、咽后壁等口腔后部出现灰白色小疱疹，周围红赤，1~2天内疱疹破溃形成溃疡，疼痛明显，伴流涎、拒食、呕吐等，皮疹很少累及颊黏膜、舌、龈以及口腔以外部位皮肤，可资鉴别。

四、西医治疗

（一）普通病例

（1）一般治疗　注意隔离，避免交叉感染。适当休息，清淡饮食，做好口腔和皮肤护理。

（2）对症治疗　高热者给予物理降温，必要时给予解热镇痛剂。

（二）重症病例

1. 神经系统受累治疗

（1）控制颅高压　限制入量，积极给予甘露醇降颅压。每次0.5~1g/kg，每4~8小时一次，20~30分钟快速静脉注射。根据病情调整给药间隔时间及剂量。必要时加用呋塞米。

（2）糖皮质激素治疗　甲基泼尼松龙每日1~2mg/kg，或氢化可的松每日3~5mg/kg，或地塞米松每日0.2~0.5mg/kg，病情稳定后尽早减量或停用。

（3）静脉注射丙种球蛋白　酌情应用，总量2g/kg，分2~5天给予。

（4）其他对症治疗　降温、镇静、止惊。

2. 呼吸、循环衰竭治疗

（1）保持呼吸道通畅，吸氧。

（2）监测呼吸、心率、血压和血氧饱和度。在维持血压稳定的情况下，限制液体入量。

（3）呼吸功能障碍时，及时气管插管使用正压机械通气。根据血气、X线胸片结果随时调整呼吸机参数。

（4）根据血压、循环的变化可选用米力农、多巴胺、多巴酚丁胺等药物；酌情应用利尿药物治疗。

五、中医辨证论治（常证）

1. 邪犯肺脾

证候：发热轻微，或无发热，流涕咳嗽，咽红疼痛，或纳差恶心，呕吐泄泻，1~2天后或同时出现口腔内疱疹，破溃后形成小的溃疡，疼痛流涎，不欲进食。随病情进展，手足掌心部出现米粒至绿豆大小斑丘疹，并迅速转为疱疹，分布稀疏，疹色红润，根盘红晕不著，疱液清亮，舌质红，苔薄黄腻，脉浮数。

治法：宣肺解表，清热化湿。

方药：甘露消毒丹加减。常用金银花、连翘、黄芩、薄荷、豆蔻、藿香、石菖蒲、滑石、茵陈、板蓝根、射干、浙贝母。

2. 湿热蒸盛

证候：持续高热，烦躁口渴，口腔、手足、四肢、臀部疱疹，分布稠密，或成簇出现，疹色紫暗，根盘红晕显著，疱液混浊，口臭流涎，灼热疼痛，甚或拒食，小便黄赤，大便秘结，舌质红绛，苔黄厚腻或黄燥，脉滑数。

治法：清热凉营，解毒祛湿。

方药：清瘟败毒饮加减。常用黄连、黄芩、栀子、连翘、生石膏、知母、生地黄、赤芍、牡丹皮、大青叶、紫草、车前草。

第七十二节　桡骨下端骨折

一、解剖特点

桡骨下端骨折是指距桡骨下端关节面 3cm 以内的骨折，临床上较为常见，多见于老年人。

桡骨下端关节面呈背侧向掌侧、桡侧向尺侧的凹面倾斜，其背侧边缘长于掌侧，故形成向掌侧倾斜为 10°~15°的掌倾角；桡骨下端外侧的茎突，较其内侧长 1~1.5 厘米，故形成向尺侧倾斜为 20°~25°的尺倾角。

桡、尺骨下端共同与腕骨近侧列形成腕关节。桡骨下端内侧缘切迹与尺骨头形成下尺桡关节，切迹的下缘为三角纤维软骨的基底部附着，三角纤维软骨的尖端起于尺骨茎突基底部。前臂旋转时，桡骨以尺骨头为中心沿尺骨头回旋。

这些解剖关系在骨折时常被破坏，在整复时应尽可能恢其复正常解剖关系。

二、病因病理

直接暴力和间接暴力均可造成桡骨下端骨折，但多为间接暴力引起，少数是直接暴力所致。在 20 岁以前，桡骨下端骨骺尚未闭合，可发生骨骺分离。桡骨下端骨折根据其受伤时体位和骨折移位的不同，临床分为伸直型和屈曲型两种。

1. 伸直型骨折

伸直型骨折又称克雷氏（Colles）骨折，临床多见。

跌倒时，腕关节呈背伸位、手掌部着地，躯干向下的重力与地面向上的反作用力交集于桡骨下端而发生骨折，骨折远端向桡侧、背侧移位，桡骨下端关节面向掌侧倾斜和向尺侧倾斜的角度减小或完全消失，甚至形成相反的倾斜。掌侧屈肌腱及背侧伸肌腱亦发生相应的扭转和移位。严重移位时两折端可重叠。

常合并有下桡尺关节脱位及尺骨茎突骨折，如合并尺骨茎突骨折，下桡尺关节的三角纤维软骨盘随骨折片移向桡、背侧；如尺骨茎突完整，骨折远端移位明显时，三角纤维软骨盘附着点必然破裂。

老年人骨质疏松骨折常呈粉碎性并可波及关节面。

骨折若畸形愈合可使腕关节的功能产生严重障碍。

2. 屈曲型骨折

屈曲型骨折又称史密斯（Smith）骨折，临床少见。

跌倒时，腕关节呈掌屈位、手背着地，骨折远端向桡侧、掌侧移位。

三、临床表现

1. 症状

伤后腕关节疼痛，局部肿胀，活动障碍。

2. 体征

（1）桡骨下端肿胀、压痛、畸形，可触及骨擦感。无移位或不完全骨折时，肿胀多不明显，仅觉得局部疼痛和压痛，可有纵轴压痛。

（2）伸直型骨折，骨折远端向背侧移位时，可见“餐叉样”畸形；向桡侧移位时，呈“枪上刺刀状”畸形；缩短移位时，可触及上移的桡骨茎突。

（3）屈曲型骨折，移位明显者可有“锅铲样”畸形。

四、实验室及其他检查

腕关节正侧位 X 线片

可明确骨折类型和移位方向及程度、骨折线是否涉及关节面、是否合并尺桡关节脱位及尺骨茎突骨折等。

（1）伸直型骨折的典型征象　可见骨折远

端向背、桡侧移位；骨折处向掌侧成角，骨折端重叠，骨折处背侧骨质嵌入或粉碎骨折，掌倾角和尺偏角减小或呈负角；常见合并有尺骨茎突骨折及不同程度的分离，严重者向桡侧移位。

（2）*屈曲型骨折的典型征象*　骨折线斜行，自背侧关节面的边缘斜向近侧和掌侧，骨折远端连同腕骨向掌侧、近侧移位；亦有少数骨折线呈横形，自背侧通达掌侧，未波及关节面，掌侧骨皮质常见碎裂；较少发生断端嵌插，尺骨茎突骨折亦少见。

五、诊断与鉴别诊断

1. 诊断

根据受伤史、临床症状、体征及 X 线检查可做出诊断。

2. 鉴别诊断

（1）无移位或不完全骨折时，肿胀多不明显，患者仅感局部轻微疼痛，也可有纵向叩击痛，腕和指运动不便，需注意与腕部软组织损伤相鉴别。

（2）伸直型桡骨下端骨折与桡骨下端背侧缘劈裂（巴尔通，Barton）骨折相鉴别，巴尔通骨折为桡骨远端关节面之背侧缘骨折；屈曲型桡骨下端骨折与桡骨下端掌侧缘劈裂（反巴尔通）骨折相鉴别，反巴尔通骨折为桡骨远端关节面之掌侧缘骨折。X 线检查可进行鉴别诊断。

六、治疗方法

（一）手法整复

1. 无移位或不完全骨折，无须整复。

2. 移位骨折需根据骨折类型，采用相应的方法整复。

（1）*整复体位*　患者取坐位或卧位，肩外展 90°、肘屈曲 90°、前臂中立位。

（2）*伸直型骨折*　骨折线未进入关节、骨折段完整者，一助手把住上臂，术者两拇指并列置于骨折远端背侧，其他四指置于其腕掌部，扣紧大小鱼际肌，先顺势拔伸 2～3 分钟，待重叠移位完全矫正后，将骨折远段旋前，并利用牵引力，骤然猛抖，同时迅速尺偏、掌屈，使之复位。若仍未完全复位，则由两助手维持牵引，术者用两拇指迫使骨折远端尺偏、掌屈，即可达到解剖对位。骨折线进入关节或骨折块粉碎者，则在助手和术者拔伸牵引矫正重叠移位后，术者双手拇指在背侧按压骨折远端，双手余指置于近端的掌侧，按压远端向掌侧、端提近端向背侧，以矫正掌、背侧移位，恢复其掌倾角，同时使腕掌屈、尺偏，以矫正侧方移位，恢复其尺倾角。

（3）*屈曲型骨折*　由两助手拔伸牵引，术者双手拇指置于骨折远端的掌侧，余指置于骨折近端的背侧，相对用力挤压、端提，以矫正骨折远端的掌侧移位及恢复其掌倾角；然后术者捏住骨折部，牵引手指的助手徐徐将腕关节背伸，使屈肌腱紧张，防止复位的骨折块移位。

（二）固定方法

1. 无移位或不全骨折，仅用夹板固定 2～3 周即可。

2. 有移位骨折整复后根据骨折类型，采用相应的方法固定。

（1）*伸直型骨折*　在维持牵引下，先在骨折远端的背侧和近端的掌侧分别放一平垫，然后放置夹板。夹板上端达前臂中、上 1/3，桡、背侧夹板下端应超过腕关节，置腕关节于轻度掌屈尺偏位固定，限制腕关节的桡偏和背伸活动。压垫夹板置妥后用 3 条布带捆扎固定，将前臂悬挂胸前，固定 4～6 周。

（2）*屈曲型骨折*　在维持牵引下，先在骨折远端的掌侧和近端的背侧分别放一平垫，然后放置夹板。桡、掌侧夹板下端应超过腕关节，置关节于轻度背伸尺偏位固定，限制腕关节的桡偏和掌屈活动。压垫夹板置妥后用 3 条布带捆扎固定，将前臂悬挂胸前，固定 4～6 周。

（三）手术治疗

1. 对于一些不稳定及粉碎性的骨折闭合整复失败者，可考虑行切开复位内固定术，骨缺损及粉碎区域应以自身松质骨植骨填充。

2. 陈旧性骨折畸形愈合者，如畸形较轻，腕部功能障碍不甚者，可不予处理；如畸形较重，前臂旋转障碍和腕部的活动痛，应考虑手术治疗。

（四）药物治疗

1. 儿童骨折，初期治宜活血祛瘀、消肿止痛，中后期内服药可减免。

2. 中年人骨折，按骨折三期辨证用药。初期（伤后1～2周内），以活血祛瘀为主；中期（伤后3~6周），以活血祛瘀、和营生新、接骨续筋为主；后期（伤后7周后），以坚骨壮筋、补养气血肝肾为主。

3. 老年人骨折，中后期着重养气血、壮筋骨、补肝肾。

4. 解除固定后，均应用中药熏洗以舒筋活络，通利关节。

（五）练功活动

1. 固定期间，积极做指间关节、指掌关节屈伸锻炼及肩肘部活动。

2. 解除固定后，做腕关节屈伸和前臂旋转活动锻炼。

第七十三节　颈椎病

颈椎病是指因颈椎间盘退行性变、颈椎骨质增生或颈部受伤等引起颈椎内外平衡失调，刺激或压迫颈部脊神经、脊髓、椎动脉、交感神经所产生的以颈臂疼痛、麻木或眩晕为主要表现，严重者甚至导致瘫痪的疾病，本病又称颈椎综合征或颈肩综合征。

一、西医病因病理

颈椎病的病因及病理变化主要有以下几个方面。

1. 由于急性创伤、慢性劳损（与颈部长期劳累有关，多发于教师、打字员、会计、文秘等长期伏案工作者），而致颈椎间盘发生退行性变。

2. 当椎间盘变性后，椎间盘软弱，椎间隙狭窄，椎体间不稳会产生错动，牵拉纤维环及四周纵韧带，纤维环和纵韧带牵拉椎体边缘，可引起骨膜下出血、血肿、机化、骨化即导致骨质增生，形成骨刺或骨嵴，压迫周围的神经根、脊髓和椎动脉。其中尤以钩椎关节骨质增生较易发生，而钩突与椎动脉及神经根的关系十分密切。

3. 由于椎间盘的髓核脱水变薄，附近的组织如小关节囊、棘上韧带（项韧带）、前后纵韧带、黄韧带均有相应改变，特别常见的是黄韧带肥厚。

4. 脊神经根或脊髓由于受到颈椎及椎间盘向后（前）外侧突出物的挤压，可发生炎症、变性，以及血运障碍而引起不同程度的病理变化。颈段脊髓侧柱接近前角灰质处的交感神经细胞可与前角细胞混处，若颈椎病理改变刺激脊神经，可以产生与刺激交感神经相同的症状和体征。

5. 椎动脉从颈后动脉的后上方上升，经颈椎横突孔向上进入颅腔，组成基底动脉。受颈椎病的病理改变，如骨刺、椎间盘病变、动脉硬化，特别是骨刺的影响而引起同侧椎-基底动脉的供血不足。当颈椎间盘发生变性后，颈椎高度缩短而椎动脉则相对地变长；当椎动脉本身畸形或有动脉硬化时，无论是颈部活动对其牵拉，还是血流冲击作用，均可使之变长，产生折叠或扭曲而影响血液循环。正常情况下，转头时虽可使一侧椎动脉的血运减少，但另一侧椎动脉可以代偿，故不出现症状；在病理改变的情况下，因转头过猛或颈部挥鞭样损伤，或因拔牙、全身麻醉、插管等均可使椎动脉血液循环受到影响而产生椎动脉型颈椎病症状。

二、中医病因病机

1. 病因

中医认为颈椎病的发病原因，不外乎内因和

外因两个方面，但以内因为主。

（1）内因　人到中年，肝肾不足、筋骨懈惰，引起颈部韧带肥厚钙化、椎间盘发生退变、骨质增生等病变，导致椎间孔变窄、神经根受压，即逐渐出现颈椎病各种症状。

（2）外因　颈部的冷刺激、外邪的侵袭、毒邪的感染，均可诱发或加重颈椎病症状。

2. 病机

（1）风寒湿阻　风为百病之长，寒性收引、凝滞、湿性重着。风寒湿三邪夹杂侵袭颈部筋肉，使颈筋气血凝滞、经络闭阻、筋脉不舒而发生颈项疼痛，此种情况多在睡眠时颈肩外露，遭受风寒湿邪侵袭而发病。

（2）气滞血瘀　由于颈部筋肉急性损伤或慢性劳损，而使颈筋损伤撕裂，血不循经、溢于脉外、瘀阻不行、气机受阻，不通则痛而发为本病。

（3）痰湿阻络　肾阳亏虚，阳虚水停，加之风邪侵入，风痰相搏、阻滞经络，或风痰上扰清空，或痰湿阻于中焦，而见头痛、眩晕，或脘闷不舒。

（4）气血亏虚　年老体弱或久病劳损，以致气血虚弱，不能濡养经筋，营行不利，相搏而痛，肌肉、筋脉失于濡养则可使肩臂麻木不仁，血虚不能上荣可见头晕、面色不华。

（5）肝肾不足　素体虚弱或年老体衰，肝肾亏虚、筋骨失健、筋弛骨痿、气血不足、循行不畅，或因疲劳过度，或因复遭风寒侵袭，从而导致经络受阻、气血运行不畅、筋肉僵凝疼痛而发病，此为本虚标实之证。

三、临床表现

临床上将颈椎病可分为颈型、神经根型、脊髓型、椎动脉型、交感神经型和混合型。

（一）颈型

1. 症状

主要表现为颈部疼痛，可放射到枕部或肩部，颈肌僵硬，头颈活动受限。

2. 体征

头颈往往限制在一定位置，一侧疼痛者头偏向另一侧，患者常用手托住下颌以缓解疼痛。

（二）神经根型

1. 症状

（1）首先表现为颈肩背疼痛，枕部和后枕部酸痛，并按神经根分布向下放射到前臂和手指。

（2）轻者为持续性酸痛、胀痛，重者可如刀割样、针刺样，有的皮肤过敏，抚摩即有触电感，有的麻木如隔布感。

（3）颈部后伸等活动时，或咳嗽、喷嚏、用力大便时疼痛加剧。

（4）部分患者会出现手无力、沉重感或持物不稳等，要考虑有无脊髓受压；若出现耳鸣、头晕、眼花、头痛、视物不清等，可能伴有椎动脉受压症状，应进一步检查。

2. 体征

（1）颈部活动受限，颈项肌肉较紧张，且可在斜方肌、冈上肌、冈下肌、菱形肌或胸大肌上有压痛点。

（2）受压神经根皮肤节段分布区感觉减退。颈5～6椎间病变时，刺激颈6神经根引起患侧拇指或拇、食指感觉减退；颈6～7椎间病变时，则刺激颈7神经根而引起食、中指感觉减退。

（3）腱反射异常，肌力减弱。肱二头肌及肱三头肌腱反射早期活跃，久之则反射减退或消失。

（4）臂丛神经牵拉试验阳性，颈椎间孔挤压试验阳性。

（三）脊髓型

1. 症状

（1）以慢性进行性四肢瘫痪为特征。

（2）早期双侧或单侧下肢发紧、麻木、疼痛、僵硬发抖、无力、打软腿或易绊倒，步态笨拙，走路不稳或有踩棉花感。

（3）手部肌肉无力，发抖，活动不灵活，细小动作失灵，如穿针、写小字不能，持物易坠落。

（4）重症者可出现四肢瘫痪、小便潴留或失禁、卧床不起，常有头颈部疼痛、半边脸发热、面部出汗异常等。

2. 体征

（1）可发现颈部活动受限不明显，上肢动作欠灵活。

（2）四肢肌张力增高，腱反射亢进；重症时常可引出病理反射，如 Hoffman 征、Babinski 征等阳性，甚至踝阵挛和髌阵挛。

（四）椎动脉型

1. 症状

（1）常有头痛、头晕，颈后伸或侧弯时眩晕加重，甚至猝倒，猝倒后颈部位置改变而立即清醒。

（2）较少见的症状有声音嘶哑、吞咽困难、视物不清、听力下降、Horner 征，还可有心脏症状，如心动过速或过缓，多汗或少汗，若伴有神经根压迫则症状更复杂。

2. 体征

（1）颈椎棘突部有压痛。

（2）颈椎间孔挤压试验阳性，仰头或转头试验阳性（头部后仰或者旋转时，眩晕、恶心的症状发作或加重）。

（五）交感神经型

1. 可与神经根型合并发生。

2. 有交感神经兴奋和抑制的症状。

（1）*兴奋症状*　如头痛或偏头痛，头晕特别在转头时加重，有时伴恶心、呕吐，视物模糊或视力下降、瞳孔扩大、眼窝胀痛，心跳加速、心律不齐、心前区痛、血压升高、四肢冰凉、汗多、耳鸣、听力下降、发音障碍等。

（2）*抑制症状*　主要表现为头昏眼花、眼睑下垂、流泪、鼻塞、心动过缓、血压下降及胃肠胀气等。

（六）混合型颈椎病

两种以上压迫同时存在时，如脊髓型、神经根型两者同时存在，神经根型和椎动脉型混合，也可称混合型，也有脊髓、神经根和椎动脉三者混合型。

四、实验室及其他检查

（一）颈型

X 线检查可出现颈椎生理弧度在病变节段中断，此节段小关节分开，有时称之为半脱位。因肌痉挛头偏歪，侧位 X 线片上出现椎体后缘一部分有重影，小关节也有重影，称双边双突。

（二）神经根型

1. X 线检查

可出现颈椎生理弧度平直或呈反弓，第 3~7 颈椎骨质增生，椎间隙变窄，项韧带钙化等；伸屈运动颈椎侧位片上会出现病变节段过度松动，斜位片上可看到骨刺突入椎间孔。

2. CT 检查

可出现颈椎间盘突出，侧隐窝狭窄，或神经根、硬膜囊受压等。

3. MRI 检查

可出现颈椎某节段脊髓有压迹现象。

（三）脊髓型

1. X 线检查

颈椎生理弧度变直或向后成角，颈椎骨质增生，椎间隙狭窄，椎间孔缩小。后纵韧带骨化者，侧位片上椎体后有钙化阴影，呈点状、条状，连续型者可自颈 2 至颈 7 连成一长条。

2. CT 检查

骨质增生占位在椎体后椎管前壁，使椎管明显狭窄。

3. MRI 检查

对脊髓、椎间盘组织显示清晰，对椎间盘突出或脱出、脊髓受压的诊断和治疗均有帮助。

（四）椎动脉型

1. X 线检查

钩椎关节有骨质增生，向侧方隆突，以及椎间孔变小。

2. 椎动脉造影

对诊断有所帮助，但有一定危险性，除个别

诊断困难者或拟行手术的病例外，一般不做椎动脉造影检查。

（五）交感神经型

X线、CT、MRI等检查结果与神经根型相似。

五、诊断与鉴别诊断

1. 诊断

（1）有慢性劳损或外伤史，或有颈椎先天性畸形、颈椎退行性病变，多发于40岁以上的中年人、长期低头工作者，往往呈慢性发病。

（2）颈、肩背疼痛，头痛头晕，颈部板硬，上肢麻木。

（3）颈部活动受限，病变颈椎棘突、患侧肩胛骨内上角常有压痛，可摸到条索状硬块，可有上肢肌力减弱和肌肉萎缩。

（4）臂丛牵拉试验阳性，颈椎间孔挤压试验阳性。

（5）X线正位摄片显示钩椎关节增生，张口位可有齿状突偏歪；侧位片显示颈椎曲度变直，椎间隙变窄，有骨质增生或钙化；斜位片可见椎间孔变小等改变。CT和MRI检查可进行定性、定位诊断。

2. 鉴别诊断

（1）*脊髓肿瘤*　脊髓型颈椎病与脊髓肿瘤有类似之处，但脊髓肿瘤多逐渐加重，而颈椎病症状多有间歇性。X线片、脊髓造影、MRI可鉴别。

（2）*肩周炎*　肩周炎主要症状和体征是肩关节疼痛及功能受限，有自愈倾向。

（3）*颈椎骨关节炎*　颈椎骨关节炎可有颈背痛或一侧上肢麻木，但无放射痛及感觉障碍或腱反射异常。

（4）*冠状动脉供血不全*　冠状动脉供血不全有心前区疼痛、胸闷、气短等症，无上肢颈脊神经根刺激的体征，心电图可有异常改变，服用硝酸甘油类药物可缓解。

（5）*胸廓出口综合征*　胸廓出口综合征有上肢麻木不适并向手部放射，但检查锁骨上窝有压痛，Adson试验与上肢过度外展试验时桡动脉搏动减弱。

六、治疗方法

（一）手法治疗

1. 操作步骤

首先用轻柔的㨰、按、拿、一指禅推等手法，在颈椎两侧及肩部施术，使紧张痉挛的肌肉放松，以减轻因肌肉紧张增加而造成对颈椎的牵拉力，从而加强局部气血运行，促进水肿吸收，为下一步手法治疗创造条件。

患者坐位，头部前屈至适当的角度，医生一手用拇指按住患椎棘突，一手用肘部托住病人颏部，向前上方牵引，同时向患侧旋转头部，此时往往可听到整复的弹响声。患者仰卧时，肩后用枕垫高。医生立于床头，右手紧托病人枕部，左手托住颏部，将病人头部自枕上拉起，使颈与水平面呈45°，牵引持续1～2分钟，然后轻轻将头向左右旋转和前后摆动，此时往往可听到整复时的弹响声。

2. 注意事项

（1）手法治疗是重要而有效的方法，操作时要注意动作宜轻柔和缓，力度适中，不宜粗暴猛烈地旋转头部，以免发生寰枢椎骨折、脱位或椎动脉在寰椎上面被枕骨压伤等。

（2）不宜做颈侧方用力的推扳手法，以免引起脊髓损伤、四肢瘫痪，对有动脉硬化的老年患者尤应注意。

（3）禁止在麻醉下进行颈椎按摩、推拿。

（4）脊髓型禁用旋扳手法。

（二）牵引治疗

1. 牵引作用

颈椎牵引适用于神经根型，是重要而有效的方法。

颈椎牵引有利于颈部充血、水肿的消退，缓解颈部肌肉的痉挛，使颈椎间隙增宽，以扩大椎间孔，缓解神经根所受的刺激和压迫，松解神经根与周围组织的粘连，并有利于向外突出的纤维环组织回纳。

2. 牵引方法

（1）颈椎牵引通常采用颌枕带牵引。

（2）轻症患者采用坐位间断牵引，牵引姿势以头部略向前倾为宜，牵引悬重从3kg开始，可增至12kg。每次20~30分钟，每日1~2次，15天为1个疗程。

（3）重症患者采用卧位牵引，根据患者性别、年龄、体质强弱、颈部肌肉情况和临床症状酌情处理。

3. 注意事项

（1）颈椎牵引后症状加重者，不宜再用。

（2）脊髓型应慎用，因效果不明显，有时症状会加重。

（3）对椎动脉型或交感神经型宜采用轻重量牵引，从1.5kg开始，逐渐增至4~5kg，也可采用卧位、轻重量2~3kg，若有不良反应停止牵引。

（三）中药治疗

1. 风寒湿阻证

证候：可见颈、肩、上肢串痛麻木，以痛为主，头有沉重感，颈部僵硬，活动不利，恶寒畏风。舌淡红，苔薄白，脉弦紧。

治法：祛风除湿，温经通络。

方药：羌活胜湿汤加减。

2. 气滞血瘀证

证候：可见颈肩部、上肢刺痛，痛处固定，伴有肢体麻木。舌质暗，有瘀斑，脉弦。

治法：行气活血，化瘀通络。

方药：活血舒筋汤加减。

3. 痰湿阻络证

证候：可见头晕目眩，头重如裹，四肢麻木不仁，纳呆。舌暗红，苔厚腻，脉弦滑。

治法：除湿化痰，蠲痹通络。

方药：天麻钩藤饮减。

4. 肝肾不足证

证候：可见眩晕头痛，耳鸣耳聋，失眠多梦，肢体麻木，面红目赤。舌红少津，苔薄或苔少，脉弦。

治法：补益肝肾，活血通络。

方药：六味地黄丸加减。

5. 气血亏虚证

证候：可见头晕目眩，面色苍白，心悸气短，四肢麻木，倦怠乏力。舌淡苔少，脉细弱。

治法：益气养血，活血通络。

方药：黄芪桂枝五物汤加减。

（四）针灸疗法

主穴：华佗夹脊、后溪。

痹痛者：配肩髃、外关、合谷，加温灸。

眩晕者：配印堂、百会、太阳、风池、太冲。

气虚者：配神门、内关、足三里、三阴交。

瘫痪者：配上下肢三阳经穴位及太冲、行间。

（五）西药治疗

1. 可使用非甾体类抗炎药、肌肉松弛剂及镇静剂对症治疗。

2. 局部有固定且范围较小的压痛时，可局部封闭治疗。

（六）手术治疗

1. 适应证

（1）各型颈椎病经严格的非手术治疗无效，症状严重者。

（2）神经根与脊髓压迫症状逐渐加重或反复发作者。

2. 常用的术式

（1）前路椎间盘及骨刺切除、椎体间植骨融合术：主要适用于神经根型和脊髓型颈椎病。

（2）侧方减压和椎间融合术：主要适用于椎动脉型和神经根型颈椎病。

（3）颈椎后路减压术或椎管扩大术：适用于经前路手术后效果不佳，多节段椎管狭窄者。

第七十四节　腰椎间盘突出症

腰椎间盘突出症是指由于某些原因造成纤维环破裂、髓核突出，压迫或刺激神经根、马尾神经、硬膜囊，产生以腰痛及下肢放射痛为主要症状的病证。是临床上常见的腰腿痛疾患，多见于20~50岁的青壮年。

一、西医病因病理

发生腰椎间盘突出的基本要素是腰椎间盘的退变。

在腰椎间盘退变的基础上受到其他诱因，如外伤、慢性劳损以及感受寒湿等因素的作用，使纤维环在薄弱的部位发生破裂，髓核由破裂处突（脱）出，突（脱）出的髓核和碎裂的纤维环组织进入椎管，压迫脊髓圆锥、脊神经根或马尾神经，引起坐骨神经痛或股神经痛。

多数髓核向后侧方突出为侧突型，单侧突出者出现同侧的下肢症状；髓核自后纵韧带两侧突出为两侧突型，则出现双下肢症状，多为一先一后，一轻一重，似有交替现象；髓核向后中部突出为中央型，巨大的突出可压迫马尾神经，出现马鞍区麻痹及双下肢症状。

腰椎间盘突出症患者中约1/3有腰部扭伤史，1/3有腰部受凉史，其他与脊柱畸形、长期震动、妊娠、腰穿等因素有关。

腰椎间盘突出后产生腰腿疼痛的机理，主要有机械压迫学说、化学性神经根炎学说和自身免疫学说。

二、中医病因病机

1. 中医学将腰椎间盘突出症归属于“腰痛”或“痹证”的范畴。

2. 病证具有本虚标实的临床特点。

3. 引起腰腿痛的原因有风、寒、湿、热、闪挫、瘀血、气滞、痰饮等，而其根本在于肾虚。

4. 痹是气血闭塞不通所致的肢体痛，骨节错落、风寒湿邪外袭、气血虚弱、运化乏力是其原因。因此，本病的病因病机在于肝肾不足、筋骨不健、复受扭挫，或感风寒湿邪、经络痹阻、气滞血瘀，不通则痛。病延日久，则气血俱虚、瘀滞凝结而缠绵难愈。

三、临床表现

1. 症状

（1）多数患者先有腰痛或腰酸，2~3个月后出现腿痛，随后两者可同时或交替出现；少数患者始终只有腰痛或腿痛；一般在腿痛出现后腰痛明显减轻。

（2）腰腿疼痛可因咳嗽、打喷嚏、用力排便等导致腹腔内压升高时加剧，步行、弯腰、伸膝起坐等牵拉神经根的动作也使疼痛加剧。

（3）腰前屈活动受限，屈髋屈膝、卧床休息可使疼痛减轻；重者卧床不起，翻身极感困难。

（4）病程较长者，其下肢放射痛部位感觉麻木、冷感、无力；中央型突出造成马尾神经压迫症状为会阴部麻木、刺痛、二便功能障碍，阳痿或双下肢不全瘫痪。

2. 体征

（1）腰椎生理前凸变浅或消失，甚至后凸；当突出物位于神经根的内下方，腰椎偏向患侧；突出物在神经根外上方，则腰椎偏向健侧。

（2）急性期因保护性腰肌痉挛，而致腰椎活动受限，尤以腰部后伸困难较为明显；慢性期和复发时，前屈和向患侧弯腰受限较多，强制弯曲时，将加重放射痛。

（3）突出间隙的棘上韧带、棘间韧带及棘突旁（椎间隙偏外2~3cm处）常有压痛，并伴有放射性神经痛。L3~4椎间盘突出多压迫L4神经根，其放射痛经股前，下行小腿内前方到足背内侧；L4～5 椎间盘突出多压迫 L5 神经根，其放射痛经臀部、股后侧、小腿外侧至外踝；L5～S1 椎间盘突出多压迫 S1 神经根，其放射痛经股前侧、腘窝、小腿外侧至足背及小趾。

（4）受累神经根所支配区域的皮肤可出现感觉异常，早期多为皮肤过敏，继而出现麻木或感觉减退。L3～4 椎间盘突出，引起小腿前内侧皮肤感觉异常；L4～5 椎间盘突出，引起小腿前外侧、足背前内侧和足底皮肤感觉异常；L5～S1 椎间盘突出，引起小腿后外侧、足背外侧皮肤感觉异常。中央型突出则表现为马鞍区麻木，并可出现膀胱、肛门括约肌功能障碍，大小便失禁等。

（5）L4 神经根受压，引起股四头肌肌力减退、肌肉萎缩；L5 神经根受压，引起伸踇肌肌力减退，趾背伸困难；S1 神经根受压，引起踝跖屈功能减弱。

（6）L4 神经根受压，引起膝腱反射减弱或消失；S1 神经根受压，引起跟腱反射减弱或消失。

（7）直腿抬高试验阳性，直腿抬高加强试验阳性，屈颈试验阳性。

四、实验室及其他检查

1. X 线检查

部分患者可显示腰椎间盘突出的一些间接征象，如生理前凸平浅或消失甚至后凸、椎间隙变窄、骨质增生等；可排除或与腰椎疾患相关的疾病进行鉴别诊断。

2. CT 扫描

可直接显示椎间盘突出物的位置、大小、形状及其与周围结构的关系；可显示硬膜囊和（或）神经根受压变形、移位、消失的压迫征象；还可显示黄韧带肥厚、椎体后缘骨赘、小关节突增生、中央椎管及侧隐窝狭窄等伴发征象。

3. MRI 检查

对软组织的分辨率较 CT 高，能清楚地显示椎间盘退变、突出状态和椎管内硬膜囊、神经根受压状态，对腰椎间盘突出症的诊断价值较大。

4. 肌电图检查

根据异常肌电图的分布范围，可判定受累神经根的节段及其对所支配肌群影响的程度。

五、诊断与鉴别诊断

1. 诊断

（1）大多数患者在一般情况下，依据有腰痛加腿痛、压痛和放射痛等症状，结合病史、临床表现与体征，可初步考虑腰椎间盘突出症之可能。

（2）配合影像学等检查所见，可做出诊断和突出间隙的定位诊断。

2. 鉴别诊断

凡可出现腰痛、腿痛或腰腿痛并存的疾病都应与之相鉴别，其中较常见的鉴别疾病有：

（1）*腰椎结核*　腰痛可伴有坐骨神经痛，常有全身症状，午后低热，乏力盗汗，腰部强直，血沉增快，下腹部可触及冷脓肿；X 线片显示椎间隙模糊、变窄，椎体相对边缘有骨质破坏等表现。

（2）*马尾神经瘤*　以神经纤维瘤为多见，初期一般腰痛及局部压痛不明显，也无脊柱侧凸、下腰椎活动受限等症状；发病较为缓慢但持续加重，无间歇性缓解，卧床时感到疼痛加重，夜不能眠；严重者可由肿瘤压迫马尾神经，发生下肢感觉和运动障碍，以及括约肌功能紊乱；脑脊液总蛋白量增高；脊髓造影显示有占位性改变。

（3）*椎弓峡部裂和脊柱滑脱*　腰痛常伴有坐骨神经痛，多数发生在 L4～5，椎弓峡部裂在斜位 X 线片上显示椎弓峡部有裂隙和骨缺损；脊柱滑脱时腰椎前凸增加，椎体或棘突有台阶样表现，X 线片显示椎弓峡部有裂隙，腰椎体前移。

（4）*强直性脊柱炎*　中年男性多见，身体瘦弱，腰背及骶髂关节疼痛，脊柱强直，各方向活动均受限；症状多与气候变化有关，血沉较快，病变呈进行性发展；X 线片早期可见骶髂关节及腰椎小关节模糊，后期脊柱呈竹节样改变。

（5）梨状肌综合征　主要症状是臀部痛或臀腿痛，患侧髋关节内收、内旋活动时疼痛加重，严重者可有跛行；梨状肌肌腹体表投影处可有明显的压痛，并可向下肢放射，部分患者可触及深部的条索状结节或痉挛的肌块；梨状肌紧张试验阳性；梨状肌局部封闭后疼痛会消失。

六、治疗方法

（一）基础治疗

1. 急性期、症状重者，应绝对卧床休息3周。卧床休息可以减缓体重对病变椎间盘的压力，有利于由于髓核突出所引起的非特异性炎症反应的吸收和消散，从而减轻或消除对神经根的刺激或压迫。

2. 慢性期或症状缓解后，可与功能锻炼交替进行。

（二）手法治疗

主要适用于首次发作，病程较短，或病程虽长，但症状较轻，诊断为单侧隐藏型和突出型，同时影像学显示椎管无狭窄或无骨质疏松者，尤其对大多数青壮年患者更为适用。

（1）循经按揉法　患者取俯卧位，术者先以㨰法沿脊柱两侧自上而下数次放松骶棘肌，力度适中，侧重腰部肌肉的放松；继以大鱼际或掌根循两侧足太阳膀胱经反复按揉3遍；再以双手叠掌，掌根自胸腰椎督脉向下逐次移动按压，以患者能耐受为度。

（2）穴位点压法　以两手拇指指腹对应，在腰椎横突上及秩边、环跳、殷门、承山等穴按压，至患者感觉酸胀时止，再以掌根轻柔按摩。

（3）脊柱斜扳法　患者取侧卧位，术者面向患者，术者一手按肩后部，一手按髂前上棘，两手同时做相反方向斜扳，通常可闻及一清脆的弹响声。

（4）拔伸按腰法　患者取俯卧位，嘱患者双手上举拉住床头，一助手双手握患者双踝做拔伸牵引，术者叠掌按压突出部位棘突，在助手持续拔伸牵引下骤然向上抖动时用力下压掌根，要配合默契，动作协调。

（5）屈膝屈髋法　患者仰卧位屈膝屈髋，术者两手扶患者双膝关节做正、反方向环转后用力下按，尽量使膝关节贴近胸壁，然后将患肢由屈膝屈髋位拉向伸直位，反复3次。

（6）俯卧扳腿法　患者俯卧位，术者一手按压突出部位棘突，一手托住患者对侧膝部，使下肢尽量后伸，双手同时协调用力，左右各1次。

（7）直腿抬高法　患者仰卧位，嘱尽量抬高患侧下肢，术者以一手推膝部，另一手握足前部，使踝关节尽量背伸。

（8）坐位旋转法　患者取坐位，下肢相对固定，术者一手拇指按压突出部位偏歪的棘突旁，一手穿过偏歪一侧的腋下按颈后部，双手相对用力，使脊柱做顺时针或逆时针方向旋转。

上述手法，可根据病情需要及患者的具体情况有针对性地选用。

对中央型突出者，或骨质增生明显、突出物有钙化者，或骨质疏松者，或病程长、反复发作以及已经多次手法治疗效果欠佳者，则不宜手法治疗。

（三）牵引治疗

1. 骨盆牵引多采用仰卧、略微屈膝屈髋位，每侧牵引悬重在10~15kg之间，牵引方向一般在水平线向上15°左右，亦可在大腿后侧垫一枕头，使腰部平直，体位舒适，有利于腰腿肌肉放松。

2. 牵引治疗一般每日1次，每次30分钟，10次为1个疗程。

3. 牵引可对抗腰部肌肉痉挛，适当增宽椎间隙及椎间盘内减压，有利于突出物与神经根之间的位置产生松动或位移。

（四）针灸治疗

1. 侧重于循经取穴与局部取穴为主，亦可取患椎旁华佗夹脊穴（棘突下旁开0.5寸）。

2. 常用穴位有腰阳关、肾俞、腰夹脊、八髎、环跳、承扶、殷门、风市、阳陵泉、委中、承山、昆仑、悬钟等。

3. 一般患侧取穴，每次3～5穴，针刺以泻法或平补平泻，或用电针；可留针15～20分钟，其间以强刺激泻法捻针1次；以红外线灯做穴位透热照射，至皮色潮红，患者能耐受为度；每日或隔日1次，10次为1个疗程。

（五）封闭疗法

常用方法有局部痛点封闭、硬膜外封闭、骶管封闭。

（六）药物治疗

1. 中药治疗

（1）以辨证论治为基础。

（2）疼痛、麻木、酸胀等主症，选用活血化瘀、祛风通络、温经利湿的方药，常用身痛逐瘀汤、大活络丹、独活寄生汤等。

（3）症状缓解后，宜补益肝肾，选用益肾固腰汤。

2. 西药治疗

（1）主要用于早期对症治疗。

（2）急性期，用地塞米松与脱水剂静脉滴注。

（3）常用口服药，有非甾体类抗炎镇痛药，如芬必得、美洛昔康等；中枢性肌肉松弛剂，如苯丙氨酯、乙哌立松；神经营养药，如维生素B_{12}、维生素B_1、甲钴胺等。

（七）功能锻炼

1. 积极的功能锻炼，以增强腰背肌和脊柱的稳定性，减少各种后遗症的发生。

2. 功能锻炼可选择“三点式”“五点式”“拱桥式”和“飞燕点水式”，以及直腿抬高、仰卧蹬腿等练习方法。

3. 下地行走时可先在腰围保护下循序渐进地练习慢步行走，而后以太极拳、八段锦、易筋经等方式锻炼。

（八）手术治疗

1. 适用于病程超过半年以上，反复发作，经2~3个月系统保守治疗无效者；或急性髓核突出，虽初次发作但症状重，并影响生活或工作者；出现马尾神经受压的症状体征者。

2. 手术方式较多，主要有全椎板切除术、半椎板切除术、开窗减压术等，目的在于解除突出的髓核对硬膜囊、神经根、马尾神经的压迫，必要时还需切除部分肥厚的黄韧带、增生的椎板或关节突等。

第七十五节　不　寐

不寐，亦称失眠，是以经常不能获得正常睡眠为特征的一类病证，主要表现为睡眠时间、深度的不足，轻者入睡困难，或寐而不酣，时寐时醒，或醒后不能再寐，重则彻夜不寐，常影响人们的正常工作、生活、学习和健康。

西医学的神经官能症、更年期综合征、慢性消化不良、贫血、动脉粥样硬化症等以不寐为主要临床表现时，可参考本节内容辨证论治。

一、病因病机

每因饮食不节，情志失常，劳倦、思虑过度及病后、年迈体虚等因素，导致心神不安，或心神失养，神不守舍，不能由动转静而致不寐病证。

（一）病因

1. 饮食不节

暴饮暴食，宿食停滞，脾胃受损，酿生痰热，壅遏于中，痰热上扰，胃气失和，而不得安寐。此即“胃不和则卧不安”之理。此外，浓茶、咖啡、酒之类饮料也是造成不寐的因素。

2. 情志失常

喜怒哀乐等情志过极均可导致脏腑功能的失调，而发生不寐病证。或由情志不遂，暴怒伤肝，肝气郁结，肝郁化火，郁火扰动心神，神志不宁而不寐；或由五志过极，心火内炽，扰动心神而不寐；或由喜笑无度，心神激动，神魂不安而不寐；或由暴受惊恐，导致心虚胆怯，神魂不安，夜不能寐。

3. 劳逸失调

劳倦太过则伤脾，过逸少动亦致脾气虚弱，运化不健，气血生化乏源，不能上奉于心，以致心神失养而失眠。或因思虑过度，伤及心脾，心伤则阴血暗耗，神不守舍；脾伤则食少，纳呆，生化之源不足，营血亏虚，不能上奉于心，而致心神不安。

4. 病后体虚

久病血虚，年迈血少，引起心血不足，心失所养，心神不安而不寐。亦可因年迈体虚，阴阳亏虚而致不寐。若素体阴虚，兼因房劳过度，肾阴耗伤，阴衰于下，不能上奉于心，水火不济，心火独亢，火盛神动，心肾失交而神志不宁。

（二）病机

不寐的病因虽多，但其病理变化，总属阳盛阴衰，阴阳失交。一为阴虚不能纳阳，一为阳盛不得入于阴。其病位主要在心，与肝、脾、肾密切相关。因心主神明，神安则寐，神不安则不寐。而阴阳气血之来源，由水谷之精微所化，上奉于心，则心神得养；受藏于肝，则肝体柔和；统摄于脾，则生化不息；调节有度，化而为精，内藏于肾，肾精上承于心，心火下交于肾，则神志安宁。若肝郁化火，或痰热内扰，神不安宅者以实证为主。心脾两虚，气血不足，或由心胆气虚，或由心肾不交，水火不济，心神失养，神不安宁，多属虚证，但久病可表现为虚实兼夹，或为瘀血所致。

二、诊断与病证鉴别

（一）诊断依据

1. 轻者入寐困难或寐而易醒，醒后不寐，连续3周以上，重者彻夜难眠。

2. 常伴有头痛、头昏、心悸、健忘、神疲乏力、心神不宁、多梦等症。

3. 本病证常有饮食不节，情志失常，劳倦、思虑过度，病后，体虚等病史。

（二）病证鉴别

不寐应与一时性失眠、生理性少寐、他病痛苦引起的失眠相区别。不寐是指单纯以失眠为主症，表现为持续的、严重的睡眠困难。若因一时性情志影响或生活环境改变引起的暂时性失眠不属病态。至于老年人少寐早醒而无明显痛苦，亦多属生理状态。若因其他疾病痛苦引起失眠者，则应以祛除有关病因为主。

三、辨证论治

（一）辨证要点

本病辨证首分虚实。虚证，多属阴血不足，心失所养，临床特点为体质瘦弱，面色无华，神疲懒言，心悸健忘。实证为邪热扰心，临床特点为心烦易怒，口苦咽干，便秘溲赤。次辨病位，病位主要在心。由于心神的失养或不安，神不守舍而不寐，且与肝、胆、脾、胃、肾相关。如急躁易怒而不寐，多为肝火内扰；脘闷苔腻而不寐，多为胃腑宿食，痰热内盛；心烦心悸，头晕健忘而不寐，多为阴虚火旺，心肾不交；面色少华，肢倦神疲而不寐，多属脾虚不运，心神失养；心烦不寐，触事易惊，多属心胆气虚等。

（二）治疗原则

治疗当以补虚泻实，调整脏腑阴阳为原则。实证泻其有余，如疏肝泻火，清化痰热，消导和中；虚证补其不足，如益气养血，健脾补肝益肾。在此基础上辨证选用安神定志之法，如养血安神，镇惊安神，清心安神，育阴安神，益气安神等。

（三）证治分类

1. 肝火扰心证

证候：不寐多梦，甚则彻夜不眠，急躁易怒，伴头晕头胀，目赤耳鸣，口干而苦，不思饮食，便秘溲赤，舌红苔黄，脉弦而数。

治法：疏肝泻火，镇心安神。

方药：龙胆泻肝汤加减。

2. 痰热扰心证

证候：心烦不寐，胸闷脘痞，泛恶嗳气，伴口苦，头重，目眩，舌质红，苔黄腻，脉滑数。

治法：清化痰热，和中安神。

方药：黄连温胆汤加减。

3. 心脾两虚证

证候：不易入睡，多梦易醒，心悸健忘，神疲食少，伴头晕目眩，四肢倦怠，腹胀便溏，面色少华，舌淡苔薄，脉细无力。

治法：补益心脾，养血安神。

方药：归脾汤加减。

4. 心肾不交证

证候：心烦不寐，入睡困难，心悸多梦，伴头晕耳鸣，腰膝酸软，潮热盗汗，五心烦热，咽干少津，男子遗精，女子月经不调，舌红少苔，脉细数。

治法：滋阴降火，交通心肾。

方药：六味地黄丸合黄连阿胶汤。

5. 心胆气虚证

证候：虚烦不寐，触事易惊，终日惕惕，胆怯心悸，伴气短自汗，倦怠乏力，舌淡，脉弦细。

治法：益气镇惊，安神定志。

方药：安神定志丸合酸枣仁汤加减。

第七十六节　头　痛

头痛是临床上常见的一种自觉症状，凡由外感六淫或内伤杂病引起的以头痛为主症的病证，均可称为头痛。头痛可以单独出现，亦可出现于多种急、慢性疾病中。头痛剧烈，经久不愈，反复发作者，又称为“头风”。

西医学的偏头痛、丛集性头痛、紧张性头痛以及高血压、副鼻窦炎等出现以头痛为主症者，均可参考本病辨证论治。

一、病因病机

头痛的病因多端，但总不外乎外感和内伤两大类，当分虚、实、寒、热兼变而治之。头为“诸阳之会”“清阳之府”，五脏精华之血、六腑清阳之气皆上注于头。因其位置高属阳，在内、外因中以风邪和火邪最易引起头痛，所谓颠顶之上唯风可到，火性炎上。

（一）病因

1. 外感引起

因起居不慎、坐卧当风等感受六淫之邪，上犯颠顶，清阳之气受阻，气血凝滞，阻碍脉络而致头痛，外感六淫所致头痛以风邪为主，多夹寒、热、湿邪。

2. 内伤所致

内伤所致头痛主要与肝、脾、肾三脏病变及瘀血有关。“脑为髓之海”，脑主要依赖肝肾精血及脾胃运化之水谷精微、输布气血以濡养，故肝、脾、肾病影响于脑而致头痛。

（1）肝阳上亢　郁怒伤肝，肝气郁结，气郁化火，火性炎上，上扰清窍则为头痛；或肝阴不足，或肾阴素亏，水不涵木，肝阳亢盛，风火相扇，火随气窜，上扰清窍则为头痛。

（2）肾精亏虚　禀赋不足或房劳过度，耗伤肾精，肾精亏虚，脑髓化生不足，脑髓空虚则发为头痛；或肾阴久损，阴损及阳，或久病体虚，致肾阳虚弱，清阳不展而为头痛。

（3）脾胃虚弱　饥饱、劳倦或病后、产后体虚，脾胃虚弱，气血化源不足，致使营血亏损，不能上荣于脑髓脉络而致头痛；或饮食不节，嗜酒肥甘，脾失健运，痰湿内生，阻遏清阳，上蒙清窍而为头痛。

（4）瘀血头痛 外伤或久病入络，均可致气滞血瘀。久病气虚，气虚血瘀；头部外伤气血瘀滞，瘀血阻于脑络，则发为头痛。

（二）病机

本病病位在头脑，涉及脾、肝、肾等脏腑，风、火、痰、瘀、虚为致病的主要因素，脉络阻闭，神机受累，清窍不利为其病机。外感头痛多为外邪上扰清空，壅滞经络，络脉不通，以实证为主，内伤头痛多与肝、脾、肾三脏的功能失调有关，以虚实相兼为多。虚实之间可以相互转化，例如痰浊中阻日久，脾胃受损，气血生化不足，营血亏虚，不荣头窍，可转为气血亏虚之头痛。肝阳、肝火日久，阳热伤阴，肾虚阴亏，可转为肾精亏虚的头痛，或阴虚阳亢，虚实夹杂之头痛。各种头痛迁延不愈，病久入络，又可转变为瘀血头痛。

二、诊断和病证鉴别

（一）诊断依据

1. 以头部疼痛为主要症状，可发生在前额、两颞、巅顶、枕项或全头等部位，头痛较甚者，可伴见恶心呕吐、畏光、烦躁等症。

2. 一般起病较急、病势较剧，呈掣痛、跳痛、灼痛、重痛或痛无休止，且有外感史并伴外感表证，为外感头痛；一般起病缓慢、反复发作，病程较长，呈胀痛、刺痛、空痛、昏痛或隐隐而痛，多无外感史，为内伤头痛。外伤性头痛多有头部外伤史。

必要时进行精神和心理检查，同时结合头颅CT或MRI检查、脑电图检查以及腰椎穿刺脑脊液检查等，有助于对头痛原因的鉴别。

（二）病证鉴别

本病应与真头痛、中风等病相区别。真头痛为头痛的一种特殊类型，病情危重，常呈突发性剧烈头痛，持续不解且阵发加重，多伴有喷射状呕吐，甚者可见肢厥、抽搐等症。病情凶险，应与一般头痛相区别。中风是以突发半身不遂、肌肤不仁、口舌㖞斜、言语不利，甚则突然昏仆、不省人事为主要表现，可伴有头痛等症，但头痛无半身不遂等见症。

三、辨证论治

（一）辨证要点

头痛辨证应首先辨外感与内伤。外感头痛起病较急，病程短，头痛较剧烈，有风、寒、湿、热的不同；内伤头痛起病缓慢，病程较长，常反复发作，时轻时重，要进一步辨别气虚、血虚、肝阳、痰浊、瘀血。其次对头痛所属部位进行区分。一般来说，太阳头痛多在头后部，下连于项；阳明头痛，多在前额及眉棱骨等处；少阳头痛，多在头两侧，并连及耳部；厥阴头痛，则在巅顶部位，或连于目系。再者，应辨头痛的性质。因于风寒者，头痛剧烈而连项背；因于风热者，头胀痛如裂；因于风湿者，头痛如裹；因于痰湿者，头痛重坠；因于肝火者，头痛而胀；因于瘀血者，头痛剧烈而部位固定；因于虚者，头隐痛绵绵，或空痛。

（二）治疗原则

本病的治疗，一般而言，初病为外感多实，治宜祛邪，以祛风散邪为主，根据不同的病因施以不同治法，如风寒头痛则以疏风散寒为治，风热头痛则以疏风清热为治，风湿头痛则以祛风胜湿为治。久病多为内伤，病证多虚，以滋养阴血补虚为主。有虚中夹实者，如瘀血、痰浊等，当权衡主次，随证治之。

（三）证治分类

1. 风寒头痛

证候：头痛，痛连项背，恶风畏寒，遇风受寒加重，常口不渴，或兼鼻塞流清涕，舌苔薄白，脉浮紧。

治法：疏风散寒止痛。

方药：川芎茶调散加减。

2. 风热头痛

证候：头痛而胀，甚则头痛如裂，发热恶风，面红目赤，口渴喜饮，大便不畅，或便秘，溲赤，小便黄，舌尖红，苔薄黄，脉浮数。

治法：祛风清热和络。

方药：芎芷石膏汤加减。

3. 风湿头痛

证候：头痛如裹，肢体困重，胸闷纳呆，大便或溏，小便不利，舌淡，苔白腻，脉濡。

治法：祛风胜湿通窍。

方药：羌活胜湿汤加减。

4. 肝阳头痛

证候：头昏胀痛，两侧为甚，心烦易怒，夜寐不宁，胁痛，面红目赤，口苦，舌红，苔黄，脉弦数。

治法：平肝潜阳息风。

方药：天麻钩藤饮加减。

5. 肾虚头痛

证候：头痛且空，眩晕耳鸣，腰痛酸软，神疲乏力，遗精或带下，舌红少苔，脉细无力。

治法：养阴补肾，填精生髓。

方药：大补元煎加减。

6. 血虚头痛

证候：头痛而晕，心悸失眠，面色少华，神疲乏力，遇劳加重，舌质淡，苔薄，脉细。

治法：养血滋阴，和络止痛。

方药：加味四物汤加减。

7. 痰浊头痛

证候：头痛昏蒙，胸脘满闷，纳呆呕恶，舌淡，苔白腻，脉滑或弦滑。

治法：健脾燥湿，化痰降逆。

方药：半夏白术天麻汤加减。

8. 瘀血头痛

证候：头痛经久不愈，痛处固定不移，痛如锥刺，日轻夜重，或有头部外伤史；舌紫或有瘀斑、瘀点，苔薄白，脉细或细涩。

治法：活血化瘀，通窍止痛。

方药：通窍活血汤加减。

可按照头痛的部位选用不同的引经药，对发挥药效有实际意义。如太阳头痛，选用羌活、蔓荆子、川芎；阳明头痛，选用葛根、白芷、知母；少阳头痛选用柴胡、黄芩、川芎；太阴头痛选用苍术；少阴头痛选用细辛；厥阴头痛选用吴茱萸、藁本等。

四、辨病思路

头痛是指额、顶、颞及枕部的疼痛，为最常见的临床症状之一。西医学的偏头痛、群集性头痛、紧张性头痛，高血压病、副鼻窦炎、颅内肿瘤等出现以头痛为主症者，均可参考本病辨证论治。

1. 偏头痛

偏头痛是一种发作性、多为偏侧、中重度、搏动样头痛，多呈单侧分布，常伴恶心和呕吐。少数典型者发作前有视觉、感觉和运动等先兆，可有家族病史。

2. 三叉神经痛

以面部三叉神经一支或几支分布区反复发作的短暂性剧痛为特点，可长期固定在某一分支尤以二、三支为多见，亦可两支同时受累，多为单侧性，疼痛呈电击、刀割、烧灼、撕裂、针刺样疼痛，面部某个区域可能特别敏感，易触发疼痛，如上下唇、鼻翼外侧、舌侧缘等，发作期间面部的机械刺激可诱发疼痛。

3. 丛集性头痛

丛集性头痛是较少见的一侧眼眶周围发作性剧烈疼痛，头痛持续 15 分钟至 3 小时不等，发作频度不一，从一日 8 次至隔日 1 次。本病具有反复密集发作的特点，但始终为单侧头痛，常伴有同侧结膜充血、流泪、流涕、前额和面部出汗和 Horner 征等。

4. 紧张性头痛

疼痛部位通常为双侧性，枕项部、颞部或额部多见，也常为整个头顶部。疼痛感觉多为压迫感、紧束感、胀痛等，非搏动性，无呕吐。不会同时伴有畏光和畏声，日常体力活动不导致疼痛加重，应激和精神紧张常加重病情，中、青年女性较常见。

5. 高血压病头痛

可出现头痛、头晕、颈项板紧、注意力不集中、疲劳、心悸等，诊断主要根据动脉血压测值达高血压标准。

6. 鼻旁窦炎

头痛是由于鼻旁窦的炎症引起，脓性鼻涕与头痛并见是本病的临床特点。

7. 颅内肿瘤

固定部位的持续性、进行性加重头痛是其临床特征，头颅 CT、MRI 等检查有占位性影像学改变。

第七十七节　眩　晕

眩晕是目眩与头晕的总称。目眩即眼花或眼前发黑，视物模糊；头晕即感觉自身或外界景物旋转，站立不稳。二者常同时并见，故统称为“眩晕”。其轻者闭目可止，重者如坐车船，旋转不定，不能站立，或伴有恶心、呕吐、汗出、面色苍白等症状，严重者可突然仆倒。

一、病因病机

本病的发生属于虚者居多，阴虚、血少、精亏均可致眩晕。痰浊上干清窍，瘀血痹阻脑络，亦可形成眩晕。

1. 肝阳上亢

素体阳盛之人，肝阳上亢，发为眩晕；或忧郁、恼怒太过，肝气郁结，气郁化火伤阴，肝阴耗伤，风阳易动，上扰头目，发为眩晕；或肾阴素亏不能养肝，水不涵木，肝阳上亢，肝风内动，发为眩晕。

2. 气血亏虚

忧思劳倦或饮食失节，损伤脾胃；或先天禀赋不足；或年老阳气虚衰，脾胃虚弱，不能化生气血；或久病不愈，耗伤气血；或失血之后，气随血耗，气虚则清阳不振，清气不升，血虚则脑失所养，皆能发生眩晕。

3. 肾精不足

肾为先天之本，主藏精生髓，髓聚而成脑。若先天不足，肾阴不充，或年老肾亏，或久病伤肾，或房劳过度，导致肾精亏耗，不能生髓，而脑为髓之海，髓海不足，上下俱虚，则发生眩晕。

4. 痰湿中阻

饮食不节，肥甘厚味太过，或忧思、劳倦损伤脾胃，健运失司，水湿内停，聚湿成痰；或肾虚不能化气行水，水泛为痰，痰湿中阻，清阳不升，清窍失养，故头目眩晕。

5. 瘀血内阻

跌仆坠损，头脑外伤，瘀血停留，阻滞经脉，而致气血不能上荣于头目，故眩晕时作。

眩晕一证病位在头脑，与肝、脾、肾三脏密切相关。基本病机主要是脑髓空虚，清窍失养，或症见上抗，扰动清窍。眩晕的病性为本虚标实，气血不足，肝肾阴虚为病之本，风、火、痰、瘀为病之标。眩晕的发病过程中，各种病因病机可以相互影响，相互转化，形成虚实夹杂；或阴损及阳，阴阳两虚；或肝风痰火上蒙清窍，阻滞经络，形成中风，或突发气机逆乱，清窍暂闭或失养而引起晕厥。

二、辨证论治

眩晕的治疗原则是补虚泻实，调整阴阳。补虚以滋肾养肝、益气补血、健脾和胃为主。泻实以燥湿祛痰、重镇潜降、清肝泻火、活血通窍为主。本证多属本虚标实之证，所以一般常须标本兼顾，或者在标证缓解后，即须考虑治本。

1. 肝阳上亢证

证候：眩晕耳鸣，头胀痛，急躁易怒，失眠多梦，面红、目赤、口苦、便秘尿赤，舌红苔黄，脉弦或数。

治法：平肝潜阳，清火息风。

方药：天麻钩藤饮加减。

2. 气血亏虚证

证候：眩晕，动则加剧，劳累即发，神疲懒言，气短声低，面白少华，心悸失眠，纳减，或兼食后腹胀，大便溏薄，舌淡，苔薄白，脉细弱。

治法：补益气血，调养心脾。

方药：归脾汤加减。

3. 肾精不足证

证候：眩晕，精神萎靡，腰膝酸软，或遗精、滑泄、耳鸣、发落、齿摇、少寐多梦、健忘，舌红，少苔，脉细数。

治法：滋养肝肾，益精填髓。

方药：左归丸加减。

4. 痰浊上蒙证

证候：眩晕，倦怠或头重如蒙，胸闷恶心，呕吐痰涎，少食多寐，舌苔白腻，脉濡滑。

治法：化痰祛湿，健脾和胃。

方药：半夏白术天麻汤加减。

5. 瘀血阻窍证

证候：眩晕，头痛，兼见健忘，失眠，心悸，精神不振，耳鸣耳聋，面唇紫暗，舌暗有瘀斑，脉涩。

治法：活血化瘀，通窍活络。

方药：通窍活血汤加减。

三、辨病思路

在临床上脑动脉硬化症、高血压病、椎-基底动脉供血不足、低血压、低血糖、贫血、慢性充血性心力衰竭、梅尼埃病等病均可表现以头晕目眩为主要症状。

1. 脑动脉硬化症

多见于60岁左右的中老年人，眩晕缠绵难愈，常伴有记忆力减退、腰膝酸软，头颅影像学检查可见脑沟变宽，少数患者可发展为痴呆。

2. 高血压病

有血压的升高（舒张压升高、收缩压升高，或二者共同升高），常伴面部潮红、性情焦躁、失眠等症状。

3. 椎-基底动脉供血不足

眩晕多伴复视、共济失调、平衡障碍、偏瘫等，脑多普勒可见动脉血流改变。

4. 低血压

临床特点是血压的下降低于正常标准，常伴面色苍白、乏力、汗出，眩晕症状的出现常与体位的改变相关。

5. 低血糖

低血糖是以患者血清中糖的浓度降低为特点，除了头晕目眩、面色苍白、乏力外，甚至出现晕厥。

6. 贫血

外周血液在单位体积中的血红蛋白浓度、红细胞计数和（或）红细胞压积低于正常最低值，其中以血红蛋白的浓度最重要。皮肤、黏膜苍白是各种贫血的共同特点，心悸、气短是贫血的常见症状。

7. 慢性充血性心力衰竭

由于心脏排血量的降低、循环淤血，导致大脑血液灌注不足引起头晕目眩，常有心脏病史、心衰体征，心脏B超有助鉴别。

8. 梅尼埃病

梅尼埃病是由于内耳前庭系统病变引起的，以眩晕及共济失调的临床表现为特征，有耳鸣和听力下降。

第七十八节　呕　吐

呕吐是由于胃失和降、胃气上逆所致的以饮食、痰涎等胃内之物从胃中上涌，自口而出为临床特征的一种病证。一般认为有物有声谓之呕，有物无声谓之吐，无物有声谓之干呕，临床上呕与吐常同时发生，很难截然分开，故现一般统称呕吐。

呕吐可见于多种疾病，如神经性呕吐、急性胃炎、胃黏膜脱垂症、幽门梗阻、幽门痉挛、贲门痉挛、十二指肠壅积症。其他如肠梗阻、急性胰腺炎、急性胆囊炎、尿毒症、心源性呕吐、颅脑疾病，表现以呕吐为主症时，亦可参照本节进行辨证论治。

一、病因病机

（一）病因

1. 感受外邪

感受风、寒、暑、湿、燥、火六淫之邪，或秽浊之气，侵犯胃腑，胃失和降之常，水谷随逆气上出，发生呕吐。由于季节不同，感受的病邪亦会不同，但一般以受寒居多。

2. 饮食所伤

饮食过量，暴饮暴食，多食生冷、醇酒辛辣、甘肥及不洁之食物，皆可伤胃滞脾，每易引起食滞不化，胃气不降，上逆而为呕吐。

3. 情志失调

恼怒伤肝，肝失条达，横逆犯胃，胃气上逆；忧思伤脾，脾失健运，食停难化，胃失和降，上逆而为呕吐。亦可因脾胃素虚，运化无力，水谷易于停留，偶因气恼，食随气逆，导致呕吐。

4. 病后体虚

脾胃素虚，或病后虚弱，劳倦过度，耗伤中气，胃虚不能受盛水谷，脾虚不能化生精微，食滞胃中，上逆成呕。

（二）病机

呕吐的发病机理总为胃失和降，胃气上逆。其病理表现不外乎虚实两类，实证因外邪、食滞、痰饮、肝气等邪气犯胃，以致胃气痞塞，升降失调，气逆作呕；虚证为脾胃气阴亏虚，运化失常，不能和降，其中又有阳虚、阴虚之别。一般初病多实。若呕吐日久，损伤脾胃，可由实转虚。亦有脾胃素虚，复因饮食所伤，而出现虚实夹杂之证。

二、辨证论治

（一）辨证要点

应首辨虚实。实证呕吐多由外邪、饮食、情志所伤，起病较急，病程较短，呕吐量多，呕吐物多酸腐臭味。虚证呕吐，多属内伤，有气虚、阴虚之别，呕吐物不多，常伴有精神萎靡、倦怠乏力等症。

呕吐物常能直接反映病因、病变的脏腑以及寒热虚实。若呕吐物酸腐难闻，多为食积化热；吐黄水苦水，多为胆热犯胃；吐酸水绿水，多为肝气犯胃；吐痰浊涎沫，多为痰饮停胃；泛吐清水，多为胃中虚寒，或有虫积；只呕吐少量黏沫，多属胃阴不足。

（二）治疗原则

根据呕吐胃失和降，胃气上逆的基本病机，其治疗原则为和胃降逆止呕。但应分虚实辨证论治，实者重在祛邪，分别施以解表、消食、化痰、理气、解郁之法。虚者重在扶正，分别施以益气、温阳、养阴之法。虚实并见者，当审其标本缓急主次而治之。

（三）证治分类

1. 实证

（1）外邪犯胃证

证候：突然呕吐，胸脘满闷，恶寒发热，头身疼痛，舌苔白腻，脉濡缓。

治法：疏邪解表，化湿和中。

方药：藿香正气散加减。

（2）饮食停滞证

证候：呕吐酸腐，脘腹胀满，嗳气厌食，大便或溏或结，舌苔厚腻，脉滑实。

治法：消食化滞，和胃降逆。

方药：保和丸加减。

（3）痰饮内阻证

证候：呕吐清水痰涎，脘闷不食，头眩心悸，舌苔白腻，脉滑。

治法：温中化饮，和胃降逆。

方药：小半夏汤合苓桂术甘汤加减。

（4）肝气犯胃证

证候：呕吐吞酸，嗳气频繁，胸胁胀痛，舌质红，苔薄腻，脉弦。

治法：疏肝理气，和胃降逆。

方药：四七汤加减。

2. 虚证

（1）脾胃虚弱证

证候：食欲不振，食入难化，恶心呕吐，脘部痞闷，大便不畅，舌苔白滑，脉象虚弦。

治法：健脾益气，和胃降逆。

方药：香砂六君子汤加减。

（2）脾胃阳虚证

证候：饮食稍多即吐，时作时止，面白，倦怠乏力，喜暖恶寒，四肢不温，口干而不欲饮，大便溏薄，舌质淡，脉濡弱。

治法：温中健脾，和胃降逆。

方药：理中汤加减。

（3）胃阴不足证

证候：呕吐反复发作，或时作干呕，似饥而不欲食，口燥咽干，舌红少津，脉象细数。

治法：滋养胃阴，降逆止呕。

方药：麦门冬汤加减。

第七十九节　黄　疸

黄疸是指以身黄、目黄、小便发黄为特征的病证，其中目睛黄染尤为本病的重要特征。

一、病因病机

黄疸的发生，因外感湿热、疫毒、内伤酒食，或脾虚湿困，血瘀气滞等所致。

1. 外感湿热疫毒

时邪疫毒，蕴结于中焦，脾胃运化失常，湿热熏蒸于肝胆，致使肝失疏泄，胆液不循常道，随血泛溢，外溢肌肤，上注眼目，下流膀胱，使身目小便俱黄，而成黄疸。若疫毒较重者，则可伤及营血，内陷心包，发为急黄。

2. 饮食不节

饥饱失常或嗜酒过度，损伤脾胃，以致运化功能失职，湿浊内生，郁而化热，熏蒸肝胆，胆汁外溢，乃发黄疸。

3. 脾胃虚弱

素体脾胃虚弱，运化失司，气血亏损，久之肝失所养，疏泄失职，胆汁外溢而发黄疸；或病后脾阳虚损，湿从寒化，寒湿阻滞中焦，肝胆气机不利而发黄。

黄疸的病位在肝、胆、脾、胃，基本病机是脾胃运化失健，肝胆疏泄不利，胆汁不循常道，或溢于肌肤，或上蒸清窍，或下注膀胱。病理因素主要为湿邪，病理性质有阴阳之分。阳黄多因湿热熏蒸，或疫毒伤血，发黄迅速而色鲜明；阴黄多因寒湿阻遏，脾阳不振，发黄持久而色晦暗。

二、辨证论治

黄疸的辨证，应以阴阳为纲，分清阳黄与阴黄。由于黄疸是湿邪为患，故化湿邪、利小便是其重要治则。阳黄应配以清热解毒，必要时还应通利腑气；阴黄应配以健脾温化；急黄则当以清热解毒、凉营开窍为主。

（一）阳黄

1. 热重于湿证

证候：身目俱黄，色泽鲜明，发热口渴，或见心中懊侬，腹部胀满，口干，口苦，恶心呕吐，胁胀痛而拒按，小便黄赤、短少，大便秘结，舌红，苔黄腻，脉弦滑或滑数。

治法：清热利湿。

方药：茵陈蒿汤加减。

2. 湿重于热证

证候：身目俱黄，其色不甚鲜明，无发热或身热不扬，头重身困，胸脘痞满，食欲减退，恶心呕吐，厌食油腻，腹胀，便溏，小便短黄，舌苔厚腻微黄，脉濡缓或弦滑。

治法：利湿化浊。

方药：茵陈四苓散加减。

3. 胆腑郁热证

证候：身目黄染，右胁疼痛，牵引肩背，发热或寒热往来，口苦口渴，恶心呕吐，大便秘结，小便黄赤短少，舌红苔黄腻，脉弦数。

治法：清泄胆热。

方药：大柴胡汤加减。

4. 热毒炽盛证（急黄）

证候：起病急骤，黄疸迅速加深，其色金黄鲜明，高热烦渴，呕吐频作，胁痛腹满，神昏谵语，或见衄血、便血，或肌肤出现瘀斑，尿少便结，舌质红绛，苔黄而燥，脉弦数或细数。

治法：清热解毒。

方药：犀角散加减。神昏，配服紫雪丹或安宫牛黄丸；衄血、便血，加侧柏叶、白茅根、紫草。

（二）阴黄

1. 寒湿困脾证

证候：身目俱黄，黄色晦暗，或如烟熏，头重身困，恶心纳少，脘痞腹胀，大便不实，神疲畏寒，舌质淡，苔白腻，脉濡缓。

治法：温中散寒，健脾渗湿。

方药：茵陈术附汤加减。

2. 脾虚血亏证

证候：面色萎黄，身体虚弱，肌肤不荣，面容憔悴，神疲乏力，气短懒言，纳食日少，大便溏薄，舌淡瘦小或灰暗，脉虚。

治法：健脾益气。

方药：黄芪建中汤加减。畏寒肢冷，加巴戟天、淫羊藿。

三、辨病思路

1. 黄疸性肝炎

黄疸性肝炎是由多种肝炎病毒引起的常见传染病，具有传染性强、传播途径复杂、流行面广、发病率较高等特点。临床以乏力、食欲减退、恶心、厌油、茶色尿、肝功能损害为主要表现，病原学检查一般为阳性。

2. 溶血性黄疸

有药物或感染的诱因，常有红细胞本身缺陷，表现为贫血、血红蛋白尿，网织红细胞增多，血清间接胆红素升高，粪、尿中尿胆原增多。

3. 梗阻性黄疸

肝肿大较常见，胆囊肿大常见，肝功能改变较轻，有原发病的症状、体征，如胆绞痛、Murphy 征阳性、腹内肿块，化验检查如血清碱性磷酸酶和胆固醇显著上升，X 线及超声检查发现胆石症、肝内外胆管扩张等。

4. 钩端螺旋体病

有疫水接触史，急起发热，有结膜充血、腓肠肌压痛、淋巴结肿大等症状。白细胞总数增多。血清学及病原体检查可资鉴别。

5. 肝癌

常有肝区疼痛，肝脏呈进行性增大，质硬，甲胎蛋白增高。B 超及 CT 有诊断价值。

第八十节　腹　痛

腹痛是指胃脘以下、耻骨毛际以上部位发生疼痛为主症的病证。腹部分大腹、小腹和少腹。

脐以上为大腹，属脾胃，为足太阴、足阳明经脉所主；脐以下为小腹，属肾、大小肠、膀胱、胞宫，为足少阴、手阳明、手足太阳经脉及冲、任、带脉所主；小腹两侧为少腹，属肝、胆，为足厥阴、足少阳经脉所过。

腹痛是临床上极为常见的一个症状，内科腹痛常见于西医学的肠易激综合征、消化不良、胃肠痉挛、不完全性肠梗阻、肠粘连、肠系膜和腹膜病变、腹型过敏性紫癜、泌尿系结石、急慢性胰腺炎、肠道寄生虫等，以腹痛为主要表现者，均可参照本节内容辨证施治。凡外科、妇科疾病及内科疾病中的痢疾、积聚等出现的腹痛应参考相关科目。

一、病因病机

感受外邪、饮食所伤、情志失调及素体阳虚等，均可导致气机阻滞、脉络痹阻或经脉失养而发生腹痛。

（一）病因

1. 外感时邪

外感风、寒、暑、热、湿邪，侵入腹中，均可引起腹痛。风寒之邪直中经脉则寒凝气滞，经脉受阻，不通则痛。若伤于暑热，或寒邪不解，郁而化热，或湿热壅滞，可致气机阻滞，腑气不通而见腹痛。

2. 饮食不节

暴饮暴食，饮食停滞，纳运无力；过食肥甘厚腻或辛辣，酿生湿热，蕴蓄胃肠；或恣食生冷，寒湿内停，中阳受损，均可损伤脾胃，腑气通降不利而发生腹痛。其他如饮食不洁，肠虫滋生，攻动窜扰，腑气不通则痛。

3. 情志失调

情志不遂，则肝失条达，气机不畅，气机阻滞而痛作。

4. 阳气素虚

素体脾阳亏虚，虚寒中生，渐致气血生成不足，脾阳虚馁而不能温养，出现腹痛，甚至病久肾阳不足，相火失于温煦，脏腑虚寒，腹痛日久不愈。

此外，跌仆损伤，络脉瘀阻；或腹部术后，血络受损，亦可形成腹中血瘀，中焦气机升降不利，不通则痛。

（二）病机

腹中有肝、胆、脾、肾、大小肠、膀胱、胞宫等脏腑，并为足三阴、足少阳、手足阳明、冲、任、带等经脉循行之处，上述诸病因，皆可导致相关脏腑功能失调，使气血瘀滞，脉络痹阻，不通则痛。

1. 寒邪内阻

风寒之邪直中经脉，寒邪凝注，气机阻滞，经脉受阻，不通则痛。

2. 湿热壅滞

伤于暑热，或寒邪不解，郁而化热，或湿热壅滞，湿热交阻，使气机不和，传导失职，腑气不通而见腹痛。

3. 饮食积滞

饮食不节，食滞中阻，损伤脾胃，腑气通降不利而发生腹痛。

4. 肝郁气滞

情志不遂，则肝失条达，气机不畅，气机阻滞，腑气不通而发腹痛。

5. 瘀血内停

跌仆损伤，络脉瘀阻；或腹部术后，血络受损，亦可形成腹中血瘀，中焦气机升降不利，不通则痛，发为腹痛。

6. 中虚脏寒

素体脾阳亏虚，虚寒中生，脾阳虚馁而不能温养，或病久肾阳不足，相火失于温煦，脏腑虚寒，腹痛日久不愈。

总之，本病的基本病机为脏腑气机阻滞，气血运行不畅，经脉痹阻，“不通则痛”，或脏腑经脉失养，不荣而痛。若急性暴痛，治不及时，或治不得当，气血逆乱，可致厥脱之证；若湿热蕴结肠胃，蛔虫内扰，或术后气滞血瘀，可造成腑气不通，气滞血瘀日久，可变生积聚。

二、辨证论治

（一）辨证要点

1. 辨腹痛性质

腹痛拘急，疼痛暴作，痛无间断，坚满急痛，遇冷痛剧，得热则减者，为寒痛；痛在脐腹，痛处有热感，时轻时重，或伴有便秘，得凉痛减者，为热痛；腹痛时轻时重，痛处不定，攻冲作痛，伴胸胁不舒，腹胀，嗳气或矢气则胀痛减轻者，属气滞痛；少腹刺痛，痛无休止，痛处不移，痛处拒按，经常夜间加剧，伴面色晦暗者，为血瘀痛；因饮食不慎，脘腹胀痛，嗳气频作，嗳后稍舒，痛甚欲便，便后痛减者，为伤食痛。暴痛多实，伴腹胀、呕逆、拒按等；久痛多虚，痛势绵绵，喜揉喜按。

2. 辨腹痛部位

胁腹、两侧少腹痛多属肝经病证；大腹疼痛，多为脾胃病证；脐腹疼痛多为大小肠病证；脐以下小腹痛多属肾、膀胱、胞宫病证。

（二）治疗原则

治疗腹痛多以“通”字立法，应根据辨证的虚实寒热，在气在血，确立相应治法。在通法的基础上，结合审证求因，标本兼治。属实证者，重在祛邪疏导；对虚痛，应温中补虚，益气养血，不可滥施攻下。对于久痛入络，绵绵不愈之腹痛，可采取辛润活血通络之法。

（三）证治分类

1. 寒邪内阻证

证候：腹痛拘急，遇寒痛甚，得温痛减，口淡不渴，形寒肢冷，小便清长，大便清稀或秘结，舌质淡，苔白腻，脉沉紧。

治法：散寒温里，理气止痛。

方药：良附丸合正气天香散加减。

2. 湿热壅滞证

证候：腹痛拒按，烦渴引饮，大便秘结，或溏滞不爽，潮热汗出，小便短黄，舌质红，苔黄燥或黄腻，脉滑数。

治法：泄热通腑，行气导滞。

方药：大承气汤加减。

3. 饮食积滞证

证候：脘腹胀满，疼痛拒按，嗳腐吞酸，厌食呕恶，痛而欲泻，泻后痛减，或大便秘结，舌苔厚腻，脉滑。

治法：消食导滞，理气止痛。

方药：枳实导滞丸加减。

4. 肝郁气滞证

证候：腹痛胀闷，痛无定处，痛引少腹，或兼痛窜两胁，时作时止，得嗳气或矢气则舒，遇忧思恼怒则剧，舌质红，苔薄白，脉弦。

治法：疏肝解郁，理气止痛。

方药：柴胡疏肝散加减。

5. 瘀血内停证

证候：腹痛较剧，痛如针刺，痛处固定，经久不愈，舌质紫暗，脉细涩。

治法：活血化瘀，和络止痛。

方药：少腹逐瘀汤加减。

6. 中虚脏寒证

证候：腹痛绵绵，时作时止，喜温喜按，形寒肢冷，神疲乏力，气短懒言，胃纳不佳，面色无华，大便溏薄，舌质淡，苔薄白，脉沉细。

治法：温中补虚，缓急止痛。

方药：小建中汤加减。

第八十一节　泄　泻

泄泻是以排便次数增多，粪质稀溏或完谷不化，甚至泻出如水样为主症的病证。古有将大便溏薄而势缓者称为泄，大便清稀如水而势急者称为泻，现临床一般统称泄泻。

泄泻可见于多种疾病，凡属消化器官发生功能或器质性病变导致的腹泻，如急性肠炎、炎症性肠病、肠易激综合征、吸收不良综合征、肠道肿瘤、肠结核等，或其他脏器病变影响消化吸收功能以泄泻为主症者，均可参照本节进行辨证论治。

一、病因病机

（一）病因

1. 感受外邪

外感寒湿暑热之邪均可引起泄泻，其中以湿邪最为多见。湿邪易困脾土，寒邪和暑热之邪，既可侵袭皮毛肺卫，从表入里，使脾胃升降失司，亦能夹湿邪为患，直接损伤脾胃，导致运化失常，清浊不分，引起泄泻。

2. 饮食所伤

误食馊腐不洁之物，使脾胃受伤，或饮食过量，停滞不化，或恣食肥甘辛辣，致湿热内蕴，或恣啖生冷，寒气伤中，均能化生寒、湿、热、食滞之邪，使脾运失职，升降失调，清浊不分，发生泄泻。

3. 情志失调

忧郁恼怒，精神紧张，易致肝气郁结，木郁不达，横逆犯脾；忧思伤脾，土虚木乘，均可使脾失健运，气机升降失常，遂致本病。

4. 病后体虚

久病失治，脾胃受损，日久伤肾，脾失温煦，运化失职，水谷不化，积谷为滞，湿滞内生，遂成泄泻。

5. 禀赋不足

由于先天不足，禀赋虚弱，或素体脾胃虚弱，不能受纳运化某些食物，易致泄泻。

（二）病机

脾病湿盛，脾胃运化功能失调，肠道分清泌浊、传导功能失司，是泄泻的主要病因。

1. 寒湿内盛

外感寒湿，从表入里，或恣啖生冷，寒气伤中，使脾运失职，升降失调，清浊不分，发生泄泻。

2. 湿热伤中

暑热之邪，从表入里，或恣食肥甘辛辣，致湿热内蕴，脾运失职，升降失调，清浊不分，发生泄泻。

3. 食滞肠胃

饮食不节，停滞不化，脾运失职，升降失调，清浊不分，发生泄泻。

4. 脾胃虚弱

久病失治，脾胃受损，或素体脾胃虚弱，水谷不化，遂成泄泻。

5. 肾阳虚衰

先天不足，禀赋虚弱，或久病失治，日久伤肾，脾失温煦，运化失职，遂成泄泻。

6. 肝气乘脾

情志失调，致肝气郁结，木郁不达，横逆犯脾，脾失健运，气机升降失常，遂致泄泻。

泄泻病因虽然复杂，但其基本病机变化为脾病与湿盛，致肠道功能失司而发生泄泻。病位在肠，主病之脏属脾，同时与肝、肾密切相关。病理因素主要是湿，湿为阴邪，易困脾阳，但可夹寒、夹热、夹滞。脾主运化，喜燥恶湿，大小肠司泌浊、传导。若脾运失职，小肠无以分清泌浊，则发生泄泻。病理性质有虚实之分。一般来说，暴泻以湿盛为主，多因湿盛伤脾，或食滞生湿，壅滞中焦，脾为湿困所致，病属实证。久泻多偏于虚证，由脾虚不运而生湿，或他脏及脾，如肝木克脾，或肾虚火不暖脾，水谷不化所致。而湿邪与脾病，往往相互影响，互为因果，湿盛可困遏脾运，脾虚又可生湿。虚实之间又可相互转化夹杂。

急性泄泻，经及时治疗，绝大多数在短期内痊愈，有少数病人，暴泻不止，损气伤津耗液，可成痉、厥、闭、脱等危证，特别是伴有高热、呕吐、热毒甚者犹然。急性泄泻因失治或误治，可迁延日久，由实转虚，转为慢性泄泻。日久脾病及肾，肾阳亏虚，脾失温煦，不能腐熟水谷，可成命门火衰之五更泄泻。

二、辨证论治

（一）辨证要点

1. 辨暴泻与久泻

暴泻者起病较急，病程较短，泄泻次数频多；久泻者起病较缓，病程较长，泄泻呈间歇性发作。

2. 辨寒热

大便色黄褐而臭，泻下急迫，肛门灼热者，多属热证；大便清稀，或完谷不化者，多属寒证。

3. 辨虚实

急性暴泻，泻下腹痛，痛势急迫拒按，泻后痛减，多属实证；慢性久泻，病程较长，反复发作，腹痛不甚，喜温喜按，神疲肢冷，多属虚证。

4. 辨证候特征

外感泄泻，多兼表证；食滞泄泻，以腹痛肠鸣，粪便臭如败卵，泻后痛减为特点；肝气乘脾之泄泻，每因情志郁怒而诱发，伴胸胁胀闷，嗳气食少；脾虚泄泻，大便时溏时稀，伴神疲肢倦；肾阳虚衰之泄泻，多发于五更，大便稀溏，完谷不化，伴形寒肢冷。

（二）治疗原则

泄泻的治疗大法为运脾化湿。急性泄泻多以湿盛为主，重在化湿，佐以分利，再根据寒湿和湿热的不同，分别采用温化寒湿与清化湿热之法。夹有表邪者，佐以疏解；夹有暑邪者，佐以清暑；兼有伤食者，佐以消导。久泻以脾虚为主，当以健脾。因肝气乘脾者，宜抑肝扶脾。因肾阳虚衰者，宜温肾健脾。中气下陷者，宜升提。久泻不止者，宜固涩。暴泻不可骤用补涩，以免关门留寇；久泻不可分利太过，以防劫其阴液。若病情处于虚实寒热兼夹或互相转化时，当随证而施治。

（三）证治分类

1. 暴泻

（1）寒湿内盛证

证候：泄泻清稀，甚则如水样，脘闷食少，腹痛肠鸣，或兼外感风寒，则恶寒，发热，头痛，肢体酸痛，舌苔白或白腻，脉濡缓。

治法：芳香化湿，解表散寒。

方药：藿香正气散加减。

（2）湿热伤中证

证候：泄泻腹痛，泻下急迫，或泻而不爽，粪色黄褐，气味臭秽，肛门灼热，烦热口渴，小便短黄，舌质红，苔黄腻，脉滑数或濡数。

治法：清热利湿，分利止泻。

方药：葛根芩连汤加减。

（3）食滞肠胃证

证候：腹痛肠鸣，泻下粪便臭如败卵，泻后痛减，脘腹胀满，嗳腐酸臭，不思饮食，舌苔垢浊或厚腻，脉滑。

治法：消食导滞，和中止泻。

方药：保和丸加减。

2. 久泻

（1）脾胃虚弱证

证候：大便时溏时泻，迁延反复，食少，食后脘闷不舒，稍进油腻食物，则大便次数增加，面色萎黄，神疲倦怠，舌质淡，苔白，脉细弱。

治法：健脾益气，化湿止泻。

方药：参苓白术散加减。

（2）肾阳虚衰证

证候：黎明前脐腹作痛，肠鸣即泻，完谷不化，腹部喜暖，泻后则安，形寒肢冷，腰膝酸软，舌淡苔白，脉沉细。

治法：温肾健脾，固涩止泻。

方药：四神丸加减。

（3）肝气乘脾证

证候：泄泻肠鸣，腹痛攻窜，矢气频作，伴有胸胁胀闷，嗳气食少，每因抑郁恼怒，或情绪紧张而发，舌淡红，脉弦。

治法：抑肝扶脾。

方药：痛泻要方加减。

第八十二节　便　秘

便秘是指粪便在肠内滞留过久，秘结不通，排便周期延长，或周期不长，但粪质干结，排出艰难，或粪质不硬，虽有便意，但便而不畅的病证。

西医学的功能性便秘，同时肠道激惹综合征、肠炎恢复期肠蠕动减弱引起的便秘，直肠及肛门疾患引起的便秘，药物性便秘，内分泌及代谢性疾病的便秘，以及肌力减退所致的排便困难等，可参照本节内容，并结合辨病处理。

一、病因病机

（一）病因

1. 肠胃积热

素体阳盛，或饮酒过多，或过食辛辣厚味，或误服温燥之药而致热毒内盛，或热病之后，余热留恋，或肺燥热下移于大肠，均可以导致胃肠积热，耗伤津液，以致肠道干涩燥结，形成热结。

2. 气机郁滞

忧愁思虑过度，或久坐不动，或跌打损伤，伤及胃肠，或虫积肠道，或肺失肃降，腑气不通，均可以导致肠道气机郁滞，传导失职，糟粕内停而形成气秘。

3. 阴亏血少

病后、产后及年老体弱之人，气血亏虚；或过用汗、利、燥热之剂，损伤阴津；或劳役过度，出汗过多；或房室劳倦损伤气血阴津；或素患消渴，阴精亏耗。气虚则大肠传导无力，阴虚血亏则肠道干涩，导致大便干结，排出困难。

4. 阴寒凝滞

恣食寒凉生冷，或过用苦寒药物，或年老体弱，真阳不足，或脾肾阳气虚弱，温煦无权，不能蒸化津液，使之阴寒内结，糟粕不行，凝结肠道而成冷秘。

（二）病机

便秘的基本病变属大肠传导失常，同时与肺、脾、胃、肝、肾等脏腑的功能失调有关。

1. 热秘

饮酒过多，过食辛辣肥甘厚味，或热病之后，导致肠胃积热，大便干结而成热秘。

2. 气秘

情志失调，致气机郁滞，不能宣达，于是通降失常，传导失职，糟粕内停，不得下行，而致大便秘结。

3. 冷秘

外感寒邪，或恣食生冷，导致阴寒内盛，凝滞胃肠，失于传导，糟粕不行而成冷秘。

4. 气虚秘

素体虚弱，或病后、产后及年老体虚之人，气虚则大肠传送无力，而致大便秘结。

5. 血虚秘

素体虚弱，或病后、产后及年老体虚之人，血虚则津枯肠道失润，而致大便秘结。

6. 阴虚秘

阴亏则肠道失荣，大肠失润，可致大便干燥，排便困难。

7. 阳虚秘

阳虚则肠道失于温煦，阴寒内结，导致便下无力，大便艰涩。

便秘的病性可概括为寒、热、虚、实四个方面。四者之中，又以虚实为纲，热秘、气秘、冷秘属实，阴阳气血不足的便秘属虚。而寒、热、虚、实之间，常又相互兼夹或相互转化。如热秘久延不愈，津液渐耗，可致阴津亏虚，肠失濡润，病情由实转虚。气机郁滞，久而化火，则气滞与热结并存。气血不足者，如受饮食所伤或情志刺激，则虚实相兼。阳气虚衰与阴寒凝结可以互为因果，见阴阳俱虚之证。

关于本病的预后，单纯性便秘，只需用心调治，则其愈较易，预后较佳。若属他病兼便秘者，则需察病情的新久轻重。若热病之后，余热未清，伤津耗液而大便秘结者，调治得法，热去津复，预后易佳。噎膈重症，常兼便秘，甚则粪质坚硬如羊屎，预后甚差。此外，老年性便秘和产后便秘，多属虚证。因气血不复，大便难畅，阳气不通，阴寒不散，便秘难除，因而治疗时难求速效。

二、辨证论治

（一）辨证要点

便秘的辨证当分清虚实，实者包括热秘、气秘和冷秘，虚者当辨气虚、血虚、阴虚和阳虚的不同。

（二）治疗原则

便秘的治疗应以通下为主，但绝不可单纯用泻下药，应针对不同的病因采取相应的治法。实秘为邪滞肠胃、壅塞不通所致，故以祛邪为主，给予泻热、温散、通导之法，使邪去便通；虚秘为肠失润养、推动无力而致，故以扶正为先，给予益气温阳、滋阴养血之法，使正盛便通。

（三）证治分类

1. 实秘

（1）热秘

证候：大便干结，腹胀腹痛，口干口臭，面红心烦，或有身热，小便短赤，舌红，苔黄燥，脉滑数。

治法：泻热导滞，润肠通便。

方药：麻子仁丸加减。

（2）气秘

证候：大便干结，或不甚干结，欲便不得出，或便而不爽，肠鸣矢气，腹中胀痛，嗳气频作，纳食减少，胸胁痞满，舌苔薄腻，脉弦。

治法：顺气导滞。

方药：六磨汤加减。

（3）冷秘

证候：大便艰涩，腹痛拘急，胀满拒按，胁下偏痛，手足不温，呃逆呕吐，舌苔白腻，脉弦紧。

治法：温里散寒，通便止痛。

方药：温脾汤加减。

2. 虚秘

（1）气虚秘

证候：大便并不干硬，虽有便意，但排便困难，用力努挣则汗出短气，便后乏力，面白神疲，肢倦懒言，舌淡苔白，脉弱。

治法：益气润肠。

方药：黄芪汤加减。

（2）血虚秘

证候：大便干结，面色无华，头晕目眩，心悸气短，健忘，口唇色淡，舌淡苔白，脉细。

治法：养血润燥。

方药：润肠丸加减。

（3）阴虚秘

证候：大便干结，如羊屎状，形体消瘦，头晕耳鸣，两颧红赤，心烦少眠，潮热盗汗，腰膝酸软，舌红少苔，脉细数。

治法：滋阴通便。

方药：增液汤加减。

（4）阳虚秘

证候：大便干或不干，排出困难，小便清长，面色㿠白，四肢不温，腹中冷痛，或腰膝酸冷，舌淡苔白，脉沉迟。

治法：温阳通便。

方药：济川煎加减。

第八十三节　胁　痛

胁痛是指以一侧或两侧胁肋部疼痛为主要表现的病证，是临床上比较多见的一种自觉症状。胁，指侧胸部，为腋以下至第十二肋骨部的总称。

一、病因病机

胁痛的病因主要有情志不遂、饮食不节、跌仆损伤、久病体虚等多种因素。

1. 情志不遂

因情志所伤，可使肝失条达，疏泄不利，气阻络痹，可发为肝郁胁痛。若气郁日久，血行不畅，瘀血渐生，阻于胁络，不通则痛，亦致瘀血胁痛。

2. 跌仆损伤

胁络受伤，瘀血停留，阻塞胁络，亦发为胁痛。

3. 饮食所伤

脾胃受损，湿热内生，郁于肝胆，肝胆失于疏泄，可发为胁痛。

4. 外感湿热

湿热之邪外袭，郁结少阳，枢机不利，肝胆经气失于疏泄，可以导致胁痛。

5. 劳欲久病

久病耗伤，劳欲过度，使精血亏虚，肝阴不足，血不养肝，脉络失养，拘急而痛。

胁痛的基本病机为肝络失和，其病理变化可归结为“不通则痛”与“不荣则痛”两类。其病理因素不外气滞、血瘀、湿热三者。因肝郁气滞、瘀血停着、湿热蕴结所导致的胁痛多属实证，是为“不通则痛”。而因阴血不足，肝络失养所导致的胁痛则为虚证，属“不荣则痛”。

胁痛的病变脏腑主要在于肝胆，又与脾胃及肾有关。胁痛病证有虚有实，而以实证多见。实证中以气滞、血瘀、湿热为主，三者又以气滞为先。虚证多属阴血亏损，肝失所养。虚实之间可以相互转化，故临床常见虚实夹杂之证。

二、辨证论治

胁痛的治疗要辨在气在血，大抵胀痛多属气郁，且疼痛游走不定，时轻时重，症状轻重与情绪变化有关；刺痛多属血瘀，且痛处固定不移，疼痛持续不已，局部拒按，入夜尤甚。注意辨别虚实，实证之中以气滞、血瘀、湿热为主，多病程短，来势急，症见疼痛较重而拒按，脉实有力。虚证多为阴血不足，脉络失养，症见其痛隐隐，绵绵不休，且病程长，来势缓，并伴见全身阴血亏耗之证。治疗上当根据“通则不痛”的理论，以疏肝和络止痛为基本治则，结合肝胆的生理特点，灵活运用。实证之胁痛，宜用理气、活血、清利湿热之法；虚证之胁痛，宜补中寓通，采用滋阴、养血、柔肝之法。

1. 肝郁气滞证

证候：胁肋胀痛，走窜不定，甚则引及胸背肩臂，疼痛每因情志变化而增减，胸闷腹胀，嗳气频作，得嗳气而胀痛稍舒，纳呆口苦，舌苔薄白，脉弦。

治法：疏肝理气。

方药：柴胡疏肝散加减。

2. 肝胆湿热证

证候：胁肋胀痛或灼热疼痛，口苦口黏，胸闷纳呆，恶心呕吐，小便黄赤，大便不爽，或兼有身热恶寒，身目发黄，舌红苔黄腻，脉弦滑数。

治法：清热利湿。

方药：龙胆泻肝汤加减。

3. 瘀血阻络证

证候：胁肋刺痛，痛有定处，痛处拒按，入夜痛甚，胁肋下或见有癥块，舌质紫暗，脉象沉涩。

治法：祛瘀通络。

方药：血府逐瘀汤或复元活血汤加减。

4. 肝络失养证

证候：胁肋隐痛，悠悠不休，遇劳加重，口干咽燥，心中烦热，头晕目眩，舌红少苔，脉细弦而数。

治法：养阴柔肝。

方药：一贯煎加减。

三、辨病思路

1. 病毒性肝炎

胁痛以右侧为主者，多与肝胆疾患相关。检测肝功能指标以及甲、乙、丙、丁、戊等各型肝炎病毒指标，有助于病毒性肝炎的诊断。

2. 肝硬化

慢性肝炎病史及症状可供参考。如有典型蜘蛛痣、肝掌应高度怀疑。肝质地较硬或不平滑及（或）脾大>2cm，质硬，而无其他原因解释，是诊断早期肝硬化的依据。肝功能可以正常。蛋白电泳或可异常，单氨氧化酶、血清 P-Ⅲ-P 升高有助诊断。必要时肝穿病理检查或腹腔镜检查以利确诊。

3. 肝癌

肝区疼痛、消瘦、进行性肝肿大，甲胎蛋白（AFP）检测和 B 型超声等影像学检查，有助于诊断。

4. 胆囊炎

（1）急性胆囊炎　①多以食用油腻食物为诱因。②突发右上腹持续性剧烈疼痛伴阵发性加重，可向右肩胛部放射，常有恶心、呕吐、发热。③右上腹有压痛、肌紧张，墨菲征阳性，少数可见黄疸。④白细胞及中性粒细胞计数增高，血清黄疸指数和胆红素可能增高。⑤B 超可见胆囊肿大，胆囊壁增厚或毛糙，囊内有浮动光点，伴有结石时可见结石影像。⑥X 线检查：胆囊区腹部平片可有胆囊增大阴影。

（2）慢性胆囊炎　①持续性右上腹钝痛或不适感，或伴有右肩胛区疼痛。②有恶心、嗳气、反酸、腹胀和胃部灼热等消化不良症状，进食油腻食物后加重。③病程长，病情经过有急性发作和缓解交替的特点。④胆囊区可有轻度压痛和叩击痛。⑤胆汁中黏液增多，白细胞成堆，细菌培养阳性。⑥B 超可见胆囊结石，胆囊壁增厚，胆囊缩小或变形。⑦胆囊造影可见胆结石，胆囊缩小或变形，胆囊收缩功能不良，或胆囊显影淡薄等。

5. 急性渗出性胸膜炎

临床表现主要为中度发热、初起胸痛以后减轻、呼吸困难。体格检查、X 线检查及超声波检查可做出胸液的诊断。诊断性胸腔穿刺、胸液的常规检查、生化检查和细菌培养等为诊断的必要措施。

第八十四节　水　肿

水肿是指由外邪、饮食、劳倦等病因，引起肺失通调、脾失转输、肾失开阖、膀胱气化不利，导致津液输布失常，水液潴留，泛滥肌肤，以眼睑、头面、四肢、腹背，甚至全身浮肿为主要临床表现的一类病证。严重者还可伴有胸水、腹水。

一、病因病机

水液的正常运行，依赖肺气的通调，脾气的转输，肾气的开阖，三焦气化畅行，小便通利。若外邪侵袭、饮食不节、禀赋不足、久病劳倦，导致肺、脾、肾三脏功能失调，气化不利，水液停聚，泛溢肌肤，而成水肿。

1. 风邪外袭

肺为水之上源，能通调水道，下输膀胱，又外合皮毛，主一身之表。若风邪外袭，内舍于肺，肺失宣降，不能通调水道，下输膀胱，以致风遏水阻，风水相搏，流溢肌肤，发为水肿。

2. 疮毒内犯

肺主皮毛，脾主肌肉。肌肤患痈疡疮毒，未能清解消透，疮毒内攻，损伤肺脾。肺失通调，津液气化失常；脾失健运，不能运化水湿，导致水液潴留，溢于肌肤，发为水肿。

3. 外感水湿

脾主运化，喜燥恶湿。若久居湿地，或冒雨涉水，衣里冷湿，水湿内侵，困遏脾阳，健运失司，不能升清降浊，水无所制，泛溢肌肤，发为水肿。如湿郁化热，湿热交蒸，三焦壅滞，水道不通，亦能导致水肿。

4. 饮食不节，劳倦过度

过食肥甘，嗜食辛辣，久则湿热中阻；或饥饱无常，过食生冷；或生活饥馑，营养不足；或劳倦太过，均可损伤脾胃，或脾气失养，导致脾运不健，脾失转输，水湿壅滞，泛溢肌肤，而发为水肿。

5. 禀赋不足，久病不愈

先天禀赋薄弱，或因纵欲无节，生育过多，久病不愈或产后，损伤肾气。肾者主水，水液的输布有赖于肾阳的蒸化、开阖作用。肾气亏虚，不能化气行水，开阖不利，水液内停，泛溢肌肤，则为水肿。

水肿发病的机理主要在于肺失通调，脾失转输，肾失开阖，三焦气化不利。其病位在肺、脾、肾，而关键在肾。在发病过程中三脏又是相互联系，相互影响的。正如《景岳全书·肿胀》篇指出："凡水肿等证，乃肺、脾、肾三脏相干之病。盖水为至阴，故其本在肾；水化于气，故其标在肺；水唯畏土，故其制在脾。今肺虚则气不化津而化水，脾虚则土不制水而反克，肾虚则水无所主而妄行。"肺肾之间是母子相传关系，若肺经受邪，肺气不宣，肺失通调，水湿内聚，影响于肾，阻碍气机，水肿愈甚；相反，肾水上泛，逆于肺，使肺气不降，失去通调水道之功，促使肾气更虚，水邪更盛。在脾与肾之间，是相制相助关系，若脾虚不能制水，水湿壅盛，必损其阳，故脾虚的进一步发展，必然导致肾阳亦衰；反之，如果肾阳衰微，不能温养脾土，则可使水肿更加严重。因此，水肿之发病，是以肾为本，以肺为标，以脾为制水之脏，三脏实为水肿发病的关键所在。

二、辨证论治

水肿的辨证以阴阳为纲，首辨阳水、阴水，区分其病理属性。阳水多因风邪、疮毒、水湿所致。发病较急，每成于数日之间，肿多由面目开始，自上而下，继及全身，肿处皮肤绷急光亮，按之凹陷即起，兼有发热恶寒等表证；或烦热口渴，小便赤涩，大便秘结，皮肤疮疡等毒热证，属表证、属实证，一般病程较短。阴水病因多为饮食劳倦、先天或后天因素所致脾肾亏损。发病缓慢，或反复发作，或由阳水转化而来。肿多由足踝开始，自下而上，继及全身，肿处皮肤松弛，按之凹陷不易恢复，甚则按之如泥，兼见神疲乏力，纳呆便溏，腰酸冷痛，恶寒肢冷等脾肾两虚之证。属里、属虚或虚实夹杂，病程较长。

阳水与阴水虽有区别，但在一定程度上又可相互转化。如阳水日久不愈，正气日渐耗伤，或因失治、误治，损伤脾胃，水邪日盛，可转为阴水；若阴水复感外邪，水肿剧增，呈现阳水的证候，而成本虚标实之证。

水肿的治疗，《素问·汤液醪醴论》提出"开鬼门""洁净府""去菀陈莝"三条基本原则，对后世影响深远，一直沿用至今，具体应用视阴阳虚实不同而异。阳水以祛邪为主，应予发汗、利水或攻逐，同时配合清热解毒、理气化湿等法；阴水当以扶正为主，健脾、温肾，同时配以利水、养阴、活血、祛瘀等法。对于虚实夹杂者，则当兼顾，或先攻后补，或攻补兼施。

1. 阳水

（1）风水泛滥证

证候：眼睑浮肿，继则四肢全身皆肿，来势迅速，多有恶风发热、肢节酸楚、小便不利等症。偏于风热者，伴咽喉红肿疼痛，舌质红，脉浮滑数。偏于风寒者，兼恶寒，咳喘，舌苔薄白，脉浮滑或浮紧。如水肿较甚，亦可见沉脉。

治法：散风清热，宣肺行水。

方药：越婢加术汤加减。

（2）湿毒浸淫证

证候：眼睑头面浮肿，延及全身，皮肤光亮，尿少色赤，身发疮痍，甚者溃烂，恶风发热，舌质红，苔薄黄，脉浮数或滑数。

治法：宣肺解毒，利湿消肿。

方药：麻黄连翘赤小豆汤合五味消毒饮加减。

（3）水湿浸渍证

证候：全身水肿，按之没指，小便短少，身体困重，胸闷，纳呆，泛恶，腹胀，苔白腻，脉沉缓，起病缓慢，病程较长。

治法：健脾化湿，通阳利水。

方药：五皮饮合胃苓汤加减。

（4）湿热壅盛证

证候：遍体浮肿，皮肤绷急光亮，胸脘痞闷，烦热口渴，小便短赤，或大便干结，舌红，苔黄腻，脉沉数或濡数。

治法：分利湿热。

方药：疏凿饮子加减。

2. 阴水

（1）脾阳虚衰证

证候：水肿日久，腰以下为甚，按之凹陷不易恢复，脘腹胀闷，纳呆便溏，面色萎黄，神疲乏力，四肢倦怠，小便短少，舌质淡，苔白腻或白滑，脉沉缓或沉弱。

治法：温运脾阳，以利水湿。

方药：实脾饮加减。

（2）肾阳衰微证

证候：水肿反复消长不已，面浮身肿，腰以下肿甚，按之凹陷不起，腰部冷痛酸重，尿量减少，四肢厥冷，怯寒神疲，面色灰滞或㿠白，甚者心悸胸闷，喘促难卧，腹大胀满，舌质淡胖，苔白，脉沉细或沉迟无力。

治法：温肾助阳，化气行水。

方药：济生肾气丸合真武汤加减。

（3）瘀水互结证

证候：水肿延久不退，肿势轻重不一，四肢或全身浮肿，以下肢为主，皮肤瘀斑，腰部刺痛，或伴血尿，舌质紫暗或有瘀斑，苔白，脉沉细涩。

治法：活血祛瘀，化气行水。

方药：桃红四物汤合五苓散加减。

三、辨病思路

过多的体液在组织间隙或体腔中积聚称为水肿。按病因分类常见的有肾源性、心源性、肝源性、营养不良性、内分泌性和特发性水肿等，临床均可参照本节内容辨证论治。

1. 肾性水肿

肾性水肿的特点是疾病早期只于早晨起床时发现眼睑或颜面浮肿，后来才扩布至全身。由于肾脏疾病的不同，所以引起的水肿表现也有很大差异。肾性水肿在临床常见于肾病综合征、急性肾小球肾炎和慢性肾小球肾炎的患者。

（1）肾病综合征肾病性水肿　常表现为全身高度水肿，而眼睑、面部更显著。尿液中含大量蛋白质并可见多量脂性和蜡样管型，但无血尿。血浆白蛋白减少，胆固醇增加。

（2）急性肾炎　其水肿的程度多为轻度或中度，有时仅限于颜面或眼睑。水肿可以骤起，迅即发展到全身。急性期（2~4周）过后，水肿可以消退。

（3）慢性肾炎　一般不如急性肾炎性水肿明显且多见。有时水肿仅限于眼睑。患者除水肿外常见有轻度血尿、中度蛋白尿及管型尿。肾功能显著受损，血压升高，特别是舒张压升高。

2. 心源性水肿

心脏机能障碍而引起的水肿。常见于风湿病、高血压病、梅毒等各种病因及瓣膜、心肌等各种病变引起的充血性心力衰竭、缩窄性心包炎等。轻度的心源性水肿可以仅表现为踝部有些浮肿，重度的病例不仅两下肢有水肿，上肢、胸部、背部、面部均可发生，甚至出现胸腔、腹腔及心包腔积液。心脏病患者由于心功能障碍，多呈现端坐呼吸，被迫采取坐位或半坐位。因此心源性水肿多出现在两下肢的足部、踝部，骶骨部及阴囊等处，明显受体位的影响。水肿的程度与心功能的发展和变化密切相关，心力衰竭好转水肿将明显减轻。

3. 肝源性水肿

往往以腹水为主要表现，而两下肢足、踝等部位表现却不明显，多有慢性肝炎的病史，肝、脾肿大，质硬，腹壁有侧支循环，食道静脉曲张，有些患者皮肤可见蜘蛛痣和肝掌。化验室检查可见肝功能明显受损，血浆白蛋白降低。

4. 营养不良性水肿

营养不良性水肿是由于营养物质缺乏所引起。水肿发生较慢，其分布一般是从组织疏松处开始，然后扩展到全身皮下。当水肿发展到一定程度之后，低垂部位如两下肢水肿表现明显。营养不良性水肿患者血浆白蛋白降低，尿液正常，血压不高，常合并有贫血及乏力，营养改善后水肿应消退。

5. 内分泌性水肿

内分泌性水肿指内分泌激素过多或过少干扰了水盐代谢或体液平衡而引起的水肿。

（1）*垂体前叶功能减退症*　此症多由产后大出血引起。国内报告此症病人45%表现有水肿，并有皮肤增厚、干而有鳞屑，毛发脱落。

（2）*肾上腺皮质功能亢进*　糖皮质激素以皮质醇为代表，皮质醇分泌过多的综合征即库欣综合征。皮质醇可促进肾远曲小管及肠壁等对钠的重吸收，因而分泌过多可致水肿。继发性醛固酮分泌增多往往是许多全身性水肿（如心源性水肿、肾性水肿等）发病的重要因素之一。

（3）*甲状腺功能异常*　甲状腺功能低下及甲状腺功能亢进二者均可出现水肿，且均为黏液性水肿。患者常表现为颜面和手足浮肿，皮肤粗厚，呈苍白色。甲状腺功能亢进患者可出现眼睑和眼窝周围组织肿胀，眼裂增宽，且眼球突出，结膜可有水肿，颈前区局部皮肤增厚，称颈前区黏液性水肿。

6. 特发性水肿

特发性水肿为一种原因尚不明的全身性水肿，只见于女性，且以中年妇女占多数。水肿受体位的影响且呈昼夜周期性波动。病人在晨起时仅表现轻微的眼睑、面部及两手浮肿，随着起立及白天时间的推移，水肿将移行到身体下半部，足、踝部有明显凹陷性水肿，一般到傍晚时水肿最为明显。一昼夜体重的增减可超过1.4kg，因此每天多次称量体重是诊断的重要依据之一。立卧位水试验有助于此病的诊断，立位时的尿量低于卧位时尿量的50%以上即可认为异常，有诊断意义。

第八十五节　郁　证

郁证是由于情志不舒，气机郁滞所致，以心情抑郁、情绪不宁、胸部满闷、胁肋胀痛，或易怒喜哭，或咽中如有异物梗塞等症为主要临床表现的一类病证。郁证有广义、狭义之分。广义的郁，是指外邪、情志等因素所致之郁；狭义之郁，即专指情志不舒为病因的郁。本节着重讨论情志致郁，尤以气机郁滞为基本病变，是内科病证中最为常见的一种。

一、病因病机

郁证的病因总属情志所伤，使肝气郁结，心气不舒，从而逐渐引起五脏气机不和，主要是肝、脾、心三脏受累以及气血失调而成。情志失调，尤以郁怒、悲忧、思虑太过最易致病。

1. 郁怒不畅，肝气郁结

因七情所伤，情志不遂，或郁怒伤肝，使肝

失条达，气机郁滞不畅成气郁，这是郁证的主要病机。因气为血帅，气行则血行，气滞则血瘀，气郁日久，影响及血，使血液循行不畅而形成血郁；若气郁日久化火，则发生肝火上炎的病变，而形成火郁。

2. 忧愁思虑，脾失健运

长期情志抑郁，思虑不解，劳倦伤脾或肝郁抑脾，均能使脾失健运，水谷不得运化，蕴湿生痰，导致气滞痰郁食滞；若湿浊停留，或食滞不消，或痰湿化热，则可发展为湿郁、食郁、热郁等。

3. 情志过极，心失所养

情志不畅，谋虑不遂，耗伤心气，营血渐亏，心失所养，神失所主，即所谓忧郁伤神；若久郁伤脾，饮食减少，生化乏源，则可致气血不足，心脾两虚；郁火暗耗营血，阴虚火旺，或心肝阴虚，久则心肾同病。

情志失调是郁证的基本病因，但情志所伤是否造成郁病，除与情志刺激的强度及持续时间的长短有关外，还与机体本身的状况有着极为密切的关系。素体肝旺或体质虚弱之人，更易发病。

总之，郁证的发生，因郁怒、思虑、悲哀、忧愁七情之所伤，导致肝失疏泄，脾失运化，心神失养，脏腑阴阳气血失调而成，但总以气机郁滞为病理基础，源于肝气郁结，久致五脏气血失调，其病位在肝，涉及心、脾、肾。初起肝气郁结，横逆乘土，见肝脾失和之证。肝郁化火，可致心火偏亢。因气滞而夹湿、痰、食积、火郁者，则多属实证；久病由气及血，由实转虚，如久郁伤神，心脾俱亏，阴虚火旺，心肾阴虚等均属虚证。

二、辨证论治

理气开郁、调畅气机、怡情易性是治疗郁证的基本原则。对于实证，首当理气开郁，并应根据是否兼有血瘀、火郁、痰结、湿滞、食积等而分别采用活血、降火、祛痰、化湿、消食等法。虚证则应根据伤及的脏腑及气血阴精亏虚的不同情况而补之，或养心安神，或补益心脾，或滋养肝肾。对于虚实夹杂者，则又当视虚实的偏重而虚实兼顾。郁证本为精神因素刺激而发病，因此，精神治疗也十分重要。

1. 肝气郁结证

证候：精神抑郁，情绪不宁，胸部满闷，胁肋胀痛，痛无定处，脘闷嗳气，不思饮食，大便不调，舌淡红，苔薄腻，脉弦。

治法：疏肝解郁，理气畅中。

方药：柴胡疏肝散加减。

2. 气郁化火证

证候：性情急躁易怒，胸胁胀满，口苦而干，或头痛，目赤，耳鸣，或嘈杂吞酸，大便秘结，舌质红，苔黄，脉弦数。

治法：疏肝解郁，清肝泻火。

方药：丹栀逍遥散加减。

3. 痰气郁结证

证候：精神抑郁，胸部闷塞，胁肋胀满，咽中如有物梗塞，吞之不下，咳之不出，苔白腻，脉弦滑。

治法：行气开郁，化痰散结。

方药：半夏厚朴汤加减。

4. 心神失养证

证候：精神恍惚，心神不宁，多疑易惊，悲忧善哭，喜怒无常，或时时欠伸，或手舞足蹈，骂詈喊叫，舌质淡，苔薄白，脉弦。

治法：甘润缓急，养心安神。

方药：甘麦大枣汤加减。

5. 心脾两虚证

证候：多思善疑，头晕神疲，心悸胆怯，失眠健忘，纳差，面色不华，舌质淡，苔薄白，脉细。

治法：健脾养心，补益气血。

方药：归脾汤加减。

6. 心肾阴虚证

证候：情绪不宁，心悸，健忘，失眠，多梦，五心烦热，盗汗，口咽干燥，舌红少津，脉细数。

治法：滋养心肾，养心安神。

方药：天王补心丹合六味地黄丸加减。

三、辨病思路

根据临床表现及病因特点，郁证主要见于西医学的神经衰弱、癔症、焦虑症等，也可见于更年期综合征及反应性精神病。当这些疾病以郁证为主要表现时，可参考本节论治。

1. 更年期综合征

多发于45~52岁女性，伴有潮热、出汗、头痛、耳鸣、眼花等自主神经紊乱的症状，有性激素水平的改变。

2. 抑郁症

女性多于男性，表现为心情压抑，郁闷沮丧，失望，缺乏信心，心理测试、抑郁量表检查有助于鉴别。

3. 癔病

又称歇斯底里症，表现多样，起病急骤，常在精神因素刺激下发病，心理测试和人格调查有助于鉴别。

4. 反应性精神病

发病前有强烈精神刺激因素，症状内容与精神刺激因素明显相关，以妄想、严重情绪障碍为主要症状，排除病因或改变环境后症状迅速缓解。

5. 焦虑证

常发生于中青年群体中，表现为无事实根据和明确客观对象以及具体观念内容的提心吊胆和恐惧不安，伴有自主神经症状和肌肉紧张，以及运动性不安。心理测试、焦虑量表检查有助于识别。

第八十六节　血　证

凡因人体的阴阳平衡失调，造成血液不循经脉运行，上溢于口、鼻、眼、耳诸窍，下泄于前后二阴或渗出肌肤之外的病证，统称为血证。血证包括：衄血、咯血、呕血、便血、尿血、紫斑等。凡血液不循经脉运行而溢于口、鼻、眼、耳诸窍者称为衄血，如鼻衄、齿衄等；因损伤肺及气道络脉而引起痰血相兼、唾液与血液同出的病证称为咯血；血从胃或食道而来，从口中吐出的病证称为吐血；血从肛门而下，在大便前或大便后下血的病证称为便血；从尿道尿出血液或尿中夹有血丝、血块而无疼痛的病证称为尿血；血溢于肌肤之间，皮肤出现青紫瘀斑、瘀点的病证称为紫斑或肌衄。

一、病因病机

外感六淫、饮食不节、情志内伤、烦劳过度、大病久病之后均可引起血液不循经脉运行，溢于脉外而致血证的发生。

1. 外感六淫

外感风热燥邪，热伤肺络，迫血上溢而致咯血、鼻衄；湿热之邪，侵及肠道，络伤血溢，从下而泄可致便血；热邪留滞，侵及下焦，损伤尿道，络脉受损，导致尿血。

2. 饮食不节

过食辛辣或饮酒过多，一则损伤脾胃，脾虚失摄，统血无权，血溢脉外而致出血；二则湿热蕴积胃肠，化火扰动血络而外溢，形成衄血、吐血、便血。

3. 情志内伤

情志不舒，郁怒伤肝，肝火偏盛，横逆犯胃，胃络受伤，以致吐血；肝气郁滞，气郁化火，木火刑金，而致衄血、咯血。

4. 烦劳过度

烦劳伤神，耗伤心阴，心火亢盛，热移小肠，迫血下行而致尿血；劳欲过度，肾阴亏损，相火妄动，迫血妄行而成尿血；体劳过度，损伤脾气，脾不统血，气虚失摄，血无所归，血溢脉外而致吐血、衄血、尿血等。

5. 病后诱发

大病久病，正气损伤，气虚失摄，血溢脉外而致出血；久病热病，阴津耗伤，阴虚火旺，火迫血行而致出血；久病入络，血脉瘀阻，流行不畅，血不归经而发生出血。

出血的病因虽然复杂，但多与火或气有关。血证的共同病机为火热偏盛、迫血妄行以及气虚失摄、血溢脉外这两大方面。火热之中，又有实火、虚火之分。外感风热燥火、湿热内蕴和肝郁化火等均属实火；阴虚之火则属虚火。气虚之中，又分为单纯气虚和气损及阳而致阳气虚衰等两种情况。从证候虚实上来说，火热亢盛所致者属于实证，阴虚火旺或气虚不摄所致者属于虚证。从病机变化上来说，又常发生实证向虚证的转化。

二、辨证论治

血证的治疗，首先辨其病证，探明病因病位；其次辨明虚实轻重而后治之。临证多以治火、治气和治血为基本原则。实火当清热泻火，虚火当滋阴降火；实证当清气降气，虚证当补气益气；实火亢盛，扰动血脉者当凉血止血；气虚失摄，出血不止者当补血摄血；瘀血阻滞，血难归经者当活血止血。同时在血证的不同阶段，可采用止血、祛瘀、宁血和补虚四大治法。

1. 鼻衄

（1）风热伤肺证

证候：鼻燥而衄，血色鲜红，恶寒发热，口干咽燥，咳嗽痰黄，舌质红，苔薄黄，脉数。

治法：清肺泄热，凉血止血。

方药：桑菊饮加减。

（2）肝火上炎证

证候：鼻衄目赤，烦躁易怒，头痛眩晕，口苦耳鸣，舌质红，苔黄，脉弦数。

治法：清肝泻火，凉血止血。

方药：栀子清肝汤加减。

（3）胃热炽盛证

证候：鼻衄色红，鼻燥口臭，胃脘不适，口渴引饮，烦躁不安，便秘，舌质红，苔黄，脉数。

治法：清胃泻火，凉血止血。

方药：玉女煎加减。

（4）气血亏虚证

证候：鼻衄或兼肌衄、齿衄，血色淡红，神疲乏力，心悸气短，夜难成寐，面白头晕，舌质淡，苔白，脉细或弱。

治法：益气摄血。

方药：归脾汤加减。

2. 齿衄

（1）胃火炽盛证

证候：齿衄血色鲜红，齿龈红肿疼痛，口渴欲饮，头痛口臭，大便秘结，舌质红，苔黄，脉洪数。

治法：清胃泻火，凉血止血。

方药：清胃散合泻心汤加减。

（2）阴虚火旺证

证候：齿衄血色淡红，齿摇龈浮，头晕目眩，舌质红，苔少，脉细数。

治法：滋阴降火，凉血止血。

方药：知柏地黄丸合茜根散加减。

3. 咯血

（1）燥热犯肺证

证候：喉痒咳嗽，痰中带血，口干鼻燥，或有发热，咳痰不爽，舌质红，苔薄黄，脉数。

治法：清热润肺，宁络止血。

方药：桑杏汤加减。

（2）阴虚肺热证

证候：咳嗽少痰，痰中带血或血色鲜红，反复咯血，口干咽燥，两颧红赤，潮热盗汗，舌质红，苔少，脉细数。

治法：滋阴润肺，凉血止血。

方药：百合固金汤加减。

（3）肝火犯肺证

证候：咳嗽阵作，痰中带血，或纯血鲜红，胸胁牵痛，烦躁易怒，口苦目赤，舌质红，苔薄黄，脉弦数。

治法：清肝泻肺，凉血止血。

方药：泻白散加黛蛤散加减。

4. 吐血

(1) 胃中积热证

证候：胃脘灼热作痛，吐血鲜红或紫暗，或夹有食物残渣，便秘而黑，口臭，舌质红，苔黄而干，脉数。

治法：清胃泻热，凉血止血。

方药：泻心汤合十灰散加减。

(2) 气虚血溢证

证候：吐血缠绵不止，时轻时重，血色淡暗，体倦神疲，面色苍白，心悸气短，舌质淡，苔白，脉细弱。

治法：益气摄血。

方药：归脾汤加减。

(3) 肝火犯胃证

证候：吐血色红或紫暗，脘胁胀痛，目赤口干，烦躁易怒，寐少梦多，舌质红，苔黄，脉弦数。

治法：泻肝清胃，凉血止血。

方药：龙胆泻肝汤加减。

5. 便血

(1) 肠道湿热证

证候：便血鲜红，大便不畅，腹痛，口苦，纳谷不香，舌质红，苔黄腻，脉滑数。

治法：清热化湿，凉血止血。

方药：地榆散合槐角丸加减。

(2) 脾胃虚寒证

证候：便血紫暗或色黑，脘腹隐痛，喜按喜暖，便溏纳差，畏寒肢冷，面色无华，神疲懒言，舌质淡，苔白，脉细。

治法：温阳健脾，养血止血。

方药：黄土汤加减。

6. 尿血

(1) 下焦热盛证

证候：小便黄赤灼热，尿血鲜红，心烦口渴，面赤口疮，夜寐不安，舌质红，苔薄黄，脉数。

治法：清热泻火，凉血止血。

方药：小蓟饮子加减。

(2) 脾不统血证

证候：久病尿血，面色无华，体倦食少，气短声低，或兼见皮肤紫斑、齿衄，舌质淡，脉细弱。

治法：补脾益气生血。

方药：归脾汤加减。

(3) 肾虚火旺证

证候：小便短赤带血，头晕耳鸣，颧红潮热，神疲，腰膝酸软，舌质红，少苔，脉细数。

治法：滋阴降火，凉血止血。

方药：知柏地黄丸加减。

(4) 肾气不固证

证候：久病尿血，血色淡红，头晕耳鸣，腰脊酸痛，神疲乏力，舌质淡，脉弱。

治法：补益肾气，固摄止血。

方药：无比山药丸加减。

7. 紫斑

(1) 血热妄行证

证候：皮肤青紫斑点或斑块，或伴有鼻衄、齿衄、便血、尿血，发热口渴，溲赤便秘，烦躁不安，舌质红，苔薄黄，脉弦数。

治法：清热解毒，凉血止血。

方药：十灰散加减。

(2) 气不摄血证

证候：久病不愈，紫斑反复出现，神疲乏力，头晕目眩，面色苍白，食欲不振，舌质淡，苔白，脉细弱。

治法：补气摄血。

方药：归脾汤加减。

(3) 阴虚火旺证

证候：皮肤青紫斑点或斑块，时发时止，常伴齿衄、鼻衄、月经过多，两颧红赤，心烦口渴，手足心热，潮热盗汗，舌质红，苔少，脉细数。

治法：滋阴降火，宁络止血。

方药：茜根散加减。

三、辨病思路

西医学中许多急慢性疾病所引起的出血都可

归属于中医血证。如：支气管扩张、肺结核等所引起的咯血；二尖瓣狭窄等所引起的咯血；十二指肠溃疡、肝硬化、溃疡性结肠炎等所引起的呕血、便血；急性肾小球肾炎、急性肾盂肾炎、肾结核等所引起的尿血；特发性血小板减少性紫癜、过敏性紫癜及其他出血性疾病所引起的皮肤、黏膜和内脏的出血等均可按血证进行辨证论治。

1. 支气管扩张症

多发生在幼年；常继发于麻疹、百日咳后的支气管炎；慢性反复咳嗽、咳大量脓痰；两肺下部可闻及固定性湿啰音；支气管碘油造影可确诊。

2. 肺结核

常有咳嗽，多干咳或少痰，不同程度的咯血；有低热、乏力、盗汗等全身中毒症状；湿啰音多位于肺上部；X 线检查有肺结核特征；结核菌素纯蛋白衍生物（PPD）阳性；痰结核菌培养阳性是诊断肺结核的主要依据。

3. 二尖瓣狭窄

常有呼吸困难，可有咯血甚或咳粉红色泡沫样痰；心尖区有“隆隆”样舒张期杂音；第一心音亢进和开瓣音；可有肺动脉高压和右心室增大的心脏体征；X 线及心电图显示左心房增大；超声心动图检查可确诊。

4. 胃及十二指肠溃疡

多发生于秋冬和冬春之交；有慢性周期性节律性上腹痛史；X 线钡餐检查出现龛影是诊断的可靠依据；胃镜检查优于 X 线钡餐检查。

5. 肝硬化

有病毒性肝炎、长期饮酒等病史；有肝功能减退和门脉高压的临床表现；肝功能试验常有阳性发现；肝活组织检查见假小叶形成有确诊价值。

6. 溃疡性结肠炎

多呈反复发作慢性病程；表现为腹泻、黏液脓血便、腹痛；X 线钡剂灌肠检查和结肠镜检查有特征性改变。

7. 急性肾小球肾炎

于链球菌感染或其他细菌感染之后 2~3 周发病；可有水肿、高血压及全身表现；有少尿、血尿、蛋白尿等明显的尿改变；尿沉渣检查可见多量红细胞，甚至有红细胞管型。

8. 肾结核

有尿频、尿急、尿痛，一般抗菌药治疗无效；尿培养结核菌阳性，尿沉渣可找到结核抗酸杆菌；血清结核菌抗体测定阳性；静脉肾盂造影可发现结核病灶 X 线征象；部分患者可有肺、睾丸等肾外结核。

9. 特发性血小板减少性紫癜

广泛出血累及皮肤黏膜及内脏；多次检查血小板计数减少；骨髓巨核细胞增多或正常，有成熟障碍；血小板相关抗体（PAIg）及血小板相关补体阳性；血小板生存时间缩短。

10. 过敏性紫癜

发病前 1~3 周有低热、咽痛、全身不适或上呼吸道感染史；典型四肢皮肤紫癜，可伴腹痛、关节肿痛和血尿；血小板计数、血小板功能及凝血检查正常。

第八十七节　痰　饮

痰饮是指体内水液输布、运化失常，停积于某些部位的一类病证。痰，古通“淡”，是指水一类的可以“淡荡流动”的物质。饮也是指水液，作为致病因素，则是指病理性质的液体。为此，古代所称的“淡饮”“流饮”，实均指痰饮而言。

广义痰饮包括痰饮、悬饮、溢饮、支饮四类，是诸饮的总称。其中狭义的痰饮，则是指饮停胃肠之证。

痰饮包括痰饮、悬饮、溢饮、支饮四类。饮停胃肠之证，为痰饮；饮水后水流在胁下，咳唾引痛，谓之悬饮；水饮流行，归于四肢，当汗出而不汗出，身体疼痛，谓之溢饮；咳逆倚息，短气不得卧，其形如肿，谓之支饮。

一、病因病机

痰饮的成因为外感寒湿、饮食不当或劳欲所伤，以致肺、脾、肾三脏功能失调，水谷不得化为精微输布全身，津液停积为患。

1. 外感寒湿

因气候湿冷，或冒雨涉水，坐卧湿地，寒湿之邪侵袭肌表，困遏卫阳，致使肺不能宣布水津，脾无以运化水湿，水津停滞，积而成饮。

2. 饮食不当

凡暴饮过量，恣饮冷水，进食生冷；或炎夏受热以及饮酒后，因热伤冷，冷热交结，中阳被遏，脾失健运，湿从内生，水液停积而为痰饮。

3. 劳欲体虚

劳倦、纵欲太过，或久病体虚，伤及脾肾之阳，水液失于输化，亦可停而成饮。若体虚气弱，或劳倦太过之人，一旦伤于水湿，更易停蓄为病。

痰饮之生成则与肺、脾、肾功能失调有关。肺居上焦，主气，肺气有宣发肃降，通调水道的作用。若因肺气失宣，通调失司，津液失于布散，则聚为痰饮。脾居中州，主运化，有运输水谷精微之功能。若因湿邪困脾，或脾虚不运，均可使水谷精微不归正化，聚为痰湿。肾为水脏，处下焦，主水液的气化，有蒸化水液、分清泌浊的职责。若肾气肾阳不足，蒸化失司，水湿泛滥，亦可导致痰饮内生。三脏之中，脾运失司，首当其冲。因脾阳虚，则上不能输精以养肺，水谷不归正化，反为痰饮而干肺；下不能助肾以制水，水寒之气反伤肾阳，由此必致水液内停中焦，流溢各处，波及五脏。本病的病理性质，则总属阳虚阴盛，输化失调，因虚致实，水饮停积为患。

二、辨证论治

应掌握阳虚阴盛、本虚标实的特点。本虚为阳气不足，标实指水饮留聚。无论病之新久，都要根据症状辨别二者主次。痰饮虽为阴邪，寒证居多，但亦有郁久化热者；初起若有寒热见症，为夹表邪；饮积不化，气机升降受阻，常兼气滞。

痰饮的治疗以温化为原则。同时还当根据表里虚实的不同，采取相应的处理。水饮壅盛者，应祛饮以治标；阳微气虚者，宜温阳以治本；在表者，当温散发汗；在里者，应温化利水；正虚者补之；邪实者攻之；如属邪实正虚，则当消补兼施；饮热相杂者，又当温清并用。

1. 痰饮

（1）脾阳虚弱证

证候：胸胁支满，心下痞闷，胃中有振水音，脘腹喜温畏冷，泛吐清水痰涎，饮入易吐，口渴不欲饮水，头晕目眩，心悸气短，食少，大便或溏，舌苔白滑，脉弦细而滑。

治法：温脾化饮。

方药：苓桂术甘汤合小半夏加茯苓汤加减。

（2）饮留胃肠证

证候：心下坚满或痛，自利，利后反快，虽利，心下续坚满，或水走肠间，沥沥有声，腹满，便秘，口舌干燥，舌苔腻，色白或黄，脉沉弦或伏。

治法：攻下逐饮。

方药：甘遂半夏汤或己椒苈黄丸加减。

2. 悬饮

（1）邪犯胸肺证

证候：寒热往来，身热起伏，汗少，或发热不恶寒，有汗而热不解，咳嗽，痰少，气急，胸胁刺痛，呼吸、转侧疼痛加重，心下痞硬，干呕，口苦，咽干，舌苔薄白或黄，脉弦数。

治法：和解宣利。

方药：柴枳半夏汤加减。

（2）饮停胸胁证

证候：胸胁疼痛，咳唾引痛，痛势较前减轻，而呼吸困难加重，咳逆气喘，息促不能平卧，或仅能偏卧于停饮的一侧，病侧肋间胀满，甚则可见病侧胸廓隆起，舌苔白，脉沉弦或弦滑。

治法：泻肺祛饮。

方药：椒目瓜蒌汤合十枣汤加减。

（3）络气不和证

证候：胸胁疼痛，如灼如刺，胸闷不舒，呼吸不畅，或有闷咳，甚则迁延，经久不已，阴雨更甚，可见病侧胸廓变形，舌苔薄，质暗，脉弦。

治法：理气和络。

方药：香附旋覆花汤加减。

（4）阴虚内热证

证候：咳呛时作，咳吐少量黏痰，口干咽燥，或午后潮热，颧红，心烦，手足心热，盗汗，或伴胸胁闷痛，病久不复，形体消瘦，舌质偏红，少苔，脉细数。

治法：滋阴清热。

方药：沙参麦冬汤合泻白散加减。

3. 溢饮

证候：身体沉重而疼痛，甚则肢体浮肿，恶寒，无汗，或有咳喘，痰多白沫，胸闷，干呕，口不渴，苔白，脉弦紧。

治法：发表化饮。

方药：小青龙汤加减。

4. 支饮

（1）寒饮伏肺证

证候：咳逆喘满不得卧，痰吐白沫量多，经久不愈，天冷受寒加重，甚至引起面浮跗肿。或平素伏而不作，遇寒即发，发则寒热，背痛，腰痛，目泣自出，身体振振瞤动。舌苔白滑或白腻，脉弦紧。

治法：宣肺化饮。

方药：小青龙汤加减。

（2）脾肾阳虚证

证候：喘促动则为甚，心悸，气短，或咳而气怯，痰多，食少，胸闷，怯寒肢冷，神疲，少腹拘急不仁，脐下动悸，小便不利，足跗浮肿，或吐涎沫而头目昏眩，舌体胖大，质淡，苔白润或腻，脉沉细而滑。

治法：温脾补肾。

方药：金匮肾气丸合苓桂术甘汤加减。

三、辨病思路

四饮所涉及的疾病颇多，如渗出性胸膜炎、慢性支气管炎、胃肠功能紊乱、心功能不全、肾小球肾炎、肾病综合征等均可参照治疗。

1. 渗出性胸膜炎

胸膜炎是致病因素（通常为病毒或细菌）刺激胸膜所致的胸膜炎症。胸腔内可有液体积聚，最常见的症状为胸痛。胸痛常突然出现，程度差异较大，可为不明确的不适或严重的刺痛，可仅在患者深呼吸或咳嗽时出现，亦可持续存在并因深呼吸或咳嗽而加剧。胸痛为壁层胸膜的炎症所致，通常出现于正对炎症部位的胸壁。亦可表现为腹部、颈部或肩部的牵涉痛。影像学可诊断部位及液体量。常见以下类型。

（1）浆液纤维蛋白性胸膜炎　即“渗出性胸膜炎”，为浆液和纤维蛋白渗出积聚于胸腔内，常由结核性胸膜炎、化脓性胸膜炎、肿瘤性胸膜炎所致。胸痛气急为主要表现。

（2）结核性胸膜炎　由结核菌从原发综合征的淋巴结经淋巴管到达胸膜，或胸膜下的结核病灶蔓延至胸膜所致。临床主要有结核性干性胸膜炎、结核性渗出性胸膜炎、结核性脓胸。常有胸痛、气急及结核中毒症状。

（3）肿瘤性胸膜炎　由胸内或胸外癌肿，直接侵犯或转移至胸膜所致。主要表现为胸闷、进行性呼吸困难，并伴原发病灶的相应症状。

（4）化脓性胸膜炎　多由肺、食道、腹部感染等蔓延至胸膜所致。表现为恶寒、高热、胸痛、咳嗽和咳吐脓痰。

（5）胆固醇性胸膜炎　为胸液中含有大量的游离胆固醇结晶，可能与脂肪代谢障碍有关，临床症状轻微。

（6）血胸　是指明显的胸腔内出血。是由于自发性气胸、含血管的胸膜粘连撕裂，或出血性胰腺炎等病因所致。主要表现为胸痛、胸闷，甚至休克等症状。

2. 心衰

临床主要表现为呼吸困难、乏力和液体潴留（肺淤血和外周水肿）。

（1）*急性心力衰竭*　急性发作或加重的左心功能异常所致的心肌收缩力降低、心脏负荷加重，造成急性心排血量骤降、肺循环压力升高、周围循环阻力增加，引起肺循环充血而出现急性肺淤血、肺水肿并可伴组织、器官灌注不足和心源性休克的临床综合征，以左心衰竭最为常见。

（2）*慢性心力衰竭*　由于运动耐力下降出现呼吸困难或乏力，可出现腹部或腿部水肿。

3. 肾小球肾炎

（见水肿）。

4. 胃肠功能紊乱

胃肠神经官能症临床表现以胃肠道症状为主，主要有反酸、嗳气、厌食、恶心、呕吐、剑突下灼热感、食后饱胀、上腹不适或疼痛，每遇情绪变化则症状加重。肠神经官能症又称肠易激综合征，以肠道症状为主，如慢性腹泻，大便稀薄，腹中鸣响，腹胀，腹中上下左右游走状疼痛等。

第八十八节　自汗盗汗

自汗盗汗是指由于阴阳失调，腠理不固，而致汗液外泄失常的病证。其中，不因外界环境因素的影响，而白昼时时汗出、动辄益甚者，称为自汗；寐中汗出、醒来自止者，称为盗汗，亦称为寝汗。

自汗、盗汗作为症状，既可单独出现，也常伴见于其他疾病过程中。

一、病因病机

本病大多由邪客表虚、营卫不和，肺气亏虚、卫表不固，阳气虚衰、津液失摄，阴虚火旺、虚火扰津，热邪郁蒸、迫津外泄等所致。

1. 营卫不和

体质虚弱之人，阴阳偏盛、偏衰，或表虚之人，猝感风邪，致营卫不和，卫强营弱，卫外失司，营阴不能内守而汗出。

2. 肺气亏虚

素体虚弱，病后体虚，或久患咳喘，耗伤肺气，肺气不足，肌表疏松，腠理不固而汗自出。

3. 阳气虚衰

久病重病，脏气不足，阳气过耗，不能敛阴，卫外不固而汗液外泄，甚则发生大汗亡阳之变。

4. 虚火扰津

烦劳过度，精神过用，伤血失精，致血虚精亏，或邪热伤阴，阴液不足，虚火内生，心液被扰，不能自藏而外泄作汗。

5. 心血不足

劳心过度，久病血虚、血少，心失所养，心神不宁，神不守舍，心液不藏而外泄则盗汗。

6. 热邪郁蒸

风寒入里化热或感受风热、暑热。邪客于肺，肺热内炽，蒸发津液则大汗出。亦有因饮食不节，湿浊困阻，湿热蕴结，熏蒸肝胆，见汗出色黄等。

综上所述，汗证的病位在卫表肌腠，其发生与肺、心、肾密切相关。病理性质有虚、实两端。由热邪郁蒸，迫津液外泄属实；由营卫不和、肺气亏虚、阳气虚衰、阴虚火旺、心血不足所致者属虚。因气属阳，血属阴，自汗多阳气虚，盗汗多阴血虚。

二、辨证论治

应着重辨明阴阳虚实。虚证当根据证候的

不同而治以益气，养阴，补血，调和营卫；实证当清肝泄热，化湿和营；虚实夹杂者，则根据虚实的主次而适当兼顾。此外，由于自汗、盗汗均以腠理不固、津液外泄为共同病变，故可酌加麻黄根、浮小麦、糯稻根、五味子、瘪桃干、牡蛎等固涩敛汗之品，以增强止汗的功能。

（一）自汗

1. 营卫不和

证候：汗出恶风，周身酸楚。或兼微发热，头痛，或失眠，多梦，心悸。苔薄白，脉浮或缓。

治法：调和营卫。

方药：桂枝汤加减。

2. 肺气虚弱

证候：汗出恶风，动则益甚。或因久病体虚，平时不耐风寒，易于感冒，体倦乏力。苔薄白，脉细弱。

治法：益气固表。

方药：玉屏风散加减。

3. 心肾亏虚

证候：动则心悸汗出，或身寒汗冷。或兼胸闷气短，腰酸腿软，面白唇淡，小便频数而色清，夜尿多。舌质淡，舌体胖润，有齿痕，苔白，脉沉细。

治法：益气温阳。

方药：芪附汤加减。

4. 热郁于内

证候：蒸蒸汗出，或但头汗出，或手足汗出。或兼面赤，发热，气粗口渴，口苦，喜冷饮，胸腹胀，烦躁不安，大便干结，或见胁肋胀痛，身目发黄，小便短赤。舌质红，苔黄厚，脉洪大或滑数。

治法：清泻里热。

方药：竹叶石膏汤加减。

（二）盗汗

1. 心血不足

证候：睡则汗出，醒则自止，心悸怔忡，失眠多梦。或兼眩晕健忘，气短神疲，面色少华或萎黄，口唇色淡。舌质淡，苔薄，脉虚或细。

治法：补血养心。

方药：归脾汤加减。

2. 阴虚火旺

证候：寐则汗出，虚烦少寐，五心烦热。或久咳虚喘，形体消瘦，两颧发红，午后潮热，女子月经不调，男子梦遗。舌质红少津，少苔，脉细数。

治法：滋阴降火。

方药：当归六黄汤加减。

三、辨病思路

汗证可见于西医学多种疾病，如甲状腺功能亢进症、神经症、结核病、佝偻病、震颤麻痹、低血糖、虚脱、休克及某些传染病等的发热期和恢复期等，汗多成为主要症状，均可参考本节进行辨证论治。

1. 甲状腺功能亢进症

女性多见，有甲状腺毒症表现，如怕热多汗、皮肤潮湿、多食易饥、体重减轻、多言好动、紧张焦虑、易怒失眠、震颤、心悸气短、心动过速、脉压差增大、心房颤动，甲状腺肿大及突眼等；实验室检查血清 T_3、T_4、FT_3、FT_4 升高，TSH 降低。

2. 神经症

主诉症状较多，而且多变，症状之间缺乏内在的联系，发病常与精神因素有关，患者关心自己的疾病，常主动要求治疗。有多方面的症状如易疲劳、注意力不集中、头晕、耳鸣、易激动、心烦、失眠多梦、情绪不稳定、胸闷、心前区不适、自主神经功能失调（多汗、肢端多冷、双手震颤、尿频、便秘或腹泻）等，但体格检查、实验室和影像学等检查缺乏客观阳性证据。须排除其他器质性疾病。

3. 肺结核

临床慢性起病，持续午后发热、盗汗、消

瘦、乏力、咳嗽、咯血，在锁骨上下区域或肩胛区听到湿啰音；X线是早期发现的主要方法，结核菌检查是确诊的依据。

4. 佝偻病

多见于婴幼儿，特别是3个月以内的婴儿；病因有母亲妊娠期严重营养不良，患儿日照不足、生长迅速、饮食失调、慢性腹泻等疾病的影响；临床初期多有神经兴奋性增高的表现，如易激惹、烦躁、吵闹、多汗、枕秃、摇头等表现，活动期患者骨骼改变如方颅、鸡胸、佝偻病串珠、肋膈沟、膝内翻或外翻等；生化检查血钙、血磷下降，碱性磷酸酶上升；X线检查骨骼显示长骨钙化带消失、骨质稀疏、骨皮质变薄、骨干弯曲和骨折等；血清25-OHD水平测定是最可靠的诊断标准。

5. 低血糖

进食过少、体力活动过度、糖尿病患者有注射胰岛素或口服降糖药等病史，表现为多汗、饥饿感、心悸等，尿糖阴性，血糖显著降低。

6. 震颤麻痹

主要发生于中老年人，尤其60岁以后，起病隐袭，缓慢发展，逐渐加重；主要表现有静止性震颤、肌张力增高、运动迟缓、姿势步态异常、讲话缓慢、语音低沉单调、自主神经功能失调（多汗、便秘、直立性低血压）等；脑脊液和尿中高香草酸含量降低等有助于诊断。

第八十九节　内伤发热

内伤发热是指以内伤为病因，脏腑功能失调，气、血、阴、阳失衡为基本病机，以发热为主要临床表现的病证。一般起病较缓，病程较长，热势轻重不一，以低热或自觉发热而体温并不升高为多。

一、病因病机

引起内伤发热的病因主要是久病体虚、饮食劳倦、情志失调及外伤出血。其病机主要为气、血、阴、阳亏虚或气、血、痰、湿等郁结壅遏而致发热两类。

1. 久病体虚

久病或素体虚弱，失于调理，以致机体的气、血、阴、阳亏虚，阴阳失衡而引起发热。若中气不足，阴火内生，可引起气虚发热；久病心肝血虚，或脾虚不能生血，或长期慢性失血，以致血虚阴伤，无以敛阳，导致血虚发热；素体阴虚，或热病日久，耗伤阴液，或治病过程中误用、过用温燥药物，导致阴精亏虚，阴衰则阳盛，水不制火，而导致阴虚发热；寒证日久，或久病气虚，气损及阳，脾肾阳气亏虚，虚阳外浮，导致阳虚发热。

2. 饮食劳倦

饮食失调，劳倦过度，使脾胃受损，水谷精气不充，以致中气不足，阴火内生，或脾虚不能化生阴血，而引起发热；若脾胃受损，运化失职，以致痰湿内生，郁而化热，进而引起湿郁发热。

3. 情志失调

情志抑郁，肝气不能条达，气郁化火，或恼怒过度，肝火内盛，导致气郁发热。情志失调亦是导致瘀血发热的原因之一。每在气机郁滞的基础上，日久不愈，则使血行瘀滞而导致血瘀发热。

4. 外伤出血

外伤以及出血等原因导致发热主要有两个方面：一是外伤以及出血使血循不畅，瘀血阻滞经络，气血壅遏不通，因而引起瘀血发热。二是外伤以及血证时出血过多，或长期慢性失血，以致阴血不足，无以敛阳而引起血虚发热。

总之，引起内伤发热的病机，大体可归纳为虚、实两类。由气郁化火、瘀血阻滞及痰湿停聚所致者属实，其基本病机为气、血、痰、湿等郁结，壅遏化热而引起发热。由中气不足、血虚失养、阴精亏虚及阳气虚衰所致者属虚，其基本病机是气、血、阴、阳亏虚，或因阴血不足，阴不敛阳，水不济火，阳气亢盛而发热；或因阳气虚衰，阴火内生，阳气外浮而发热。总属脏腑功能失调，阴阳失衡所导致。本病病机比较复杂，可由一种也可由多种病因同时引起发热，如气郁血瘀、气阴两虚、气血两虚等。久病往往由实转虚，由轻转重，其中以瘀血病久，损及气、血、阴、阳，分别兼见气虚、血虚、阴虚或阳虚，而成为虚实兼夹之证的情况较为多见。其他如气郁发热日久伤阴，则转化为气郁阴虚之发热；气虚发热日久，病损及阳，阳气虚衰，则发展为阳虚发热。

二、辨证论治

1. 阴虚发热证

证候：午后潮热，或夜间发热，不欲近衣，手足心热，烦躁，少寐多梦，盗汗，口干咽燥，舌质红，或有裂纹，苔少甚至无苔，脉细数。

治法：滋阴清热。

方药：清骨散或知柏地黄丸加减。兼有气虚见头晕气短、体倦乏力者，加太子参、麦冬、五味子益气养阴。

2. 血虚发热证

证候：发热，热势多为低热，头晕眼花，体倦乏力，心悸不宁，面白少华，唇甲色淡，舌质淡，脉细弱。

治法：益气养血。

方药：归脾汤加减。血虚甚者，加熟地、枸杞、制首乌补益精血；发热较甚者，可加银柴胡、白薇清退虚热。

3. 气虚发热证

证候：发热，热势或低或高，常在劳累后发作或加剧，倦怠乏力，气短懒言，自汗，易于感冒，食少便溏，舌质淡，苔薄白，脉细弱。

治法：益气健脾，甘温除热。

方药：补中益气汤加减。自汗较多者，加牡蛎、浮小麦固表止汗；时冷时热，汗出恶风者，加桂枝、白芍调和营卫。

4. 阳虚发热证

证候：发热而欲近衣，形寒怯冷，四肢不温，少气懒言，头晕嗜卧，腰膝酸软，纳少便溏，面色㿠白，舌质淡胖，或有齿痕，苔白润，脉沉细无力。

治法：温补阳气，引火归元。

方药：金匮肾气丸加减。气愦甚者，加人参利益元气；阳虚甚者加仙茅、仙灵脾温肾助阳。

5. 气郁发热证

证候：发热多为低热或潮热，热势常随情绪波动而起伏，精神抑郁，胁肋胀满，烦躁易怒，口干而苦，纳食减少，舌红，苔黄，脉弦数。

治法：疏肝理气，解郁泄热。

方药：丹栀逍遥散加减。气郁甚者，加郁金、香附、青皮湿气解郁；热甚见舌红口干者，加龙胆草、黄芩清肝泻火。

6. 痰湿郁热证

证候：低热，午后热甚，心内烦热，胸闷脘痞，不思饮食，渴不欲饮，呕恶，大便稀薄或黏滞不爽，舌苔白腻或黄腻，脉濡数。

治法：燥湿化痰，清热和中。

方药：黄连温胆汤合中和汤加减。胸闷苔腻加郁金、佩兰芳化湿邪；若寒热如疟，寒轻热重，口苦呕逆者，加青蒿、黄芩清解少阳。

7. 血瘀发热证

证候：午后或夜晚发热，或自觉身体某些部位发热，口燥咽干，但不多饮，肢体或躯干有固定痛处或肿块，面色萎黄或晦暗，舌质青紫或有瘀点、瘀斑，脉弦或涩。

治法：活血化瘀。

方药：血府逐瘀汤加减。肢体肿痛者，加丹参、郁金、延胡索活血散肿止痛。

三、辨病思路

引起发热的原因很多，凡是不因感受外邪所导致的发热，均属内伤发热的范畴。西医学所称的功能性低热、肿瘤、血液病、结缔组织疾病、内分泌疾病等非感染性发热及部分慢性感染性疾病所引起的发热，以及某些原因不明的发热，具有内伤发热的临床表现时，均可参照本节内容辨证论治。

1. 无菌性坏死物质的吸收

（1）机械性、物理或化学性损害：如大手术后组织损伤、内出血、大血肿、大面积烧伤等。

（2）因血管栓塞或血栓形成而引起的心肌、肺、脾等内脏梗死或肢体坏死。

（3）组织坏死与细胞破坏：如癌、白血病、淋巴瘤、溶血反应等。

2. 抗原-抗体反应

如风湿热、血清病、药物热、结缔组织病等。

3. 内分泌代谢障碍

如甲状腺功能亢进、重度脱水等。

4. 皮肤散热减少

如广泛性皮肤病、鱼鳞癣以及慢性心力衰竭而引起的发热，一般为低热。

5. 体温调节中枢功能失常

①化学性：如重度安眠药中毒；②机械性：如脑出血、脑震荡、颅骨骨折等。上述各种原因可直接损害体温调节中枢，致使其功能失常而引起发热，高热无汗是这类发热的特点。

6. 自主神经功能紊乱

由于自主神经功能紊乱，影响正常的体温调节过程，使产热大于散热，体温升高，多为低热，常伴有自主神经功能紊乱的其他表现，属功能性发热范畴。常见的功能性低热有：①原发性低热：由于自主神经功能紊乱所致的体温调节障碍或体质异常，低热可持续数月或数年之久，热型较规则，常波动0.5℃左右。②感染后低热：由于病毒、细菌、原虫等感染后发热，低热不退，而原发感染已愈。此系体温调节中枢对体温的调节功能仍未恢复正常所致，但必须与机体抵抗力降低导致的病灶或其他感染所致的发热所区别。③夏季热：低热仅发生在夏季，秋后自行减退，多见于幼儿。④生理性低热：如精神紧张、剧烈运动后均可出现低热。月经前及妊娠初期也可有低热现象。

第九十节　厥　证

厥证是指由于气机逆乱，气血运行失常所引起的突然昏倒，不省人事，或伴有四肢厥冷为主要特征的内科急症。发作时多无抽搐表现，轻者醒后无肢体不遂、语言謇涩的症状。重者可一厥不醒死之。

一、病因病机

厥证的发生多有明显的病因可寻，常因外邪侵袭、情志异常、劳倦饥饿太过，导致气机逆乱，升降失常，阴阳之气不相顺接。

1. 外邪侵袭

外感六淫或秽浊之邪，内犯脏腑，郁闭气机，使气机逆乱，阴阳之气不相顺接，发为昏厥。六淫之邪，以暑邪为多。暑为阳邪，内侵人体，传入心包，扰动心神；且暑多夹湿，湿阻气机，合二而为厥。

2. 七情内伤

忧思恼怒，大喜大惊，致使气机逆乱，当升不升，当降不降，气机郁闭而为昏厥，此为厥证的主要原因。如大怒则肝阳暴亢，气血随之上逆，扰动神明而为昏厥。

3. 素体虚弱

脾胃虚弱，水谷精微不能输布而为痰，偶遇刺激，痰随气逆，蒙闭心窍；或素体阴亏，水不涵木，肝阳偏亢，又因暴怒伤肝，肝气上逆，气血逆乱于上；或素体亏虚，又遇劳倦太过，过度饥饿或房劳过度，致元气涣散，均可为昏厥。

可见，厥证的病因虽多，主要是气机突然逆乱，阴阳失调，气血运行失常所致，虽涉及五脏六腑，但与肝关系密切。病性不外虚、实两端，实为气机郁闭，虚为气血暴脱。

二、辨证论治

厥证首当辨虚实，虚者为气血亏虚，多表现为面色苍白，呼吸低微，自汗肢冷，脉细；实证为气滞、血瘀、痰阻、暑闭，多见呼吸急促，口噤不开，两手紧握，喉中痰鸣或面红身热，脉实有力。次当分病因，如血厥虚证多见于大失血，实证多与精神刺激有关；痰厥多见素有咳喘宿痰，或恣食肥甘，多湿多痰之人；暑厥则多发于暑热夏季或高温环境。

厥证以气机突然逆乱，阴阳失调，升降失常为主要病机，治以调和阴阳，调畅气机为主。发作时急宜回厥醒神，实证宜芳香开窍，虚证宜补虚固脱；缓解后调治气血以增强体质。

1. 气厥

（1）实证

证候：多因精神刺激所诱发，突然昏倒，不省人事，或四肢厥冷，呼吸急促，口噤不开，舌淡红，苔薄白，脉沉弦。

治法：顺气解郁，开窍醒神。

方药：先用通关散吹鼻醒神，继用五磨饮子。兼有痰热见喉中痰鸣者，加胆南星、贝母、橘红、竹沥涤痰清热。

（2）虚证

证候：平素身体虚弱，发作前有明显的精神紧张，劳倦、饥饿太过，眩晕昏仆，面色苍白，汗出肢冷，气息低微，舌淡，苔薄，脉沉弱。

治法：益气回阳固脱。

方药：独参汤或四味回阳饮加减。汗出多者，加黄芪、白术、煅龙骨、煅牡蛎以益气固涩；心悸不宁加远志、柏子仁、酸枣仁养心安神。

2. 血厥

（1）实证

证候：多因急躁恼怒诱发，突然昏倒，不省人事，牙关紧闭，面红目赤，舌红，脉弦有力。

治法：开窍活血，顺气降逆。

方药：通瘀煎或羚羊钩藤汤加减。肝阴不足见眩晕头痛者，加生地、枸杞、珍珠母。

（2）虚证

证候：多见于吐衄、便血或崩漏之后，突然昏厥，面色苍白，呼吸低微，口唇无华，四肢震颤，自汗肢冷，舌质淡，脉芤或细数无力。

治法：补益气血。

方药：先服独参汤以固脱，继服人参养荣汤或当归补血汤。自汗肤冷，呼吸微弱者，加附子、干姜温阳；口干少津者，加麦冬、玉竹、沙参养阴。

3. 痰厥

证候：素有咳喘宿痰，或恣食肥甘，多湿多痰，复因恼怒，暴咳，突然昏仆，喉中痰鸣或呕吐涎沫，呼吸气粗，舌苔白腻，脉沉滑。

治法：行气豁痰。

方药：导痰汤加减。若痰热甚见口干便秘、舌苔黄腻，脉滑热者，加黄芩、栀子、瓜蒌仁清热降火。

4. 暑厥

证候：多发于暑热夏季或高温环境，突然昏倒，甚则谵妄，面红身热，头晕头痛，汗出，舌红干，脉洪数。

治法：清暑益气，开窍醒神。

方药：先用紫雪丹醒神开窍，继用白虎加人参汤。

三、辨病思路

厥证根据其临床表现相当于西医学的“晕厥”。引起晕厥的原因有很多，如血管舒缩功能障碍，心脏疾病，脑部疾病以及血液成分异常等，其中以血管舒缩功能障碍最多见。

1. 血管抑制性晕厥

多见于体弱的青年女性；晕厥多由各种诱因诱发，发作前常有无力、头昏、汗出等症状，立即坐下或平卧可缓解或消失。倾斜试验有助于鉴别。

2. 体位性低血压

多见于中年以上男性；发生于卧位或久蹲而突然站立时，一般无头昏、汗出等先兆症状。检查可见病人在体位变化后1分钟内，收缩压下降50mmHg以上。

3. 排尿性晕厥

多见于20~30岁男性，偶见于老年人；于直立位排尿过程中或排尿结束后发生，夜间睡眠起床时发生者更多。一般无先兆症状，可多次发作。

4. 心源性晕厥

有心律失常、瓣膜狭窄、原发性心肌病等心脏病史；伴有心悸、胸痛、气促等症状；心电图、心脏B超有助于诊断。

5. 高血压脑病

多有高血压病史；暂时性晕厥，伴有剧烈头痛，头晕，恶心，呕吐，视觉障碍，血压升高，视神经乳头渗出、水肿。

6. 短暂性脑缺血发作

多发于50岁以上老年患者；一般持续几分钟到几十分钟，没有后遗症或仅有轻微后遗症，常反复发作；头部MRI有助于诊断。

7. 低血糖状态

多与饥饿、胰腺疾病、肝病等有关；发生于空腹或劳动之后；发作时血糖低于2.8mmol/L。

8. 重度贫血

有急性或慢性失血，或其他血液系统疾病史；有贫血临床表现；血常规、骨髓象检查有助于诊断。

9. 中暑

伴有高热（直肠温度>41℃）、无汗、皮肤发热，多发生在环境温度超过32℃或室温超过27℃、湿度较大时，可有高强度活动，有头痛、眩晕、疲劳等前驱症状。

第九十一节　痿　证

痿证是指肢体筋脉弛缓，软弱无力，日久不能随意运动而致肌肉萎缩的一种病证。《素问玄机原病式·五运主病》曰：“痿，谓手足痿弱，无力以运行也。”临床上以下肢痿弱较为多见，故称“痿躄”。“痿”是指肢体痿弱不用，“躄”是指下肢软弱无力，不能步履之意。

一、病因病机

痿证是以肢体痿软不能随意运动为主要症状的一种疾病。导致肢体痿软的原因十分繁杂，不论内伤情志、外感湿热、劳倦色欲都能损伤内脏精气，导致筋脉失养，产生痿证。

1. 脏腑内热，外感邪毒

素体阴虚阳盛，或脏腑内有蕴热，热毒之邪侵扰肌肤，内舍脾肺，肺热叶焦，中焦郁热，燔灼津液，阴亏血燥，筋脉肌肤失于濡养，发为痿证。

2. 肺热伤津，津伤不布

感受温热毒邪，高热不退，或病后余热燔灼，伤津耗气，皆令“肺热叶焦”不能布送津液以润泽五脏，遂致四肢筋脉失养，痿弱不用。

3. 湿热浸淫，气血不运

久处湿地，或冒雨露，浸淫经脉，使营卫运

行受阻，郁遏生热，久则气血运行不利，筋脉肌肉失于濡养而弛纵不收，成为痿证；也有因饮食不节，如过食肥甘辛辣，或嗜酒无度，损伤脾胃，内生湿热，阻碍运化，导致脾运不输，筋脉肌肉失养，而产生痿证。同时阳明湿热不清，易灼肺金，加重痿证。

4. 脾胃亏虚，精微不输

脾胃为后天之本，素体脾胃虚弱，或久病成虚，中气受损，则受纳、运化、输布的功能失常，气血津液生化乏源，无以濡养五脏，运行血气，以致筋骨失养，关节不利，肌肉瘦削，而产生肢体痿弱不用。

5. 肝肾亏损，髓枯筋痿

素体肾虚，或因房色太过，乘醉入房，精损难复，或因劳役太过，罢极本伤，阴精亏损，导致肾水亏虚，筋脉失其营养，而产生痿证；或因五志失调，火起于内，肾水虚不能制火，以致火烁肺金，肺失治节，不能通调津液以溉五脏，脏气伤则肢体失养，产生痿躄。

此外，脾虚湿热不化，流注于下，久则亦能损伤肝肾，导致筋骨失养。

本病的病机要点为热毒炽盛、肺热津伤、湿热浸淫、脾胃虚弱、肝肾髓枯等五种，亦有夹痰、夹瘀、夹积等。病位在筋脉肌肉，与肝肾肺胃关系最为密切，病久可涉及五脏。

二、辨证论治

痿证辨证，重在辨脏腑病位，审标本虚实。痿证初起症见发热，咳嗽，咽痛，或在热病之后出现肢体软弱不用者，病位多在肺；凡见四肢痿软，食少便溏，面浮，下肢微肿，纳呆腹胀，病位多在脾胃；凡以下肢痿软无力明显，甚则不能站立，腰脊酸软，头晕耳鸣，遗精阳痿，月经不调，咽干目眩，病位多在肝肾。

痿证以虚为本，或本虚标实。因感受温热毒邪或湿热浸淫者，多急性发病，病程发展较快，属实证。热邪最易耗津伤正，故疾病早期就常见虚实错杂。内伤积损，久病不愈，主要为肝肾阴虚或脾胃虚弱，多属虚证，但又常兼夹郁热、湿热、痰浊、瘀血，而虚中有实。

《素问·痿论》有“治痿者独取阳明”之说，是指补脾胃、清胃火、去湿热。另一方面朱丹溪用“泻南方、补北方”，是从清内热、滋肾阴方面，达到金水相生、滋润五脏的另一种方法。总的治法正如《医学心悟·痿》所云：“不外补中祛湿、养阴清热而已。”

1. 热毒炽盛，气血两燔证

证候：四肢痿软无力，伴颜面红斑赤肿，或者皮肤瘙痒，伴壮热，烦躁不宁，口渴，四肢痿软无力，咽痛，饮食呛咳，尿黄或赤，大便干，舌质红绛，苔黄燥，脉洪数。

治法：清热解毒，凉血活血。

方药：清瘟败毒饮加减。壮热者，重用石膏并加大青叶、板兰根以清热泻火解毒；颜面红斑赤肿者，加紫草、生地榆以清热凉血解毒。

2. 肺热津伤，筋失濡润证

证候：病起发热，或热病后突然出现肢体软弱无力，皮肤枯燥，心烦口渴，咳呛少痰，咽干不利，小便黄少，大便干燥，舌质红，苔黄，脉细数。

治法：清热润燥，养肺生津。

方药：清燥救肺汤加减。身热未退，高热口渴有汗，重用石膏，加金银花、连翘、知母。

3. 湿热浸淫，气血不运证

证候：四肢痿软，身体困重，或麻木、微肿，尤以下肢多见，或足胫热气上腾，或有发热，胸痞脘闷，小便短赤涩痛，苔黄腻，脉细数。

治法：清热利湿，通利筋脉。

方药：加味二妙散加减。湿邪偏盛，胸脘痞闷，肢重且肿，加厚朴、茯苓、枳壳、陈皮以理气化湿。

4. 脾胃亏虚，精微不运证

证候：肢体痿软无力，逐渐加重，食少，便溏，腹胀，面浮不华，气短，神疲乏力，苔薄白，脉细。

治法：补脾益气，健运升清。

方药：参苓白术散合补中益气汤加减。兼有

血瘀者，加丹参、川芎、川牛膝。

5. 肝肾亏损，髓枯筋痿证

证候：起病缓慢，下肢痿软无力，腰脊酸软，不能久立，或伴目眩发落，咽干耳鸣，遗精或遗尿，或妇女月经不调。甚至步履全废，腿胫大肉消脱，舌红少苔，脉细数。

治法：补益肝肾，滋阴清热。

方药：大补阴煎加减。阴阳两虚者可服用鹿角胶丸。

三、辨病思路

西医学的多发性肌炎、感染性多发神经根神经炎、运动神经元病、重症肌无力、肌营养不良等符合本病证候特征者，可参考本节内容进行辨治。

1. 多发性肌炎

以四肢近端肌肉肌压痛、肌无力、肌萎缩为主要表现，多累及四肢近端及颈部肌群，还常累及多种脏器及伴发肿瘤。血清酶升高，肌电图，肌活检皆有特征性改变。

2. 感染性多发神经根神经炎

发病前常有上呼吸道或消化道感染前驱症状，如发热、腹泻等，1~2 周后四肢呈不同程度对称性下运动神经元性瘫痪，并常由双下肢开始呈上升性累及双上肢。脑脊液在发病后 1~2 周出现蛋白-细胞分离现象。

3. 重症肌无力

人体任何部位的随意肌都可以受到乙酰胆碱抗体的侵犯而出现肌无力和易疲劳现象，以晨轻暮重，休息轻活动重为突出表现。电生理检查具有诊断价值。

4. 运动神经元病

多隐袭起病，缓慢进展的上、下运动神经元性瘫痪，肌肉萎缩和肌束震颤，又有腱反射亢进和病理反射，多无根性疼痛和感觉障碍，在下运动神经元病损区，呈现神经元性肌萎缩的肌电图表现。

5. 肌营养不良

本病为缓慢进行的肌肉萎缩、肌无力及不同程度的运动障碍，为原发于肌肉组织的遗传性疾病。血清肌酶明显升高，肌电图提示肌源性损害。

附录：中西医结合执业医师资格考试实践技能考试大纲

一、医师职业素养

（一）医德医风

（二）沟通能力

（三）人文关怀

二、中医思维与诊疗能力

（一）中医四诊信息采集

（二）诊断与鉴别诊断

（三）辨证论治

（四）预防与调护

三、中医操作技能

（一）中医四诊

（二）针灸常用腧穴

1. 手太阴肺经腧穴：孔最、列缺、少商
2. 手阳明大肠经腧穴：合谷、曲池、肩髃、迎香
3. 足阳明胃经腧穴：地仓、下关、天枢、犊鼻、足三里、条口、丰隆
4. 足太阴脾经腧穴：公孙、三阴交、地机、阴陵泉、血海
5. 手少阴心经腧穴：通里、神门
6. 手太阳小肠经腧穴：后溪、听宫
7. 足太阳膀胱经腧穴：天柱、肺俞、膈俞、胃俞、肾俞、大肠俞、委中、承山、昆仑、至阴
8. 足少阴肾经腧穴：太溪、照海
9. 手厥阴心包经腧穴：内关、大陵
10. 手少阳三焦经腧穴：外关、支沟
11. 足少阳胆经腧穴：风池、肩井、环跳、阳陵泉、悬钟
12. 足厥阴肝经腧穴：太冲、期门
13. 督脉腧穴：命门、大椎、百会、水沟、印堂
14. 任脉腧穴：中极、关元、气海、中脘、膻中

15. 常用经外奇穴：四神聪、夹脊、腰痛点、十宣

（三）针灸技术

1. 毫针法

2. 艾灸法

3. 其他疗法：三棱针法、皮肤针法、耳穴压丸法

4. 针灸异常情况处理：晕针、滞针、弯针、断针、血肿、皮肤灼伤及起疱、刺伤内脏、刺伤脑脊髓、外周神经损伤

5. 常见急性病症的针灸治疗

（1）偏头痛

（2）眩晕

（3）落枕

（4）中风

（5）心悸

（6）哮喘

（7）呕吐

（8）胃痛

（9）腹痛

（10）泄泻

（11）癃闭

（12）痛经

（13）扭伤

（14）牙痛

（15）晕厥

（16）高热

（17）抽搐

（18）内脏绞痛

（四）推拿技术

1. 㨰法

2. 揉法

3. 按法

4. 推法

5. 拿法

6. 抖法

7. 捏脊法

8. 搓法

（五）拔罐技术

四、西医临床技能

（一）体格检查

1. 全身状态检查

生命征、发育与体型、营养状态、意识状态、面容、体位、步态

2. 皮肤检查

3. 浅表淋巴结检查

4. 头部检查

（1）眼部检查：眼睑、结膜、巩膜、瞳孔（大小与形状、对光反射、集合反射）、眼球运动

（2）咽部、扁桃体检查

（3）鼻窦检查

5. 颈部检查（血管、甲状腺、气管）

6. 胸廓、胸壁与乳房检查

7. 肺和胸膜检查

（1）视诊（呼吸运动、呼吸频率、呼吸节律、呼吸深度）

(2) 触诊（胸廓扩张度、语音震颤、胸膜摩擦感）
(3) 叩诊（叩诊方法、叩诊音、肺界叩诊）
(4) 听诊（听诊方法、呼吸音、啰音、胸膜摩擦音、听觉语音）
8. 心脏检查
(1) 视诊（心前区隆起、心尖搏动、心前区异常搏动）
(2) 触诊（心尖搏动、震颤、心包摩擦感）
(3) 叩诊（心脏相对浊音界）
(4) 听诊（心脏瓣膜听诊区、听诊方法、心率、心律、心音、额外心音、心脏杂音、心包摩擦音）
9. 血管检查：脉搏、血管杂音、周围血管征
10. 腹部检查
(1) 视诊（腹部外形、呼吸运动、腹壁静脉、胃肠型和蠕动波）
(2) 触诊（腹壁紧张度、压痛及反跳痛、腹部包块、肝脾触诊、墨菲征、液波震颤）
(3) 叩诊（腹部叩诊音、肝浊音界、移动性浊音、肾区叩击痛、膀胱叩诊）
(4) 听诊（肠鸣音、振水音）
11. 脊柱、四肢检查
(1) 脊柱（弯曲度、活动度、压痛与叩击痛）
(2) 四肢关节
12. 神经系统检查
(1) 肌力、肌张力
(2) 共济运动
(3) 神经反射（浅反射、深反射、病理反射）
(4) 脑膜刺激征
(5) 拉塞格征
（二）基本操作
1. 外科手消毒
2. 戴无菌手套
3. 穿、脱手术衣
4. 手术区皮肤消毒
5. 穿、脱隔离衣
6. 创伤的现场止血法
7. 伤口（切口）换药
8. 脊柱损伤的现场搬运
9. 长骨骨折现场急救固定
10. 心肺复苏术
11. 气囊-面罩简易呼吸器的使用
12. 导尿术（男、女）
13. 胸膜腔穿刺术

14. 腹腔穿刺术

（三）辅助检查结果分析判读

1. 心电图

（1）正常心电图

（2）心房、心室肥大

（3）心肌缺血

（4）急性心肌梗死

（5）过早搏动

（6）阵发性室上性心动过速

（7）室性心动过速

（8）心房颤动

（9）心室颤动

（10）房室传导阻滞

2. 普通 X 线片

（1）正常胸部正位片

（2）阻塞性肺气肿

（3）气胸

（4）胸腔积液

（5）肺炎链球菌肺炎

（6）原发性肺癌

（7）胃溃疡

（8）急性胃肠穿孔

（9）肠梗阻

（10）长骨骨折

3. CT 影像诊断

（1）原发性肺癌

（2）急性胰腺炎

（3）急性硬膜外血肿

（4）急性硬膜下血肿

（5）脑梗死

（6）脑出血

（7）蛛网膜下腔出血

4. 实验室检查

（1）血液一般检查

（2）尿液检查

（3）粪便检查

（4）肝功能（血清蛋白、丙氨酸氨基转移酶、天门冬氨酸氨基转移酶、γ-谷氨酰转肽酶、胆红素）

（5）甲、乙、丙型肝炎病毒标志物

（6）肾功能（尿素氮、肌酐、尿酸、内生肌酐清除率）

（7）血糖、葡萄糖耐量试验、糖化血红蛋白、血浆胰岛素、C 肽测定

（8）血清总胆固醇、甘油三酯、高密度脂蛋白胆固醇、低密度脂蛋白胆固醇

（9）血清钾、钠、氯、钙

（10）血清淀粉酶

（11）血清心肌标志物（心肌酶、肌钙蛋白）

（12）血浆 B 型脑钠肽

（13）抗链球菌溶血素“O”

（14）类风湿因子与抗核抗体

（15）浆膜腔积液

（16）动脉血气分析

（17）常用肿瘤标志物（AFP、CEA、CA125）

（18）血、尿 hCG

（19）甲状腺功能（FT_3、FT_4、TSH、甲状腺自身抗体）

五、临床常见病

1. 急性上呼吸道感染
2. 慢性支气管炎
3. 慢性阻塞性肺疾病
4. 慢性肺源性心脏病
5. 支气管哮喘
6. 肺炎（肺炎链球菌肺炎、支原体肺炎）

7. 肺结核
8. 原发性支气管肺癌
9. 呼吸衰竭
10. 心力衰竭
11. 心律失常
（1）过早搏动
（2）室上性心动过速
（3）室性心动过速
（4）心房颤动
（5）房室传导阻滞
12. 原发性高血压
13. 冠状动脉粥样硬化性心脏病
14. 病毒性心肌炎
15. 慢性胃炎
16. 消化性溃疡
17. 上消化道出血
18. 胃癌
19. 溃疡性结肠炎
20. 肝硬化
21. 原发性肝癌
22. 急性胰腺炎
23. 慢性肾小球肾炎
24. 肾病综合征
25. 尿路感染
26. 慢性肾衰竭
27. 缺铁性贫血
28. 再生障碍性贫血
29. 急性白血病
30. 慢性髓细胞白血病
31. 原发免疫性血小板减少症
32. 甲状腺功能亢进症
33. 甲状腺功能减退症
34. 糖尿病
35. 血脂异常
36. 高尿酸血症与痛风
37. 类风湿关节炎
38. 系统性红斑狼疮
39. 脑梗死
40. 脑出血
41. 癫痫
42. 帕金森病
43. 有机磷杀虫药中毒
44. 病毒性肝炎
45. 乳腺增生病
46. 急性乳腺炎
47. 急性阑尾炎
48. 肠梗阻
49. 胆石症
50. 良性前列腺增生症
51. 下肢动脉硬化性闭塞症
52. 下肢深静脉血栓形成
53. 直肠癌
54. 湿疹
55. 荨麻疹
56. 甲状腺腺瘤
57. 排卵障碍性异常子宫出血
58. 闭经
59. 阴道炎症
60. 盆腔炎性疾病
61. 先兆流产
62. 异位妊娠
63. 产褥感染
64. 子宫肌瘤
65. 小儿肺炎
66. 小儿腹泻病
67. 急性肾小球肾炎
68. 过敏性紫癜
69. 水痘
70. 流行性腮腺炎
71. 手足口病
72. 桡骨下端骨折
73. 颈椎病
74. 腰椎间盘突出症
75. 不寐
76. 头痛
77. 眩晕

78. 呕吐
79. 黄疸
80. 腹痛
81. 泄泻
82. 便秘
83. 胁痛
84. 水肿
85. 郁证
86. 血证
87. 痰饮
88. 自汗盗汗
89. 内伤发热
90. 厥证
91. 痿证